SANDPLAY

THERAPY

ON

PSYCHOLOGICAL

CLINIC

箱庭疗法_的心理临床

箱庭疗法的
心理临床

张日昇 —著

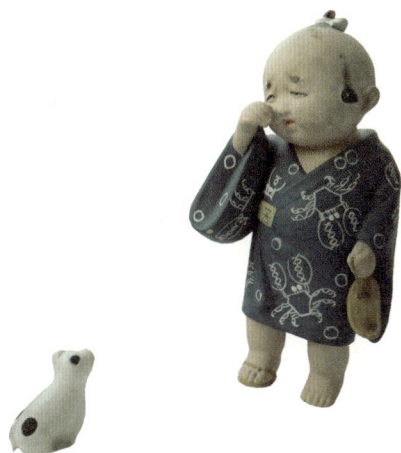

北京师范大学出版集团
BEIJING NORMAL UNIVERSITY PUBLISHING GROUP
北京师范大学出版社

图书在版编目（CIP）数据

箱庭疗法的心理临床 / 张日昇著. —北京：北京师范大学出版
社，2016.10（2025.9重印）
ISBN 978-7-303-20125-9

Ⅰ. ①箱…　Ⅱ. ①张…　Ⅲ. ①精神疗法　Ⅳ. ①B84

中国版本图书馆CIP数据核字（2016）第037833号

XIANGTING LIAOFA DE XINLI LINCHUANG
出版发行：北京师范大学出版社 https://www.bnupg.com
　　　　　北京市西城区新街口外大街12-3号
　　　　　邮政编码：100088
印　　刷：北京盛通印刷股份有限公司
经　　销：全国新华书店
开　　本：787 mm×1092 mm 1/16
印　　张：34.25
字　　数：705千字
版　　次：2016年10月第1版
印　　次：2025年9月第6次印刷
定　　价：98.00元

策划编辑：何　琳　　　　责任编辑：齐　琳　张凌敏
美术编辑：焦　丽　　　　装帧设计：锋尚设计
责任校对：陈　民　　　　责任印制：马　洁

序

林崇德

　　你小的时候玩过沙子吧？现在长大了，又如何玩沙子呢？"当你站在沙箱前，很困惑，发现自己已经没有小孩子的游戏能力而不知所措时，你是否想过你的心已经很累，承担着巨大的压力，已经找不到宣泄的出口？这时，请你放下心中的一切，手指摸一下细细凉凉的沙子，然后什么都不想，感受一下摸沙带给你的那份平静和淡然。于是在这种平静和淡然的'入静定心'中摆弄沙子和玩具，表达着自己的故事，开始触摸到其中的喜悦、满足、酸涩或悲哀，将自我的心理冲突或矛盾通过箱庭制作有意无意地进行释放和梳理，释放出自己所有的压力。"这就是箱庭疗法。通过制作箱庭，箱庭作品成为内心的表达、艺术的表现，也借此减压，以此调心。而这本身是一种创新的心理咨询与治疗的方法。

　　自张日昇教授1998年将箱庭疗法引入中国，特别是张日昇教授的专著《箱庭疗法》出版以来，箱庭疗法在中国得到了蓬勃发展。张日昇教授的贡献在于他作为中国箱庭疗法第一人不仅奠定了箱庭疗法在中国扎根、开花、结果的理论基础，而且开拓了箱庭疗法在中国心理咨询与治疗、心理健康教育领域发展的广阔前景。目前，在张日昇教授的努力下，北京师范大学心理学院以及有条件的师范院校已将箱庭疗法设为本科生和研究生的教学课程，由张日昇教授牵头的全国性箱庭疗法的课程培训也在如火如荼地进行着。箱庭疗法已经从幼儿园、大中小学、特殊教育学校等逐步拓展到强制戒毒所、监狱等系统和武警部队以及社工服务、企业EAP服务和心理培训管理等。

　　张日昇教授提出了"信、敬、静、和"创新理论与创新实践，做"静默的见证者"，作为箱庭疗法的科学理念和行为准则。箱庭疗法作为心理咨询与治疗的技术和方法，其有效性已经得到国内外心理临床应用的广泛验证。据我所知，箱庭疗法最初用于儿童心理治疗。随着心理治疗领域的发展以及箱庭疗法的普及，其应用范围逐渐从儿童扩展到成人、家庭以及团体。箱庭疗法适用于各种心理问题的咨询与治疗，也适用于个体及团队，对丰富个体的情感体验，促进自我成长及人格完善，改善团体的人际关系及增强团体的凝聚力也有着很好的作用。与此同时，在学校心理健康教育工作中，箱庭疗法已不仅仅是一种心理咨询与治疗的方法，更成为学生解决心理困惑，为学生带来更多快乐并促进心理成长和发展的一种心理游戏。所以，张日昇教授所推行的箱庭疗法是一种引进消化吸收再创新与集成创新和原始创新，构成了学术上自主创新的三个重要的表现形式。

　　张日昇教授的新著《箱庭疗法的心理临床》马上就要出版了，作为日昇的老师，我是应自己的学生之请而写序的。这里还得谈点我俩的师生情谊。日昇1983年大学毕业后，自愿申请赴西藏工作并被分配在西藏大学教心理学，由于他读了我的《中学生心理学》而开始与我有了书信往来。1984年在一次西安会上结为师徒，1987年他留学日本，在我的督导下从事青年心理学的中日比较研究，1991年成为我的最早一批的博士研究生之一，1994年获得教育学（心理学）博士学位。从1996年开始，我支持他学习与研究箱庭疗法及其临床应用，1998年他将箱庭疗法介绍到中国。现在日昇的新著《箱庭疗法的心理临床》是箱庭疗法应用于心理临床的精粹案例之集大成，为自闭症、强迫症、抑郁症、多动症以及其他心理问题的箱庭治疗提供参考指南和研究范式。书中也就箱庭疗法作为游戏在幼儿园以及作为心理辅导在大中小学及其他特殊机构的开展做了深入的探讨和详细的介绍。作为其老师，我怎么能不为他感到骄傲。

　　让箱庭疗法在中国发展是日昇的梦想，在箱庭疗法迅速发展的今天，我相信本书的出版将为众多的治疗师或心理咨询师提供很好的案例借鉴和临床指导。

　　是为序。

2016年4月1日于北京师范大学

前　言

　　箱庭疗法在中国走过了二十多个年头。这源于1996年我在北京师范大学有缘结识樱井素子老师，并去京都大学在冈田康伸教授的陪伴下体验学习了三个月的箱庭疗法。1998年，笔者将冈田康伸教授送给我的沙箱以及玩具背回中国，同年在《心理科学》上发表了拙文《箱庭疗法》，并预言"20年以后中国将成为世界上最盛行箱庭疗法的国家"。2006年，拙著《箱庭疗法》由人民教育出版社出版，极大地推动了箱庭疗法在中国突飞猛进的发展。现在中国箱庭疗法使用的沙箱（沙盘）的数量已经远远超过全世界其他各国的数量，使用箱庭疗法或沙盘游戏的心理老师、心理咨询师的数量也已超过世界上其他国家。

　　在拙著《箱庭疗法》由人民教育出版社出版的第十个年头和箱庭疗法传入中国将迎来第二十个年头之际，对箱庭疗法取得的理论研究与临床实践进行必要的梳理、总结与回顾，将极大地促进箱庭疗法今后更加健康的发展，也将有利于箱庭疗法作为心理咨询与治疗、心理辅导的技术和方法更好地被了解、普及与应用。可以说这是撰写本书的初衷。

　　我们的理论研究与临床实践表明，箱庭疗法可以成为心理咨询与治疗的一个良好平台，强调治疗者陪伴来访者制作箱庭，见证来访者的箱庭过程，欣赏来访者的箱庭作品，倾听来访者的箱庭故事，由此就可以帮助来访者将自我的心理冲突或矛盾有意无意地进行释放和整理，情绪得到宣泄，问题得到处理，自我治愈力得到发挥，从而达到问题解决和自我整合的目的。箱庭疗法作为游戏的本质，已不仅仅是一种心理咨询与治疗的方法，更是为学生解决心理困惑，带来更多快乐并促进心理成长和发展的心理游戏，在幼儿园以及大中小学受到广大师生的喜爱。

　　近些年来，箱庭疗法作为一种心理咨询与治疗、心理辅导的技术和方法逐渐被接受，作为深层心理学的心理临床应用也开始得到精神科医生、临床工作者与咨询工作者的一定认可。特别是把箱庭疗法推广到大中小学、幼儿园和特殊教育学校，箱庭疗法在学生心理咨询与辅导、心理健康教育中得到广泛应用，受到心理老师的青睐。

作为一门人生哲学，箱庭疗法的理论精髓也进而提炼和升华为"人文关怀、明心见性、以心传心、无为而化"，并逐渐深入人心。因为每个人都有一个美妙的故事而且可以在箱庭中创造自己的故事，不论是过去的、现在的还是将来的，箱庭作品所表达和体现的是每个人的人生缩影，而表达即治疗，就会在所有接触和制作过箱庭的人们心中支撑出蓝天一片。

笔者在授课的时候曾经说过"将箱庭疗法介绍到中国是我留学日本的梦想"，现在可以说"梦想刚刚开始"。在"梦想刚刚开始"的今天，很想表达我的感恩之情。感恩我的导师林崇德教授引领我进入心理学的殿堂，林老师不仅对我赴日本留学提供强有力的支持，而且还能招我回归门下，在我完成了老师督导下的青年心理学中日比较研究之后，又鼓励我从事咨询心理学特别是箱庭疗法的理论研究和临床实践。可以说没有林老师的鼓励和支持，不仅我的心理学生涯无从谈起，中国箱庭疗法的发展也不会有今天的势头，也非常感恩林老师愿意给拙著写序。

感恩中国心理学会原理事长张侃先生，还有河合隼雄先生对我的支持和帮助。张先生是箱庭疗法的理解者，也有过箱庭制作的体验，所以在拙著《箱庭疗法》的"序一"中表达了对箱庭疗法的理解，他说箱庭不仅很好甚至超乎寻常地表现了自己的内心世界，箱庭疗法作为一种不需要来访者说很多话就能了解来访者的心理状态并能达到治疗目的的方法，其有效性已经得到论证。给拙著《箱庭疗法》写"序二"的河合隼雄先生已经过世。非常难忘在2006年6月16日，我带着刚刚出版的拙著《箱庭疗法》拜访时任日本文化厅厅长的河合先生时，他看到新书后欣喜不已并给我题字"無為にして化す"（无为而化），也用一句禅语"日日是好日"表达了对箱庭疗法在中国的发展的祝福和祈愿。这一次的见面成了永别，但能在先生临终前见上一面，可谓"闻名之如露入心，共语似醍醐灌顶"。

　　感恩支持我把箱庭疗法传播到中国的贵人。在箱庭疗法的学习、研究和传播过程中，我一直获得了冈田康伸先生、樱井素子老师的支持和帮助。在北京师范大学心理学院时任院长刘嘉教授、副院长张西超教授、林丹华教授的支持下，北京师范大学于2015年开设了应用心理专业硕士（MAP）"临床心理与箱庭疗法"方向的硕士课程。北京心知堂、京师博仁、安徽阳光心健、青岛方圆箱庭、杭州啐啄同时心理、四川熊猫箱庭、四川莲心等作为我的合作单位，一直致力于箱庭疗法治疗师的专业培训工作，为箱庭疗法在中国的发展起到了巨大的推动作用。

　　感恩北京市西城区教育研修学院德育心理部侯玮主任。她是将箱庭疗法带到西城区中小学的领头人。她领导的团队能够很早就认识到箱庭疗法成为游戏活动特别适合在学校情境下的心理辅导中使用。感恩德阳市教科所罗毅所长、唐瑛老师。自汶川地震以来，我和北京师范大学心理学院（时任院长许燕教授）的团队一直在德阳开展着心理援助工作。时至今日，德阳教育局仍然每年都接受着我们的本科生前往德阳市的中小学进行教育实习。

　　感恩柏林禅寺的明海大和尚和明宣法师，还有法眼寺方丈明一法师、药山寺方丈明影法师等。自2005年以来，各位法师不间断地接待我和我的学生前往这些禅宗祖庭禅修并给我们很好的人文关怀和禅修指导。在那里，禅与心理学、禅宗与箱庭，特别是箱庭禅的观山看水、访古幽探、问道禅茶、减压修心、养生修行以及"生活禅"所倡导的以"觉悟人生，奉献人生"为宗旨的修行与心理咨询师的个人成长，与我所强调的"一只脚在岸上，一只脚在水里"的咨询规范和场面设定是相和相融相通的，使人感同身受，获益终生。

　　感恩我们的来访者。如同柏林禅寺方丈明海法师所言，世界上最难的事是帮助他人。帮助他人在方法论上的出发点应该是：他人本来没有什么问题，本不需要外来的帮助，我们所给予的帮助不过是一点助力，使他发现、认识他本具的宝藏而疏通他堵塞的地方。禅宗叫"解黏去缚"，中医叫"扶正祛邪"，我也倡导"正邪两安"。也就是说问题的解决取决于来访者自身的"主观能动性和自我治愈力"。由此，如果说我们通过箱庭疗法帮助了来访者，我们的着眼点在于使其自性自觉自立，而达于自由自在，接受与超越，而非让他对治疗者（心理咨询师）或箱庭（沙盘）疗法乃至心理咨询产生依赖性。反对抱着"彻底癖"的治疗态度，也允许并鼓励来访者带着症状去生活。

　　需要表达感恩的还有许多。我领导的团队中的主力是我的学生，每章节的治疗者（陪伴者）就是主力的缩影。这些学生按章节先后分别为：吴怡娜（北京铁路公安局）、石伟（河北省河间市职业教育中心）、夏秀芳（北京师范大学）、张雯（中华女子学院）、林雅芳（北京教育学院）、杜玉春（北京邮电大学）、孙菲菲（北京市三里屯第一中学）、徐洁（北京师范大学）、李佳（长沙师范学院）、李长樱（首都医科大学）、孙凌（北京师范大学珠海分校）、姜智玲（北京市第二十二中学）、王斌彬（北京师范大学）、吴林桦（北京师范大学）、吴思语（北京师范大学）、寇延（西安欧亚学院）、王丹（北京师范大学）。吕仁慧、吴林桦、马西娟、吴思语等同学参与了最后的校稿、文献整理等工作。何琳策划编辑一直在出版社和我的研究室之间奔波往返，付出了相当的努力，反映了很强的编辑功底；张凌敏责任编辑对书稿润色修改，提出了许多宝贵的建议；焦丽美编能依据我的"心象风景"进行封面设计并使得我能制作封底《陪伴：我要回家》的箱庭作品，如同"睁着眼睛做梦"回了一趟老家的感觉，也督促自己要多陪伴父母，常回家看看。

　　书中引用了大量的文献资料，在此向各位作者表示诚挚的感谢！

张日昇

2025年9月10日于北京师范大学
发展心理研究院

目 录

第一章

箱庭疗法概述

1998年，笔者在《心理科学》上发表了题为《箱庭疗法》的综述文章，以此为标志，将这一发源于欧洲并对众多国家产生重要影响的心理咨询与治疗的技法介绍到中国。

2006年，拙著《箱庭疗法》出版，书中系统地介绍了箱庭疗法的理论渊源与发展、治疗假设和原理及其临床应用，标志着箱庭疗法作为一种成熟的心理咨询与治疗技法，在中国已经开始生根、发芽、开花、结果。

自箱庭疗法来到中国，特别是拙著《箱庭疗法》出版以来，笔者及研究和临床团队抱着"只管耕耘，不问收获"的理念，开展了一系列的学术研究和临床实践，提炼出箱庭疗法的精髓："人文关怀，明心见性。以心传心，无为而化。"这使得箱庭疗法与荣格的分析心理学，罗杰斯的来访者中心疗法，游戏疗法乃至中国禅宗的融合更加自如，使得箱庭疗法与东方文化的结合更加紧密，箱庭疗法在心理学中国化、本土化的道路上更加坚实地向前迈进。也期待有更多箱庭疗法研究者与践行者创造性地发展和开拓箱庭疗法的新天地，为箱庭疗法心理学的中国梦做出不懈的努力。

第一节　箱庭疗法概要

箱庭疗法（sandspiel, sandplay technique, sandplay therapy）也称为沙盘游戏或沙盘疗法，在我国台湾地区也习惯称为沙游，是指来访者在治疗者的陪伴下，从玩具架上自由挑选玩具，在盛有细沙的特制箱子里进行自我表现的一种心理疗法（张日昇，1998，2006）。

作为心理咨询与治疗的技法，箱庭疗法的有效性已经得到国内外临床实践的广泛验证。箱庭疗法最初用于儿童心理治疗，随着心理治疗领域的发展以及箱庭疗法的普及，其应用范围逐渐从儿童扩大到成人、家庭以及团体。

心理临床实践证明，箱庭疗法适用于自闭症、多动症、焦虑症、强迫症、抑郁症、创伤后应激障碍等的心理咨询与治疗。箱庭疗法也适用于个体及团体，对丰富个体的情感体验，促进自我成长及人格完善，改善团体的人际关系及增强团体的凝聚力也有着不可取代的作用。与此同时，在学校心理健康教育工作中，箱庭疗法已不仅仅是一种心理咨询与治疗的方法，更是一种为学生解决心理困惑，带来更多快乐并促进心理成长和发展的心理游戏或心理辅导工具。

一、箱庭疗法的起源和命名

箱庭疗法起源于英国伦敦，是小儿科医生劳恩菲尔德（M. Lowenfeld）于1929年创立的世界技法。瑞士心理治疗家卡尔夫（Dora M. Kalff）发展了劳恩菲尔德的世界技法并用"sandspiel"（sandplay therapy）对其命名。日本临床心理学家河合隼雄跟随卡尔夫学习了这一技法，并于1965年将这一技法介绍到日本。在日本的民间游戏中，有一种类似的游戏方法叫"HAKONIWA"，汉字写为"箱庭"，是指用一些小模型在盒子中创造图景，如同中国的盆景。由此，河合隼雄将"sandplay therapy"命名为"箱庭疗法"，而不是沙游戏或沙箱游戏治疗。

箱庭疗法是笔者1998年从日本引进中国的。立足于东方文化和中国传统园林盆景艺术的精髓，考虑到其对东方文化的继承以及与中国传统园林庭院和盆景、盆栽艺术的相似性，在"箱子里制作庭园"可以更好地表现卡尔夫的"sandplay"的原意，故沿用河合隼雄将其介绍到日本时命名"HAKONIWA"的汉字"箱庭"这一名称，一般也就将"sandplay therapy"说成"箱庭疗法"。

箱庭疗法的理论精髓与东方文化有着千丝万缕的联系。卡尔夫对东方文化的谙熟使得箱庭疗法如同在东方文化的襁褓中诞生，在西方心理学的摇篮里长大。河合隼雄将箱庭从瑞士带到日本，笔者将箱庭从日本带回中国，完成的似乎是回归的历程。这也正是笔者沿用"箱庭"这一名称的原因。相对于"沙游""沙盘"而言，"箱庭"似乎更能让我们体会到在限定的时空（治疗室以及沙箱和玩具）中布山控水、建庭设院的意境，会让我们立刻想到中国的盆景艺术、水墨山水画、江南园林庭院一样讲求空间布局和象征意义，创作的欲望便会油然而生。正因此，箱庭制作及其作品也是健康正常人游戏的表达和艺术的表现。

当然，由于传播者不同，研究者、咨询者对名称的由来及其作用、性质、内容及方法论等的认识、看法也不同，有人愿意使用"箱庭"一词而有人愿意使用"沙盘"或"沙游"等更直观的词语。此所谓"仁者见之谓之仁，知者见之谓之知"。这也如同我们很多人有乳名（小名）和学名（大名），也有字、号等一样。有些人总愿意以所谓"名不正言不顺"来挑起是非，但笔者奉行"是非以不辨为解脱"，只要不离于宗，用"箱庭"也好，用"沙盘"或"沙游"也好。

所谓"宗"就是"经"的东西，也就是笔者强调的"陪伴来访者制作箱庭，欣赏来访者的箱庭作品，倾听来访者的箱庭故事"和"不分析、不解释"的"不作为的真作为"，也就是借助箱庭作品的心象和玩具的象征意义，以适切的视角、整体的观点和系统的立场去理解来访者借由箱庭作品所表达的心理内容，以倾听为基础，从而达到心理咨询与治疗的目的。

二、箱庭疗法的人性观

经过多年的心理咨询工作，尤其是箱庭疗法的教学、研究与临床实践，笔者愈发觉得心理咨询师或箱庭治疗者的人性观、世界观是否自在要胜过其技术的娴熟，心理咨询师或箱庭治疗者由内而外所具有的人文关怀以及明心见性、世事洞明的人生境界才是其最大的资源。所以，当考虑箱庭疗法的人性观时，笔者归纳了十六个字，也就是一直所倡导的心理咨询与治疗、箱庭疗法的精髓："人文关怀，明心见性。以心传心，无为而化。"

"人文关怀"，简单地说就是要用一颗有心的"爱"去关怀来访者，信赖来访者，共感和理解来访者；"明心见性"，与禅宗的最高境界"明自本心，见自本性"一样，是指咨询者要有一颗明了、明确、明白的心，并认识到自己的本性和来访者本自具足的向上的力量和自我治愈的可能；"以心传心"，可以理解为心理咨询的要义，是指咨询者"将心比心"，把对来访者共感理解的态度、人文关怀的理念传递给来访者并让来访者感受到、体会到；"无为而化"，是心理咨询的终极目标，是人文关怀、明心见性、以心传心的必然归结，也就是咨询者在心理咨询的过程中努力做到"不说什么、不做什么"，而来访者却发生了变化的必然（张日昇，2009）。

笔者所倡导的箱庭疗法认为，人的心理有自我治愈的能力及自我整合的趋向，注重对个体心中被忽视成分及阴影的表达与宣泄，通过箱庭制作这一表达形式，为自我走向整合、实现自性提供可能。

笔者在箱庭疗法中强调无意识的重要性，认为无意识比意识对个体的行为和态度具有更强大的控制权，但同时也确认意识本身的作用及其与无意识的平衡，而且主张只有实现意识和无意识的整合、平衡与转化，个体才能成为一个完整的人，仅仅强调无意识的意识化没有任何价值。

箱庭疗法强调心的整体性，特别注重对心中被忽视部分及阴影的表达与宣泄，认为表达即治疗，表达是个体心灵趋于整合、平衡与转化所必需的过程和途径。箱庭疗法可以成为心理咨询与治疗的良好平台，强调陪伴来访者制作箱庭，欣赏来访者的箱庭作品，倾听来访者的箱庭故事。由此就可以帮助来访者将心理冲突或矛盾有意无意地进行释放和整理，情绪得到宣泄，问题得到处理，自我治愈力得到发挥，最终帮助来访者达到解决问题和整合自我的目的。

由于箱庭疗法是心理咨询与治疗的一种技法，因此该疗法强调在共感理解下的倾听技术。倾听是心理咨询的基本。倾听，并不是每个人都会。倾听，也不仅仅是我们在咨询中要加强练习的技巧，更是我们在生活中需要下手用功的地方。

在箱庭疗法的心理咨询中，来访者才是主人公，他们不是来寻求答案的。实际上任何问题的提出都有其内在原因、动机和理由，心理咨询应注意对问题背后的动机和原因的考察，借以帮助来访者处理当下的情绪，而不是给出答案。如同禅语"答在问处"一样，咨询者的工作就是通过真诚和无条件的积极关注、共感理解的态度和静默的陪伴与倾听，帮助来访者自己找到原因并克服它，而不是直接提供答案。

因此，箱庭疗法的第一要义就是人文关怀，其宗旨就是助其自助，帮助来访者与自己的心灵进行对话，把自己的无意识内容和想法表达出来并寻求平衡。这种将来访者的内心世界外化到箱庭中来的做法，本身就是让来访者处理自己的情绪，整理自己的思路，最终得以超越现实的矛盾和生命的痛苦，追求思想的解放和心灵的自由。

箱庭的玩具及其摆放具有一定的象征意义，借助对象征意义的理解可以起到"明心见性"的功效。但是，箱庭疗法主张不分析、不评价。将心比心，我们其实都不愿意将自己的内心世界在他人面前暴露无遗，因此，不管分析是对还是错，都可能是有害的，而且过多的分析和解释可能激活来访者的防御机制，产生阻抗，也达不到良好的治疗效果。

箱庭疗法看似就是让来访者玩沙子、摆玩具、做游戏、玩过家家。实际上，当个体在做这样的游戏的过程中，或许就会退行到问题出现的年龄阶段并进行自我整合与修复，这也就是箱庭疗法对个体成长的作用。在此过程中，治疗者并不需要给来访者提出要求、给予指导，只需要静默地陪伴、欣赏和倾听，似乎什么都没做，什么都没说，来访者却发生了变化，获得了自我治愈，这就是箱庭疗法"无为而化"的治疗效果。如果误解这个"不作为"或者说"无为法"是什么也不干，这是大错特错的。其实，"不作为"或者说"无为法"是超越对结果的执着，是更加努力的全方位的真作为。

三、箱庭疗法的治疗假设

箱庭疗法的治疗假设可以简要归纳为以下五点（张日昇，2006）。

第一，重视与来访者的关系，即母子一体性（mother-child unity）。箱庭疗法重视与来访者建立母子一体性的信任的咨询关系，这一关系本身即具有治疗功能。母子一体性以"母"代表治疗者所应具有的"母性原理"态度，即关怀、保护和接纳，用"子"代表来访者本具的发展可能和潜力。

第二，以沙箱为中心，创造一个自由与受保护的空间。箱庭治疗（游戏）室本身的包容及沙箱和玩具的限定，给来访者创造了自由与受保护的物理空间。治疗者的人文关怀、将心比心、以心传心的共感理解、母子一体性的态度和"静默地陪伴""不评价、不解释、不要求、不期待"的理念，为来访者提供了自由与受保护的心理空间，加之箱庭边缘对来访者表达内容的容纳，在这样的多重保护下，来访者通过箱庭制作就会促使自己恢复自信，得以面对自己的问题，释放压抑和累积的怨怼或压力等，进而接纳它、处理它、放下它并超越它。

第三，相信人都会成长，都有自我治愈力。箱庭疗法的基本前提就是相信人都会成长，都有自我治愈心灵创伤的倾向。以沙箱为中心创造出的自由与受保护的空间，在治疗者的关怀、保护和接纳下，箱庭制作可以使来访者的自我治愈力得到发挥，心理问题得以解决。

第四，普遍无意识的心象表达。心象（image），简单地说就是意识与无意识、内界与外界相互交错时产生的由视觉捕捉的映象，属于意识和无意识、内界和外界相互交错的领域。箱庭作为连接意识与无意识的桥梁，来访者通过使用箱子、沙和玩具来表达所思所欲，以唤醒本有的能力。箱庭制作就是在表达内心，寻求平衡，表达即治疗。

第五，玩具的象征意义。象征是无意识的语言或表达，是描述未知和复杂事实的最佳表达方法，是推动、促进心理发展的动力资源。箱庭玩具、作品场景这一有形的象征表达，可以将不可调和的矛盾和冲突进行疏导，从而整合自我并促进自性实现。

四、箱庭疗法与游戏疗法

经过多年的研究与推广，箱庭疗法目前已在大中小学、幼儿园和特殊教育学校得到了广泛的接受与应用，而箱庭疗法和儿童及青少年心理咨询与治疗的切合点就是游戏这一形式。众多的实践已经证明了箱庭疗法在儿童、青少年心理咨询与治疗中的适用性和良好效果。

（一）箱庭就是游戏

阅读过拙著《箱庭疗法》的读者一定清楚地知道，箱庭疗法首先是一种儿童游戏，是心理学家和心理治疗师发现并利用了箱庭疗法本身的游戏机制所具有的发展与治疗功能，才使其逐步与心理咨询和治疗的理论体系相结合，最终发展成为一种心理临床的方法，应用于儿童心理咨询与治疗，并逐步扩大到成人中。但是，从事箱庭疗法的治疗者与咨询师包括笔者，从来都没有忘记箱庭疗法作为一种游戏，本身所具有的魅力和效能，也更加关注箱庭疗法作为一种游戏对儿童心理世界的作用与影响。毕竟游戏是儿童的天性，也许擅长游戏并从游戏中获益的不仅是儿童，但最擅长游戏并从游戏中获益最大的一定会是儿童。这也正是我们关注儿童箱庭游戏和儿童心理世界的原因。

游戏是儿童的梦想乐园，伴随着儿童的成长与发展，也必将影响人的一生并以"梦想成真"的游戏形式使人在一生中充满希望。箱庭就是游戏，箱庭游戏如同"睁着眼睛做梦"。

（二）咨询关系本身即具有治疗的功能

游戏疗法中的治疗关系或称为咨询关系，强调的是温暖、关爱、接纳和信任。尽管各游戏疗法流派在是否有指导性上还存在着分歧，但对上述四点的看法是基本一致的。温暖是指治疗双方都融入治疗，投入热情，但不过度，防止出现移情。关爱是指治疗者对来访者的情感非常敏感，对来访者的问题感兴趣，同时，来访者也感受到这一点。接纳则是指治疗者接纳来访者本身具有的发展潜能，认可他们在治疗中的一切发展变化，来访者也认可治疗者在治疗过程中所做的一切努力。有了温暖、关爱和接纳做基础，信任关系自然也就形成，治疗双方会为了治愈的目标而共同努力。

同样，箱庭疗法主张与来访者建立母子一体性的治疗关系，而这种关系与游戏疗法所倡导的治疗关系有异曲同工之妙。在母子一体性中，母子的核心就是治疗者用母性原理的宽容、慈爱、信任和理解，把来访者看作一个有主观能动性、自我治愈力和成长潜能的孩子，来访者则通过制作箱庭来挖掘这种力量和潜能，对治疗者无条件的积极关注给予反馈。这对来访者来说可能是无意识的，但他们的箱庭作品却是其内心情感的真实流露。对来访者来说，在母性原理的陪伴和关注下玩游戏，无疑是最惬意的事情。他们感到安全、自由、被重视、被信任、被爱，于是就会在游戏中充分地表现，用游戏的语言进行交流和反馈。所以，箱庭疗法中的母子一体性就是治疗者以母性原理的态度陪伴来访者成长，来访者则用自己的箱庭作品告诉治疗者"我在成长"，以此形成治疗关系的核心。

然而，在箱庭治疗中必须看到，母性原理的态度也包含着种种限定，譬如，来访者被限定在一定的时空和沙箱中游戏，也不允许来访者破坏玩具或攻击治疗者等。我们认为，完全地放纵来访者在制作室内游戏其实是不负责任的，如同日常生活中对孩子的放纵不是一位合格的母亲应该做的。如果对来访者没有任何约束，他们反而会觉得自己被忽视了，不利于治疗双方信任关系的建立，这也充分体现了限定即治疗的观点。

（三）游戏疗法的治疗目标在箱庭疗法中的体现

游戏疗法的治疗目标原本是治愈，不仅包括心理症状或心理不适的消失，更重要的是使来访者获得自我实现，即自我肯定、自我接纳、自主决策、自我负责。换句话说，就是使来访者拥有自我治愈的力量，确立牢固的自我。

箱庭疗法的治疗目标是"自性实现"而非症状本身。箱庭疗法重视在治疗者、治疗室和沙箱本身所限定的自由与受保护的空间中，来访者通过箱庭游戏使无意识的心理内容意识化并整合到自我中，这是更深层次的心理治愈，也就是唤醒自我治愈的力量。来访者在制作过程中可能没有意识到自己正在游戏中对自己的无意识心理内容进行着操作。一个个看似无关的玩具组合在一起就成了他们无意识心理的"代言人"，一个玩具就是一个心象表达，具有一定的象征意义，它们与沙箱配合，共同建构着来访者心中的自我，从而释放被压抑的心理潜能，增强自我的力量。同时，自我力量的增强会引起其自主力量的觉醒，调整自我与外部世界的关系，增加适应性行为。通过一系列的箱庭制作，最终达到治愈的目的和自我确立的目标。

可见，来访者通过制作箱庭，可以关注自我，进而处理自我发展课题，放下并超越自我，自性最终得以实现。可以说，箱庭疗法作为游戏治疗的过程及其作品的呈现，充分体现了对人的心理的深层治愈，因此游戏即治疗。

第二节　箱庭疗法的基本要素

在箱庭治疗之前，我们需要了解箱庭疗法的基本要素，简单地说，就是我们要为进行箱庭治疗做哪些准备工作。箱庭治疗是在一个在特定的时空和关系中，在治疗者的陪伴和见证下，来访者从玩具架上随意挑选玩具并在沙箱中摆放来制作箱庭作品的过程。因此，除了需要沙箱和玩具这些基本要素之外，还对箱庭治疗室，也就是箱庭治疗的环境有一定要求，并且对箱庭治疗者也有特殊的态度和条件要求。下面将从箱庭治疗室的环境设置、箱庭疗法的材料和箱庭疗法的治疗者三个方面介绍箱庭疗法的基本要素。

一、箱庭治疗室的环境设置

箱庭疗法广泛适用于儿童、青少年、特殊群体及成人的心理咨询与治疗，但就箱庭疗法近年来的发展来看，箱庭疗法更多的是被应用于儿童及青少年的心理咨询与治疗，因此，我们将就箱庭疗法在这一群体的应用进行重点介绍。针对这一群体的箱庭治疗，箱庭治疗（游戏）室的环境设置主要考虑两方面的问题，即治疗室的物理环境与心理环境。作为儿童和青少年游戏的场所，与其他种类的治疗室相比，箱庭治疗室既有与其他种类治疗室相同的地方，如充足的光线、安全的物件设置等，又有其自身的独特性。

（一）箱庭治疗室的物理环境

建立箱庭治疗（游戏）室需要考虑的首要因素是治疗室的安全性与舒适性，对地理位置并没有严格的要求。但是，箱庭表现的是儿童和青少年真实的内心世界，是他们在游戏中对自己深层无意识的自然流露。因此，不论是在学校、幼儿园，还是在专业的儿童教育培训机构等，箱庭治疗（游戏）室一般选择比较安静、环境优雅、不受外界干扰的地方，尽可能不要与教室、办公室或活动室安排在一起，以免周围频繁的人员往来对游戏造成干扰。如果条件允许，箱庭治疗（游戏）室可以安排在师生流动量较少且比较安静的地方。如果条件不允许，也要想办法尽可能消除外界的干扰。

箱庭治疗（游戏）室的内部装备并不要求华丽（图1-1）。为了创造良好的气氛，治疗室一般应光线柔和、色调温和，以帮助来访者创造平静、轻松的心境，从而将全部精力集中到箱庭游戏中来。在治疗室内除了有与箱庭游戏有关的沙箱和玩具之外，还应该准备桌椅或沙发。在治疗过程中，治疗者作为陪伴者，可以坐在沙箱旁边的沙发或椅子上，观察来访者的游戏过程，做简单的记录，让来访者始终感受到陪伴者对他的关注和支持。另外，在游戏结束后，还可以让来访者坐下来，与陪伴者分享游戏经历，讲述箱庭中的故事。此时，两人坐下来的谈话是一种平等和友好的交流。在这样关注与被关注、彼此交流的过程中，在箱庭陪伴者与来访者之间建立起了友善和信任的关系。

　　箱庭治疗（游戏）室内的玩具架和沙箱的摆放位置应该做仔细的设计。例如，在面积较大的箱庭治疗（游戏）室内，如果希望同时容纳多组箱庭游戏用具，供多名来访者同时游戏，就应该考虑在室内划分出不同的游戏区域，使区域之间有隔断，以保证不同来访者可以同时游戏且互不干扰。另外，在购置箱庭游戏用具的时候，应考虑不同来访对象的特殊需要。室内的摆设、桌椅、墙壁挂饰也应用心设计，目的是让来访者和陪伴者都感到轻松、舒适。不同来访者的治疗时间也应事先合理安排，避免与其他来访者的治疗时间过于接近或发生冲突。此外，箱庭进行中应在箱庭治疗（游戏）室外悬挂"正在咨询，请勿打扰"的标识，以作为提醒。

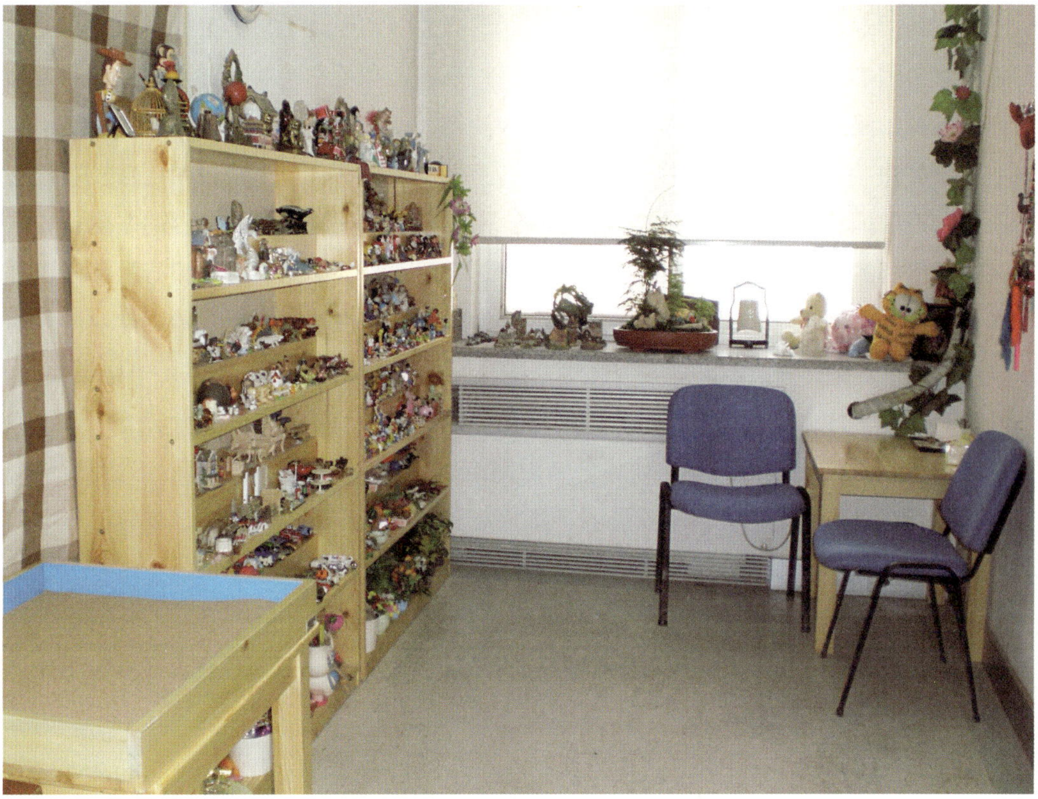

图1-1　箱庭治疗（游戏）室

（二）箱庭治疗室的心理环境

箱庭治疗（游戏）室的心理环境实际上是箱庭治疗（游戏）室带给来访者的心理感受。除了箱庭治疗（游戏）室的色彩、光线和陈设给来访者带来的心理感受外，最重要的是箱庭治疗者给来访者营造的心理空间。

在箱庭治疗的过程中，治疗者应以镇定、沉着的态度体验来访者的心理世界，共感来访者在游戏中的喜怒哀乐，既要让来访者体验到与其情感发展的同步性，又要体验到陪伴者的坚定性。作为箱庭的见证者，陪伴者不仅仅是关注和倾听来访者的游戏，更重要的是用心去充分信任来访者，为来访者撑起一片自由与受保护的空间。在以尊重和公正的态度陪伴来访者游戏的同时，又要注意对他们的行为给予非判断性的鼓励与引导，适度地参与他们的游戏，在游戏中成为他们温暖且公正的见证者。

治疗者通过对来访者在游戏过程中的态度展现，要为来访者带来一种自由、被接纳和受保护的心理感受。只有置身于自由、被接纳和受保护的心理空间，来访者才会用他们的行为告诉治疗者：我是被人（陪伴者）接纳的；我很安全，我不怕犯错误，所以我勇于尝试和探索；在这里，我可以想怎么样就怎么样。只有在这样的心理状态下，来访者才可以充分展现本来的自己，获得自由的成长。

另外我们必须注意到，治疗者对游戏场面的适度限定也是为来访者提供自由与受保护感的重要因素。怎样来理解这种限定的自由？来访者在箱庭游戏的过程中会发生各种各样的情况，例如，来访者有可能会将水灌入沙箱，将湿漉漉的沙子弄得满地都是，有可能出于好奇将组合的玩具拆开，有可能看到可以燃烧的玩具（蜡烛等）会要求点燃，希望可以无限地延长游戏时间，等等。这时，治疗者不能一味地采取宽容的态度，应该对来访者所提的要求和行为表现做适度的判断，采用适当的语气、态度和行为，告诉他们哪些是可以做的，哪些是不被允许的，必要的时候应该在箱庭治疗开始之前对游戏的某些限定予以说明，如游戏的规定时间等，让他们知道规矩的存在和自由是一样重要的。因为只有了解了什么是不被允许的，才能在允许的范围内为所欲为，充分感受到自由和被包容。也就是说，限定的存在让来访者对限定以外的一切都会产生自由感、安全感，在游戏时就可以大胆地、完全不受外界干扰地沉浸在箱庭作品的制作中，其内心世界的表现也会更加充分。

除了治疗者的态度之外，箱庭游戏使用的具有母性原理功能的沙箱，可以使来访者充分、自由地表达内心世界的玩具以及优雅、舒适的箱庭游戏室，都可以在无形中给予来访者自由与受保护的心理感受。

由此可见，箱庭治疗中对"自由与受保护的空间"这一原则的理解包含了三个层次：治疗者的心理空间、沙箱以及箱庭治疗室。正是通过以上三个层次的共同作用，才带给了来访者安全感和受保护感的场。在这三者当中，尤以治疗者的心理空间最为重要，也最来之不易。其实，只要治疗者本着一颗慈爱、宽容的心，不断丰富自己的内心世界，不断积累箱庭治疗的实践经验，用自己的心理空间给来访者以安全与受保护的场是完全可以做到的。

二、箱庭疗法的材料

箱庭疗法需要特制的沙箱、沙子和各种各样的玩具模型。

（一）沙箱

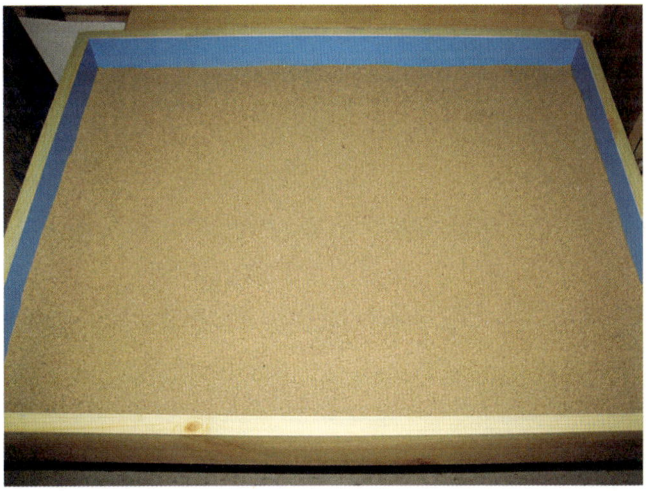

箱庭的沙箱是一个有边界限定的容器，能够给来访者安全感和受保护感。对沙箱的大小，卡尔夫当时认为，将箱子摆放在齐腰高时，沙箱大体可以置于视野之内就行。当前，国际上通用的沙箱规格为

图1-2　箱庭疗法的特制沙箱

57cm×72cm×7cm（内尺寸）。统一的规格有利于研究者的交流和对作品进行比较，所以在将箱庭疗法介绍到中国的时候，也采用了同样的尺寸（图1-2）。箱子内侧涂成蓝色，用以表达挖沙可以挖出"水"，水是生命之源，"水，是地球的血液，万物的起源，人类的命脉"（丹增，2013）。培养来访者对水的这种感受很重要，借以表现海洋、湖泊、河流等。限定即治疗，也是为了让来访者能处于限定之中，以达到治疗的目的。

（二）沙

沙是箱庭必不可少的媒介。沙在某种程度上对来访者起到了一个内在释放和保护的作用。外围的限定与内在的释放有机结合在一起，对心理治疗起到了调和、维护与促进的作用。玩沙是许多孩子和成人都喜欢的活动，可以给来访者带来一种回归童年的感觉。玩沙是一种非言语的交流方式，有助于来访者身心的放松。

沙不是固体也不是液体，它介于固体和液体之间，也介于意识和无意识之间。说沙不是固体并不意味着沙不能成为固体。建筑工地离不开沙，沙是建筑物必不可少的材料，它和泥土、石子一样蕴涵着无限的可创造空间。沙的流动性和可塑性有时候就可能会成为牢不可破的屏障。

沙和水虽不同，但当我们用手捧起一把细沙的时候，沙就会像水一样从指缝流走，沙的流动感和水一样，可以让人体验到一种自由和生命感。沙和水有一个共同的特点，即都没有固定的形状，人们可以根据自己的意愿，塑造出各种形状。很多时候，来访者只是无意识地在沙中随意勾画，不借助玩具，这种体验本身就是来访者心理压力的一种释放与舒缓。

沙本身就是一个世界，所谓"一沙一世界"。在这个世界里，人们用各种各样的方式来感受自然，寻找各样体验：轻松、快乐、惬意与闲适。沙可以给来访者带来一种回归童年的退行表现，玩沙作为一种非言语的交流方式，就有助于来访者与咨询者进行沟通。正是沙与人类这般密不可分的关系以及玩沙带给人们这种自由、放松、休憩的感觉，给来访者提供了一个自由、释放、安全与受保护的空间。

冈田康伸认为"沙子通过触觉调动具有动物本能的人类容易忘却的感觉技能"，如同婴儿被母亲抱在怀里，通过接触和玩耍培养心理的安定感和安全感一样。

箱庭使用的沙子可以用海滩或河边的细沙，也可以去建筑工地索取并加以清洁。有条件的可以准备干沙和湿沙，让来访者制作箱庭的时候自由挑选。

（三）玩具模型

箱庭疗法不属于心理测验，而是限定在治疗室内进行的心理咨询与治疗。所以并不要求特定的玩具，只要准备各种各样的玩具模型或物品，让来访者能充分表达即可。

箱庭的玩具模型通常包括人形、动物、树木、花草、车船、飞行物、建筑物、桥、栏杆、怪兽、石头等（图1-3）。具体来说，可以准备各种各样的人形，如男女老幼的普通人形，不同民族和人种的人形，教师、军人、警察、医生等不同职业的人形，还有骑自行车的或骑摩托车的人形等。质地可以多种多样，布的、石头的、金属的、泥塑的都可以，也可以准备佛像、神像、天使等。动物可以分为野兽和家畜，如鸟、贝壳、鱼、蛇、青蛙等。应尽可能准备大小不等的玩具模型，每种5～6个较为适宜。车船应准备轿车、火车、公交车、轮船、小舟及战车、军舰、救护车、消防车等。有时来访者会反映"加油"的主题，可以准备加油站的模型。建筑物应准备各式房屋，如反映田园风光或城市生活的平房、楼房，加上楼阁、寺院、塔等。栏杆、栅栏、屏风、墙等都可能反映人的防卫心理，需要多准备一些，可以买现成的，也可以用竹签、牙签来制作。孩子们在电视、漫画中看到的怪兽形象、人物形象也应多准备一些。中国的花园一般会用假山来装饰，因此准备小石头时可以考虑假山石等。

以上所列玩具模型并非一次必须准备齐全，可以一点一点地积累。有的玩具或物品可能是随意制作的，也有的是通过各种途径收集来的。来访者会使用一些让治疗者感到惊讶的玩具，有时也可以反映来访者的心态。

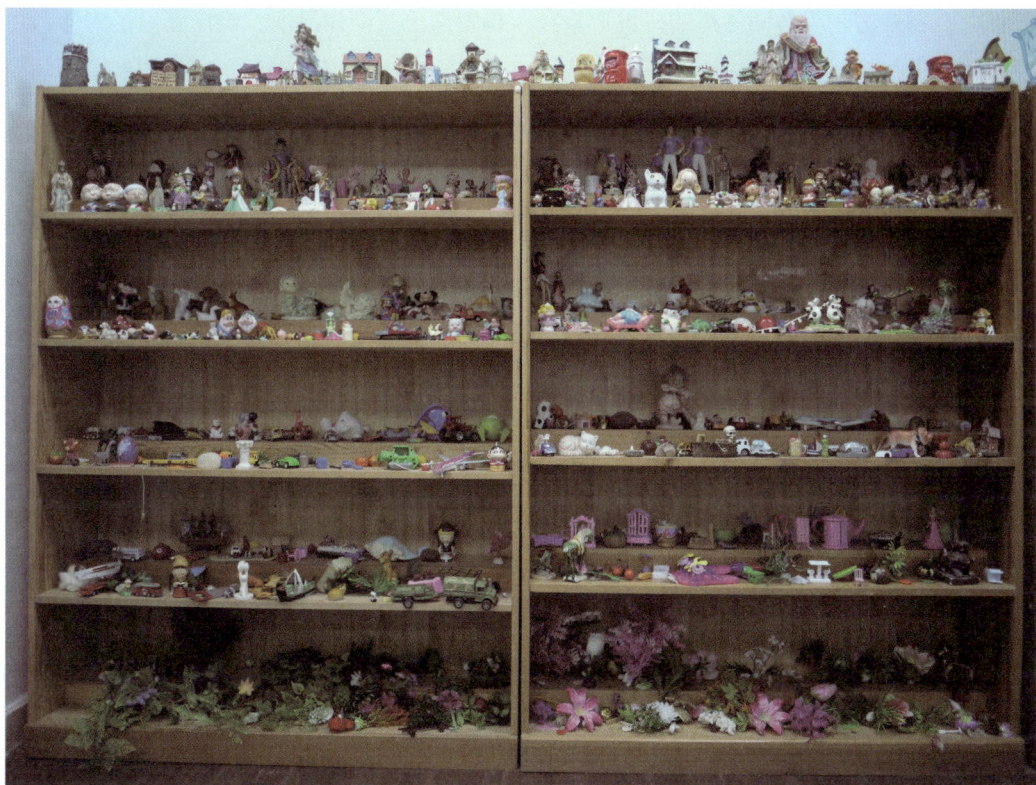

图1-3 箱庭玩具架

三、箱庭疗法的治疗者

前面我们提到了治疗者在营造箱庭治疗（游戏）室心理空间上的重要作用。正是因为治疗者的态度为来访者创造了自由与受保护的心理空间，才使得箱庭疗法具有了促进来访者成长和心理咨询与治疗的功效。那么，为了给来访者创造这样的心理空间，就要对箱庭治疗者的基本态度和基本条件提出特殊的要求。

（一）治疗者的基本态度

箱庭疗法不仅仅是一种游戏，也是心理临床、心理咨询的一种方法，但箱庭疗法与单纯的面谈式的心理咨询并不完全一样。在箱庭治疗实施过程中，治疗者是来访者的陪伴者，所持的态度是很重要的。来访者能否自由、放松地表达自己的内心世界，能否在制作箱庭作品的心路历程中畅所欲言，在某种程度上取决于治疗者通过态度传达给来访者的无言的信息。

1. 什么也不说，什么也不做——静默见证的态度

卡尔夫曾说过，在箱庭治疗过程中"不做任何事比做一些事要难得多"。箱庭治疗实施

过程中，当来访者用各种各样的玩具形象在沙箱里摆出一个作品时，治疗者只是陪伴，往往静默地坐在旁边，看上去不做任何事情，只是关注着来访者的制作，当来访者主动与治疗者说话或提出问题时，治疗者予以简单的应答，应答之后又复归静默。这一过程后期对箱庭作品的交流解释也是尽量少之又少，因为来访者摆放的作品及其心象通常来自于深层的原型水平，而且未经自我的检查，过多的解释可能会阻碍无意识的意识化过程。来访者制作箱庭，治疗者不是去投射有限的概念、理论或者心象的某种模型，而是静静地等待着来访者通过在箱庭中构建一幅幅画面而舒展开来的心象风景。

迪安（Dean）形象地将箱庭作品中心象的出现比喻成新生儿，认为箱庭作品中的心象表达是极其珍爱而又脆弱的，是与来访者自己的意愿一样鲜活的生活的具体化。这些心象渴求与他人交往，渴望被他人接受，渴望被他人欣赏。治疗者就像一个助产士一样，像他们所期望的那样接受这些心象，允许他们在外部世界找一个适合自己出现的地方，静默地见证着这个"新生儿"的诞生。这种对箱庭治疗过程中创造的心象与治疗者静默的、无条件接纳的态度使来访者的安全感和自由感陡增，因为这些心象少量来自于个人的自我和个体无意识，更多来自于人类心灵的深层或集体无意识。正如荣格所认为的，如果人类的心灵具有朝向完整性整合从而调整自己的方式的能力，那么痊愈是源自这种深层次的心灵的力量，而不是源自外在力量。在来访者心灵开始痊愈的一刻起，箱庭治疗者必须有充分的自我意识，以便能够静默地陪伴着箱庭治疗实施的每一步。在训练有素的治疗者眼中，来访者心理治愈的全程都有如一幅图画在箱庭作品中展现开来。

静默见证的态度并非要求治疗者坐于一旁一动不动，绝不能认为这一陪伴可有可无。在箱庭治疗过程中，治疗者像一位见证者一样，在沙箱一旁默默地见证着来访者无意识世界的流露、表现，在无意识弥漫之中，通过无言的表达，如目光、身体语言以及偶尔的应答，让自己的无意识与来访者的无意识进行交流，帮助来访者的自性显现并逐渐整合自己的心灵。做到静默、"不做任何事"，我们就可以帮助来访者自由、投入地创造并进入一个良性互动的精神世界。

2. 一只脚在岸上，一只脚在水里——共感理解的态度

所谓共感理解，就是设身处地地体会来访者的心理感受。罗杰斯认为，对来访者共感理解是使心理咨询产生效果的最重要的因素之一。他的这一理论得到了心理咨询和临床治疗领域的一致赞同，不仅来访者中心疗法的心理咨询将它奉为纲纪，其他心理咨询和临床治疗技术也非常重视它，箱庭疗法亦不例外。

共感理解是慈悲心，不同于同情、怜悯，而是一种治疗者与来访者始终的平等关系，不能以居高临下的姿态去看待来访者，也不能将自己的意愿强加给来访者。我们强调的是对来访者感同身受的理解。这种理解并不是说来访者有什么样的情绪、为何如此，治疗者就从自己的阅历、内心寻找一种与来访者一样的经历，使自己的情绪趋同于来访者。当来

访者因自己的学习成绩而苦恼时，有的治疗者也就容易回忆起自己学业失败的情境或设想着这一情境，因而也表现出苦恼之状并将其传达给来访者，甚至去劝慰来访者并以为这就是共感。其实这不是共感的理解，而是对共感的误解。治疗者的苦恼、悲伤、愉悦是治疗者自己的体验，而不是来访者的体验。

在箱庭治疗中共感理解应是爱着来访者的爱，悲伤着来访者的悲伤，是将自己对来访者的情绪体验的感悟传达给来访者，让他们感受到治疗者对他们的处境、情绪是真正理解的。在箱庭作品的制作过程中，治疗者较少用言语表达自己的共感。共感理解使用的是陪伴时的目光、表情以及与来访者距离远近的控制等非言语形式。当箱庭作品制作完毕，来访者对自己的作品主题、内容进行解说时，治疗者可以通过言语将自己的共感理解充分表述出来。

在箱庭治疗过程中，更高层次的共感理解是治疗者与来访者内心世界的一种直感性认识。它不只表现为对来访者言语的理解，也表现为对来访者的箱庭作品以及制作过程有一种"共同的情境"之感。正如孔子所言，"视其所以，观其所由，察其所安"。来访者在开始制作箱庭作品时，治疗者对其在沙箱中可能摆出什么样的情境、用什么玩具、先完成哪些等要有一种预知的感受。要做到这一点并非易事，但通过训练、体验，这种直感力会渐次成熟。

当然，共感理解一定要避免将自己的作品设计强加于来访者。箱庭疗法在制作过程中是不做任何分析的，甚至没有任何言语。正如前面所说的，治疗者持静默见证的态度，因为此时任何的分析、询问都会打断来访者的制作过程。交流过程中，治疗者对作品的理解也要尽可能少分析。米勒和波（Miller & Boe，1990）指出，在理解箱庭作品时，治疗者必须在来访者所提供的隐含意义的范围内做一点解释。例如，一个来访者在沙箱中放了一只大恐龙，恐龙是史前的统治者，强大、有攻击性，但已经消失，箱庭中放一只大恐龙可能使箱庭的气氛陡然间紧张起来。但是，如果该来访者说这是一只母恐龙在保护它的小恐龙婴儿，那么治疗者就应该在这一比喻范围内，与来访者共同理解母恐龙要保护小恐龙不受什么样的伤害之类的问题，而不做过多分析。有时来访者制作的作品可能出现一些不可能或不合理的情境，这是来访者无意识的内容，不符合现实概念的逻辑，但在来访者看来这是完全可以理解的，是合理的，符合无意识原始思维的逻辑。治疗者如果没有共感理解来访者，对这种场面可能会提出修改意见或做出一些不满意的评判。箱庭的共感理解或高层次的共性认识都不应是治疗者替代来访者来设计、制作箱庭作品。

3. 想怎么样，就怎么样——母亲的态度

荣格认为，每个人的人格中都不同程度地包含着男性和女性。治疗者不论男女，其人格中必须维持一定的母性原理。母性原理意味着真诚无私的爱，不计个人得失恩怨，希望孩子尽快成熟，母亲对孩子的爱也是不需要其他先决条件的。

每个人的人格中也还有一定比例的孩子气成分。在遭遇不幸、心有牵挂之时，总想有一个接纳自己，像母亲那样宽容的人倾听自己的倾诉，获得母亲般的呵护、宽容、鼓励。因此，来访者来咨询、治疗时也常带着一种孩子般的期望，往往视治疗者为能满足他一切要求的母亲。对箱庭疗法中治疗者与来访者的关系，卡尔夫强调应该是母子一体性的关系。双方首先取得基本的信任，来访者在治疗者面前感觉到温暖、关爱、包容、接纳、自由、安全感，就像母亲和孩子一样，这就是母子一体性。卡尔夫认为，当一个孩子被抱在母亲的怀里时，他就在心理上有一种被保护感，这是他最安心的时候。这种感觉如同胎儿在母亲的子宫里一样，母亲的子宫隔绝了外界的刺激和危险，保护着胎儿。儿童、青少年和成人受到外界刺激而心理产生异常时，通过心理咨询师的援助，可获得母亲般的爱护，情绪得以安定。在箱庭疗法中，心理存在不适应等问题的来访者在治疗者的陪同下，面对沙箱，双手触及洁净、柔和的细沙时，会产生一种回归母体的愿望，渴望得到母亲般的温暖，这种感觉会令来访者原本不安、躁动、烦乱的心稍稍得以平静。

母亲对待孩子的态度总是以慈爱、包容为主的。孩子不论做错什么事，有什么缺点，即使是问题严重的孩子，在母亲的眼里，那都是自己的孩子，都是可以接纳、包容的，眼里投射出的永远都是充满慈爱的温和目光。而孩子不论自己有什么苦恼，要受到什么样的惩罚，总会想到母亲的庇护，即便是两鬓苍白的老者，在自己的母亲面前也总会有一种"撒娇的"孩子气，甚至在即将离开这个世界的刹那间仍以微弱的声音颤然地叫一声"妈啊……"可见母子之间情感的维系是多么绵长、牢固。

箱庭疗法要求治疗者以母亲的态度对待来访者，强调母子一体感。这个"母亲"不论男女，都是一个充满慈爱又具有高度理智的"母亲"。在箱庭疗法实施过程中，治疗者对来访者的箱庭制作过程、作品场面构成及其解释，总是像母亲一样慈祥地关注着，以欣赏、鼓励的眼神对待来访者心灵深处那孜孜不倦追求自我整合"自性"力量的发挥，在需要时给予一定的帮助，但又不包办。母亲总是相信自己的孩子终究会长大成熟，治疗者也应如母亲一样，相信来访者有追求自我实现的无限潜能，相信来访者经过内心努力，人格终会朝向整合的方向发展，终究会适应生活。

母性原理的感觉可能会使来访者对治疗者产生一种依赖感，认为治疗者是全能全智的，是一切善和爱的化身，治疗者对此不必恐慌。我们的母亲是如何消除我们对其全能全智的想象的？不是呵斥，也不是絮絮叨叨地说理，而是等待，等待孩子自己成熟了，自然会找到答案。在箱庭疗法过程中，治疗者以母亲的态度对待来访者，让来访者感受到治疗者像母亲一样，站在自己的角度尽可能地维护自己的利益，而不是审判官，因而也就能没有阻抗地让自己的无意识内容在这个温和、自由、包容、安全的空间舒展开来，再逐渐地走向整合。当来访者再不需要视治疗者为万能的母亲时，或者可以独立地适应生活时，治疗者这一母性原理自然就逐渐淡出他们的生活了。

（二）治疗者的基本条件

箱庭疗法因其应用目的的不同而会在治疗过程中有所侧重，但具有较强的感受性、健全的人格和娴熟的专业技能是从事箱庭治疗的人员必备的条件。

1. 感受性强

正如罗杰斯认为的那样，治疗者必须具有较强的感受性。箱庭疗法的治疗者也需要有较强的感受性。箱庭疗法通过有形的沙箱和玩具反映无形的心理，但是起作用的并非来访者最后完成的作品本身，而是整个制作过程。因此，从来访者一进入箱庭室，他的一言一行甚至神情、目光、与治疗者说话时的语气等，都要在治疗者关注的范围之内。制作箱庭作品的过程中，来访者选择玩具时的神情是惊喜的还是漠然的，是犹豫的还是果断的，是慎重的还是随意的，偏好何种玩具，摆放时的速度、移动频率、幅度以及在此过程中与陪伴者的互动等，都是箱庭治疗中不可忽视的细节。这些治疗过程中的细节都要求治疗者能够迅速捕捉并共感其背后可能蕴含的来访者内心的想法，做出敏感的反应。

感受性强并不仅仅是指箱庭治疗者在箱庭过程中对来访者的言行、作品内容的感受，也包含了对自身心理变化、言行举止以及由此而带给来访者的影响的感受。例如，在游戏快结束的时候，游戏陪伴者不住地看表，会让来访者感到陪伴者不耐烦的情绪，会影响到与来访者之间信赖关系的建立。因此，治疗者敏感地把握自己的言行、动作、情绪的变化过程，采取合适的行为和言语，能够更好地促进良好关系的发展。

2. 人格健全

人格健全首先表现在治疗者对待生活的态度中。陪伴来访者进行箱庭治疗或者游戏的成人，在生活中应该是一个乐观、积极、豁达的人，至少应该是一个能够将生活中的烦恼关在箱庭室门外的人，或是一个能够敏感地感知来访者游戏的快乐以涤荡自己心头阴霾的人。只有积极、乐观、豁达的治疗者才能相信人人都具有无限成长的可能性，并帮助来访者充分发挥其自我治愈力的潜在能量，实现自我完善。治疗者乐观地面对困难，接纳自我并保持稳定的情绪，才能不因自己的困难、挫折而影响来访者的心理成长，也才能做到不因游戏中的问题而使自己的心理受到影响。

人格健全也表现在人际关系中。事实上，治疗者要带给来访者的全部的心理感受都依靠其与来访者之间良好关系的确立，而这种关系就是人际关系的一种特殊形式。因此，箱庭治疗者应该对人际关系有深刻理解。许多情况下治疗者面对的会是被看作不成熟、未长大的孩子，但也要做到尊重他人的生活方式、民族习惯、风俗信仰，尊重每个人存在的价值，信任他人。另外，要在游戏陪伴的过程中显露出自己的热情和关心，真心实意地提供帮助，让来访者深切感受到爱心、关切和尊重。来访者感受到治疗者的接纳、包容，觉得可亲可近，就像自己的母亲一样，从而感到安全、舒适、放松，这就是箱庭疗法临床中母子一体性的表现。

　　人格健全还表现在自我整合的过程中。在陪伴箱庭时，治疗者也有身心疲惫、不适的时候，也有工作、学习、生活的烦恼，心情也会受到生活事件的影响。人格健全并非就是指像圣人一样，而是指在面对自己的生活事件时，能以恰当的态度和理念应对，有自知之明，有所为有所不为。治疗者应该在辩证分析自我的基础上，不断提升并改善自我，谦虚、坦诚、正直并不断进取，拓宽自己的知识面，通过文学艺术作品的学习、欣赏，不断探索人的本质，体验人类复杂的情感历程，感受人生真谛，逐渐实现自我的整合。

　　常言道，一屋不扫何以扫天下。人的内心本身就是一间屋子，正如我们居住的房屋需要定时清扫一样，我们的内心世界也要在必要的时候进行大扫除。如果箱庭治疗者不能快速打扫自己的心房，让它恢复干净和整洁，又如何去打扫别人的心房呢？如果自身人格不健全，那么就可能会对来访者的一些言语、行为做出不恰当的反应，就有可能无法创造自由、安全的空间。因此，对箱庭治疗者来说，人格健全不仅仅是从有助于儿童心理成长的角度提出的，同时也是对自身心理健康的观照。

　　3. 专业技能娴熟

　　箱庭疗法的治疗者仅仅感受性强、人格健全还不够，还应尽可能地多学习和掌握一些专门的理论知识和技能，如心理投射理论、心理分析等。尤其是将箱庭疗法应用于临床治疗时，专业理论与技能的掌握更是必不可少的。

　　第一，掌握儿童心理学和发展心理学知识。由于箱庭疗法作为游戏主要面向儿童、青少年，因此治疗者有必要掌握儿童心理学和发展心理学的知识，了解儿童和青少年在各个年龄阶段的认知与情感的发展过程以及面临的主要问题。这有助于在治疗中更好地理解处于各个年龄段的儿童、青少年的人生课题与危机，如青春期的心理危机等。治疗者只有深刻理解这一时期普遍的心理现象，才能更好地理解箱庭作品表现出来的心象，也才能有的放矢地与来访者进行交流。掌握发展心理学知识，牢固树立心理发展观，才能相信人具有无限成长的可能性，并帮助来访者将他们的追求自我整合、自性实现的潜在心理能量发挥出来。

　　第二，熟悉社会心理学和人格理论知识。人从精卵结合到化作一缕轻烟从世界上消逝，都存在于一个社会之中，存在于人与人的相互关系中。来访者的种种心理问题追根溯源都能从社会、家庭、人际关系、人格结构中找到发端。因此，箱庭治疗者必须熟悉社会心理学，理解各种社会心理现象，理解个体、群体、家庭之间的心理动力作用；运用人格理论，深刻分析儿童的人格结构及其形成过程，从而运用箱庭疗法以及其他心理临床技术解决来访者的心理问题。

　　第三，掌握临床心理学知识。在箱庭治疗中，尤其是面对一些有特殊需要的来访者（聋儿、多动症患儿、自闭症患儿等）的时候，治疗者不仅要陪伴来访者完成箱庭作品，更要有精神科医生的心理诊断能力。治疗者需要学习临床心理学特别是病理心理学以及咨询心理学的相关知识，熟悉心理、精神问题的症状表现和咨询原理。

虽然心理诊断不是箱庭治疗的根本，但箱庭作品中投射着来访者的心理，箱庭治疗者只有深刻理解箱庭作品所表现的心理内容，才能将自己的理解准确、及时地反馈给他们。因此，箱庭治疗者需要学习精神分析理论、分析心理学理论和投射象征理论的知识，理解人类集体无意识、个体无意识中的多种原型、象征、情结、心象，并且灵活地将这些知识运用到对箱庭作品的理解中。

第三节 箱庭疗法的形式及实施过程

箱庭疗法有个体箱庭、团体箱庭和家庭箱庭、平行箱庭等形式，治疗者可以根据来访者不同的状况及心理需要开展工作。限于篇幅，在此仅简单介绍个体箱庭疗法和团体箱庭疗法，具体请参阅《箱庭疗法》相关内容。

一、个体箱庭疗法

如前所述，箱庭疗法就是在心理治疗（咨询）室内，在治疗者（咨询者）的陪伴和见证下，来访者从玩具架上随意挑选玩具，在沙箱中摆放一个情境的过程。原本意义上的箱庭疗法就是指在此叙述的个体箱庭疗法。

（一）个体箱庭疗法的过程

1. 指导语

在实施个体箱庭时，只需要咨询者下达如下的指示词："请用这些玩具，在沙箱里做个什么，做什么都可以。"一般来说，来访者一看架子上的玩具和沙箱自会明白，并不需要更多说明，特别是孩子更不需要什么说明就会马上做起来。如果有的来访者问"动沙子也可以吗""只放动物可以吗"，和所有的投射测试一样，咨询者只需回答"你想怎么样都可以"或"你按自己的想法去做就可以了"。无论怎样，必须给来访者自由表现的机会。

2. 来访者制作箱庭

来访者在制作箱庭的时候，咨询者的首要任务是为来访者提供一个接纳、信赖、温和与安全的制作环境，咨询者原则上只需要在旁边坐着或站着陪伴就可以了。在箱庭创作过程中，应尽量不进行语言交流，更不要对来访者的制作进行干预，否则会打扰来访者。咨询者要仔细观察来访者使用和不使用哪些玩具以及怎样使用它们，必要时进行简单的记录（表1–1）。

表1-1 个体箱庭制作过程记录表

来访者：　　　　制作时间：　　年　　月　　日　　　　治疗者：　　　　次数：第　　次

直感印象与咨询面谈：		
作品照片呈现：	玩具与动作：	提问与应对：
治疗过程表现：		
	完成时间	
作品主题表达：		
总结：		

箱庭作品完成以后，咨询者可以与来访者进行语言交流，可以询问："这是什么呢？能说明一下吗？"也可以让来访者对自己的作品主题进行命名。来访者一般会进行这样或那样的说明，如果来访者不愿说，以不过多询问为好，以免让来访者对治疗产生负面情绪。

在箱庭疗法中，咨询者应以欣赏来访者箱庭作品的姿态，通过支持、解释、整合、疏通、启发，帮助来访者澄清箱庭作品代表的意思、表现的主题，达到对来访者的共感理解。来访者愿意的话自然会对箱庭做较多的说明，也会由此展开一些讨论，从而把治疗过程推向深入，最终促使来访者的自我治愈力得以发挥，实现箱庭疗法的治疗作用。

3. 咨询者记录和提问

和心理咨询的时候一样，咨询者可以在旁边放一支笔和几张草纸并做简单记录。有的来访者会一边解释一边摆放，对此都应予以记录，放玩具的顺序也要记录下来。制作完成后，治疗者可以与来访者进行语言交流，可以询问："这是什么呢？能说明一下吗？"来访者一般也会进行这样或那样的说明，最后让来访者对箱庭作品的主题进行命名。

咨询者也可以用数码相机拍摄并加以保存。拍摄的时候，一般从正面微斜拍摄，这样可以充分反映作品的内容，当然也可以从正上方或多角度拍摄，必要时也可以画下箱庭的略图。

箱庭疗法必须坚持保密原则，拍摄的照片或记录都需要认真保存，个案研究及发表都需要得到来访者的同意。另外，照片也可以送给来访者做纪念。

4. 箱庭作品的表现及其理解

在箱庭治疗过程中，咨询者不得性急地去分析和解释，要以欣赏、接纳、共感理解的态度陪伴来访者，倾听来访者的箱庭故事，以把握来访者箱庭作品所表达的内容。不应局限于来访者的一次箱庭作品，要尽可能把来访者的每次箱庭作品进行保存和记录，以全面把握箱庭作品的表现并注意作品之间的相互联系、变化及发展的可能性。

（1）整合性

整合性包括作品的均衡性、丰富程度、细致程度、流动性、生命力等。也就是说，整个作品中分散割裂、支离破碎、杂乱无章、贫乏机械、固定僵化的成分少。对作品的第一印象非常重要，第一印象往往是对作品的整体感觉。治疗者要从整体感觉出发，去理解作品以及玩具的象征意义所表达的内容。

（2）空间配置

空间配置是指在分析来访者作品时沙箱空间的左右配置以及玩具的摆设状况。一般来说，左侧往往代表过去，右侧往往代表未来。各种交通工具以及人和动物朝向左侧即意味着退行，朝向右侧则意味着前行。左下角可能意味着源泉或开始，右上角则可能是目标或发展的终极。一般来说，来访者将山、森林、佛像、神像、寺庙、神社、教堂等表示人的无意识深层部分的东西配置在左侧的倾向较强。在从内在世界向外在世界、过去向未来开发新的可能性的过程中，使用沙箱左下角的情况较多。左下角往往意味着可能性、发展的源泉。车、船、飞机、动物、人及河川等若是都朝向左侧即意味着退行，朝向右侧则意味着前行，和以上左右的思维方式相同。

在沙箱内完成作品之后又将玩具摆放在沙箱外，对来访者来讲可能说明存在模糊，或许意味着难以容忍的心理内容。儿童在摆放玩具时边摆边移动或将玩具从沙箱内移动到沙箱外，往往反映了自我的界限尚不确定；将范围扩张到箱外，可能具有一种超越自我所能把握的范围去表现自己的危险性；不愿将玩具摆放在沙箱内，只将玩具摆在沙箱周围，有时反映了一种对表现自我的恐惧和不安。

（3）主题及自我像

来访者往往会在制作箱庭作品时表现某一主题，主题的中心可能是来访者无意识的心象表达或自我像。心象或自我像有时会以各种各样的表现形态予以象征，特别是几何学图形，如圆或正方形等的组合，近似于佛教中的曼荼罗，需要审视来访者的自我在其中的位置或地位。此外，高塔、城堡、佛像、神像等带有宗教含义的玩具或模型，可能表现了来访者自我的某些期待、向往或渴望获得保护、加持的需求。特定的动物或人形都有可能是来访者自我的象征，也就是自我像。

（二）可能遇到的问题及应对策略

箱庭疗法作为心理临床的技法，其实施过程与来访者中心疗法一样，需要坚持真诚、无条件的积极关注、共感理解的态度、感情限定等。但箱庭疗法又有其特殊的一面，在实施过程中，需要相当的直感力和读空气力的参与，更需要带着一颗初心陪伴并见证每一位来访者的每一次箱庭制作。

1. 箱庭治疗中对话的艺术性

箱庭疗法强调非言语性，言语、玩具只是象征和代表物，不是实体，箱庭重视实体。如果说箱庭需要言语，那只是主张心灵的对话，而对话应是富含诗意的心象对话。来访者用心象来表达无意识深层，作品完成过程也就是借助心象性言语诉说箱庭故事的过程。

箱庭疗法禁忌对来访者的箱庭作品进行分析、解释以及好坏优劣的评价，与来访者中心疗法一样主张非指示性，强调"不作为"的真作为。箱庭对话要有纵深发展的趋势，而不是浅尝辄止。当然，有时一句富有启迪性的言语就可能使来访者有如醍醐灌顶。

2. 作品理解的全面性、整体性、灵活性

箱庭治疗是过程论不是结果论。其一，对箱庭作品的理解是通往来访者内界的途径，要坚持全面的观点。全面的观点要求咨询者关注箱庭治疗中来访者的表现，将来访者的玩具选用、空间配置、场面构成以及对话交流等言语和非言语信息全部纳入自己的视听。其二，理解箱庭作品要坚持整体的观点。箱庭作品中出现的原型心象、情结均有其独立的象征意义，每个玩具模型都像字符。要理解来访者表达的心理内容，需要倾听来访者所赋予的意义，而非孤立地将象征意义拼凑在一起了事。其三，理解箱庭作品还应坚持灵活性。箱庭作品构成及玩具和空间象征因人而异，咨询者要在了解来访者所赋予的象征意义的基础上，灵活地运用临床经验和直感力。

二、团体箱庭疗法

笔者结合自身多年的临床经验和国内开展箱庭疗法的现状，参照冈田康伸（1993）对团体箱庭的尝试，开发出了团体箱庭的新形式，即限制性团体箱庭。从目前的实施效果来看，限制性团体箱庭对促进团体及个体的心理成长有积极的意义。限制性团体箱庭疗法的基本前提是承认团体心理场的存在，它影响着团体的人际关系和其中每个个体的认知、情感和行为。当前，在学校心理咨询及心理健康教育活动中，团体箱庭疗法正同其他团体咨询、治疗方法一样，逐渐得到了人们的认可，并且因其独特的形式和特有的优势，得到了参加团体箱庭这一活动的学生的喜爱。

团体箱庭疗法的成功在很大程度上离不开事先的充分准备以及组织和实施过程中的有效管理。足够的活动空间、玩具模型的收集、团体的构成、团体成员的准备、场面的设定以及时间的安排等都是非常重要的。

（一）环境的设定

同个体箱庭一样，团体箱庭疗法的环境设定也包括物理环境和心理环境两个方面。

有研究者或实践者认为，团体箱庭疗法的空间应该足够大，可以容纳2～6个来访者和供他们在箱庭时所用的多个沙箱。除了准备标准规格的沙箱外，还要准备供团体使用的规格较大的沙箱。但笔者认为，团体箱庭疗法环境的设定本身就构成了其规则限定的一部分，就如同现实生活环境中的种种限制一样。我们都有这样的经历，经常会因为环境因素的限制而不能充分实现自己的愿望和理想，这个时候就需要调整自身以适应环境。换句话说，沙箱的形式和数量并不是最重要的，重要的是来访者如何应对这样的环境，这种对环境的应对和适应可以为治疗的开展提供更多有用的信息。所以，我们还是主张团体箱庭疗法在实践中应采用标准规格的沙箱，箱庭室的大小和布置也以方便、适度为原则。

团体箱庭疗法的心理环境主要是指由治疗者所营造的包容、安全的感觉。治疗者在团体箱庭过程中的角色是一个陪伴者、见证者和促进者，是团体所需要的安全和受保护的心理空间的营造者。这种受保护的心理空间给团体成员一种安全感和自由感，这对他们的成长非常重要。在这一过程中，治疗者可以被认为是箱庭与该团体同伴间相互作用的一种心理容器。为了让团体成员感受到自由、安全、受保护，不做指示地向参与团体箱庭的来访者介绍团体箱庭就显得很重要了。

当来访者参与团体箱庭时，治疗者必须尽可能详细地告诉他们，他们将有一次与其他成员一起做团体游戏的机会，因为来访者通常不清楚整个团体箱庭治疗的安排情况。此外，在开始团体箱庭之前告诉各位团体成员箱庭游戏的环境是特别安全和受保护的，是必不可少的程序。当然，根据职业道德规范以及其他相关政策，对未成年人实施团体箱庭时应征得其父母的同意，可能的话应签订一份同意参与团体箱庭的协议书。在协议书中必须说明团体箱庭的过程、目的、阶段及目标等事宜，这也会使其父母以及来访者感到安全。

（二）团体的构成

团体箱庭的有效性在很大程度上依赖于团体成员的构成。目前常见的团体箱庭疗法的成员构成一般有以下几种：①具有同一特征或面临相同问题的个体组成一个团体；②具有不同人格特质的人组成一个团体；③不同年龄（除家庭团体箱庭外年龄跨度不能太大）、班级、组织的个体，按分层抽签的方式组成一个团体，即每个年龄段或班级、组织内部先进行抽签，然后抽到相同数字的个体组成一个团体接受箱庭治疗；④自然团体，即按照团体的自然组成来随机抽取组成团体的成员，如家庭、公司、班组等。

（三）团体箱庭疗法的过程

1. 指导语和制作规则

介绍团体箱庭的一个重要环节就是向来访者们说明团体箱庭的制作规则。例如，可以在开始制作之前用这样的指导语："我们每个人都有想和别人交流的想法，也都有自己遇到的问题，但有时我们用言语不太容易表达清楚。现在让我们用另外一种形式来进行交流，那就是用这些玩具在沙箱里共同做一个作品，这不是心理测试，不需要考虑好坏对错的问题，只要将自己的真实想法表现出来就可以了。"

团体箱庭的特色就在于它的规则，规则贯穿于整个治疗过程。为了使读者更好地理解团体箱庭疗法，下面将对这些规则做一总结。

第一，摆放玩具的顺序是由事先抽签或猜拳的结果来决定的，尽量保证团体中的每个成员都有做"第一"的机会。如果小组某个成员连续几次都是第一个摆放玩具的人，那么接下来的几次应由其他成员抽签或猜拳来决定"第一"。如果小组中所有成员都曾经有做"第一"的机会，那么接下来的抽签或猜拳应奉行"弱势优先"的原则，即抽到最末一个数字的人或猜拳输了的人为第一个摆放玩具的人，以保证制作顺序上的公平性。

第二，每人每轮只允许做一个作业，如放一个玩具或堆一座山等。完全相同的玩具，可以视情况而定，如挖一条河川和放三块石头也可以算一次作业。每人轮完一次后再开始下一轮，在开始下一轮前对前一轮的箱庭场景进行拍照。

第三，整个制作过程都不允许成员之间有任何形式的交流，但允许与治疗者有最低限的互动。

第四，允许成员移动自己或他人摆放的玩具并算作一次作业。也就是说，移动后这一轮就不能再摆任何玩具，也不能将他人或自己已摆上的玩具拿走。

第五，如果制作过程中的某一轮有成员什么东西都不想摆，允许其选择放弃。

第六，整个制作过程的最后一轮，允许最后一个人在摆完后有一次修饰的机会，对整个作品进行一些调整，但不能移动玩具也不能再添加玩具。

第七，每次的制作时间没有严格的规定，但一般的团体箱庭以90分钟的咨询时间为宜。当治疗者感觉到制作将要结束的时候，应该提醒团体还剩下一轮，使团体成员有心理准备，不至于因突然结束而有不满意或不完整感。判断是否结束的标准主要是治疗者与制作者对整个箱庭制作过程的共感。

以上这些规则，治疗者在活动开始前都要向团体成员进行说明，待所有成员都明白后再开始团体箱庭疗法。一方面，这些规则的设定可以减少成员间的矛盾和冲突，特别是在团体箱庭疗法的最初阶段。在无规则的状态下，团体会出现很多问题：有的成员总是企图一次达成自己的愿望而摆放很多的玩具，占据大部分的箱庭空间，使得其他人无法再摆放；有的成员不能容忍他人摆放的东西而把它们拿走等。这些行为都会影响或伤害到成员间的感情，甚至会导致矛盾，妨碍团体箱庭疗法的开展。另一方面，规则的设定可以为治疗者提供更多的治疗信息。例如，有的团体成员即使在规则明确的情况下仍会违反规则，因为规则的存在妨碍了自身愿望的达成，这可能反映出了该成员某方面的人格特质或为人处世的方式。随着团体箱庭疗法的开展，有的成员会逐渐调整自己而接受这些规则，从他们的变化和进步中可见团体箱庭疗法的疗效。此外，对于初次接触团体箱庭的人来说，治疗者还要询问团体成员是否明白这些规则，并向他们进行解释，还可以先让他们将手伸入沙中去触摸沙子，体验触摸沙子的感觉，渐渐地融入箱庭制作的情境。

2. 来访者制作箱庭和彻底讨论

在触摸完沙子后，成员的心境会比刚到治疗室时平静许多，他们对团体箱庭制作也有了初步的了解，因此可以进入正式的团体箱庭制作阶段。

通过心理临床实践我们发现，在最初的共同作品中，往往会出现"各自为政"的局面，每个成员在沙箱中都会有一个自己的区域，区域之间的界限非常明显，就相当于平行箱庭。随着治疗的进行，这种局面会发生变化，共同箱庭中将展现出更多的"联合"和"协调"的因素。这就像现实生活一样，有许多生活场面和情境都是突然出现在我们面前的，客观条件的种种限制使得我们不可能做好准备后再去应对和适应，大多数人都是在经历了矛盾、冲突、痛苦、彷徨之后才学会调整和适应的。所以我们认为，对没有任何箱庭体验的来访者来说，让团体成员一开始就进入共同制作箱庭的阶段可能有相对大的挑战，但这是可行的，这样的制作不仅可以引发成员之间的激烈冲突，也能激发各自的自我治愈潜能。

具体到制作过程，成员猜拳或抽签决定摆放的顺序，每人每次只能摆一个玩具或完全相同的几个玩具，成员之间不能交流，不能拿走他人或自己已摆放的玩具，可以移动他人或自己的玩具，但也算作一次。最后一轮的最后一个人还可以有一次修饰的机会，对整个作品进行一些调整，当然也可以放弃。如果制作过程中某位成员不想摆的话，也可以选择在某一轮放弃。制作完成后，成员进行彻底讨论，谈自己摆放每个玩具的意图、对他人摆放玩具的感受以及作品的主题。

3. 咨询者记录和整理

由于人数增多，团体箱庭的记录比个体箱庭的记录要困难一些，对治疗者提出了很高的要求。为了不打扰成员的制作，治疗者一般在整个制作过程中只做粗略的记录，等完成后再整理。笔者主张，团体箱庭的记录应以每一次每一轮为单元进行，其中包括每位成员制作的情况，摆放玩具的个数、名称和所占的区域以及每轮所用的时间等。每一轮完成后，要对作品进行拍照，方便以后的整理和讨论。具体的过程记录表和讨论记录表见表1-2和表1-3。

待整个制作过程结束后，治疗者还要简略地记下团体成员的讨论，一轮一轮进行。讨论的内容主要为摆放玩具的意图、对他人摆放的玩具的感受、对作品的整体构思等，最后还要讨论作品的主题。成员离开后，治疗者再根据照片对整个团体箱庭制作过程进行整理，从中可以看出团体的心路历程和成长变化。

4. 箱庭作品的拆除和场面的清理

与个体箱庭一样，不同人对箱庭作品是否在团体离开治疗室之前拆除也存在着不同的观点。如果在团体离开之后没有足够时间进行清理，而另一个团体已经到达，这就不会让这个团体感到自由、受保护。如果为了赶时间，在团体成员还没有完全离开时就匆匆清理场面，那给这个团体的感觉将更不好。因此，最好是在两个团体箱庭之间安排足够的时间来拆除作品，清理场面。

由于团体箱庭一般安排的时间较长，如果后面没有安排其他的团体或个体箱庭治疗与咨询，那么最好还是由治疗者和团体成员一起来拆除作品，这可能会使得各个团体成员感到安全和满意，也不至于让治疗者一个人辛苦。有的时候，团体成员虽然知道自己的作品最终是需要被拆除的，但其实是非常不希望自己亲手将其拆除的。

表1-2 团体箱庭制作过程记录表（八人五次例）

制作时间：_____ 见证人：_____ 组别/次数：_____

制作人 / 轮次及摆放	1		2		3		4		5		合计玩具数
	玩具或动作		玩具或动作		玩具或动作		玩具或动作		玩具或动作		
合计											

表1-3　团体箱庭讨论与感受（八人五次例）

讨论时间：_____　见证人：_____　组别/次数：_____

主题 ＼ 轮次	1		2		3		4		5	
个人主题	发言人	讨论内容	发言人	讨论内容	发言人	讨论内容	发言人	讨论内容	发言人	讨论内容

共同主题：

（四）团体箱庭疗法的治疗者

团体箱庭疗法中的治疗者同个体箱庭疗法中的治疗者一样，也应该是见证者和促进者。除了对整个过程进行记录之外，治疗者还要给予每个团体成员无条件的积极关注，密切关注整个团体的心理场的变化。

对每位成员的关注表现在使他们感觉到包容、受保护，向他们解释制作的规则，使他们明白、理解，回应他们的提问和一些非言语的信息，在他们需要帮助的时候给予援助，尽量使他们在完成作品的时候不要有任何遗憾。但要明确，治疗者并不是规则的监督者，不是权威的存在，应该允许团体成员有违反规则的行为存在，只有这样，他们才能从自己行为的后果中进行反思和调整。

治疗者对团体心理场的关注表现为对团体制作过程中的心理变化和发展非常敏感，对团体间的互动与融合的状况有所共感，能感觉到他们之间的关系发展到了什么程度，作品进展到了什么阶段，在制作快要结束的时候提醒成员还有最后一轮。当成员由于冲突、矛盾而倦怠时，治疗者要接纳他们的种种抗拒，促进他们反思，尊重他们的决定，要以一种赞赏的态度来对待成员们的成长。总之，虽然治疗者和团体成员的角色不同，但治疗者应该把自己看作团体的一员，用心感悟整个制作过程，与他们苦乐共度，这样才能收获团体的成长。

（五）团体箱庭疗法的意义

1. 促进现实生活中的人际互动

我们知道，人的主观世界是由人生的不同体验、感受、思维方式和价值观等组成的。每个人的主观世界是不同的，主观上希望控制某种场面，但现实中并不一定能做到。实际上，团体箱庭的制作和现实生活一样，不会只受控于自己的所思所欲，很多时候还受其他一些外在因素或他人言行的影响，如他人的见识、想法、观念及其他言谈举止等。这样，在团体箱庭的制作过程中，有时就不得不改变自己制作箱庭的一些构思与想法，特别是有时候刻意要去做什么而别人不能理解，就会引起纠纷，产生内心冲突。如果能根据外界实际状况恰当、灵活地改变、应对，就可能减少冲突，也就是说，人与人、人与物的相互作用左右着人本身。

团体箱庭制作中的人际关系和现实生活中的人际关系是一样的，不是自己想怎样就能怎么样，别人有时是不能理解的，因此，就不得不改变甚至不断改变自己的想法和行为方式，从而达到内心的平和与人际关系的协调，团体箱庭的治愈力量也就在于此。

团体箱庭的一般发展规律就是随着共同经历的箱庭疗法次数的增多，来访者之间的默契和共感便会增强，表现为团体箱庭作品的主题趋于明确、统一，制作过程中的冲突减少，作品的风格更加协调、整合。如果成员能将团体箱庭活动中所获得的人际互动的成功经验迁移到现实生活中，可能会促使其以团体箱庭制作为起点，反思自己往日的言行，促使其社会性成熟和人际关系改善。例如，一位来访者在团体箱庭中毫无顾忌地移动他人已放置的玩具，结果必然会遭到强烈的反抗和排斥，这种毫无顾忌的行为可能反映了他在现实生活中一些为人处世的方式、方法，这些方式、方法有时无意中伤害了其他人，而他本身又没有意识到，结果导致了许多误会和摩擦。团体箱庭的制作和讨论会使他看到自己的这一面，也就有了改变和调整的可能。

2. 提供和他人一样的体验

许多人认为，某些体验是自己所独有的。但是，有过团体箱庭体验的人就会发现，人们的体验尽管各不相同，但自己并不是独一无二的，许多人拥有类似的想法和体验。当团体成员在一起交流时，会对其他成员也有类似的担忧、想法和情感而感到惊讶，这可能会导致彼此的共感，进而减少消极的自我评价。这也正是我们在日常生活中劝别人将苦恼、哀伤说出来时所说的：将快乐说给另外一个人听，快乐就增加了一倍；将悲伤说给另外一个人听，悲伤就减少了一半。

然而，人们在将自己的内心世界袒露给别人时会顾忌许多方面，如担心自己的言语、思想、行为、情绪是否会被他人嘲笑，是否会损害自己的形象，因此也就不能畅所欲言地表达自己内部的真实世界，有时只是挑选一些无关的内容与他人交流。出于这些顾虑，团体成员之间的交流有时就会停留在表面，无法深入进行，也无法接触其他成员内心深处的认知、情绪和情感。

由于箱庭是一种非言语治疗方法，当具有相似问题的来访者以团体的形式一起制作箱庭作品时，他们之间的交流不用直接的言语，而是分别用游戏的方式象征性地表达自己的内心世界，这既有助于减少他们来治疗室时常有的那种不安和踌躇，避免了言语交流过程中自身形象遭受损害的威胁，也有助于相互交流、沟通的深刻化。当一位来访者发现团体中另外一位成员也选择了自己想要选择的玩具来表达自己想表达的心理时，自然就会感到欣慰，觉得自己与别人是一样的，会因为对方与自己的这种默契而感到被理解、被接纳，最终达到自我接纳。

3. 沟通和协调多样化的资源与观点

不论团体成员是进行信息交流、问题解决、价值观探索还是共同情感的发现，同一团体中的每一个人都可以表达自己的观点，从而彼此共感和启发，提供更多的资源。

人的心理存在着许多共性，但更多的是个性。因此，一个团体一起制作的箱庭作品所表现出来的心理资源和观点就会变得非常丰富、多样化。箱庭制作结束后，成员之间通过讨论自己制作时的想法及所摆的玩具的含义，也就以象征的方式共享着这些观点和资源。团体箱庭最有价值的一个方面，就是每个成员都提供了各自的观点和箱庭表现。

在团体箱庭制作过程中，每个成员都可以从其他成员的箱庭作品中习得用象征方式表达内心世界的方法、形式，习得某一心象更多的象征意义，从而丰富了自己的象征词汇。

同时，在同一箱庭场面中，对某一心象的共同解释会使得个体获得一种心理支持、援助、理解之感，不同解释则启发了个体对该心象不同层面的理解。

4. 增加成员的归属感

根据马斯洛人本主义心理学中人的需要层次理论，归属感是人类具有的高层次的需求。通过归属于某个团体，这种需求可以部分地得到满足。

通过多次的团体箱庭治疗，团体成员通常会达到彼此认同并逐渐感到自己是整体的一部分。即使团体箱庭治疗已结束，团体成员间仍会感到非常默契和亲切，有一种一家人的感觉。这种感觉会给人力量和信心，使人们能很好地应对团体箱庭世界之外的现实生活。

5. 增强成员的责任感

团体箱庭治疗与个体箱庭治疗的不同之处在于团体箱庭治疗有更多的规定和限制，如按照事先抽签决定的顺序来摆玩具，每人每一轮只能放置一个玩具、完全相同的几个玩具或进行一种动作，不能移动他人或自己已摆放的玩具，如果移动，就算是自己的一次动作，不能在这一轮再摆玩具，以及制作过程中不得进行言语交流等。这些规则的设定是为了使团体成员明白现实生活中总是有许多限定的，任何人都不可能想怎么样就怎么样，人们必须遵守一定的规范和秩序。在团体箱庭疗法开始前，治疗者需要向所有来访的团体成员介绍这些规则，待所有成员明白后，团体箱庭治疗就可以开始。由于是在一个团体中，每个成员都置于一种无形的团体束缚和压力下，对规则的遵守也直接受到来自治疗者和其他成员的监督，无形中增加了成员对自己、对团体和对规则的责任感。

经历过系列团体箱庭的人都有这样的感觉：最开始的箱庭作品体现的是"各自为政"，摆放很多玩具，冲突很多，而随着治疗的开展，摆放的速度越来越慢，每个人都不想因为自己的举动而破坏团体箱庭作品的和谐以及团体的心理场，强烈的责任感使得每个成员察言观色，在场力的推动下不断修正自己的思路，每摆一个玩具都会考虑很多，而且非常关注他人摆放的每一个玩具，谨慎地决定自己的选择。经过了团体箱庭疗法，成员也能更好地理解自己的社会角色和责任，能够更好地融入社会生活中，最终实现个体和团体的成长。（详见《箱庭疗法》第五章）

第四节　箱庭疗法的临床研究

箱庭疗法作为一种心理咨询与治疗的有效方法，其有效性已经得到国内外临床实践的广泛验证。在我国，无论是在基础研究方面，还是在个案研究等方面，箱庭疗法都有了较好的发展。

一、箱庭疗法的研究范式

人的心理是看不见、摸不着的，是发展变化着的。如何研究看不见、摸不着、发展变化着的心理并使其有形化，这一直是心理学家们最关注的课题之一。面对心理学研究方法的现状，定量研究仍然占有绝对的优势地位，但定量研究自身存在许多难以解决的问题，尤其是对人的心理现象来说：第一，定量研究不能解决所有的心理问题；第二，将人的心理现象转变为量化指标时，有时候的解释会十分牵强，力图科学化但结果往往不科学。因为各种原因，定性研究目前仍然处于弱势地位。

笔者认为，心理学的发展应该从自身找原因。有一些心理学的研究应该注重理论思维和心灵上的内省，还有一部分研究应该注重以哲学为主要理论基础的定性研究，继承其形而上的思辨的研究传统，再加上以人类学、现象学、解释学、实证主义理论为主要理论基础，具有跨学科、多学科色彩的质的研究，即将定量研究、定性研究、质的研究结合起来，具体问题具体对待，不能走到量的研究的极端。为此，我们对箱庭疗法的研究范式进行了相应的研究，包括基础研究和个案研究。

（一）箱庭疗法的基础研究

箱庭疗法的基础研究是指为了推动箱庭疗法向纵深发展，在箱庭疗法理论、设置、影响因素、相关变量等方面进行的研究。1998年以来，笔者及团队先后在《心理科学》等核心期刊上发表了有关不同群体的箱庭作品特征的研究，研究对象涵盖儿童（张日昇，寇延，2005，2007）、攻击性青少年（张日昇，杜玉春，2009）、大学生孤独人群（张日昇，陈顺森，寇延，2003）、考试焦虑群体（陈顺森，徐洁，张日昇，2006）、强迫大学生群体（张雯，张日昇，姜智玲，2011）、ADHD倾向小学生（张雯，张日昇，王文姬，2013）等。我们还探讨了箱庭疗法的基本理论，提出表达与建构是箱庭疗法的有效机制（陈顺森，张日昇，2009），并从整体和系统的角度提出借助箱庭单元的变迁来理解来访者的心理世界（高强，陈顺森，2012）。

虽然我们不主张将箱庭作为诊断工具来使用，但箱庭的确具有某种程度的诊断性，通过与常模群体的特征进行比较，可以作为对来访者进行初步判断的依据之一。因此，对特殊人群进行箱庭特征研究有利于更好地把握这类人群的心理状态及心理特质，还可以为后续的治疗研究提供丰富的信息，其作品本身也可以成为过程及疗效的指标（张雯，张日昇等，2010）。由此，我们也对箱庭疗法的评估进行了进展研究和发展趋势探讨（吕仁慧，张日昇等，2015）。

（二）箱庭疗法的个案研究

在心理临床实践中，笔者与研究团队使用个案研究的范式，探讨了不同心理障碍的箱庭治疗过程、效果和机制。研究发现，箱庭疗法能有效应用于儿童自闭症（张日昇，寇延，2005）、儿童选择性缄默症（徐洁，张日昇，2008）、受虐儿童的心理问题（孙菲菲，张日昇，徐洁，2008）、儿童注意缺陷多动障碍（徐洁，张日昇，张雯，2008）、大学生强迫思维（张雯，张日昇，徐洁，2009）、社交恐惧症青少年（张雯，张日昇，2013）、大学生中度抑郁（林雅芳，张日昇，金文亨等，2011）以及丧亲青少年的复杂哀伤（徐洁，张日昇，2011；徐洁，陈顺森，张日昇等，2011）。还有研究发现，箱庭疗法对同伴侵害儿童的心理援助具有良好效果（王丹，张日昇，2013）。

个案研究通过来访者在箱庭制作中的表达、与治疗者的互动、问题行为的表现以及现实生活的改变等方面，主要使用质性研究方法，对箱庭的治疗过程、作品特征进行描述、分析与讨论。其心理咨询与治疗过程及机制具有独特性，来访者可能在箱庭中模拟现实，象征性地处理问题，以替代现实应对。

尽管个案研究因为被试量过少可能影响其外部效度而受到质疑，但其心理临床的价值不仅受到学术界的关注，也受到心理与治疗工作者的青睐。

二、箱庭疗法的应用形式

箱庭疗法的主要形式是个体治疗，后来运用于团体治疗。笔者结合多年的临床经验，开发了限制性团体箱庭疗法，发现这种疗法特别适合学校、组织或家庭中的心理咨询与辅导，有利于促进团体成员的积极行为及团体成员发展性课题的完成，在改善团体的人际互动，促进团体和个体的成长等方面取得了很好的效果（张雯，刘亚茵，张日昇，2010），能显著缓解初中生考试焦虑（陈顺森，徐洁，张日昇，2006）、大学生新生社交焦虑（陈顺森，林凌，2011）、大学生学习倦怠（陈顺森，张日昇，陈静，2012）以及促进心理的复原力（王丹，张日昇，2013）。

Lois Carey于1994年提出家庭箱庭疗法，并开始应用于夫妻治疗和家庭治疗。徐洁与笔者（2007）在此基础上总结了家庭箱庭治疗的理论背景及临床实践，将箱庭疗法正式引入家庭评估、家庭治疗、夫妻治疗、家庭治疗师督导等多个治疗领域。

三、箱庭疗法的适用人群

箱庭疗法本来是作为一种游戏疗法发展起来的，其自身所具有的特点使箱庭疗法的应用范围逐渐从儿童扩大到成人及团体治疗。所以，箱庭疗法已不再是一种局限于儿童游戏疗法的心理治疗了。这种界定符合现代箱庭疗法发展的趋势，也体现了箱庭疗法作为一种心理疗法具有普遍意义和可操作性（张日昇，2006）。

我们也总结了箱庭疗法在聋生心理咨询中的作用（陈顺森，张日昇，2007）、ADHD听障儿童的心理援助（孙凌，姜智玲，张日昇等，2012），分析了在治疗儿童自闭症中的原理（陈顺森，2010），探讨了在儿童哀伤咨询中的临床实践（徐洁，张日昇，2011）。

此外，我们提出并论证了箱庭疗法在灾后心理援助与辅导中的可行性，说明箱庭疗法可以作为灾后心理援助与辅导的重要方法（张日昇，刘蒙，林雅芳，2009）。

在学校心理健康教育工作中，箱庭疗法已不仅仅是一种心理疾病的治疗方法，更是一种为学生解决心理困惑，带来更多快乐并促进心理成长和发展的心理游戏。目前，许多有条件的大学已将箱庭疗法设为本科生和研究生的教学课程，由笔者牵头的全国性箱庭治疗师的课程培训也在如火如荼地进行。箱庭疗法已经从幼儿园、大中小学、特殊教育学校逐步拓展到强制戒毒所、监狱、武警边防系统等。

箱庭疗法超越理论与言语的解释，其非言语性，强调自由与受保护的空间，相信所有人都会成长并具有自我治愈力以及无为而化的理念，不仅为来访者提供了助人自助的心理临床应用技术，也给学习者以及接触箱庭疗法的人们一种新的人生哲学。

第二章

作为游戏的箱庭疗法

—— 陪伴儿童度过关键期

1998年，《箱庭疗法》在《心理科学》上的发表标志着这一发源于欧洲并在众多国家产生重要影响的游戏疗法来到了中国。

从事箱庭疗法的治疗者与咨询师们从来没有忘记箱庭疗法作为一种游戏本身所具有的魅力和效能，也更加关注箱庭疗法作为一种游戏对儿童心理的作用与影响。毕竟游戏是儿童的天性，也许擅长游戏并从游戏中获益的不仅是儿童，但最擅长游戏并从游戏中获益最大的一定会是儿童。正因如此，我们关注儿童的箱庭游戏并希望通过箱庭这一游戏活动，陪伴儿童度过美好的童年，度过人生的关键期。

第一节　箱庭疗法的游戏性

箱庭疗法首先是一种儿童游戏，是心理学家和心理治疗师发现并利用了箱庭疗法本身的游戏机制所具有的发展和治疗功能，才使其逐步与心理咨询和治疗理论体系相结合，发展成为一种心理临床的方法，应用于儿童的心理咨询与治疗并逐步扩展到成人。

一、游戏是儿童的特权

在联合国儿童权利委员会第四十届会议（2006年，日内瓦）上公布的《第7号一般性意见：在幼儿期落实儿童权利》特别强调，要明确《儿童权利公约》所规定的儿童休息、闲暇和游戏的权利。委员会指出，《儿童权利公约》确保"儿童有权享有休息和闲暇、从事与儿童年龄相宜的游戏和娱乐活动，以及自由参加文化生活和艺术活动"。

游戏是幼儿期最独特的活动之一。通过游戏，不管是单独一人还是与其他人一起，儿童都能享受并提高他们的现有能力。创造性游戏和探索性学习对幼儿期教育的重要性已得到了普遍认可。然而，幼儿很少有机会在以儿童为中心的安全、得到支持、激励性和没有压力的环境中相聚、游戏和互动，因此常常阻碍了儿童实现休息、闲暇和游戏的权利。在许多城市环境中，住房、商业中心和交通系统的设计不合理、密度高，再加上噪音、污染和各种各样的危险，给儿童的生活环境带来了威胁，特别威胁到了儿童的游戏空间权。家务繁重（特别会影响女孩）和学习竞争激烈，也可能阻碍儿童的游戏权。因此，委员会呼吁缔约国、非政府组织和私人行为者查明并克服最年幼儿童享有这些权利的潜在障碍，包括将其作为扶贫战略的一部分。城镇规划以及休闲和游戏设施的规划应通过适当的磋商，考虑儿童发表意见的权利。在以上所有方面，委员会鼓励缔约国加强注意落实休息、闲暇和游戏的权利，并提供适足的资源。

我国教育部为落实《国务院关于基础教育改革与发展的决定》，推进幼儿园实施素质教育，全面提高幼儿园教育质量，下发了《幼儿园教育指导纲要（试行）》（以下简称《纲要》），从2001年9月起试行，在总则中明确规定"幼儿园教育应尊重幼儿的人格和权利，尊重幼儿身心发展的规律和学习特点，以游戏为基本活动，保教并重，关注个别差异，促进每个幼儿富有个性的发展"。在这里，我们也要强调儿童有游戏权，幼儿期要以游戏为基本活动。那么，什么是游戏？

二、游戏概述

子曰："志于道，据于德，依于仁，游于艺。"或许这里的"游"字并不是现在意义上的游戏，但游戏作为一种古老的社会文化现象，长期存在于人类社会的发展历史当中，可以说游戏是人类文化的载体。在人类漫长的发展过程当中，人类不但独创了"想象游戏"这一高级的游戏形式，并且发明出了独特的游戏用具——玩具。从19世纪末开始，众多学科都加入了对游戏的学术探讨。人类学家、教育学家、民俗学家、心理学家乃至精神科医生、心理咨询师，都从不同角度研究了人类进化史中的这一独特现象。

一般来说，了解和研究事物的过程都是从明确它的概念开始的。那么我们先来了解游戏的定义。简单地说，游戏就是玩耍。游戏是指以直接获得快感为主要目的，且必须有主体参与互动的活动。这个定义说明了游戏的两个最基本的特性：一是以直接获得快感（生理和心理的愉悦）为主要目的；二是主体参与互动。主体参与互动是指主体动作、语言、表情等变化与获得快感的刺激方式及刺激程度有直接联系。但是，真正要为游戏下一个准确的学术定义是十分困难的。一方面，是由于不同的研究者从各自的学术背景出发采取了不同的研究角度；另一方面，是由于游戏活动本身的复杂性。成人的语言是字、词、句子，而儿童的语言可能是游戏。对儿童来说，游戏不仅仅是一种活动，它还蕴含着丰富的含义。因此，游戏是人们了解儿童的另一种重要媒介，游戏疗法最早也是来源于对儿童的心理咨询与治疗的。

《游戏精神与幼儿教育》（黄进，2006）是关于游戏与幼儿教育关系的一部专论。它独辟蹊径，从人类思想史上游戏精神的演化历程出发，对游戏的内涵和概念做出了不同层次的分析，并以此来观照当前的幼儿教育现实，采取阐述与批判相结合的方式，梳理了游戏与幼儿教育的关系。从游戏精神到具体的游戏活动，从儿童中心到对话精神，从幼儿作为游戏者到教师作为游戏者，从传统玩具到现代玩具，本书都做出了富有特色的论述，值得一读。

概括而言，游戏是在指在玩耍中体验快感、感受愉悦、学会本领的活动。游戏作为主体参与互动行为的总称，包含的行为范围非常广泛。目前，纯娱乐性的游戏，如网络游戏、电子游戏等，占据了游戏的大部分内容，使得原来严肃的游戏包含了较多的负面内容。尽管这也称为游戏，但不是本书所谈及的内容。

三、箱庭疗法的游戏性

箱庭作为在沙箱中的游戏，能够让我们体会到在有限的空间中布山控水、建庭设院的意境，会让我们立刻想到中国的盆景艺术、水墨山水画、江南园林一样讲求空间布局和象征意义，创作的欲望便会油然而生。"得趣不在多，盆池拳石间，烟霞俱足；会景不在远，蓬窗竹屋下，风月自赊……故君子虽不玩物丧志，亦常借境调心。"也正因此，制作箱庭以及箱庭作品可以成为普通人内心的表达、艺术的表现，也可借此减压，以此调心。

箱庭是一种在虚拟空间中的游戏活动，能缓和孩子在情绪方面的困扰，使用的材料通常是具有想象和表达功能的素材，如房子、人物、植物等。通过与治疗者的互动，孩子能表达情绪，转移冲动，也能减少由情绪导致的麻烦事。而且箱庭游戏创设的自由与受保护的空间，能让孩子体验到"我的世界我做主"，唤醒其想象力和创造力。见证人的默默关注、理解及陪伴，可让儿童感到安全和放松，从而表达自我并感到快乐。另外，箱庭疗法以游戏的方式，帮助孩子们解决这个时期可能遇到的问题，让孩子在游戏中认识世界，展现天性。

总之，游戏是儿童的梦想乐园，伴随儿童的成长与发展，也必将影响人的一生，并以"梦想成真"的游戏形式促使人在一生中充满希望。所以，箱庭制作就是游戏的过程，如同"睁着眼睛做梦"，这种感觉可以唤起童心，回归自然，促进个体的成长与发展。

四、箱庭游戏与关键期

个体心理发展是一个社会化过程。社会化过程正是在一定社会环境中，个体在生理和心理两方面发展而形成适应社会的人格并掌握社会认可的行为方式的过程。其中有些社会化过程是在儿童期必须完成的，有些过程则贯穿人的一生，通过学会共同生活以及与社会环境交互作用，寻求自身的发展。也就是说，每个人的心理发展过程或个性心理特征都要经过几次大的飞跃或质变，这个质的飞跃期叫作关键年龄或关键期。毫无疑问，儿童期是人生发展的关键期之一，特别是3～6岁是儿童建立规则、培养独立性、形成观察能力、养成自我约束的关键年龄，在这一时期的健康、平稳发展和社会化进程对人的一生具有重要的意义。

在儿童的社会化过程中，有一些时间节点和关键点对儿童来说又具有至关重要的意义。其中，小学入学对儿童来说就是这样一个具有里程碑意义的重大事件。因此，在幼小衔接的过程中，如何帮助儿童做好入学的心理准备，关注儿童成长的哪些方面，如何判断即将离开幼儿园的小朋友是不是做好了上学的心理准备，什么样的专业心理辅助手段可以帮助小学初期的孩子更快地适应学习生活、缓解学习压力等，都是值得思考的问题。

如前所述，箱庭疗法以游戏的方式，为处于这一关键时期的儿童提供了一个好的方法，帮助孩子们解决这个时期可能遇到的问题。由于各种原因，儿童难免也会遭遇各种各样的负面事件，给心灵带来创伤。弗洛伊德的精神分析疗法非常重视早期经验，认为个体的性格、人格等在很大程度上受其早期经验的影响，一切神经症都是由被压抑在无意识中的那些童年的创伤经历和痛苦体验造成的。这些早期经验包括早期的各种体验、亲子关系和家庭环境的状况、生活的地区情况及在幼儿园时所受到的对待等（张日昇，2009）。也就是说，如果创伤不能得到及时的疗愈，就可能在心里驻留下来，成为隐患。因此，重大创伤事件就构成了个体成长的关键节点，顺利度过这样的人生关键期无疑是个体健康成长的保障。

儿童期遭遇了创伤事件的小朋友，由于语言表达的有限性，很难将创伤的感觉描述出来。因此，儿童期的心理创伤通常会隐于内，从而导致了儿童的心理创伤不容易被发现，对儿童的心理援助方式也受到限制。如何发现并帮助孩子度过创伤关键期，也成为心理学工作者面临的问题。然而面对所有孩子形形色色的问题，由此去思考和总结，乃至去处理和解决问题，都是我们这些成人要做的事。儿童在与成人和同伴的各种关系中，逐渐意识到主体与客体，意识到自己的行为，并逐渐能够以成人的要求判断、评价、调节自己的行为。而在这一时期，最重要的莫过于在自由与受保护下的陪伴。对小孩子来说，要做的就是并且应该是在大人的陪伴下玩耍。"玩"的繁体字"翫"，或许强调的正是"学而时习之"吧。也就是在玩耍中，孩子们不知不觉地成长了，呈现了孩子本自具足的天性。

记得笔者在祝贺一位小朋友幼儿园毕业时，小朋友说："我才不想上小学呢，还是幼儿园好玩儿。"我问他幼儿园什么最好玩儿，他说："箱庭最好玩儿！"当然，在小学已经开始普及箱庭游戏室的今天，我可以告诉他："小学也有箱庭呀。"因为对孩子来说，箱庭就是游戏，他们因为爱玩耍而爱上箱庭，因为箱庭爱上幼儿园，爱上学校。

五、陪伴是箱庭游戏的开始

笔者将箱庭疗法介绍到河北大学以后，应保定市青年路幼儿园园长的邀请，箱庭游戏也很快在青年路幼儿园"落户"了。我们在保定市青年路幼儿园的工作一直得到张春矩园长的支持，她的前瞻性使她在当时就已经觉察到箱庭疗法的游戏性非常适合幼儿心理教育和心理辅导的需要。她在幼儿园的寄语中写道："一所幼儿园，教师的爱心、责任心远比幼儿园的漂亮来得更重要。孩子在幼儿园学会生活，学会做人，学会求知，学会生存，学会审美，养成自信、好奇、坚毅、交往合作、关心他人的良好精神品质以及保持轻松愉快的心情，这比机械地学这学那重要得多！因此，一直以来，青年路幼儿园的教师们时时牢记着自己肩负的职责，处处提醒着自己要用快乐去迎接每一天，因为你快乐，孩子才会快乐，要用真情去爱每一个孩子，因为你爱他，他才会爱你，要用心去交流，因为你是他成长中的启蒙者，要用宽容去接纳他们每一次成长中的过失，因为他们稚嫩的心灵需要更多的呵护……每天，当我们从家长手中接过孩子的那一瞬，我们深知家长对于我们的信赖，寄予我们的厚望，感谢各位家长对于我们工作的信任、理解与支持！我们将努力做到最好！"这正好与箱庭疗法所关注的关爱、安全、快乐、情绪和心灵的呵护等相吻合。青年路幼儿园设有可供四个小朋友同时游戏的箱庭游戏室。箱庭游戏主要通过两个途径开展：一是作为幼儿园的兴趣班，小朋友们自愿报名参加，以期促进幼儿心理发展；二是通过教师推荐、陪伴者观察、心理测评等方式，为特别需要帮助的孩子进行心理辅导。当时的箱庭游戏工作均由笔者的研究生承担，现在，青年路幼儿园已经配备了专职的心理教师，箱庭游戏工作也一如既往、如火如荼地进行着。

本章第二节中呈现的案例，是两个即将离开幼儿园，背起书包上学去的小朋友的箱庭游戏过程。陪伴者是笔者的学生吴怡娜。她当时除了在河北大学担任笔者的研究生工作秘书之外，还负责河北大学心理咨询中心以及保定市青年路幼儿园的相关工作。从吴怡娜的陪伴报告中，我们特别希望可以通过孩子们的箱庭游戏过程，了解处于这一关键期的儿童的成长经历。当然更重要的是，这些天使般的孩子在箱庭里玩得不亦乐乎的同时，成长就这样悄悄发生了。

本章第三节我们将呈现一名由于父母离异而极度不安全、封闭自己的小朋友的箱庭游戏个案。陪伴者石伟在幼儿园进行同伴关系调查时发现了这个特别需要帮助的孩子，并及时对她进行了心理辅导式的箱庭游戏活动。通过这个个案，我们可以清晰地看到一个小朋友是如何通过箱庭游戏来诉说和表达自己的伤痛的，也可以看到箱庭作为游戏是怎样默默地为幼儿提供心理修复和成长空间的。

基于箱庭游戏工作开展的侧重点不同，在第二节和第三节中我们将治疗者一概称为陪伴者。

第二节 看天使在成长

陪伴者：吴怡娜
督　导：张日昇

上元和泽西，这是两个美得像卡通宝宝一样的名字。在幼儿园见到他们的时候已经是夏天了，过完暑假，他们两个就会告别幼儿园，成为正式的小学生。孩子们这些天经常会谈论上学的话题。对于上学这件事，他们了解得并不多，经常把学校描绘成一个老师们听到会笑起来的地方。

男孩上元和女孩泽西是同班同学，两人都报名参加了幼儿园的箱庭游戏兴趣班。兴趣班的陪伴者是专门从河北大学请来的主修箱庭疗法的心理学专业研究生，也就是说，我们都是张日昇教授的学生。在这个时候参加箱庭兴趣班对就要毕业的小朋友来说，就像是一个毕业的庆典。他们每周都会热烈地期盼着陪伴者走到班级门口，喊出自己的名字，然后就会像一只快乐的小鹿，蹦蹦跳跳地牵着陪伴者的手走进箱庭游戏室，一头钻进快乐的游戏里"乐不思蜀"。带孩子进入箱庭室从来不是困难的事情，因为对于孩子来说这里就像游乐场。

上元和泽西每周都会来一次箱庭游戏室。他们在里面"玩"了不同形式的箱庭游戏：只有一个人在游戏室，只用一个沙箱的个体箱庭游戏；两个人都在游戏室，但各自使用自己的沙箱的平行箱庭游戏；两个人都在游戏室，共同使用一个沙箱的团体箱庭游戏。因为不是严格意义上的治疗，没有特定的治疗目标，所以对于游戏形式的设置，陪伴者会充分考虑孩子们的意愿和他们的个性特点。

幼儿箱庭陪伴者一定有过这样的经验，让幼儿园小朋友按规则顺利地进行平行箱庭游戏和团体箱庭游戏可不是一件容易的事。通常情况下，他们很难时刻记住规则，箱庭游戏往往会演变成一场"混战"，然而上元和泽西做到了，他们能够遵守规则，并在规则之内"随心所欲而不逾矩"。这种创造性的游戏方式展示了他们的心智发展并以此为学业做好准备。一路见证的陪伴者会慢慢给大家讲述这两个小天使游戏的故事。

一、个体箱庭游戏

既然叫作个体箱庭游戏，游戏室里就只有上元或泽西，一个人享用全部的玩具和自己的整个沙箱。陪伴者只默默地陪伴，并不主动参与其中，除非在他们有需要并主动提出的时候，才予以回应。

（一）沙箱里的电影

第一次去幼儿园，陪伴者见到的是帅帅的上元。带班老师说，每次有别的箱庭陪伴者到班上带小朋友，上元都会快快地嘟囔一句："怎么还没轮到我啊！"真到了自己，上元倒是没有显出很急迫的样子，反而看起来冷静极了。一路随陪伴者到了游戏室，淡淡地交谈，话不多，在玩具架前仔细地观察和寻找自己喜欢的玩具。他流利地回答陪伴者提出的有关他基本情况的问题，常常有直接而温暖的目光交流，礼貌地询问是不是可以将其他玩具架上的玩具拿过来玩。

整个游戏过程持续了50分钟。如图2-1所示，画面看起来似乎很简单，但表现得是一个完整的故事，这个故事被他称作"超人在修路"。故事涉及四个主要人物，他们全部都是一部叫作《超人总动员》的动画片中的主要人物，其中三个是正义方，一个是"坏蛋"。超人一家在修路，"坏蛋"搞破坏，曾经一度将超人杀死，但上元觉得超人还可以复活。画面中所有的车辆依照它们的不同类型有不同的分工，有的在修路，有的在战斗中承担着特定的工作，或运送修路的原料，或负责压平道路，或负责维持秩序，或负责救护，并然有序。图2-2是游戏完成时的样子。

陪伴者问他为什么会在箱庭里做这样的一个故事，上元说，不久前在亲戚家看了这部动画片，但是两张光盘中的后一张坏了，没办法看，可心里一直还是很想看完的，所以才做了这样的画面。上元在箱庭里给自己没有看完的动画片拍了一部续集。箱庭结束时间快到了的时候，上元主动将玩过的玩具放回玩具架，整整齐齐，然后唱着歌飞奔回教室。

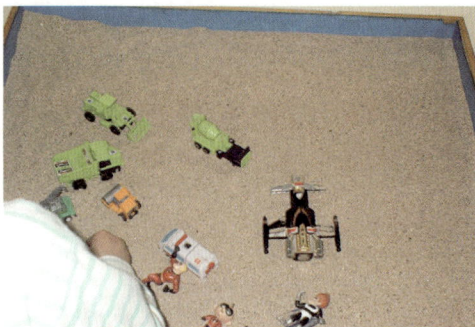

图2-1　超人在修路

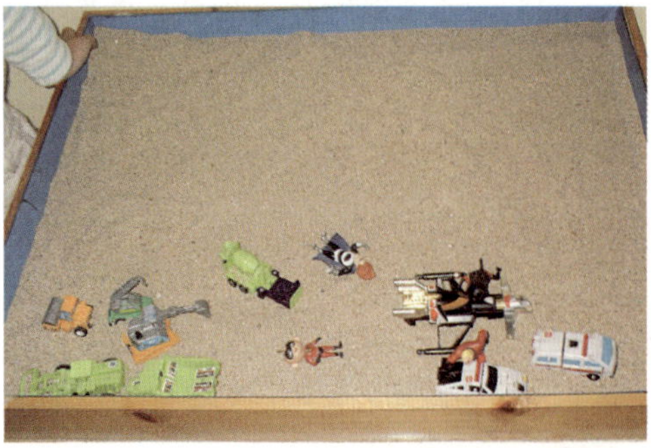

第一次认识上元，他给陪伴者留下了美好的印象。看得出来，这是一个很有教养的孩子，有礼貌，守规矩，让人觉得他像一个大孩子般成熟、稳重。他的语言表达和沟通能力很好，可以清楚地理解陪伴者的意图，脑子里似乎有很多想法和看法，但会根据环境的变化来决定是不是要表达出来。第一次与陪伴者接触，他也在慢慢地了解陪伴者。

一周以后，是上元的第二次箱庭游戏。上元又上演了电影般的游戏场景，游戏分为两个阶段。第一个阶段的游戏主题上元将它称为

图2-2　游戏完成时的样子

"打仗"，如图2-3所示。红、黄两支队伍分别由数量相当的战士组成，并各配备一名队长，由士兵中体格较强壮、体型较大的来担任。两队有各自的战车，并且在队伍前方高插战旗。好人方（红队）占据沙箱中央，坏人方（黄队）占据沙箱的一角。照片记录下的镜头只是大战的一幕，当时两支队伍正在对峙。上元会像导演一样，上手亲自操纵每个玩具，在沙箱里上演战争大戏，无论战斗有多激烈，最终都是好人方获胜。战斗结束以后，上元转向陪伴者，问可不可以再玩一个别的游戏。这当然是被允许的。上元便迅速地收拾好刚刚"打过仗"的玩具，开始了第二阶段，一个被他命名为"家务"的游戏。这个游戏像是一部温情的家庭电影，没有其他玩具来担任电影中的角色。一开始，上元一个人兼任了导演和主演。他用沙子做饭给自己吃，甚至在酒杯里装满了"葡萄酒"。

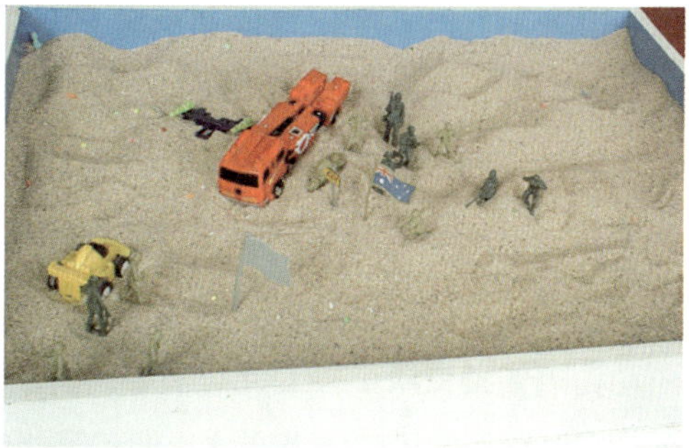

图2-4是上元在玩"家务"游戏过程中的图片。沙箱中都是日常生活用品类的玩具，虽然没有分界线，但具有事实上的区域划分：沙发和座椅围绕餐桌布置，设置在橙色电视机的对面，构成了家庭中的客厅；正在操作的部分由灶台、灶具组成，是厨房；画面最下方的蓝色玩具是一个带有镜子的洗脸台，他说这里是卫生间，特意布置在离厨房和客厅较远的位置。最初他用沙子来做饭，把酒盛在盘子和杯子里并放在餐桌上，没有人来食用，后来在箱庭里出现了这个家的主人——两只躺在床上熟睡的小猪（图2-5）。小猪最先躺在右上角被称为卧室的地方休息，后来并排躺在餐桌前的椅子上享受起上元亲自制作的美味，构成了本次箱庭游戏的最终画面（图2-6）。

图2-3　打仗

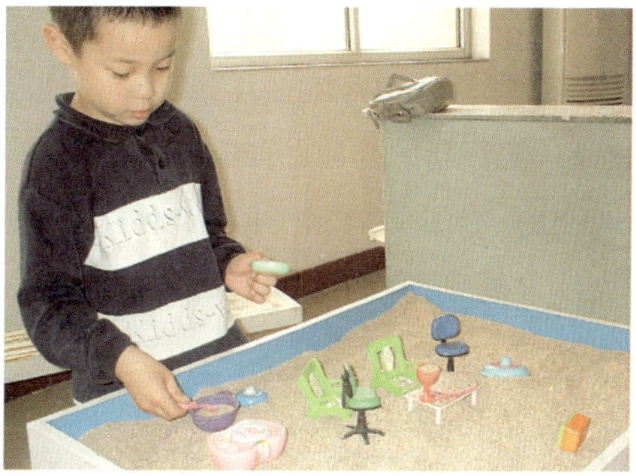

图2-4　在玩"家务"游戏的上元

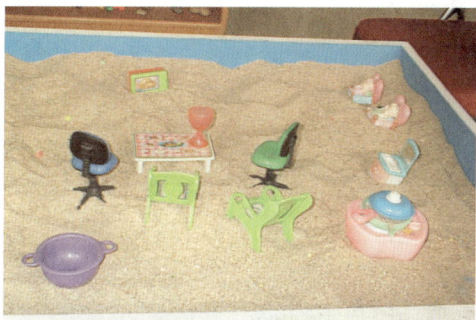

图2-5　箱庭中加入了熟睡的小猪

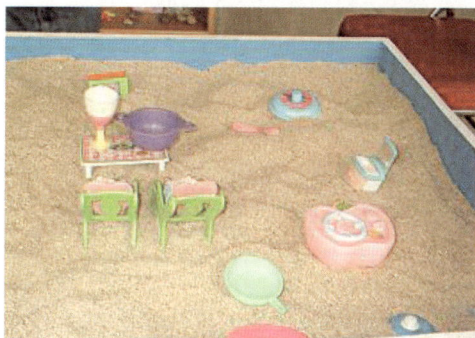

图2-6　上元箱庭游戏的最终画面

两次箱庭游戏中，陪伴者发现上元的手从没有主动触摸过沙，即使在做饭时以沙为原料的情况下，他都是使用"厨具"来进行的。游戏的主题非常清晰，如果玩具与游戏的主题不相符，即使喜欢上元也不会拿到沙箱里，而是会在玩具架前玩上一阵，玩完了就会放回原处，对玩具的选择展示了很慎重的态度。偶尔同室里有其他游戏的小朋友出现，他也不会主动关注他们的游戏，可以专心地玩自己的游戏。在第二次箱庭游戏中，他已经可以主动和陪伴者交谈了。上元有很丰富的生活常识，明白不同物品在日常生活中的实际用途。他还在试探性地和陪伴者交往，但和陪伴者的关系还没有突破老师和学生的界限。

（二）沙箱里的风景画

陪伴者见到泽西之前，泽西在其他老师的陪伴下已经做过两次箱庭游戏了。从照片上来看，泽西两次的箱庭作品有很多相似的地方：很喜欢娃娃，在两次箱庭里几乎用到了玩具架上所有的小娃娃，并且都是把它们面向左边摆放（图2-7，两张照片的拍摄角度不一致）。之前的陪伴者说，泽西是个非常乖巧的孩子，常常一个人静静地做游戏，很安静。

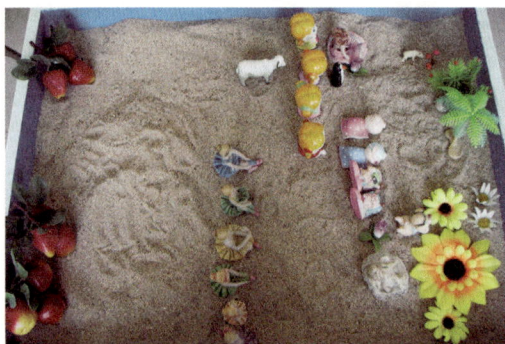

（1）　　　　　　　　　　　　　　　　　　　（2）

图2-7　面朝一方摆放的小娃娃

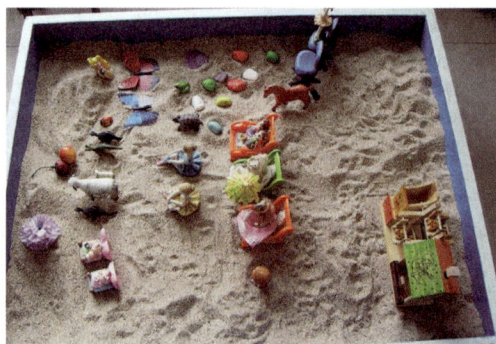

图2-8　娃娃的前方出现了小姑娘

第一次陪泽西做箱庭游戏，果然像其他陪伴者说的，泽西乖巧懂事，在箱庭室里轻快地飘来飘去。她完成的箱庭作品与前两次非常类似，仍然是将每一个可以找到的娃娃排成一排，面向左方（图2-8）。但不同的是，在它们的正前方出现了两个像是正在表演的小姑娘，这使得成排面向同一方向席地而坐的娃娃立刻有了这样做的意义。

在挑选娃娃之前，她很认真地将沙子里的彩色小石子清理出去，并且在以后的制作中对这种石子抱有很大的意见，认为它们破坏了整个沙箱的整洁，会一边捡石头，一边抱怨。

在一大排娃娃的背后还有一排小姑娘是面向右侧的，泽西说这些娃娃刚从家里出来。所谓"家"就是最右侧的房屋。从最后完成的作品看，房屋是做过更换的，而且不止一次，直到最后泽西对房子也不是很满意，因为"找不到满意的房子"。

图2-9是作品即将完成时泽西做整理的照片。可以看出沙箱中放入了花草作为点缀，增加了画面的生命感。她是这样回答陪伴者关于箱庭主题的提问的："就叫'娃娃屋'吧。老师，你知道我是怎么想出这个名字的吗？有房子，还有那么多娃娃，所以叫'娃娃屋'。"这样的回答多少让陪伴者有一点吃惊，因为泽西用反问的方式来表达想法，并且是在看起来充满逻辑智慧的思考后才给出答案的。

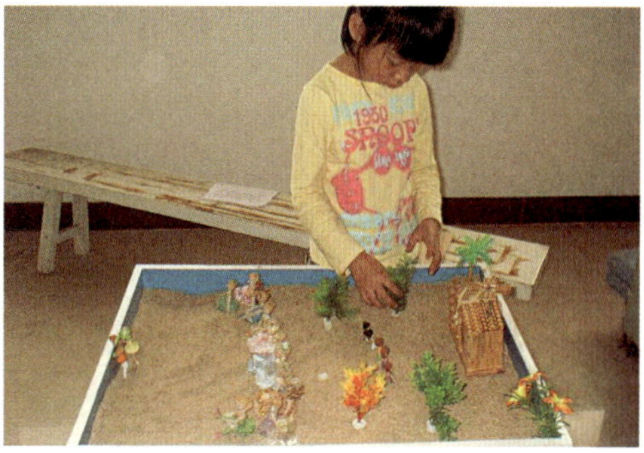

图2-9　泽西整理即将完成的作品

尽管是第一次见面，泽西在整个过程中的表现也有在试探着跟陪伴者交往的举动，但并不像上元在第一次时表现得那样谨慎。泽西常常主动发问，会反问，显得很有主见。这不禁让陪伴者想到，在和老师的日常交往中，泽西比上元得到了更多来自老师的肯定和赏识，所以在与新老师首次交往的试探中表现出了更多的自信。上元也一定是受到老师喜爱的孩子，因为他若有所思和很有主见的样子以及守规矩和懂秩序的表现是那么真实，丝毫没有伪装的痕迹。陪伴者在之后与他们两人共同的老师的交流中证实了这两点。

在主动与人交流方面，上元表现得更为谨慎，总是在陪伴者的鼓励之下才说出自己的要求；泽西则完全不同，在表达自己的时候显得很坦率。在玩具的选择上，泽西显得要比上元苛刻，不太善于变通，常常抱怨娃娃太少，房子不够好看；上元则从来没有出现过不满和抱怨，相反，他会主动修理玩具，总可以找到满意的替代品，最严重的表达不满的方式是"要是这个车再大一点就好了"。从这一点上，似乎也体现出了两个孩子的家庭在教养态度和方式上有一些差异。

虽然他们的性格和习惯不同，但他们也有共同点：两个人都能和陪伴者进行良好的沟通，即使是在最初的交往中也毫不逊色；有秩序感，遵守规则（游戏结束后主动收拾玩具，可以较为严格地遵守游戏的时间规定，即使不舍得离开也不会"耍赖皮"）；能够准确地理解陪伴者的意图；可以构建出有意义的结构性箱庭游戏作品，并且主题明确。这些能力的发展都为他们适应学校生活做好了准备。

两个孩子又是很不同的。这就是把上元的箱庭命名为"电影"而把泽西的箱庭命名为"风景"的原因。在上元的小脑袋里，每次都装着一个故事，这个故事里有他喜欢的人物，也有他不喜欢的人物，这些人物会共同上演好多情节，他要做的就是让这个故事在箱庭里上演，他如同导演一样，有时候会参演其中，箱庭的最终画面呈现的是故事的结局，而故事本身已经"演"过去了。泽西的小脑袋在游戏开始的时候没有故事，有的只是一个画面，这个画面只由她喜欢的玩具组成，如娃娃、房子等，这个画面完成了，故事才在这个画面的激发下创作出来，所以泽西游戏的过程更像是在"制作风景"。陪伴者从中便能看出他们思维发展的不同特点。了解了这些特点，陪伴者也就能了解他们为自己的学业生活做好了哪些准备。

二、第一次平行箱庭游戏

上元和泽西的友谊直接促成了共同箱庭游戏的实现。陪伴上元完成两次个人箱庭，泽西完成一次个人箱庭后，陪伴者再去教室找他们的时候，两个人一起冲到陪伴者的面前来，很惊讶地发现原来是同一个陪伴者在陪伴他们制作箱庭，于是便央求陪伴者带他们一起去。考虑到两个孩子的友谊关系和他们各自的性格特点，陪伴者决定尝试着让他们进行一次平行箱庭。

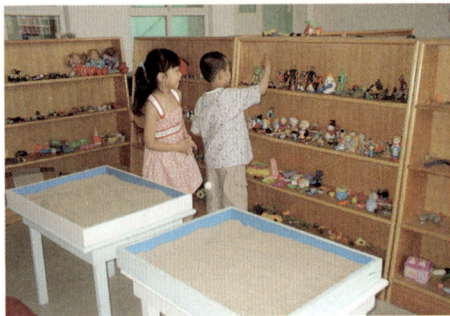

图2-10 上元和泽西一同挑选玩具

图2-10是两人到达箱庭室在玩具架前挑选玩具的情形。两个人同时在镜头中的两个相邻的沙箱里制作箱庭，各自挑选自己喜欢的玩具，与成人平行箱庭唯一的不同是允许语言交流。因为这样的两个小朋友如果一直被要求克制共同游戏的兴奋而不许说话，在陪伴者当时看来是一件十分残忍的事情，更何况也是根本忍耐不了的，所以各自独立完成作品成了他们两人平行箱庭的唯一要求。

这一次由于有伙伴的陪同，加之与陪伴者的关系较先前也熟悉许多，所以游戏的过程中显示出了与前两次不同的特点：更为放松和活泼，两人的对话很多，绝大多数的时间停留在沙箱前对各种各样的玩具进行讨论，情绪显得轻松而愉快。有很长一段时间他们都没有在沙箱里放置玩具，而是在玩具架前交流对不同玩具的看法。游戏的主题还是显示出了各自对游戏内容的偏好。在游戏过程中，他们都会对对方的玩具选取和场面设置提出建议，并在多数情况下会采纳对方的建议。

图2-11和图2-12是上元在箱庭游戏过程中的主要游戏场景。上元陆续将不同的机器人放在沙箱中央呈战斗状，又放上了房子，开辟出一片新的战场（图2-11）。他手拿玩具在屋顶上打仗，战斗分出胜负的标准是看谁先从房顶上掉下来。当然，最后还是好人获胜。之后他在玩具架上发现一把手枪，便放在沙箱中央（图2-12），作为最厉害的武器。整个游戏的主题是"机器人打仗"。

图2-13和图2-14是泽西在游戏过程中的场景。图2-13是从正面拍摄的游戏过程中的场景，图2-14是游戏结束后从背面拍摄的场景。可以看出游戏的主题和玩具的种类没有明

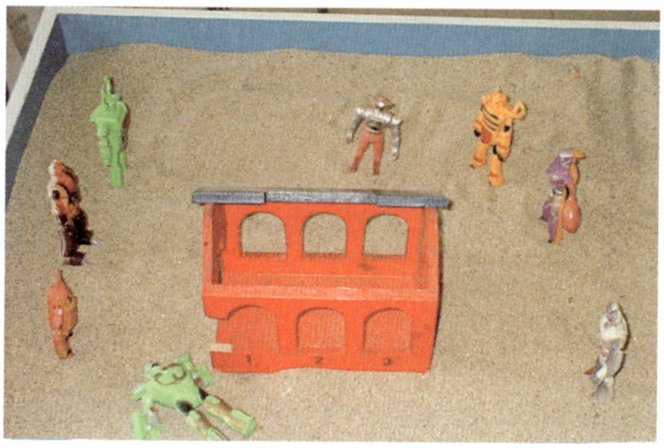

图2-11　上元开辟出的新战场

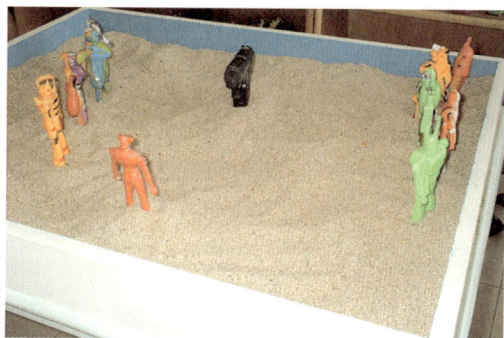

图2-12　机器人打仗

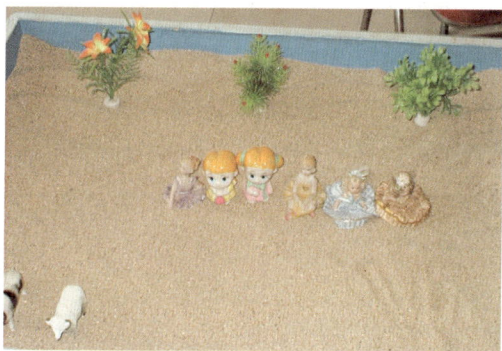

图2-13　游戏场景正面图

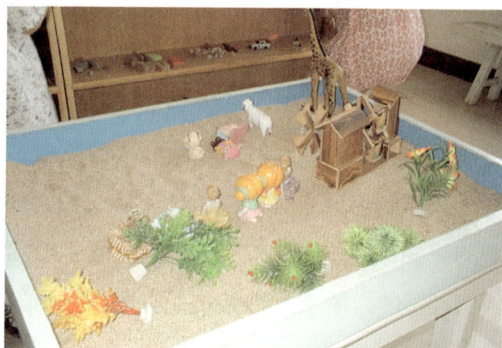

图2-14　游戏场景背面图

显变化，但最大的不同在于这次所有的玩具都是面向泽西自己的。在游戏接近结束的时候她将先前混在沙里最为厌烦的彩色石子轻轻地撒在沙箱里面，撒在房屋的前后，说撒下的都是"种子"。游戏的主题叫作"娃娃看花"。

这次的游戏更表现了两个孩子平常的真实状态。因为对游戏的主题有各自的偏好，所以不会轻易地接受对方喜欢的玩具放在自己的沙箱里。尤其是泽西，她在这方面显示出了高于上元的排他性，上元在这方面则显示出了更强的亲和力。如果泽西反对将某一样玩具放在自己的沙箱里，上元多数时候都会接受她的建议，对自己的作品做出调整。同时，上元在游戏过程中也显示出了自己的主见。同时开始游戏，上元可以很快进入自己的游戏主题，泽西则受到了游戏伙伴的干扰，迟迟决定不了自己的游戏主题，制作完成这样的作品是几经修改的。

由于临近毕业，所以谈到毕业这件事时，他们会仔细计算离毕业还有多少日子，尽管谁也说不清准确的时间，但还是可爱地担忧着，离开有"好吃的和好玩的"的幼儿园，心里有很多舍不得。这次游戏的结束颇费了一番周折。在离开的路上，他们便自作主张下次还要一起玩。

通过平行箱庭游戏，两个孩子体会到了在单独游戏时体验不到的快乐，同时也增进了陪伴者对他们的了解。

三、团体箱庭游戏

敢于让幼儿园的小朋友玩团体箱庭游戏，陪伴者着实是要下一番决心的。单单是向他们解释清楚团体箱庭的所有规则，说不定就要费上好一番工夫。如果当下解释清楚，被孩子们接受，但在游戏过程中又迅速地被完全遗忘，而使团体游戏陷入一团混乱，无疑宣告了这样的团体游戏的失败。这种失败是基于陪伴者不能很好地读懂孩子的天性，而孩子的违规丝毫不对这种失败负责。试想，一个能够完全理解规则，在游戏中时刻牢记规则，根据规则调整自己的行为，以合理满足自己愿望并时刻保持心情愉快的孩子，怎么会不能很好地适应学校的生活。学校生活与幼儿园的一个重要区别就是时间的限定和纪律的执行。这两样能在团体箱庭游戏里预演。

上元和泽西完成了一次堪称完美的预演，除了不限制（事实上也没有办法限制）他们的言语交流以外，其他规则同成人的限制性团体箱庭是完全一致的：用猜拳的方式决定游戏的顺序；每人一次只放一样玩具或只做一个动作，移动了别人的玩具就要失去自己放玩具的机会；提前告知游戏即将结束。在解释游戏的规则时，陪伴者并没有费多大力气，他们的理解能力很强，能在游戏过程中严格遵守规则，相互监督。

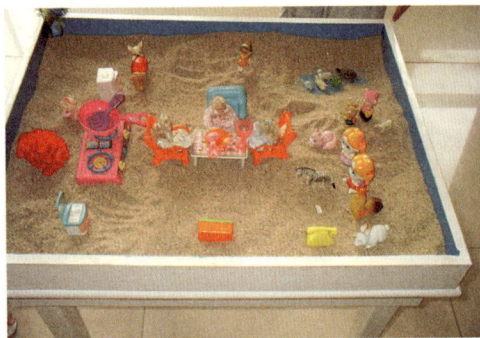

图2-15　泽西和上元共同完成的作品

图2-15是两人最终共同完成的团体箱庭作品。在这个过程中，陪伴者一直抱着欣赏的态度。整个游戏的主题是"为围桌而坐的三位公主做饭吃"，场景类似上元的"家务"，主要人物是泽西喜欢的娃娃。游戏表现出以下几个特点。

首先，客厅、厨房的规模都有所扩大。客厅包括了围桌而设的三张沙发、电视机和电话，厨房特意选择了大的煤气灶，并特意配备了大小合适的锅铲和盘子、杯子、勺子等作为餐具，还将冰箱作为电器安置在厨房里。

其次，人物关系也较以前复杂。围桌而坐的是三个小姐妹，在沙发背后的女性是姐妹们的妈妈，在这个过程中也有爸爸出现，但终因找不到大小合适的人物玩具使父母相配而在泽西的建议下将其拿到沙箱的外面。上元立刻说："就说爸爸出差了。"右侧的两个小女孩作为姐妹的朋友出现在箱庭之中。由此可见，人物关系包括了姐妹、母女和朋友。另外，在画面中还出现了人物与动物的关系。画面中出现的动物都是作为三姐妹的宠物被陆续放入箱庭内的。

再次，箱庭场景的设置规模扩大。除了室内场景（客厅、厨房、卧室），还设置了室外场景，尤其是院子中小水塘的开辟着实让陪伴者眼前一亮。这两个孩子之前都没有在箱庭游戏中动过沙，这次泽西在沙箱的角落里轻轻拨开了一片水，两个人便交替地在水面上放满了动物。泽西是第一个开拓水域的人是在陪伴者意料之内的。在个人箱庭和平行箱庭的制作过程中，泽西显示了更强的控制欲和个人能量，因此这次水域的开拓也在情理之中。

最后，在游戏细节的处理上也较以往考究，显示了对游戏的热情和用心，也体现了孩子在游戏过程中的创造力和对规则的适应力。

图2-16是游戏的一个细节，由两只小狗和夹在中央的红心组成。之所以出现这样的场面，是因为他们想努力寻找院子的大门，最终确定这个地方后，放一只小狗作为看护。下一个动作是将另一只小狗和红心作为一个组合，两个人把这个组合"抬"进箱庭当中来。因为有"每次只能拿一个玩具"的规则，并且是整个游戏的最后一个动作，所以他们两个一边"抬"，一边用眼睛瞄着陪伴者，嘴

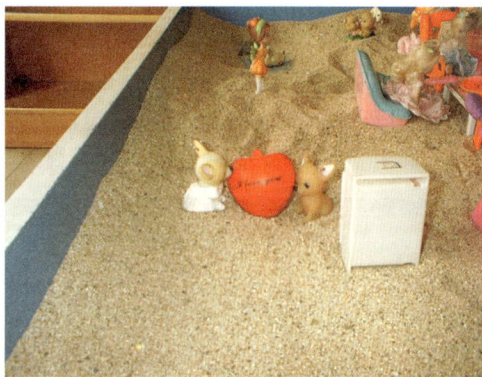

图2-16　两只小狗与夹在中央的红心

里不住地说，"这是一个，一个啊，是连在一起的啊"，另一只手就忍不住捂着已经笑得合不拢的嘴巴。陪伴者只和他们一起笑着，认可他们的举动。以这个"组合"为院落的大门真是再有创意不过了，既没有违反规则，又做成了自己想做的事。

两个人在共同完成一个场景的时候，会有这样的商量："你先拿这个，下次我来拿那个，再下一次你再来拿那一个。"可见，孩子们已经具备了一定的统筹安排能力。这又是一个校园生活中的必备能力。

这次团体箱庭游戏更多地表现了孩子们相互合作的过程。如果发生矛盾，多数是由于泽西对上元挑选的玩具或放置的位置不满。但是，矛盾并没有上升为冲突，因为上元对泽西的建议或要求总是会乐意采纳并积极做出改动，显示出了男子汉般的气度和慷慨。正是由于一个人是出色的领导者和开拓者，而另一人充当了很好的帮手和支持者，才使得这样一件作品完全不像出自两个五六岁的孩童之手。它井然有序，以上元创建过的情境为场景，以泽西喜欢的人物为角色，各自有所继承，也有所发展。我们能从中看到能量有序地发展。

四、第二次平行箱庭游戏

有了上一次团体箱庭游戏的成功经验，依陪伴者的本意，这一次还是来玩团体箱庭的游戏，但陪伴者的提议遭到了泽西的反对，理由是："我不喜欢他喜欢的玩具。"上元则欣然接受了泽西的意见，同意在两个沙箱里各自制作箱庭。陪伴者便也接受了他们的决定。

如果不用迁就泽西的喜好，上元自然选择自己最喜欢的动画和战斗的故事。这一次他充

分享受了在沙中游戏的快乐，并没有着意设置怎样的场面。图2-17大致反映了上元游戏的过程。《超人总动员》的主人公再次成为游戏的主角［图2-17（1）］。但是，这次的主要任务不是修理道路，而是和图2-17（2）中成群的小怪兽战斗。正因为如此，这次他想到一个自己十分喜欢的名字：超人打小怪兽。图2-17（3）和图2-17（4）表现了游戏的第二个阶段：由于一个体型最大的机器人的加入，战斗的场面发生了巨大的变化。这个大机器人是一个垃圾箱，可以自己吞入垃圾并进行处理。于是，机器人铲走怪兽，并且将它们铲入地狱。上元用手推着机器人围绕着沙箱的边缘，推走沙土和怪兽的"尸体"，最后索性将所有人物都推了起来。上元玩得很是尽兴。在游戏的过程中，他还在给陪伴者讲着战斗的进程。

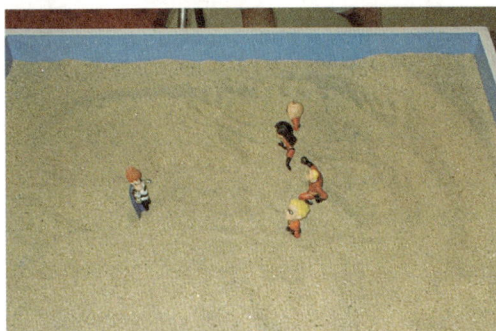

（1）

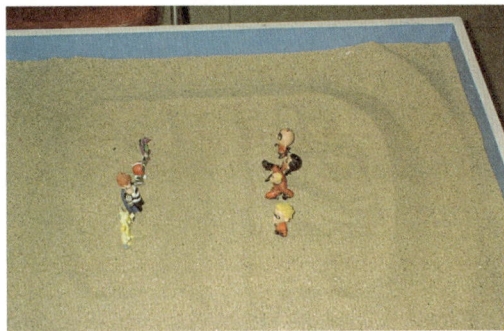

（2）

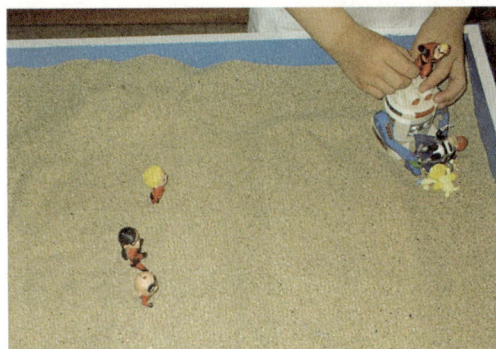

（3）

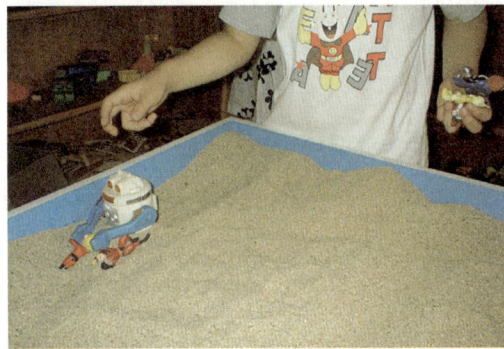

（4）

图2-17　上元游戏的过程

在上元的游戏过程中，泽西不断地给出建议，如玩具好看与否或是泽西是不是喜欢等。上元多数情况下会采纳，游戏的过程并没有受到太多干扰，但泽西的游戏过程却因为对他人游戏的关注而受到了影响。多次改换场景后，画面才最终得以确立。

图2-18是游戏开始时泽西的箱庭场景。这个场景的完成因泽西对上元的游戏的关注而开展得较为艰难。同时，上元和泽西都注意到了游戏进度上的差异。在泽西的主动要求下，她将游戏改为自己熟悉的娃娃的主题游戏。游戏的最终题目定为"娃娃请客"，坐在沙发上的三姐妹请瓷娃娃吃饭。她还在沙箱中央放上一排自己喜欢的小猪和两只小瓢虫，见图2-19。

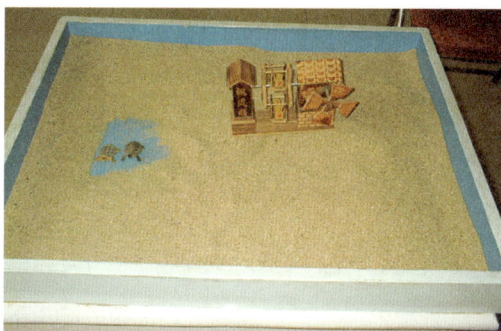

图2-18 "娃娃请客"的开始场景

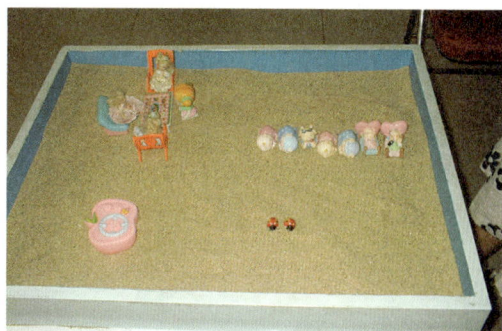

图2-19 "娃娃请客"的结束场景

　　由于只剩下一次游戏的机会，所以两个孩子对本次游戏的结束时间十分敏感，几次询问还有多少时间可以玩，在延长了五分钟后才依依不舍地离开游戏室。在回教室的路上，泽西已经想好了下次也就是最后一次的游戏主题，并偷偷告诉了陪伴者，叫作"动物世界"，并说好要保密。

　　从平行游戏和团体游戏的过程中不难看出，泽西有在共同游戏中试图影响别人而在平行游戏中又易于受同伴影响的特点。在对不同主题的适应上，上元显得较为灵活。相反，泽西在多数情况下是必须遵照自己的喜好来游戏的，无法容忍别人的游戏过程时，她会用建议、央求或是命令的口吻达到说服的目的。上元的游戏多是场景设置，人与玩具的互动游戏共同存在；泽西的游戏绝大多数是场景设置和观赏型的，两人依然是"电影"和"风景"的特点。但是，与之前相比又各有变化：上元开始在游戏中动沙，尽管仍然是通过玩具（机器人垃圾桶），但力道着实大了不少；泽西已经不仅仅玩娃娃了，她的世界里又出现了新朋友。

五、最后一次平行箱庭游戏

　　暑假就要来了，这是陪伴者和孩子们最后一次进行箱庭游戏了。两个孩子在去箱庭室的路上一直在谈这件事。游戏的主题还是依据上次泽西的设想而设置的。陪伴者让他们自己来选择游戏的方式是团体还是平行。最后还是泽西担心自己会不喜欢上元选的玩具，所以坚持做平行箱庭，上元欣然接受，陪伴者当然也同意。

　　图2-20是上元在这次箱庭游戏中制作的画面，起名为"动物园"。上元依次在沙箱里放上老虎、长颈鹿、恐龙、羊、牛、猴子、狮子、海龟等动物，它们都是动物园里的动物。故事是十

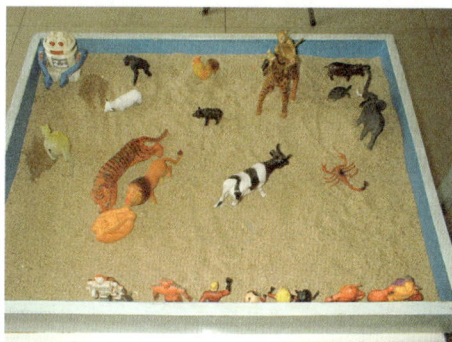

图2-20 上元制作的"动物园"

分有趣的：猴子骑在长颈鹿的背上玩耍；老虎和狮子在吃烤鸡，恐龙也想吃，但又不敢过去；牛和蝎子正要开始一场战斗；有小海龟的地方是一片水，但最终还是没有将水面挖开，海龟在水里游，大象和河马在河里喝水；左上方的机器人是一个高级的垃圾桶，它可以自己收集垃圾并进行处理；在画面最下方，在沙箱的边上整齐地站着一排机器人，他们是动物园的观众。陪伴者问他"这么多凶猛的动物会不会伤害小动物"，他说，"不会，它们都是好朋友"。

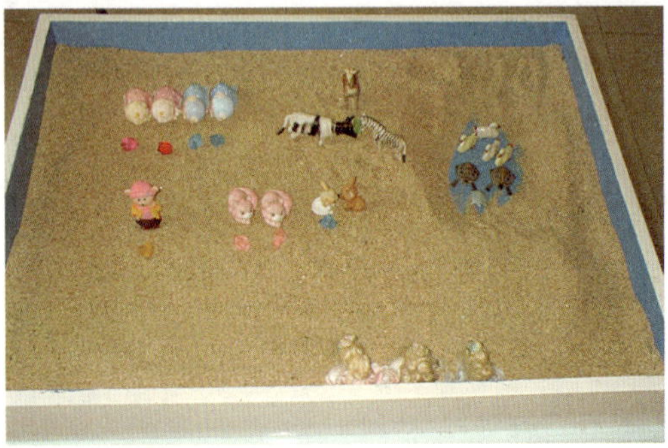

图2-21　泽西最后的游戏场景

图2-21是泽西最后的游戏场景。中央的两只小狗在亲吻，她不好意思说出来，是偷偷地告诉陪伴者的。每个小动物前面都放上了彩色的珠子，它们是动物们的食物：斑马、牛和小长颈鹿围着一颗绿色的珠子"吃草"。乌龟爸爸、乌龟妈妈带着乌龟宝宝在水里畅游，小猪宝宝在安静地睡觉，三个小姐妹并排坐着看动物。箱庭的主题叫作"动物世界"。

最后的一次箱庭游戏给陪伴者留下了深刻印象。相比之下，上元的心理能量似乎比泽西要弱一些，但在这一次的游戏过程中，他也已经开始尝试将水面挖开，尽管最终蓝色还是没有露出来，但对于心灵能的挖掘已经开始了。泽西已经很熟练地将水面开拓了出来，并让那里充满生机。上元最喜欢的卡通人物不再是故事的主角，而成了观众，丰富多彩的动物世界开始上演。泽西喜欢的娃娃在她的动物世界前面也一样，不再是主要角色。这是不是预示着他们在和过去完美告别，准备迎接新生活的到来？

箱庭游戏结束了，这两个孩子也要离开幼儿园开始他们的学习生涯了。孩子说，不想上小学，小学不好玩。陪伴者问："那幼儿园好玩吗？"他们回答："好玩。"陪伴者又问："什么好玩呢？"孩子们说："箱庭好玩。"嘴里这样说着，但你看出了吗？他们已然为上学做好了准备。这就是箱庭告诉我们的。

对于陪伴者来说，陪着上元和泽西这样的孩子做箱庭，简直是一件幸福极了的事情。我们心里没有亟待解决的问题，我们关注的不是孩子某方面的症状，我们甚至不需要太过留意他们后面的箱庭作品和前面的有什么差别，我们无需向家长交代孩子最近的变化或进步。所以，幸福的原因是没有压力，没有压力就对自己的箱庭进程没有期待，而没有期待是箱庭真正有所作为的原因，没有期待是箱庭治疗者最难于实现的自我成长。这样的箱庭游戏过程，在像上元和泽西这样的孩子的帮助下，陪伴者有机会真正体会"无为而化"的境界。他们帮助我们找到这样的感觉。自然不是真的"什么都不用做，只看着就好"。再普通的小朋友也都是最杰出的"思想家""艺术家"，他们天生是"读空气"的专家，如果没有一颗全身心投入陪伴的心，孩子们会立刻发现，于是关起他们的心灵大门。陪伴者即使看得到作品，也读不到他们的心。正所谓以心传心。陪伴者精力、脑力和心力的付出，才是走进瑰丽箱庭心灵花园的金钥匙。

这些年过去了，上元和泽西如今算来已经是高年级的同学了。如果可能，真想在他们小学、中学乃至大学一直用箱庭陪伴他们的成长。在幼儿园里的箱庭游戏室中，上元和泽西记录下他们为学业做好了哪些心理准备。如果小学阶段之后也能够继续，我们就能完整记录下幼小衔接的整个过程，了解他们的内心，关注他们的成长，并用这样一种令人愉快的方式协助他们在适应中成长。箱庭本来就是孩子的游戏，它有被孩子热爱的天性，沙箱里盛满了心灵的营养，给做游戏的孩子和静默的陪伴者带来成长。

第三节　春去春会来

陪伴者：石　伟
督　导：张日昇

毋庸置疑，一个孩子最大的幸福，莫过于自小有父母体贴入微的关怀和爱的陪伴，但也总有那么一些孩子会缺失这样的关怀和陪伴。当然，造成这一不幸的原因或许会多种多样，在此并不也无意横加指责。本案例的主人公小艾正是这样一个遭遇了父母分离，长期缺少父母关怀和陪伴的孩子。

一、初次见面

第一次见到小艾，是陪伴者在幼儿园进行一项同伴提名的调查。轮到小艾的时候，陪伴者发现这个女孩儿坐得特别端正，一动不动，显得非常特殊。因为小朋友们在幼儿园通常是很放松的，活泼好动是他们的本性，即使陪伴者要求不许乱动，他们也很难克制自己，不一会儿就会嬉笑打闹起来，而小艾对同伴们的嬉笑没有任何兴趣，她面无表情、眼神冷漠，喉咙不时发出一种"咕噜"的声音。陪伴者感到小艾在努力克制自己，陪伴者问小艾："你平时最喜欢和谁一起玩儿？"她说："她们都不和我玩儿。"这个回答令陪伴者倍感心酸。小艾的提名结果是正提名0票，负提名1票，也就是说，全班没有一个小朋友喜欢和小艾一起玩儿，只有一个小朋友说不喜欢和小艾一起玩儿。凭着一种直觉，陪伴者认为小艾需要一些心理方面的帮助。

陪伴者向班主任老师了解了小艾的一些情况：内向，特别守规矩，总是冷冷的，几乎没有笑过，没有固定的朋友，不能参与同伴的游戏，多数时候坐在小椅子上，沉浸在自己的世界里。我们难以想象，一个从来没有笑过、没有伙伴的孩子的一天该如何度过。接着，陪伴者访谈了小艾的爸爸，得知她父母已经离婚半年多了，小艾平时和爸爸生活，周末和妈妈在一起。爸爸觉得小艾各方面都还好，就是每次到幼儿园接她，别的小朋友看到家长就跑了出来，而她即使看到爸爸也一动不动地坐着，等班主任老师叫她才出来，因为老师说过叫到名字才可以出来。爸爸觉得小艾对自己的克制有些太过分，因此比较担忧。

至此，一个向世界关闭了大门的小朋友呈现在我们面前：父母的分离撕裂了孩子的世界，心里熟悉的家不在了，孩子的内心充满了恐惧和不安，她不明白这是为什么，也再难以相信这个世界。为了避免受到伤害，她宁可把自己封闭起来，独自吞噬痛苦和孤独。

二、游戏过程

"春去春会来，花儿谢花儿会再开。"在近五个月的时间里，小艾走过了漫长的心路历程。让我们随着小艾的箱庭故事，一起来体会"春去春来，花儿谢花儿开"吧。

（一）城堡里的孤独女孩儿

小艾第一次接触箱庭，是和其他的小朋友及家长一起来了解、体验箱庭游戏。别的小朋友一进箱庭室就立刻玩了起来，她却伏在爸爸肩上一动不动。陪伴者疑惑地问爸爸，爸爸说她怕陪伴者不让玩儿，陪伴者告诉她想怎么玩儿就怎么玩儿以后，小艾才开始游戏。她挖了一片海，在海里搭建了一座漂亮的城堡，一个小姑娘呆在城堡里。

游戏是儿童的天性，带小朋友进入箱庭游戏很省事。一般见到沙箱和玩具，无需陪伴者多说什么，小朋友就会自动玩起来——他们"天然"就会玩箱庭。小艾对于"陪伴者允许"的刻意让陪伴者感到惊讶，那么自然的举动对小艾却如此艰难——她失去了与外界连接的勇气。独自待在城堡里也反映了小艾感到不安和压迫，寻求逃避和保护，封闭自己，与外界隔离的状态。

（二）小鸭子被困在海上

陪伴者去接小艾的时候，她正端坐在小椅子上等爸爸，陪伴者说去玩箱庭，她非常冷静地说："不行，一会儿爸爸来接我，会找不到的。"陪伴者告诉她已经和爸爸说好去箱庭室接她，她才点点头，说："那好吧。"她拉着陪伴者出来，一边跑一边笑，几乎一口气跑到箱庭室，嘴里不停地"哎呦"，故意做出跑得很累、气喘吁吁的样子。

小艾马上来到上次玩的沙箱前，挖出一片大海，非常高兴地笑着，好像来到了一个向往已久的地方。陪伴者问她："是不是想来这里了？"她说中午睡觉的时候就想来了。她把一个彩色石子放进海里，然后围着沙箱跑了一圈儿，做了一个舞步，对陪伴者开心地笑，这样重复了几次。她在海里放了海星、青蛙和雪花，在海边放了一把小伞，用手指沿着海边画了一圈儿，哼着歌，轻盈地蹦蹦跳跳。接着她把一条小船、一只海豚和一只小鸭子放进海里，说："他们每人都有一个海，小鸭子应该在河里。"于是在左下角挖了一点水，把小鸭子放了进去。

　　小艾把玩具收走，在海边放了一个雪人，海里放了雪花，在海面上撒了一层薄薄的沙，她说："结冰了，一只小鸭子在海上，被困在那里了。"然后把玩具收走，把海面清理干净，说："春天来了，冰化了。"她重新把彩色石子、海星放进海里，把小鸭子放进小河，清理了一下河面，又放了海豚、小船、小伞和女孩儿。由于一些玩具不太理想，小艾费了一些周折，做成了图2-22的画面。爸爸来接小艾了，陪伴者和爸爸做了简短的交流。这期间小艾在玩具架上玩"蛇与猛兽打仗"和"做饭"的游戏，然后搭建了图2-23所示的城堡。

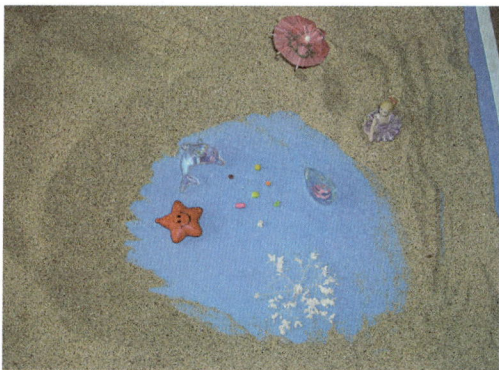

图2-22　小艾制作的海景

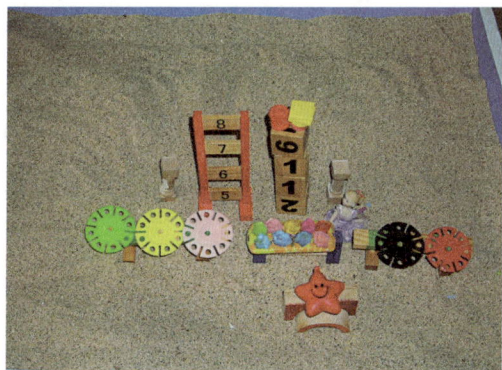

图2-23　小艾搭建的城堡

　　教室里的小艾谨言慎行，处处约束自己；在箱庭游戏室里，她恢复了一个孩子活泼好动的本来面貌。第一次游戏就挖出大海，搭建了漂亮的城堡，这让陪伴者感受到小艾冷漠背后的热情、力量和美好。只是"结冰了，小鸭子被困在那里了"，但是，后来"春天来了，冰化了"。

　　小艾的箱庭游戏过程是超越静默的，她一边制作一边解说，像是自言自语，又像是说给陪伴者听，还不时扮演故事里的人物说话，做动作。因此，小艾的箱庭游戏是动态的，是把心里的故事演出来。作为陪伴者，我也会超越静默，带着欣赏、支持的态度，与小艾进行一些眼神、表情、言语、身体的互动。

　　小艾的一次箱庭游戏不止上演一个故事，而是演出好几个故事。有的很短，不深入展开；有的演很长时间，精致细腻。因此，小艾在一次箱庭游戏中会不断更换主题和场景，而陪伴者能捕捉到的只有其中的一两个。

小艾做箱庭，心里有数，思路清晰，表达到位。她的控场能力很强，更换场景的时候，她会把玩具全部拿回玩具架，绝不随意丢弃在沙箱里。小艾对玩具的选择也很慎重，效果不理想就拿走，损坏的玩具也不会使用，宁缺毋滥，绝不凑合。这使她的箱庭作品呈现出整洁、美观的特点。

（三）两只小猪打架了

小艾挖出大海，放了一些大彩石和一个海星，手指沿着海边压了一圈儿，然后弹着海星转圈玩儿，又拿着小圆球和海星打了一会儿架，接着把玩具收走，把海填上，双手拍打沙子玩儿。她在沙子里印手印，不断挖海又填海，在沙里写字、弹琴、抓沙子，玩得不亦乐乎。小艾很高兴，不时朝陪伴者笑笑，但眼神有些闪烁。她偷偷地瞟陪伴者，与陪伴者目光相遇，她就不自然地笑笑，问陪伴者："你为什么老是看着我呀？"玩了一会儿沙，小艾挖出一片干净的大海，经过几次调整，在海中建了一座城堡（图2-24）。

小艾来到另一个沙箱，背对着陪伴者，在玩具架上用筷子夹"米饭"喂两只小猪。陪伴者请她到沙箱里玩儿。她把两只小猪放在椅子上，拿来梳妆镜和两盘菜，夹着菜喂小猪。小猪吃饱后，她把饭拿走，拿来小盘子当床，说："小猪开始睡觉了。"下午了，两只小猪打架了，小艾挖出一片海，拿着一只小猪把另一只小猪打进水里。又该吃饭了，她把中午的饭热了热，让小猪去洗手，拿着它们到梳妆镜前走了一圈儿，然后喂它们吃饭。最后妈妈把小猪接回家（图2-25）。

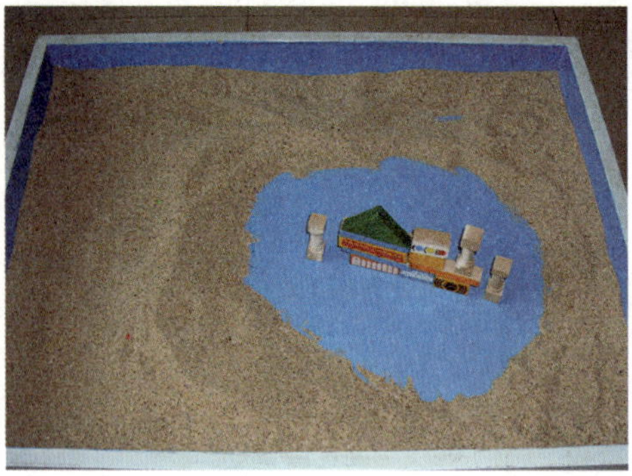

图2-24　海中城堡

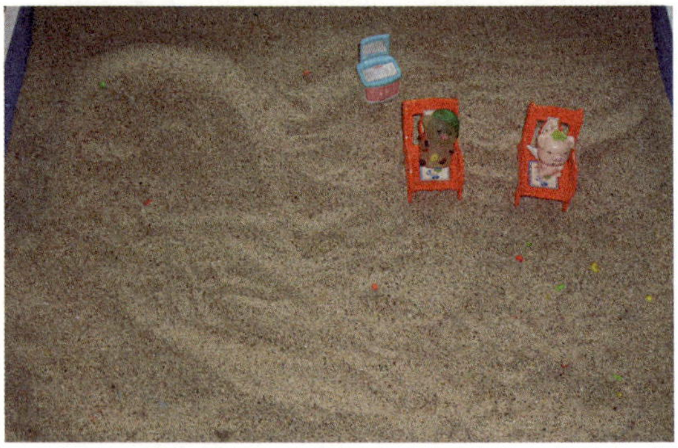

图2-25　两只小猪的游戏

小艾玩沙，如同玩一个非常熟悉的玩具，随心所欲，毫不费劲，展示了非凡的力量。小艾自己当老师，把两只小猪的幼儿园生活演绎得自然流畅、细腻真实，显示了较高的感受性和表现力。两只小猪一起吃饭、睡觉，却没有一起玩耍，而是打架了，这让陪伴者想起小艾同伴提名的负1票。小艾没有跟陪伴者说话，而是偷偷地打量陪伴者，"质问"陪伴者，可见，小艾正在心里评判陪伴者是不是一个可以相信的人。

（四）母女和小蛇、大蛇

小艾挖出大海，放了一把椅子，然后马上
拿走了。拿来一个女孩儿，端来一盘鸡肉喂女
孩儿吃，吃完又拿走了。小艾很高兴，放松地
笑着、跳着，做着舞蹈动作，不再躲闪陪伴者
的目光。小艾把海域拓宽，拿来一个木凳，把
小球、海星和心形的笑脸放到木凳上，笑着问
陪伴者："怎么这么多宝贝呀？"她高兴地往高
处跳着，围着陪伴者跑，夸张地大笑，故意发
出很大声音。经过调整，小艾搭建了图2-26中的城堡。

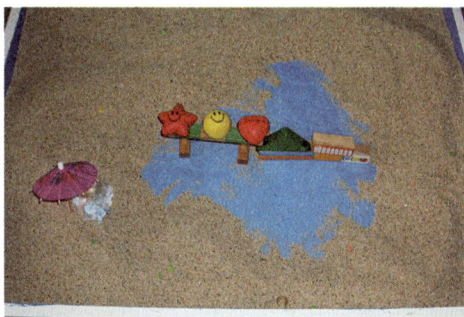

图2-26　小艾搭建的城堡

在第二个沙箱，小艾拿着一把椅子走了两圈，然后拿走了，挖了一片海，放进一只小
鸭子又拿走了。她把一个女子放在椅子上，把一盘鱼放在女子前面，又把女子换成女孩儿，
然后把玩具都拿走。

小艾拿了一束花儿和刚才的女孩儿，说这个女孩儿想摘花儿。小艾把花儿种在海边，
拿了一朵小花儿放在女孩儿身上，说："这花儿是她摘的。"接着拿来刚才的女子当女孩儿
的妈妈，小艾说："妈妈不让这个女孩儿掐花儿。"妈妈说："和妈妈玩一会儿去吧。"小艾
拿着女子和女孩儿走了一圈儿。突然，妈妈厉声说："谁让你掐花儿了，掐花儿让警察把你
带走！"小艾拿着女子在女孩儿身上乱踢一气，停了一会儿，女子又踢女孩儿。小艾把女
孩儿扔到水里，说："把她踢到海里去了。"

小艾拿来一条小蛇缠住女子，又拿来一条大蛇咬女子的胳膊，她把女子的手放进大蛇
嘴里，让大蛇把她叼回家（玩具架上放蛇的地方）。小艾在屋子里奔跑，夸张地大笑。她把
女孩儿放进一间房子，小蛇从外面爬进去缠住了女孩儿，把女孩儿也拖回蛇的家。

小艾把女子和女孩儿放进房子，小蛇又来了，缠住了女子。小艾拿来一个小篓，说是垃
圾桶，她说："小蛇掉进垃圾桶了。房子是厕所，特别臭，蛇掉进厕所里，吃了屎，臭死了。"
（图2-27）然后拿来一条尾巴上分叉的鱼，用鱼
尾巴夹着大蛇的头，提着大蛇转了几圈儿。

"不想玩了，想回去"，说着，小艾藏在了
玩具架的后面。陪伴者假装找不到她了，和她
捉迷藏。她特别高兴，又玩了几次捉迷藏。她
让陪伴者藏起来，找到陪伴者就扑到陪伴者怀
里，让陪伴者抱她。到了班上，小艾又恢复了
一贯的冷漠表情。

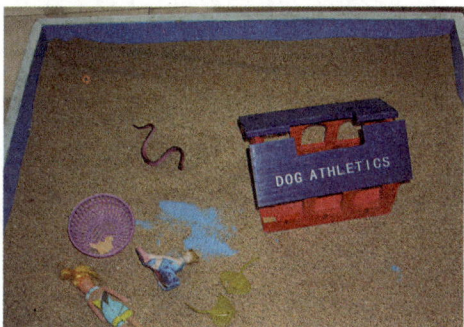

图2-27　小艾的第二个沙箱场景

女孩儿因为掐花儿受到妈妈的严厉责打，母女俩遭到小蛇、大蛇的纠缠，最后小蛇、大蛇都毁灭了。小艾的故事错综复杂，交织着伤痛、惩罚和毁灭。创伤的表达是建立在信任陪伴者的基础上的。小艾的心情很放松，不再躲闪陪伴者的目光，不仅主动和陪伴者说话，还"诱导"陪伴者和她做游戏。这个紧紧禁锢着自己的女孩儿，在陪伴者面前，已经放开手脚了。

（五）小和尚杀死妈妈

小艾挖出大海，在海边放了一把小伞，然后把大海填上。藏到陪伴者身后，陪伴者扭头看到她，她就高兴地大笑、大跳。

她拿了三个笑脸的"宝贝"，说"六一"儿童节沙滩寻宝时自己一个"宝贝"也没找到，现在要找三个。原来"六一"儿童节时幼儿园有沙滩寻宝的游戏，老师们提前把一些"宝贝"埋在沙坑里，让孩子们挖掘，挖出的"宝贝"归自己所有。小艾把"宝贝"埋好，当然也很快找了出来。

看到玩具架上的小蛇和蜈蚣，小艾把它们拿到大蛇旁边，又把小蛇放到大蛇的嘴边，说小蛇是让大蛇吃的。接着她把小蛇扔在大蛇身上，让大蛇搂着它睡觉。

小艾藏起来让陪伴者找她，陪伴者找到她，她就双手伸在胸前，做出抓人的样子或者用手拉着眼皮，做鬼脸吓唬陪伴者。看到陪伴者害怕的样子，她就很满足。

陪伴者建议小艾做箱庭。她把女子和女孩儿放进房子，小蛇和蜈蚣来了，小蛇来给妈妈找吃的，它卷起女孩儿放到大蛇旁边让大蛇吃，又卷起女子让大蛇吃。"啊哦，吃饱了，该睡觉了"，于是蛇和蜈蚣睡觉了。

小艾种上一束花儿，说："这花儿长得挺好的。"女子和女孩儿出来玩了，"女孩儿又掐花儿了，掐了再种上就行了"，说着，小艾把花儿种上了。

小艾给女子和女孩儿每人一把小伞，然后挖出大海，拿来一个小和尚，说他是女子生的坏人。女子和小和尚斗了一番，小和尚被打进水里。小和尚反过来打女孩儿，把女孩儿打倒在水里，接着打女子，把女子打得东倒西歪，倒在海里。海蛇来了，咬着女子，小艾说："使劲咬她。"

女子和女孩儿回到岸上，坏人又来了。小和尚很快把女孩儿打倒在水里，接着便打女子。开始的时候，小艾拿着小和尚一下一下地打女子，把女子打倒后，小艾就拿小和尚狠狠地砸她，一边砸，一边瞟着陪伴者，看到陪伴者的眼睛就躲开。女子倒在海里，小艾拿来一个带剑的小和尚把她杀死（图2-28）。小艾把女孩儿拿走，拿来另外一个女孩儿，说："今天是她

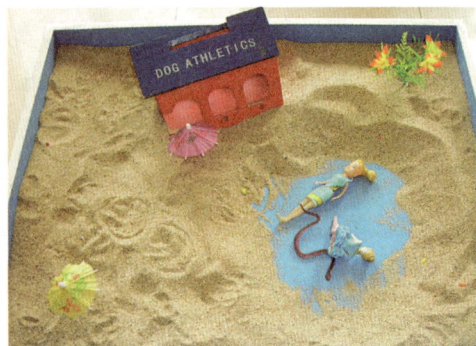

图2-28　倒在海里的女子

的生日。"时间到了，小艾又和陪伴者玩了一会儿捉迷藏才结束游戏。

小蛇把女子和女孩儿缠起来给大蛇吃，不仅表达了创伤，还表达了错位的母子关系。惨烈的战争在真实的人物之间展开：妈妈把小和尚打倒，小和尚打了女孩儿，更给了妈妈致命的砸打，最后把妈妈杀死。与其说小和尚把妈妈杀死，不如说小艾借小和尚之手把妈妈杀死，小艾对妈妈的愤怒得到了彻底的表达。最后，一个女孩儿在过生日。

小艾在幼儿园的寻宝游戏中失败了，这种失落在箱庭世界里得到了弥补。将过去的经历呈现出来，进行不同的处理，获得不一样的感受，这正是箱庭游戏的魅力所在。做鬼脸吓唬陪伴者，是不善交往的小艾通常使用的与人交往的方式吗？

（六）教师和两个女孩

小艾和陪伴者玩了一会儿捉迷藏，接着种了一棵椰子树和一束花儿。小艾说："花儿长得挺好看的。"女孩儿来摘花儿，把花儿拿到手里，小艾又说："花儿不好看了。"于是把花儿种上。

小艾把女子和女孩儿放在椅子上，由于女子坐不好，小艾把女子换成女孩儿。"给她们买饭去"，小艾说着，拿来盒饭，放上一个黄瓜，拿筷子喂女孩儿。"吃完了，该睡觉了"，说着，小艾挖出一片蓝色当床，让女孩儿睡觉，一个女孩儿不睡觉，小艾让她出去玩儿。过了一会儿，睡觉的女孩儿醒了，出去玩儿的女孩儿回来睡觉了，小艾说："这个睡醒了，另一个又来睡了。"她拿来女子当老师，老师说："带你们出去玩吧。"小艾拿着女孩儿在沙中走了一圈儿，把她们扔在床上，厉声说："怎么又睡觉！"她把两个女孩儿埋起来。

小蛇出来给妈妈找吃的，围着沙箱爬了一圈，钻到沙箱下面的椅子里，把椅子咬坏了。小蛇找到女子，把女子缠起来，放到大蛇那里。小艾拿着大蛇的嘴叼住女子的胳膊，捏紧大蛇的嘴让它咬女子，把女子吃完。

玩了一会儿挖土机和镶嵌房子的游戏，小艾来到另一个沙箱，玩了一会儿寻宝游戏，然后搭建城堡。小艾很快就搭成漂亮的城堡，然后倚在陪伴者身上，审视着城堡，最后做成了图2-29的样子。

经历了上两次游戏的惊心和激烈，小艾这次游戏的情节相对平静。幼儿园的主人公由两只小猪变成两个女孩儿，两个女孩儿步调不一致，老师对她们有照顾和迁就，也有斥责和惩罚，表现了矛盾的同伴关系和师生关系。

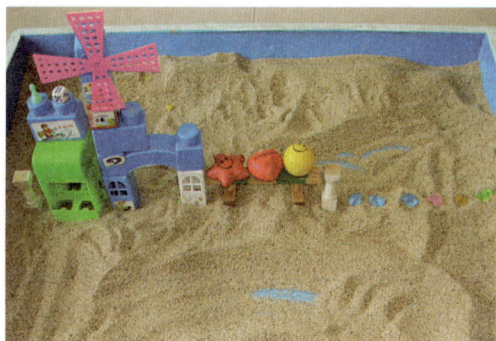

图2-29 漂亮的城堡

（七）小鸭子和妈妈在一起

小艾高兴地笑着来到箱庭室，玩了一会儿沙滩寻宝的游戏，又反复尝试着搭了一座城堡。她不再躲闪陪伴者的目光，也不再夸张地大笑。她不时害着地朝陪伴者笑笑，倚在陪伴者的身上，审视自己的城堡。

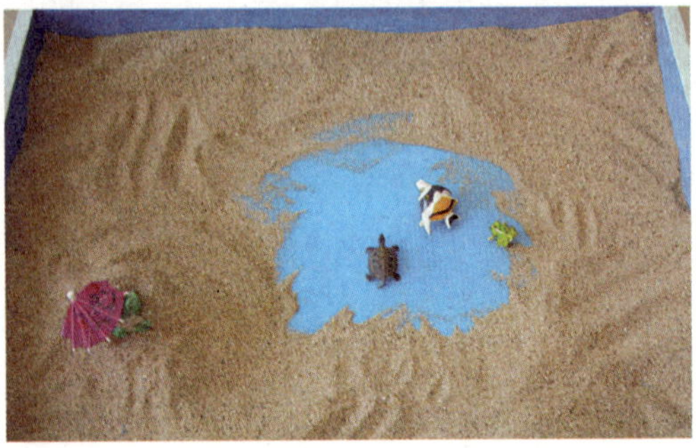

图2-30　小艾的另一个作品

在另一个沙箱，小艾做了图2-30所示的作品，又很快收拾了。接着做鬼脸吓唬陪伴者，玩了一会儿带有镶嵌图形的房子。

小艾把女子和女孩儿放在房子里，小蛇卷走了她们让大蛇吃。大蛇咬着女孩儿的胳膊、脸，吃掉女孩儿又吃掉女子。小艾又把母女俩拿进房子，小蛇卷走了女孩儿，又从女子的辫子里穿过去，把女子挑走了。小艾拿着小蛇沿沙箱边缘爬行，忽然小艾把房子掀到，说把房子炸了。挖出大海，放上鸭妈妈和一只小鸭子。小艾说想回去了，游戏结束。

小艾这次游戏时间较短，大多重复以前的游戏，情节也更加简单。小艾的情绪也是淡淡的，不再夸张地大笑，多了一些审视和思考，似乎是经过强烈宣泄后的虚空感。游戏最后出现了鸭妈妈，这是小艾箱庭游戏以来小鸭子第一次和妈妈在一起。

（八）下雨了

小艾种了一束花儿，女孩儿把花儿拔了，小艾又把花儿种上。接着小艾喂一个女孩儿吃水果，吃完后，拿着女孩儿走了一圈，把玩具收走。然后倚在陪伴者身边，挖了一个湖，在湖上放了一座桥，说桥掉到水里了。小艾又藏起来，出来时做鬼脸吓唬陪伴者。

小艾把女子和女孩儿放在房子里，小蛇沿着沙箱边缘爬了一圈儿，卷走了女孩儿，又用尾巴挑着女子的辫子，把她放进蛇洞。

小艾来到陪伴者身边，哼着歌。一会儿又藏起来让陪伴者找她，还给陪伴者打电话。她做了一盘烧鸡，假装送给陪伴者，忽然缩回手自己吃了。小艾玩了几次这个游戏，又玩了一会儿沙滩寻宝。端来一盘烧鸡，小蛇把烧鸡卷走了。

小艾在沙子里画了一道，让陪伴者说是什么，陪伴者回答"是一"，她又添一横，接着问，直到有四横了，陪伴者说"是梯子吗"，她笑了。小艾在两边各加上一竖，画成梯子又抹掉，说："倒了，拆了，摔死了，淹死了，买砖再造梯子。"小艾哼着歌，又画好梯子，抓着沙子漏下来，说下雨了。小艾手指交替着爬梯子，爬到半路掉了下来，玩了一会儿，小艾趴在陪伴者身上，笑着对陪伴者说"乱七八糟"。

小艾拿来一个小壶，灌上沙子，然后种了一束花儿，用小壶给花儿浇水。花儿倒了，她把花儿扶起来，继续给花儿浇水。

旧的游戏逐渐淡出，新的游戏还没有生成，游戏主题多变，是小艾这次箱庭游戏的特点。出现了桥，桥掉到水里了；出现了梯子，梯子拆了、摔死了、淹死了；小艾给陪伴者做饭，却自己吃了。小艾的心灵正处于转折时期，在艰辛地孕育着新的内容。最后，下雨了，小艾反复浇灌着花儿。在水的滋养下，小艾的心灵能不能开出美丽的花儿呢？

（九）花园

因为隔了一个暑假，小艾这次箱庭游戏距上次已有一个多月了。小艾首先种了五束花儿，箱庭成为图2-31所示的花园。女子和女孩儿出去玩了，女孩儿拔了一束花儿，小艾又把花儿种上。

挖了一片海，放上一条鲨鱼，小艾说："鲨鱼要吃小鱼了。"她把一条小金鱼放在鲨鱼前面，模仿鲨鱼咬小金鱼的声音，捏着鲨鱼的嘴咬小金鱼。然后小艾把鲨鱼抓起来，

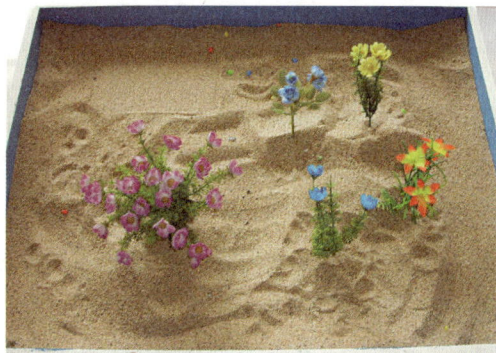

图2-31　花园

假装一个猎人把鲨鱼抓住了，猎人说："你吃沙子去吧。"她往鲨鱼嘴里装沙子，又装了一个石头，满足地笑了。又玩了一遍这个游戏，小艾把玩具拿走，把鸭妈妈和一只小鸭子放到水里又拿走，把海填上。

小艾围着陪伴者跑了一圈，说："又要挖宝贝了。"她玩了一会儿寻宝游戏。然后挖出大海，放上雪人，说："海面结冰了。"小艾把雪人拿走，说："冬天过去了。"她把海面扩大，清理干净，放上海龟和青蛙，拿着它们在水里跳跃。小艾把烧鸡放进盘子，把彩棒折成蛇，高兴地哼着歌。接着，小艾种了一束花儿，拿小壶给花儿浇水，她用手指围着花儿画一圈，当作花盆。

"不想玩了，想回班"，小艾一边说一边用双手从右上到左下画出一条大河，并来回画了几次扩大河面，拿了一座桥放在河里，双手跳跃着过桥，但是桥翻了，人也掉进河里了。

小艾终于制成了花园，这让陪伴者眼前一亮。小艾游戏的主题发生了很大变化：小蛇和大蛇对母女俩的纠缠终于没有再出现；鲨鱼想吃小鱼被猎人及时制止；冬天过去了，海龟和青蛙在大海里蹦跳。犹如一阵春风吹过，小艾的箱庭呈现了勃勃生机，但是桥翻了，人也掉到河里了，看来小艾想真正过桥尚需时日。小艾继续浇灌着花儿。

（十）小猫不许回家

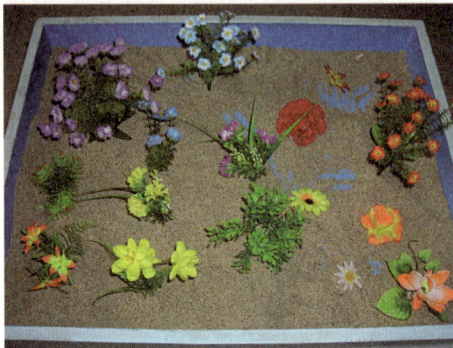

图2-32　漂亮的花园

小艾高兴地找花儿，种出一个漂亮的花园（图2-32），一个女孩儿坐在花儿下面。她迅速把花园拆掉，挖出一片海，放上鲨鱼和乌龟，小艾说："鲨鱼想吃乌龟，没吃着，让它吃沙子。"接着像上次那样画出一条大河并放上桥。玩了一会儿寻宝游戏，又玩了一会儿降落伞。小艾挖出一片海，放了四只小鸭子、鸭妈妈和鸭姐姐。然后玩了一会儿镶嵌图形的房子，和陪伴者玩了一会儿捉迷藏。

小艾拿了一些卡通动物，把他们排成一排，小猫没有地方了，她让小猫当老师。老师对小动物们说："你们表现不好，中午也不要吃饭，晚上也别睡觉，也别接了。该来的时候就得来，不能来一天歇一天，我让他一个月都在幼儿园待着，今天谁也不许回家了。"说完，老师走了。小艾对陪伴者说："他们的爸爸妈妈也不是他们的爸爸妈妈了，他们没有爸爸妈妈了。"接着又对小动物们说："在幼儿园表现不好，反正爸爸妈妈也不要你们了。"小鸭子"嘎嘎"地去找老师了，对老师说："我带他们回家。"小艾把动物们一个个放回玩具架，说小动物们都死了，没气了。

图2-33　老师上课的游戏

把动物们拿回来，小艾继续玩老师上课的游戏（图2-33）。"这次不让小猫当老师，让长颈鹿当老师"，小艾说。老师又生气了："谁也不许吃饭，不许回家！"老师想了想，又说："只有小猫不许走！"小动物们一个个回家了，只剩下小猫，老师也该走了，小艾拿着长颈鹿摁了一下，说："老师关灯、锁门走了，小猫自己回家了。"

小鸭子家的成员一下子多起来了，小鸭子增加到四只，不仅有了妈妈，还有了姐姐。幼儿园的小朋友也从两个扩大到全班，小艾的世界已经不再是一两个人了。小动物们都受到了老师的惩罚，小猫受到的惩罚最严厉。看来，"不许回家""爸爸妈妈不要你们了"，这些幼儿园老师随口说的话，对小艾来说非常可怕。这或许是幼儿园带给她的最深感受吧。

（十一）动物园

小艾精心制作了如图2-34所示的花园。一个女孩儿在花园里走，摘走了花儿。"摘了可

以再种上"，说着，小艾把花儿种好，拿小壶给
花儿浇水。

　　小艾又玩老师上课的游戏。她把动物们排
成一排，拿来长颈鹿。发现长颈鹿坏了一点，她
想了想，对陪伴者说："是不是小朋友弄坏的？
二哥总是破坏我的玩具。在动物园里，很多小朋
友用石子打马。""这次让马当老师"，小艾说，
"他们都在站着，表现不好，早、中、晚饭也没

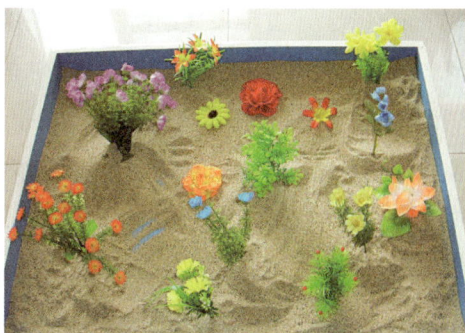

图2-34　小艾精心制作的花园

吃，也不让家长接他们"。一会儿，老师说："就小猫最不听话，别的动物都可以回家，只有
小猫不能回！"她拿着马，依次来到动物面前，说："你回家，你回家。"动物们一个个走了，
老师也走了，只剩下小猫，小猫自己也走了。

　　玩了一会儿插片儿，小艾开始做饭。她做了茄子、黄瓜、鸡、南瓜和鱼，分别装进盘
里，问陪伴者："用筷子还是用勺子？"一盘盘夹着给陪伴者吃。

　　小艾接下来制作了一个动物园（图2-35）。
先放上马、大象、狮子和老虎，小艾说它们是
好朋友，接着又拿来很多动物：豹子、大公鸡、
兔子、老牛、羊、斑马、猎狗等。小艾拿动物
的时候，总是先把动物藏在背后，然后突然一
下子拿出来吓唬陪伴者，再模仿着这个动物的
叫声和动作，把动物放进去。小艾没有放大蛇，
她说大蛇有毒，是大蟒蛇。她拿来小蛇，对陪
伴者说："它还小，不咬人，不信你试试。"小

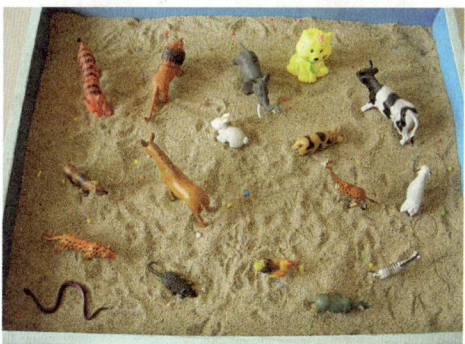

图2-35　小艾制作的动物园

艾让陪伴者摸小蛇，突然拿着小蛇咬了陪伴者的胳膊一下，陪伴者惊异地看着她，她说：
"小蛇只咬坏人，不咬好人。"于是小艾拿着小蛇咬动物们。过了一会儿，小艾又让陪伴者
摸小蛇，拿着小蛇吓唬陪伴者，陪伴者制止了她。她说想回班了，于是游戏结束。

　　小艾敢于向陪伴者"告状"了。她不仅给陪伴者做了丰盛的饭菜，还贴心地照顾陪
伴者吃饭。小艾的箱庭游戏中第一次出现了动物园，那么多动物在一起，却没有发生冲突
和伤害，因为它们是好朋友。大蛇有毒，小艾没有让大蛇进来，小蛇却一直是小艾的最
爱。小艾让陪伴者摸它，拿着小蛇咬陪伴者，是什么意思呢？陪伴者制止了她，她又做何感
想呢？

（十二）家

　　路上，小艾对陪伴者说，班里一个小朋友拿了她的光盘和魔棒，害得她又买了一个。

到了箱庭室，小艾把卡通动物们排成一排，拿来大象当老师，她说："这是个新老师，是个男老师，再找个女老师。"于是拿来绵羊当女老师。"上什么课呀"，小艾想了想说，"教他们种花儿吧，把幼儿园当成一个大花园"。女老师先种了一束花儿，接着小兔子种了一束，小猴子、青蛙、小兔、小牛、小熊分别种了不同的花儿，幼儿园成了花园，小动物们散落在花园里，小艾说这是森林动物园。她做了一些调整，又种了一些花儿，小艾拿来老虎、狮子等"真实"的动物（在小艾的眼里，卡通动物是幼儿园的小朋友，"真实"的动物才是动物），再次强调这是动物园。小艾拿来小蛇，试图吓唬陪伴者，陪伴者制止了她。她把小蛇扔到老虎身上，又放在了马的旁边。小艾说她最想养一只猫，可是没有地方，妈妈说等买了有院子的房子就让她养猫，现在爸爸妈妈的房子都没有院子。奶奶家有院子，他们有一只猫，可是猫把自己的画给撕了。又做了一些调整，小艾说动物们该过年了，她拿了一个小灯笼想挂在沙箱里，但没有成功（图2-36）。

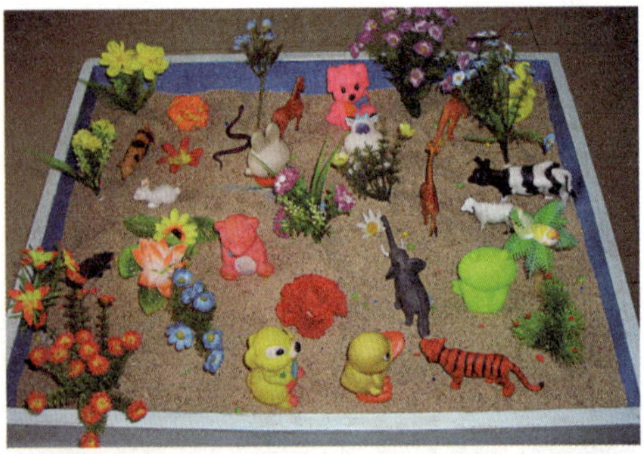

图2-36　森林动物园

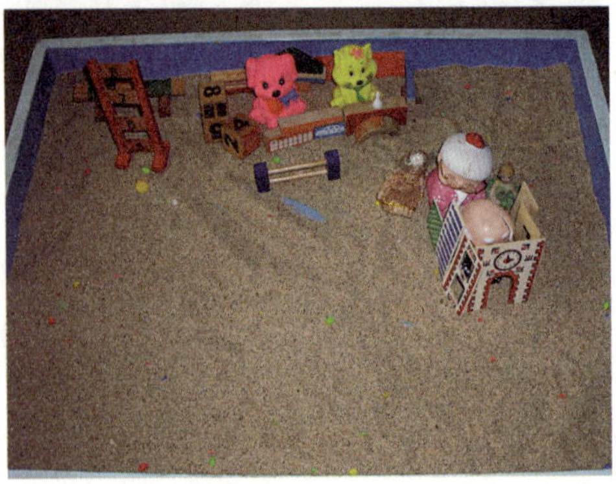

图2-37　给爷爷奶奶建的家

小艾拿来老奶奶、老爷爷、两个女孩儿、一只狗和一只猫，说他们应该有个院子。她先给小猫和小狗搭了一个家，搭好后让它们住进来，又说："爷爷奶奶住哪儿呀，还是给他们搭一个吧。"经过不断调整，小艾给爷爷奶奶建成了一个家（图2-37）。

她说："老师不再呵斥和惩罚小动物们，而是教他们种花儿。"师生关系立刻由紧张变得温馨。花园成为森林动物园，小艾巧妙地把老师、小朋友、花儿、动物整合在一起，人与人、人与动物、人与自然和平共处，悠然自得。

巧手的小艾擅长搭建城堡，却从来没有建过家园。漂亮的城堡里只有一个女孩儿，这个家虽然简陋，却是真正意义上的家，因为家里有人。那个独自待在城堡里的女孩，现在紧紧地依偎在爷爷奶奶身边，得到了爷爷奶奶的庇护。在小艾对自己现实生活的描述中，第一次出现了爸爸妈妈和爷爷奶奶。

（十三）动物们找到妈妈

　　路上，小艾对陪伴者说马上就要开始比赛了，唱歌、跳舞、讲故事都行，班里有个小朋友把金鱼捏死了，小乌龟也死了一只。

小艾制作了图2-38的动物园。动物园里，小动物们在开心地玩耍、打闹，一派和谐的景象。小蛇咬了一下小兔子，河马便咬小蛇，小蛇来到大蛇旁边，找到了自己的妈妈。接着，小艾又分别给奶牛、小猫、老虎、长颈鹿找到了妈妈。狮子没有找到妈妈，小艾说它已经长大了；大象也没有找到妈妈，她说因为大象是爷爷。

小艾开始第二个游戏。她挖了一片海，拿了一些动物，如海鱼、小金鱼、小海马、乌龟，分别叫作海鳐、泡泡、阿酷、老巨鳌，又拿来青蛙、企鹅、鲨鱼、蝎子、龙虾、小蛇等。小艾摆弄了一会儿，把乌龟放在中间，其他动物围成一圈，海鳐、阿酷和赖皮蛇在上面。动物们捉住企鹅，把企鹅拖到岸上，埋在沙里。小艾看见木凳，用木凳搭了一个四面不透风的房子，上面加上了两层网罩。动物们把企鹅关进房子，又用同样的办法把另一只企鹅关进房子（图2-39）。动物们在水中排成两排，蝎子上岸了。蝎子把两只企鹅拿出来，放进锅里，端到炉子上，开火，煮熟，端过来让动物们吃。动物们吃完，又把一只小鸟关进房子。在陪伴者惊疑小鸟也会被吃掉的时候，小艾说："小鸟是关进笼子养着的，不是吃的。"这时班上的老师来叫她，该她去表演节目了，就在这种惊心动魄的"杀戮"中，小艾结束了这次箱庭。做完箱庭小艾就去表演节目了。那个当初连玩具都不敢动一下的小姑娘，现在已经能够站在幼儿园的舞台上展示自己了。

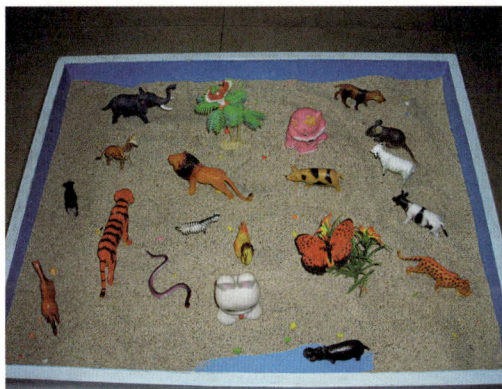

图2-38　动物园游戏

图2-39　动物们的水中游戏

小蛇被河马追赶，来到了妈妈身边，曾经多次给大蛇找食物的小蛇，终于得到了妈妈的保护。许多小动物找到了妈妈，没有找到妈妈的也有足够的理由。对一个孩子来说，只有和妈妈在一起才最安全，最开心。小艾第二个游戏的主人公来自动画片《小鲤鱼历险记》，讲的是小鲤鱼历尽艰辛收集龙鳞，越过龙门，获得超能量，最终打死赖皮蛇的故事。小艾能不能像小鲤鱼一样，打死她心中的赖皮蛇呢？

（十四）家园历险记

小艾先建了一个花园，玩了一会儿，然后挖出一条大河，放上小鸭子一家：爸爸妈妈、哥哥姐姐和一群小鸭子。爸爸妈妈生气了，走了，哥哥把它们叫回来。小艾把小鸭子们扔在沙滩上，说它们在睡觉，她拿来一个小推车，把哥哥姐姐和小鸭子们偷走了。小艾把小推车放进另一个沙箱，往小鸭子们身上撒沙子，说想攥一个沙球，"腻歪腻歪"这些小鸭子。于是小艾弄了一点水，攥了一个沙球，投到小鸭子身上，接着把小鸭子们拿出来，在沙子里"洗"了一下。然后，小艾把哥哥姐姐拿走，爸爸妈妈也把小鸭子们接走了。

拿来爷爷、奶奶、女孩儿、小猫和小狗，小艾说要给他们建一个家。小艾先给小猫小狗建起漂亮的塑料房子，小猫小狗住进房子的时候，房子被碰倒了几次，每次小艾都耐心搭好。接着，小艾拿着小锤子敲敲打打，给爷爷奶奶建起一个家。她说："这是爷爷奶奶住的地方，他们和哥哥姐姐住在一起，还应该有爸爸妈妈呢。"于是拿来一个小和尚当爸爸，拿来一个少数民族的女子当妈妈，把他们放进家里。一只小兔子蹦来了，没有地方了，小艾把小动物的家扩大一下，让小兔子进去。很多动物都来了，动物的家一再被扩大，热闹起来。

大蛇来了。大公鸡"咕咕嘎"一声冲了出去，在大蛇身上啄了一通；小猫也"喵"的一声出来与蛇搏斗；小牛、小狗也分别叫着出来，把大蛇打跑了。小鸟飞来了，小青蛙和小老鼠也住了进来。大蛇又来了，喘着粗气，把爷爷奶奶的家破坏了（图2-40）。大蛇把女孩儿卷走，给它的孩子小蛇送去。大蛇说："孩子，吃吧，妈妈给你找食物来了。"小蛇说："谢谢妈妈。"大蛇回应："不客气。"

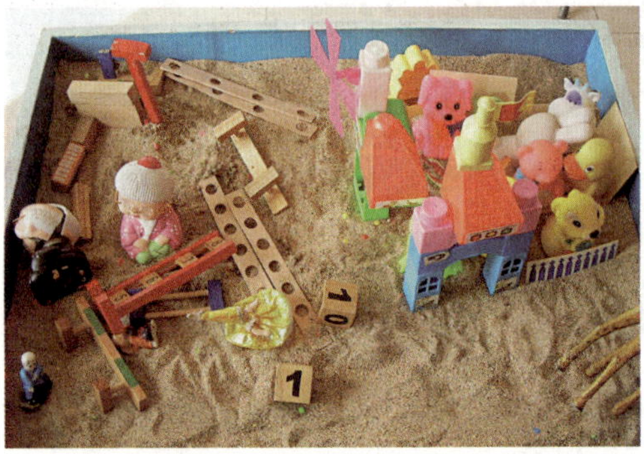

图2-40 小艾的家园历险记

图2-41 小艾打死了大蛇和老虎

老虎和恐龙又来轮番袭击小动物的家，动物们奋起抵抗，打败了老虎和恐龙。在爷爷奶奶家，老虎和恐龙踢倒了妈妈，把妈妈驮走，长颈鹿救回了妈妈，妈妈又被恐龙驮走，给它的孩子吃。

大蛇又来了，喘着粗气。小艾说："这是一条毒蛇，赖皮。"爸爸出来把大蛇踢倒，小艾拿来一个带剑的小和尚把大蛇杀死。小艾看着陪伴者，想了很长时间，把大蛇扔到另一个沙箱，说："我把它摔死了，扔到水里去了，这是一条陆地蛇，不是水里的蛇。"又想了一会儿，小艾说："假装这蛇还没有死。"她拿来一个木棍，憋着气，用尽全身力气，用棍子来回翻挑着打大蛇。小艾最终打死了大蛇，接着又打死了老虎（图2-41），她说："我把它们全打死了。"

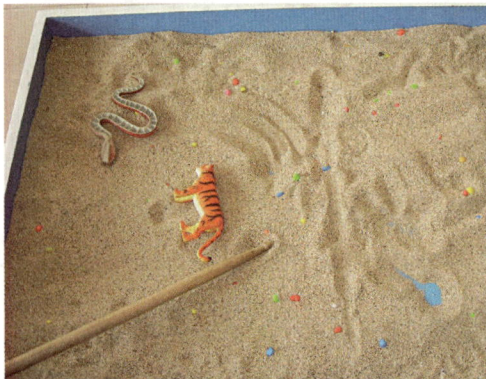

时间到了，陪伴者说该回去了，小艾说：

"等等，我要给他们搭上房子。这个女孩儿都哭了，她没有家了。"一边说，一边擦眼睛。最后，小艾把家建好了（图2-42）。

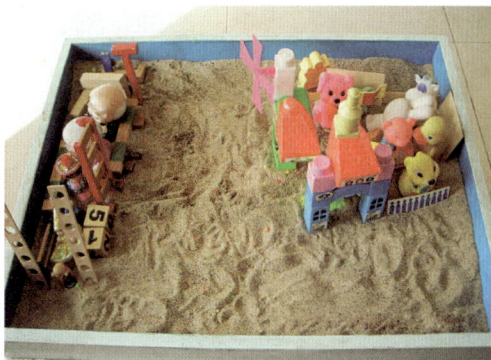

图2-42 小艾建好了家园

小鸭子一家的成员越来越多，一大家子热热闹闹，发生了很多好玩儿的事。小动物家庭成员的队伍空前壮大。爷爷奶奶家出现了爸爸妈妈，一家人终于团圆了。尽管家不断遭到袭击、毁坏，女孩儿和妈妈也几度被抢走，最终爸爸拿宝剑打倒大蛇，当然，真正打死大蛇的是小艾自己。

（十五）小乌龟找到爸爸妈妈

看到陪伴者，小艾很高兴。她拿了三只小鸟，分别是爸爸、妈妈和孩子。妈妈出去找虫子，被两只恐龙抓住，叼在嘴里。过了一会儿，它们把鸟妈妈放了。"因为它们怕它想孩子，就把它送回来了，它们不坏"，小艾说。一只小猫"喵喵"叫着，想吃鱼，"行，我给你找去"，小艾说着，拿来一条鱼和一只老鼠，小声地说："其实猫和老鼠应该是好朋友。"她拿着小猫让它捉老鼠，模仿猫捉老鼠的声音和动作，接着把小猫和小鸟拿在一起，说："它喜欢小鸟，其实它想有个家。"小艾又让陪伴者闭上眼睛，把玩具埋起来让陪伴者找。

小艾堆了一座山，抚平山顶，在四周画上线。接着小艾玩了很长时间沙子，拿来一些木片围住山坡。小艾说："她们家有个篱笆，养着几只小动物。"找到一只小乌龟，小艾把小乌龟的身体推进沙子，头露在外面。小艾很满意，接着在山上种了树和花儿。小鸟飞来和小乌龟做朋友了，很多小动物都过来了，长颈鹿站在树前吃树叶（图2-43）。

大龙来了，对着家"哈哧哈哧"喘气。小艾把大龙扔到一边，说："走你的吧，大臭龙。"接着找蝴蝶，没找着，小艾说："蝴蝶呢，真淘气。"又小声念叨："小狗呢？"小艾拿来小狗，小狗没有地方放了，她把家扩大了一些。

大蛇来了，喘着气。"这是一条赖皮蛇，老赖皮！"小艾说。小猫"嗷"的一声冲了出来，把大蛇打翻在地。大公鸡冲出来，对着大蛇"咕咕嘎"叫了一声，在大蛇身上乱啄一气。小艾拿着公鸡的嘴啄住大蛇的尾巴，转了好几圈，把大蛇甩在地上。小狗"汪汪"地叫着咬大蛇。小艾把大蛇扔到远处的地上，

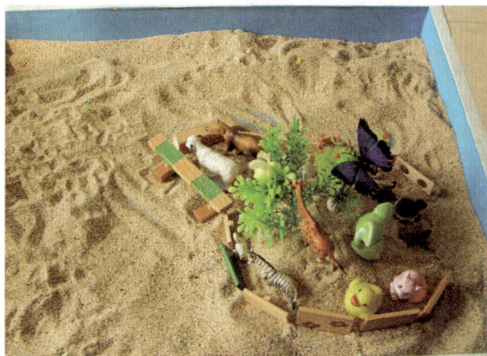

图2-43 小乌龟找爸爸妈妈

试着在蛇身上踩了一下，然后抬起脚，狠狠地踩下去，小艾反复踩踩大蛇，最后"把它踩死了"。

小艾把小乌龟拿出来，围着山坡上空转了一圈儿。小乌龟停下来和小猫小声说话，问小猫："你是从哪里来的呀？"小艾拿来一个老奶奶，小乌龟过来和老奶奶说话，说了好一会儿，小乌龟说："好，给你找个小动物。"小艾拿来一只小猫，让小乌龟驮着小猫放到老奶奶的怀里，老奶奶抱着小猫高兴地走了。

小艾找到两只大乌龟，很兴奋："它有爸爸妈妈了。"她把两个大乌龟摆在小乌龟两边，看了一会儿，若有所思地说："是不是该吃饭了。"乌龟妈妈去做饭，做了鸡和茄子。小猫也饿了，想吃鱼，乌龟妈妈又给小猫做了一盘鱼，说："小猫就是这样，饿了就得让它吃。"

老虎又来了，虎视眈眈地盯着这个家。小龙来了，把老虎打死了（图2-44）。

恐龙又来了，把家破坏了。陪伴者想拍张照片，小艾说："你别拍了，我再搭个更好的。"小艾用了更高的木片搭建一个新家，中途房子倒了两次，她没有放弃，她说："这个房子特别结实，坏人进不去，叫门也不开。"房子搭好后，小艾想再搭一层，房子又倒了，小艾再一次搭好房子，把乌龟放进去的时候又把房子碰倒了，小艾仍没有放弃，说："这次先把乌龟放进去再搭。"她先把三只小乌龟放好（图2-45），最终搭成了房子。在房子旁边，小艾用两个彩棒围成一个圆形的场地，把树、花儿、小鸟、小动物放进去，有些挤，她说"就在这儿挤着吧"。

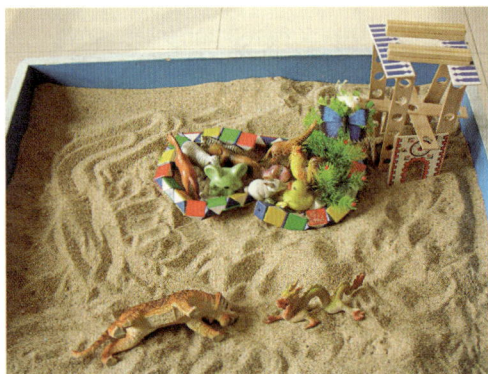

图2-44　小乌龟找爸爸妈妈（续）

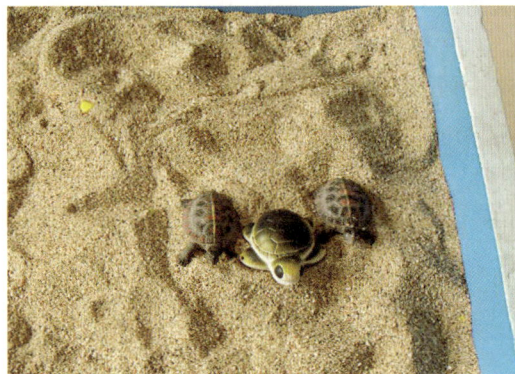

图2-45　三只小乌龟

时间到了，小艾不肯结束，她要求下次和班里的另外一名小朋友一起玩儿。

小艾眼里的世界如此美好：小鸟和爸爸妈妈在一起，恐龙其实不坏，猫和老鼠应该是好朋友，小猫很喜欢小鸟，蝴蝶很淘气，小乌龟与小猫亲密地交谈并帮老奶奶找到她想要的小猫。小乌龟找到爸爸妈妈了，妈妈给小乌龟做饭的场景是那么温馨、动人。恐龙又把家破坏了，这已经难不住强大的小艾，经过五次重建，她终于建成了结实的家。爸爸、妈妈、孩子紧紧连在了一起，这让陪伴者觉得小艾可以结束箱庭游戏了。

（十六）自由自在

应小艾的要求，并得到另一名小朋友的允许，陪伴者决定让小艾体验一次平行箱庭游戏。一路上，小艾特别兴奋，那个小朋友摔倒了，她也故意摔倒。她夸张地走路，希望吸引陪伴者的注意。在箱庭室里，她兴奋地大笑，一蹦一跳地走路，大声向陪伴者讲家里的小乌龟如何如何，妈妈给买的新玩具怎样怎样。

小艾拿来一块草坪，放上花儿和小兔子，然后又拿走了。她对陪伴者说："有个小朋友蒙我眼睛，打我，还往我的杯子里吐唾沫，但是后来他改了，改了就是好孩子。"小艾把小动物们排成一排，让小牛当老师。老师生气了，因为它们不问老师好，老师让小兔子问好，小兔子回家找妈妈了。

同伴在小艾的沙箱中堆了一座山，遭到了小艾的制止，她说："我还得在这儿玩呢，这么多沙子都不够呢。"看到同伴扔小球，她也一起玩了起来。她用木块等材料围住大山，放上了树和花儿，把蝴蝶放在花儿上。同伴拿着小汽车进来，遭到她大声反对。她把老鼠一家放在大山右方开口处，接着又放了长颈鹿、大牛和猎狗。小猫想吃花蜜，长

图2-46 小艾的平行箱庭游戏

颈鹿抱着小猫帮他吃蜂蜜，又抱着小乌龟帮他吃花蜜（图2-46）。接着，小艾和同伴玩起了真实的游戏，她模仿同伴的玩法，玩得异常开心。

小艾主动提出和同伴一起玩箱庭了，现在的小艾和从前的小艾真是判若两人。对于同伴的加入，她很高兴，又有些担心同伴会抢走陪伴者对她的关注。对于同伴的"侵权"行为，她能勇敢地制止，也能主动加入同伴的游戏。在小艾虚拟的箱庭世界里，惹老师生气的动物回家找妈妈了，长颈鹿帮助小猫和小乌龟吃花蜜，小乌龟离开了爸爸妈妈，自由自在地在山坡上玩耍。在小艾的现实生活中，欺负她的小朋友改正了，妈妈给她买新玩具了。春天来了，花儿终于开放了。看小艾带着灿烂的笑容，无忧无虑地与伙伴玩耍，陪伴者感到无比欣慰。

如前所述，箱庭疗法以游戏的方式，在突破语言限制方面具有得天独厚的优势。箱庭不需要语言，箱庭游戏的过程就是儿童语言表达的过程，借助有形的沙箱和各种玩具，孩子可以将自己的经历、感受呈现出来并加以接纳和处理。当孩子们的情绪、情感、感受与想法得以自由表达的时候，心里的能量自然能够自由、顺畅地流动，游戏就成为联结儿童内界与外界的媒介，并促进儿童健康活泼地成长。

第三章

箱庭疗法的自闭症治疗

如果你在幼儿园或其他地方看到一个孩子，他躲在一边不与其他小朋友一起玩耍，怎么喊他都不会理你，甚至连眼睛都不会看你，有可能你是遇到了一个患有自闭症的孩子。

人们常常把患有自闭症的儿童叫作星星的孩子。之所以这么称呼，是因为尽管他们的眼睛可以看，耳朵可以听，有的发声也没有问题，可他们就是不会看你，不听你，也不理你，仿佛天上的星星，远远地闪烁在自己的世界里，不会与你发生一点交集。他们有很多相似，又会有巨大差异。并不是每个自闭症的孩子长大之后都会像电影《雨人》中的主人公雷蒙那样，瞬间可以知道洒落地面的牙签一共有多少根。他们有的甚至永远都没有学会数一百个数，即使学会了，也不知道那究竟意味着什么。他们有时候安静地待上好几小时，即便是大冬天也要披着被子，只看一个转动的电扇，有时候又会挣脱你的手，不顾一切地冲向马路中央，丝毫不顾身边飞驰的车辆。他们当中有一些即使学业优秀，甚至在某些方面天赋异禀，但日常行为和与人的交往也显得另类和特别，似乎有些著名的科学家也具有类似的特质。当我们意识到世界上存在着这样星星的孩子的时候，我们时常在想一个问题，就是他们究竟怎么了，我们究竟该怎样做才能把他们从自己的世界里拉回到现实中来。

自笔者将箱庭疗法引入中国以来，就极其重视其在儿童自闭症治疗方面的应用。在2006年出版的《箱庭疗法》一书中，介绍了硕士研究生寇延在笔者的指导下对一名自闭症男童的箱庭治疗案例，试图通过此个案告诉人们"星星知我心"，早期发现与早期治疗是发展障碍援助的关键。近几年，随着学术研究与临床应用的进一步深入和发展，越来越多具有不同严重程度、不同症状特点的自闭症儿童接受了箱庭治疗，并取得了相应的治疗效果。

本章我们的重要议题是要了解什么是自闭症，为什么箱庭疗法可以应用于自闭症的治疗并取得良好效果，箱庭疗法作为一种心理咨询与治疗的技法在自闭症儿童的治疗中应该采用什么样的模式才会行之有效等复杂问题。在随后的案例中可以看到箱庭疗法在自闭症孩子身上的治疗过程及效果。

第一节　儿童自闭症的箱庭治疗

自闭症，也称为孤独症。自闭症自1943年被首次报告以来，人们对其认识和界定一直在发生着变化。近些年来，因为自闭症发病率激增，对患病儿童身心危害极大，成为儿童精神障碍第一位病症而引发了广泛关注。随着对自闭症的研究以及认识的深入，人们一直在寻找自闭症的治疗和康复方法，但遗憾的是，迄今尚未发现自闭症的有效治疗方法，当然也发现某些教育训练和行为干预似乎是有效的。针对自闭症儿童身心特点，人们也提出了各种教育和训练方法，而对自闭症儿童心理健康的关注也渐渐成为一个重要的课题。

一、自闭症的概述

作为广泛性发育障碍的典型代表，自闭症是一种涉及感知觉、情感、语言、思维和动作与行为等多方面的精神障碍，对儿童身心危害极大。自闭症的患病率报道不一，20世纪六七十年代在德国、英国、日本、美国和加拿大进行的调查表明每10000人里就有4～5名自闭症患者，男女比例4：1。美国疾病预防控制中心（Centers for Disease Control and Prevention）的调查显示，2007年自闭症患病率为0.66%，2009年患病率为0.91%，2012年为1.13%，2014年3月的数据为1.47%，呈现逐渐上升的趋势。

虽然不能确定这一增长是否反映了患病率真正的增长，还是诊断标准的变化让更多的儿童被诊断为自闭症，公众知晓度的增加也让更多家庭有意识带孩子去诊断。但是，自闭症这一群体的逐年增大已经成为无可争辩的事实，自闭症已成为儿童精神障碍的第一位病症。

（一）什么是自闭症

如前所述，自闭症又叫孤独症。本章将自闭症作为自闭症谱系障碍（autism spectrum disorder, ASD）的广泛定义，是一组有神经基础的广泛性发育障碍（pervasive developmental disorder, PDD），其基本特征是交互性社交交流和社交互动的持续受到损害，行为刻板、重复，兴趣狭窄。这些症状在儿童早期出现，限制并损害了儿童的日常功能。

（二）自闭症的诊断与评估

1943年美国约翰·霍布金斯大学的康纳（Loe Kanner）首次正式报道了11例具有共同表现的自闭症患儿，将其命名为早发性婴儿自闭症（early infantile autism）。1944年德国儿科医生阿斯伯格（Hans Asperger）发表关于儿童自闭型人格障碍的论文，对儿童自闭型人格障碍进行了概括并提出治疗建议。康纳和阿斯伯格对儿童自闭症的描述，成为人们后来了解这种精神障碍的基础，阿斯伯格综合征有相当一段时间成了自闭症的代名词。

在病因诊断方面，由于受当时盛行的精神分析理论的影响，包括康纳在内的大多数人都错误地认为自闭症是一种情感性而非躯体性的障碍，是父母冷漠的抚养方式导致了该疾病。"冰箱母亲"的理论盛行一时。20世纪六七十年代，随着对大脑发挥功能的方式及可能出现问题的知识的积累，人们逐渐清楚了自闭症是一种躯体性的，与父母抚育方式无任何关联的发育障碍。但是即使是现在，人们也没有彻底明白自闭症的发病原因和机制，更倾向于"一病多因"。自闭症患者主要存在非典型性认知特征，如社会认知和社会知觉功能受损、执行功能障碍以及非典型性感知和信息处理。造成这些特征的基础是系统水平的非典型性神经发育。遗传与发育的早期环境因素相结合，在自闭症的病因中发挥了关键作用。目前，学术界对自闭症的认知机制有五种比较有影响力的理论：中央聚合能力缺陷理论，执行功能理论，心智理论，极端脑理论，强烈世界理论。

随着时代的发展，人们对自闭症的认识不断深入。在2013年颁布的第五版美国《精神障碍诊断与统计手册》（DSM-5）中，DSM-IV中自闭症的三个临床诊断范围变为两个：①社交沟通及社会互动上的困难（原来单独列出的沟通及社交行为上的困难被认为是无法分开讨论的，所以合并成单一症状来进行诊断及描述，再结合环境及情境的因素进行诊断）；②固定的兴趣及重复的行为。由于自闭症个体的严重程度、发育水平及生理年龄会存在很大的差异，所以DSM-5中已经不再定义自闭症的各亚型，以前分组中包括的阿斯伯格综合征、未分类的广泛性发育障碍（PDD-NOS）、儿童瓦解性障碍、一般自闭症类诊断都融合为自闭症谱系障碍。另外，自闭症儿童治疗领域的医务人员习惯以韦氏智商70为界限，将自闭症划分为高功能自闭症和低功能自闭症。

在自闭症治疗的临床实践中，多数自闭症儿童是因其父母或其他教养人，发现儿童存在语言障碍或其他个别特性与正常儿童有差异而就诊的。他们往往存在着感统失调、发育迟滞等共同症状，早期不容易被识别。随着临床经验的积累和社会上对自闭症的宣传，自闭症的诊断越来越精确，筛出率也逐步提高，诊断年龄也大大提前，越来越有利于患儿早期康复。

虽然在1～2岁时自闭症幼儿有一些特殊的行为表现，但是目前的诊断年龄通常为3岁。虽然3岁前不容易做出诊断，不过尽早诊断有助于自闭症儿童尽早接受相应的干预，且干预的效果和预后更好。美国儿科学会（2007）建议在幼儿18个月和24个月时进行自闭症的筛查。常用的自闭症初级筛查工具有幼儿自闭症筛查表（CHAT-23）、第一阶段的广泛发育障碍筛查量表（PDDST-II Stage 1）、自闭症特质早期筛查表（ESAT）等。经过初级水平的筛查后，进一步的鉴别筛查工具主要有自闭症行为量表（ABC）、两岁期自闭症筛查工具（STAT）、婴幼儿自闭症特质筛查问卷（BISCUIT）等。需要声明的是，所列量表请勿滥用以及自行诊断评估，需要寻求专业的医护人员、评定机构进行测查。而且这些诊断评估工具，即便是DSM系统，不管是DSM-IV还是DSM-5，都没有为我们提供帮助自闭症患儿的指导意见，也就是说，即使读了也不知道该如何帮助自闭症患儿，不能有效指导我们实施干预。

二、箱庭疗法治疗自闭症的原理

任何一种身心发展障碍，都会涉及儿童的心理健康问题。自闭症原本不属于心理疾病，而面对超越自身承受能力的环境压力，又因为意识和自我水平低下以及语言和沟通能力损害而导致的沟通障碍，加之自我调控能力有限等原因，自闭症儿童的心理问题就成了他们的核心症状。

箱庭疗法作为表达性心理治疗的模式之一，具有形象生动、绕过语言障碍的特点，契合了自闭症儿童的视觉思维特点。我们期待自闭症儿童借由箱庭制作，借由治疗者营造的温暖、安全与自由的心理空间，宣泄情绪，体验创造的快乐，激发自身潜能，寻求与外界的联通感，体验创造的乐趣，从而产生积极的心理体验，整合身心，突破自闭屏障，接近或者进入正常的发展轨道。

心理临床上，很多自闭症儿童的家长是在走投无路的情况下才向箱庭疗法寻求帮助的。这一来源于儿童游戏的心理咨询与治疗方法，在其治疗形式和治疗效果上受到了广大自闭症儿童家长的欢迎，似乎为自闭症治疗带来了一缕曙光，而实际上我们也是在"摸着石头过河"的情况下开展工作的。

箱庭疗法作为一种游戏治疗，以超越言语的方式克服自闭症儿童的言语障碍，以模拟情境促进其心理理论的形成，以自然教学原理强调其主动自立和自控能力的培养，激发其想象力、创造力，拓展其兴趣领域，从而为自闭症儿童的康复提供了可能性（陈顺森，2010）。

（一）促进自闭症儿童心理能量的调节和流动

何长珠教授认为，但凡有效的心理咨询与治疗，其意义当包括以下两点：一是放松受压抑的情绪，以解除焦虑、紧张、愤怒、害怕、攻击等负面的情感体验；二是在这一恢复平衡的过程中，原先处理问题的模式重新得到思考与整理，因而产生了新的学习结果。

箱庭是一种假设性的游戏活动，可以缓和儿童情绪方面的困扰。箱庭疗法使用的材料通常是具有想象和表达功能的各种素材，借由箱庭游戏隐喻、象征的方式以及通过与治疗者的互动，儿童可以体验到情绪的表达和冲动的转移，同时也可能降低其麻烦事件发生的可能。训练有素的箱庭治疗者知道如何帮助儿童用游戏来表达自己的情感、想法、体验及行为，也能有效地通过其箱庭作品解读其内心世界。儿童借助自由选择的玩具和扮演活动，达到治疗上的宣泄、支持和重构的结果。游戏时，他们在内在自我资源中找出能融入其人格的一些技巧和沟通模式。让儿童玩出他们的经验及感觉，这是儿童能够参与的最自然的自我疗愈过程。

自闭症儿童一般有多动、自我刺激、莫名的情绪发作等症状。如果从儿童游戏功能里的"剩余能量学说"的角度看，自闭症儿童囿于自身局限，无法把自身能量通过正常的渠道消耗掉，剩余能量的存积会形成机体的压力，从而成为问题行为的源头。

箱庭有别于一般游戏之处在于其特有媒介的作用——沙子的作用。沙对儿童而言相当具有吸引力，几乎在他们意识到要玩沙之前，他们的手早已伸进沙堆里去了。除了可以尽快地把儿童引入游戏状态，操作沙子对儿童身心能量的调节作用几乎是无法替代的。我们经常看到自闭症儿童在沙箱内大幅度地推、摸沙子，如同鱼儿遇见了水一样欢快。此时，他们对治疗者的阻抗也会下降，和他们一起尽情地玩沙是治疗者介入自闭儿世界的切入口。当治疗者与自闭症儿童互动的时候，就会有共同关注的形成，使情感的共享变得容易。

在箱庭制作过程中，来访者很容易将个人的困扰投射到沙箱里并形成箱庭故事。对自闭症儿童来说，他们几乎无法用言语准确表达自己，他们最初的箱庭作品也可能无法做到有结构、有秩序，这也投射出了他们心理的混乱状态。但是随着治疗进程的推进，他们的箱庭作品也似乎隐约告诉我们将来可能呈现出来的秩序、沟通以及自我的确立。伴随着箱庭治疗的继续，自闭症儿童就可能会逐渐像普通儿童一样，开始把玩具想象为现实物体，把沙子想象成大地或者实物，也慢慢学会用水进行表征，甚至在沙箱里表现出山川、河流、庭院、隧道等各式各样的情境，箱庭中如同上演着生动的剧情。来访者自由使用沙子，将看中的玩具拿到沙箱中形成一个小世界，就有可能经由"混乱—挣扎—解决"（Allan & Berry，1987），处理其内心的困扰，使其内在的能量重新得到协调。

（二）超越言语的游戏方式，克服言语障碍

言语障碍往往是自闭症儿童最让父母着急的问题，克服语言障碍也成为很多家长希望达到的治疗目标。然而，言语的发展有赖于概念的发展，只有通过概念形成并在多个概念间形成联结，最终才可能形成恰当的语法，个体才具备流畅的语言和对话能力。

箱庭疗法是一种生动形象的超越言语障碍的心理咨询与治疗方式，特别适合于言语能力还未充分发展的幼儿或言语能力障碍者。在箱庭治疗中，各种各样生动形象的玩具模型都是具体事物概念的实物化表征，游戏本身还会涉及时间、空间、因果乃至情绪体验等概念。当自闭症儿童从玩具架上选择自己感兴趣的玩具模型并将其摆放到沙箱中时，治疗者有时也可以用有声语言向其说明该玩具模型的名称、颜色等相关信息。这种伴随动作而发的言语刺激使得自闭症儿童的内部语言一直处于活跃状态。在自由、受保护的空间里，玩具模型等箱庭设施都成为生动的言语刺激，触摸、选用玩具以及玩沙的活动有利于自闭症儿童的概念发展。

更重要的是，箱庭中玩具模型还提供了概念间建立联结的各种可能性。随着对玩具模型所代表的概念、功能的熟悉，自闭症儿童可能慢慢地发展出在两个乃至多个玩具模型间建立联结的能力，或者通过动手操作看到不同用途的玩具是如何发挥作用的，并且开始理

解行为是如何改变结果的。这就在其内部言语系统形成过程中进行了词组的表达。当他们能够使用某些玩具模型建立一系列的动作或关系时，其内部语言也就开始了句子、语段的表达。

箱庭游戏使自闭症儿童懂得不同玩具代表生活中的不同物体。运用象征性玩具还可以帮助他们了解真实的生活世界，学会如何与周围环境进行交流。箱庭游戏在互动中帮助自闭症儿童逐渐掌握言语交流的技巧，如过家家、赛车游戏等。在箱庭游戏过程中，自闭症儿童的概念、关系、语法渐次形成，语言能力也将获得较大发展。更重要的是，相对于其他训练方法，箱庭游戏更容易被儿童接受，儿童感觉不到学习、强化训练的压力，对来自治疗者的言语信息的阻抗也将减弱，使箱庭疗法容易进入自闭症儿童的生活并得以长期坚持。另外，已经得到公认的是，自闭症儿童的思维模式是直观具体的，而箱庭作品是有形可见的。即使对语言理解有困难的自闭症儿童，他们可能无法听懂治疗者的语言鼓励，但是仍然可以从自己的作品中体验到可见、具体的成就感。这可以帮助他们确认行为和后果之间的因果关系以及对外界事物的关联感和掌控感，促进其问题解决能力的发展。这些因素无疑是进一步探索世界的前提。

如果我们读过著名的自闭症成功人士天宝·格兰丁（Temple Grandin）的作品，就能体会自闭症儿童对视觉的依赖，而从她描述的在搭建作品过程中产生的诸多成就感，我们就自然能对自闭症儿童在箱庭制作过程中的积极体验感同身受。这也正是箱庭治疗能够激发自闭症儿童对外界人和物的探索动机，产生积极治疗效果的一个原因。箱庭疗法顺应自闭症儿童的具体形象思维，他们可以通过箱庭玩具进行搭建和创造，使用有形的成就来建立自信心和自尊心，体验生命的快乐，促进其自我意识的形成和发展。

（三）促进儿童心理理论的形成

我们知道，自闭症儿童的核心问题是沟通障碍和社会性的缺失。这是因为心理理论的缺失使自闭症儿童在与人交往过程中难以正确理解对方的意图和心理状态并做出恰当的反应。特别是在复杂、难以协调的社会环境中，自闭症儿童无法预测和明白他人的行为，难以理解复杂的社会交往规则，无法维护社会交往中的互惠行为。由于心理理论的缺失，自闭症儿童的游戏行为有的只局限于简单的操作，游戏质量较低，缺乏自发的假装游戏和社会性模仿游戏，象征性游戏能力差。反过来，这种游戏能力的缺失，使自闭症儿童不能像普通儿童那样在游戏中发展相应的理解能力和模仿能力，从而影响了其心理理论的发展。

箱庭疗法是一种象征性的游戏治疗方法。个体在箱庭中建构的世界是对现实世界的模拟。因此，在箱庭疗法中，自闭症儿童进行的其实就是一种象征性游戏能力的训练，以治疗者协助自闭儿发展共同注意的兴趣和能力为起点，形成必要的符号表征能力，寻找恰当的契机，促进他们的语言、社会认知、社会交往等各种复杂能力的发展。

如果说自闭症儿童对这个世界（无论对环境中的人还是物）的体验多数是不愉快的或危险的，这些不舒服的感觉会导致他们本能地退缩或封闭在自己的世界之中。通过箱庭这种模拟游戏，首先是触摸和玩弄沙子，可以释放他们的不良情绪，接着是治疗者正确地引导和介入，使其在一种尊重、被包容和被爱的气氛中渐渐感受到与人交流的乐趣，逐步从自我封闭的世界中走出来。

另外，我们知道，自闭症儿童的意识水平低下，他们的诸多行为处于无意识状态或对自己的行为缺乏足够的关注，如自语、重复、自我刺激、多动以及自我中心等，所以，治疗者应该像一面镜子，及时给予他们反馈，引导他们关注自身的感受以及行为，在互动中关注他人的感受以及行为，意识到自己此时此地的行为以及对别人的影响，逐渐建立自身行为与外界反应的因果联系。治疗者通过象征性游戏技能训练，帮助他们学习和练习假装、模仿行为，通过角色的调换、扮演，让他们可以学习站在他人角度来思考，体验他人可能产生的心理状态，发展理解他人期望、想法的能力，更好地区分自身和他人、内心世界和外在现实，促进其认知水平与自我意识的发展，从而理解社会文化，遵守社会规则，成为真正的社会人。

（四）为自闭症儿童的自立与自控提供发展可能

在当前的自闭症治疗方法体系中，传统教法，如应用行为分析，在帮助自闭症儿童学得具体技能方面功不可没，自然教法则以提升自闭症儿童的主体性和行为的自然性而独树一帜（黄伟合，2003）。

箱庭疗法强调无为而化的理念，不像传统教法那样由治疗者或训练者设定训练框架，而是主张由自闭症儿童运用玩具模型在沙箱里进行自发的表现，训练结构松散，体现了游戏的寓教于乐的特点。在传统的训练中，由于训练强度通常较大，自闭症儿童对不感兴趣的训练项目可能表现出逆反、阻抗，影响治疗关系并可能直接导致训练低效。另外，传统教法以训练者的直接干预为主，尽量防止孩子的精力分散，而箱庭疗法与其他自然教法一样，训练者或治疗者的干预是间接的，在箱庭室里，孩子有选择活动的充分自由。传统教法根据行为主义的学习原理，一般由训练者决定刺激项目，发送重复指令直至孩子学会规定的动作为止，而在箱庭治疗中，孩子想选择什么玩具模型是自己决定的，训练者根据孩子的选择也可以重复物品名称或重复指令，当孩子不理会这些指令时，训练者则灵活地变化不同的指令。

在箱庭治疗过程中，治疗者与自闭症儿童的关系是一种临时的自然关系，双方进行的是一种自然合作的玩耍活动，这些活动本身就是儿童自己想要的项目。箱庭疗法更强调将孩子在箱庭游戏中的行为本身作为该行为的奖励。由于箱庭疗法是一种心理的自发性表现，所以在箱庭游戏全过程中，自闭症儿童的自我管理能力得到了培养，独立能力也得到了充分尊重。总之，我们认为箱庭疗法可以提升自闭症儿童行为的主体性、自然性，可以增强自闭症儿童学习的动力，减少抵触行为等。

（五）激发想象力、创造力，拓展兴趣领域

自闭症儿童的兴趣异常狭窄，行为刻板执着。自闭症儿童一般没有丰富的内心想象世界，他们的问题之一恰恰是缺乏想象力（黄伟合，2003）。玩是孩子的天性，玩具更是孩子的最爱，沙子则是天然的玩具。只是自闭症儿童对玩具的兴趣和爱好不仅狭窄，而且表现出与一般孩子的不同。自闭症儿童喜欢单一类型的玩具，这本身就是一种兴趣狭窄、行为刻板的表现。自闭症儿童的父母往往为了满足孩子的这种单一的兴趣、爱好，只购买孩子喜欢的玩具，任凭孩子执着于刻板活动，却没有思考如何在僵化的兴趣点上延伸想象力、创造力，拓展兴趣领域，这也强化了孩子的异常偏好。

兴趣是儿童最好的教师。许多训练机构支持自闭症儿童的父母培养孩子广泛的兴趣、爱好，这确实对自闭症儿童的发展有益，但必须顾及孩子的感受和喜好，不要造成他们厌学，这也正是传统教法面临的最大难题。

箱庭疗法与传统教法的不同就在于箱庭疗法的玩具模型形式多样，既有自闭症儿童感兴趣的玩具，如汽车、圆珠子等圆形或可转动的玩具，也有大量现实生活中常见的缩微模拟，以生动的形象刺激着自闭症儿童的知觉，这为训练提供了充足的素材，也为激发自闭症儿童的兴趣、创造力提供了可能性。例如，自闭症儿童喜欢玩汽车，我们就可以充分利用这个兴趣点，用不同颜色的汽车来教他们区分颜色，也可以用汽车帮忙区分常见的物品，还可以将自闭症儿童不感兴趣的某些玩具模型装进其感兴趣的汽车里，这不但能吸引他们的注意力，也能让他们愿意通过这样的方式去学习，在学习的过程中寻找到快乐，以温和、非强迫的形式拓展他们的兴趣领域。这样的学习不仅使他们的认知能力得到发展，又能提高他们与人交流、配合的能力。所以，我们认为箱庭疗法有利于丰富自闭症儿童的想象力、创造力和其内心世界，乃至发挥他们独特的智慧，治疗者也能通过对自闭症儿童前后系列箱庭作品的对比，洞察其内心世界逐渐生动、丰富、流畅的发展过程。

（六）促进自闭症儿童的认知发展

箱庭疗法的治疗者因为其社会人本身的精神参与，可以促进儿童自我意识的形成和发展。自闭症作为一种广泛性的发育障碍，无论是认知发展的问题还是社会性的问题，归根结底似乎是某个渐进步骤的缺失，所以我们可以就外在的动机和能力对自闭症儿童的退缩、刻板等行为模式进行探讨。

由于自闭症儿童天生感觉异常，适应环境变化的能力差，大密度的康复训练使他们积累了太多失败的经验，从而导致探索动机低下。再加上自闭症儿童普遍存在多动、注

意力短暂等问题，导致他们的探索不能够系统和深入，甚至在游戏时也往往半途而废，导致游戏还未成型和发展就出现了注意力涣散，影响了他们的思维连贯性和想象力的发挥。

箱庭治疗者需要在自闭症儿童的游戏发展过程中起到引导、衔接和补救的作用。母子一体性的治疗关系促使他们完全可以像婴儿一样，从感觉运动阶段重新积累经验。治疗者充满尊重的及时介入和社会兴趣的唤起，力图使他们对自身、对他人甚至是对物的探索，都能够自由、安全、自然地进行。如果自闭症儿童能及时得到强化和维系，使他们积累足够的经验，体验正性的情感，那么他们就会力图克服发育障碍造成的累积性病理伤害。

三、自闭症儿童箱庭游戏的特征

随着箱庭疗法越来越多地应用到自闭症的治疗领域，我们发现了这一治疗方法在不同治疗个案中的共同点和差异。自闭症儿童的很多症状会出现在治疗过程中，也会直接反映在箱庭作品中。尽管有些自闭症儿童做完一次箱庭治疗后留下的很难称为一个作品，但是我们仍然满怀感恩地将其拍成照片，也还是感觉到有一些特点愿意与各位分享。

（一）自闭症儿童在箱庭游戏中的表现

自闭症儿童的行为刻板、限制、重复，必然在箱庭治疗中重现。自闭症儿童的箱庭制作过程及其作品表现有着极大的个体差异，这就导致我们很难做一个非常严格的特征概括。自闭症儿童的箱庭作品往往在同一个维度上出现完全相反的情况。但是，与普通儿童的箱庭作品相比较，他们的箱庭作品仍然表现出某些共同之处，如游戏质量低下、探索模式低级、缺乏物物连接和以物代物的象征、想象力贫乏以及社会性内容较少等。笔者把自闭症儿童的箱庭作品的病理指标分为贫乏、重复、混乱、限制等。

1. 贫乏

贫乏表现为玩具的数量少、种类少、玩法少、主题少、人物类玩具少，自我像不出现。上述指标出现其中某一项或者几项即为贫乏的模式。

在某种程度上，自闭症儿童功能程度的划分与其箱庭作品内玩具的数量和种类成正比，即自闭症程度越高的儿童在沙箱里使用越少、越单一的玩具（图3–1）。看起来，箱庭内玩具数量能够在某种程度上反映自闭症儿童内心世界的丰富程度。使用的人物类玩具少是他们箱庭作品的共同特征，这与自闭症儿童由社会交流障碍而造成的社会经验贫乏显然是高度相关的。即使是高功能自闭症儿童能制作出的结构性的箱庭场景，有时也会表现与我们上面谈到的特点恰恰相反的情况（图3–2、图3–3）。

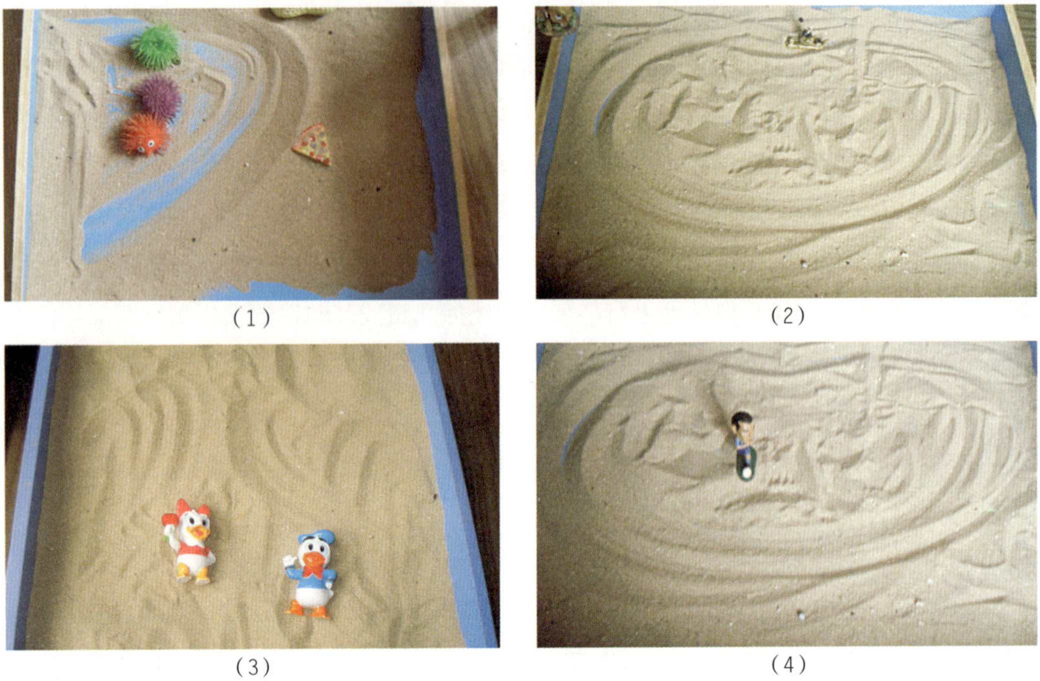

（1）

（2）

（3）

（4）

图3-1　自闭症儿童在沙箱里倾向于使用单一的玩具

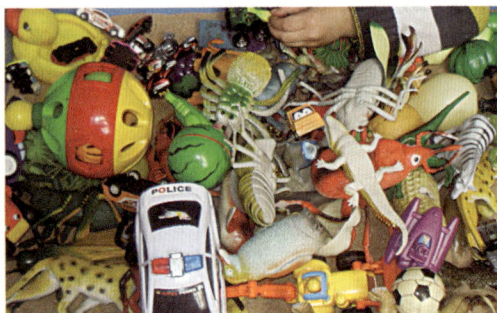

图3-2　沙箱里玩具爆满

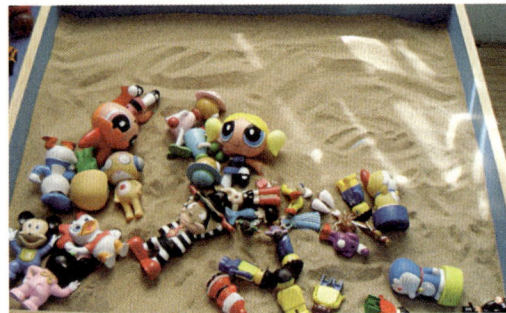

图3-3　沙箱里都是人物

2. 重复

与经验贫乏相辅相成的是自闭症儿童玩法的重复，如固着于某一个、某一类玩具或某一种玩法，不断地重复探索。

积累体验本来是儿童探索世界和认知发展的正常模式，在低龄普通儿童身上我们都很容易观察到类似的重复现象。但是，他们可以很快地跨越这个阶段，进入更高级的探索模式阶段。自闭症儿童似乎不能很好地储存或者加工这些经验，因而停滞在这一阶段上。熟悉的体验容易让他们产生安全感，所以必须在尊重和理解的前提下，很好地保护和利用自闭症儿童重复玩法带来的安全感，并在此基础上引进和丰富游戏内容。治疗者在适当的时候示范新玩具和新玩法是十分必要的。而当他们掌握一种新的玩法后，又会经历一个反复重复的阶段，治疗者要循序渐进地引导和示范。

3. 混乱

混乱是指箱庭作品无结构，各种玩具无选择地乱扔，玩具位置无挑选地乱放或者仅仅出现某一部分的结构（图3-4）。

在一般的意义上，混乱可能与两个心理因素有关。其一，是反映了自闭症儿童心理操作能力的不足，他们还无法组织一个有结构的箱庭作品，这和他们认知水平较低有关；其二，当一个高功能的自闭症儿童的箱庭作品也体现出明显的混乱特征的时候，可能反映了他们当下的心理紊乱和某种难以言说的情绪困扰。

4. 限制

与混乱相反，某些自闭症儿童的箱庭制作过程体现了严重的刻板和限制以及极端的秩序感（图3-5）。

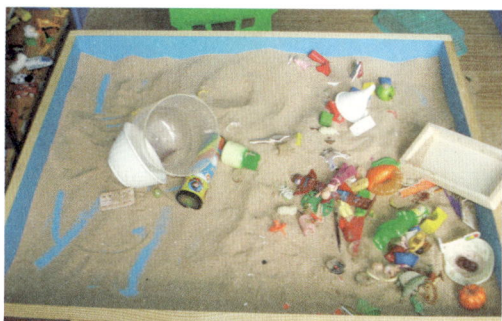

（1）　　　　　　　　　　　　　　　（2）

图3-4　散乱无序的玩具

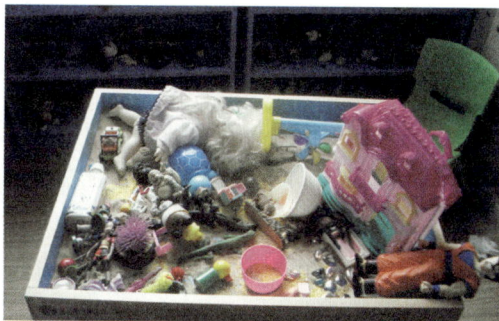

（1）　　　　　　　　　　　　　　　（2）

图3-5　排列整齐的玩具

自闭症儿童往往严格地只选择某个或某类玩具，严格地按某种顺序排列玩具，甚至是自我恪守固定的治疗地点和时间。刻板和限制行为是自闭症儿童对于掌控感和确定性的合理需求。虽然他们的这种行为是一种固着，治疗者不应该粗暴地改变或者打断，但是在给予尊重和理解的基础上，应寻求合适的时机，渐进地促进固着行为自然地、低威胁地改变，这是对治疗者的考验。

　　大多数自闭症儿童因为对箱庭游戏的喜爱，能够容忍一些改变并控制自己的情绪冲动。例如，一个自闭症儿童对于地点和路线严重刻板。为了克服这一症状，母亲每次来箱庭室的时候故意改变路线。患儿一开始哭闹，但是母亲不断告知是去玩箱庭，患儿便逐渐能容忍路线的改变。在治疗室内，有的自闭症儿童每次都有近乎仪式性的刻板行为，如只玩形状相同的玩具，进行严格的排列，甚至把治疗者完全排除在外，推治疗者固定于座位，禁止靠近等。如果治疗者能静默地陪伴，让他感到安全后再慢慢尝试接近，会加速咨询关系的建立。或者可以多次投其所好地事先找出他想要而找不到的玩具，他慢慢地开始接纳治疗者，允许治疗者帮助他按照自己的顺序摆上原本要摆的玩具，直至能够在他的掌控下与治疗者轮流摆玩具，从而很好地建立了合作关系。这样最终的治疗效果也会让治疗者和家长感到非常欣喜。

　　5. 创伤

　　某些自闭症儿童的箱庭作品中存在比同龄孩子更多的外形恐怖的动物（图3-6），并且常常充斥倒置、毁灭、搏斗、吞噬和死亡等主题（图3-7）。这可能与他们时常感受到环境的压力，存在较多的负面心理体验有关。而令我们惊奇的是，多数自闭症儿童表达恐惧的方式与普通儿童非常相似，这是否也说明他们的后天认知有一定的损害，但是仍然有着相对完整的集体无意识？

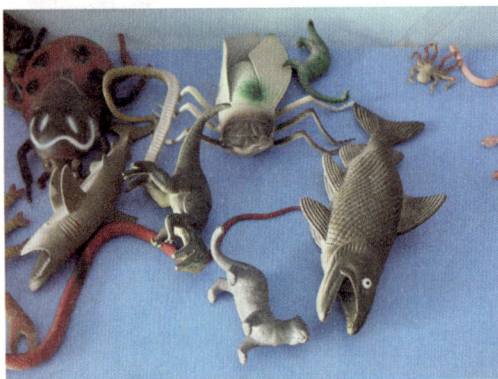

图3-6　外形恐怖的动物

图3-7　毁灭与死亡的主题

　　6. 社会性体验与现实感的缺失

　　尽管普通儿童的游戏有较多的想象，但是他们经常在箱庭游戏过程中再现日常生活内容，或者利用假想游戏来表现自己的现实社会生活，如一家人出游、过生日、去吃饭等。此过程中也较多地体现了人际关系内容、家庭成员的合作冲突等。在良好治疗关系的前提下，他们热衷于与治疗者互动，也愿意与治疗者分享他们在日常生活中的感受，从而较快地达到疗愈的目的。

　　有的高功能自闭症儿童能在箱庭里完成结构完整的场面，但是较少与现实有明显的联系，这与他们对外在关注的缺失，与现实的关联薄弱有关。即使偶尔在游戏中表现其日常生活场景，也很少使用带有情绪描述的语言，这与他们语言能力的局限和对自身情绪缺乏清晰的认知有关。他们即使在游戏中不停地说话，也仅限于仿说或者自言自语，与当前游戏以及治疗者没有太多相关。这就导致在治疗初期，自闭症儿童无法像普通儿童一样较快地通过这些虚拟游戏达到处理内心冲突的目的。

对于这样的自闭症儿童，我们可以尝试用再现生活情节的办法，来加强他们的现实感。例如，鼓励他们摆出自己过生日时的场景，帮助他们表达自己的感受或者揣测别人可能的感受等，从而达到促进他们社会性发展的目的。这种社会性的差异也表现在自闭症儿童箱庭作品的性别差异上。随着年龄的增长，普通儿童喜爱的玩具种类和游戏模式会慢慢出现明显的性别差异。自闭症儿童这种游戏的性别分化远远低于同龄的普通儿童。图3-8是一个自闭症女孩制作的箱庭，图3-9是一个自闭症男孩制作的箱庭，这在一定程度上说明他们对自我性别认知发展的滞后。

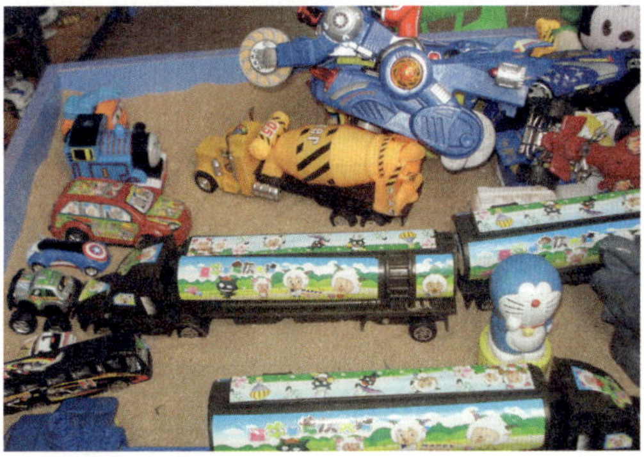

图3-8　一个自闭症女孩的作品 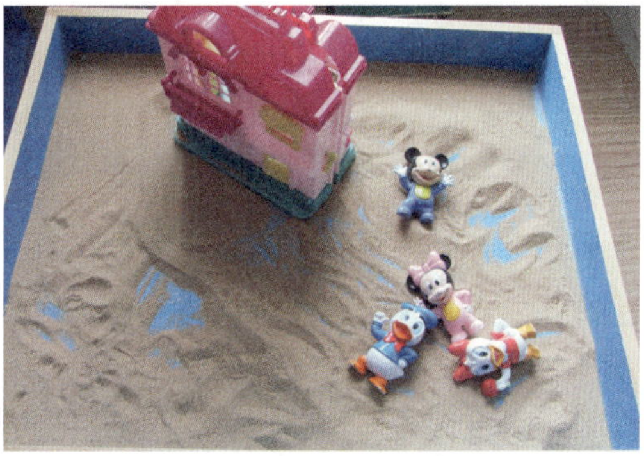　　　　　图3-9　一个自闭症男孩的作品

我们在箱庭游戏过程中可以有意识地用人物玩具反复地教授、提醒、强化自闭症儿童对性别的认知。一个对自身性别认知模糊的自闭症儿童，在每一次游戏中拿到人物玩具时，治疗者都引导其确认是男生还是女生，将来做爸爸还是妈妈。反复地确认以后，儿童的性别认知会逐渐明确。当然，其他类型的认知引导在自闭症箱庭治疗中也是很普遍的。

7．指代和象征能力的缺失，想象力及注意力的缺乏

相对于普通儿童，自闭症儿童物物联结、以物代物、以物代人、以人代人等能力明显低下。普通儿童会把沙子塑形成他们口中的小山、河道，一会儿拿一块木棒当枪用，一会儿拿箱庭里的小人偶当作自己的爸爸妈妈，一些小动物也容易被拟人化，重演他们在现实生活里的情节和感受、卡通片里的故事片段等，而且他们也会想象一些自己希望实现的生活。

自闭症儿童的箱庭游戏也会有类似内容，但是质和量明显低于儿童，而且热衷于重复简单的操作。而且当他们刚刚发展出一个场景的时候，注意力就开始转移，很难维持这一种持续的情节发展。尽管普通儿童也有注意力短暂、游戏主题容易转换的特点，但是他们

即使制作短小的游戏，过程也大多结构完整，而且不影响他们丰富的想象力的发挥。但是，自闭症儿童大多在情节的完整性上存在问题，丰富的想象当然愈加缺乏。

（二）自闭症儿童箱庭治疗中沙子和水的使用

沙子是箱庭治疗中必不可少的媒介。玩沙给人们提供了一个自由、释放和受保护的空间。自闭症儿童因为普遍存在感知觉异常，他们在开始阶段要么表现为极度敏感，不敢动沙子，始终用嘴吹沙子或者用玩具推开沙子，要么表现为极度喜爱，反复地摩挲沙子或者一定要往身上撒沙子，有的甚至坐在沙箱内不愿离去。有相当数量的自闭症儿童在治疗的开始阶段喜欢吃沙子，这可能与他们固着于用嘴探索的心理发展阶段有关。这种情况我们试着用小米等代替沙子，结果孩子就不吃小米，而当换成沙子的时候，这些孩子还是要吃沙子。

对喜爱沙子的自闭症儿童，治疗者可以借由与沙子的接触、玩弄、流动来调动他们某些缺失的感觉，而堆沙、塑形可以让自闭症儿童比较容易地获得成就感。与自闭症儿童一起玩沙可能是治疗者与他们建立沟通关系时最容易切入的时机。有趣的是，随着治疗的深入，原本极端抗拒沙子的触觉敏感型的自闭症儿童，当他们在治疗者的耐心引导下不再惧怕动沙而且找到了玩沙的乐趣的时候，他们在箱庭外的触觉敏感问题会得到很好的改善，例如，一个个案在箱庭内克服了对沙子的恐惧后，其对人群拥挤的恐惧也得到了奇迹般的改善。我们可以体会，一个对别人的无意碰撞都无法忍受的人，与别人建立安全、自由的有效关系是一件多么不容易的事。他们通过接触沙子来降低触觉敏感程度，慢慢走出强大的防御屏障，实现与外界的有效联结。

自闭症儿童使用沙子的方式是撒沙、搅和（水和沙子或沙子和小米等）、塑形、掩埋，甚至是当作米饭和水等。一般低功能自闭症儿童只限于撒沙、搅和，较少出现塑形和掩埋，中、高功能自闭症儿童可能上述方式都出现。

水给自闭症儿童一种轻松感、包容感和满足感并引发其想象，这一点水与沙子的功用可能是类似的。在自闭症儿童的箱庭治疗过程中，玩水和玩沙一样可以起到减弱防御和固着的作用，而且水还有消解的作用。沙水的混合给被治疗者以混沌的感觉，就像宇宙和生命形成之初。掺了水的沙子更容易塑形，做成山川、隧道、桥梁以及动植物等，可以充分地帮助自闭症儿童表达内心和发挥想象力。在治疗者未提供水的情况下，自闭症儿童主动提出要水可能是其内心潜能被激发的表现。但是，对沙子和水过于喜爱和沉迷，很可能影响自闭症儿童对玩具以及治疗者的关注。对于是否提供水、什么时候提供水、什么时候取消用水，源于治疗者的主观判断。水的使用要谨慎，因人而异，对低功能自闭症儿童和强攻击性的自闭症儿童笔者不建议提供水，否则将会把治疗室弄得乱七八糟而使我们乃至家长不知所措。

（三）自闭症儿童箱庭治疗中的规则与界限

自闭症儿童表现出很强的自我中心，对规则的理解能力差。他们往往听不懂指导语，在规定时间到了后不愿意离开箱庭室，或者治疗开始前不能等待。还有的儿童对时间概念刻板地表现为到时间不用治疗者提醒就自行离开。在游戏过程中，他们没有把玩具放在沙箱内的意识或者对沙箱没有明确的界限感（图3-10）。这些需要治疗者进行具体、明确的引导。

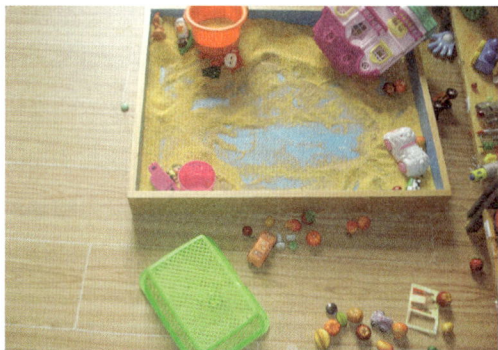

图3-10　有些自闭症儿童对沙箱缺乏界限感

虽然箱庭治疗的原则是使自闭症儿童能够在限制最少的前提下自由地游戏，但这并不意味着治疗者要在箱庭室内放任自闭症儿童的问题行为，如毁坏玩具、乱扔玩具、自伤、攻击治疗者或者小伙伴等。特别是对语言理解能力低下的自闭症儿童，事先对规则的讲解可能是无效的，需要在问题行为出现的时候进行具体而明确的制止。这可以让自闭症儿童知道哪些行为是不被允许的，并且与箱庭室外的行为标准基本保持一致。

（四）自闭症儿童的认知功能水平与箱庭作品的关系

虽然笔者不是很赞同把箱庭作为评估的工具，但是在实践中，自闭症儿童的箱庭作品与其认知功能水平还是表现出相当的相关性。

周念丽（2010）在其开发的本土化自闭症评估体系中加入了箱庭评估这个维度。我们在实际的箱庭治疗中发现，高功能自闭症儿童不仅可以创作出结构性强、整合性好的箱庭作品，而且可以有明确的主题和自我像，甚至可以完整而清晰地与治疗者分享自己的箱庭作品（图3-11）。但是，低功能自闭症儿童的作品结构性不强，往往很难形成一个完整的场景（图3-12），即使完成一个作品，也无法用语言和治疗者分享。

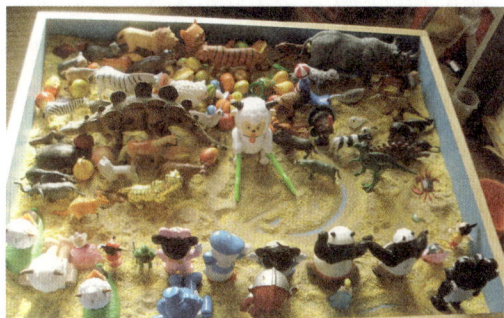

图3-11　高功能自闭症儿童的作品

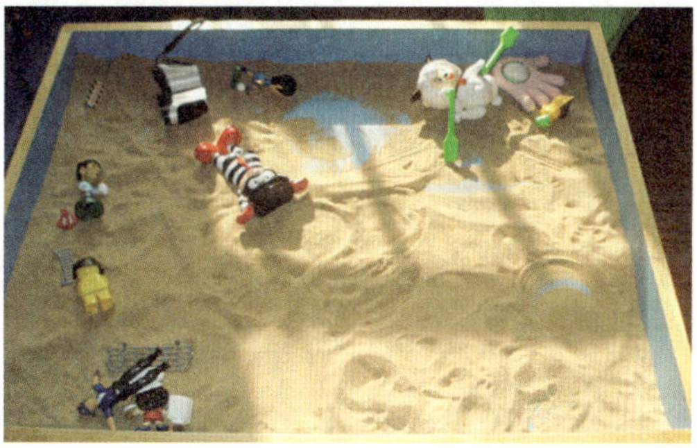

图3-12　低功能自闭症儿童的作品

四、箱庭疗法治疗自闭症的疗效

与经验的纳入和加工能力相对应的是，自闭症儿童箱庭治疗的疗效也是大体上与其认知功能的高低呈正相关的。自闭症儿童个体差异也导致箱庭疗法对个体的疗效差异极大。箱庭疗法对那些内部语言丰富但是不能很好地进行语言表达的儿童，似乎最容易促进他们各方面的发展，而对非常多动的低功能自闭症儿童，他们的箱庭作品的表现在很长时间内都无太大改进，尽管他们的家长报告箱庭治疗在调节孩子情绪方面提供了切实的帮助。在箱庭治疗初期，多数家长会报告儿童情绪改善明显，自伤以及多动行为减少，后期才会报告儿童认知与社会性的提高。

箱庭治疗在自闭症儿童感知觉发展、安全感、情绪障碍、注意力等方面都有所帮助，而这些都是认知发展与社会化进程中不可或缺的因素。尽管自闭儿有着种种能力的缺失，箱庭治疗仍然着力于自闭儿潜能的开发和内在智慧的唤醒。

当然我们也发现，实际上接受箱庭治疗的部分自闭症儿童的治疗效果并不明显，箱庭治疗没有把这些星星的孩子治疗成普通儿童，尽管我们本来也知道这是我们治疗者的妄想。但是，箱庭治疗以及整个康复体系的目标，原本就不应该是通过治疗促使他们与普通孩子毫无二致。我们应该倡导尊重差异，把自闭症在一定程度上视为一种比较特别的思维和行为模式，从而接纳这些对一般人而言是特殊群体的儿童或者成人。

五、箱庭疗法治疗自闭症儿童的注意事项

（一）治疗中的安全问题

箱庭治疗作为针对特殊儿童尤其是自闭症儿童的心理治疗，安全问题是第一位的。自闭症儿童大多多动而且缺乏安全意识，他们喜欢爬高、转圈、撒沙，对治疗室内的物理环境的要求很高。桌子的棱角，开着的窗户，撒在地上的沙子，都可能是潜在的危险因素。多数自闭症儿童保留着幼稚的探索世界模式，他们喜欢某些感官刺激，喜欢用嘴探索，所以小型、尖锐，可以吞下的玩具在某些自闭症儿童的箱庭治疗应该事先藏起来。他们突发的情绪障碍以及突然要开门跑出治疗室的事件经常会发生。

有一个说法：要看一个自闭症专业工作者是否训练有素，就要看他在等自闭症儿童进入房间（治疗室）时的第一个动作是否是关门。虽然这样说有些过于绝对，但是还是提醒治疗者应该有较高的安全保护意识。自闭症儿童对物理环境极其敏感，治疗室内物品的增减、位置的改动或者仅仅是一个灯泡度数的改变，都可能是他们情绪爆发的引线。因此，提供一个稳定的、结构化的治疗环境对自闭症儿童来说是必要的。

自闭症儿童心理上的不安全感不只是来自物理环境的刺激。一个陌生的治疗者本身，

一个不熟悉与自闭症儿童相处之道的治疗者努力和他们尽快建立关系的常规尝试，如亲昵的问候、抚摸等，都会给某些自闭症儿童带来无法表达的威胁和压力。极少数自闭症儿童有攻击行为，所以治疗者自身的安全也是要重视的事情。

（二）治疗关系的确立

自闭症儿童的核心症状是社会性损害。他们往往感情淡漠，与主要的抚养者，如父母，难以建立起良好的依恋关系。他们对人的兴趣低下，似乎缺乏对这个世界的基本信任。因为建立亲密关系的重要因素是身体的接近和眼神的接触，对多数存在触觉敏感和对视恐怖的自闭症儿童来说，这两个条件都先天不足，与自闭症儿童建立理想的治疗关系可能是对治疗者极大的挑战。

一般来说，在普通儿童的心理治疗中，咨访关系建立比较快，而且是双方在心理上的联结，是互动形成的。对自闭症儿童的箱庭治疗中，开始的时候，治疗者可能需要单边地建立和维护治疗关系，而且治疗进程极慢，这就需要治疗者付出更多的心理资源。在建立良好的治疗关系方面，至关重要的是对儿童自闭于自己的世界的无条件尊重和共感理解，学会如何融入自闭症儿童的世界并与其共事共处。

在治疗的最初阶段，几乎所有的自闭症儿童都对治疗者的存在采取一种漠不关心的态度。治疗者感到他们似乎都深深地陷入孤独而又快乐的自闭世界中，双方几乎没有共同注意的连接点。因此，要建立良好的治疗关系，首先要让孩子感到他们在游戏治疗室的自闭活动是得到充分尊重的。孩子在治疗场所能充分获得自闭性快乐，同时又能感知到游戏治疗室对他个人独特的世界毫无侵害、十分安全，进而就会使孩子认识到治疗者的存在对他并不构成威胁。例如，对普通儿童常用的肢体动作，如拍肩等表示亲昵的行为，在某些触觉敏感的自闭症儿童身上可能要非常谨慎地使用。对融入他们独特的世界中，有时候我们要有足够的耐心去等待，而且我们必须严禁在自闭症一般训练中使用对孩子带有强迫性的对视。

在治疗中，对心智发育完善的成人来说，"静默的陪伴"体现了箱庭治疗中对来访者自身和其自我治愈力的信任与尊重，但是对有些自闭症儿童而言，没有任何干扰的玩耍可能是其求之不得的。他们几乎屏蔽掉外界的所有信息，沉迷于自己的世界中。因此，对治疗者来说，我们需要更加有为，主动一些，认识到融入自闭症儿童的世界并与其共事共处是很必要的。儿童的共同注意分为自发性共同注意和被动应答性共同注意。我们要把激发自闭儿自发性共同注意作为建立关系的理想目标，让自己被自闭症儿童纳入他们的经验世界中去。例如，在自闭症儿童沉迷于自得其乐的游戏的时候，治疗者可以与他们玩一些平行游戏，模仿他们独特的游戏模式等，或者给他们的游戏提供某些协助，制造他们的求助机会，都可能慢慢让自闭症儿童注意到治疗者，感受到对他们的尊重和理解，从而把治疗者纳入他们的游戏当中，实现与治疗者心理意义的接触。但是，被动应答性共同注意也不可或缺，毕竟他们需要我们的引导。我们也会常说"你看我在干什么？猜猜我在想什么？箱庭场景中的人在高兴吗？"等话语，提高他们的心理理论水平。要做到没有威胁性的参与和没有压力的学习似乎很难，我们似乎在尊重他们的行为模式和形成互动之间找一个契合点，但是在一个一对一的关系中，总能找到合适的契机。

不管语言能力发展如何的自闭症儿童，要融入他们的世界并不是一件容易的事情，语言和非语言的沟通都非常必要。在对自闭症儿童的箱庭治疗中，语言的运用要因人而异，因为自闭症儿童的语言理解和运用等能力都可能存在着一定的损害。

对于中、高功能的自闭症儿童，语言的沟通可能与普通儿童无异，温暖的语气、夸张的语调、及时对其作品的反应、无条件的积极关注都是很必要的。但是，对他们的谈话和提出的要求都要清晰简明，一些似是而非或者是隐喻性质的表达会让自闭症儿童感到迷惑，对普通儿童而言显得有趣的幽默感也不适用于自闭症儿童，对语言理解有困难的自闭症儿童进行一些行为上的引导可能是很重要的。例如，治疗者可以示范把玩具放到沙箱中，在他们出现禁止行为的时候，直接的动作制止比单纯的语言制止更能让他们明白治疗者的意图。帮忙给自闭症儿童拿够不到的玩具，在他们忘情地玩沙或者倒沙时把沙子推到他们面前等，都是治疗者参与他们的游戏和积极沟通的重要方式。

当然，引导自闭症儿童的自发沟通的兴趣是我们工作的重点与难点。在治疗过程中，治疗者需要保持足够的敏感，接收儿童自发沟通的各种信号，给予应答与强化。随着治疗进程的推进，自闭症儿童的自发沟通会渐渐增多，家长往往会喜极而泣，这也让治疗者感到欣慰。

自闭症儿童箱庭游戏工作的理想进程是：自闭症儿童的单独游戏—双方的平行游戏—双方的互动游戏。治疗者和自闭症儿童关系的建立看似存在着难以克服的困难，而实际上，一般经过长时程地持续治疗，即使是低功能自闭症儿童，箱庭治疗者也几乎都和他们建立了有意义的心理关系，而对于大多数自闭症儿童来说，他们会把对母亲或者对其他重要照顾者的感情移情到治疗者身上，甚至双方可以建立起亲密无间的依恋关系。其实自闭症儿童的重要照顾者、机构教师，通过与自闭症儿童的长期接触，大都和他们建立了很好的沟通关系。他们大都能敏锐地解读自闭症儿童的心理和行为，而自闭症儿童也能在这种关系中感受到与人相处中的安全感、愉悦感和实际支持功能，从而有可能把对人的兴趣扩展和泛化。

（三）自闭症儿童外部心理环境的维护

自闭症儿童的箱庭治疗者不仅仅要在箱庭室内为自闭症儿童营造一个安全、自由与受保护的空间，在箱庭室外帮助自闭症儿童维护一个支持性的环境也是很重要的。

我们容易把自闭症儿童的问题行为或者情绪爆发都归因于其障碍本身，而实际上外部环境的不协调也是重要的压力来源。虽然我们无法帮助自闭症儿童清除所有的压力源，但是治疗者的影响可以扩大到自闭症儿童的父母以及个别化训练的教师等人身上，和他们建立交流合作的关系对自闭症儿童的箱庭治疗者是非常必要的。

如果家庭中有一个特殊儿童，家庭成员之间各种动力关系会因此而发生改变。大多数父母或者祖父母获知自己的孩子罹患自闭症，心理上经历了非常艰难的过程以后，大都变得坚强、豁达，对生命本质的体验更深。因为我国对特殊儿童的保障体系还不够完善，多数父母都要在经济上和精力上面临诸多压力，所以多数自闭症儿童的主要抚养者都有较大的心理压力。他们的绝望、焦虑、愤怒都会对自闭症儿童的生存环境产生影响。有资料称，自闭症儿童主要抚养者的心理压力水平与处于执行战争任务的士兵相同。作为自闭症儿童外部心理环境的营造者，他们的心理压力难免会传递到孩子身上，所以，对自闭症儿童抚养者的心理疏导可能是箱庭治疗者需要兼顾的工作。

（四）治疗者心理资本的维护

自闭症儿童的箱庭治疗会消耗咨询师很多的心理资源和体力，因此，及时地接受督导和个人成长是很必要的。另外，从事自闭症儿童的箱庭治疗的个案密度也不宜太高，及时休假或中间穿插一些针对普通孩子的箱庭游戏或心理辅导等，都可以给治疗者一个心理调整的机会。特殊教育工作本就是一项艰苦的工作，但是当我们看到自闭症儿童在箱庭疗法的帮助下有所进步的时候，内心会是多么欣慰。

（五）箱庭治疗模式的探索和教育

对于自闭症儿童的箱庭治疗，我们大都采用一对一的模式，"两个人，一个场"的环境可以尽可能减轻自闭症儿童与人相处的压力，从而安全自由地探索和表达（张日昇，2006）。自闭症儿童的核心症状是社会沟通，那么在心理安全的前提下，开展一些平行箱庭、合作箱庭治疗也是很有意义的。笔者的研究生夏秀芳在笔者的指导下，在一家融合教育的幼儿园开展了自闭症儿童与普通儿童的箱庭治疗的探索。在箱庭室内儿童之间真实的合作，更容易使自闭症儿童学会与人相处的经验，从而泛化到生活中去，取得满意的治疗效果，这些都是有益的尝试。

对自闭症儿童而言，玩具的设置可能需要有针对性。一些需要合作才能玩起来的玩具，可以更好地使自闭症儿童发起主动沟通的意愿；一些夸张的带有情绪色彩的玩具，可以让自闭症儿童更好地表达情绪；一些场景性的人物联结的玩具，对自闭症儿童玩社会性游戏也有很好的帮助。针对自闭症儿童的对视恐怖，笔者的学生陈顺森还发明了许多带有人类各种眼神的动物玩具，也是很好的尝试。

自闭症儿童心理治疗的黄金期是3～6岁。程度较轻的自闭症儿童通过专业的心理治疗，可以像普通儿童那样进入普通幼儿园；程度较重的儿童在完成这一目标时所面临的困难更多，任务更为艰巨，可以考虑到特殊教育机构就学，如培智学校或有的特殊教育学校里并设的培智班。

不管怎样，为自闭症儿童提供均等的教育机会，特别是为这些孩子创造生态化、个别化、生活化教育的教育体制，让孩子们能够适应正常的学业生活，建立健全的人际交往关系模式，在成年后能够融入社会体系之中而自食其力，是教育部门和教育工作者奋斗的终极目标。

六、成为一名自闭症儿童箱庭治疗者的注意事项

特殊儿童的心理治疗是一个全新的领域，目前还没有一个公认的体系可以加借鉴，还有很多问题需要探索（杨广学，2011）。箱庭疗法作为一种儿童心理咨询与治疗方式，对自闭症儿童的箱庭治疗必然要遵循心理咨询与治疗的一般原则和伦理。当然，这一特殊群体的治疗模式必然要有一定的针对性。自闭症儿童的箱庭治疗必然会表现出与临床症状相关的共同特征。因此，在治疗中存在很多应该注意的问题。

（一）成为一名自闭症儿童箱庭治疗者的准备

自闭症儿童首先是儿童，然后才是自闭症儿童，所以我们首先是一个儿童心理治疗者。熟悉发展心理学知识，了解与儿童的相处之道，是一个儿童心理治疗者的基本素质，是必不可少的。儿童心理治疗者在从业过程中要面对各种挑战，需要逐渐地从不同个案的治疗中积累经验。一个经验丰富的儿童心理治疗者最初接触自闭症个案时，可能要面临从未应对过的困难和突发状况，普通儿童心理治疗的经验参照意义并不是很大。因此，我们认为，在没有充分准备的前提下就开展自闭症儿童心理治疗工作是不合理和不明智的做法。

在从事自闭症儿童箱庭治疗之前，治疗者首先要学习自闭症的相关资料。对自闭症的一般知识有清晰的把握，对这个群体及其家庭进行深入的了解，掌握个案的成长史、康复史、评估资料、独特的行为特征以及容易触及其情绪变化的关键点等，都需要与其抚养者、带班老师、诊断医生做大量的沟通交流。尽管这些也被视为普通儿童心理治疗之前必须做的程序性工作，但在从事自闭症儿童箱庭治疗前，治疗者的工作量和涉及的内容要繁杂得多。治疗者要适应非语言沟通模式，和每一个个体差异极大，以社会性沟通障碍为核心的自闭症儿童建立独特的关系。如果治疗者不能试着从他们独特的视角去理解世界，不能深刻理解他们的隔绝感、对视恐怖、刻板行为以及莫名其妙的情绪爆发等特殊行为及其背后合理的心理需求，那么治疗者可能要面对强烈的被拒绝感以及无力感，也无法对其内心体验进行有效的洞察和共感。因此，在成为一个自闭症箱庭治疗者之前，向自闭症专业工作者和自闭症儿童父母学习与自闭症儿童的相处之道是最重要和艰巨的任务。最重要的是，我们怎样用我们自身去工作，才能对每一个自闭症儿童有切身的、针对性的帮助，要学会这些

比成为一个普通的心理治疗师所要学习的东西有过之而无不及。

（二）对自闭症儿童箱庭治疗的定位

箱庭治疗者作为心理治疗者，把帮助自闭症儿童处理情绪问题、改善心理不适、促进儿童自我发展作为基本定位和主要目标。

既然自闭症的本质是认知的损害和情感沟通障碍，那么箱庭游戏自然包含着教育目标。箱庭游戏中的玩具已经基本涵盖生活中的物品种类，其丰富的视觉刺激符合自闭症儿童视觉优先的认知模式，充分地激发了儿童的学习兴趣。箱庭游戏中的教育没有强制性和侵入性，遵循自然教学法的原则。

治疗者安全温暖、充满尊重地陪伴儿童自由地玩弄沙子，摆弄玩具，这种绕过了语言障碍的箱庭治疗能使自闭症儿童感受到学习的乐趣，产生积极的心理体验，从而整合身心资源，突破障碍。这样，自闭症箱庭治疗就兼有心理治疗和认知教育两种目的，而这两者也是密不可分的。

自闭症儿童箱庭治疗是一种试图针对自闭症特殊症状进行的心理治疗模式之一。尽管我们的某些个案治疗取得了令人惊喜的结果，但是我们无法在短时间内帮助每一个个案完成质的转变。所以，我们所强调的治疗者要"放下期待，只管箱庭"的态度，在自闭症儿童的箱庭治疗中显得比在一般心理治疗中更为重要。

七、自闭症儿童箱庭治疗面临的挑战、探索和思考

如前所述，笔者深深地感到箱庭疗法给自闭症治疗带来了一缕曙光。尽管我们没有期待奇迹的发生，一直秉承"只管耕耘，不问收获"的理念，但是我们的临床实践也确实有不少效果明显的案例。前面也已提到，无论是治疗者还是孩子的父母和老师，都承认箱庭治疗对自己的孩子帮助极大，通过箱庭治疗，孩子的进步也是得到公认的。

（一）面临的挑战

就自闭症治疗本身而言，治疗者面临的挑战可能是：其一，与自闭症儿童建立关系的有效沟通存在着诸多困难；其二，自闭症儿童的游戏质量低下和局限性怎样突破；其三，与一种以生物学为基础的障碍抗争的艰巨性和长期性。

自闭症康复和治疗的最终目标是实现自闭症儿童向社会人的转变以及加速他们的社会化进程。这目前依然是全世界医学界和教育界都感到棘手的问题。心理治疗仅仅是自闭症康复体系中的一个逐渐受到重视的环节而已。与普通人的箱庭治疗相同的是，自闭症儿童的箱庭治疗也是针对儿童自我意识发展的，但是这个任务的起点要比针对普通儿童的更基

础、更困难。

我们知道，因为共同注意的缺乏，自闭症儿童的自我意识发展与普通儿童相比，存在着发展进程的停滞与质的差异，不够完整，更不清晰。儿童发展本就是主体与环境互动的结果，自闭导致自闭儿童大脑中枢受损并被屏蔽了外界有效信息的输入，也难以输出相应的信号，导致他们的物理和社会探索也都出现某种意义上的停滞。箱庭治疗的最根本也是最终的目标，就是培养他们的社会兴趣和相对普通的功能性的情感沟通模式。所以，我们应该把实现自闭症儿童与他人的共同注意、情感交流、良好互动和有效沟通当作治疗的重点。

有效沟通和交流源于对共同符号表征系统的认知和理解，这里面当然有对表征符号的学习和模仿。我们在箱庭治疗中有时必须反复地教会他们某些概念、表达方式等，引导他们的箱庭游戏从低级的感官探索到物物联结、以物代物，再到出现局部情节和整合性游戏场景，这是一般的箱庭游戏进程所共同的，也是符合教育的基本原理的。

对于低功能自闭症儿童，最重要的是提高他们的游戏质量，促进其认知发展。对于某些高功能自闭症儿童沉迷于某些玩法、游戏内容局限的现象，扩大和丰富他们的游戏内容尤其是社会性游戏内容是我们的主要任务，以发展他们的自我意识，实现较好的社会沟通。在实践中，我们要尊重自闭症儿童的发展进程和个人特质，要对每一个自闭症儿童都确立一个进展性的，有一定引导倾向的游戏方式。

（二）探索和思考

对自闭症这一可能伴随终身的疾病，箱庭治疗如何切入，何时结束，患儿处于哪一个认知水平，哪一类自闭症儿童更容易在箱庭治疗中获益，是需要我们进一步探索、思考和论证的问题。

第一，箱庭治疗为个案在情绪、语言、行为、适应环境的能力等方面的发展提供了帮助，箱庭治疗取得了一定的效果。有的确实效果明显并且超过治疗者的预期，所以，治疗者需要不断地临床实践，建立信心。

第二，自闭症儿童的箱庭治疗过程漫长，中间会出现反复、停顿，但是总的趋势是一直在进步。所以，在箱庭治疗的效果反复无常乃至停滞不前的时候，治疗者需要有耐心。

第三，与自闭症儿童建立关系对治疗者来说非常困难，需要治疗者充分地接纳和包容，特别需要加强共感理解的训练，特别要有爱心，加强对人文关怀的理解，努力将心比心，以心传心。

第四，自闭症儿童的箱庭治疗，从玩具的选择到游戏的方式和情节，都较多地出现长期、多次的重复，他们的进步从整体上来说非常缓慢，但是也不乏让人惊喜的表现。这就要求治疗者在箱庭治疗进步缓慢的时候不要放弃，在惊喜的时候也不要忘乎所以，因为有可能在下一次治疗就会给治疗者一个打击。心理咨询与治疗是呈波浪形前进的，治疗过程是起伏的，治疗过程有高昂的时候也会有低沉的状况。这就要求治疗者建立信心，更要锻造一颗稳定、强大的心，练就"一只脚在岸上，一只脚在水里"的本领非常重要。

第五，自闭症儿童与普通人一样，也有着强大的自我治愈力。只要治疗者充分地接纳和包容，尊重差异，找到建立关系的途径并借助沙箱和玩具，孩子们就能够开发自身潜能，体验创造的快乐。

第六，把自闭症儿童的主要抚养者纳入治疗范畴，可以为自闭症儿童提供更好的成长环境。有的自闭症儿童的主要抚养者尽管知道自闭症目前尚且没有立竿见影的治疗方法，但是仍然对各种新疗法期待颇高。箱庭治疗者必须实事求是地和家长交流沟通，说明箱庭治疗的依据以及局限性，防止过高期待的落空带来新的心理伤害，也防止给治疗者带来过高的心理压力。

生命自有不同。作为普通人，当你遇到一个自闭症人士需要帮助时，当他的行为看上去很怪异或者影响到了你时，都需要你的接纳和帮助。毕竟每一个生命的存在都值得被珍视、被敬畏、被关怀。也许生命没有智与不智，此所谓"无无明，亦无无明尽"。自闭症儿童虽然在某些方面有缺失，但是有的却在某一个方面存在着常人无法企及的天赋。说他们"有问题"甚至"不正常"，其实很多时候是因为是我们"有问题"和"不正常"，甚至有时候可能是对我们的社会和教育的反映。不可忘记的是，他们在一个不能完全理解的世界中，仍然努力地保持与外在环境的一致，力求达到外在的要求，这本身已经非常难能可贵。

丹增说："人生就像流星划过夜空的瞬间，而这瞬间去头去尾最亮的只有那一闪。"如果把患有自闭症的孩子比喻为天上的星星，或许可以理解为这一闪正好表达了生命原本的价值，这一价值超越时空和功利。如果我们能以超脱的眼光来看待这样的孩子以及其他弱势群体并由此来看待我们自己，努力践行"与其锦上添花，不如雪中送炭"的理念，也许会更能理解生命的意义就在于"我爱人人，人人爱我"。

第二节　一个都不能少
——对一名重度自闭症儿童的箱庭治疗

治疗者：吴怡娜

督　导：张日昇

本个案的治疗者吴怡娜为笔者的硕士研究生。本案例是从她的学位论文《自闭症儿童的家庭教养方式与箱庭治疗》中整理来的。来访者TT、TT的母亲和治疗者在一间治疗室里共同度过了整整一年的治疗时间。这三个人成为这一治疗过程中一个都不能少的因素，各自发挥着无可替代的作用。自闭症只是孤独了一个孩子的心，却是一家人真真切切的痛和爱的交织。尤其是对无法正常入托入学的重度自闭症儿童来说，对他们的教养往往会改变一个跟他们关系最密切的人的命运。有相当一部分家长作为自闭症儿童的主要教养者，常常会远离社会，放弃工作，与孩子各处奔走寻求治疗，更有为此而创立自闭症治疗机构的。TT就是这样跟随母亲来到笔者所在大学的治疗中心的。正是在了解和研究了这样的教养特点之后，治疗方案将TT的主要教养人，即TT的母亲，纳入治疗的过程。这样的尝试不仅让重度自闭的TT受益，也让作为主要教养人的母亲受益，让全家人受益。不得不说，这是箱庭疗法作为儿童心理治疗方法的又一魅力所在。

一、个案介绍

TT，女，5岁4个月，2岁半时被确诊为重度自闭症，因症状严重而无法适应幼儿园生活，一直由母亲承担其主要教养任务。第一次在箱庭治疗室见到TT时，她完全不能与人交流，既没有主动语言，也不会应答，喉咙里常常发出类似小动物的嚎叫；可以记忆一点点音乐旋律，偶尔可以含糊地唱出一两个歌词，语音语调严重异常；对他人没有情感表达，即便对母亲也是一样，不会表现出依赖或亲近，回避目光交流；注意范围狭窄，持续性差，转移频繁；多动，一刻都不停歇，登高，不知道危险；极端情绪明显，需求的满足稍有延迟就会爆发极端情绪，伴有自伤行为，如咬自己的手、拉扯自己的头发；触觉敏感，防御过度，不能忍受衣服上沾水后一点点的湿度，也无法忍受皮肤沾上东西的感觉，这常常引发极端情绪爆发，吼叫厮打，持续时间长，难以安慰；刻板行为明显，喜欢一动不动地看钟表指针的转动，看沙子不停从指缝间流下；挑食，只吃固定颜色的几种食物，对食物的气味很敏感。

TT的妈妈作为她的主要教养者，在治疗者的指导下参与了整个箱庭治疗过程。来访时，TT的妈妈29岁，生育TT之前有一次流产史，初中文化程度。生育前主要从事油漆销售工作，生育后辞职。TT被诊断后，TT的妈妈一直在家看孩子，即便只是从安全角度考虑，TT也一刻都不能离开人的照看。曾经因为几分钟没在妈妈的视线范围之内，TT就冲出院子，在马路上疯跑，被路过的摩托车撞伤，导致右臂骨折。只要不是在室内门窗紧闭，妈妈永远都会攥着TT的手，一刻都不放松。在为TT寻找可能接受她的幼儿园时，TT的妈妈从老师那里听说箱庭疗法，考虑到空间、时间和经济条件均允许，主动联系治疗者所在的研究中心，之前没有接受过其他针对自闭症的治疗方法。这位年轻的妈妈在面对重度自闭的TT不停出现的各种状况时的冷静让治疗者有些意外。在第一次的会谈中，她这样描述自己的内心感受：绝望，一家人像生活在一个无底的黑洞之中，不知道将来怎么办。

二、治疗过程

TT的箱庭治疗历时一年，共完成了60次，维持着一周一到两次的治疗频率，会根据TT的身体状况、当期的表现予以调整。治疗阶段的划分是在治疗完成之后，治疗者为方便分析研究整个治疗过程而设定的。事实上，在治疗实施期间，完全没有必要考虑这个问题。

阶段的划分主要根据TT在不同治疗阶段中的情感反应。妈妈作为一个重要的治疗因素，在治疗者的指导下参与箱庭过程。一方面，是TT在箱庭治疗中情感发展的需要；另一方面，治疗者认为，要把一些重要的、与教养原则相一致的治疗原则，通过不同的方式传递给妈妈，好让TT在结束治疗之后能够维持相同的教养准则，以巩固治疗的效果。各阶段的划分反映了TT对治疗情境中的情感因素的不同反应，是随着箱庭游戏治疗进程的推进而发生变化的。

治疗者在这里详细记录初期的箱庭治疗，为读者在初期治疗应关注的重点提供参考，因为这是与自闭症儿童确立治疗关系，以期达到后续治疗效果最为重要的阶段，以后各阶段则着重于描述该阶段的特点和TT的变化。

（一）阶段一：情感漠视阶段（某年 7 月 7 日—8 月 9 日）

在本阶段包含了最初的9次箱庭游戏治疗过程（第9次治疗未列出）。以下举例说明这一阶段的箱庭游戏的治疗特点、TT的治疗行为表现等主要内容。

1. 第1次治疗（7月12日）

由于是第一次治疗，对TT来说，她面对的是新的环境。治疗者在治疗开始时还不了解在这一新的环境下TT的行为表现，所以让妈妈在治疗室静静地陪伴，其目的有两个：其一，帮助应对TT在新环境可能出现的突发事件；其二，方便治疗师随时了解TT行为的意义。

TT在进入治疗情境之后就注意到了玩具架上陈列的大量玩具，并将注意力持续放在玩具上，但这种关注与一般儿童玩玩具的过程有很大差异：TT快速地注意到玩具架上的某一个玩具，拿在手里看，放回或拿来放在治疗室内的某个平面上（一个空沙箱、治疗用沙箱、两张桌子）。拿什么玩具、放在哪里看起来完全是随机的，没有目的性。不停地拿、不停地放，对玩具的功能性（这些玩具代表什么、可以用来干什么）没有任何反应，但对某些玩具的另一些特征有反应，如图3-13中白色椭圆区域里的玩具，TT把它们放在一起，似乎注意到了

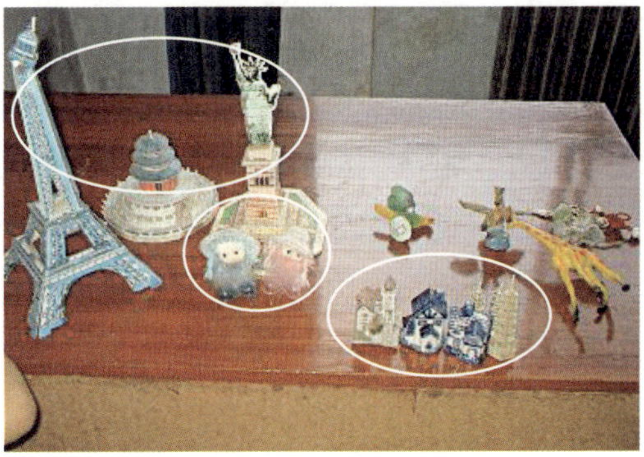

图3-13　TT摆放的桌面

这些玩具的非功能性特征，如娃娃是一样的，房子的高度是相似的（纸片玩具都很大）。在半小时里，TT接触的玩具比照片中记录的要多很多，以至于治疗者很难用笔逐一记录。

如果TT希望得到在玩具架较高位置的玩具，她会用双眼直勾勾地盯着玩具，随手抓住什么东西，踩在椅子的扶手上，不顾一切地攀爬玩具架，丝毫注意不到危险，也不会对达到目的的手段做出选择，只要拿到就好。即使治疗者处于治疗环境的核心区域，TT只有在希望达到某种目的时才能觉察治疗者的存在，会抓住治疗者的手够取高处的玩具，踩在治疗者的腿上往上爬，除此之外没有任何互动，就如同治疗者跟周围的环境一样，没有什么区别。整个过程当中没有语言，很少意识到治疗者的存在，对母亲的存在也漠不关心。治疗者在游戏过程中有这样的感觉：治疗者本人不能被TT作为环境当中的一个与其他事物不同的对象区别开来，或者说人在这个环境中的存在对她来说没有特殊的意义，她意识不到这是人或人意味着什么。这一特点反映了患重度自闭症的TT社会情感缺失的程度。

尽管治疗用的沙箱在空间距离上离TT最近，放玩具也最为方便，但TT极少将玩具放在沙子上，即使偶尔放一两个也不用手接触沙子，她似乎不喜欢沙子，沙箱看起来又不像她熟悉的桌子，所以她宁可跑远路放在其他的桌子上，也不会放在沙箱里。

TT在注意力分配和稳定性方面也都存在障碍，每次只能关注一个很小的点，会迅速地从这个点转移到下一个点，之前注意的东西似乎不会在记忆中留下任何痕迹。TT的肢体动作缺乏连贯性，她在治疗室中一会儿冲向这里，一会儿又冲向那里。没有言语但不安静，会发出很多怪异的语音语调和一些能够辨识的流行音乐的曲调，感觉像自娱自乐。

2. 第2次治疗（7月14日）

由于已经基本了解了治疗情境中TT的行为表现，这一次治疗者同TT单独相处，目的是使TT学习逐步从环境因素中分辨出治疗者，并尝试建立治疗关系。这一任务始终贯穿在第一阶段的治疗中。TT完全没有意识到妈妈不在身边。与治疗者单独相处时，其行为方式与第1次没有明显区别。

为了让TT注意到沙箱，治疗者在游戏开始前移走了在沙箱旁边的桌子，但这没有起作用，她会大老远地跑到另外一张桌子前面放上玩具。沙箱只是众多玩具中的一种，没有被当作玩具的载体。这一次，她偶尔会跑到沙箱面前用一根手指轻轻地画一条线，又迅速地把手指抽出来，在衣服上蹭来蹭去。TT仍然选择一次一次将玩具放在远处的桌上。很多时候，TT玩玩具不是因为它是娃娃，而是因为它们"一样"或"相似"。

这一次治疗者对引导TT识别沙箱做了尝试：在TT面对治疗者的时候，将她原先放在桌子上的玩具拿到沙箱里来。这似乎有一点点作用，TT也拿了一两件玩具放在沙箱里，但很快就忘记了。治疗者对沙子的操作引起了TT的兴趣。治疗者将沙子捧起来，让沙子从指缝间流下，TT让流动的沙子滑过自己的小手，体会沙子划过皮肤的感觉，没有阻抗。

图3-14记录了游戏结束时的场景。沙箱中的玩具多数是治疗者为引导TT的游戏进程而从桌子上放在沙箱里的，桌上留下了TT选择的"一样的"玩具。似乎是出于喜爱，TT会把鼻子凑过去闻它们，在几厘米远的地方一边看着一边摩挲着并露出愉快的表情。

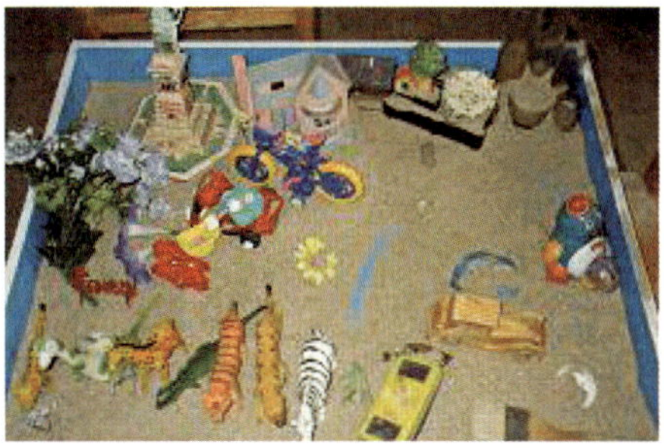

图3-14　TT游戏结束时的场景

3. 第3次治疗（7月19日）

TT从玩具架上拿下来的玩具少了，每个玩具可以多玩一会了，说明注意有所集中，持续性有所增加。此时看起来，拿玩具是为了"玩"，而不是像先前那样为了"拿"。多数时间里，若没有哼调调，TT口里发出的声音也是可以接受的，可以被描述为在正常范围以内，怪异的"喉头音"（自命名，听起来像动物的吼叫）明显地减少，但治疗者并不能肯定TT在语言方面发生了质的变化。

4. 第4次治疗（7月26日）

今天从开始游戏到离开房间，TT让治疗者知道她是专门来做箱庭游戏的，而不是像先前那样是为了从玩具架上拿玩具的，或是来把房间里的每样东西看一遍。在60分钟的治疗中，有40分钟她几乎是完全蹲在沙箱前用玩具或用手来玩沙子的，这在以前的治疗中是没有出现过的。

5. 第5次治疗（7月29日）

治疗者能够用玩沙子的方法，将TT分散的注意力较为容易地重新回到沙箱。TT整个人较先前沉静，情绪平稳，不像过去那样"兴奋得像一只丛林中的雏兽"，到处乱撞，所有的行为都没有主题和明确的目的，让人看起来不知道她想干什么，下一步会干什么。

6. 第6次治疗（7月31日）

今天看来，她几乎很少从沙箱里将注意力转移出来，即使偶尔的分散也会主动地回归，人显得沉寂很多，动作变得舒缓。

7. 第7次和第8次治疗

治疗中也存在反复。在第7次和第8次的治疗中，TT由于进入箱庭治疗室之前无故大发脾气，显然在治疗中得到了暂时的缓解，但还是影响到了治疗的进行。

在这一治疗阶段，TT的行为状态有了很大的变化：TT与治疗者的关系有所发展，能够在环境中注意到治疗者和沙箱似乎具有与其他物体不一样的意义和作用。

语音语调发生的变化是治疗者没有想到的，尽管还极少出现有意义的词语，但TT的异常吼叫大为减少，发声接近人的语音语调。治疗者分析认为，这可能是因为箱庭治疗为TT淤阻的心理能量进行了疏导，由情绪好转引起的。之前怪异的发声可能是对找不到出口的能量和被压抑的情绪的发泄。当情绪被疏导，这种"喉头音"自然减少，趋向正常。

妈妈在第一次箱庭游戏之后，一直没有出现在治疗环境中。在本阶段后期的三次治疗过程中，TT出现了寻找母亲的行为。这种寻找显得急躁冲动，不能立刻找到母亲就会发脾气、哭闹，哭闹时身体僵硬，难以劝说安慰，找到母亲后这种情绪仍会持续好一段时间，难以安抚。

（二）阶段二：情感的接纳与抗拒阶段（某年9月3日—次年1月13日）

本阶段包含了第10次到第38次的箱庭游戏治疗过程。经过上一阶段的治疗，TT能在治疗者的陪伴下独自游戏，跟治疗者建立了比较稳定的关系。到后期，TT出现了寻找母亲的行为，她好像忽然间意识到"妈妈没在身边"这件事。这让治疗者想到，让母亲以某种方式参与治疗过程可能有助于自闭症儿童的情感发展。因此，在治疗的第二阶段，前20次基本上母亲会出现在治疗情境当中，但并不参与游戏治疗的过程，只是静静地坐在箱庭室内，这样的方式被TT接纳。TT会在游戏过程中转向母亲，主动发起跟妈妈的互动。治疗者逐渐观察到依恋行为的出现，如在母亲怀里撒娇、接受母亲的亲吻并亲吻母亲等。之后，她会回到游戏中来。

根据治疗者的观察，这种关系较为稳固之后，治疗者尝试在治疗时让妈妈不出现在治疗室中，而是治疗者与TT单独相处，但受到了TT的强烈阻抗。激烈的情绪反应一度影响到治疗的进行。在治疗者看来，TT这种对情感分离的阻抗是其情感发展的表现。正是因为已经和母亲建立起一定程度的情感联系，她才会反对"妈妈不在"这样的情况发生，并且这种情况开始在生活中出现。本阶段中，箱庭制作过程和作品也表现出新的发展特征。

第一，对事物功能的认识和事物关系的理解开始出现在箱庭游戏过程当中。对事物功能的认识是指理解什么东西可以用来做什么。对事物关系的认识是指在游戏过程中除了以相似性为玩具组合的标准，还出现了对玩具关系的新理解。例如，在第11次箱庭游戏中，在一对青蛙的旁边她花了很大力气将花种在上面；在第17次游戏中，两个踢足球的孩子的姿势看起来是很不同的，但TT将他们放在一起，TT似乎理解了他们都是在做同样的运动。这样的行为让治疗者认识到，TT开始认识自己行为的意义，她的游戏行为开始具有意义性。

第二，日常生活的情境开始在箱庭游戏中有所表现。例如，在第16次治疗中，治疗者将房子、汽车、树木和花朵等放在一起，创设出生活的场景，尽管没有办法用语言表达，反应的方式仍很刻板，但将这些玩具放在一起已经完全突破了相似性的标准，显得生动、有情节；在第36次治疗中，TT已经可以将花朵熟练地种在沙子中。一次TT在游戏结束之前突然返回玩具架，将"生日快乐"的标识插在泥土中，治疗者一时没有明白TT的意思。那个时候正是春天刚来的季节。母亲说，她们在来的路上看到了很多花都开了，而昨天她刚过完生日。

第三，在本阶段中，沙和水的使用对TT触觉防御过度产生了良好的效果。

第四，本阶段的另外一项重要任务是对TT在箱庭治疗过程当中出现的刻板行为进行治疗。

最后两点会结合治疗全程的情况，在治疗过程分析中进行详细说明。

（三）阶段三：调整适应阶段（次年2月24日—5月21日）

本阶段包含了第39次到第45次的箱庭治疗过程。在这一阶段，TT各方面能力的发展相对平稳。如果说阶段二是一个巨大的飞跃期，那么阶段三就像是一个治疗成果的稳定期或巩固期。语言能力继续发展，新的词语、短语、句子出现。几乎每次来，妈妈都会说出一两个TT新学的词语，这让一家人非常高兴。相比以前，TT更容易模仿别人说话，即便只是重复性语言，让她开口已经不像以前那么困难了，很多时候，只要给她做出示范就好。她在克服刻板行为和感知觉防御过度现象方面持续发展。

TT的进步仍不足以让她完成一个结构性的箱庭作品，在多数治疗中还是箱庭游戏和地板游戏的结合，不同的是使用沙子和沙箱已经显得得心应手。TT的动作具有了意义的连贯性，也就是说，没有了以前"一会儿冲向这里，一会儿冲向那里"的感觉。她的动作接近了普通孩子的"游戏的样子"。

治疗者重新设定了妈妈在治疗情境中的出现方式，以解决第二阶段TT无法接受"妈妈不在"的问题，即敞开治疗室的门，妈妈在治疗室外，TT可以随时出入，这样既可以方便找到妈妈，又可以随时回到游戏。这样做的不同在于，TT在游戏过程中妈妈本人没有作为视觉线索而存在。这种设置让TT有机会学习"与妈妈保持一段距离仍然是安全的"的情感体验。最直接的效果是，TT在这段治疗之后可以和爸爸在家里开开心心地玩并愉快地迎接妈妈回家，而这在以前是完全不可能的。另外，除去情感因素，妈妈不同的出现方式也在一定程度上改变了治疗的物理环境。TT逐渐学习适应这种变化，慢慢克服在家里不能移动家具、不允许妈妈出门背不同的包等刻板行为。

第三阶段的后期，TT对治疗的情感环境和物理环境的变化已经适应得很好了。她常常玩一会儿似乎就想到了妈妈，径直跑出去，看到妈妈就在门外，会安心地回来接着玩。有时候也会拉着治疗者一起出去找妈妈。在这个阶段，TT出现了跟治疗师的目光对视，在她的脸上会看到大孩子般的社会性微笑。当她看着你的眼睛说再见的时候，那一刻治疗者的心情可以用甜蜜来形容。

（四）阶段四：积极互动阶段（次年5月24日—7月23日）

本阶段包含了第46次到第60次的箱庭治疗过程。在这一阶段，治疗者请妈妈回到治疗情境，让母亲和女儿一同参与游戏治疗。这一阶段以TT的主动游戏为主，允许妈妈在治疗情境中对TT的某些行为做出回应，允许妈妈处理治疗对象的突发事件，如跑到室外、脱衣服、攀爬等。妈妈在治疗中可以采用自己认为适宜的方法，并在必要时得到治疗者的指导。通过前两个阶段，妈妈已经在治疗者与TT的互动过程中学习到了很多的教养经验。在这个阶段，参与治疗是对这些经验进行实践和检验的过程。治疗者希望在治疗结束后，这些经验在TT的家庭教养过程中使TT继续受益。

另外，由于在这一阶段，妈妈受到治疗者更多的关注，所以妈妈有机会解决过去由教养和生活压力所带来的心理问题。妈妈在陪伴TT游戏的过程中，对内部心理状态的主动表达得到了治疗者的及时关注，治疗者也提供了必要的支持。

三、治疗过程分析

TT由于自闭程度严重，始终无法做出结构性的作品，我们不能像分析其他人的箱庭作品那样了解她内心的变化，只能通过不断地关注箱庭治疗的过程和TT自身的行为进步来了解箱庭的效果。这其实从某种程度上验证了"箱庭注重的是过程而非结果"的理论。下面我们对决定治疗效果的重要因素进行分析与讨论。

（一）治疗关系的建立

社会交往与情感障碍是自闭症儿童的典型症状。如何对情感障碍进行矫正，目前还没有有效的方法。在对TT的箱庭治疗中，治疗者作为介入游戏情境的情感因素，通过治疗关系的建立提供了这方面的经验。

一般情况下，重度自闭症儿童除了与家庭中的教养者和训练中的老师接触外，很难有机会深入与他人交往。在行为训练等教育治疗中，老师作为出现的陌生人，尽管有机会同自闭症儿童进行长期交往，但其关注的主要方面是教学任务的完成与自闭症儿童的行为控制。这一点与箱庭游戏治疗中的治疗者是有本质区别的。箱庭游戏治疗者注重治疗过程中情感场的建立，关注在治疗过程中的情感表达与交流。

治疗者与自闭症儿童之间这种治疗关系的建立又与一般的家庭成员之间的情感交往方式存在区别。一方面，这种情感关系只出现在相对固定不变的治疗室这一物理空间之中；另一方面，这种情感是稳定的，不会因为其他因素而发生改变，具有一致性。这种外部情境的一致性和感情表达的一致性的结合，使得自闭症儿童对情感的识别相对来说较为容易。用条件反射的原理来解释就是，自闭症儿童在治疗中所处的相对固定的物理情境有可能成为情感因素的条件刺激，使儿童形成条件反射，从而为情感的识别提供线索，进而逐步建立治疗关系。治疗关系的建立促进了儿童的情感发展。TT在与治疗者确立了良好的治疗关系之后，出现了对母亲的情感反应。

（二）母亲在治疗中的作用

TT的箱庭治疗过程历时一年多。母亲在治疗师的帮助下于不同阶段参与治疗。总结起来，母亲的参与方式主要有以下几种。

方式一：母亲处于治疗环境之外，TT不能在治疗空间当中看到母亲。

方式二：母亲处于治疗环境之内，但远离治疗实施区，TT可以不用中断游戏就能够找到母亲，但母亲不卷入治疗任务。TT可以在意识到或需要的时候发起针对母亲的主动行为，母亲可以有适度的应答性反应，但在治疗过程中不主动发起行为。

方式三：母亲处于治疗环境之外，但与治疗环境相通。TT要想寻找到母亲必须中断游戏离开治疗环境。她可以自己选择什么时候走出治疗室去找妈妈，什么时候回来接着游戏。

方式四：母亲处于游戏治疗环境内，接近治疗实施区，可随时参与儿童的游戏过程，也可主动发起游戏进程，处理治疗过程中的突发事件。TT、治疗者和母亲随时在需要的时候发生互动。

治疗者让母亲以不同的方式参与治疗过程，实际上是想把这一治疗过程中的情感因素作为治疗的操作因素加以利用。这当然是在治疗关系已经确立的前提下才能进行的。母亲与孩子的情感联系是天然的，因此，在针对情感障碍的治疗中，治疗者很自然地想到并利用了这一因素。在治疗的第一阶段，只有第一次需要妈妈的帮助来了解TT的情况时，妈妈出现在治疗室，其余时间妈妈都在室外。这一阶段，治疗者与TT的单独相处很好地确立了他们之间的治疗关系。这种关系的确立唤醒了TT与妈妈的情感联系，所以在第一阶段后期，TT从完全意识不到妈妈"这个人"到开始在治疗室内寻找妈妈。在治疗的第二阶段，治疗者采用第二种方式，帮助TT稳固与妈妈的这种情感联系。当治疗者发现这种联系有可能走向另一极端（一旦发现妈妈不在就大哭大闹）之后，就将妈妈的出现方式调整为第三种。这种方式通过将"妈妈"相对治疗情境边缘化，在同一时间改变了治疗的物理情境，也改变了心理情境，TT能够逐渐适应这种变化，与她跟治疗者建立起了稳定的情感联系有很大关系。通过这一阶段，TT在治疗者的陪伴下，学习"妈妈不在"的情感体验。到了整个治疗的后期，妈妈以第四种方式出现在治疗中时，已经在前期陪伴TT治疗时积累了一定的经验。她从治疗者的身上学习如何与重度自闭的TT互动，如何科学地处理TT可能出现的各种行为。用这段妈妈主动参与治疗的时间实践这些经验，帮助妈妈树立治疗结束后对TT的教养信心。不断积累的经验和TT的进步让妈妈看到了生活的希望，她说现在全家人比以前快乐多了。

（三）沙与水的作用

在治疗过程中，沙与水的应用对TT触觉防御过度现象的缓解起到了很好的治疗作用。

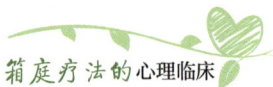

我们可以从以下对比中发现这种变化。

在第2次箱庭游戏治疗中，她只用手指浅浅地画出痕迹，回避用手掌接触沙。由于使用了水，增加了沙子的湿度，沙子沾在手上，TT觉得很不舒服，所以她用工具玩沙。如果治疗者轻轻地将水倒入沙箱，TT会抓起干沙，将湿了的部分掩盖。在第32次治疗中，TT能够在自己将沙箱几乎全部注满水的情况下，徒手在湿沙水中玩耍。这一阶段，在日常生活中衣服一沾水就要脱掉的情况也有所缓解。在第42次治疗中，TT将双手插入沙箱底部，不停地将沙子搅拌、揉搓，没有任何不良反应。

（四）用玩具表达

用玩具表达是指TT在游戏中用玩具来表达自己的所思所想。这一点在阶段二的描述中已经进行了详细的论述。这种表达方式开辟了自闭症儿童同外界沟通的新渠道。TT用箱庭告诉治疗者"春天来了，我过了生日"的时候并没有说一个字，但让治疗者知道了她内心的喜悦。特别是那些由于自闭症状影响到正常语言交流的孩子，箱庭就像给自闭症孩子的内心打开了一扇窗，使他们有机会将最真实的自己呈现在世人面前。

没有结构性的作品，我们可以通过自闭症儿童的游戏过程，了解他们的内心和治疗的效果。如果能够做出结构性的作品，作品本身又会给我们提供大量的信息。最为关键的是，这个过程没有完成某种教学任务的压力，治疗师始终给予的是"爱、温暖、接纳、包容"的情感氛围。治疗师给予的这种氛围和自闭症儿童箱庭式的表达，会神奇地在他们的情感世界发生"化学反应"，从而带动一系列的连锁反应。

（五）治疗过程中刻板行为的控制

笔者曾被一位接触箱庭疗法不久的治疗师问到这样的问题：箱庭疗法讲求"无为而化"，强调对来访者的"陪伴"，并且不主动参与游戏的过程，那如果一个自闭症的孩子在一小时的治疗中一直在盯着一个圆圆的玩具风扇看，治疗师该怎么办？对TT的治疗也多次遇到这样的问题。

TT在一段时间里经常喜欢使用的固定玩具，看着沙从里面不停地漏下去，可以持续很长时间。为了缓解这一现象，治疗者采用了两种不同的方法。第一，人为打断游戏过程。在TT持续注意的过程中不断介入，打断她的注意过程。这种介入不是制止，而是通过治疗者的参与，逐步将TT的注意力引向别处。在这个过程中，TT或躲避，或抗拒，有可能引发激烈的情绪反应，但在持续了一段时间之后这种方法收到了效果，类似的刻板行为发生的次数少了，即使出现，持续的时间也变短了。第二，改变游戏环境。针对TT长时间使用固定玩具、做固定动作的现象，治疗者采用了增加同类玩具数量和形式的方法予以干预。治疗者找到治疗室中所有可以被用来做容器的玩具放在TT的游戏区域当中，之后还带了生活中的同类但看起来差异较大的物品作为玩具，进一步打破这种固着。例如，治疗者给TT准备各种各样的容器，好让她不只用一种方式盛沙子和倒沙子。这种方式人为地将刻板行为发生的情境丰富化，TT倒沙子的方式也变得多种多样。刻板行为的减少会在情境变丰富之后，随着治疗的持续而得到解决。

TT还有其他刻板行为。例如，由于治疗室位置相对固定，固定的往返路线使得TT一定在必经的食品出售点买了自己喜欢的食物才到治疗室或随妈妈回家。再如，TT不允许妈妈换衣服和背包，等等。这些现象都通过对行为和环境的控制得到了改善。

有时候，不断地纠正刻板行为的过程中就像是一场两个人的持久战。TT目不转睛地盯着沙子从自己紧握的小拳头里缓缓流下，流完了，抓起一把接着看。为了改变这种情况，治疗者伸手接住TT手里流下的沙，接完了，再慢慢让沙子从治疗者手里流下来。起初，只要治疗者的手出现在她的视线范围内，她就会手推、肩抵、喊叫，以打退治疗者的干扰。慢慢地TT学习治疗者的样子，照着做。再后来，她就可以和治疗者一起玩流沙子的游戏了，配合得非常默契。用这种方式，在刻板行为不断出现的过程中进行合作式干预，非但没有破坏箱庭游戏自由与受保护的空间，反而在一定程度上促进了治疗师与自闭症儿童的情感联系，控制刻板行为的同时也巩固了治疗关系。

四、总　结

经过一年的箱庭游戏治疗，在TT、妈妈和治疗者的共同努力下，TT在各方面有了很大的进步。她与父母的情感联系得到增强，有了较为正常的依恋关系，能够对他们的情感表达有所识别和回应。妈妈用语言描述了TT在生活中情感上的变化之后，总结道"TT现在跟我们可亲了"。TT在言语技能上得到了很大的发展，尽管语音语调还没有达到普通孩子的水平，但可以用简单的句子表达自己的需求。箱庭治疗期间，在妈妈的辅导下，她还学会了十以内的加减法，学会了画画和使用剪刀，这在以前是不可想象的，挑食的毛病也有了很大的缓解。自闭症评定量表测查的对应项分数也有明显下降。治疗结束时，TT已经接近入学的年龄，正常入学对她来说仍然是很大的挑战，但能够看到她的这些变化家里人非常高兴。在整个治疗过程中，妈妈和其他家庭成员的心境也发生了积极的变化，家庭氛围得到改善。

对于重度自闭症儿童的箱庭治疗者来说，治疗是漫长而艰苦的过程，相对其他类型的治疗需要加倍的耐心和毅力。在箱庭游戏治疗中，TT的哪些症状会在什么时候出现变化有时是不可预料的。因此，在治疗过程中放下期待是非常重要。对治疗者来说，陪伴重度自闭孩子的箱庭治疗也是一次艰苦而卓有成效的自我成长。

第三节　守候到花开
——对一名自闭症女童的箱庭治疗

治疗者：夏秀芳

督　导：张日昇

个案田田是一名被诊断为患有重度自闭症的儿童，除了语言、认知的发展滞后，还伴有明显的问题行为和情绪障碍。治疗者在大约一年的时间里，陪伴田田总共进行了37次箱庭治疗。田田的游戏方式从开始阶段在沙箱内机械刻板地摆弄玩具，到慢慢出现结构性的场景，再到丰富流畅、充满美感的箱庭作品，内心能量从散漫到聚集，激发了神奇的创造力。田田借助箱庭以及和治疗者相处的这一段经历，表达出其内心无法用语言表达的种种愤怒、恐惧甚至是抗争，但是她一直在努力，在争取，一点点地积蓄力量，一点点地进步，一点点地新生，缓慢、反复而执着，终于等到了灿烂的花开。虽然她还是一个自闭症儿童，但是她一样有自己的坚持，有自己的创造力，有自己的生命的快乐。生命自有不同，且都有自己独特的美丽，都有自己的花开。治疗者也从陪伴田田的这一段经历中，感悟到了生命本身的成长的力量，感悟到箱庭治疗在本质上其实是对生命本身存在的巨大潜能的引导的过程。

一、个案介绍

对个案详细资料全方位地收集和分析是心理治疗的前提，对自闭症儿童的箱庭治疗尤为重要。治疗者为深入了解个案田田，在正式进入阶段治疗之前，除了自其父母、老师那里收集有关田田的成长经历和日常表现的资料外，还用半个月的时间，全天候跟随田田在其班级上课，以便得到第一手资料以及让田田能初步熟悉治疗者，减轻其进入治疗阶段的心理压力。

（一）基本资料

田田，女，5岁，出生时顺产。语言发育迟缓，有机械性语言，功能性语言少，基本上是短语式；呼之不应，淡漠，对父母无依恋，无分离性焦虑，对陌生人也不排斥；行为刻板，对不同的个训教室反应强烈，视野狭窄，感觉异常，感统失调严重。2岁时发现异常，4岁半经某儿童医院确诊为重度自闭症，先后在三家康复机构康复，母亲反映其进步慢。4岁半在专门康复机构训练，入某融合教育机构一个月整，因为不适应新环境，经常大哭大闹。

（二）量表得分

母亲填写自闭症行为量表（ABC）得分81分，57项自闭症行为特征中有35项出现；带班老师填写量表得分74分，57项自闭症行为特征中有32项出现。因为带班老师与田田相处时间不长，所以得分不是很可靠。

（三）治疗者观察

因为治疗者随融合大班上课，所以可以近距离地观察田田。田田的头似乎特别大，身体比例有些失调，虽然表情淡漠，但是似乎还是有些受挫和无奈。她坐在班级中，老师讲大课似乎与她无关。她漂移、散漫的目光让她可以一眼就与普通孩子区别开来，无聊时喜欢发出一种类似惨叫的喉音，在老师喝止时会停下，但是会在几分钟后继续发出喉音。她不多动，基本无攻击行为和自伤，能在老师多遍指令和同伴动作提醒下跟随集体活动，如上厕所、喝水等。和治疗者相处半个多月，没有发现她对治疗者的态度和对陌生人的态度有什么区别。

（四）个案家庭环境

当治疗者把田田妈妈请到治疗室了解情况的时候，这位年轻的妈妈很健谈，她几乎听不见治疗者屡次提醒她坐下，治疗者也只好陪她站着。她滔滔不绝地诉说着她在田田2岁的时候发现田田不对劲，得知诊断结果的时候非常崩溃以及遭遇的人情冷暖，还有对各机构康复效果的失望。这也是她频繁给田田换机构的原因。她显得特别焦虑，希望田田快一点好起来，进入普通学校。她说现在她也觉得希望渺茫，因为田田被动，她一直担心田田会在她不注意时走失或者轻易被陌生人领走。而几天前她带田田去舅舅家，田田因为感觉不舒服，一定要在众人面前脱掉裤子，她非常恼怒，几乎要动手打田田。她已经辞掉工作，专职带田田康复。田田妈妈说田田情绪问题严重，带着她很辛苦，田田爸爸一个人挣钱养家，经常会想"不知道什么时候能熬到天亮"。她很无奈，很受伤，这是典型自闭症儿童的家长迷茫的心态。

本个案的督导张日昇教授一直认为，将自闭症儿童的主要教养者纳入治疗过程对咨访双方都有好处，也很有必要。治疗者觉得应该和儿童的母亲多沟通交流，并介绍她参加了康复中心的家长互助小组，希望她能在这个团体中得到一些心理支持和有用的信息。

二、治疗过程

（一）第1次治疗

1. 治疗过程

田田在大班，治疗者去楼上教室找她，她正半躺在楼梯上哭闹。妈妈说田田很抗拒上课中途带她出去接受个训，而且跟她解释是去箱庭室她也听不懂，所以下楼时就哭闹，治疗者过去哄她，她哭闹得更加严重。妈妈和带班老师连抱带哄把田田送到了箱庭室，她看到箱庭室的玩具马上停止哭闹，把全部注意力都放在玩具上，对带班老师和妈妈的离去毫不在意。

因为田田听不懂复杂的指令，治疗者一开始对田田采取完全自由活动的方式。她马上开始拿了一组人物玩偶（米老鼠和唐老鸭），开始在沙箱里排列，然后把凳子搬到治疗者身旁坐下，但保持一定距离。治疗者试图回应她主动亲近的举动，她对治疗者的亲切话语无任何反应，而且对治疗者对她的轻微碰触很抗拒。她玩完米老鼠和唐老鸭，到架子上又拿另一组人偶，然后快速回到治疗者身旁坐下，把前面的玩具随便一推，再排列，转换速度很快，很快沙箱里就出现了很多的人偶（图3-15）。她对治疗者说的话均无回应，很投入地排列，而且开始发出自我刺激的喉音，类似惨叫，偶尔会在拿起玩具的时候说"米奇""米尼""哥哥""妹妹"等，语调上扬，类似于呼唤，似乎仅仅是自语，并不是要告诉治疗者是什么玩具。尽管治疗者试图引导她动沙子，但她对沙子不感兴趣，而且有些抗拒，似乎仅仅把沙箱当成了课桌，是摆弄玩具的地点。治疗者静默地陪伴她，看她一组组地排列，自娱自乐，对治疗者的存在似乎并无感知。

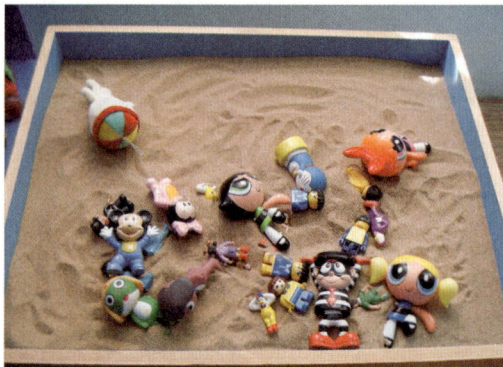

图3-15　田田的第1次游戏

结束的时间到了，治疗者说"田田，时间到了"，田田听不懂，然后治疗者说"下课了"，她才起身离开，面无表情，对治疗者和她的道别无反应。

2. 治疗者感受

游戏是儿童的天性。尽管这是田田的第一次箱庭游戏，但她几乎不需要治疗者引导，很快全身心地投入，但游戏方式仅限于几组玩偶的排列，显得单一、重复、割裂。治疗者也不知道这些摆弄对她来说意味着什么，要求靠近治疗者的行为说明治疗室这个新环境对她是有压力的。自闭症儿童大都缺乏安全感，田田懂得向外界寻求依靠和安全感，似乎对依靠的是谁没有很好地分化，而且对治疗者的回应无任何反应，对治疗者的轻微碰触明显抵触。治疗者开始明白为什么妈妈担心她会被陌生人领走，同时也感到和田田建立安全、信赖的咨访关系并不是很容易的事情。

田田妈妈进来后看见她玩过的玩具，说田田在家也喜欢摆这些玩具，摆好了，还不让别人动，也不知道她摆的是什么意思。田田妈妈晚上打过电话来，说田田晚上情绪特好，没哭闹，很配合妈妈的照顾，"可能是玩得挺痛快"。治疗者也感觉到解决田田焦虑、不安的情绪是当下首要的治疗目标，而怎样与田田建立比较信任而温暖的关系，让治疗者感到困惑。

（二）第2次治疗

1. 治疗过程

田田随妈妈前来，治疗者在门口等她，她并不理会治疗者的问候和妈妈要她打招呼的要求，直接冲入箱庭室，以自我为中心。不会等待是许多自闭症儿童的特征。妈妈说这是田田第一次不抗拒上学，很配合地来学校。每天带她上学这一场战争因为箱庭游戏解决了，治疗者也因能帮到这位焦虑的妈妈而感到欣慰。

田田还是拿了一些玩具后放入沙箱，玩一会儿后把凳子调整到治疗者身边，继续了上一次的玩法。她拿了一组玩具排列，再拿另一组，推开前面一组，排列玩她喜欢的玩具，又找到一对老鼠毛绒玩具，似乎是让它们亲吻，然后就开始用沙子埋机器猫，但是似乎对沾到手上的沙子很敏感，不时要抖一下手。她似乎纠结于玩掩埋游戏的乐趣和对沙子的敏感，但最终还是反复掩埋了多次，嘴里还是配合地发出那种类似惨叫的喉音。她又找到一对男女玩偶，让它们面对面，后来又拿了一条大鱼和一艘叶子船，随便扔下，还是回头排列玩偶、配对等（图3-16）。

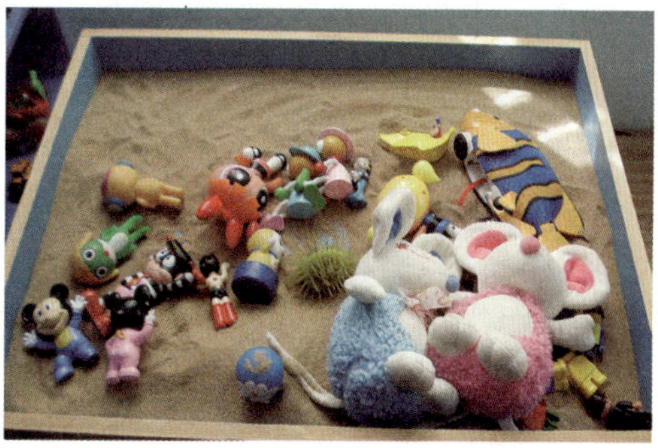

图3-16　田田的第2次游戏

结束的时间到了，治疗者说"时间到了"，她还是听不懂，治疗者说"下课了"，她便起身要离开。这时候治疗者打开门，让妈妈进来，田田开始在箱庭室里走动，然后走到摆满恐怖玩具的架子前，拿起一条鳄鱼，让它吞食一条同样的张开大口的鲨鱼，又拿起一只恐龙，让鳄鱼咬恐龙的脖子。妈妈反映，田田最近在家也经常这样玩，看电视除了动画片《米老鼠与唐老鸭》，就是《动物世界》，看动物的捕食，非常投入。这种充满了攻击、毁灭、吞噬、危险的场面仅仅是对电视内容的模仿吗？背后到底反映了田田怎样的情绪呢？

2. 治疗者感受

箱庭游戏解决了上幼儿园而引起的母女战争，这让田田妈妈稍感轻松，尽管早已经知道自闭症是终身障碍，但她还是向治疗者表达了想尽快让田田好起来的愿望，这是自闭症儿童家长的共同期望。她告诉治疗者，参加定期的家长互助小组比原来她成天一个人上网查询自闭症康复信息的帮助更大，原来她很着急，很不理解陪读的家长们不好好学习康复知识而是只聊天，当她参加了这个组织的时候，才发现大家的互相支持是多么重要。妈妈也承认自己的焦虑、急躁会影响田田的状态，"哪一段时间我能静下心来，她也就表现得特好"。另外，治疗者给她推荐了一些书籍，让她感受一下自然疗法的理念，她也很认同自然疗法的理念。

（三）第3次治疗

1. 治疗过程

田田还是冲了进来，进去拿玩具。治疗者把凳子搬过来和她并排坐在一起，她还是要和治疗者保持她认为安全的距离。她继续上几次的玩法：分组排列、配对、掩埋小玩偶。当她拿起阿童木时，开始唱《阿童木之歌》，把阿童木面朝下反复往沙子里按，再拿出来。她又开始想玩沙子，但还是很敏感，她就按住一个软软的带刺小球推沙子，又小心地捏沙子，似乎试图掩埋机器猫，又唱《哆啦A梦之歌》。治疗者试着和她一起哼唱，她转过头，似乎是看了治疗者一眼。治疗者发现，田田虽然仅仅能说单词和简单短语，但是唱长的歌词似乎没有任何问题，很流畅，很连贯，而且她的歌声很美。她面无表情地唱歌，似乎是仿说式的。当治疗结束妈妈进来的时候，田田又去玩了鳄鱼和蛇、恐龙以及鲨鱼的大战（图3-17）。

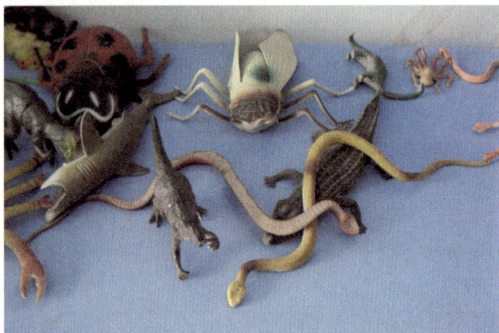

图3-17　田田的第3次游戏

2. 治疗者感受

虽然妈妈强调田田对她无依恋，对她的态度和对陌生人的态度区别不大，但是从这一次和上一次的田田的表现看，妈妈还是给了她别人不能替代的安全感。这是因为当妈妈进来时她才有勇气表达愤怒和恐惧，还是对妈妈本身有愤怒情绪？

田田目前的语言仅仅是单词式和简单短语式的，但是良好的仿唱能力也标志着语言发展的巨大潜力。通过以上几次治疗，治疗者注意到田田能够而且很喜欢将玩具分组、分类，能够把玩具恰当地进行男女配对，如将毛绒玩具中的唐纳和戴西、米妮和米奇两两分开对在一起。张日昇（2006）认为，"2"常与阴阳、男女、对立联系在一起，是一个象征意义非常矛盾的数字，既象征着复合又象征着分裂，既象征着融合又象征着矛盾对立，既象征着吸引又象征着排斥。不论东方还是西方，都认为阴阳雌雄的结合意味着力量。这种玩具的组合玩法是否预示着田田内心发展的潜力和可能呢？

治疗频率为每周一次，田田很快形成了新的时间刻板。每天到了固定的箱庭治疗时间，她必须到箱庭室门口，看到门上锁了，妈妈告诉她"夏夏老师没来"，她再离开。

（四）第4次治疗

1. 治疗过程

田田的游戏方式还是排列、掩埋、唱歌、喉音，在拿了玩具到沙箱旁坐下后，依然要

和治疗者保持固定距离。她在一个放有玩偶的
玩具架旁玩，治疗者过去陪在她身边，她忽然
说"坐下"，似乎是不想被打扰。治疗者回到座
位，她回来后还是靠近治疗者并保持一定距离
坐着，虽然好像没有感情色彩，但还是向外界
寻求保护的。她的玩具还是很类似的，但是一
个断腿的海盗被她摆了进来，尽管它没有同类，
她还是反复摆弄了一会。图3-18是田田第4次治

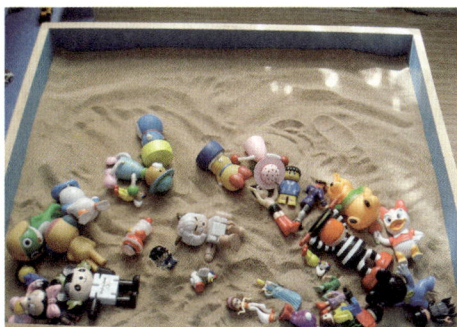

图3-18 田田的第4次游戏

疗的箱庭作品。结束时妈妈有事情没来，田田没有出现去恐怖玩具那边玩吞食和搏斗游戏
的现象。治疗者故意等了几分钟才送她出去，但是她似乎并没有看那些玩具。

2. 治疗者感受

田田的哀叫似的喉音减少，用唱歌代替了一部分，妈妈没来，她没有玩搏斗和吞食游
戏，是安全感不够，还是有针对妈妈的愤怒？她没有安全感，需要和治疗者保持近距离才
行，但是她触觉敏感，对治疗者主动的轻微碰触都是抵触的，不能适应治疗者主动站到她
身边。她如此矛盾的感觉也许是诸多负面情绪的来源。在大众的普遍印象里，自闭症儿童
对社会场的变化不够敏感，实际上在箱庭室内，母亲或者其他重要抚养人在场与否，或者
有没有合作伙伴，大多数都表现出明显的不同，说明他们对社会环境的变化也是很敏感的。
问题可能出在信息加工处理和适当的应对行为上。

（五）第5次治疗

1. 治疗过程

田田还是从门口往里冲，嘴里说"箱庭游
戏"，进入房间后还是继续上一次的游戏方式。
玩具中出现了海宝（中国2010年上海世博会吉
祥物）和望远镜，海宝没有同类，所以被田田摆
在了箱庭里，而且站着的玩具第一次出现，海宝
显得很有力量，很有亲和力（图3-19）。她以前
都是让玩具躺着排列，现在第一个玩具站起来
了，而那一个望远镜是否表现了田田对外界的关

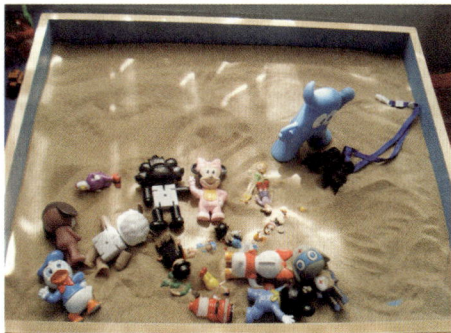

图3-19 田田的第5次游戏

注呢？当妈妈进来时，她又去拿了鳄鱼和蛇、恐龙与鲨鱼，还是鳄鱼吞食恐龙、鲨鱼以及
蛇。似乎鳄鱼是最强大的。

2. 治疗者感受

田田还是漠然的，还是保持微小的距离靠近治疗者，对治疗者的协助、参与都无回应，

也没有表现出任何的交流意愿。她的言语似乎一直是自语，但是并不是单纯的背诵，她会根据拿的玩具偶尔说出玩具的名称，她的语言与当下的活动是联系在一起的，这与许多自闭症儿童没有情境性的背诵和延迟仿说不同，而且她会在拿到某个卡通玩具时唱相应的歌曲。她玩吞食和搏斗游戏，一直是妈妈在场才玩，这在治疗者经历的众多儿童箱庭个案中是经常出现的，即母亲或其他重要照顾者在场，儿童更容易表达攻击和恐惧的感觉。这也提醒治疗者要进一步与田田建立关系。

这期间治疗者在箱庭室外看见田田，她对治疗者视而不见，对治疗者亲切的呼唤也无反应。与众多因为"那个老师有一屋子玩具"而对治疗者格外感兴趣的普通儿童相比较，和自闭症儿童建立关系是艰难而缓慢的，"表现出对重要刺激的不敏感"是自闭症的症状之一，这种缺乏感情回应的相处模式容易让治疗者感到动力不足，他们缓慢和重复的游戏容易让治疗者产生疑惑和挫败感。治疗者的督导张教授要求"只管箱庭"，治疗者也调整心态，放下期待，陪伴她专注于下面的箱庭游戏。

（六）第6次治疗

1. 治疗过程

田田和妈妈一起来，妈妈在门口拉住她不让她往室内冲，让她向治疗者问好，她说"夏夏老师好"，然后马上冲进去。她继续了自己的玩法，但是因为接受了结构化教学的训练，所以这次她光从架子上拿了一组玩具迅速地排列，然后就收回并放回架子上，而不是再拿一组推开原来的，转换非常快。她对沙子的敏感仍然有，还是要不停地抖手上的沙子。

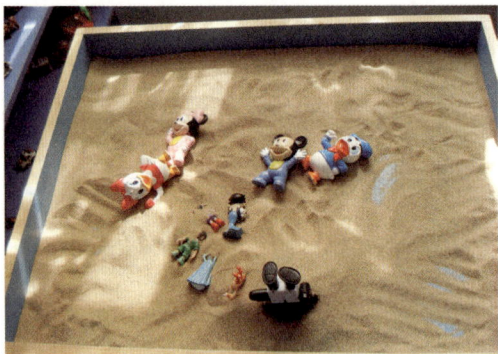

图3-20 田田的第6次游戏

这一次她玩的是倒立的掩埋，人物玩偶的头都埋在沙子里（图3-20）。一开始她还是发出类似哀叫的喉音，但是在掩埋其中一个小女孩玩偶时她忽然说"救命呀"，然后就反复地喊。玩到忘情时，她也顾不上抖掉手上的沙子。反复排列、倒立、掩埋、呼救是田田这一次游戏的主要模式。

田田的规则感很好，治疗者说"下课了"，她就起身走，妈妈进来后，过来抱住她，她牵着妈妈的手，在妈妈的提醒下说了"夏夏老师再见"就离开了，没有搏斗游戏的出现。妈妈反映，田田最近在家经常玩把玩具的头向下放在水里然后说"救命呀"之类的游戏。这与她在沙子里掩埋倒立的玩具应该是同类的游戏。

2. 治疗者感受

重复游戏是儿童箱庭的特点，而自闭症儿童的箱庭游戏的重复率又比普通儿童高，重复不变的模式给他们安全感，用来抵抗他们的焦虑不安。田田反复倒立地掩埋玩具，还配合以"救命"等语言，以及在家里玩溺水游戏，都似乎是她表达负面体验的独特方式，这是否与她的某种躯体的不舒服感或者缺氧的体验有关呢？与妈妈讨论这个问题的时候，妈妈反映在怀孕期间曾经因为血氧量不达标而住院治疗。这之间有一定的关联吗？田田妈妈说田田的哭闹基本没有了，比以前换机构适应环境快多了，情绪前所未有的稳定，而且现在经常"威胁"不让她到学校玩箱庭游戏而达到让她听话的目的。箱庭游戏的及时介入解决了田田对新环境的抗拒，而田田情绪的稳定也是箱庭治疗让人欣慰的效果之一。在这一次治疗中，不知什么时候，田田和治疗者似乎都忘记了刻意避免身体接触这回事了。治疗者回想这一次治疗过程，似乎开始是有某些身体接触的，而田田没有表现出抗拒，大概是玩游戏过于投入的缘故吧。

（七）第7次治疗

1. 治疗过程

还是与上一次的玩法类似，田田似乎拿每一组玩具的顺序都是相同的，拿到沙箱内迅速排列再拿走，很像某种仪式，然后拿最后几组玩具掩埋，还是倒立，配合那种哀叫似的喉音，然后再喊"救命呀"，反复地掩埋。图3-21是田田第7次治疗的箱庭作品。与治疗者偶尔有身体接触，而治疗者也给予温和的回应，偶尔会尝试抚摸她的头或者背，她慢慢能

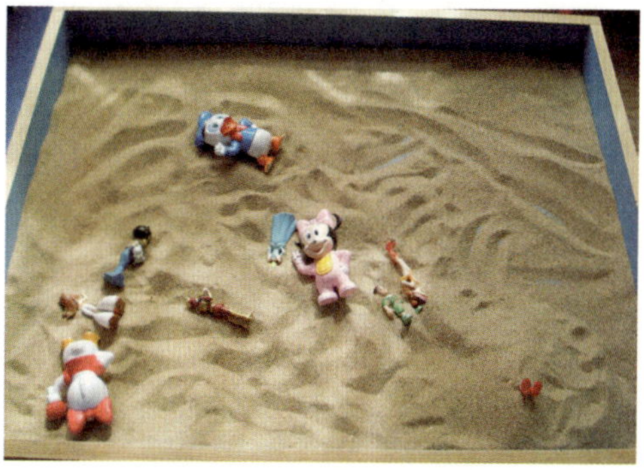

图3-21　田田的第7次游戏

接受了。她对治疗者的语言还没有任何的回应。到时间后，等治疗者提醒，田田则面无表情地走开，对治疗者的道别还是无任何反应。

妈妈带田田洗手后在走廊里吃饼干，治疗者说："田田，老师吃一块好不好？"田田要把手里的饼干递到老师嘴边时，感觉不对，然后把另一手里没咬过的给治疗者放嘴里。妈妈有点儿吃惊她能这样做。

2. 治疗者感受

田田的心理分化还是有一定水平的，能分享，界限感好，她分享饼干的时候注意不给治疗者她咬过的那块，说明她已经初步地获得了心理理论。从妈妈那里了解到，田田并不是和任何一个人分享食物的，"夏夏老师面子还挺大的"，别的老师和小朋友要都不理。可以看出她对人际距离还是有分化的，另外也标志着治疗者和她关系的建立日趋良好。田田本身的心智发展已经到了一定的水平，有些问题仅仅是受困于语言表达或者是受情绪的影响，而妈妈对她的"改变"的要求太高，忽略了她的部分能力，妈妈的焦虑情绪无疑也会

加重田田的心理压力。妈妈也开始反思，和治疗者交流时说以前给了田田太多压力，而看了老师推荐的书才觉得书中讲的内容很有道理。田田妈妈从参加家长互助小组以来，明显地开始变得平和，不再那么焦虑了。良好的外部环境支持是自闭儿康复的前提（杨广学，2010）。妈妈的情绪和观念的调整对田田很有益处。

（八）第 8 次治疗

1. 治疗过程

田田来到箱庭室，妈妈照例说"问夏夏老师好"，她随即仿说。治疗者慢慢发现妈妈一直起了一个替代田田沟通的作用，限制了田田思考和应变的机会。这当然是因为田田有语言障碍，而妈妈习惯性地替代，这对田田的语言发展并无益处。治疗者提醒田田妈妈注意。

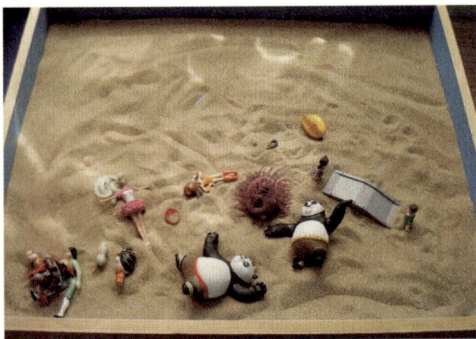

图3-22   田田的第8次游戏

田田持续了排列、放回、倒立、掩埋的玩法，但是她这一次拿了两个功夫熊猫，哥哥和妹妹也拿起来，似乎让它们亲吻，然后她出人意料地拿了一座小桥，把哥哥和妹妹面对面地放在了小桥的两边（图3-22）。桥象征着起沟通作用或连接作用的人或物，还象征着生活阶段的过渡以及生活方式的改变。张日昇（2006）认为，桥象征的不仅是独立的个体之间的联系，还是自我多种人格特征之间的联系，个体过去、现在以及未来的联系，或意识、物质与无意识精神的联系。然后她又去拿了食物类的玩具，拿了扔在了沙箱里，汉堡是组合的，她拆开，埋在了沙子里。治疗者说："田田，汉堡好吃吗？给老师一点好吗？"她作势要给老师递到嘴里，但是到嘴边时又收回，也就是说，她理解这是假装游戏。她的玩具中多了一些英雄人物。

2. 治疗者感受

给动物喂食是儿童箱庭常见的游戏，但是对重度自闭症儿童来说很难得。田田拿来了食物，但是没有喂食，只是掩埋，但可以假装和老师分享，这就是很大的进步。哥哥和妹妹的亲吻以及小桥的出现是她内心向往沟通的表现吗？英雄人物的出现是否也预示着田田内心力量的增长呢？治疗者也明显感到田田的箱庭作品开创了新的局面。

（九）第 9 次治疗

1. 治疗过程

还没到游戏时间，治疗者在办公室的电脑上整理文件，田田径直走进来，拉着治疗者的胳膊说："起来，起来。"治疗者不动，说："去哪里呀？"她说："箱庭游戏，我要玩。"虽然句法有问题，但田田已经把意思表达得很清楚了。治疗者很高兴地拉着她的手来到箱庭室。

田田的游戏还是与上一次类似，排列、放回，把人物倒立、掩埋，但是与上一次相比，田田的玩具和玩法都有了一些新意，出现了几只小龙虾，拿了万花筒，拿了眼镜戴并试图给治疗者戴，还出现了一些运动员和英雄人物，与以前仅仅出现具有儿童特质的人物相比明显有了变化。水晶球很让田田喜爱，她拿了水晶球在沙箱内来回滚动。她还拿了小梳子，给治疗者梳头。她已经能很自然地接受治疗者拍她的肩，和治疗者很熟络了，而且能离开治疗者自己在箱庭室内从容地来回走动了，也就是说，她在箱庭室有了

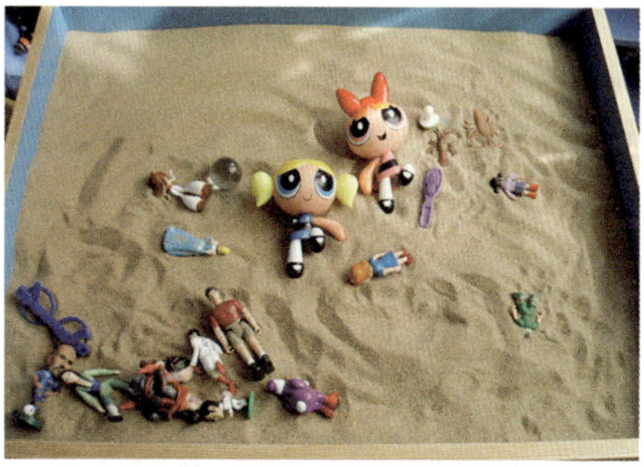

图3-23　田田的第9次游戏

足够的安全感。图3-23是田田在第9次治疗中的箱庭作品。

2. 治疗者感受

这个因为受困于语言表达、感觉异常以及适应能力不足而情绪焦虑的孩子，其实内心是很丰富的。水晶球是完美而神秘的，田田反复把玩，说明了什么呢？田田开始和治疗者有一般儿童的互动，如接受治疗者的抚摸、给治疗者梳头等。虽然她的眼神还是躲开治疗者，但是她给治疗者梳头是否在表示某种亲密感呢？治疗者也慢慢地感到了和田田交流的乐趣。

（十）第10次治疗

1. 治疗过程

田田来到箱庭室，她看了看治疗者新换的衣服，说"漂亮"，治疗者很惊喜，田田竟然会夸人了。她还是继续排列、放回，然后就拿了一些人物玩偶，在右下角摆出了一个似乎是好人和坏人对峙的场面，而且似乎坏人是持械的，好人是手无寸铁的，但是好人似乎是三个，坏人是两个。那个女人是女英雄花木兰的形象，并不软弱的样子（图3-24）。

2. 治疗者感受

田田的战争场面让治疗者很震撼，突破了单纯的排列。她突然间摆出如此形象生动的对峙场面，在向我们说明什么呢？田田妈妈反映，田田

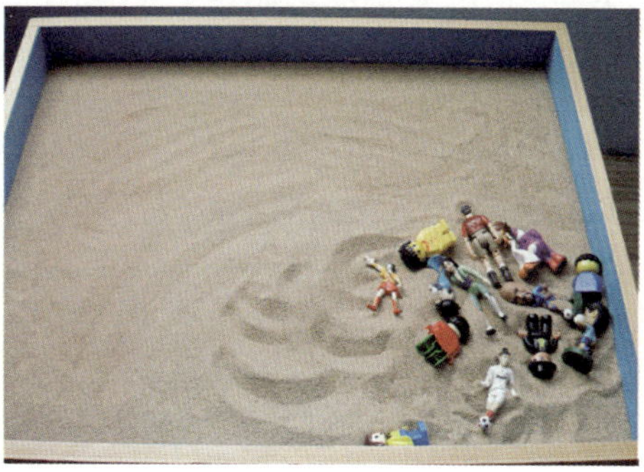

图3-24　田田的第10次游戏

的进步几乎是神速的，让老师都很惊喜，好像她的记忆力都变好了，可以向妈妈说清楚中午在幼儿园吃的什么饭。自闭症儿童的语言问题之一，就是缺少表达评价和内心感受的语言。田田会说治疗者的衣服漂亮，说明她开始能够用语言表达自己的内心感受了。

（十一）第 11 次治疗

1. 治疗过程

现在田田由大班老师按时送到箱庭室，能在治疗者提示田田"该怎么说"时说"夏夏老师好"。田田还是玩玩具的排列和放回，但是运动员与英雄人物玩具是必不可少的。田田玩得很投入的时候，室外的律动音乐忽然换成了《精忠报国》。在气势磅礴的音乐声中，田田一下子很崩溃，焦躁不安，而且她还是边随着音乐唱，边躲在治疗者的臂弯里拼命地哭叫，治疗者反复安慰都不行，后来给她捂着耳朵，她才慢慢安静下来。治疗者教她说"我不听，不喜欢"，她哭着仿说，但是她依旧很惊恐，再也无心玩了，随后妈妈赶到。妈妈说她对非常有气势和感情饱满的音乐都不耐受，然后田田跟妈妈离开了。

2. 治疗者感受

自闭症儿童大都受困于感觉异常，他们的情绪问题和问题行为大都与此相关。这些有生物学基础的特质，如对声音的高感受性，是心理治疗手段无法改变的，我们能做的就是帮助她建立比较稳定的、相对强大的自我意识，使她在类似的环境中可以保持情绪的稳定，或者采取一定的措施，或者干脆避开，而不是仅限于用哭闹来抗拒。治疗者反复地教她说"我不听这个音乐"。治疗者建议学校的音乐老师暂时换回律动音乐。

（十二）第 12 次治疗

1. 治疗过程

田田在由老师送来的时候很抗拒，进来后就说"没有音乐"，而且反复说，治疗者抱住她，说肯定没有音乐，她不相信，跑到窗前不放心地看，嘴里还是说"没有音乐"。反复确认以后，又靠在治疗者身边，才慢慢开始玩。除了以前的玩具，她忽然喜欢一个体型巨大的机器人，不再很在意玩具的放回（图3-25）。后来拿了一个手机模型，模拟打电话，治疗者也拿出手机假装和她通话，说："喂喂，田田你好。"她把手机放在耳边，看着治疗者，笑了，非常开心。治疗者教她说"喂喂，你好，我是田田"，她很愉快地仿说。但是，她在自己眼前放上了一块类似栅栏的硬纸片，她要阻挡什么呢？

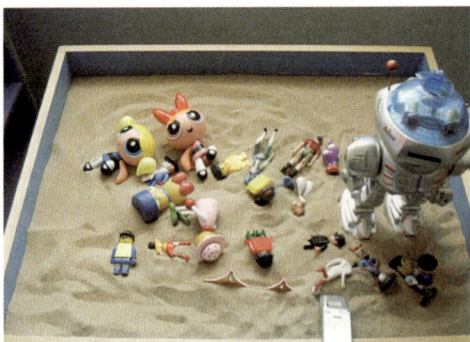

图3-25　田田的第12次游戏

2. 治疗者感受

尽管这一次费了很大的力气才让田田安定下来，但是田田的表现是多么让人惊喜。强大的的机器人是力量的象征，而用手机模拟通话是与外界沟通意识的出现，对重度自闭的田田来说非常可贵。那块似乎并不是很随意地插在沙里的栅栏似的纸片，还是表现出田田的某种不安全感吗？妈妈反映田田在班里也很害怕一首儿歌，只要老师一放音乐，她就非常惊恐，等确认了不是她不喜欢的那首儿歌她才会安静下来。

（十三）第 13 次治疗

1. 治疗过程

田田现在进来后会先到窗口看一看，说"没有音乐"，得到治疗者的反复保证后才开始游戏。她拿了一些以前常玩的人物玩具后，似乎想大幅度玩沙，但还是有一些敏感。然后拿了功夫熊猫，来到交通工具架子前，分几次拿了三架飞机，把大的飞机在沙箱里有力地飞过一段距离，治疗者配合她，说"呜呜，起飞了"，她也仿说，"呜呜，起飞了"。然后她又去拿了一辆汽车和一辆摩托车，把功夫熊猫放到了摩托车上，一个动感十足的画面很快出现了（图3-26）。她说"开车，开车"，治疗者也配合她说"开车，开车，功夫熊猫开车了"。这种仿说似乎有点儿难，她很艰难地说"功夫熊猫——开车了——"治疗者说"田田好棒"，她仿说了"田田好棒"。有趣的是，田田在箱庭的左下角放了一个端坐的悠闲的老翁，似乎在看着这个动感十足的场面（图3-26）。

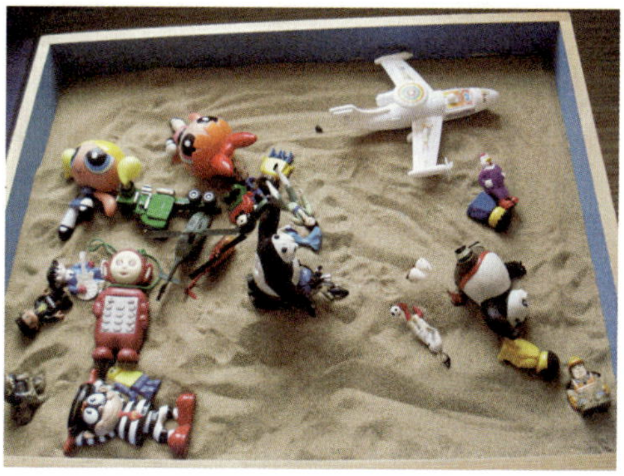

图3-26　田田的第13次游戏

2. 治疗者感受

田田这一次的表现让治疗者惊喜不已，动感十足的场面无疑是田田内心力量爆发式的表现，左下角代表潜意识和动力的源泉，田田是找到某种安定感了吗？与上一次的栅栏现在消失有某种联系吗？她是否不再对成长和改变心存不安？老者看上去是悠闲且充满智慧的，智慧老人的原型是原始智慧和直觉智慧的形象化，田田是在寻求成长的智慧吗？

（十四）第 14 次治疗

1. 治疗过程

田田还是排列玩具，放回，很快就失去了兴趣。她找到望远镜，很高兴地用一只眼看。然后她在沙箱里面并排放上了两只唐老鸭，在它们前面放上三个蓝精灵，似乎是婚礼上的伴郎或伴娘，然后说"结婚了"。她远近走动看了看，似乎很满意，就对治疗者说"拍照"。治疗者给她调好相机，教她按下快门，然后她和治疗者一起欣赏照片，非常开心，说"结婚了"。

到时间后妈妈进来，和治疗者一起欣赏田田的"杰作"。妈妈对自己孩子的潜力感到十分惊讶，忽然想起前一段时间带田田参加过一场婚礼，所以田田开始在箱庭里重复她的所见所闻，而人物的选取，唐老鸭的男女生组合，小个子的蓝精灵当伴郎或伴娘，让治疗者和妈妈赞叹不已。田田应该是听懂了我们的赞叹，在妈妈在场的时候，她找到了一个推沙子用的推子，在沙箱内很有力地推沙，很快就堆成了一个小山包，然后重演了一遍"结婚了"的场面（图3-27）。妈妈欣喜于孩子的神奇的创造力，特别开心，抱着田田，田田则依偎在妈妈怀里，一副很得意的样子，一幅母女情深的画面，这与刚开始的时候处于母女战争期的情况显然大不相同了。

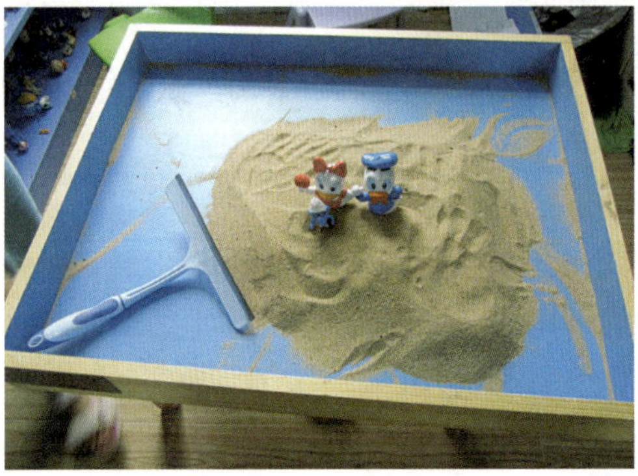

图3-27　田田的第14次游戏

2. 治疗者感受

田田这一次箱庭作品的主题是一次结婚庆典，和堆在沙箱中心的小山同样有着某种原型象征的意味。结婚庆典代表着新生、喜庆和可能性，而处于沙箱中部的小山似乎有着曼陀罗的意味。这简直就是田田心理成长的里程碑。田田在妈妈进入后有意重新演示了一遍"结婚了"这个游戏，表现出她很享受我们的赞许，她的行为已经开始有意识地参照外界的评价了。综合前几次箱庭作品，田田的箱庭作品开始慢慢有了结构感和我们能够理解的主题，这一次的"结婚了"是多么完美的一个场景呀。田田某些散布的心理能量似乎聚集起来了。

（十五）第 15 次治疗

1. 治疗过程

田田在上一次的庆典游戏后又恢复了同类玩具的排列，现在不是很刻意及时都放回去，但是玩具几乎都是脸向下的。她偶尔开始像思考什么似的凝神，然后又开始排列。这一次的人物玩具中又单独出现了一位老者，汽车是第一次出现，是乱扔到沙箱里的，她似乎想玩，但注意力很快转移了，又开始掩埋玩具。她偶尔会在游戏的间隙抬起头来，带着一点茫然，盯着治疗者看，似乎很疑惑治疗者到底是谁。治疗者试图给予回应时，她低下头继续玩。图3-28是田田第15次治疗的箱庭作品。

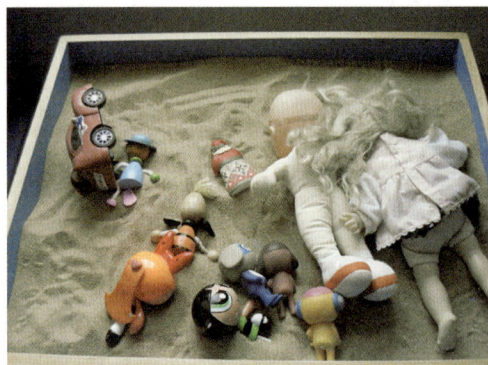

图3-28　田田的第15次游戏

2. 治疗者感受

当我们都为田田在箱庭内丰富的想象力和日渐完整的情节高兴时，她的箱庭游戏似乎又回到了开始时的模式，但是刻意地将玩具脸向下放置又与什么有关呢？妈妈说田田最近几天情绪并不高，似乎有些怠倦。成长是艰难的，也许前一段时间的努力已经耗费了她很多的心理能量，她有些疲惫了。她有点疑惑地盯着治疗者看的表情，是否说明她开始感受到治疗者的陪伴了？或者是说，她对这种咨访关系已经有所感受和思考了呢？

（十六）第 16 次治疗

1. 治疗过程

田田还是排列、放回，玩具是脸向下的，情绪不算好，靠在治疗者身上，懒懒的，治疗者也尽量地温和地和她小声说话，因为理解对话对她来说是费力的。她静静地排列、放回，某种仪式似的模式又开始出现，但是临近结束的时候，她站起身，用手指在沙箱里画了一个米老鼠的头像（图3-29），惟妙惟肖，令治疗者惊叹不已。

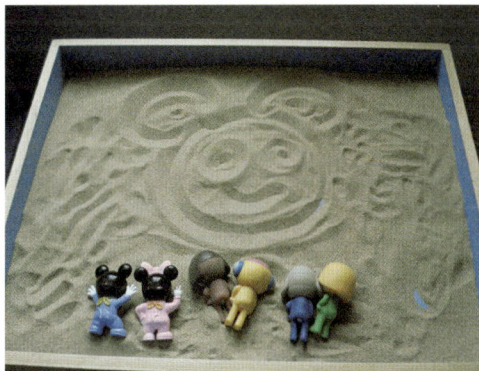

图3-29　田田的第16次游戏

2. 治疗者感受

尽管田田又开始了仪式似的排列和放回，似乎和内心的某种强迫和不安相联系，但是，她最后在沙箱里的创作却让治疗者产生了某种美好事物扑面而来的感觉。其实田田真的是很有某种天赋的，充满了创造力。治疗者给田田妈妈推荐了绘画治疗的书，让妈妈有一颗陪伴的心就可以，妈妈愉快地答应了。

（十七）第 17 次治疗

1. 治疗过程

田田在治疗者清理室内卫生的时候跑过来推门，妈妈没来得及跟上，治疗者说"谁呀"，她自己一个人，很着急，治疗者反复问，她忽然说"我是你，田田"。她显然是想说"是我，田田"，但是瞬间转换还是有问题的，治疗者教她敲门，演练问答。她非常着急，等待对她来说还是有点困难。

她似乎比上一次放松，例行拿了喜欢的米老鼠和唐老鸭组合和还有小人组合，英雄人物组合。后来她开始布局。她在沙箱中下部把三个小人立起来，然后把英雄人物放在了左下角，找了一组带翅膀的好像是耶稣和天使的塑像放在了右下角。她玩了一会儿，忽然说"森林，草原"，说了几遍。治疗者说："田田，你要做森林和草原吗？"她说："要做森林

图3-30　田田的第17次游戏

和草原。"治疗者带她到放置绿色植物的架子前，她选择了一些，放到沙箱内，还把两棵小树种在了沙箱边上。然后她看着自己拿的一块草皮，说："喂牛。"治疗者带她到放置动物的架子边，她拿了一头卡通奶牛，然后回来放到草皮上，说："吃草吃草。"治疗者禁不住说："田田你太棒了，能喂牛吃草了。"她回应："喂牛，吃草。"这时候，她已经能够经常到治疗者腿上坐一会儿了，表情也不是一开始的那种漠然了。图3-30是田田在第17次治疗中的箱庭作品。

2. 治疗者感受

这一次是治疗者从开始陪伴田田做箱庭游戏到现在，感到最云淡风轻的一次，绿色的草地，牛儿在吃草，到处是森林绿植，多么心旷神怡呀。田田那颗孤独的心似乎找到了滋润与和谐的感觉。生命如此美丽，即使是一个自闭症患者，也有自己内心的美，在经历了搏斗、对峙和犹疑以后，田田终于一点点地努力，一点点地挣扎，到了云开日出。田田做出如此美丽的箱庭场面的时候，治疗者几乎要泪湿了。这是继田田结婚庆典主题的箱庭游戏后的又一突破。

（十八）第18次治疗

1. 治疗过程

田田已经学会了敲门，同时说"我是田田"。虽然是经过演练，有点儿刻板的程式化，但是整个过程完成得不错。进入箱庭室，她很快又说"喂牛，森林，草原"，但是当拿过绿色植物后，她试了几次把小树栽在沙子里，没成功，就失去了兴趣，去拿了几辆车，都是很卡通的那种，在沙箱里来回开。她开车的时候，治疗者配合她说"呜呜，开走了"，她也说"呜呜，开走了"。图3-31是田田在第18次治疗中的箱庭作品。

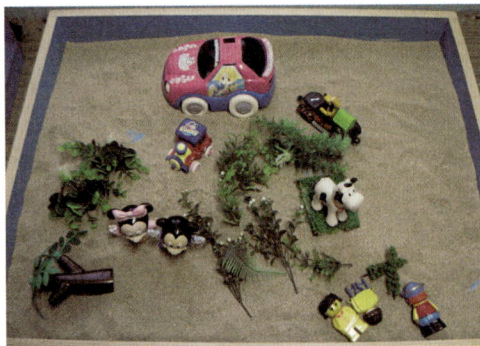

2. 治疗者感受

田田的箱庭游戏显然从上一次开始进入了一个新阶段，虽然仍然是重复的，森林，草原，喂牛，但代表动力的车子的出现意味着田田内心被阻滞的能量开始流动，力量和整合都开始出现了。田田已经能够融入幼儿园大班，她情绪稳定，可以回答简单的问题。在击鼓传花的

图3-31　田田的第18次游戏

游戏中，她能够在前几轮维持注意力，把花很快地扔给身边的人，虽然在后几轮中注意力慢慢开始涣散，被罚唱歌，但她能够很配合地唱《采蘑菇的小姑娘》。也就是说，她慢慢地放下抗拒，接受外界的规则。妈妈反映田田和她越来越亲了，晚上睡觉要找妈妈，爸爸回来的时候，虽然不会表示亲热，但她会高兴地唱歌，其实这何尝不是她表示亲热的一种特殊方式呢？

（十九）第 19 次治疗

1. 治疗过程

田田一开始还是重演了喂牛、森林、草原，几辆汽车的出现使场面显得动感十足，当然她又去拿了喜欢的米老鼠、唐老鸭等玩偶，喜羊羊出现在小牛旁，大概和草原有关吧。

她拿了望远镜到窗边看，然后去家具类的架子上拿了剪刀、梳子和茶壶，给治疗者梳头，用剪刀剪沙箱中的沙子，然后又给治疗者剪头发，嘴里说"剪剪剪"。她往茶壶里盛沙子，治疗者说"好口渴，田田，老师要渴死了"，她递过来茶壶说"喝水"。慢慢地，她能在治疗者说"田田再见"的时候说"夏夏老师再见"，而不是简单仿说。图3-32是田田在第19次治疗中的箱庭作品。

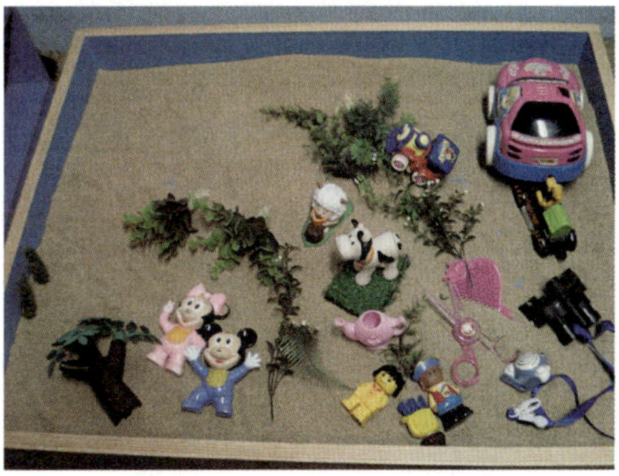

图3-32 田田的第19次游戏

2. 治疗者感受

田田妈妈反映，田田开始能接受到理发店理发，这对触觉有些敏感的田田来说，应该是耗费很大的心理能量的，这说明她内心的力量感增强，而以前她很护头，以至于长到七岁多只能接受妈妈在家给她剪最简单的发型。她在箱庭游戏中再现了理发过程，她是理发师，说明她内心的控制感增强。当治疗者表示自己渴了的时候，她开始主动假装给治疗者水喝，说明她已经开始关注别人的感受，而且能理解别人的潜台词。那些颜色温暖的汽车和那些滋润生命的绿色植物，是否是田田内心能量的表现呢？

（二十）第 20 次治疗

1. 治疗过程

田田继续了上几次的森林、草原、喂牛、给老师梳头理发、放车子等游戏，看到了芭比，芭比被其他小朋友撕去了衣服，她拿过来反复看，然后说"没有裙子，没有裙子"，治疗者到处找可以给芭比穿的裙子，但是因为这个芭比体型太大，只好从洋娃娃身上脱了下来，她给芭比穿上，显得很快乐。她开始唱歌，然后她又去玩具架上拿了锅、小琴、床、镜子等，俨然是芭比的家，她还把小锅装满沙子。治疗者注意到，她再也没有特意去抖掉

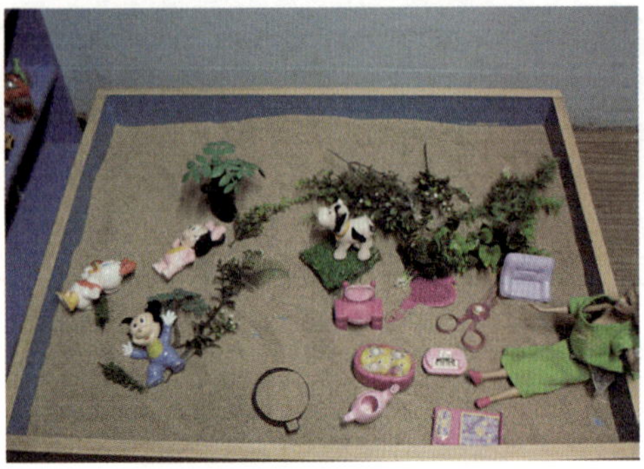

图3-33　田田的第20次游戏

身上、手上的沙子。治疗者说："田田，你在做饭吗？"她说："做饭。"治疗者又问她做饭给谁吃，但她并不回答。然后治疗者说："给芭比吃吗？"她说："给芭比吃。"治疗者说："给夏夏老师吃吗？"她说："给夏夏老师吃。"治疗者问："给小牛吃吗？"她拿起小牛，说："吃草。"很显然她是在纠正治疗者。图3-33是田田在第20次治疗中的箱庭作品。

2. 治疗者感受

田田的箱庭游戏开始向家居生活类靠拢，当然和妈妈最近给她买的芭比玩具有关，但是之前箱庭室是有芭比娃娃和家居的一套玩具的，她并不感兴趣。"不会玩"其实是自闭症儿童的一个明显特征，而游戏对儿童心理发展的重要性和必要性是公认的事实，现在她能玩芭比的过家了，这是普通儿童尤其是女孩子常玩的游戏，说明田田已经在慢慢接近普通儿童的心智水平了。梅兰妮·克莱茵说过，治疗儿童的心理问题就是教会他们怎么玩。

（二十一）第21次治疗

1. 治疗过程

田田基本重复了上一次的游戏，她要求治疗者给芭比梳头、照镜子，假装给芭比理发，然后拿来了煤气灶，在煤气灶上煮饭，很像过家家（图3-34）。

2. 治疗者感受

田田越来越会玩了，同时她要求治疗者给她干活，帮助她给芭比穿衣、扎辫子等，虽然语句还不是很丰富，但是她已经实现了基本的语言沟通。忙于工作的爸爸发现田田每到周四情绪都会变好（田田的箱庭治疗安排在周四），而且好心情会维持一到两天。妈妈发现每周四晚上，田田会试图唱一些她平时不敢唱的感情比较丰富的歌，虽然唱几句田田就不能忍受，但是她反复地尝试。治疗者感觉她在努力地一点点克服障碍，内心非常感动。其实自闭症儿童并非主动拒绝这个世界，他们仅仅是受困其中而已，他们一直在尽自己的最大努力和外在世界保持一致，治疗者更应该好好地用心，陪伴田田努力地成长。

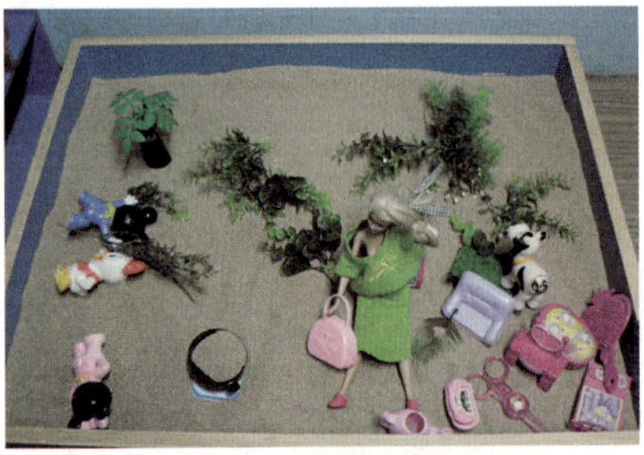

（二十二）第22次治疗

1. 治疗过程

田田仍然乐此不疲地玩芭比，芭比的狗和

图3-34　田田的第21次游戏

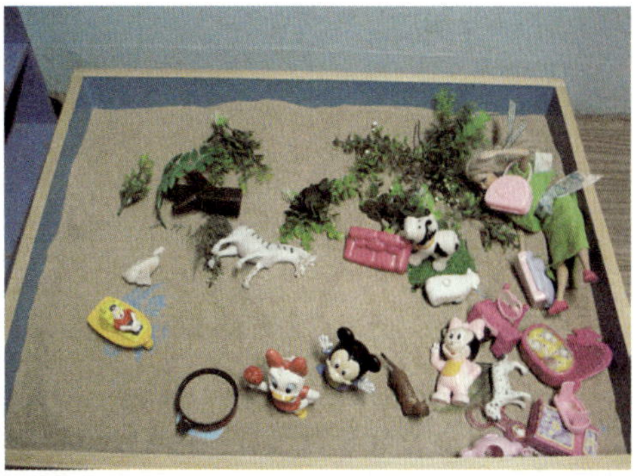

猫开始出现，一只大鹅出现，先前已经出现过的小船又出现了。她说"大鹅，游泳，池塘"，然后反复说，治疗者想她可能想表现池塘，但是好像无能为力，就拿着她的手挖开沙子说："田田，你看，我们把沙子挖开，就看见池塘了。"她把大鹅放入池塘，开始背诗"鹅鹅鹅，曲项向天歌"，又说"游泳，游泳"，然后把小船放进去，开始唱歌："遥远的天空银河里，有只小白船，船上有棵桂花树……"唱得非常

图3-35　田田的第22次游戏

投入，非常有感情，身体随着歌唱的旋律摆动，显然并不是单纯地仿唱，而是乐在其中。图3-35是田田第22次治疗中的箱庭作品。

2. 治疗者感受

田田已经不再是那个漠然、被动寻求保护的小女孩了，尤其是在玩得很投入的时候，她的眼神都是活的、生动的，唱歌非常地动听。她要表现池塘，但还是力量不够，治疗者帮她挖了池塘，她非常开心。因为箱庭属于非指导性的游戏疗法，治疗者也很犹疑这样做是否合理，因为在治疗过程中"帮助"来访者是治疗者的督导张日昇教授所不提倡的，但是对于田田这个个案，当她需要帮助的时候，治疗者觉得还是要提供一定的帮助的。其实，张日昇教授也更提倡在具体的箱庭治疗中怎样和个案进行互动更多地取决于治疗者此时此地的判断。

（二十三）第23次治疗

1. 治疗过程

田田还是继续了上一次的玩法，不过芭比在玩了几次后被丢出箱庭。她又说"喂牛"，然后就又拿了一块大的草地，小动物们都上了草地，包括小牛、羊、斑马、斑点狗、猫、大鹅等，似乎是一场动物们的聚会（图3-36）。

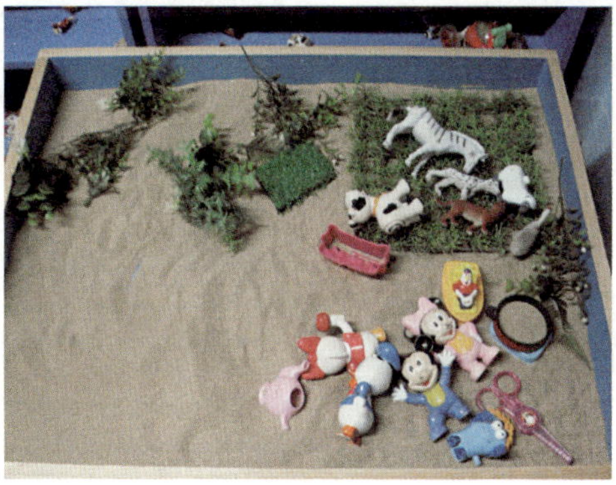

2. 治疗者感受

尽管田田的箱庭游戏重复很多，但是也在慢慢地发生着变化，从刻板的玩偶分类排列，到这一次草原上动物的聚会，都说明其实她还是具备乐群的特质的，也许是在发起沟通和处理人际交往中多变的信息对她来说是困难的，屡屡受挫只能让她变得越来越封闭自己。这一场动物的聚会是否是她在尝试着体验融入群体

图3-36　田田的第23次游戏

中的某种感觉呢？我们似乎感觉到，经历了无数的试探和反复，她的自我意识一点点建立起来了。在箱庭室外，她在集体活动的时候见到治疗者，对治疗者还是视而不见，但是在单独被个训老师带着而遇见时，她会跑过来说："夏夏老师——我想玩——箱庭游戏。"尽管长句说得有点费力，带着演练的痕迹，但是表达已经非常清晰了。

（二十四）第24次治疗

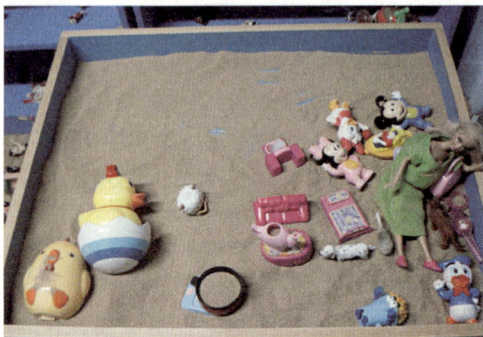
图3-37　田田的第24次游戏

1. 治疗过程

田田重复了前几次大部分的游戏。做饭、喝水、芭比的家都重新出现了，后来她起身到玩具架前，找到了一个小鸡和一只小鸭（图3-37）。她一边往小鸡和小鸭身上撒沙子，一边看着治疗者说"小鸡，小鸭"，她明显是要告诉治疗者这两个玩具的名字，而不是一个人自语。治疗者给予积极的回应，和她一起玩"小鸡唧唧叫，小鸭嘎嘎嘎"，田田和治疗者都是快乐和轻松的。

2. 治疗者感受

治疗者明显地感觉到田田玩过家家越来越有感觉了。她在拿小鸡小鸭的时候，明显是要和治疗者交流。我们知道，自闭症儿童注意能力低下也许是他们社会性损害的根源所在，可见这种简单的互动蕴含着田田可贵的进步。这两个新生命就是田田的自我像吗？代表了她自我意识的觉醒吗？

（二十五）第25次治疗

1. 治疗过程

田田重复了上一次的游戏，当她拿了大鹅和小船的时候，似乎想要找池塘，但是显然她没

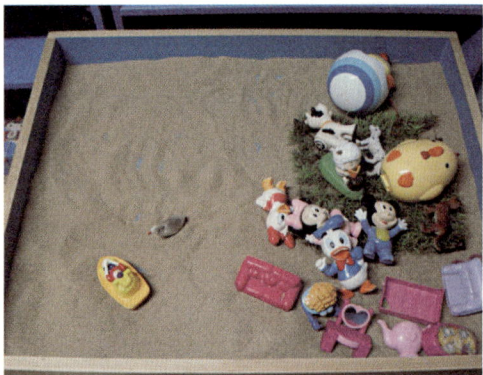
图3-38　田田的第25次游戏

记住怎么办，于是很快就放弃了，还是继续玩动物们在草原上聚会的游戏，小鸡和小鸭是玩完以后扔上去的。不知道她是否是要让小鸡小鸭参与到动物聚会中去。图3-38是田田在第25次治疗中的箱庭作品。

2. 治疗者感受

田田的游戏在重复。这种重复、反复确认的做法能使整合的感觉慢慢纳入她的经验中吗？尽管她已经学会了用沙子来代表水和

米饭等，但从无到有地挖出"池塘"，田田显然没有学会。这个水平上的想象能力和指代能力似乎对田田来说还是勉为其难的，而好消息就是妈妈反映田田在学校放音乐的时候不再紧张，老师放什么音乐她已经不关注了，但同时治疗者发现田田近来似乎不太喜欢唱歌了。

（二十六）第26次治疗

1. 治疗过程

进入冬天，田田生病了，请假一个月，后来又回到了老家，所以第26次箱庭游戏是将近两个月的中断后的继续。

田田一个人前来，时间未到，治疗者正在室内整理玩具，她敲门说："我是田田。"两个月不见，田田长高了好多，身体比例似乎更协调了。治疗者说："田田呀，你长高了，想夏夏老师了吗？"她说："想夏夏老师。"妈妈随后赶到，说刚跟带班老师说要带田田继续玩箱庭游戏时就发现她早已没影了，原来是自己到了箱庭室。这一次重新回到学校生活对田田来

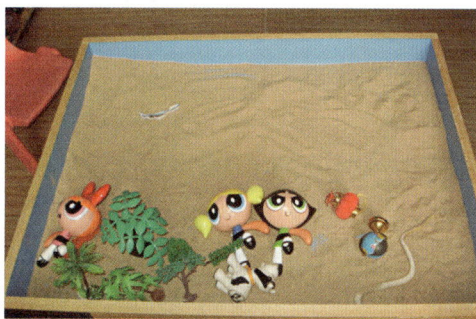

图3-39　田田的第26次游戏

说又是一次挑战，她显然又需要经历一番适应过程。她对前面已经习惯了的学校律动音乐中的一首乐曲又很恐惧，拒绝上个训课，妈妈说唯一不抗拒的就是箱庭游戏。

田田很快地投入游戏，喂牛、森林、草原、小人偶，还拿了地球仪和小灯笼，和治疗者主动交流不多。玩了约30分钟后，她把森林、草原、小牛和玩偶送回架子，找到了蛇、鳄鱼，还有一只肥胖的海豹，反复地玩吞食游戏，鳄鱼吞食另外两只动物，直到结束。图3-39是田田在第26次治疗中的箱庭作品。

2. 治疗者感受

田田的箱庭从一开始的几次吞食搏斗，到现在又回到搏斗上，是重新对学校生活的适应让她又充满恐惧和愤怒吗？治疗者现在觉得更加理解田田的愤怒和恐惧。作为一个感觉过敏，对环境变化极度敏感的孩子，她无法主宰自己的生活，只有被动地接受安排，也无法流畅地用语言表达自己的想法，她只有在箱庭里发泄。她不再哭闹，说明她自我约束的能力在成长，但是内心依旧是愤怒的。森林依旧存在表明前面箱庭治疗所取得的成果，田田内心积极和谐的状态至少部分地维持了下来，而此次出现的地球仪和小灯笼似乎也代表着某些积极的因素吧？

（二十七）第27次治疗

1. 治疗过程

田田的游戏方式似乎从头再来，又恢复了第3次、第4次游戏的模式，之后拿了小镜子

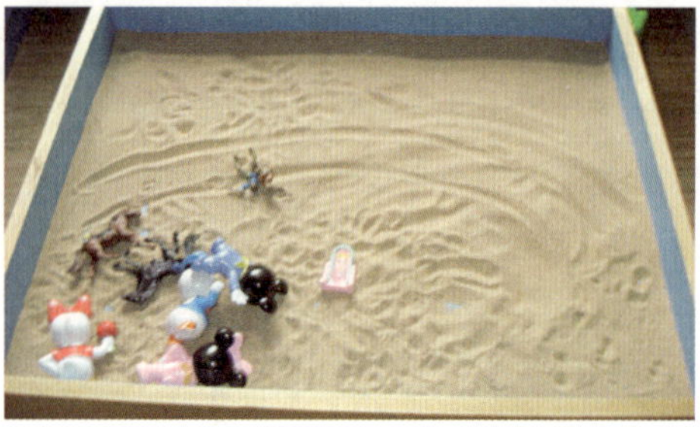

图3-40　田田的第27次游戏

给米老鼠和唐老鸭照，又拿了骑士在沙箱里飞驰，然后把骑士和马分开（同一个组合玩具），她又到架子前，似乎想玩鳄鱼的吞食游戏，犹疑了一会儿又回来了，安静地倚在治疗者身边，继续玩给唐老鸭和米老鼠照镜子的游戏，直到治疗结束。图3-40是田田在第27次治疗中的箱庭作品。

2. 治疗者感受

田田在努力地调整自己的状态以适应目前的环境。她以自己的方式，努力保持内心和外界的平衡，这时候，也许默默地陪伴她是比较恰当的做法。治疗者有些担心，以前的箱庭治疗所取得的效果在自闭症儿童身上是否昙花一现，在时间这个维度上考量治疗效果可能要考虑诸多因素，但是自闭症儿童在经验的统合与维持上都存在着问题。在这个时候，治疗者的督导张教授给予了治疗者很大的心理支持——治疗者要做的是"只管箱庭"。

（二十八）第28次治疗

1. 治疗过程

田田进来后说"喂牛，森林，草原"，但是拿玩具时，她仅仅拿了牛和草原，也就是说，牛和草原必须是联合出现的，而且必须是那一个牛和那一块草皮，还捎带着拿了几朵白色的小花，不知道是有意的还是无意的。米老鼠和唐老鸭几乎是永恒的主角，然后她拿了一辆摩托车和望远镜，随便在沙箱里推了几下摩托车，就开始拿望远镜往窗户外看。她有点无聊，又去架子上拿了蛇和鳄鱼，让它们打斗，但是只把蛇放进沙箱，之后去架子上拿了水晶球，在沙箱里滚了几下后，她又去拿了两个小的玻璃球，和大水晶球组成了一个米老鼠的头像（图3-41），惟妙惟肖。治疗者对田田的创造力感到非常惊喜，连连夸赞，她似乎也为自己的创作感到自豪，看着治疗者，开心地一笑。治疗者顿时感到非常感动和愉悦，沟通真好。图3-42是田田在第28次治疗中的箱庭作品。

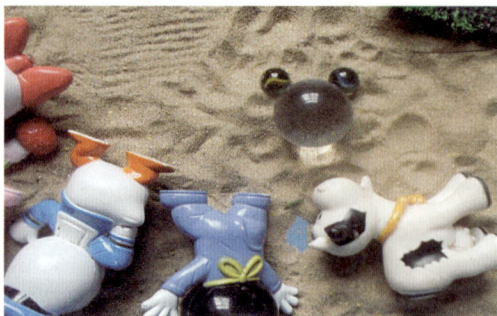

图3-41　田田创作的米老鼠头像

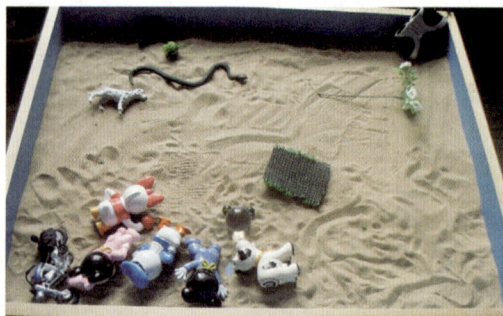

图3-42　田田的第28次游戏

到时间后，治疗者提醒她时间到了，她说"还要玩"，治疗者反复说"田田是最最棒的，要遵守规则，小朋友们要轮流玩"，她起身离开，治疗者拉住她说"田田再见"，她很快说"夏夏老师再见"。

2. 治疗者感受

这一次田田玩的内容仍然大部分是以前的重复，但是米老鼠头像的创作让治疗者很惊讶。自闭症儿童往往有着孤岛智力和意想不到的创造潜力，田田身上蕴含着的潜力简直就是一座宝藏。蛇和鳄鱼依然出现，是因为重新上学造成的不适感依然存在吗？右上角一束白色小花第一次出现，虽然不是那么鲜艳，但是田田的森林草原上开始出现了花朵，是否预示着什么呢？她一反刻板遵守时间的习惯，要求继续玩，对四岁就开始反复接受个训，到时离开，刻板行为一经形成就很难改变的田田，突破这样一个规则显然是需要极大的心理能量的，尽管这是一个不符合社会规则的行为，但仍然表现出她自我意识的觉醒和内心力量的增强。

（二十九）第29次治疗

1. 治疗过程

田田敲门进来后，又开始找她喜欢的玩偶，唐老鸭米老鼠组合、小人偶等，那只新生的小鸡又出现了。家长送来一个个造型很夸张的毛绒大章鱼，田田很快注意到了，玩了一会儿，又放入沙箱。她又拿了三个小人，分别在弹吉他、弹钢琴和吹喇叭，让三个小人站一排，自己拿了一把玩具吉他，假装弹着，似乎和几个小人组成乐队，她大声唱歌，歌声很美。可以看出，她现在完全

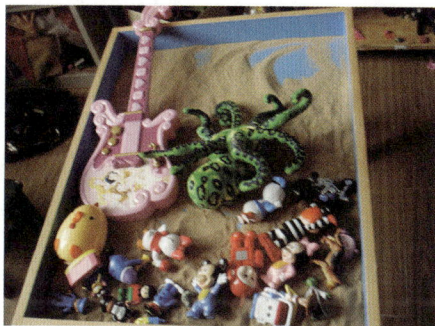

图3-43　田田的第29次游戏

不是仿唱，很注意拿捏声调，饱含感情，神态也随着歌声而变化。治疗者等她唱完就鼓掌。她唱了几首后，把吉他递给治疗者说"唱歌"，治疗者就也假装弹着吉他，摇头晃脑地唱非常拉风的摇滚，她哈哈大笑，治疗者也感到非常开心。治疗结束，她准时离开。图3-43是田田在第29次治疗中的箱庭作品。

2. 治疗者感受

田田变得如此快乐，让治疗者很欣慰，她可以唱歌表达自己的情感，也可以分享别人的快乐。活着，并且快乐着，不就是生命的最高境界吗？音乐是情感的象征，田田从不能听情感充沛的歌曲，到现在可以和沙箱里的人物合奏并且饱含感情，说明她的自我意识已经有一定的承受力，能够承载感情的冲击了。那只新生的小鸡又出现了，生命的潜能在一步步显现。

（三十）第 30 次治疗

1. 治疗过程

田田这一次进来后说"喂牛玩吧"，似乎是邀请治疗者一起来玩，治疗者也很高兴地参与了。她又拿了她一向喜欢的米老鼠、唐老鸭和以前喜欢的人物玩偶，以前的大草地也被放了进来，她的森林、草原与牛又恢复到前面的样子（图3-44）。上一次的乐队重新出现，她边唱歌边玩，那只蛋形的新生小鸡还是继续出现，一个新的喜羊羊玩偶也被她注意到。田田似乎开始喜欢花朵，先是找了一束类似于向日葵的黄色小花放在草地旁，温暖的黄色让治疗者感到很舒服。接着，田田去架子上精心挑选了一朵怒放的红莲，放在沙箱的左下侧，整个沙箱顿时亮了起来。田田把米老鼠放在红莲的花蕊里站着，她反复地玩这个游戏。在玩这个游戏的时候，治疗者发现她不再唱歌，很专注。治疗时间结束时，她似乎也有点儿累了，很配合地起身离去，还是治疗者站在她对面提醒，她说"夏夏老师再见"。

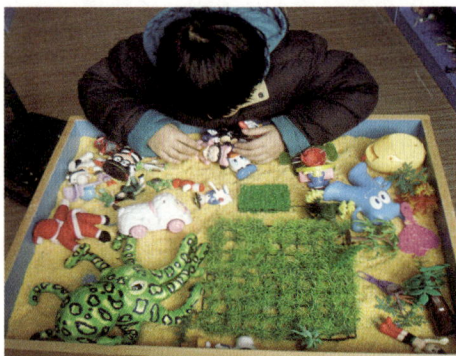
图3-44　田田的第30次游戏

2. 治疗者感受

田田从开始阶段与治疗者保持距离，到突破身体接触，再到主动邀请治疗者共同游戏，我们不难看出田田对治疗者的逐渐接纳。她现在竟然能以咨商的口气，和治疗者探讨共同游戏的内容，她逐渐地能同理地理解别人的立场，其心理能力的进步可见一斑。沙箱里碧绿的草地、盛开的花朵，把箱庭装扮得如此美丽，新生的小鸡、在红莲花花蕊里诞生的米老鼠，简直就是典型的再生原型心象，这是田田在表达自我意识的觉醒和新生的喜悦吗?

（三十一）第 31 次治疗

1. 治疗过程

年假结束，这是田田年后的第一次箱庭游戏，因为重新适应上学生活，治疗者担心田田的情绪不好。在门口迎接她时，她又看着治疗者的衣服说"漂亮"，妈妈笑田田会恭维人了。田田迫不及待地拉着治疗者的手进入箱庭室，很快地投入游戏，用妈妈的话说就是"急坏了"。让治疗者意外的是她没有出现情绪问题，很快地投入游戏，基本上重复了年前的游戏，花朵、小鸡都依旧出现（图3-45）。

2. 治疗者感受

田田适应环境的能力显然比以前增强了，治疗者还以为这一次重新适应环境会让她难以忍受，沙箱里又会出现恐怖动物的搏斗和吞噬，但是明显没有，她内心的力量明显地增强，她也慢慢接受了环境的变化。

（三十二）第32次治疗

1. 治疗过程

3月1日的那一次箱庭课田田请假了。她还是没习惯在幼儿园午睡，妈妈有点生气，要求趁这个时间给田田补一次箱庭游戏，田田听见妈妈说玩箱庭游戏，就过来了，所以这一次治疗是在常规时间上的改动，田田对这种变化显然有些愤怒。她玩了米老鼠和唐老鸭以后，箱庭又出现了恐怖动物的搏斗（图3-46），对治疗者的亲密行为也没任何反应。她的玩具中出现了一座高塔。田田的箱庭玩具中极少出现建筑物，这有什么意义吗？

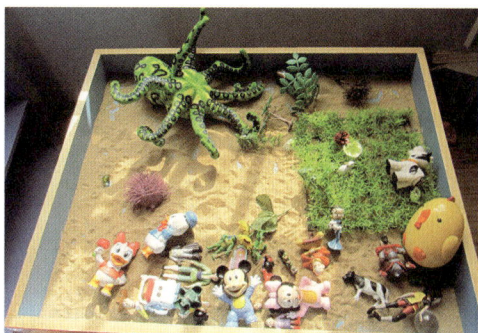

图3-45　田田的第31次游戏

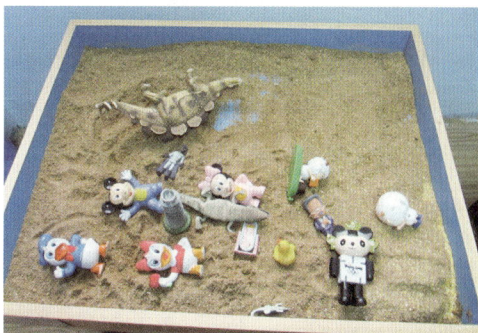

图3-46　田田的第32次游戏

2. 治疗者感受

治疗者明显地感到田田可能和妈妈有冲突，对忽然改变治疗时间也有一些抗拒，所以她这一次箱庭游戏以处理情绪为主。治疗者也感觉到上一次对田田适应变化的能力的估计有一些过于乐观，也许放下期待，让田田以自己的节奏成长才是比较切实的观念。

（三十三）第33次治疗

1. 治疗过程

田田慢慢适应了新学期的生活，尽管没多少语言交流，治疗者还是感到她的心情比较愉快。她很快地重复了喂牛、森林、草原的游戏内容，那朵红莲还是继续出现。她拿了米老鼠和唐老鸭等，还把米老鼠放在花蕊上等，田田这样重复了一会儿，似乎意犹未尽，重新来到放植物的架子前，精心挑了各种颜色的花朵，很仔细地布置在沙箱里。沙箱里一下子变得百花盛开，姹紫嫣红（图3-47），治疗者不由惊叹："田田，太美了，太漂亮了。"她也迎合治疗者说："太漂亮了。"这时候，她的眼睛是亮的，是充满情

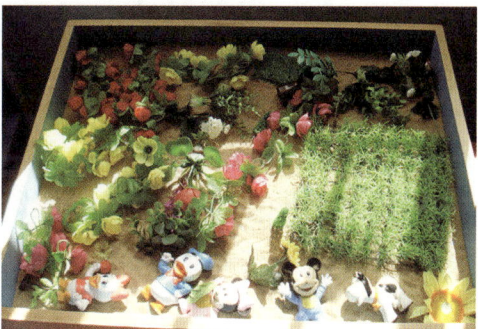

图3-47　田田的第33次游戏

感的。我们反复欣赏，田田还前后调整自己的位置，观赏自己的作品。等妈妈进来，看到田田满沙箱的花朵，几乎喜极而泣。田田在离开的时候很自然地和治疗者说了声"夏夏老师再见"，治疗者也很自然地和田田道别，这样一个看似平常的道别让治疗者满心感动。

2. 治疗者感受

田田总是会不时地给人带来意想不到的惊喜，从治疗开始阶段机械刻板的玩具排列，恐怖的动物厮杀，到可以过家家，再到箱庭内出现绿色植物，出现一束白色的小花，美丽的红莲盛开，百花齐放，一如田田的内心、挣扎、努力，一点点成长，一点点累积，直到豁然开朗。也许她很难用生动的语言去描述沙箱内万紫千红的场景，但是通过箱庭，她以独特的方式向我们描述了她对世界美丽而独特的体验，治疗者看得满心感动。妈妈进来后看到女儿的沙箱中鲜花怒放的场景倍感欣慰，几乎喜极而泣。从那时起，治疗者决定为这个案例取名为"守候到花开"。

（三十四）第 34 次治疗

1. 治疗过程

田田的花儿继续开放，森林、草原、喂牛还是不变的游戏。她还拿了一座大型的房子和体型很大的机器人，还有小桥，放入沙箱内，似乎觉得不协调，就放在了地板上，

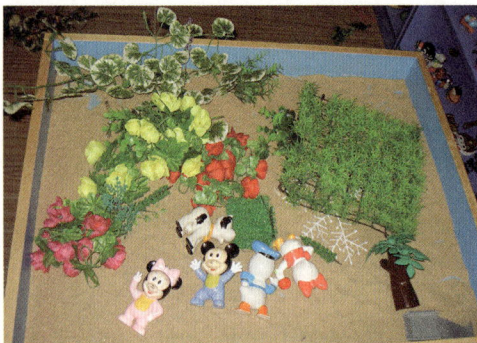

图3-48　田田的第34次游戏

小桥被她留下并且放置在了沙箱的右下角（图3-48），她明显地开始注意玩具之间的搭配了。这时候注意力转移，她又照例拿了米老鼠和唐老鸭，然后去把一个雪人的红色帽子摘下来，戴在唐老鸭的头上。当治疗者以为她仅仅是要玩类似给芭比换衣的游戏时，她把红帽子给米老鼠戴上，把它和唐老鸭放在一起，说"一拜天地，二拜高堂，夫妻对拜，送入洞房"，然后和治疗者一起哈哈大笑。

2. 治疗者感受

治疗者陪伴田田，经历了内心的种种努力，终于等到了花开，在鲜花拥簇中，结婚庆典又一次出现，田田顺畅的表达和此时此地如此的入戏，如此的快乐，让治疗者感叹。色彩温暖的房子虽然没有被摆在沙箱内，但是田田毕竟开始考虑箱庭的整体布局了。妈妈反映，田田已经开始慢慢地分清你、我、他了，长句子也可以在情境比较稳定的时候说得不错了。

（三十五）第35次治疗

1. 治疗过程

田田提前到来，治疗者在打扫卫生，告诉她需要等待，她站在门口，很安静地等待治疗者。她这一次还是重复了喂牛的游戏内容，但是森林草原没有出现，主要是玩给一组小姑娘玩偶换头和换衣服的游戏以及给玩偶照镜子。这实际上是重复她在电脑上

图3-49　田田的第35次游戏

玩的换衣游戏。妈妈说她最近很迷电脑游戏，并就电脑游戏对田田的利弊和治疗者交流。图3-49是田田在第35次治疗中的箱庭作品。

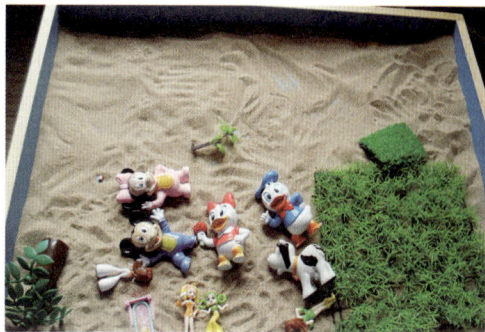

2. 治疗者感受

这一次田田的游戏中没有出现上一次的花开，她很安静地玩换衣游戏，情绪稳定，投入，还偶尔坐到治疗者腿上玩一会儿。此时此地，治疗者似乎已经忘记了田田是一个自闭症儿童，两个人互相陪伴玩耍，默契而温馨。

（三十六）第36次治疗

1. 治疗过程

田田安静地前来，回应治疗者的问好，然后拉着治疗者的手进来，还是说"喂牛玩儿"。但是只找到了大草皮，小草皮没找到，她便反复地找，嘴里说"草原，喂牛"，一边拉着治疗者和她一起找，找了很长时间也没找到（治疗室的玩具时有损耗），治疗者带着歉意说"田田，找不到了"。她撕扯那朵红莲，表示不满，治疗者制止，教她说"没有草地，我很生气"。田田反复地说，情绪慢慢平复下来，开始玩换衣、照镜子等游戏，后来假装给自己照镜子（玩具镜子不是玻璃的，反光不好），然后她又眯着眼睛很茫然地似乎在思考什么，然后忽然问："我是谁？"治疗者一惊，以为是她从哪里学的一句台词，但是她并没有背广告词的习惯。然后她继续问："我是谁？"治疗者简直震惊了，但是还是不敢确定这是一句有意义的问话。只是回答："你是田田，一个小女生。"然后她失去了问话的兴趣，注意到架子上一个新的帆船，拿过来说"帆船"，然后拿了一个鬼屋，反复看，吓唬治疗者并说"妖怪"。图3-50是田田在第36次治疗中的箱庭作品。

图3-50　田田的第36次游戏

2. 治疗者感受

这一次田田因为反复地找和小牛一起出现的草地，大约用了15分钟。反复呼唤、寻找，但是最终妥协，反映了自闭症儿童思维的刻板，一成不变的玩法让她感觉安全，但是她最终妥协，而且能够通过重复"我很生气"，在短时间内使自己的情绪稳定下来，也说明了她具备了一定的接受变化的能力。自闭症儿童对自身情绪的正确表达和处理需要治疗者的引导和帮助。她那句"我是谁"的终极问话，让治疗者又惊又疑，虽然人类能够把自体作为客体来思考，但这毕竟是一个较高意识水平上的能力。难道田田开始思考这个问题了？妈妈说田田最近在家也反复地自语和问"我是谁"的问题，妈妈觉得问题很傻，不理她。并没有哪部动画片有类似的台词，如果这是一句有意义的话，那么无疑是田田内心的极大觉醒，这是一个自闭症儿童能问出的话吗？是否标志着她的自我已经得到了一定程度的确立呢？虽然不敢确定，但是治疗者还是和妈妈沟通，觉得这是田田内心觉醒的关键时期，一定要尊重、欣赏，鼓励她的自我意识的觉醒。

（三十七）第37次治疗

1. 治疗过程

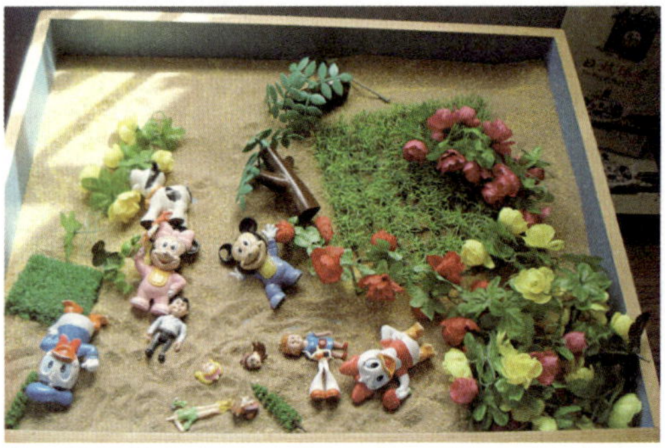

图3-51　田田的第37次游戏

田田基本上又重复了森林、草原，喂牛，换衣、照镜子的游戏，那块草皮在打扫卫生的时候又找了出来，田田如释重负，然后又问"我是谁"。治疗者像对待一个初生婴儿似的，认真地而温和地回答："你是田田，是一个漂亮的小女生，妈妈、爸爸和夏夏老师都喜欢田田。"在反复的一问一答中，治疗者内心是深深的感动。图3-51是田田在第37次治疗中的箱庭作品。

2. 治疗者感受

在和田田问答"我是谁"这个问题的时候，治疗者忽然想到著名的自闭症学者天宝·格兰丁自传中的一段话："一天晚上……我坐在窗前，俯视远处的群山……忽然我感到了一种前所未有的触动，一种释放感，解脱感油然而生……我找到了喜悦和大乐之门……我知道，从此我的内心已经发生了深刻地改变……"这个可爱的小女生经历了内心的犹疑、努力、积淀、成长，力量一点点地浮现，内心一点点地觉醒，治疗者也一点点地陪伴和见证了这一个过程，深深地为生命自身的力量所感动。生命，因为努力，所以如此美丽。这是治疗者和田田的共同经历，治疗者得到的种种体验和感悟也许和田田一样多。

三、案例讨论

督导经常强调，每一个个案的箱庭治疗过程都非常不同，对咨询者来说，对治疗过程进行整理和回顾非常重要。每一段陪伴自闭症儿童箱庭治疗的经历都是珍贵而独特的。下面我们试图从田田的每一次案例讨论中，找到某些规律或者某个值得借鉴的点。

（一）治疗阶段划分

Allan 和Berry 认为箱庭治疗过程有三个阶段——混乱、对抗和解决困难。卡尔夫认为箱庭包括动植物阶段、冲突阶段以及适应集体阶段。纽曼认为儿童需要经历动植物阶段、战争—区别阶段、回归集体阶段以及统合自我阶段。寇延（2005）在《幼儿自闭症游戏治疗个案研究》一文中，将箱庭治疗过程分为个案熟悉游戏环境阶段、建立治疗关系阶段、游戏治疗深入发展阶段和结案阶段。

治疗者陪伴田田经历了大约一年的时光，总共37次箱庭游戏。治疗者认为田田的整个成长过程既有停顿，也有成长，甚至出现过暂时的倒退。玩具和箱庭内容反复重复，很难清楚严格地划分，但是我们仍然不难看出，在重重障碍中，田田在一点点地努力，一点点地成长，甚至有时候是爆发式的突破。如果必须要划分的话，大致可以这样划分。

第一阶段：第1次～第7次，处理情绪阶段。

第二阶段：第8次～第16次，能量的积累和显现阶段。

第三阶段：第17次～第25次，向着内心的整合、和谐的努力阶段。

第四阶段：第26次～第27次，重新适应和巩固阶段。

第五阶段：第28次～第33次，"花儿开放"阶段。

第六阶段：第34次～第37次，疑问与觉醒阶段。

（二）箱庭作品评价与分析

张日昇（2006）认为，对于作品的分析与评价，除了玩具、沙箱、空间、主题等象征意义以及在接受箱庭治疗过程中流露出的情绪可能负载的心理内容外，应该从整合性、充实性、动力性和流畅性来分析。

1. 初始箱庭

Bradway（2006）认为，初始箱庭能呈现出案主的问题和可治愈的潜力。从田田的案例中我们不难发现以下几个特点。

第一，她不经治疗者要求就把玩具放在沙箱里而不是随意乱放，说明她已经建立了最基本的界限感和规则感。

第二，她喜欢玩偶，也就是能把人物类的玩具纳入她的世界中。彪勒发表了一些有关

"世界测验"的文章，总结了三种世界模式，把没有人出现的世界模式归结为"空洞模式"。田田喜欢人物类玩具，这至少表现出她对"人"某种意义上的关注。这对于以社会性缺陷为核心症状的自闭症患者来说，是难能可贵的。她拿着另一个人物玩偶说是哥哥妹妹，说明她对人物关系有一定的认知。

第三，她能对玩具进行分组。周念丽和方俊明（2012）分析了自闭症儿童箱庭游戏的过程和作品，从心理维度将功能指标划分为体验与适应、识认与选择、策略与操作三个水平，田田应该处于第二个水平。利用游戏区分自闭症谱系障碍的儿童功能的可行性探索认为，根据探索与适应、认识与分类、策略与操作三个层次，从田田的第1次箱庭作品来看，田田应该处于第二个层次。田田虽然被诊断为重度自闭症，但相对来说，她的内心还是很丰富的。从田田的初次箱庭作品中，我们得到的是种类单一、散乱、无秩序的印象。荣格认为，每一个人的心灵深处，都有一个自我治愈心灵创伤的倾向。但这一自我治愈力因各种原因有时会难以发挥其应有的机能，而以沙箱为中心，创造出一个自由与受保护的空间，来访者的自我治愈能力就能得以发挥。当治疗者陪伴田田进行第1次箱庭游戏后，治疗者对田田的箱庭治疗效果的展望是很乐观的。

2. 箱庭作品印象的发展变化

田田的箱庭作品从第1次到最后一次，都有分类罗列的结构为主体，但是还是呈现了从简单分类到简单场面，再到情节性场面的增加。箱庭各部分慢慢地发生联结，一直到整体性的作品出现，按照周念丽的用沙箱作品区分自闭症儿童功能的标准，田田的后期箱庭明显地属于第三水平，即策略与操作水平，说明了她内心的整合程度的巨大进步。

3. 玩具的象征意义与主题发展

田田的玩具从儿童、英雄、小桥、智慧老人、机器人、运动员、森林、草原、新生的小鸡，到后期的鲜花盛开，我们看到的只有积极意义的原型形象不断地出现。从第2次箱庭作品中恐怖动物搏斗、吞噬的创伤主题到激烈的拼杀场面，再到云淡风轻的草原森林和有强大象征意义的玩具出现，一直到结婚庆典和鲜花盛开，所呈现的主题越来越积极。

4. 对沙子的操作

触觉敏感是自闭症儿童的常见特点。田田在治疗初期对玩具感兴趣，对沙子很敏感，但还是想玩，就不停地抖手上的沙子或用一个玩具来操作沙子，到后期她能自如地用手指在沙箱里画沙画，把沙子当饭煮，一点点地实现了脱敏。田田的触觉敏感的改善表现在人际关系上，就是她可以接治疗者亲密的拍肩行为，在拥挤的队伍中也不再情绪发作。对沙子的操作可以引发对心理能量的重新分配，使阻滞的能量重新流动起来。田田的箱庭作品和在箱庭室外的表现，都说明她的内心正在走向和谐与整合。

5. 与治疗者关系的建立

田田从开始把治疗者当作一个没有分化的依靠，寻求安全感，到后来和治疗者分享饼干，给治疗者梳头，接受治疗者的拍肩行为等，或者偶尔到治疗者腿上坐一会儿。在治疗后期，她能够和治疗者互动，合作游戏，关系一直在积极地推进。治疗者从开始的困惑到对田田由衷喜欢，也是双方感情互动的结果。当个案慢慢地开始积累与人沟通中的积极体验时，才能加强他们社会互动的动机和乐趣。

6. 外在指标

自闭症行为量表得分：母亲填表分数为65分，原来出现的35项自闭症行为特征中有4项不再出现，其余31项程度都有所降低；老师填写分数为58分，原来出现的32项自闭症行为特征中仅出现了25项，有7项不再出现，其余项目程度有所降低。

7. 现实生活

田田的情绪越来越稳定，和父母建立了良好的依恋关系，适应环境变化的能力增强，已经基本上能融入集体生活，老师都说"田田已经很好带了"，学东西变快，还能记得住。

箱庭治疗促进田田认知的发展是非常明显的，田田已经可以在某些稳定的场景下说一些长句子了。妈妈乐观地说："照这样的速度发展，田田大概能在十来岁的时候基本上跨越语言障碍了。"督导张日昇教授说，语言和认知等方面的进步是箱庭治疗的"副产品"。可以说箱庭疗法是一种安全的，符合自闭症儿童心理特点的方式，特别对自闭症儿童心理潜能的开发过程起着重要的作用。

本章第二节和第三节报告的两个重度自闭症案例，可以说是箱庭治疗效果相对好的案例。其实也有许多自闭症男童在接受着我们的箱庭治疗，我们也有很多的案例值得整理和报告，但是因为各种原因无法实现。

第四章

箱庭疗法的强迫症治疗

我们身边可能存在这样的一群人：没事就爱撕手指上的倒刺，剪指甲总是剪到最短，讨厌被人碰到身体，吃完饭碗里必须一粒米不剩，喜欢抠伤口上的疤，所有的东西都要很整齐，挤牙膏一定要从末端开始，喜欢删电脑、手机、邮箱、U盘等里面的东西，摆放东西非常讲究位置和方向，喜欢挤痘痘和咬嘴上的死皮，看到旧钱就想赶快花掉，上楼的时候会数阶梯，出门要准备很久反复确认要带的东西……跟这样的人生活在一起，你会有种僵硬感和机械感，尽管他们的生活很有规律，可是你却觉得索然无味甚至非常辛苦，而当你想要试图改变他们时，会引发他们巨大的焦虑感和不安。虽然他们追求完美的行动力让我们钦佩，但是无处不在的吹毛求疵却让我们想要逃离，甚至他们自己也为这些行为困苦不堪。生活中这些熟悉而又欲罢不能的行为就是我们常说的强迫症状，但如果你深陷其中无法自拔又深感痛苦，那么要小心，强迫症可能离你不远了。

本章的重要议题是对心理咨询与治疗中常见的强迫症进行简单的介绍，通过两个案例来呈现箱庭疗法在其治疗过程中的特点和有效性，并探讨为什么箱庭疗法能用于治疗强迫症。

第一节　强迫症与箱庭治疗

一、强迫症的概述

（一）什么是强迫症

世界卫生组织将强迫症（obsessive-compulsive disorder，OCD）列入全球前20位的失能性疾病。强迫症具有终身发病的可能性，从六七岁的儿童到年迈的老人，在任何年龄阶段都有可能诱发强迫症，但是多数强迫症来访者的首次发病始于青少年期。强迫症是一种慢性病，症状复杂，包含多种亚型，共病情况普遍且共病类型繁多，有些强迫症来访者可能会体验到广泛性焦虑、反复的惊恐发作、消极回避和抑郁，所有这些都可能与强迫症状同时发生。

强迫症概念最早来自1838年一位法国精神病学家对一例强迫性怀疑病例的报告，并把它归为单狂。1861年，Morel也描述了类似的病例，称为情绪性妄想。直到1866年，Morel正式提出了强迫症的名称。其后弗洛伊德在神经症的分类中，把强迫症作为独立的疾病与癔症并列，归入精神神经症一类，并对此症进行了深入的研究，提出了关于强迫症的精神分析理论。在过去的几十年里，人们对强迫症概念的认识经历了很大的变化，逐渐将闯入性的想法、冲动、情感，即强迫观念与妄想区分开，认为前者有一定的自知力，并将强迫性的冲动，即强迫行为，与突发性的、习惯化的冲动行为区分开。

（二）强迫症的诊断和评估

美国精神病学会（APA）对强迫症的诊断标准和定义做过多次的修改。在DSM-Ⅲ中，强迫症被界定为焦虑障碍的一种，但这种界定至今仍然没有被广泛接受。早在1992年，世界卫生组织即表明在精神疾病的国际分类系统中，强迫症不应该隶属于焦虑障碍。DSM-Ⅳ-TR仍将强迫症归属焦虑障碍。在DSM-5中，强迫症从焦虑障碍中分离出来，并与去躯体变形障碍、囤积障碍、拔毛障碍、抓痕障碍，物质或药物所致的强迫障碍，其他躯体疾病所致的强迫及相关障碍，其他特定的强迫及相关障碍和未特定的强迫及相关障碍一起组成强迫及相关障碍。

在DSM-5中，强迫观念被定义为：①在该障碍的某些时间段内，感受到反复的、持续性的、侵入性的和不必要的想法、冲动或意向，大多数个体会引起显著的焦虑或痛苦；②个体试图通过忽略或压抑此类想法、冲动或意向，或用其他一些想法或行为来中和它们，如通过某种强迫行为。强迫行为被定义为：①重复行为（洗手、排序、核对等）或精神活动（祈祷、计数、反复默诵字词等），个体感到重复行为或精神活动是作为应对强迫思维或根据必须严格执行的规则而被迫执行的；②重复行为或精神活动的目的是防止或减少焦虑或痛苦，防止某些可怕的事件或情况，然而这些重复行为或精神活动与所设计的中和或预防的事件、情况缺乏现实的连接，或者是明显过度的。值得注意的是，强迫观念与内隐强迫行为是不同的。前者的发生是本能的，通常由会导致个体害怕的环境刺激或事件引发，给个体带来了焦虑或困扰；后者是个体主动发起的，尽管很多时候不是出自本愿，其目的是为了获得安全感或者降低焦虑情绪。

临床样本中，70％以上的强迫症来访者同时具有强迫观念与强迫行为（Welner et al.，1976），而亚临床样本则相反，低于三分之一的个体报告同时具有强迫观念和行为（Karno & Golding，1991；Kolada et al.，1994；Weissman et al.，1994）。尽管强迫症个体自知力较差，但他们大多承认这些观念和行为是无意义的，希望摆脱它们。常见的强迫观念有害怕给他人带来危险，害怕自己会有危险，害怕被污染，有对称性和确定性的需要以及有关性或宗教内容的观念，害怕做出让人不能接受的行为，害怕犯错误。常见的强迫行为有清洁打扫、洗手、检查、收拾布置、囤积、请求再保证。大部分的强迫症个体特别是儿童个体，会将其他家庭成员卷入他们旷日持久的强迫观念和强迫行为中，从而影响家庭关系以及家庭成员的心理健康。

临床上对强迫症的诊断一般有两种方法：一是通过临床诊断性会谈确定病人是否患有强迫症，目前主要依据的诊断标准有《中国精神障碍分类与诊断标准（第三版）》

（CCMD-3）、美国《精神障碍诊断与统计手册》第四版（DSM-IV）和第五版（DSM-5）、世界卫生组织《疾病和有关健康问题的国际统计分类（第十次修订本）》（ICD-10）；另外一种方法就是向病人呈现自我报告测量问卷，强迫症的自我评估工具最主要是耶鲁–布朗强迫症状量表（Y-BOCS）。

有研究发现，闯入性想法（intrusive thought）在非临床人群中也非常普遍（Rachman & Silva, 1978）。之后这些想法不断地重复和严重，最终发展为强迫观念或行为（Muris et al., 1997）。随着对强迫症研究的深入和不断认识，研究者开始认为强迫症系列现象并不是临床特有的罕见症状，在普通人群中也有可能发生，以非临床群体为样本进行的系列研究证明了这一点（David, 2003）。一个流行病学的调查发现，2200名受访者中有22%～26%的人报告有过强迫观念或强迫行为（Stein et al., 1997），但是只有0.6%的人达到DSM-IV的临床诊断标准。Miquel等人（2004）以正常大学生为样本进行的人格特质研究发现，神经质比年龄、性别、抑郁程度等因素更能预测强迫观念与行为的严重程度。

（三）强迫症的心理治疗

目前，世界上公认的对强迫症治疗效果较好的方法有暴露与反应阻止法（exposure and response prevention, ERP）、认知行为治疗（cognitive behavior therapy, CBT）、药物疗法（pharmacotherapy）以及上述任意两种方法的结合。但是，治疗过程中出现的来访者中途退出、病情反复等状况让治疗者开始关注治疗阻抗（treatment resistant）等问题（Cullen, 2005）。已有研究者开始在现有治疗方法的基础上纳入新的治疗元素，探索新的治疗方法，呈现出从单纯地消除症状行为转变为关注治疗关系的建立，注重对强迫症来访者的情感理解和支持等人文关怀的新趋势。有研究者将精神分析取向的游戏疗法与认知行为治疗整合，探讨其对青少年强迫症的治疗效果，发现游戏能很好地处理治疗阻抗问题，改善个体因为症状及心理社会偏见所带来的羞耻等消极情绪、负面的自我形象等（Gold-Steinberg & Logan, 1999）。

二、箱庭疗法治疗强迫症的原理

将箱庭疗法用于治疗神经症并不少见，多数是以个案研究的形式进行的，均呈现较好的治疗效果，然而箱庭疗法应用于强迫症的研究比较少，可供参考的文献非常有限。通过对强迫症影响因素、治疗方法以及箱庭疗法研究等大量文献资料进行研究和思考，我们认为，箱庭疗法适用于强迫症治疗的可能性表现在以下几个方面（张雯，张日昇，2012）。

（一）箱庭治疗的主要对象是个体的自我问题，而非症状本身

圭达诺（Guidano）等人提出，强迫症个体对自我和他人的表征是矛盾的，这源自矛

盾性的依恋模式。巴尔（Bhar）进一步指出，强迫症典型的认知情感图示之间的高相关可以通过"自我矛盾"（self-ambivalence）这个概念来解释，随着自我矛盾的降低，个体的认知情感图示也相应地减少。由此看出，处理和解决强迫症来访者的自我概念、自我矛盾是治疗的切入口和问题解决的关键。卡尔夫认为，箱庭的制作可以帮助来访者完成荣格所谓"个体化过程"（individuation process），将"自性的确立"（constellation of the self）看作治愈过程的中心原则。张日昇将箱庭疗法的治疗机制总结为箱庭体验过程中"自我治愈力"的唤醒和激发。箱庭提供了一种超越言语来表达内心世界的机会，来访者在制作过程中不仅在表达（express），也在经验（experience）着自己的内心世界。

由于强迫症来访者多强调对自我层面的关注，所以，如果治疗能将自我问题作为突破口而不是针对强迫症状本身，就能使来访者在治疗者和沙箱本身所限定的自由与受保护的空间支持下制作箱庭，关注自我，进而处理自我发展课题，放下并超越自我，最终使问题得到解决，使自性得以实现。由此我们确信，箱庭疗法不仅为来访者提供了"助人自助"的心理临床应用技术，同时为强迫症治疗带来曙光（张日昇，2014）。

（二）箱庭能帮助个体表达和处理创伤体验

强迫症有关童年期创伤的研究发现，大部分强迫症来访者都报告有过创伤经验。莱昂纳多（Leonardo）等人指出，创伤在强迫症的发生发展中起到重要作用。克里斯汀（Christine）等人的研究表明，强迫症与儿童期的躯体虐待或性虐待历史有关。卡罗尔（Carol）等人的研究也证实了这一点，儿童期创伤特别是情感创伤，在强迫症状的发生发展中起到重要作用。

箱庭疗法能很好地处理个体因为创伤经历所带来的各种心理问题，也能引发未处理的过去创伤的无意识记忆，箱庭治疗促进早期记忆的回溯，能引领个人进入重建和修复童年创伤的重要工作。

许多创伤或心理问题源自于儿童期的被拒绝、严格的管束、过度的批评及惩罚，或在环境中缺乏成人的理解和共感。如果一个有心灵创伤的人，有一个自由与受保护的空间，且有一个共感理解者的见证，自我疗愈的历程就可以开始。其疗效来自于过程的经验，而非理论的诠释。箱庭疗法超越理论与言语的解释，共感理解和自由与受保护的空间本身就具有疗愈性，且对解除压抑有益，更能增加来访者与无意识治愈力量的接触。

箱庭给了强迫症来访者表达、经验和处理创伤体验的机会。在箱庭中，那些无法进入意识的创伤可在非言语的表达下被描绘或重演。制作箱庭时，这些对当前关系和经验的感觉经常能被激活，使强迫症的治愈成为可能。

（三）箱庭既能呈现问题，也能呈现成长和变化

对强迫症来访者而言，持续体验到的闯入观念、冲动使其经常处于严重的焦虑、恐惧等消极情绪中，重复的行为或内在的仪式化虽能暂时缓解他们由强迫观念造成的焦虑，但这些过度化的反应会让来访者陷入一种不可遏制的失控感。强迫症来访者的这些症状在箱庭制作中有所呈现。研究发现，对强迫症状组的大学生而言，他们在箱庭作品中使用的玩具和占据的空间都比较少，属于箱庭场景中的E模式，即贫乏世界模式。有些个体虽然使用了较多的玩具，但大多是分散、无联系、混乱地摆放在沙箱之中的，呈现无组织的状态，属于箱庭场景中的CRD模式，即混乱世界模式。这些表明强迫症来访者的内心力量相对较弱，意识能力和心理容量都非常有限，反映出来访者由强迫症状导致的心理功能受损。他们只是单纯地罗列自己喜欢的玩具，很难进行主题的命名和内心体验的表达，箱庭制作的时间都比较短，平均时间为5.6分钟。因为总是被反复持续的闯入观念所困扰，他们在箱庭中对内心世界的投入也比较困难，这些都表明来访者对自我的驾驭能力是有限的，也缺乏探索的勇气。

（四）箱庭可以降低个体的心理防御，增强个体的控制感和自尊感

虽然针对强迫症状本身，认知行为疗法和暴露与反应阻止法显示出其特殊的有效性，但对于强迫症伴随的焦虑、抑郁等问题却没有很好地处理。来访者心理功能的康复是一个整体化的过程，不仅仅在于症状的消除，还在于来访者的自尊自信、人际关系、社会交往等多方面功能的恢复和成长，而心理动力疗法的一些技术在这些问题的改善上提供了很多的支持和帮助，特别是针对强迫症来访者成长中特殊事件的处理显示出其有效性。

箱庭疗法中象征和游戏的方式不仅给来访者提供了表达的空间，还降低了来访者的心理防御，为洞察来访者深层的心理冲突提供了可能。箱庭制作本身可以增加来访者的控制感以及对当下事物的关注，从而降低焦虑，这些都是强迫症来访者在生活中最欠缺的。作品的变化也能提高来访者的自尊和自我价值，强迫症来访者不仅可以通过制作与无意识世界得以沟通，还能从中汲取心理成长的能量，达到治疗上的支持和重构。箱庭治疗虽然并没有针对来访者的强迫症状进行训练或干预，但箱庭制作本身对缓解焦虑、抑郁等共病症状，处理强迫症状背后的心理冲突提供了治疗的可能性。

三、强迫症来访者的箱庭作品特征

箱庭特征研究是箱庭疗法基础研究中一个重要的组成部分，虽然我们并不主张将箱庭作为一种诊断工具来使用，但是不可否认箱庭的确具有某种程度的诊断性，熟练的治疗者

通过箱庭作品便可以洞察来访者的内心世界。因此，对特殊人群进行箱庭作品特征的研究有利于治疗者更好地把握这类人群的心理状态及心理特质，而且箱庭特征研究还可以为后续的治疗研究提供更加丰富的信息。譬如，初始箱庭的特征研究就像是心理分析中初始的梦，能呈现出来访者当前的问题状态以及所关注的主题内容，结合箱庭特征研究的结论进行治疗时更具有针对性，也能更好地理解来访者在治疗过程中的心理变化。此外，通过与常模群体的箱庭作品特征的比较，箱庭可以作为对来访者进行初步判断的工具，其作品本身也可以成为很好的过程及疗效的指标。对强迫症状大学生的箱庭作品研究发现，强迫症状大学生的箱庭作品呈现以下几个特点。

（一）箱庭玩具使用数量和种类较少，多呈现贫乏或无组织的场景

玩具是来访者意识和无意识心象的表现和象征语言，数量的多寡在某种程度上能反映出来访者内心的丰富程度，在一次箱庭作品中使用过多或过少的玩具可能反映出来访者不同的心理问题。

强迫症状大学生在制作箱庭时使用的玩具数量总数比较少，除了宗教类的玩具高于对照组外，其他类型的玩具数量都显著低于普通大学生，作品场景多给人贫瘠、空洞的感觉，是E模式的表现。有几个作品尽管使用了较多的玩具，但是彼此之间并没有过多的联系，而是无组织地散放在沙箱之中，这是CRD模式的表现。不同类型的玩具其象征意义也有所不同。相对于普通大学生，强迫症状大学生在作品中更愿意使用一些抽象的，具有精神含义的玩具，表达一种信仰或者精神的追求。譬如，他们也会使用桥，但大多数强迫症状大学生都将桥放在沙子上，并表示是为了点缀而不是连接（图4-1），而普通大学生使用桥都是将其架在河流之上（图4-2）。

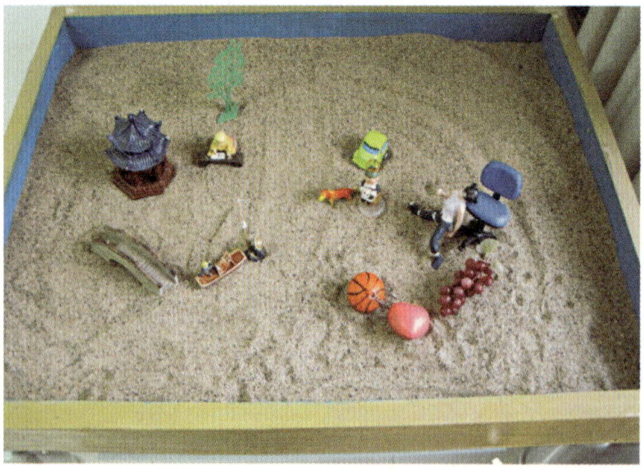

图4-1　生活

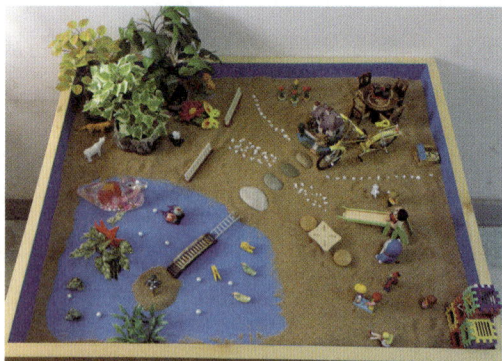

图4-2　美好的生活

（二）箱庭作品多呈现自我探索的主题，强调对自我内心世界的反思

箱庭作品的主题是对作品表现出的象征性意义的总括，反映来访者内在心路历程的变

化。从研究的数据来看，对照组被试在初始箱庭作品中多呈现的是集会和家庭的主题，以表现日常社会生活为主，强调对理想生活的建设和期望。这与笔者关于"大学生箱庭基本特征研究"的结果比较一致，与大学生当下的心理发展任务是一致的，是心理成长、成熟的表现。与普通大学生相比，强迫症状大学生的初始箱庭作品多呈现的是自我探索的主题，强调对自我的反思、剖析。

初始箱庭作品在箱庭治疗中具有十分重要的意义，既能呈现来访者当前的问题状态，又能呈现出来访者治愈的可能性。强迫症状大学生对自我的评价总得来说是不满意的，自我探索是强迫症状大学生在初始箱庭中关注和渴望解决的问题。正如Bhar等人的研究所支持的那样，自我矛盾是强迫症个体的核心特征。因此，自我问题既是强迫症状大学生当前最主要的心理问题，也是其治愈最重要的线索。图4-3为某个普通大学生的作品，题目是"理想家园"，图4-4为某个强迫症状大学生的作品，题目为"目标"。

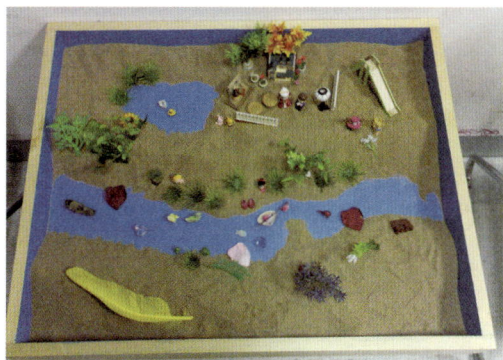

图4-3　理想家园

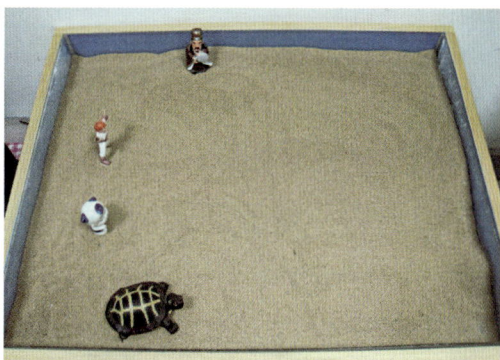

图4-4　目标

（三）在箱庭作品中很少触碰和使用沙子进行建构

沙子作为箱庭疗法的重要组成部分，对治疗的进行有着非常重要的意义。沙子是母性的象征，有净化和治愈心灵的作用。茹思·安曼认为，沙子和心灵有很多的共同之处，它们都经历着流动，寻找形态，找到一个新的形态，然后又开始再次流动的过程。

普通大学生大都能自然地使用沙子进行建构，对触碰沙子有着相对积极的情感体验。在箱庭中制作水和山，表示他们愿意挖掘自身的潜能，相对来说对自我有比较清晰的认识，有较明确的目标。与此相反，强迫症状大学生中能够仔细用沙塑形的比较少，其中大多数只是随意拨动沙子成任意形状，没有明确的建构，将近半数的学生不愿意触碰沙子，大多数学生对触碰沙子有着相对消极的情感体验。不能对沙子进行积极的建构，对沙子缺乏创造性的表达，漠视甚至忽视沙子在箱庭制作中的作用，正是强迫症状大学生的心理问题在箱庭治疗中的具体表现。强迫症个体的心理能量被固着在症状之上，所以表现出刻板、僵硬、强迫的行为模式。他们在箱庭制作中的表现也是如此，单调、贫乏、缺少流动的箱庭作品是他们内心能量被阻滞的象征性表达。图4-5为某个普通大学生的作品，题目是"梦中的烟雨江南"，图4-6为某个强迫症状大学生的作品，题目为"海边"。

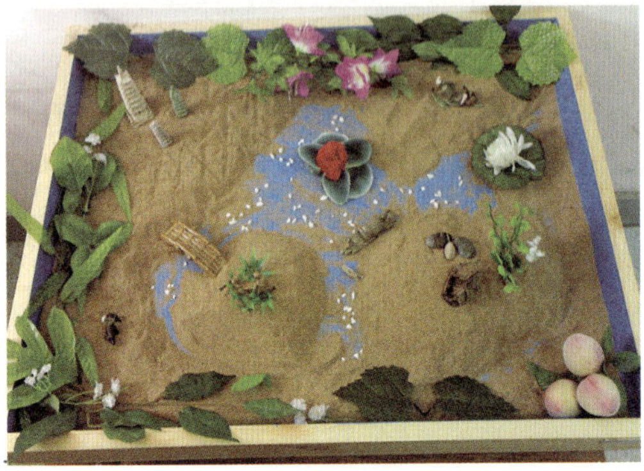

图4-5　梦中的烟雨江南

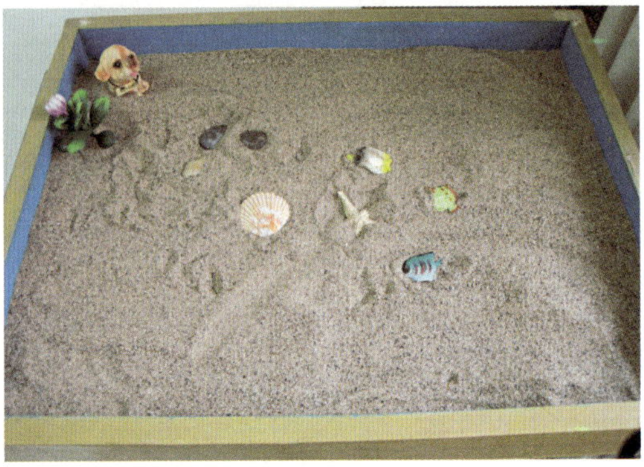

图4-6　海边

（四）箱庭制作时间非常短，箱庭制作和体验的过程不够投入

箱庭制作时间在一定程度上反映了来访者对内心世界的投入程度。一般来说，成人每次箱庭制作的平均时间是20分钟，儿童较长一些，常常能够做满50分钟。在箱庭治疗中，对时间的控制和把握也能反映来访者的成长和变化。研究表明，普通大学生的平均制作时间是26.43分钟，而强迫症状大学生的平均制作时间是5～6分钟。

很多强迫症状大学生报告生活中最为困扰的事情就是难以集中精力地学习，他们经常被反复的闯入式想法打断当下正在进行的事情，总是情不自禁地担忧将来的事情，或者对发生过的某些事情追根溯源。不少学生在分享箱庭体验时坦诚地表达，即便是在制作箱庭的过程中他们也很难完全投入，心里更多想到的是赶紧结束制作。迅速地完成作品说明来访者对自我的驾驭能力是有限的，没有清晰的自我认识和明确的目标，也缺乏深入探索的勇气。

四、箱庭疗法治疗强迫症的注意事项

（一）箱庭在治疗过程中的引入时机

很多强迫症来访者的关键事件或创伤经历并不会在第一次会谈的时候就讲给治疗者听，而是在治疗关系建立到一定程度，来访者做好心理准备后才会说出来。这就需要治疗者在进行心理评估的时候最需要关注的不是症状而是治疗关系的建立，对于来访者不愿提及或比较敏感的话题在初期的时候不宜穷追不舍，而需要耐心地等待来访者。

我们认为，治疗关系建立后再引入箱庭比较合适，尽管箱庭也具备诊断和评估的功能，但并不提倡治疗者对来访者的箱庭作品进行诊断性的分析和评价，而应将其作为洞察和了解来访者心理问题的方式。

（二）治疗过程中对箱庭的灵活运用

研究表明，系列的箱庭治疗对强迫症来访者有着积极的治疗效果，但并不意味着所有的强迫症来访者都接受并适用于箱庭治疗。在心理治疗中，来访者的主观意愿很重要，良好的治疗关系及来访者对治疗的依从性比具体的治疗方法和技术更能凸显心理治疗的有效性。尽管对于箱庭疗法来说，箱庭制作本身就有着积极的治疗效果。在现实心理治疗过程中，治疗者依然要以来访者的自我需要为主，不强迫制作箱庭。尽管系列的箱庭治疗更有助于来访者的自性化过程，但并不是心理治疗的必要成分。来访者可根据自己的心灵需要，决定是否在每一次的治疗中使用箱庭，治疗者也要充分理解箱庭在心理治疗中的作用，这是为了更好地帮助来访者进行心理需要的表达。

（三）治疗的时间限定及结束

在将箱庭疗法应用于强迫症来访者的治疗实践中，考虑到目前针对强迫症治疗的团体和个体方案均有缩短的倾向，以及来自其他研究者对强迫症治疗次数15～20次的限定，建议采用12～16次的时间限定治疗形式。研究表明，预先告知治疗的次数和时间并将治疗过程限定在12次左右，可以在短期内唤醒来访者内心压抑的无意识冲突，处理当下的情绪体验，通过创设安全、接纳和支持性的治疗环境，可以让来访者学会独立应对自我成长中的问题。时间限定治疗降低了治疗成本，促使来访者积极地在有限时间内面对心理问题，避免了长期治疗关系中的移情—反移情以及过度依赖治疗者等问题。

第二节　让花儿为我开放
——对一名强迫症女大学生的箱庭治疗

治疗者：张　雯

督　导：张日昇

治疗者是在博士一年级的时候决定做强迫症箱庭治疗的，其原因正是这个案例的启发。整个案例是在导师张日昇教授的督导下完成的，可以说没有导师的督导就没有这一个案的圆满。众所周知，强迫症过去属于焦虑障碍的一种，也是最经典的神经症之一，被形容为心理障碍中的"癌症"，所以强迫症的治疗一直是一个很有挑战性的工作。

一、个案介绍

小燕（化名）初次来到咨询室的时候是大二下学期刚开学不久。三月份正是春暖花开的日子，与窗外阳春三月的一派盎然不同，室内的小燕有着与其年龄不相称的忧愁和焦虑。对于心理咨询与治疗，小燕显然有备而来，带着几张涂满字迹的信笺，开始了她漫漫的求助之旅。

（一）家庭情况

小燕出生在北方的一个小城市，家里有工薪阶层的父母和一名年长6岁的哥哥。在小燕的印象里，哥哥就是家中的"小霸王"，从小惹是生非，从小学起就经常打架滋事，初中的时候几次因为品行不端被记过，勉强升入高中，恶习不改，终于在高二被勒令退学。赋闲在家一年后，父母花钱让其在外省一个城市读高职，哥哥依旧不争气，脱离了父母以后变本加厉，不仅没有拿到毕业证，还游手好闲、不务正业，每个月向父母讨生活费。在小燕的眼里，哥哥是个彻头彻尾的失败者，是一个让她感觉羞耻和愤怒的人。小燕努力学习就是为了摆脱哥哥的不良影响，成为与哥哥不同的人，一个真正成功和优秀的人。

小燕的母亲是一名小学教师，小燕笑称别人家是"严父慈母"，而她的家是"慈父严母"。小燕母亲性格急躁，要强好胜，很喜欢与别人攀比，或许是哥哥不争气的缘故，母亲对小燕的要求更为严格。在小燕的印象里，从小到大从来没有听到过母亲的表扬和鼓励，无论做什么，无论结果如何，得到的永远是母亲的不满和指责，"不做是错，做了还是错"。这个抱怨型的母亲让整个家庭时刻都处在战乱之中，不留神某个言行就会引来母亲的一次爆发。虽然母亲对小燕的生活有着无微不至的照顾，但是这种指责和抱怨的教养方式却让小燕丝毫感受不到温暖和自信，小燕始终觉得自己不够好，所以才会让母亲如此失望。

小燕的父亲也是一名教师，与母亲的咄咄逼人不同，父亲内敛寡言，在家中常不言不语、不管不问。父亲上班之余最喜欢在家中独自看书，很多时候小燕渴望与父亲沟通让彼此更亲密些却总被拒之门外。小燕回忆小时候喜欢缠着父亲问东问西，却总被搪塞和拒绝，所以小燕觉得是因为父亲不喜欢自己才会如此繁忙和冷漠，常常忽视自己的需要和感受。每当母亲爆发时，父亲总是及时回避，或者沉默或者逃离。小燕感觉父亲是冷漠而拒绝的，她不知道自己怎么样才能吸引父亲的注意，让父亲喜欢自己。

（二）成长经历与病史

小燕出生的时候计划生育政策依然非常严格，因为身份的缘故，小燕生下后就被送到农村奶奶家寄养。奶奶年事已高，不能独立照看小燕，所以小燕的童年是吃百家饭穿百家衣长大的。邻居的大婶，远房的表姑，跟随奶奶生活的叔婶都是小燕成长中的"重要他人"。寄人篱下的早年生活让小燕很小就学会了察言观色、谨慎行事，无论做什么都小心翼翼、委曲求全，生怕一不小心就惹怒成人失去生活的保障。父母每个月会去看小燕，受身份所限，小燕不能称呼自己的父母为爸爸妈妈，只能称其为伯父伯母。小燕自豪地说，从小到大在称呼的问题上她从未出现过一次错误，听者辛酸。在别家孩童撒娇任性、欢快成长的时候，小燕却不得不过早地尝尽人间冷暖。小燕在6岁的时候随父母一起来到市内上学，成为母亲班里的一名学生。正因为母亲是班主任，小燕学习异常刻苦，希望能为母亲增光，博得母亲的赞赏。然而无论她怎么努力，成绩如何优异，换来的都是母亲的不满和指责，小燕渴望的肯定和鼓励一次次地落空。

小燕高中的时候就觉得自己比其他同学更加焦虑和紧张，一遇到考试就经常失眠、神经衰弱，在人际关系方面也比较敏感，常常刻意去讨好别人来获得对方的认可和喜欢。高三下学期的时候，小燕患有"写字声恐惧症"，一听到同桌写字的声音就全身紧张无法学习，为此换过很多同桌，最终自己坐在教室的角落里，考试的时候戴上耳塞才能勉强坚持下来。小燕没接受过任何心理咨询与治疗，这些症状在高考结束后自行缓解了，上大学后也没有再犯。刚上大二的时候，小燕跟一名外校的男生确立了恋爱关系。因为是初恋，小燕格外珍视和投入，未想到几个月后对方提出了分手，小燕受到了非常大的伤害。此后，小燕出现了一系列的奇怪表现，开门的时候要反复考虑用哪只手比较好，抬脚的时候要反复考虑先迈出哪只脚，走在路上经常怀疑别人在议论自己，怀疑别人知道了自己被抛弃的惨痛经历。在宿舍的时候也经常神情恍惚，想不起来自己要做什么，总是担心自己忘事，一遍遍地做计划，反复地提醒自己。这样的状况持续了一两个月，之后行为方面的症状有所缓解了，但是思维方面的症状加剧了。

（三）主诉

小燕感觉自己经常不能控制地想某件事情，刨根问底不能停止，因此焦虑不安。她一方面想让自己停下来不去想，另一方面又无法控制，为此特别痛苦，影响了正常的学习和生活。小燕说这些诡异的想法和担忧就像是内心深处的魔鬼，自己生活的方方面面似乎都能被它影响着，不知道什么时候就跑出来干扰自己的生活，痛苦不堪。小燕感觉自己内心有一种想要破坏的力量，每当事情很顺利接近完美的时候就会出来破坏。除此之外，小燕还总担心自己会遭遇危险，担心别人会伤害自己，对自己不利，因而对周围的人时刻提防，一言一行都会浮想联翩，非常累。小燕害怕犯错误，做什么事情都要反复检查以确保无误，做事非常烦琐，小心翼翼，这就导致人际关系更为敏感复杂。这样的状态持续了2个多月，小燕觉得自己无法控制而且不能解脱，生活和学习都受到了严重的影响。

（四）评估诊断

小燕是带着一打信笺来的，就座后直奔主题，讲述自己的心理痛苦。信笺上写满了各种症状的表现和内心的感受，提醒自己要表达清楚以防遗漏。小燕说话语速很快，神情紧张，带着惶恐和不安。对症状的表述很细致形象，用词谨慎。在小燕的主诉的基础上，根据DSM-IV有关焦虑障碍中强迫症的诊断标准，对小燕的诊断如下。

1. 轴Ⅰ：临床综合征

小燕的主诉比较符合DSM-IV中强迫障碍的诊断标准，突出的表现是强迫性思维。小燕的脑中会反复、持续地闯入一些不合时宜的想法，如威胁、危险，造成小燕明显的焦虑和痛苦；这些想法的闯入和出现并不是因为生活中的确出现了如此严重的问题，而且小燕对此的反应明显过度；小燕试图自己来控制和压抑这些念头，往往不见成效，并因此而感到痛苦不安；小燕对自己的上述症状表现有明显的自知力，知道是不合理的，但无法控制。根据小燕主诉，症状持续了将近2个月，自己的学习和生活受到严重的干扰，不能专心上课和自习，人际关系也格外紧张。这种症状出现于小燕分手之后，并非是其他药物或生理变化的影响。

2. 轴Ⅱ：人格障碍

因为生活背景以及成长经历的特殊性，小燕从小养成了谨小慎微的性格，害怕犯错甚至不能犯错，为了赢得更有利的生存环境，对人际关系也格外敏感。母亲的挑剔和指责也使得小燕对自己严格要求，做事追求完美，遵守规范，专注于规则和秩序，对事物的控制感要求高，对学习过度投入，生活中缺少弹性和娱乐，伴有强迫性人格障碍的一些特点。

3. 轴Ⅲ：总体医疗状况

小燕身体状况良好，母亲妊娠、小燕出生均未见特殊状况，高三的时候曾患"写字声恐惧症"，但未接受任何心理咨询与治疗或者药物治疗而自愈。本次求助之前和过程中，也未接受任何药物治疗，平时也没有长期服用其他药物的习惯。

4. 轴Ⅳ：心理社会和环境问题

小燕幼年的成长环境比较复杂，没有固定的照看者，也没有形成安全的依恋关系。寄人篱下的生活经历使其安全感不足，对生活的稳定和控制的需求更为强烈。母亲的挑剔和抱怨与父亲的冷漠和拒绝让小燕从小缺失家庭的温暖和自我成长的自信，怀有深深的内疚感和耻辱感，初恋男友的背叛和抛弃让小燕对自我价值彻底失去了自信并出现一系列的症状。

5. 轴V：功能状况的总体评价

虽然正值花样年华，从小燕的身上丝毫感觉不到青春的活力和朝气。小燕每日忧心忡忡，为学业和未来担忧，唯恐现在不努力影响日后的发展。失恋后小燕频频出现各种症状，思想和行为更加刻板、僵化，言行更为谨慎，反复的确认和检查导致人际关系更加敏感，反过来又使其状况恶化。最严重的时候小燕感觉一整天自己都恍恍惚惚，焦虑不安，时间都在思考中蹉跎了，甚至连集中精力学习都无法做到。

二、治疗过程

（一）确立治疗方案与治疗目标

根据小燕的主诉及问题产生的深层原因，我们决定采用箱庭疗法作为主要的治疗方法，辅以来访者中心的治疗。箱庭疗法给来访者提供自由与受保护的空间，致力建立母子一体性的治疗关系，帮助其建立安全感，体验无条件的积极关注。沙子和玩具可以帮助来访者更好地探索和表达自己，在制作的过程中获得控制感和价值感。箱庭疗法作为沟通意识与无意识的媒介，为来访者提供与无意识对话的机会，对解决其深层心理问题提供了可能性。

治疗的短期目标是缓解小燕的强迫思维和焦虑情绪，长期目标是帮助来访者建立牢固和客观的自我概念，促进来访者的人格发展。治疗每周1次，每次50分钟，具体程序见表4-1。

表4-1 箱庭疗法程序

个体箱庭	内容和指导语
感受沙子	"请把手放在沙子上，闭上眼睛，去感觉沙子的质地、温度、触感带给你的感觉"
制作作品	"请用这些玩具在沙箱里做个什么，想做什么都可以" *制作中，治疗者不给予任何指导，由来访者自由创作，治疗者陪伴在一旁并对过程做简单记录
体验作品	"这是你自己的世界，用心理解自己的这个世界，体验这个世界给你的感受"
对话交流	治疗者与来访者就箱庭作品进行对话，从中了解有关作品主题、内容和来访者心理状态的信息，如"请说说你作品中的故事吧""给你的作品起个名字吧"
拆除作品	对箱庭作品进行拍照存档后，请来访者拆除作品
撰写报告	每次治疗结束后，由来访者撰写自陈报告，作为对本次治疗的反馈

从某年4月3日至7月17日，历时4个月，共12次箱庭治疗。具体过程见表4-2。

表4-2　治疗过程

治疗单元	过程和内容	治疗方法
第1次	会谈，了解小燕的家庭背景和成长经历	谈话
第2~13次	个体箱庭	箱庭制作和谈话
第14次	会谈，了解小燕治疗后的现状，结束治疗	谈话

小燕的12次箱庭治疗呈现出明显的阶段性，在前人有关箱庭治疗阶段划分的基础上，将治疗过程划分为问题呈现、斗争对抗、转化成长、治愈整合四个阶段。下面将从作品内容、玩具类别、自我像、沙子使用、谈话内容等方面依次呈现各个阶段的治疗过程。

（二）箱庭治疗的具体过程

1. 问题呈现阶段（第1~2次）

初始箱庭就像心理分析中初始的梦，具有十分重要的意义（申荷永，2004），既呈现了来访者当前的问题状态，又呈现了来访者治愈的可能性（Ryce-Menuhin，1992）。

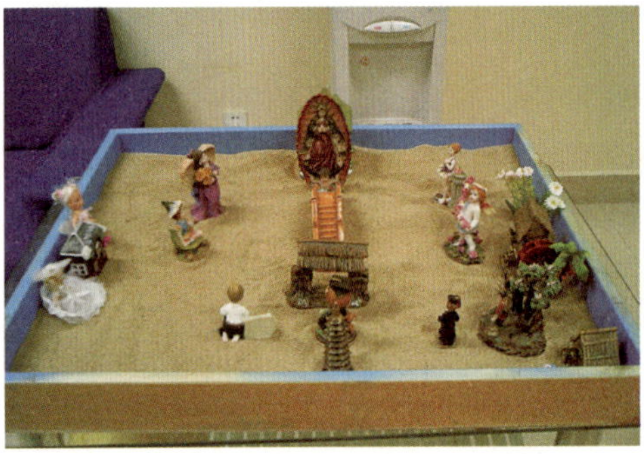

图4-7　箱庭作品1：我的心灵世界

小燕第1次箱庭作品的主题为"我的心灵世界"（图4-7）。作品的上方用大量宗教类玩具营造出一个理想的天国，这种宁静、祥和以及高雅的精神追求是小燕的理想国度。面对天国位于下方的三个人形是小燕自我像的化身，一个是虔诚的信徒，一个是求学的孩童，另一个是学有所成的博士，这是小燕渴望达到的三种状态：能够虔诚、认真地学习，最终学有所成。在箱庭的中轴线上，小燕由下而上放置了塔、门槛和桥梁，这是由现实通往理想的道路，首先要心有所愿，其次要迈过门槛，最后要走过艰险的桥梁。左边梦幻般红色的小房子代表小燕的童年，正是因为自己的童年如此不堪，所以希望能在幻想的世界里重温童年的美好。右边山水相依的世外桃源是小燕期望老年生活可以怡然自得。

小燕在第1次箱庭作品中使用了大量的宗教类玩具来呈现内心渴望的世界：圣母像象征着慈爱、关怀和包容，是母性原型的象征；天使给人智慧的启示，是一种对自己实际能够在任务情境中获得帮助的愿望的投射。门槛的象征意义是对即将开始的旅程的准备，意味着面对、超越并开始走向成长。

小燕的第2次箱庭作品主题为"我的魔鬼地域"（图4-8），如此相似的作品却表达出完全不同的感受。在第2次作品中，小燕用了一座更为陡峭的桥梁取代了原来的桥，并倾斜摆放以说明道路更加崎岖，下面是没有置放任何水中生物的河流。自我像也换成了三个防御和攻击的人物，表达了自己当前焦虑不安的状态。身前身后各选了一个庞然大物，代表自己当前承受的威胁和压力。

如果说箱庭作品1呈现了小燕内在治愈的可能性，那么箱庭作品2则呈现了小燕当前的问题状态：栅栏、陡峭的桥、河流等表达了

图4-8　箱庭作品2：我的魔鬼地域

她在通往理想的道路上遇到的阻碍；身前身后的怪兽表明遭遇的威胁；处于防卫状态的小人形象地表现出了她面临的问题，即阻碍与威胁。

2. 斗争对抗阶段（第3～5次）

这一阶段作品的内容主要体现在小燕与心中大量强迫性思维的冲突和对抗。

在第3次的箱庭作品中，小燕将自己放在箱庭的最中间，旁边放一个小士兵，四周画出浅浅的水印，在水印周边放置了大量恐龙、蛇、蜥蜴、蜘蛛等动物（图4-9）。小燕说："这就是我此刻的感受，它们就和我心中的那些魔鬼念头一样，时刻围绕着我，让我很恐惧。"箱庭作品3使用恐龙、蛇等动物象征纠缠自己的强迫思维，表现了其恐惧、焦虑和无助的情绪。在这次谈话中，小燕详细地给治疗者列举了生活中各种强迫思维的内容以及对其的影响。

在第4次治疗中，小燕主动与治疗者谈起父母，表达了对其教养方式的不满。这既表现了对治疗者的信任，是治疗关系确立的标志，也暗示了对自我探索的深入。

在第5次箱庭作品中，小燕将自己摆在箱庭上方的中间，身处旋涡之中，中间摆放了相互对抗的两大阵营，左侧的三个娃娃人偶代表"好的""对的""优秀的"；右侧三个恐龙代表"坏的""错的""丑陋的"（图4-10）。小燕感觉自己经常陷入这样的对立之中，如同旋涡中的小人无法自拔。"恶势力"与"好势力"的对抗，意味着阴影的一面将要被整合；自我像处在旋涡之中，进入和离开旋涡的活动象征着死亡和重生；交通工具的出现预示着心理的积极变化。

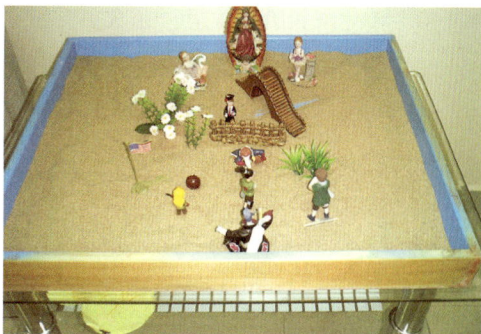

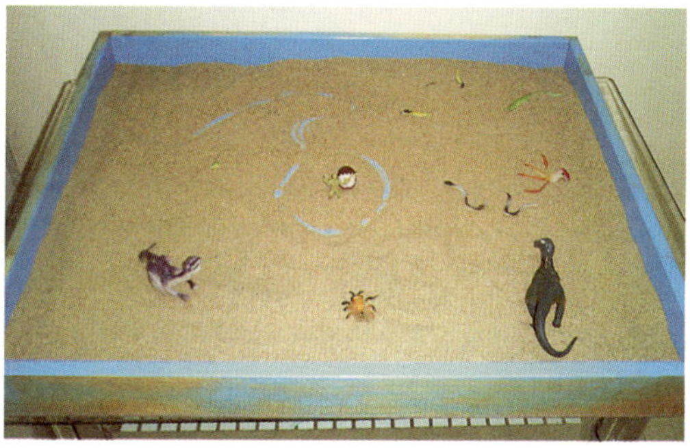

图4-9　箱庭作品3：摇摆中的自我

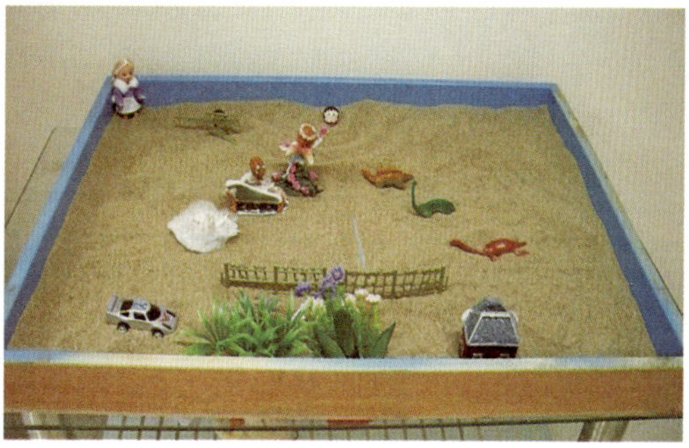

图4-10　箱庭作品5：迷茫的旋涡

3. 转化成长阶段（第6～9次）

从第6次的箱庭作品开始，代表可怕想法的恐龙等玩具没有再出现在箱庭中，可能暗示了来访者对过去创伤的处理告一段落。小燕开始积极处理现实中的人际关系问题，父母、男友、同学和朋友成为箱庭作品的主题。当描述日常生活的场景出现在来访者的箱庭作品中时，就标志来访者重新回到了日常意识状态，有能力将获得的心理成长整合到现实生活中（Babara，2004）。

在第8次的箱庭作品中，小燕比较全面地呈现了其人际关系状况（图4-11）。首先将自我像放在箱庭的最中央，之后在四个方位圈出一个沙圈，代表不同的部分。左上方放了两个年龄相仿的男孩，这是小燕的情感世界；右上方放入了梦幻红房子和花草，代表小燕的精神家园，值得注意的是花草掩映之中还放入了一条蛇。小燕表示，虽然让她恐惧的想法还是会偶尔出现，打扰她的生活，但是她已经能够很好地对待和接受了，认为这是自己思想的一部分，这表明小燕心理容纳能力的增强和意识空间的提升。左下方放入了不同的小人代表小燕的同学关系，问及里面是否都是朋友，小燕表示"有喜欢自己的也有不喜欢自己的，现实中也是如此，不可能要求全部的人都喜欢自己"，对同学关系的辩证观点表明小燕两极化的对立思维有所缓解，更为灵活。右下方代表小燕的童年，因为是过去的事情所以都放入水中。小燕表示能将过去经历的事情作为自己人生中的一部分来自然面对，尽管有些难过，但可以接受，不再像过去那样为自己命运多舛而感慨。可以看出，小燕的心理空间相对于从前有较大的扩容，能更为全面、客观和辩证地看待生活，然而小燕还缺乏一种整合和连接的能力，不能将各部分融为一体。

本阶段有两次较大幅度的动沙，挖出类似湖的水域，并在水中放置象征自我的玩具，这是自我深入的表现。制作箱庭作品9（图4-12）时，小燕惊喜地发现一些新的玩具，实际上这些玩具一直存在于玩具架上。当来访者的问题得到解决后，就会注意到平时自己不注意或注意不到的事情。在制作结束后与治疗者的谈话中，小燕表示第7次箱庭治疗后感受到了一种内在的生活信心与力量，之前焦虑和恐怖的情绪大大缓解了，生活和学习的状况也得到了改善。

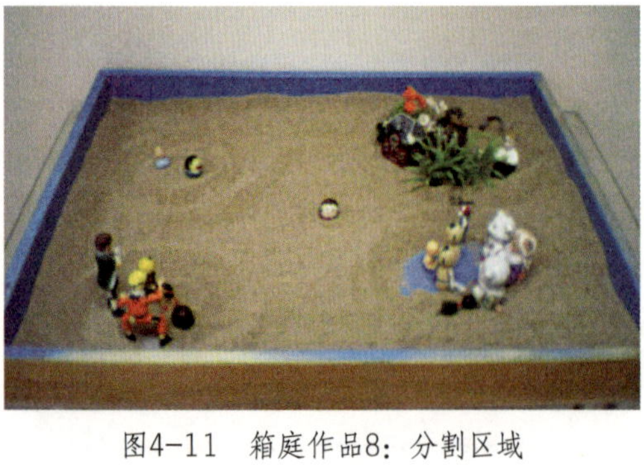

图4-11 箱庭作品8：分割区域

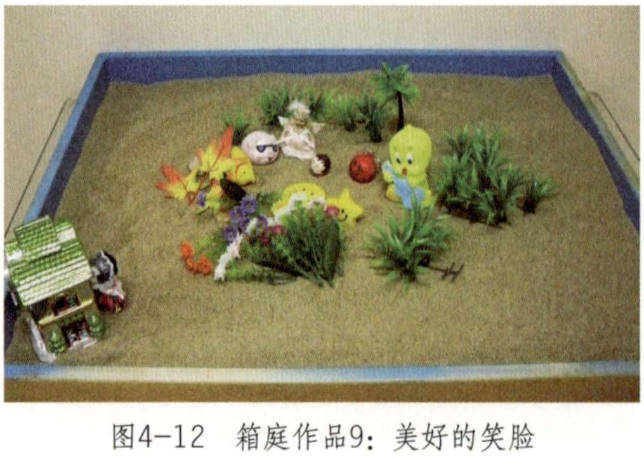

图4-12 箱庭作品9：美好的笑脸

4. 治愈整合阶段（第10～12次）

这一阶段的箱庭作品以自性箱庭为主题，即在沙箱中间制作的能量集中于一点的高度精神实现的箱庭作品。三次作品极为相似，除了延续使用大量的绿色植物外，还加入了色彩斑斓的花卉。箱庭作品中的花表达来访者对奖赏、鼓励的渴望。

在制作箱庭作品10时，小燕主动与自我像展开对话，对自己进行了更深层次的探索，了解到内心深处渴望被关注和认可的需要。小燕发现尽管作品中使用了大量的花草，颇有生机，但是花朵都是朝向圈外的。小燕意识到这是自己长期以来存在的自我认识问题，总是渴望赢得外人的认可和喜欢，却从来没有考虑过自己的感受。小燕觉得这样的生活很累，而且在逐渐远离活着的本质，只有自己认可自己才能拥有真正的快乐和自信。随着咨询的进行，小燕和父母的关系有所改善，父母也逐渐意识到了自己当年的言行带给小燕的伤害，对小燕有很多的抱歉和内疚。这种变化让小燕极为不适应。

箱庭作品11（图4-13）表达了对独处的需要以及对过去经历的再次面对，这是个体心灵成长的表现。

在最后一次的箱庭作品（图4-14）中，小燕用茂盛的植物制作了一个更大的圈，将过去曾经带给自己伤害的人都放入其中，微笑面对。所有的花朵都朝向圈内的自己和重要他人，这是小燕对自我的肯定，也是与过去的和解与接纳。小燕用水晶球和花束作为对自己成长的肯定和鼓励，"生活是美好的，我要更加坚强和自信地走下去"。

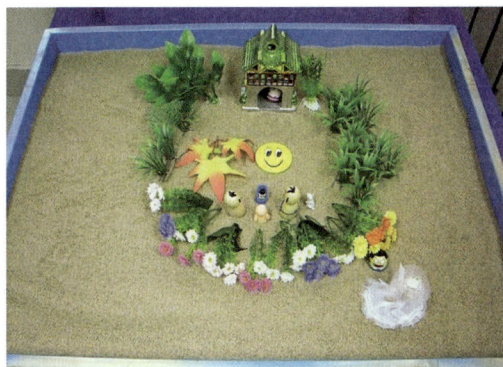

图4-13　箱庭作品11：蜷缩

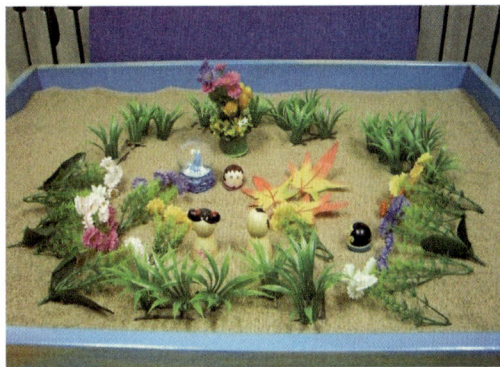

图4-14　箱庭作品12：美好

三、案例讨论

箱庭治疗的效果反映在来访者箱庭制作的过程和箱庭作品中，也反映在来访者的现实生活中。通过上述关于治疗过程的描述，我们可以看到来访者发展变化的脉络。下面，我们主要通过对箱庭作品主题的分析、来访者在箱庭中的自我成长以及对现实生活的适应状况，来考察箱庭治疗效果。

（一）箱庭作品的主题与分析

箱庭作品的主题是对作品所表现的象征性意义的总括，反映来访者的心路历程。Rie Mitchell曾归纳了箱庭的受伤主题和治愈主题。前者指来访者在箱庭作品中呈现的具有实际创伤体验或经历的主题，后者则反映来访者内在积极的变化。

纵观12次箱庭作品，在前两个治疗阶段，箱庭作品表现出较多的受伤主题。例如，箱庭作品2在象征自我的玩具前后各放了一个大型的怪物，是"威胁"的表现；横在中央的栅栏、陡峭倾斜的桥梁和湍急的河流暗示了过桥的凶险，是"受阻"的表现。在箱庭作品3中，自我像周围放了很多恐怖的动物，再次突出了"威胁"主题，增加了"忽视"的主题，位于中间的小女孩孤立无援，正是内心感受的真实写照。箱庭作品5表达了"分裂""受阻""限制""对抗""矛盾"等受伤主题，反映了随着治疗的深入，与无意识冲突进行抗争时所遭遇的抵抗、压力、对峙的内心状态。之后，箱庭主题呈现出由受伤主题向治愈主题的转化。箱庭作品7、8出现了类似湖的圆形水域，并将自己放入其中，这是"深入"，意味着一种深层的探索或发现。箱庭作品8出现现实中的人际关系，体现了"培育"，但四个区域相对孤立，并未整合协调起来，植物的使用是"能量"的表现。箱庭作品11、12中圆圈的扩大暗示了意识"容器"的扩大和包容性的增加，作品呈现出"趋中""整合"和"中心化"的倾向。通过对系列箱庭主题的分析，我们可以看到通过箱庭治疗，来访者的内心世界从创伤走向治愈。

（二）箱庭中的自我成长

以沙箱为中心，创造一个自由与受保护的空间，促使来访者的治愈力得以发挥是箱庭治疗的基本假设之一。箱庭制作的过程是来访者对内心力量的挖掘，对自我的探索。初始箱庭投射出的自我是受到威胁，没有力量，有强烈的不安全感的和否定的，对父母的感情是矛盾的。随着治疗的进行，借助箱庭这一媒介，上述问题得以面对。从排斥、矛盾到接纳，对亲子关系的处理表现了自我的发展和成长，同时也帮助小燕看到身边的支持资源。后期的箱庭作品投射出的自我是快乐的、幸福的、安全的和自我接纳的。

玩具是来访者意识和无意识的心象表现和象征语言，玩具性质、色彩的变化从另一角度反映了自我成长。初始阶段小燕经常使用恐龙等原始动物来表达自己的内界，这一象征暗示了其创伤发生的时期有可能是在发展的早期；转化阶段小燕尝试使用象征生命和活力的植物以及卡通动物，这是平衡自己过于紧张和悲观情绪所做出的努力；最后，小燕使用水晶球、花束等美好的玩具作为对自己的进步的肯定和接纳。

与阴影的对话也反映了自我的成长。在初始阶段呈现出的"恶势力"是个体阴影的象征，意识到阴影的存在本身就具有积极的意义；在对抗阶段呈现的对立和深入意味着对阴影的整合，当人在接纳自己的阴影时会感到充满力量；后期将代表阴影的蛇放在房屋和花草之中，暗示了其对阴影的接纳。

（三）现实生活的适应与治疗的终结

由于来访者是治疗者在临床实践中遇到的案例，而不是经过研究设计和筛选得到的样本，所以，为了不影响治疗的顺利进行，我们没有使用任何标准化的问卷和量表，也未对来访者的关系人群进行访谈，而是通过治疗过程中的言语和非言语的表现、箱庭作品的分析以及个人自陈报告等进行心理评估。来访者自述经过治疗，焦虑情绪和强迫思维等症状有较大程度的缓解，能较好地处理与父母、男友和同学的关系，积极乐观地看待生活中的事情，学习效率也有所提高。学期末，来访者表示自己已经投入紧张的考试复习中，很期待暑假回家与父母相聚。结合张日昇（1999）总结的心理咨询终结的指标，我们决定结束治疗。

（四）箱庭作品和制作过程

箱庭作品大都集中在沙箱的中部和左部，表现出对现实的关注和认可以及对过去问题的呈现。制作时间在一定程度上反映了来访者对内心世界的投入程度，迅速地完成作品说明小燕对自我的驾驭能力有限，安全感和自我稳定性较低。不能长时间对内界进行深度探索，可能是强迫症来访者穷思竭虑、不能遏制的强迫思维在箱庭制作中的体现。此外，来访者在动沙方面也相对谨慎，说明在发挥自身潜能方面缺乏开拓性和深刻性，在某种程度上也反映了强迫症来访者的刻板、缺乏自信等人格特点。

不管是在初始箱庭中还是在系列箱庭治疗中，来访者制作的箱庭作品里都有比较清晰的自我像，但是与普通大学生不同的是，来访者的自我像的象征物通常不是只有一个，而是有多个，代表不同的自我实现。小燕一般会把自我像放在箱庭中比较中心的位置，如空间的中央或者是其他玩具的中心。这些制作特点表明，在小燕的无意识里，自我处在一个非常中心的位置，被时刻关注着。此外，在制作后的谈话中也发现，闯入式观念通常是一些细小琐碎的事情，但往往经过小燕的反复推理，成了生命攸关的大事，由此带来的焦虑和恐惧不得不再通过一些细小、琐碎、反复的行为来缓解。小燕存在较高的自我矛盾感，在她的意识中只能接纳自我好的一面，排斥自我不好的一面。为了缓解这一矛盾，小燕将自己的行为和思维精确化，形成严格、刻板、教条、仪式化的习惯，忽视内心的情感体验。因而治疗者在治疗中会发现让强迫症个体表达自己的内心感受是一件非常困难的事情，他们更多的是习惯描述事情的细枝末节，罗列各种情境和可能的各种后果。

在小燕的箱庭作品中，很少有家庭、集会等日常生活的主题以及对未来美好生活的期望或建设等。小燕倾向于通过箱庭呈现一种心理状态，或者仅仅是将自己的渴望罗列出来，玩具之间可能并没有任何关联，箱庭作品也没有故事情节。治疗者从中感受到的不是一种流畅的表达，而是停滞的片段。箱庭主题多是一些对自我的反思和评价，或者是一种探索和寻找。对于连续治疗的小燕来说，箱庭主题的改变也是疗效的表现之一。从创伤到治愈，从分裂到整合，从摸索、反思到面对、展望，小燕的作品愈加整合、流畅，富有生机。

对沙子的忽视甚至抵触也是强迫症来访者的心理问题在箱庭制作中的反映。即便是在单纯的谈话治疗中也经常出现类似的情况。强迫症来访者总是滔滔不绝地谈论自己的强迫症状以及这些症状带给自己的巨大精神压力和情绪困扰，但是当治疗者试图就某个症状去深入寻求背后的原因时，来访者会突然转移话题继续描述下一个症状，治疗也因此陷入僵局而无法深入。在箱庭治疗中，动沙是消耗来访者心理能量的过程，与沙子的接触可以帮助来访者与自己的无意识进行沟通，对沙子进行积极的建构是来访者释放无意识冲突，调配心理能量的表现。这也是很多儿童只通过玩沙就能起到心理治疗作用的原因。对于强迫症来访者来说，强迫症状产生的原因是深层的自我矛盾，这给来访者带来强烈的不安全感。拒绝触碰沙子是在拒绝无意识传达给他们的真实信息，在自我没有做好充分的准备以及拥有足够的力量之前，来访者很难面对无意识带给自己的这些真实体验，因此，动沙也可以看作来访者的自我得以成长的表现。

（五）箱庭体验

小燕对箱庭有较少的情感卷入，对沙子没有特别的感觉，甚至有消极的感觉。这一点与强迫症来访者习惯忽视自己的内心体验，将主要精力放在理性和言语能力的发展上的特点有关，因为后者更容易被控制，更容易降低矛盾性的感受。小燕在初期对箱庭没有特别的感觉，是抱着一种试试看的态度来完成的，匆忙地制作后便开始谈话，在问及箱庭的内容和感受时也描述得非常简单。尽管如此，因为沙、玩具以及制作本身的象征性表达，小燕还是在治疗中触动了自己的无意识，这个意识化的过程会让小燕有些不知所措甚至有些痛苦。在治疗的中期会表现出对箱庭制作的抗拒，如"我不知道该做什么？""这样持续地做真的有用吗？""今天可以先聊天吗？"等周旋之语。治疗者在这个过程中不为所动，但表现出对小燕选择的尊重。在一番"讨价还价"之后，小燕还是会照例完成箱庭的制作。其实抗拒的时候正是治疗过程深入的时候，通常这种艰难的局面过去后会有新的变化。随着治疗的深入并接近尾声，小燕对箱庭的体验也日趋深刻。有些来访者甚至能承受长时间的沉默和内心独白，这对于喋喋不休的强迫症来访者来说是非常大的进步。

（六）治疗者思考

强迫思维来访者在其箱庭制作的过程以及箱庭作品主题方面有其独有的特征。箱庭疗法能显著改善强迫思维来访者的强迫症状和焦虑情绪，重塑其缺失的安全感，促进强迫思维来访者的自我成长和人格发展。

来访者的箱庭治疗取得良好的效果，其治疗机制有如下几个内容。第一，箱庭疗法致力于建立的母子一体性的治疗关系以及创设的自由与受保护的空间是使来访者的安全感得以重塑的关键条件。第二，来访者在咨询室中体验到的积极无条件的关注和自我价值的肯定为人际关系信赖感的建立提供了资源。第三，来访者通过接触沙子、玩具来制作箱庭作品，将外在的真实性转变成心灵的真实性，接触无意识，箱庭唤醒了来访者内在的自我治愈力，从而进入治愈的过程。第四，箱庭治疗者静默的见证、共感理解的态度使来访者在自由与受保护的空间中自我治愈。

第三节　生活是美好的
——对一名强迫症男大学生的箱庭治疗

治疗者：张　雯

督　导：张日昇

一、个案介绍

W，男，21岁，大学三年级学生，独生子，父母均为工薪阶层，家庭经济状况一般，无心理咨询与治疗或药物治疗经验，无重大疾病史。

（一）成长背景

W出生在一个普通的家庭，因为小时候的很多愿望没有被满足，所以W一直对赚钱有着很高的期待，这也是他学习的主要动力。家庭中母亲对他的关注稍多，但都是学习和生活方面的，父子关系则比较疏远。W觉得自己心理问题严重到无法自我调节了，向父母寻求帮助但未被重视，无奈求助于心理咨询，因为父母反对花钱看心理医生，所以偷偷攒钱来做心理咨询。

在W的成长经历中，对其影响最大的三个问题是初二、高一以及现在的同学关系问题。在W眼中，这是他成长中三段难以忘怀的受辱经历，身体受辱、言语受辱和非言语受辱。前两个问题由于来访者不愿意提及故在此省略，现在的同学关系如W所述。W的自尊心很强，有点自大，所以无法承受学习退步或别人比自己优秀，最无法接受的是"自己无论如何努力也无法超越别人的现状"，很介意别人对自己的看法和评价，特别是有关能力方面的。

（二）主诉问题

对同班同学A产生焦虑，只要有A出现的场合，W就无法专心于自己的事情，想的全部是关于A可能带给自己的威胁，高度紧张，情绪烦躁，浮想联翩，以至于后期想起A就会产生上述症状。A是外地的学生，与W本是舍友，学习成绩优异。W最初对A颇有好感，经常与A讨论学习问题，后来发现A言行态度不好，W感觉受辱，心理和情感上受到伤害。W暗自下决心要超越A，经努力后发现，无论自己如何努力都无法超越不怎么用功的A，陷入痛苦的怪圈。一看到A，或者在A有可能出现的场合，甚至一想起A，马上就浮现A不屑的表情，W就很焦虑，无法做自己正在做的事情，一遍遍地想A之所以这样的原因，想自己可能遭遇的后果以及如果找A面对面处理这个问题可能产生的状况……每天在这些事情上反复地思考，严重影响到日常学习和生活。此外，W觉得自己无论什么事情都会前前后后思考半天，经常一些很小的事情也要反复掂量，这种习惯很耽误时间也很影响心情，因此他认为自己有心理问题，前来求助。

（三）心理评估

对个案的心理评估是心理咨询与治疗前最重要的工作。本研究通过临床观察、深度访谈以及问卷测查等方法对个案的心理问题进行评估。在正式治疗前对个案W进行了2次深度访谈。第一次是在医院的心理门诊室，时间为1小时，主要了解W当前心理问题的各种症状表现，进行心理问卷测查；第二次是在学校的箱庭治疗室，时间为1小时，进一步了解W的家庭状况、成长经历，解释本研究的目的和程序，签订治疗契约。W的症状自评量表（SCL-90）、帕多瓦量表（PI）和自我和谐量表的测量结果见表4-3。

表4-3　W的问卷测量结果

SCL-90									PI				自我和谐量表		
躯体化	强迫症状	人际关系敏感	抑郁	焦虑	敌对	恐怖	偏执	精神病性	污染	思维失控感	行为失控感	检查	自我与经验的不一致性	自我的灵活性	自我的刻板性
1.3	3.5	2.7	2.5	3.1	3.0	2.3	2.2	2.4	10	14	6	5	45	49	18

通过以上问卷结果可以看出，除了躯体化因子外，W在SCL-90中的其他8个因子上的得分均超过2.0分，说明个体可能存在着该因子所代表的心理障碍，其中强迫症状因子得分最高（3.5分），焦虑因子和敌对因子得分超过3.0分，表明W当前的心理问题以强迫症状为主，伴随焦虑、敌对等情绪问题。PI的测量结果可以进一步表现W强迫症状的具体表现：各项得分高于普通男大学生2个标准差左右，以思维失控感症状为主，属于亚临床强迫症的高危人群。自我和谐量表结果表明，W的自我矛盾性比较高，灵活性和刻板性比较差。

临床观察发现，W安全感很低，每次咨询前都要确认门窗是否关好，说话小心谨慎，一件小事、一句简单的话都会让他反思半天、喋喋不休，反复重复治疗者的话来确保自己的理解以及包含的各种可能性。

二、治疗过程与效果

本研究以个体箱庭疗法为主，根据治疗过程的需要结合一定的认知行为技术。每周2次，每次50分钟，一共15次会面，其中包括12次治疗。第1、2次收集信息和心理评估，第3～14次实施箱庭治疗，第15次进行疗效评估并结束治疗。现将治疗过程整理如下。

（一）箱庭治疗的过程

根据W的12次箱庭所呈现的场景、主题以及发展变化，在前人有关箱庭治疗阶段划分的基础上，将W的12次箱庭治疗分为4个阶段。

1. 第一阶段：问题呈现（第1～2次）

跟很多有强迫症状的大学生一样，W的初始箱庭场景呈现出贫瘠、空洞和无组织的特点，仅仅是罗列他喜欢的玩具，以此来表达他内心最渴望拥有的东西："我的车""我的房子""我的未来""我的过去"……贫瘠、空洞的箱庭作品表明个案的内心力量相对较弱，他们能关注到的东西和心理容器都非常有限，他们在现实生活中总是过度强调自己的症状，而忽视了其他更有意义的事情。象征着沟通的桥被放在最中间的位置，却没有发挥出其应有的功效，在某种程度上也反映出个案在现实人际交往中的问题。除了箱庭作品以外，在制作后的讨论中，个案表达了当前心理问题带给他的焦虑和痛苦，并回忆了过去生活中发生的类似事件。过度关注的自我、被阻滞的心理能量是箱庭治疗初期个案心理问题的集中表现。

（1）第1次箱庭治疗

主题：我的美好未来。

图4-15　第1次箱庭作品

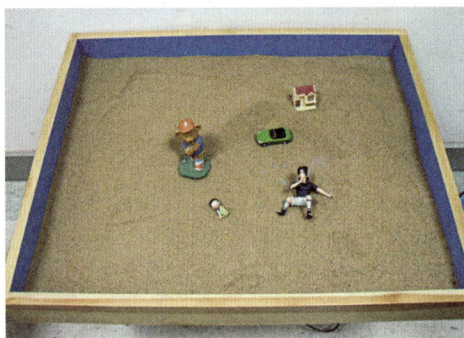

图4-16　第2次箱庭作品

时间：7分钟。

场景：中间放桥，桥上方放了一对新婚夫妇和婴儿，左边放了一个篮球架和三个小人，桥下方挖了一小段蓝色，朝左放了小汽车，桥右边放了一座小房子（图4-15）。

故事：这全是我想要的东西。左边的两个男孩是学习和工作的自己。希望在不久的将来能有女朋友，可以拥有美满幸福的婚姻和自己的车、房。桥是装饰品，篮球场是休闲运动的地方。

（2）第2次箱庭治疗

主题：回到过去。

时间：5分钟。

场景：未动沙。右上方放一座房子，下面是小汽车，中间的位置放了两个小人，还有一只大熊（图4-16）。

故事：房子是自己从小到大一直居住的家，左边的小孩代表过去的自己，大熊是自己小时候渴望拥有的玩具，右边的小人代表现在的自己，小车是自己现在渴望拥有的。很想回到过去的某个时候，这样我就能重新来过了。

2．第二阶段：对抗斗争（第3～6次）

在这四次箱庭作品中，W呈现了生活中所经历的事件：羡慕被老师器重的同学、渴望知心爱人的出现和陪伴、学校中与A发生的不愉快、对自我的期待。W将这些典型的刺激情境用更加直观的方式在箱庭中重现，直面自己感受到的威胁、焦虑等负面情绪。在对事件以及情绪的不断讨论、反思、再认识、再感受的过程中，W逐渐意识到让自己焦虑和恐惧的并不是包括A在内的外部事件，而是自己。W从对外部事件的对抗逐渐转移到对自我剖析的对抗。治疗开始进入更深层的阶段。

（1）第3次箱庭治疗

主题：老师眼中的好学生。

时间：3分钟。

场景：未动沙。在中间区域放了五个小人（图4-17）。

故事：中间的女孩是老师，左边很有派头的男孩是受老师器重的学生，右边那个虔诚的小孩代表自己，躺着的两个小孩代表其他的同学。这是发生在课堂的一个场景——老师出了一道很难的题目，没有人回答，最后老师说让"权总"回答吧。我很羡慕，希望有一天能被如此器重。

（2）第4次箱庭治疗

主题：幸福而快乐的生活。

时间：2分钟。

场景：未动沙。中间区域放了一座房子，下面放了一辆公交车、两个不同状态的小丸子和一对儿小人（图4-18）。

故事：房子代表学校，公交车是上下学的交通工具，红色的小人代表未来的女友，蓝色的小人代表自己。希望能和女友一起上下学，一起学习，一起吃饭。这样的生活才会更有意义，更快乐吧。

（3）第5次箱庭治疗

主题：黑色星期三。

时间：5分钟。

场景：未动沙。中间区域放了一座房子，左边放了两个小人，房子下方放了两个小人和一张桌子（图4-19）。

故事：这是刚刚发生的让人添堵的事情。房子是学校的机房，左边两个小人代表其他同学，中间的小人代表让自己焦虑的A，下面的小人代表正在操作的自己。A坐在附近自己非常焦虑，根本无法完成手头的学习，其他课上也是一样。有A在的场合就非常不安，情不自禁地关注A。

（4）第6次箱庭治疗

主题：找个好工作。

时间：2分钟。

场景：未动沙。中间区域摆放了一摞书、一座房子，一辆小车，还有一个正在学习的小人（图4-20）。

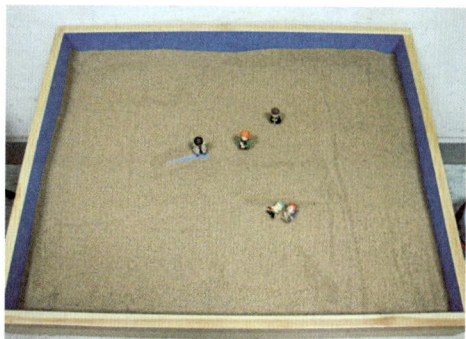

图4-17　第3次箱庭作品

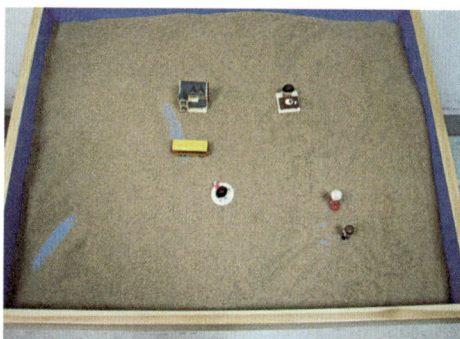

图4-18　第4次箱庭作品

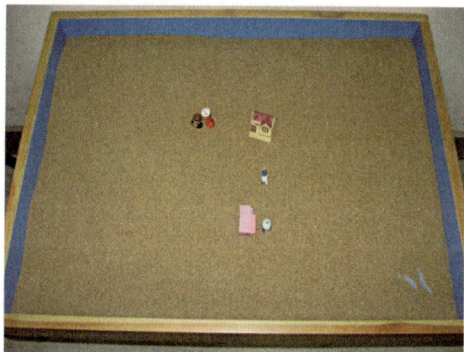

图4-19　第5次箱庭作品

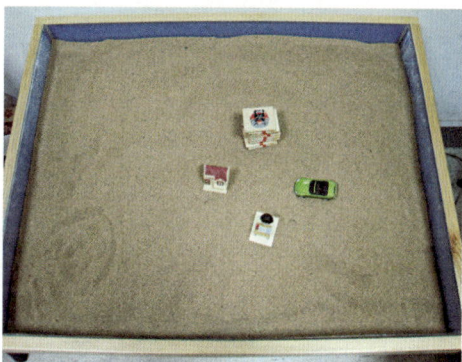

图4-20　第6次箱庭作品

故事：书和正在学习的小人代表自己目前上学的状态，希望自己能好好读书，学有所成，将来进一个好单位，拥有自己的车。不愿意再为A烦恼了，总是关注别人的生活没有意义，要好好学习，将来找份好工作，实现自己的愿望。

3. 第三阶段：自我探索（第7～9次）

在自我探索阶段中，W逐渐意识到让自己产生上述心理问题的最根本原因在于自己。W对自我的认识进入一个更为深层的水平，这一过程伴随着挣扎、痛苦、抗拒和迷茫。W不愿意却又不得不去接受，原本自信的自己有着那样胆怯、脆弱的一面，引以为傲的自己也同时拥有很多自己都无法接受的缺点和不足。W深陷在经验自我与真实自我的抗争中，甚至无法顺利地完成箱庭制作。这一阶段，W因为没有整理好内心的感受，对箱庭产生了一点抵触，感觉自己没有办法流畅地表达。这一阶段的谈话也是以W的深层自我剖析和认识为主的。最终，W意识到是自己对内在自我的不安全和不信任导致了自己对外部世界的防御和不安。

（1）第7次箱庭治疗

主题：过去、现在和未来的我。

时间：5分钟。

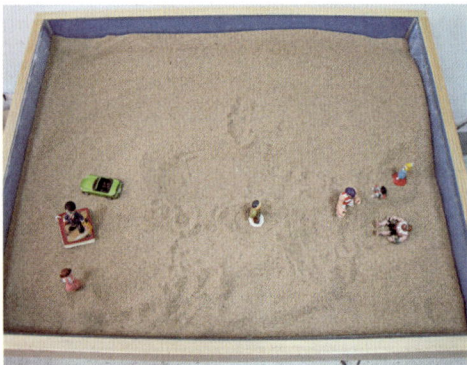

图4-21　第7次箱庭作品

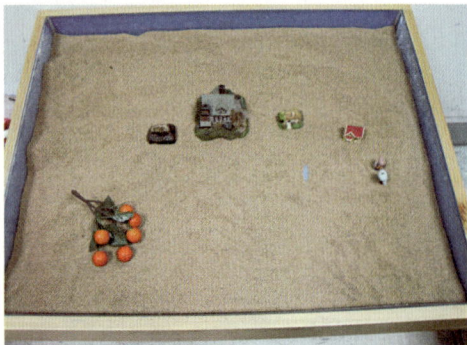

图4-22　第8次箱庭作品

场景：未动沙。左边放了一辆车和站在书上的一个人，还有一个女孩，中间放了一个小人，右边放了一个小人和两个肌肉男，还有一个小女孩（图4-21）。

故事：右边的区域代表过去的自己，很弱小，总是被欺负，两个肌肉男代表初二、高一时欺负自己的同学，小女孩代表女同学，自己过去很羞涩，都不敢跟女生讲话。中间代表现在的自己，是"退一步海阔天空"的姿态。左边代表未来的自己，希望能学有所成，事业成功，拥有自己的车和深爱的女友。

（2）第8次箱庭治疗

主题：不再孤独。

时间：12分钟。

场景：未动沙。中间放了四座房子，右边放了一个男孩和一个女孩，左边放了一串硕大的果实（图4-22）。

故事：右边的两个小人代表自己和新认识

的女友，房子代表电影院、图书馆、商场和KTV。果实代表跟女友一起用餐。我觉得生活很温馨，对A也不怎么纠结了，如果有机会希望能跟他沟通。

（3）第9次箱庭治疗

主题：无题。

时间：15分钟。

场景：更换了三次。第一次放了一只巨大的毒蝎子、一个面目狰狞的人，还有三个不良少年。然后撤掉了玩具，重新选择了三个小人，代表A、其他同学和自己。接着又撤掉，想把沙箱里的沙子倒出去，折腾半天又不想倒出去了，不知道该做些什么，很困惑（图4-23）。

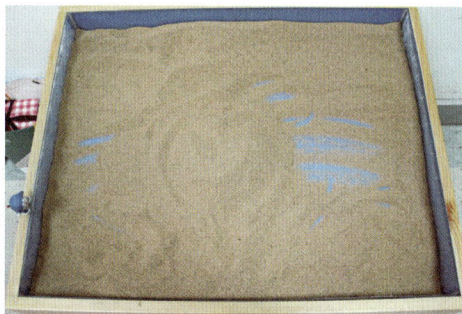

图4-23　第9次箱庭作品

故事：第一次想呈现自己过去最害怕的三种情境，即有毒的动物、力量强大的人或者拉帮结伙的群体。第二次表达的是自己目前对A的态度和方法，自己无法改变A，只有改变自己来适应生活，但是依然不满意这样的表达方式，于是很苦恼，不知道做些什么。

4. 第四阶段：问题解决（第10～12次）

在经历了迷茫的探索后，W逐渐找到内心的平衡点，开始回归原有的生活。初期坦言对沙子毫无感觉的W也开始尝试用沙子来表达内心的感受，从小水域到蜿蜒的河流再到大的湖泊。沙子是母性的象征，有净化和治愈心灵的作用，对沙子的建构可以帮助来访者更好地调配心理能量。水域的出现和扩大表明了W的意识和无意识之间的流通以及意识容器的增强。在这一阶段，W能够更加理性地看待自己，不再轻易陷入"自大—自卑"的极端评价里。W看到了自身的局限以及生活中的考验，但内心深处依然拥有前行的动力和希望。箱庭中出现植物、太阳、水流等象征能量流动的玩具，这正是W内心深处的自我治愈力被唤醒后自我成长的表现。

（1）第10次箱庭治疗

主题：我的心境。

时间：5分钟。

场景：中间挖了一个小湖，上方摆了一个栅栏，栅栏上方放了一座桥，桥的一半在沙中一半在水中，桥上有一个正在前行的男孩（图4-24）。

故事：这是自己当前的心情。沙子代表困扰自己的心理问题以及一些负面情绪，湖水代表希望和崭新的生活，栅栏代表一道墙，阻碍了自己寻求快乐的生活，具体来说就是A。桥

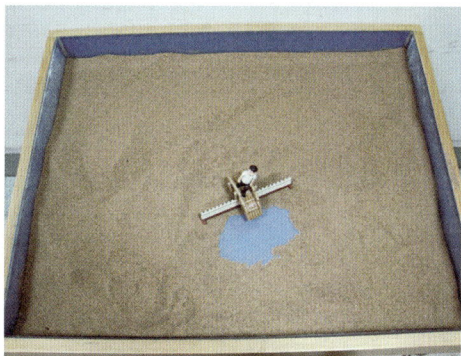

图4-24　第10次箱庭作品

是通往美好生活的桥梁，上面的小人代表自己。尽管生活依然有很多的困扰，但是自己正在通往光明的路上，很期待，也很欣慰。

（2）第11次箱庭治疗

主题：通向光明。

时间：7分钟。

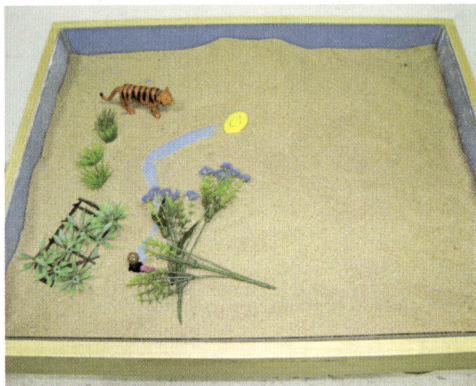

图4-25　第11次箱庭作品

场景：左边挖了一条细长的河流，两边放了许多的草、树和花。河流的上游放了一个笑脸，对面放了一只老虎，河流的下游放了一个小孩（图4-25）。

故事：河流代表前行的道路，这是通向光明、快乐的道路，我正在路上。尽管之前陷入丛林之中迷路了，但相信自己花一些时间肯定能找到这样的路。老虎代表在这个过程中可能遇到的各种困难，如害怕、恐惧、邪恶等消极情绪，它们是我前行的绊脚石，同时也是成长的力量。

（3）第12次箱庭治疗

主题：走出黑暗。

时间：5分钟。

场景：左上方挖了一个大的湖，中央放了一个小孩，湖的周围放了焦虑的小丸子、蛇、摊开的双手和狰狞的大胡子四种不同的玩具（图4-26）。

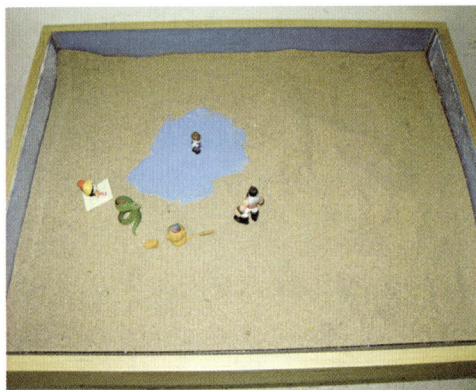

图4-26　第12次箱庭作品

故事：沙子是沙漠，寓意生活的荆棘和坎坷；蓝色代表此刻自己的心境，充满希望很舒畅；四周的玩具代表四种消极的情绪，即焦虑、恐惧、无奈和敌对，这些都是自己曾经最害怕的，但是如今可以微笑面对；湖中的小人代表自己，笑对人生，从容地看着眼前的一切，相信自己终将战胜它们。

（二）箱庭治疗的效果

箱庭治疗的效果除了反映在上述来访者的系列箱庭作品之中，也反映在问卷测查的结果和现实生活中。在12次箱庭治疗结束后，邀请W再次来到治疗室进行面谈，让W对治疗过程和效果进行自我报告，并完成后测的三份问卷。

1. 问卷测量

表4-4显示了W在箱庭治疗前后SCL-90、PI和自我和谐量表的得分变化。在临床研究中，治疗前后量表得分的变化在某种程度上可以反映疗效。W在治疗结束后，SCL-90的9个因子得分都在2.0分以下，达到普通人群的心理水平。PI得分也有显著降低。治疗之前W在各项指标的得分均高于普通男大学生2个标准差；治疗结束后，W在各项指标上的得分基本达到普通男大学生的平均水平。此外，自我和谐量表的3个指标也有所变化：自我与经验的不一致性和自我的刻板性得分降低，自我的灵活性得分增高。

表4-4　治疗前后W的问卷测量结果

	SCL-90								PI				自我和谐量表		
	躯体化	强迫症状	人际关系敏感	抑郁	焦虑	敌对	恐怖	偏执	精神病性	污染	思维失控感	行为失控感	检查	自我与经验的不一致性	自我的灵活性	自我的刻板性
治疗前	1.3	3.5	2.7	2.5	3.1	3.0	2.3	2.2	2.4	10	14	6	5	45	49	18
治疗后	1.2	1.7	1.5	1.6	1.8	1.7	1.4	1.8	1.5	4	8	2	2	38	52	15

2. 现实生活

对W的箱庭治疗经历了问题呈现、对抗斗争、自我探索和问题解决四个阶段，每个阶段W要完成的成长课题是不同的。

前两个阶段对W的治疗主要围绕着其强迫症状的核心表现（对A的纠结情绪）进行。经过反复的讨论、澄清和反思，在第6次治疗谈话中，W意识到自己曾经渴望一蹴而就的解决问题的方式是不恰当的，找到一个最完美的解决方案也是不可行的。W坦言："每个事件都有不同的解决办法，而且不止一个，我能做的就是尽可能地去尝试，而不能因为不可预见的结果这样浪费时间。"此后，对W的治疗进入更深层的自我探索阶段。在第8次治疗谈话中，W表示自己的心态发生了很大的变化，对生活更加有信心和希望，也更加乐观和开心了。对于很多不确定性的问题，W也能坦然地面对和接受，而不再是去纠结唯一的结果。W在箱庭中首次选取了果实，认为这是生活中不可缺少的，同时也是对自我的一种肯定和支持。在最后一阶段的治疗中，W不仅在箱庭作品中有了很大的变化，在对待生活和自我的态度上也都发生了积极的转变。第10次治疗后，W主动找A谈心，取得了双赢的结果，为自己的改变迈出了第一步，同时也大大鼓舞了W改变自我的信心。在第11次治疗中，W更加坦然地面对生活中的希望还有未知的威胁和阻碍。在最后一次治疗中，W表达了对自我的认可和肯定："现在的我笑对人生，从容地看着眼前的一切，相信自己可以很好地应对。我觉得经过这段时间的咨询，自己想通了很多事情。很多选择都不是对立的，应该更加有弹性。用勇气来改变能改变的，用胸怀来接受不能改变的，用智慧来辨别两者的不同。生活中的很多事情该反抗的时候要反抗，该忍耐的时候要忍耐。生活是美好的，应该珍惜当下的生活，过好每一天。人生应该更加精彩，不要为这些小事而蹉跎自己。也许以后还会遇到更大的挑战，那是以后需要考虑和面对的事情，我相信自己是可以应对的。"

可以看出，经过了12次治疗，W对自我有了更为理性和客观的认识，完成了从自大到自卑再到自信的转变。W看待事情的态度也更为灵活，不再像治疗前那样刻板和僵硬。据W报告，他现在学习的劲头十足，即便A在身边也不会打扰到自己了，偶尔还是会反复地思考，但是当自己意识到时能很快走出来，专注于该做的事情，负面情绪也改善了很多，觉得自己现在有力量了，自信了，不再惧怕了。

三、案例讨论

（一）玩具使用的数量和类型

纵观W的12次箱庭制作，每次玩具使用数量都不是很多，在5个左右，基本上以人物和建筑物为主。W与很多亚临床强迫症大学生一样，制作时使用的玩具比较少，显著低于普通大学生的玩具使用数量。这在某种程度上表明W的内心世界相对贫瘠，不够丰富，心理能量相对较弱。

W在第1次箱庭作品中使用了桥，但并不是作为连接而是点缀，说明了他心中渴望交流和沟通，但是不能恰到好处地使用和表达，这也反映出W在现实人际交往中的问题。W看似性格外向却没有真正的朋友，内心很孤独，渴望异性或同性的陪伴。W在第8次箱庭作品中使用了果实。从W选取的玩具样貌来看，硕果累累的橘枝表现了W对自身努力的期待。W在第10次箱庭作品中再次使用了桥。与之前不同的是，桥建立在沙子和湖水之间，起到了连接和沟通的作用，而W把象征自己的小人放于桥梁之上，意味着自己正处于转变的关键期。在第11次箱庭作品中，W首次使用了大量植物，包括花、草、树等，这些都是W生命力流动的表现，沙漠中的草地是希望和新生的象征。这些玩具的选取显示出W在经过系列箱庭治疗之后的自我变化。

（二）箱庭作品的场景和主题

总的来看，W箱庭作品的场景比较简单，给人以贫瘠空洞的感觉。后几次的作品呈现出一个较明显的变化，使用玩具的种类增加，场景整体也扩大了一些，作品的内涵更为丰富。W的大部分作品选取在箱庭中央位置制作，从空间配置上讲，这是W关注现实的表现。W的箱庭作品主题以自我的表达为主，每个玩具的选取都会突出与自我的联系，强调自我的需要和感受。一些研究表明，自我与经验的不一致是亚临床强迫症个体的主要问题，这一点在W身上表现得也极为明显。过度强调自我的重要性正是W的问题所在，无意识中对自我的矛盾评价也是W在箱庭中多次进行自我探索的根本动力。

（三）沙的使用频次及方式

沙子作为箱庭疗法的重要组成部分，对治疗的进行有着非常重要的意义。能够自然、流畅地对沙子进行建构，是来访者心理能量流动的表现（茹思·安曼，2006）。亚临床强迫症个体很少对沙子进行积极的建构，对沙子缺乏创造性的表达，漠视沙子的存在和作用，甚至对触摸沙子有消极的情感体验。W在面对沙子时也表现出类似的特点，制作过程中基本上不动沙，触摸沙子时也没有太多的感觉，在他看来沙子是可有可无的东西。在治疗的后期，W逐渐对沙子表现出兴趣，作品中开始出现水域、河流和湖泊等，这些都是W心理能量开始流动，生命力积蓄的表现。随着治疗的进行，W不仅仅是在沙子上简单地摆放玩具，还深入沙水之中进行自我探索。水源的出现让我们看到了W内心深处焕发出的新生和活力。

（四）自我像的表现及方式

W的作品每次都会有自我像，几乎都以人物为主，这表明W有较为清晰的自我认识。在第1、2、4、7次箱庭作品中，W使用不止一个玩具来代表自己。在每个箱庭作品中，W总会将自我像放在比较中心的位置，反映出强迫症来访者过度关注自我的状态，对自我有着比较高的期待。W在每次治疗中都会大段地谈论自己的"纠结"，生活中的每件小事都能成为让他穷思竭虑的起点，而这其中密不可分的都是事情与自我的关系。对W来说，提前预见生活中所有可能出现的威胁是他确保今后万无一失的不二法则。即便是对已经发生的事情，反复思考其中可能包含的潜在信息也是W"不得不去完成的作业"。在治疗过程中，W对自我的认识经历了一个从膨胀到现实的过程。在初期的箱庭作品中，W总是过度强调自我的需要，这是W在生活中没有被满足的情感的表达。这一需要与现实的不符合让W痛苦而无奈。在后期的箱庭作品中，W逐渐变得理性而现实，不再一味地去表达自我满足的需要，而是现实中可能遇到的困难、阻碍、威胁和挑战。从自大到自卑，再到最后的自信而谦卑，W在艰难的探索中实现了自我成长的飞跃。

（五）箱庭制作时间及体验

W制作箱庭的平均时间为5.92分钟，远低于普通大学生的平均制作时间。一些研究表明，亚临床强迫症个体在制作箱庭时比较快，难以长时间集中于制作，体验的时间也比较短，这与他们在生活中的强迫症状表现非常相似。W自己也承认，箱庭制作对于他而言更像是一项需要去完成的任务，越快越好。在初期，W只是将箱庭作为一种表达内心世界的工具，简单地叙述完箱庭的主题和故事后，就开始谈论自己生活中的各种症状。随着治疗的进行，W逐渐能感受到箱庭带给自己的反思，在制作时思考和选择的时间增加，制作后的体验也逐渐深刻。沙子从无到有的建构、水域的出现和扩大、植物的使用，都表现出W开始真正投入箱庭之中并感受到了力量和成长。

（六）治疗者思考

个案的箱庭治疗经历了问题呈现—对抗斗争—自我探索—问题解决四个阶段。个案的箱庭治疗呈现出以下几个特点。第一，箱庭制作时间比较短，箱庭治疗过程需要大量的谈话。第二，箱庭场景比较简单，玩具使用数量和类型比较少，沙子建构比较少。第三，箱庭作品中过度强调自我，多出现自我探索的主题。第四，对箱庭制作的体验经历冷淡—抗拒—深刻的阶段性变化。经过箱庭治疗后，个案的自我矛盾感降低，对自我的认识更加客观、理性，可以接纳自我。箱庭疗法应用于该个案的治疗机制体现在：沙子、玩具以及象征性表达降低了个案的心理防御，为个案深层自我觉察和沟通意识与无意识创造了条件；非评价、非比较和非指导的治疗原则可以有效处理个案的情绪体验，降低治疗阻抗；箱庭的制作、体验联结亚临床强迫症个体的过去、现在和未来，为个案提供了与自我对话和探索的机会；帮助个案处理未解决的创伤体验，实现自我的统一。

第五章

箱庭疗法的抑郁症治疗

不知道从哪一天开始，似乎我们知道的名人或身边熟悉的人有一两个"抑郁了"成了司空见惯的事情。抑郁症也被称为心理感冒，在我们的生活里越来越常见。据世界卫生组织统计，全球抑郁症的发病率约为11%，也就是说，目前全世界每10人中就约有1人受到抑郁症的困扰。世界威胁人类健康的第四大疾患抑郁症到2020年就可能会成为人类第二大疾患，高居精神疾病的榜首。事实上，抑郁是人类心理失调最主要和最常见的问题之一，每个个体在其生命历程中都会或多或少地感受到，虽然在不同文化中有不同的表现，但总体上具有普遍的症状表现。Angold（1992）就对这些普遍的症状表现做了描述：①抑郁为正常心境向情绪低落方面的波动，即每天出现情绪恶劣的一面；②抑郁为不愉快、悲伤或精神痛苦，是一种对一些不良情境或事件的反应；③抑郁作为一种特征，是指个体持久的、相对稳定的愉快感的缺乏；④抑郁作为一种症状，是指心境病理性的低下或恶劣。

近几年，儿童青少年抑郁症越来越多地受到人们的重视，抑郁症已经不是貌似承受最多社会与生活压力的成年人的专利。用箱庭疗法来治疗儿童青少年抑郁症在笔者的研究教学与督导中早有涉及。在2006年出版的《箱庭疗法》中，《对A君的箱庭治疗》就是对一个患有轻度抑郁症的大学二年级学生实施箱庭治疗的过程。

本章所报告的两个案例都是在大学和中学时期抑郁症状明显并接受箱庭治疗的案例。结合两个案例我们不难发现，他们实际上在更早的时期就有了抑郁的表现，只是没有在那个时候得到必要的心理援助。有研究表明，青少年和大学时期存在的亚临床抑郁状态可能在成年以后发展为临床上的抑郁症（Feehan, McGee, & William, 1993）。如果我们能在儿童青少年阶段及时发现抑郁症患者或其潜在的抑郁情绪并及时给予心理援助，就能帮助很多年轻人在一生中最美的时期获得更多的心灵阳光，从而为走好今后的人生路打下良好的基础。

第一节　抑郁症与箱庭治疗

在精神病学中，抑郁症被看成是一种情感障碍，并根据通用的诊断标准对其进行诊断。常用的诊断标准有ICD-10和DSM-5，当前我国使用的是CCMD-3。可以说，在临床上抑郁症的诊断已经不是难事，而重点是我们需要了解抑郁症的表现，好让已经患有抑郁症或潜在的患者在日常工作和生活中被较早地识别并得到帮助，从而避免病情的进一步发展。所以，我们不仅要了解抑郁症的分类诊断，更要熟悉它的临床症状表现及其治疗。

一、抑郁症的诊断与症状表现

（一）抑郁症的诊断

在CCMD-3中，我们可以分别从症状标准、严重标准和病程标准等方面对抑郁症做出较为精确的诊断。

抑郁症按程度可分为亚临床抑郁状态和临床上的抑郁症（Murray, Brian, & Sharon, 2001），包括精神性抑郁症、神经性抑郁症、抑郁状态等不同类型。精神性抑郁症具有精神病的基本症状，患者对情境和自身处境不能做出如实的判断，并产生偏离社会常规的行为或行为适应不良，属于精神异常范畴，通常有内源性器质性因素，即机体生化因素引起的生理异常及其导致的遗传后果。神经性抑郁症通常是由环境施予个体的压力导致，当个体感到对自己所处的情境不能加以改变或控制时，焦虑就会转化为抑郁，从而形成神经性抑郁症，具体表现有以下几个方面。①抑郁心境：患者情绪低落，兴趣减少，高兴不起来；②精神运动性抑制：患者的精神活动处于抑制状态，反应迟钝，思维迟缓；③思维内容障碍：在抑郁心境的影响下，患者会出现自我评价过低，倾向于贬低自己，出现无用感和无价值感；④躯体症状：抑郁症患者常常会伴有各种躯体症状，常见的有睡眠障碍、肠胃不适、食欲下降、体重减轻等。神经性抑郁症主要是外源性的，由环境—认知因素引起。抑郁状态是人们日常所体验的抑郁情绪，主要有兴趣丧失和忧郁心境两大核心症状。

（二）抑郁症的症状表现

前面我们所提到的精神性抑郁症、神经性抑郁症以及抑郁状态仅仅是程度上的差别，难以截然分开，尤其是后两者。精神性抑郁症属于异常的范畴，主要是精神病学研究的对象，在日常生活中的儿童青少年群体也较为少见，较常见到的是他们日常体验到的抑郁情绪，这多为一种相对持久的忧郁心境。

抑郁症的患者如果对别人述说他内心的痛苦，很有可能不能被他人理解。因为在周边的人看来，他的境遇看起来远远没有他表现的那么糟糕。对于原本热情洋溢、兴趣广泛的人，抑郁发作的第一个信号就是个体没有什么盼望的事，如不太想看自己最喜欢的电视节目，不愿意去和朋友聚会，不想去看新电影或新话剧等。这让人感到沮丧，因为生活的动力被剥夺了，生活只会变得越来越难挨。一旦失去生活的动力，最简单的行动也会变成一件令人厌烦的事。

抑郁的人早晨一起来就感到事情一团糟，而在就寝时倒是感觉多多少少有些正常，这是因为抑郁症状在早上要比晚些时候来得更剧烈。抑郁症状恶化最明显的表现就是一天中感觉正常的时间越来越短，直到最后减少为零。一个对自身比较敏感，完全能胜任自己工作的人，很容易识别抑郁状态及其发作情况。当然，"夜猫子"通常在早晨也会感到情绪低落，但这与抑郁心境不同，他们只是需要更多的时间来积蓄精力而已，一到夜晚，他们的精力又很充沛了（苏珊·阿尔德里奇，2002）。不仅仅是心境，身体上也会有明显的反应，主要表现在食欲下降和睡眠紊乱。食欲下降也是兴趣丧失的表现，丧失了吃东西的快感，因而对美味佳肴没有任何兴趣，随之而来的是体重的明显降低。在有些抑郁症中，尤其是受季节影响的情绪紊乱，患者反而暴饮暴食，体重增加。胃口的好坏是抑郁发作的一项重要指标（苏珊·阿尔德里奇，2002）。睡眠紊乱也是抑郁发作的一个显著特征。由于睡眠紊乱，个体极度疲倦，稍一运动就会筋疲力尽，即使休息一会儿也缓不过劲来。抑郁严重时，这种疲倦感甚至让个体早晨无法下床（苏珊·阿尔德里奇，2002）。

抑郁的另一个常见的心理特征就是在内心不断重复着长篇独白，其中充满自卑和负疚感，对周围世界持否定态度。事情稍不如意，就会责备自己，进而得出更大的结论，即一切都糟糕透顶。患者思考力也受到影响，无法聚精会神，记忆力和专注能力都下降了，这样一来，自尊心进一步降低，负疚感和失败感就更为显著了。这种过度的焦虑可能产生一种极端的后果，即自杀的念头和计划，甚至自杀的行为。这正是抑郁症有时候会变得非常危险的重要原因。笔者在指导抑郁症的治疗过程中通常对药物的使用持谨慎态度，因为患者常常被药物的副作用折磨得更加痛苦。但是，一旦出现自杀的倾向或实施了自杀的行为，患者就必须到医院接受药物治疗了，这也是在临床上箱庭治疗师要特别关注的。

（三）儿童抑郁症的症状表现

我们在高校大学生的心理普查工作中发现，因抑郁情绪而求助的大学生占有很大的比例。赵广平、陈顺森对22831名大学新生的调查发现，抑郁是大学新生普遍存在的心理症状。湖北省青年心理研究所心理咨询部的调查也发现，抑郁已成为大学生主要的心理障碍。北京大学学生心理健康教育与咨询中心的一项统计资料表明，在前来咨询的大学生中，主诉抑郁的占37.9%，位居第一。既往大规模的流行病学调查发现，女性抑郁症的流行率是男性的两倍。

我们要特别关注一下儿童抑郁症的临床表现，这是因为在现实生活中儿童、青少年抑郁症的识别率很低，诊断难度也较大。患有抑郁症或具有抑郁倾向的儿童和青少年往往情绪波动大，行为非常冲动。成年人抑郁症常见的表现，如体重减轻、食欲下降、睡眠障碍、自卑和自责，在儿童、青少年抑郁症中并不常见。相反，易激惹、发脾气、离家出走、学习成绩下降和拒绝上学却十分常见。由于儿童还不能准确表达内心的感受，如愤怒和沮丧等，所以抑郁症状表现往往更像行为问题。年龄偏小的儿童，如3～5岁学龄前儿童，有可能明显地表现为对游戏失去兴趣，在游戏中不断有自卑、自责、自残和自杀表现。稍大一点的，如6～8岁的儿童，有可能有躯体化症状，如腹部疼痛、头痛、不舒服等，其他有痛哭流涕、大声喊叫、无法解释的激惹和冲动。9～12岁的儿童更多出现空虚无聊、自信心低下、自责自罪、无助无望、离家出走、恐惧死亡。12～18岁的青少年更多地出现冲动、易激惹、行为改变、鲁莽不计后果、学习成绩下降、食欲改变和拒绝上学。

二、抑郁症的产生原因

通常可以从生物学因素、环境因素和个体心理因素来分析导致心理问题的原因，抑郁也是如此。很难确切地说这三方面的因素谁要为抑郁负全责。三者时常交织在一起，一点点的遗传因素，一个长期困扰的问题（爱情或事业的不顺利等），或者一次突然的爆发或换药，都可能导致病情的恶化，由亚临床抑郁变成临床抑郁症。

（一）生物学因素

有关抑郁症生物学病因的学说可以追溯到古希腊名医希波克拉底（Hippocrates），他认为这种疾病来自身体内部，是黑胆汁及黏液淤积影响脑功能所致。

自20世纪60年代以来，有关抑郁症的生物学病因学说逐渐发展起来，多数学者认为抑郁是由于脑内缺乏去甲肾上腺素。近年来，随着分子生物学与大脑影像技术的发展，抑郁的生物学病因研究逐步得到了比较深入的发展，从细胞水平、分子水平以及受体水平进行探索，到生理功能的动态研究（Nemeroff，1998）。脑成像技术研究表明，抑郁症患者的脑内血液灌流量与葡萄糖代谢率异常（Takebayashi et al.，1998），这对抑郁的发生机制、诊断治疗有着重要的理论与实践价值。抑郁的神经内分泌理论研究表明，抑郁与下丘脑—垂体—肾上腺（HPA）轴功能亢进有关。随着抑郁症状的缓解，HPA轴功能亢进逐步正常（Catalán et al.，1998）。有研究证实抑郁症与皮质醇水平相关联（Gerra et al.，2008；秦萍，张勇，2009），皮质醇升高可能会加速诱导色氨酸羟化酶，降低色氨酸水平，使5-HT含量下降，导致抑郁（Gotlib et al.，2008）。虽然人们对抑郁的病因认识还存在巨大的空白，但对其发病机理有了更多的理解，所以大多数治疗方案是根据症状而非病因来拟定的。我们并不十分清楚病因究竟是什么，但能够观察到疾病的发生，即大脑内活动和化学物紊乱的一些规律。抗抑郁药主要是平衡大脑的化学成分，缓解抑郁症状，而不是彻底治愈抑郁症（苏珊·阿尔德里奇，2002）。

（二）环境因素

家庭是心理问题必须考虑的社会性因素，除了家庭致病基因的遗传影响之外，父母教养方式、家庭环境、童年经历等都可能导致个体患上抑郁症。精神分析理论强调爱以及情感的丧失在抑郁形成中的作用。弗洛伊德最初将抑郁看作对丧失的一种反应，后来他认为这种丧失不一定是丧亲之痛，也可能是其他某些并不明显的丧失，如地位丧失、希望破灭或自我形象受损。这一理论认为，情感丧失往往会造成各种内部的心理变化，导致严厉的、不合理的自我批评和自我惩罚，最终导致抑郁的形成。约翰·鲍尔比（John Bowlby）在20世纪50年代提出母爱缺乏的概念，指出了情感纽带的重要性，也注意到与母亲的分离会引起焦虑和悲伤。他指出，父母对儿童充分的照顾和关爱至关重要，将深远地影响儿童将来的人际关系。一种安全稳定的情感纽带会产生自信和自尊，而这恰恰是抑郁症者所不具有的。母爱缺乏会导致正常的小孩变得更为敏感或更具攻击性。比波瑞（E. Bibring）则指出，抑郁不仅仅是丧失了别人的爱而造成的，还反映了控制自尊的自我机制的障碍。当个体不能达到目标时，自我机制就会发生障碍，从而导致抑郁的形成。

（三）心理因素

不同的心理治疗流派都对抑郁症的心理因素进行了分析，其中阿伦·贝克（Aron Beck）的认知理论和无望理论对抑郁的分析最具代表性。

以贝克为代表的认知—行为疗法，关注了认知过程在抑郁中的作用。他们认为，人们看待自己以及加工个人信息的方式使人保持或产生抑郁。贝克对抑郁症患者与正常人的思维方式进行对照研究，结果发现认知因素在抑郁障碍中占有极为重要的地位。他认为抑郁是负性认知的结果，类似的环境刺激会对不同的个体产生不同的影响。人们之所以形成抑郁，是因为他们用消极的方式来解释自己的体验。1977年，贝克创立了抑郁症的认知—行为疗法，并逐渐形成抑郁症的认知理论模型，提出了抑郁症的病理心理学模型。他认为，抑郁症以认知过程的歪曲为突出表现，产生了对自我、世界、未来的消极看法，即抑郁认知三联征。第一联是指对自己的消极评价，认为自己有缺陷，没有能力，不能胜任，因此总是感到不愉快；第二联是指患者对经历的消极解释，对自己要求过高，认为在现实生活的道路上有不可克服的障碍；第三联是指以消极的态度认识未来，认为现在的问题总也得不到解决，未来的生活中也充满着困难、挫折，对未来不抱希望。贝克认为，自动性思维影响情感和行为，思维歪曲和消极性思维是抑郁症的重要特征。抑郁症的其他典型症状，如动机缺乏、消沉、兴趣丧失、自杀企图等，都受到歪曲性思维的影响，而且这些自动性思维的出现是自动的、不随意的、持续存在的。由于受自动性思维的影响，抑郁个体对特定事件的主观看法和客观实际是不一致的。

抑郁患者常在无证据的情况下推断得出结论，或得出的结论只来自许多可能性中的一种，或从一个琐细的出发点得出很大的结论，或极端化地推断，这使他们的消极期望更加坚定。根据贝克的观点，抑郁者具有一种消极的自我图式，它导致抑郁者以一种消极、歪曲的方式加工信息。他们关注生活的消极面，以自挫的方式解释生活事件，这也使其更易患抑郁症。

与贝克的认知理论不同，抑郁的无望理论是一种以习得性无助的研究结果为基础的解释抑郁的认知理论。美国心理学会前主席赛里格曼（Seligman）和他的同事在20世纪60年代，通过对动物在实验室的条件反射研究，揭示了习得性无助现象的产生机制，这种无助感为人类解释抑郁的产生提供了帮助。他们在动物身上发现，首先将狗放在特制的笼子里，蜂音器一响，在这个笼子中无论狗做出任何的反应，如挣扎、号叫、躲避等，都无法阻止电击，接着将这些狗放到另外一个笼子，当狗再经历类似的电击，即使它可以通过跳跃来逃避电击，但是这些狗只是稍做挣扎便放弃了反应，被动地接受电击，甚至当笼门打开时，这些狗也不会主动逃脱，并且在仅开启蜂音器而没有电击时，有些狗也会倒地甚至呻吟和抽搐，也就说，这些狗已经产生了习得性无助行为，即由重复的失败或者惩罚而造成的听任摆布的行为，这种行为背后是个体通过习得而形成的对现实的无望和无奈的心理状态。

为了验证人类是否也存在这种习得性无助现象，有研究者将大学生作为被试，利用不可控的噪声作为刺激，最后发现在人类身上同样存在这种无助的现象（Donolel & Hiroto, 1974）。究其原因，赛里格曼等人认为习得性无助由三个相互联结的方面组成：一是不可控的环境，即行为与结果的联系是随机的、不依存的和不可控的；二是伴随性认知，即个体认为任何积极的行动都无法控制结果；三是放弃反应，是个体对偶然性认识后表现出来的直接结果，即用无助心态来看待以后发生的事情，随之感到自卑、不自信，而其随后导致个体产生消极的定式——人们认为成功与失败是不依赖于自己的行为的并最终导致放弃努力（Seligman & Steven, 1993）。

受到认知心理学兴起和发展的影响，阿伯拉姆森等人（Abramson, Metalsky, & Alloy, 1989）在习得无助研究的基础上，吸收了归因理论的知识和贝克的抑郁认知理论中的某些理念，提出了无望抑郁的认知模型。他们认为当消极生活事件发生时，具有消极归因风格的个体倾向于以消极的方式解释事件，认为事件发生的原因是稳定的、普遍的，这种觉知会导致个体的无望体验，这种体验的积累使个体相信自己无法改变不利的处境（不可控的），最终陷入抑郁，而即使个体从抑郁中恢复，一旦再次出现不利的情境，抑郁爆发的可能性也要远远高于具有积极归因的个体。

三、儿童青少年的抑郁症

有一种说法认为，家族内发生抑郁症的概率为正常人口的8～20倍，且血缘越近，发病概率越高。也就是说，儿童青少年抑郁症的发生某种程度上受到遗传因素的影响。当然，母亲患有抑郁症，孩子并不会一定患有同样疾病，但是家庭因素是导致儿童青少年抑郁的重要因素之一，这是毋庸置疑的。我们在临床上发现，儿童青少年的抑郁与父母婚姻关系的破裂或婚姻质量不高常常是相伴产生的。女孩较男孩更容易受父母离异的困扰而出现抑郁症状。另外，父母的教养方式是另一个重要的影响因素。父母的过度严厉、过度干涉和和过度保护都有可能导致或加重儿童青少年的抑郁症状，而给予更多的关注理解和情感上的温暖，能够减轻儿童青少年的抑郁症状或减少患病概率。如果家长或学校能够帮助儿童青少年发展健康和良好的社会支持系统，则会有力地帮助他们抵御抑郁的侵扰。这是因为同伴关系在这个阶段具有无可替代的作用。同伴关系好的小学生与同伴关系不良的小学生相比，前者被抑郁情绪困扰的概率更低。朋友是他们最好的心理抵抗力。如果一直对社会支持的感受较低，未能发展有效的人际关系，随着年龄的增长，他们会在交往中越来越将自己认知为人际交往无能，体验着焦虑和社会拒斥感。

儿童青少年抑郁促发的另一个因素主要源于生活和学习中遇到的压力，即各种应激生活事件，如生病和生活环境的突然转变等。身体健康水平低下的儿童更易产生抑郁及焦虑情绪问题。家境贫寒的儿童青少年患抑郁症的概率可能更高，因为他们会更早和更容易地感受到与年龄不相称的生活压力。生活环境的突然转变也可能引起儿童青少年抑郁的发生。所以，我们对社会发展所催生的越来越多的留守儿童、寄宿儿童应该给予更多的心灵关照。有时候，抑郁情绪儿童很容易从关系密切的成人特别是父母那里学习和模仿到抑郁情绪。所以，成人的乐观和积极向上会对儿童青少年产生正面的影响。

四、抑郁症的心理治疗

抑郁作为一种负面情绪并不可怕，只要积极治疗，绝大多数患者的病情都可得到改善，患者治愈后完全可以恢复正常的生活和工作。儿童青少年发病预后与成人接近，一般预后尚好，但如果不及时治疗，疾病会逐渐发展，可出现适应不良、学习困难甚至药物滥用和自杀。

抑郁症的治疗手段主要是药物治疗、住院保护性治疗以及心理治疗。除非发生了极其危险的症状，一般情况下，笔者并不支持对儿童青少年轻易使用药物治疗。由于儿童青少年抑郁症患者正处于身心发展的关键期，药物治疗常常让我们顾此失彼，很有可能失去的远远大于得到的，而且药物的使用应该非常慎重并需请教专业的精神科医生。同时应该强调的是，对那些已经出现生理症状的比较严重的抑郁症患者，药物治疗是必不可少的，特别近些年来许多新药问世，不仅副作用小而且对患者是安全的。当然，几乎所有抗抑郁药物都有一个非常大的缺陷，即药物在发挥作用前都存在1～4周的滞后期，然后才使患者的症状出现改善。通过药物治疗，使病情缓解之后再转入心理治疗，效果会更佳。

（一）抑郁症的心理疗法

抑郁症有生物学方面的原因，但它同时也是一种心理疾病，因此，借助心理治疗的力量往往会收到很好的效果。目前我们所了解的用于治疗抑郁症的心理疗法多直接或间接来自于弗洛伊德的精神分析理论。在抑郁症的成因方面，精神分析学派认为，抑郁症等心理问题来源于成人在儿童期积聚起来的无意识冲突。抑郁是对丧失的反应，是在个体遭遇丧失后把自己的敌意、依赖性等矛盾情绪转向内心已丧失的对象，转向内部自我，导致严重的甚至是非理性的自我批评和自我惩罚之后出现的。以此理论为基础的精神分析的任务就是要通过各种技术，如梦的解析、自由联想等，将无意识内容带到意识层面，这样患者就可以洞察自己的心理问题，然后加以解决。

认知疗法对抑郁症的治疗主要是针对抑郁患者的认知特点，帮助其用理性认知代替非理性认知，区分主观愿望与客观现实，避免泛化自己的体验，全面认识事物从而达到合理认知（刘芳，1997），由此消除其由不合理认知导致的悲观失望的心理体验，促进其努力适应现实生活。认知—行为疗法则进一步通过改变患者的不良认知，修正其认知过程和目标，进而改变他们的情绪和行为，促使其形成良好的、有益于健康的行为方式。

归因训练治疗抑郁症的基本原理就是从抑郁患者消极的归因方式入手，通过一系列认知行为的方法建立积极的归因方式，促进情绪和行为的改变，打破抑郁的恶性循环，并通过改进对良性事件的积极归因，引导患者走向良性循环。抑郁的归因训练主要就是促使患者对成功和失败的消极归因方式转变为期望的归因方式，从而使无望感消失，出现希望感，并带动行为的改变，达到治疗抑郁的目的。此外，森田疗法、家庭治疗法、生活分析咨询法等也常用于亚临床的抑郁状态或临床抑郁症的治疗。

不难发现，这些常用的心理治疗方法在儿童青少年抑郁症的治疗上存在一定困难，特别是对年龄较小的儿童，由于其自我认识和分析能力还处于发展过程中，从归因训练以及认知疗法方面着手治疗显然是不合适的。这就凸显了箱庭疗法这一从儿童游戏发展起来的心理治疗方法的优势。

（二）抑郁症的箱庭疗法

如果你是一位曾经满怀希望，试图说服一名易怒、叛逆并逃学的孩子重回校园的家长或老师，那么你一定在这一过程中体会过语言的无力感。改变别人本来就是一件非常困难的事，更何况我们或他们自己都对他们的世界并不十分了解。与之相比，带他们到箱庭室来显得容易多了。直观地看起来，箱庭适用于于儿童青少年抑郁症的治疗，很重要的一个原因是它没有来自成人世界的说教，他们没有必要赤裸裸地面对和承认、接受和改变一个在成人看来"错误的自己"。面对一个年龄尚小，不会表达自己的孩童，或一个青春叛逆，不愿表达自己的少年，抑或一个悲观失落，不知从何表达自己的青年，一句"我们来做箱庭吧"瞬间打破了一切语言的樊篱，直奔心理治疗的主题。然后，一切改变都会在不知不觉中发生，正所谓"此处无声胜有声"。

　　荣格的分析心理学认为，个性化就是自性实现的过程。箱庭疗法继承了这一观点，它相信个体的自我治愈力，相信人有整合、追求自性实现的趋势。治疗者信任患者或来访者自身的力量，并且帮助患者或来访者也相信这一点，对于任何心理疾病和问题的解决都是有益的。抑郁症患者本身具有强大的自我治愈力，只是在现实的情境下，这种自我治愈力被压抑了。但如果仔细观察，你会发现，即使是抑郁症患者，每天体验到的积极情绪和消极情绪也是1：1的。即使是抑郁症患者，他们也有强大的治疗动机和对未来生活的希望，只是这种希望大多数时间被抑郁的症状和情绪所淹没，等待着发现的眼睛和陪伴的心灵。这一点箱庭疗法做到了。

　　箱庭疗法强调在治疗时为来访者提供自由与受保护的空间，在这个空间里来访者的自我治愈力得以激发，而且重视治疗者与来访者之间的治疗关系——母子一体性。最近的研究发现，儿童期遭受的不良经历与成年后的负面行为显著相关，而婴幼儿时期、童年时期承受过重的压力，会给他们的身体、心理和神经带来各种各样长期的不良反应。个体对外在不良环境的应对如果是消极的、指向自身的，则个体很容易感受到抑郁情绪。与那些早期和抚养人关系冷淡的个体相比，即使是面临着同样的负性环境和创伤事件，早期母亲或主要抚养人对婴幼儿、儿童需求的敏感、关注和情感的投入可以帮助个体变得更加健康。神经学家认为，良好的抚育和教育带来的影响不仅反映在心理和生理上，更是一种生物化学意义上的存在。保罗·图赫（Paul Tough，2013）说过，高质量的母亲本身就可以为孩子建构起一个强大的缓冲器，抵御不利环境给孩子的压力反应体系带来的伤害。相对于普通人，抑郁症患者身边大多缺乏高质量抚养人，箱庭疗法中母子一体性的治疗关系恰好弥补了这一不足。这一关系可以帮助来访者实现回归，与年幼的自己对话，重新体验并疏通创伤体验，并得以站在现实的角度去重新体验父母或其他抚养人的角色。更好的是，这一治疗关系也可以给来访者足够的安全感去容纳他们内在的创伤、对外界的恐惧、对失败的包容，从而为他们有效、勇敢地探索现实中的环境打下基础。

　　箱庭疗法能够以一种有形的方式长久地存在，将来访者内在的体验和情绪以一种视觉化、外化的方式呈现在沙箱中，它融合了艺术治疗和游戏治疗的优势，能够直透无意识层面，实现生理和心理的对话。不同年龄阶段的抑郁症患者常常会歪曲自己对事件的解释，这样他们保持了对自身、环境和未来的负性观念。这种负性观念也常常通过内化语言，压抑到无意识层面后才形成精神障碍，即荣格所说的"情结"。生理和心理的对话也是在无意识层面，用一种非词语性的代码进行的，因此最适合心理治疗的应该是像箱庭这样能够直透无意识层面的游戏和艺术语言。

得益于现代科技的发展，在箱庭治疗过程中，箱庭作品这种无意识的外化可以用照片记录和保存。当来访者于治疗结束后再次面临负性环境时，这些珍贵的照片、治疗时的安全感以及积极的情绪疏通方式都能激起来访者的自我治愈力，可以有效地帮助来访者以更加积极的心态去面对现实的困境，从而减少抑郁症复发的可能性。

第二节　从冬天到春天
——对一名中度抑郁大学男生的箱庭治疗

治疗者：林雅芳

督　导：张日昇

一、个案介绍

来访者驰骋（化名），某高校大一新生，男，19岁，来自某中等城市。在驰骋入学后50天的时间里，他所在高校的心理咨询中心为包括他在内的全体大一新生做了心理适应方面的筛查，主要使用的工具是SCL-90。在驰骋入学2个月之后，他收到了自己的心理筛查结果。结果显示其在躯体化、抑郁、焦虑和强迫症状上的得分均在2分以上，其中抑郁一项的得分接近4分。据此，心理辅导老师与他进行了20分钟的约谈，结果发现他确实存在较强烈的抑郁情绪，并伴随一系列的焦虑症状。因此，心理辅导老师建议他接受系统、长期的心理咨询。在与心理老师和辅导员谈过之后，驰骋表示愿意接受学校心理咨询中心的心理咨询。

（一）主诉

来访者主诉入学半年以来一直被较强的抑郁情绪困扰，并伴随中等的焦虑情绪体验。这些焦虑的情绪体验可以追溯到入学前甚至近两年一直心情低落压抑，似乎对任何事情都缺乏兴趣，经常感觉到心里很空，所有的感觉都很迟钝，时常有焦虑感，并伴随肌肉紧张、出汗、发抖、心脏压迫感等生理现象。因为意识到自己可能出了问题，所以急切地想处理好与他人的关系，不过在与人交往过程中伴随着焦虑和恐惧，与人交谈时经常大脑空白；自卑，有严重的完美主义倾向，越希望在人前表现完美越紧张；经常失眠，有时整晚无法入睡，所有的反应比患病前迟钝，导致现在学业状况一般；对死亡有很多的思考，有过自杀的念头并在头脑中有过自杀的计划，但没有实施过具体的自杀行为。

（二）家庭状况及成长史

1. 家庭状况

治疗者了解到，驰骋来自于中国北方的一个中等城市，父母皆为大学本科学历。在当地，驰骋家庭的经济条件处在中上等水平，但父母之间关系淡漠，尤其是母亲与父亲家庭一方几乎没有任何联系。在他的家庭关系中，母亲占据着一家之主的位置，并且经常把驰骋与大他三岁的表哥进行对比。每次对比之后都会批评驰骋，认为他从身高等外在条件到学业、为人等内在条件都与表哥相去甚远。父亲虽然对驰骋比较关心，但是总会受到母亲的压制，并且在家里表现得唯唯诺诺，使得成年后的驰骋一直觉得自己没有办法从父亲身上学习到足够的男子汉气概，为此经常感到自卑和惭愧。

2. 成长中的创伤事件

在驰骋的成长过程中，他的家庭发生了一件影响巨大的创伤事件，也正是这次事件使得他的家庭结构和权力分配发生了变化。在他上小学的时候，他的父亲在当地一家工厂任厂长，小姨负责父亲的秘书工作。因与黑社会结怨，小姨被黑社会残忍地杀害。这次事件之后，父亲因为巨大的愧疚和自责，在面对驰骋母亲的原生家庭时经常低声下气，抬不起头来。巨大的悲痛也使得驰骋外婆的身体变得越来越差，母亲则在这种情况下承担起照顾原生家庭和现有家庭的责任，性格也变得愈加坚毅。但从另一个角度来看，母亲过多地承担了父亲应该承担的责任，使得父亲在家庭中的角色被取代，这也给驰骋的成长带来了一定的影响，用他自己的话说就是"很多情况下，觉得自己不够坚毅，缺乏男子汉气概"。这些家庭事件本身和家庭氛围的变化也给驰骋带来了巨大的心理创伤。家人出于对他的保护，在他面前守口如瓶，但家庭中沉重的氛围和家人悲哀的情绪都使得年幼的他无法尽情地表达自己的哀伤，并在他小小的内心深处压抑下"复仇"的欲望。这次事件之后，家人出于对他的保护，在他小学和初中阶段都是父母轮流接送，这也使他无法获得同龄人应有的同伴交往甚至是良好的人际关系。

3. 大学入学前的学校生活

驰骋的学习成绩在当地一直名列前茅，他一直希望能够达到母亲的严苛要求，所以力求自己在学业上表现优秀。

驰骋主诉他在初中时期有很多的朋友，但那些朋友都是他为了获得一定的群体支持而自发去寻找的"坏孩子"，这些所谓朋友经常会带着他逃课、上网、打架。高中时期因为他一直缩在自己的世界里，所以他几乎没有任何朋友。高中时期的驰骋喜欢上了同班的一个女孩，但被拒绝。为了不影响女孩的日常生活，驰骋将自己隐藏起来，一度自我封闭，从不与人接触，总是埋头学习，偶尔偷偷地给自己暗恋的人一点帮助。用他自己的话说，高中时期他就是一台时间的机器。在他顺利考上大学之后，他偶遇暗恋女孩和男朋友在一起，这给了驰骋很大的打击，也是他抑郁情绪爆发的导火索。

驰骋的大学一年级生活没有住在学校的本部，而是住在人烟稀少的分校。理想的大学生活与现实的大学生活的差异，使得驰骋和很多学生一样，感觉到无奈和不甘心，幸好通过老乡的关系，他有一两个能够谈得来的朋友，但是因为他之前在与人交往的过程中表现得过于追求完美，结果适得其反。因此，在与新朋友交往的时候，他经常扮演倾听者和附和者的角色，很难与这些朋友进行坦诚的表达和交流。

（三）初次接待印象

当驰骋第一次敲响心理咨询中心大门的时候，在治疗者面前出现的是一个腼腆、羞涩的大男孩。他看上去心情有点低落，眼神里充满了忐忑。坐下之后，他打开随身携带的书包，从里面拿出来一本《大学生常见心理问题及疏导》，这本书的很多页都被他折了角。还没等正式询问，他便打开书，滔滔不绝地向治疗者讲述折角书页上的心理问题和症状，他感觉自己都有。他讲话的速度很快，仿佛下了很大的决心或者非常担心被打断。从他的讲述来看，他意识到自己的心理现在有些问题尤其是情绪上的问题，这让他非常担心和恐惧，这也是促使他下定决心来心理咨询中心寻求帮助的原因。

除此之外，第一次咨询驰骋就谈到了自己的成长史和恋爱史，这让治疗者有些诧异，毕竟咨询刚刚开始，通常情况下来访者不会这么早地敞开心扉。治疗者还注意到，当他讲到小时候家庭的创伤事件时，他甚至是面无表情的。他的故事和他的表情之间出现明显的认知不协调，这种不协调也提醒治疗者，来访者在情绪的感知、体验和表达上可能存在着障碍。总之，他给治疗者的第一印象就是急迫地想解决问题，这与他腼腆的外表有些反差。

（四）心理评估

1. 临床诊断

在来到咨询室3个月之前，驰骋曾在某精神专科医院被确诊为抑郁症，并服药（三环类抗抑郁药）2个月。病历显示，确诊时驰骋抑郁自测量表（SDS）得分为73分（重度），焦虑自测量表（SAS）得分为61分（中度）。在医生的建议下，他在医院的心理咨询中心做过两次心理咨询，主要以谈话为主，但是驰骋觉得在咨询过程中医院的氛围和心理医生的态度让他感到十分不自然，药物治疗带来的副作用，如嗜睡、注意力不集中、记忆障碍等问题，使他无法应对日益繁重的学业压力，因此在寒假放假之前结束了咨询和服药。

咨询初期，鉴于驰骋特殊的成长经历，治疗者与他进行了为期三次的初始访谈。在此期间，选用抑郁自评量表和焦虑自评量表对他进行测查。综合初始访谈和量表测查结果，了解到驰骋的问题主要表现在如下三个方面。

抑郁情况：抑郁自测量表得分为65分（中度），抑郁症状和抑郁情绪明显，焦虑情绪接近临界值（49分），兴趣丧失，缺乏主动性，认知和情绪不协调，有轻微的强迫倾向。

生理方面：肌肉痛，出汗，发抖，压迫感强（需经常借助深呼吸缓解），大脑空白，反应迟缓，表情僵硬。

学校适应和家庭关系方面：学习成绩一般，家庭关系僵硬，缺乏社会支持系统；抑郁引发注意力、记忆力下降；自我报告感觉较发病前迟钝，学习成绩下降，对学业和未来态度悲观；害怕与人交往，同伴关系差，有自杀倾向；家庭关系冷漠，家长不了解驰骋的抑郁情况，无法提供情感和其他支持。

2. 治疗者的思考

驰骋儿童时代亲近的小姨惨遭杀害的哀伤一直被深深压抑，没有通道去释放和排解。这种哀伤——丧亲的经验若无法得到处理，则会透过生理、情绪和行为的各方面表现出来。在此之后，家庭关系的变化也给驰骋的个体发展带来了很大的影响。父母之间以及父母与驰骋之间关系的冷淡，且父母均在外地，都使他缺乏家庭的温暖和支持。个体早期这种不安全的依恋关系，可以成为个体对他人以及与他人相关的自我在精神上的消极范本。如果个体在以后的人际关系中无法克服这种范本，则会陷入抑郁。这样的个体往往为了得到别人的爱，有强烈的完美主义倾向并不断地追求完美，但在追求的过程中却缺乏安全感和自信。这也体现在驰骋大学之后的人际交往中。进入大学之后，驰骋因为睡眠问题，无法很好地融入宿舍关系，在与老乡的交往过程中，也因为过于追求完美而经常出现大脑空白的现象，表现出的是一个有要求不敢提、有情绪无处诉的状态，社会支持系统匮乏。

驰骋心地善良，常为他人着想，但这种善良有时候会成为一个人成长过程中的负担。这充分体现在当他被心爱的女孩拒绝之后，为了不影响女孩的学业，驰骋将自己封闭起来，努力让自己消失在女孩的视线中，而恰恰是这种自我封闭式的生活方式和人际交往模式使他的抑郁情绪无处排解，最终在高考之后爆发并持续到大学入学。

3. 危机评估及签订咨询协议书

综上所述，我们发现驰骋表现出中等程度的抑郁，存在着学习和人际交往不良、无助感和悲观感强等特点。同时，驰骋在咨询中主动提出有过自杀的念头。在处理抑郁症或者有抑郁倾向的来访者时，咨询中必须要考虑并评估来访者的自杀倾向，并做出一系列的危机评估和相应的保护措施。一方面，这些措施可以使心理咨询顺利进行；另一方面，也可以保护来访者与治疗者的权利和安全。

为了更好地保护驰骋的利益，在确定建立长久的咨询关系之初，咨询者与驰骋商议后决定将驰骋的详细情况上报给他的辅导员及上一级领导，并在坚持保密原则的基础上做好咨询记录和反思，定时向心理咨询中心报告和备案，并请求及时有效的督导。在咨询中，驰骋是主动求助的，求助动机强烈，乐于自我反思，部分社会功能正常。综合考虑驰骋的实际情况，经治疗双方共同协商，设定如下治疗目标和治疗方案。

首先，与驰骋签订治疗协议。鉴于他的抑郁情况以及可能出现自伤、自杀行为，协议内容除基本的心理咨询与治疗的原则和伦理规范、咨访双方的权利和义务之外，还包括与他的辅导员和学校定期联系，填写2个以上紧急联系人的联系方式，在咨询过程中不得出现自杀和自伤行为，如遇到紧急情况可以打破保密原则，治疗者及时寻求督导等，以期在最大的范围内保护来访者的利益，保证治疗的顺利进行。

其次，确定治疗方案。在初始访谈的基础上，我们发现驰骋很多时候难以用言语表达自身感受和情绪，并且在交流过程中表现出紧张、谈话中断等现象。因此，本次咨询拟采用箱庭疗法为主要治疗方法，在向来访者介绍箱庭疗法治疗机制、治疗者的资格和治疗经验的前提下，在来访者自愿、自主的情况下确定治疗方案。

最后，设定治疗目标。根据驰骋的问题表现和特点，我们设定的短期目标为缓解抑郁情绪和抑郁症状，激发驰骋的自我治愈力；长期目标为帮助驰骋建立统一和牢固的自我，恢复他的社会功能，促进他的个人成长。

二、治疗过程

接下来的部分将为读者呈现箱庭治疗的过程。除了3次初始访谈之外，治疗者与驰骋共进行了21次的心理咨询与治疗，其中19次为箱庭治疗，2次为箱庭治疗之后的延续谈话。除寒暑假外，每周会面一次，每次50～60分钟。

每次箱庭治疗包含四个步骤。第一，当驰骋来到咨询室之后，治疗者和他会进行简短的谈话，内容包括自上次咨询以来发生的事情以及来访者的感受和一些梦的分析。第二，制作箱庭作品。在这个阶段，来访者可以在咨询室里自由地选择玩具并进行箱庭创造，治疗者在一旁静默地陪伴，通常情况下只是简单回答来访者提出的问题，抱着好奇、尊重和欣赏的态度体验来访者制作箱庭作品时的氛围和情感的变化。当来访者示意箱庭制作完成之后，咨询就进入下一个阶段。第三，体验和理解箱庭作品。在这个阶段，治疗者要和来访者一起去体验和感悟箱庭作品，尤其重要的是治疗者要抱着倾听和接纳的态度，倾听来访者对自己作品的任何方式的解读（有时抑郁症来访者对作品的解读可能是无声的或是自由联想式的），这种解读有时候是一个故事，有时候只是一种情绪。在这个过程中，治疗者可以和来访者进行对话交流，包括共感来访者的讲述和提出自己的疑问，但是提问需要建立在尊重、不评价的基础上，最后请来访者给自己的作品定下主题。第四，在来访者同意的情况下，为箱庭作品拍照存档，并请来访者拆除自己的作品。

图5-1　主题：我的星空

（一）第1次箱庭治疗

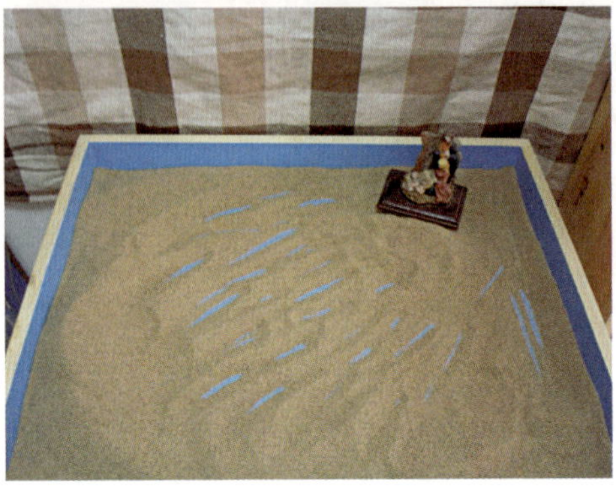

时间：某年4月7日。

箱庭主题：我的星空（图5-1）。

驰骋按照约定的时间来到咨询室，看上去有点期待，对箱庭也充满了好奇，不过看起来他倾诉的欲望更强烈一些，所以在最初我们用了10分钟讨论他的感受。随后他自然地走到沙箱前，用手将沙子推到沙箱的右上角堆成一座山，中间留出较薄的一层，然后用手指在这层沙子上画出短线段，接下来他在玩具架前犹豫了一阵，一直没有触摸任何玩具，最终直接拿起一个"耶稣诞生"的玩具，将它放在了右上角的山顶上。

驰骋说，他一直喜欢梵·高的《星空》，沙箱中蓝色的是星星，10%是流星，山上的是自己的信仰，选择这个玩具就是被圣徒虔诚的表情所吸引。当治疗者询问之后他才发现了玩具下方的圣母和圣婴。他说这个玩具只是信仰的代表，自己的信仰是永恒的。星星虽然很乱，但是很美。当治疗者问驰骋，沙箱中是否有他自己的时候，他表示自己不在沙箱中，而是站在山脚看星星。最后驰骋说道，表达情绪的时候想不明白，也无法表达，很乱。

尽管是第一次接触箱庭，从驰骋的制作时间和玩具挑选上来看，依然能够感觉到他在选择时的完美主义和焦虑的情绪，如对沙子的长时间触摸，混乱的星星，遥远的信仰的仰望以及黑夜的压迫，都传达着一种浓浓的抑郁情绪。不过，山顶上的信仰虽然遥远，却很美好。开始被驰骋忽略的圣母与圣婴，当他重新发现时，明显地感觉到他的内心受到了某种触动，这些都是箱庭治疗能够进行下去的契机。艾里克森认为青少年的首次箱庭作品往往与其童年创伤性经历有关，驰骋的作品可能反映了他对纯洁亲情的渴望。这次的驰骋表达了对治疗者的谢意。他说从第一眼见到治疗者就感觉治疗者是一个很热情、真诚的人，让他有安全感，想表达内心的想法。这也为良好咨访关系的建立奠定了基础。

（二）第2次箱庭治疗

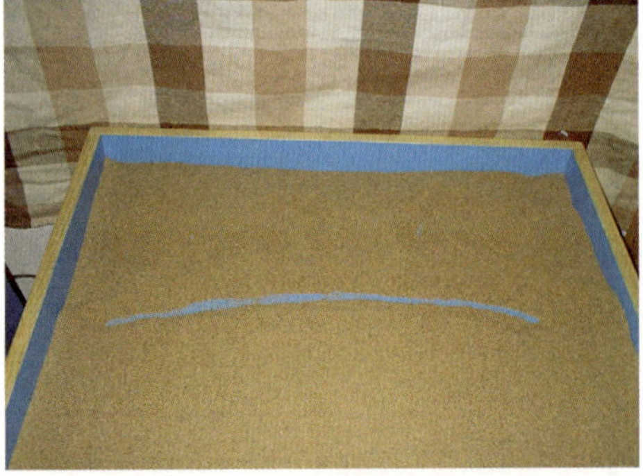

时间：某年4月13日。

箱庭主题：黎明前的地平线（图5-2）。

驰骋这次来的时候感觉依然很腼腆，谈了谈他的过去，一直在强调有些情绪表达不出来，经常会感觉到很"空"。当治疗者请他再去做箱

图5-2　主题：黎明前的地平线

庭的时候，他有点犹豫，不过没有拒绝。他一直在沙箱前抚摸沙子，整个过程持续了几分钟，接下来他细致地用手在沙箱中央的位置画了一段长线（看见了蓝色的箱底），之后用手在长线的上端画了几个螺旋形的线圈。驰骋说他做的是一个地平线，上面螺旋形的线圈是云，云很乱，给人一种紧张感，时间比黎明要早一点，离太阳出来还有一段时间。驰骋自己站在一块大石头上，身后是树林，脚下有条小河，很苍凉。希望自己到世界的中心去……

这次制作明显地感觉到驰骋的情绪比上一次还要低落。黎明前往往是最黑暗的时期，而且这个时期他孤独地站在一个硬邦邦的大石头上，只有远处的地平线能够带来一点点希望。在制作过程中，驰骋一个玩具都没有选择，就好像他无法用言语来表达情绪一样，玩具似乎也无法表达他内心的哀伤。尽管他对世界的中心有一种探索的欲望，但是这种欲望也被这股哀伤和难以言表的压抑所掩盖，连站在沙箱前的治疗者都能感觉到一股紧迫和压抑的情绪扑面而来。

（三）第 3 次箱庭疗法

时间：某年4月20日。

箱庭主题：雪（图5-3）。

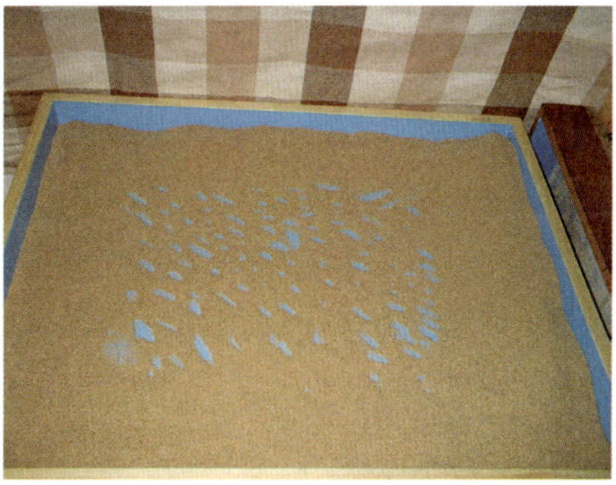

驰骋此次到来的时候，感觉对治疗者亲近了很多，很自然地先向治疗者讲述他在两次咨询期间发生的事情，也直接地告诉治疗者，当他每次面对沙子的时候，都会觉得心情很难过，既想去触摸，又担心自己触摸了会更加难过，

图5-3 主题：雪

但是他明白，只有真正接触了沙子的温度和感觉，在咨询室里坚持下去，自己的状态才有可能会好转。

也许是因为把自己真实的感受表达了出来，在制作箱庭的时候，驰骋表现得很放松。这次与之前两次不同，他一边摸沙子，一边讲述起了小时候的事情，小时候爸爸和妈妈会打他，打的还都挺狠的。接着他又说他最喜欢丘陵中的小村子和打扫得很干净的冬日的小院子，边说边像上两次一样，将沙箱中间的沙子推到四周，中间留出薄薄的一层，然后用手指在上面画出点点斜线。

驰骋说从小他就总是希望自己很强，这次做的是下大雪的场面，雪很大，很密，让人透不过气来，远处是小树林，但是看得不是很清楚，他站在沙箱的外面，但是也在雪中，感觉很压抑、苍凉，透不过气来。

在这次咨询的大部分时间里，治疗者都是静静地陪在驰骋的身边，看着他制作箱庭，听他诉说他的故事，和他一起感受大雪纷纷而落时的沧桑和悲凉。这次的箱庭制作唤起了驰骋儿时的记忆，他开始回忆并直面他的家庭关系和小时候被打时的无助和委屈。研究者认为，个体同一性的恢复需建立在由箱庭疗法激发的个体记忆的根源上（Marcella Merlino，2004）。来访者儿时记忆的出现可能预示着接下来的箱庭制作可能进入了他整理混乱的自我同一性的阶段。

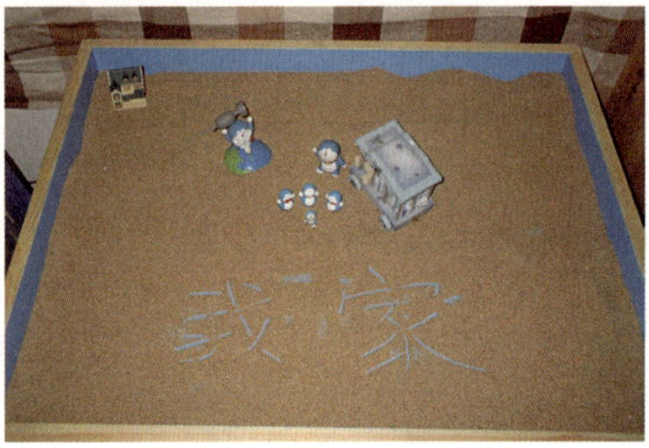

图5-4　主题：我家

（四）第4次箱庭治疗

时间：某年4月27日。

箱庭主题：我家（图5-4）。

这次驰骋来的时候情绪明显好转，进入咨询室打招呼时的微笑也很自然。这次他开心地走到了玩具架前开始挑选玩具，不再像以前一样只看不摸。这次他伸手拿起了几个玩具细细地端详了一阵，然后在沙箱的中央部分堆起了一个山坡，在左上方的山根处放了一座小一点的房子，在山坡稍右的地方放了一座大一点的房子，又在房子前放了几个表情各异的叮当猫。他还在沙箱下方仔细地用大大的字写下了"我家"两个字。

驰骋说小一点的房子是奶奶的家，自从家里出了事情（小姨的事情）之后，爸爸很少回奶奶家，他回去的次数就更少了，但是他一直很牵挂奶奶那边的亲人，也喜欢那边的氛围，觉得那才有家的感觉，可他不能提要求，不然会伤了妈妈的感情。大一点的房子是妈妈的家，比较冷漠，不过姥姥一直是他非常心疼的人，也是他想照顾的人。因为离爸爸的原生家庭很远，所以有时候感觉离爸爸也很远，而妈妈的家庭就像箱庭中表现出来的一样，有一种高高在上的感觉。门前表情各异的叮当猫都是他自己，他最喜欢笑得很可爱的叮当猫，但那只是他外在的假装状态，现实中大部分时间他都很郁闷；大哭的叮当猫是他的潜在状态，其实内心一直在大声号哭，表现出来的最多只是郁闷而已，甚至大部分时间要强装笑颜。

这次制作明显感觉到驰骋情绪上的变化。他说生活中他也觉得自己不再那么孤单，想到每周到咨询室中和治疗者见面就会很有安全感，也会提前想好会面时自己最想要解决的问题。在这次的作品"我家"中，驰骋除了表现家现在的状态之外，更多是将自己内心被压抑的多种状态呈现在箱庭中。这些状态表达了他的抑郁情绪和消极自我，也呈现了自我同一性的混乱，几个部分无法很好地整合在一起。从埃里克森的人格发展阶段来看，驰骋处在自我统一性的确立对角色混乱的阶段，自我的整合是他在这一个时期亟须处理的问题，如果这个问题得不到解决，他就无法很好地过渡到下一个阶段。驰骋要解决自我统一性的问题，不仅需要处理好他现在的生活和学习，还需要处理他内心深处压抑的哀伤、对亲情的渴望、对父母的谅解等矛盾。

（五）第 5 次箱庭治疗

时间：某年5月19日。

箱庭主题：候鸟（图5-5）。

因为两次咨询中间有假期和考试周，因此驰骋的咨询间隔了两周。当他再次走进咨询室见到治疗者时，他表现得很亲切，但也能看出来有一点紧张。他说假期他开始努力地和周围的人交朋友，结果他发现其实对自

图5-5　主题：候鸟

己要求不那么严格的时候，和人交流并不是特别困难，虽然还是会有大脑空白的时刻出现，但是已经比咨询之前紧张到无法正常交流好了许多，而且他也发现同班同学中有一些志同道合的朋友，和他们交往时，他感觉到了开心和放松。

这次的箱庭制作依然从他触摸沙子开始，他轻柔地抚弄着沙子，慢慢把沙箱里的沙子铺成一个光滑的平面，然后在玩具架上挑选了很多人物，把他们规则地放了沙箱里。驰骋说他曾经想写一本小说，今天放在沙箱中的人物就是小说中的人物，这是一部关于青春、选择和爱情的小说，故事中的每个人虽然类型不同，但都是聚在一起不可分割的整体。这些人中有人善良美好却结局凄惨，有人家庭关系淡漠，有人纸醉金迷，甚至有人被强暴，被抛弃，最后的一个情节就是女主角孤独、泪流满面地看着节日里异彩纷呈的烟花。驰骋说，其实故事里的每个人都是自己的一部分，很纠结，很想让他们和睦相处，但是要怎么整合，他自己也不清楚，也许这需要一段时间来完成。

经过了3周的空白和等待，当治疗者迎来驰骋的时候，感觉到了这个男孩身上细微的变化，他礼节性的微笑里多了一些温暖，整个人也显得比刚刚开始咨询时自信了一些。不过当箱庭制作开始时，依然能感到他身上似乎背着沉重的枷锁，治疗者静默的陪伴似乎也起到了安慰的作用，每次他离去的时候，都感觉到他的脚步似乎轻松了一些。不过这次治疗者也有一些困惑，他讲述的故事并不完美，甚至有些残忍，当他最后说这些不完美的部分都是他的一面时，治疗者能够共感到驰骋内在的分裂和矛盾。这些都使治疗者有一些担心，不过看到驰骋能够在咨询室里自由地表达自己的无助和矛盾，也坚定了治疗者陪伴他一直走下去的信心。

（六）第 6 次箱庭治疗

时间：某年5月26日。

箱庭主题：雪（图5-6）。

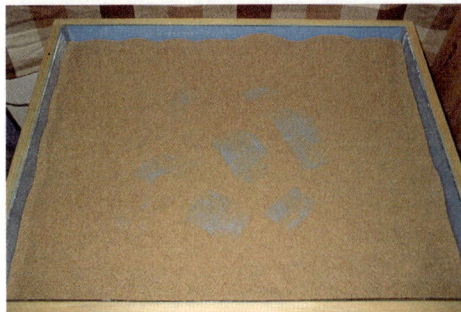

图5-6　主题：雪

今天的驰骋看上去心情不错，他坐下后就开始讲述他这一周的变化，他希望在学习上更进一步，想要参加一个校级的比赛，也找到了一些相处得很好的朋友和他一起做这件事情，这些都让他觉得生活有了希望和目标。这次他起身去制作箱庭时，治疗者感觉到他是比较放松的。

这次驰骋将所有的沙子都铲到了四周，中间只留下了薄薄的一层，然后用手掌在这些沙子上轻轻地擦出几片模糊的蓝色。驰骋说他站在屋子里面，窗子上结满了窗花，窗子很薄，像裹在糖葫芦上面的糖一样，他希望太阳能够出来，这样他可以跑到雪地里面去玩玩。说到这儿，驰骋回忆起了半年前的冬天，正是他自己感觉非常不好的时期。在一个下着大雪的晚上，他独自在雪地里站了大半夜，当时的他不知道该去哪儿，心里空落落的，站在齐踝深的雪里，感觉不到寒冷。这次的箱庭作品虽然也是雪，但是和那个晚上的感受不一样，他现在能够感觉到雪的寒冷，能够期待太阳出来的温暖，能够看到雪的纯洁，也能够感受到自己内心有了一股热情，但是这股热情好像还不足，无法让他推开窗走出去，因此，箱庭中他的自我像正站在窗边犹豫。

这次的咨询给了治疗者很深的印象，无论是来访者倾诉自己抑郁的严重状态，还是表达内心开始出现的热情。上次的制作，驰骋自己意识到了自我同一性的混乱，这次他开始为整合他的自我同一性而努力并在沙箱中反映出来。就像他所说的，尽管窗子很薄，但是对于抑郁比较严重的他来说依然需要阳光的照射，依然需要更多的陪伴才能找到自己的信心和勇气。这次治疗者做了一个大胆的举动，也许是被驰骋内心的渴望所打动，治疗者走到玩具架前，拿起来一朵黄色的小花说："我没有办法给你一个太阳，但是我想送一朵和太阳颜色一样的小花，希望它能够陪着你，给你一些安慰。"驰骋看上去有些吃惊，有些感动，他收下了治疗者的礼物，开心地走出了咨询室。

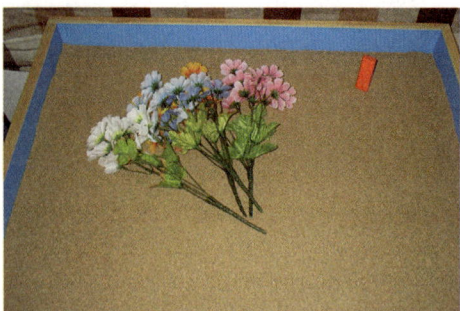

图5-7　主题：brave heart

（七）第7次箱庭治疗

时间：某年6月9日。

箱庭主题：brave heart（图5-7）。

因为两次咨询中间经历了端午节假期，因此咨询间隔了一周。驰骋走进咨询室时兴致很高，很开心地说这两周过得非常开心，有一种恢复的感觉，最棒的就是端午节的时候他组织了班上一些同学出去玩，大家都很开心，他惊讶地发现原来自己可以这么受人欢迎，而且近期睡眠一直都很好，整个人也觉得精神了很多。带着这种好心情，他说他今天要做唯美的东西。

驰骋开始带着美好的心情去抚摸沙子，用手掌慢慢滑过整个沙箱，将沙箱里的沙抚平，哪怕是手掌边缘留下的痕迹都要重新抚平。这个过程大概持续了10分钟。接下来，他径直走到玩具架前，拿起上次结束时治疗者送给他的小花，不过他拿了整整一大束，五颜六色，非常好看。他把这束花珍而重之地放在了沙箱的中央，又在玩具中仔细而慎重地挑选了一块橘红色的长条积木，将它放在沙箱的右上角。驰骋说，这次的作品有明确的自我像（橘红色的积木），之所以选择这个颜色就是因为这个颜色代表了他现在的感受和状态（暖暖的），它是一个里程碑，是向过去告别，也是一个温暖的开始。沙子是精神上的塑造，而花朵代表了内心所有美好的感觉。整个箱庭的主题是"brave heart"，而在这个主题后面还有同名电影中水的场景，沙箱中也是有水存在的，水的味道就像"加了葡萄糖"，是甜的。接着他轻轻地说，"无意识也是甜的"。

这次制作给治疗者最大的感受就是驰骋在整个过程中散发出来的快乐以及他的信心和勇气。他带着"brave heart"去触摸曾经让他感觉悲哀的沙子，并为自己的过去立下了"里程碑"，它的作用相当于"祭祀"，与过去的自己告别，并做好准备迎接一个崭新的自我。在整个制作过程中，最让治疗者感动的就是驰骋轻轻地呢喃"无意识也是甜的"。事实上，他是一个非常聪明而敏感的男生，虽然受到了抑郁情绪的影响，但是在上大学之前，他就已经阅读过很多哲学和心理学方面的书籍。所以，当他敏感地意识到自己内在的变化并努力去探求这背后的原因时，治疗者能够看到他为了做一个更好的自己而付出的努力，这也给了治疗者很大的能量，去陪伴着来访者走下去。

（八）第 8 次箱庭治疗

时间：某年6月16日。

箱庭主题：从潜意识中升起的一颗新星（图5-8）。

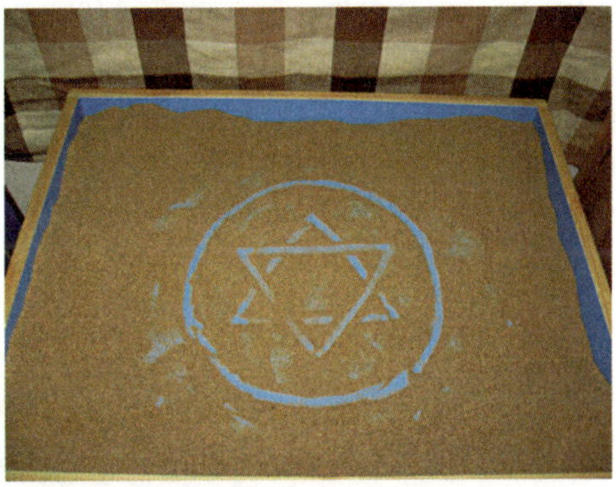

这次驰骋来到咨询室首先对治疗者表达了感谢，他觉得他现在所有的变化和积极的情绪都来源于治疗者对他的包容、支持和信任。这次来他想通过箱庭表达快乐的感觉，从昨天开

图5-8 主题：从潜意识中升起的一颗新星

始已经找到了目标，想要按照一个目标走下去。驰骋说虽然抑郁情绪有所好转，也建立了新的人际关系，但还是会经常受到抑郁情绪的困扰，学业上还是会感觉到困惑和压力，因此他希望咨询能够继续下去。

这次的制作驰骋回归了前几次的情形，首先将所有的沙子推到了沙箱四周，形成了包围着沙箱中央的绵延山脉，接下来抓起沙子轻轻地在沙箱中央撒下薄薄的一层，他开始在一层由沙子构成的画布上精心绘画。他首先在沙箱中央画了一个正立的三角形，接下来是一个倒立的三角形，两者很好地交叠在一起，最后在两个三角形的外围画了一个大大的圆圈，将两个三角形包裹起来。

驰骋说，从昨天开始他决定朝着一个方向努力，也找到了目标，他决定朝着目标走下去。沙箱周围起起伏伏的沙子就像意识中的混沌一样，只有中间较为清晰，并出现了指引方向的六芒阵。在这个图形中，正立三角代表男性，倒立三角代表女性，圆是一个结节，也就是一个世界。沙子是透明的，减少了神秘感，这些都是可以看见的东西。轻轻地撒沙子是认为这个世界上没有什么是绝对可见的，大部分事物都是隐隐约约的。这次制作完成他有一种愉悦的感觉，觉得生活需要激情，要让自己，让别人，让家里的人甚至是自己恨的人幸福。

经过了一周，治疗者感觉驰骋上次快乐的心情似乎有所减少，不过从他的箱庭作品上来看，这次的目标非常明确——从潜意识中升起的新星，也是在黑夜里给迷途之人指引方向的大自然最好的馈赠。在上一次的作品中，驰骋表达了自己在无意识中的收获，像加了葡萄糖一样甜的水。如果说上次是他的箱庭作品的一次转化的话，那么这次可以看作转化的成果显现。

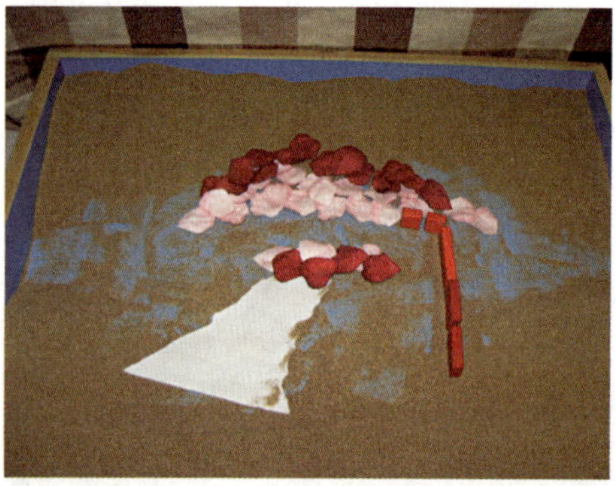

图5-9 主题：夏日傍晚

（九）第9次箱庭治疗

时间：某年6月23日、6月30日。

箱庭主题：夏日傍晚（图5-9）。

经历了上两周的变化，这次驰骋进入咨询室的时候显得很轻松。他先诉说了他近期的生活。他发现他的班级上有两个非常可爱的女孩子，这给了他很多开心的同时，也让他再次想起了高中暗恋的女孩带给他的感觉。他回忆说，高考之后走在路上看见那个女孩的时候，瞬间感觉自己被一个慢速飞来的子弹击穿，整个人愣在了原地，没有了方向，没有了感觉。他有点恐惧再去体验当时的感受，所以这次他要做温暖的东西。这次的箱庭制作来访者用了较长的时间，所以本次箱庭疗法的咨询过程占用了两次咨询的时间。

驰骋在玩具架上选了很多暖色系的积木块并组合成"7"的形状，把沙铲到沙箱的四周，中间留出来不规则的蓝色长条。他重新将积木块摆放到合适的位置，然后撕了一张纸放在了沙箱中，接着在纸的远端有层次地放上了粉色和红色的花瓣。驰骋给他的作品起名为"夏日傍晚"。组合的积木是温暖的彩色路灯，沙箱的上面是紫色混合着蓝色的天空，两种颜色渐渐过渡直到变为普通的蓝色。下面是泥土地，白色的纸是公路，一直延伸到地平线，与地平线交接的地方是夏日傍晚的火烧云，粉色的和红色的云。驰骋充满希望地站在路上，走到了前面，但是这个时候是黄昏，又有一丝淡淡的忧伤。

驰骋："我也不知道为什么会这样，高兴的时候突然会有一种莫名的伤感，整个天空看上去不是特别的清晰。"

治疗者："这片蓝是天空吗？"

驰骋："（停顿了一下）是的。"

治疗者："我有点儿好奇，如果我说的不对，请你别介意，我只是想谈谈我的感觉。"

驰骋："你说吧。"

治疗者："从我这个角度看上去，这片蓝的形状就像一只眼睛。"

驰骋长时间地沉默，然后他告诉治疗者确实很像一只眼睛，这只眼睛正在流泪，由窄到宽的白纸就像是男孩眼泪流过的痕迹（因为女孩的眼泪是线形的）；花瓣的颜色就代表了眼泪的性质，红色的眼泪仿佛来自心底，事实上这是从眼中流出来的泪，加上傍晚昏暗的光线，这泪看上去特别伤心。接着驰骋说，他内心一直渴望能够流出眼泪，但现实是几年来他都没有流过眼泪，这次他在箱庭中流泪了，感觉很畅快。

这次的咨询是非常冒险的。箱庭疗法虽然以分析心理学为基础，但是其治疗机制强调来访者的自我治愈力，因此在咨询中，通常情况下治疗者要摒弃自己的主观感受，努力去理解和共感来访者诉说的箱庭故事。本案中，治疗者提出了自己的看法，幸运的是，这个看法被来访者接纳并对来访者有所触动。一方面，经历了较长时间的咨询，治疗者和来访者已经建立起了互信的关系；另一方面，来访者本身的求治动机、悟性和灵性都使这次冒险的咨询能够有惊无险。这次咨询也给治疗者提了醒，治疗者的职责是静默地陪伴，要充分、耐心地相信来访者的自我治愈力，抱持着"静待花开"的态度去等待，去陪伴。

（十）第 10 次箱庭治疗

时间：某年7月7日。

箱庭主题：一片天空（图5-10）。

这次咨询开始时，驰骋的整体精神面貌不错，也许是因为马上要放暑假的关系，我们的咨询面临着一个较长时间的停顿，看得出他有些不舍。他开始诉说他暑假的计划，他说要和

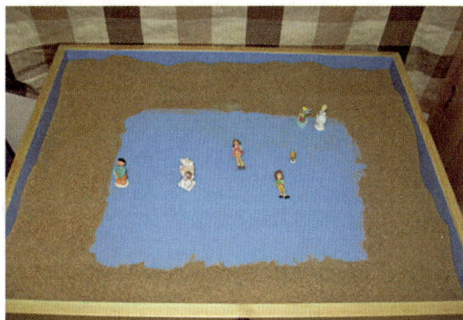

图5-10　主题：一片天空

父母坐下来好好谈一谈这些年自己的感受以及自己对他们的爱的渴望。尽管这种渴望已经和小时候有所不同，但是他还是希望有一个温暖的家。同时他也畅想假期要去找曾经的好朋友，高中时期自己把自己封闭起来，一直没能和他们好好聊聊天，坐在一起笑一笑。治疗者向他表达了对这些计划的欣赏和鼓励。

来到沙箱前，他问治疗者是否可以将沙箱里的沙子全部倒空，治疗者没有回答，他也没有再坚持。接下来他将所有的沙子都铲到沙箱的四周，中间留出来一大片方方正正的空

白并仔细地用纸巾擦得非常干净。然后他走到玩具架前端详起各种玩具，选择某些玩具时会不由自主地笑起来，看上去心情不错。

驰骋说选的这些玩具都是身边真实的人物。在沙箱的最左侧他放置了一个没有任何表情的玩偶，他说这是他高中喜欢的女孩的形象，他已经记不清那个女孩的样子了，有时候他会努力地去想，但是没有结果，也许这个女孩就这样从他的生命中淡出了。这个玩偶也可以代表他自己，大部分时间里他不知道应该用什么样的表情来面对这个世界。驰骋说沙箱中有他自己和治疗者。说到这儿，他带着调皮的表情请治疗者猜一猜。治疗者回答猜不出来，他紧接着高兴地指着沙箱稍右侧的一个黄色小动物模型说那是他自己，很喜欢这个玩具的颜色，感觉这个玩具虽然很小，但是找到了自己的位置，而且这个玩具看上去非常的开心和滑稽。在沙箱的右上角有两个并排站在一起的玩具，一个是拿着仙女棒的精灵仙女，一个是穿着优雅长裙的女孩。驰骋说这两个玩具都是治疗者的象征，在他的心目中，治疗者非常善良、和蔼，同时也很幽默，她好像有魔法，仙女棒一挥，撒下有魔力的沙子，就可以解决他所有的问题。沙箱中央有三个女孩，都是他现在的女性朋友，一个像小天使一样可爱，一个和他很投缘，还有一个可以像好哥们一样相处。他非常想更加靠近那个很投缘的女孩子，但他有点胆怯，感觉自己很低调，是弱势的。

无论从外在的时间节点来看，还是从驰骋本次箱庭治疗的发展特点来看，这次咨询都是一个阶段性的突破。首先，驰骋还是有计划地讨论自己的假期，其中两个问题都是他迫切需要解决的，而这些问题是在咨询之前他不敢去面对的，但现在他可以坦然地和治疗者讨论并做出具体可行的计划。其次，在制作中驰骋表达了对异性的渴望。对于大学生而言，对异性感兴趣正是他们这个年龄阶段应有的特点，但在接受咨询之初，驰骋曾经表达过对异性的感受，他觉得自己整个是空的，根本没有这方面的欲望和想法，因此这次咨询中他表达了想要靠近某一个女孩的想法，这让治疗者和他本人都觉得又惊又喜。最后，驰骋在这次咨询中表达了对自己的肯定和对治疗者的赞美，看得出他和治疗者之间已经建立起了非常牢固的咨访关系。同时，通过他的讲述，治疗者也意识到了一定的问题，来访者几乎将他所有的积极变化都归功于治疗者，几乎忽视了在这个过程中自身的努力，这也提醒治疗者要进一步激发来访者对自我治愈力的感知，让那个弱势的来访者可以更加的强大和自信，更有勇气去追求他这个年龄阶段的人应该享有的爱情。来访者对咨访关系的描述也使治疗者意识到应该在良好咨访关系的基础上建立更加客观、平等的咨访关系。

（十一）第11次箱庭治疗

时间：某年10月9日。

箱庭主题：细细的雪（图5-11）。

因为漫长的假期和驰骋的学校校舍的修缮问题，这次咨询距离上次会面间隔了三个月。

驰骋走进咨询室的时候给了治疗者一种久别重逢的感觉，他开心地和治疗者打招呼，主动询问治疗者假期的情况。尽管可以感受到再次相见的喜悦，治疗者还是敏锐地感觉到了驰骋内心似乎有什么伤感的东西，也许是间隔了三个月，他有点不好意思在重会后表达这种情绪，于是治疗者笑着对他说："做个箱庭吧！"

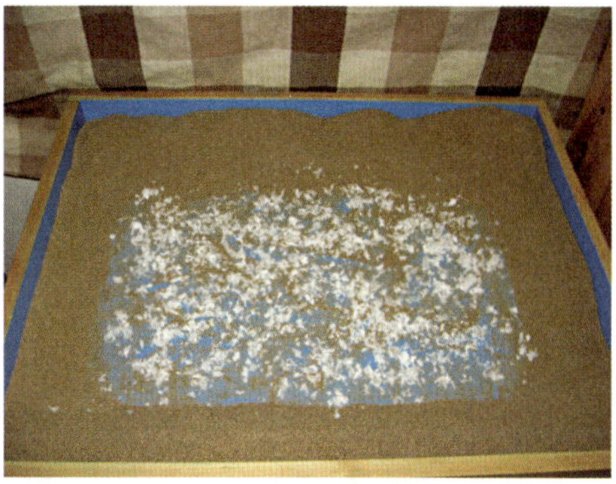

图5-11　主题：细细的雪

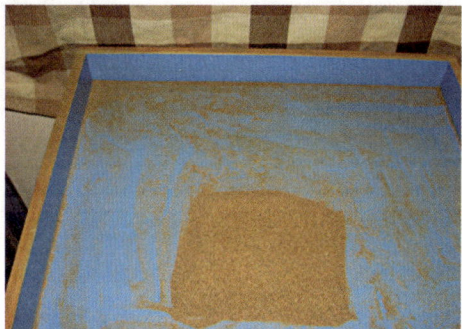

驰骋抚摸了一会儿沙子，将这些沙子全都堆到沙箱的四周，然后拿起桌上的纸巾和剪刀，开始将纸巾剪成细细的碎屑。他剪得那么认真，那么专注，以至于治疗者都不忍打断他，即使咨询时间快到了（最后这次咨询共用了60分钟，比平时的咨询多了10分钟）。最后，驰骋将剪得非常细的纸屑慢慢地撒到沙箱中央。

驰骋说这个框是一扇窗户，窗户是打开的，可以清楚地看到雪飘下来，虽然细细的、缓缓的，但是很快地上就落上了薄薄的一层，上面还没有任何人留下过足迹，非常纯洁和干净。驰骋最近对于爱、怎样爱都有些困扰，也非常渴望得到爱，至于具体如何去爱还需要去学习，自己本身也需要学习，学习像雪一样纯洁，从天而降，现在渴望那种很强烈的爱，箱庭中自己仰着头，看着雪和天。

事实上，不等驰骋自己讲述，治疗者就明白了他的假期计划可能没有很好地实现。所以当他说出自己试图和家人交流却无果时，治疗者可以读懂来访者眼中的落寞和无奈。因此，这次咨询更多表达的是来访者的困扰。当现实的情形与自己的设想、原来的愿望发生冲突时，他该如何去填补这情感上的落差？好在他知道无论是不是下雪生活都要继续，他也要努力地去学习如何爱，如何被爱。这次咨询表现出来的曲折也正是治疗者所担心的，毕竟来访者原生家庭不健康的沟通模式已经存在了很多年，单纯地依靠低调的、弱势的来访者，在短短一个暑假可能无法扭转局面，因此，来访者这次情绪的曲折也在治疗者意料之中。咨询还在继续。

（十二）第12次箱庭治疗

时间：某年10月16日。

箱庭主题：花和天空（图5-12）。

在两次咨询中间出现了一个小插曲。治疗者参加了一个工作坊，并在此期间见到了日本箱庭疗法学会理事长冈田康伸先生。治疗者向冈田先生咨询了一个困扰很久的问题，即来访

图5-12　主题：花和天空

者将沙箱中的沙子全部倒空的问题。其实对于这个问题，治疗者一直有些担心，所以对来访者的要求向来不置可否。冈田先生告诉治疗者，如果一个来访者提出这样的要求，治疗者应该感到非常高兴，因为来访者对治疗者是非常信任的，他愿意在治疗者面前毫无保留，因此治疗者可以答应来访者的这个要求。带着这个答案，治疗者迎来了情绪比较平静的驰骋。当治疗者告知驰骋可以按照他的想法任意处置沙子的时候，他非常开心。他说要将所有的沙子清空。在铲沙子的过程中，正好看到在沙箱中下部的沙子上有人用手抓了一朵菊花，所以他绕过这一片，将其余所有沙子铲到了备用沙箱中。

驰骋告诉治疗者，他本来打算将所有的沙子都铲光只留下一片蓝色，但是正好看到沙子上画着一朵菊花模样的花，非常好看，也很独特，因此做了一幅这样的作品出来。这次可以看到蓝色，雾散了，天空可以很晴朗，挺好看的，中间剩下的很像一朵花，像菊花。驰骋说他渴望爱情以及遇到所爱的人的情形，向往那种在晴朗的天空下拥抱着说爱的感觉。同时，驰骋也说希望做自己想做的事情，与别人都不一样（开始铲沙子的时候他也说自己是特别的），铲沙子的时候想做"最强的人"，但是自己从小因为家庭的保护而显得不够"男子汉"，要冲破这种障碍需要很大的勇气和力量，而沙子就是障碍。最后驰骋还把接受咨询之前的自己比喻为沙漠，希望可以通过咨询变回沼泽，让水流回来，长满绿草，现在一半的沙漠已经变了，树木也开始长叶了，但是要看到满眼绿色还需要一段时间。

这次咨询可以明显感觉到来访者身上的动力性，他铲除沙子时的勇敢和坚持是一种男性力量的爆发。从他的描述中可以看出他想要冲破家庭的保护，成长为一个真正的男子汉。这次咨询还有一个非常明显的特点，就是来访者具有处理突发情况的灵活性。他遇到了沙箱中的花朵，可以将它保留下来，这与他之前的完美主义形成了强烈的对比。另外，这次咨询也使来访者意识到了自身的变化，这种变化并不完全是治疗者的功劳，想要变回丰盈的"沼泽"需要他自己的努力，也需要一定的时间。

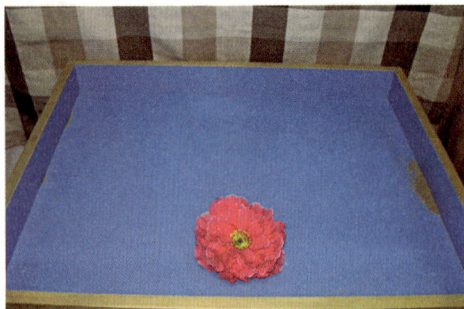

图5-13　主题：无名

（十三）第13次箱庭治疗

时间：某年10月23日。

箱庭主题：无名（图5-13）。

这次来到咨询室后，驰骋直奔沙箱，将沙箱完全清空，然后经过再三寻找，终于在玩具架上选了一朵大大的红花，并仔细将花朵端正地摆在了沙箱下方正中央的位置。

驰骋说，这一周有了很多想法，现在要做自己的事情，让自己具备能力，做喜欢做的事情，能够放松，活得有意义，让自己回到正轨上。花象征着成果，想做好很多事情。花也象征美丽，唯美是自己的一贯追求，天空与草地之间多了一个东西，这是和平、和谐的接纳，接纳自己内心的感觉，接纳自己这个人，接纳自己不接纳的，接纳周围无人接纳的东西。呈现的美、爱都是意识化的，很想捕捉这种感觉，描述这种画面。做完之后感觉"心很困"，有一种伤心、大哭之后的感觉和莫名的伤感。

如果说上次的箱庭作品代表了对爱的向往，那么这次的箱庭作品则是自我的突破与探索。清空的沙箱使来访者实现了许久以来的愿望。这次的作品也教会了他接纳，接纳有时候用箱庭也表达不出来的心中唯美的感觉，接纳生活中的不如意，接纳自己的缺点，接纳父母对自己的教养方式。根据萨提亚家庭治疗的理念，个体迈向整合统一的一个目标就是接纳我们的父母亦是普通人，在他们本身的个性水平上与他们交往，而不是仅仅与他们的父母角色沟通（Satir，2007）。在心理咨询中，来访者只有清醒地认识到自己过去的问题和症结所在，才有可能更好地整合自己现有的资源，实现接纳自己、悦纳自己的过程。

（十四）第14次箱庭治疗

时间：某年10月30日。

箱庭主题：无题。

驰骋这次来到咨询室的时候，情绪有点低落，他站在沙箱前抚摸了很长时间的沙子，时间大概持续了20分钟，最后什么都没做，只是看上去很累地趴在沙箱上数沙子。驰骋趴在沙箱上，说他做梦梦到了高中女孩，醒来很累，像是哭了一整晚。然后他看着沙子，告诉治疗者，小时候玩沙的时候经常会数沙子。现在的他很想回到初中，那个时候很快乐，周围的朋友多，想念那种大家一起逃课去吃小吃的感觉，因为偷溜出去的时候感觉不到失去至亲的痛苦，也没有了家人的束缚。趴着的时候，他觉得自己像是幼儿园的小朋友，现在觉得很疲劳，很想哭，心困，胸闷，泪水在打转，但是实际上没有泪水，其实非常希望自己能够哭出来，这样至少证明自己的感情真的存在，有一种真实感。

转化的过程本身就是痛苦的。在这次作品中，驰骋感受到了一种想哭的冲动，并且唤起了幼儿园的记忆。如同客体关系理论家所认为的那样（Clair，2002），心理咨询与治疗是一个控制回归的过程，当来访者有组织地回归到早期依赖和环境缺失的阶段，他就能重新体验早期经验并且修补这些发展的空缺，实现自性。因此，这次作品预示着驰骋的发展可能会冲破抑郁的阻碍，使自我得到整合和确立。

这次的会面治疗者大部分时间只是静静地坐在来访者的一边，两个人甚至连眼神交流都很少；来访者仿佛放下了所有伪装的坚强，只是平静的诉说，治疗者也只是简单的回应。在来访者描述的所有情绪和情感的痛苦中，沙箱起到了独特的作用——支撑。它支撑着来访者能够有力量继续诉说，支撑着他体会着脚踏实地的感觉。当来访者说到自己小时候上幼儿园的经历时，治疗者仿佛通过长长的时间隧道，看到了幼儿园台阶上一个孤独的小男孩，在渴望着父母的到来，渴望着一个温暖的拥抱，在渐渐黑下来的时刻，幼儿园老师成了来访者唯一的依靠。就像在箱庭室里，治疗者只是坐在那里，什么都不说，什么都不做，也能带给来访者安全感。

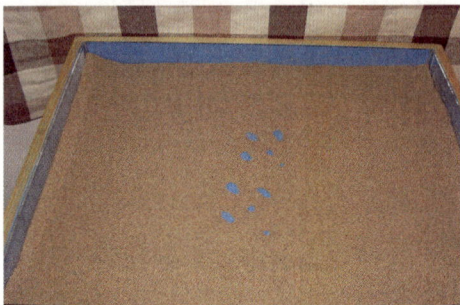

图5-14　主题：足迹

（十五）第 15 次箱庭治疗

时间：某年11月6日。

箱庭主题：足迹（图5-14）。

这次走进咨询室的驰骋看上去心情不错，他说经历了上次的诉说之后，虽然他没有哭出来，但是有一种痛哭之后的轻松感，好像身体里的某些"毒素"跟着泪水流走了。

他走到沙箱前，用手将沙子细致地弄平，然后用手在沙子上点，修饰成两个脚印的形状。驰骋告诉治疗者，这是一只龙的脚印，踩在沙漠上，龙刚刚走过，因此脚印还非常清晰。两个脚印证明有龙在，只是看不到，它来自于意识中，但是不知道龙去了哪里。沙箱中有驰骋的自我像。他正蹲在脚印边上观看，他也在好奇，是什么样的龙在沙漠中走过，留下这样的脚印。他还将自己的手和脚放进箱庭中去比对，发现这个脚印很大。最后驰骋和治疗者探讨"禅"，并且认为禅给人的感觉像是在沙漠中遇到了清泉。

这次的咨询主要是在意识层面进行的工作，也许是受到了现实生活的影响，驰骋回校之后在较短的时间里重新适应了学校的生活。在咨询室外活动的丰富也使得他对咨询室内条件的依赖性降低，体现在咨访关系上则是他对治疗者有了更加客观的认识，他不再认为治疗者可以解决他所有的问题和疑惑，而是以一种更加客观和健康的眼光重新审视咨询关系。

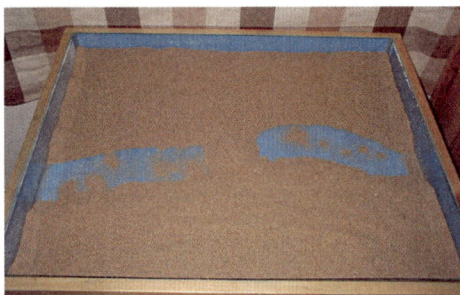

图5-15　主题：被阻断的河流

（十六）第 16 次箱庭治疗

时间：某年11月13日。

箱庭主题：被阻断的河流（图5-15）。

驰骋来到咨询室的时候，看上去有些筋疲力尽，懒懒地坐在位子上，似乎话都不想多说。带着这种情绪他走到沙箱前，久久地抚摸着沙子，然后在沙箱中央画了一条宽宽的河流，中间用沙子阻断。驰骋说它是被破坏了的热带雨林，其中60%慢慢地被修复，抗干扰的能力很强，但是破坏严重的40%恢复得很慢。这次作品就是沙漠中的河流断流了，是一个隐喻，河流就是他自己的象征，进出都不太流畅，现在的感觉像是被捏了很久的海绵，像这条河流一样，进出都非常稀少。做箱庭的时候他有些难过，想到了无限美好的夕阳，想要追求那种天蓝水蓝的感觉。

尽管在半年的咨询时间里驰骋的情绪一直存在起伏，一直在曲折中前进，但这次他情绪的低落依然是在整个咨询中很少见的。也许是因为前几次的转换和整合耗尽了他的动力。这次的会面不仅来访者情绪低落，也影响了治疗者的状态。当治疗者试图从箱庭配置的角度去积极解读这次作品的时候，这激怒了来访者，他甚至提出要中断咨询。最后经协商，决定三次咨询之后结束本次咨询。

尽管在咨询中要求治疗者的态度中立、客观，但是在真实的咨询过程中治疗者需要时刻注意自己言行。在这次会面中，治疗者过多融入了自己的期待，而忽视了来访者自身的感受，这让来访者觉得自己是不被理解、不被接纳的，因此这也直接影响了咨询的效果。事实上，对敏感的来访者而言，他可能觉察到了咨询关系的变化以及自己的改变，意味着和治疗者、咨询的分离，这种分离带来的焦虑以及现实世界的不顺利可能已经耗尽了他的动力，他需要的是治疗者给他提供安全感和接纳感，而现实的咨询却不尽如人意。幸运的是，这次咨询结束时，治疗者的督导张日昇教授就在治疗者的旁边，张教授给了治疗者及时的督导和情绪的疏通，并且指出了治疗者在这次会面中的问题，这也使得治疗者以更加客观的心态去迎接下一次的会面。

（十七）第 17 次箱庭治疗

时间：某年11月20日。

箱庭主题：脚印（图5-16）。

当驰骋敲开咨询室大门的时候，他首先将头探了进来，有些心虚，看着治疗者像平时一样，坐在常坐的位子上，他表情放松了一下，带着微笑走进来坐下。与以往不同，治疗者首先为了上

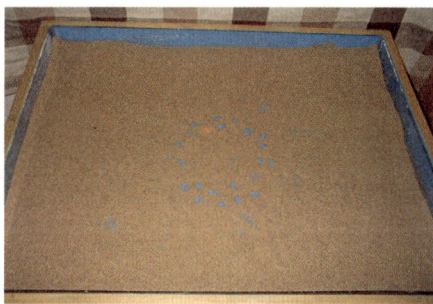

图5-16　主题：脚印

次会面的情形诚恳地向驰骋道歉，并说明了自己当时的情绪体验和真实感受，驰骋也为自己的言行道歉。

他走到沙箱前，用手在沙子上随意地画着，最后在沙子上画了一道浅浅的竖线，两个手指换着点沙子，用手拍沙子，然后轻轻地撒上一层薄薄的沙子。最后呈现的画面是一个用手指点出来的圆圈。

做完之后，驰骋给治疗者讲了一个"傻瓜"用行动和温暖感动妹妹的故事，而这个箱庭就是当那个"傻瓜"得到妹妹的认可之后非常开心，在温暖的路灯下绕圈走出来的圆形。驰骋说有时候自己很像那个傻瓜，太善良了，同学也说自己太善良，但是自己不想邪恶，以前有点在乎，现在觉得"就善良着吧"，以往的自己用大多时间关注别人，现在则更多关

注自己，人需要给自己一个承诺，人总是在反复，但是这种反复也要做出积极的改变和进步。驰骋说有信心让自己以后变得更加积极，也请治疗者放心，他不会自杀，在治疗者帮助了这么长时间以后，希望自己能够走出去，独立起来。因此，他希望三次之后结束咨询，因为经过了一周，他已经觉得自己有能力去面对现实生活中的各种挑战，而不仅仅是在咨询室中去感受情绪和处理问题。

来访者决定自己独立出来，用更加积极的心态面对未来。这次一步步走成圆形的"脚印"，有控制的象征意义（张日昇，2006）。卡尔夫（1966）则认为，连续制作箱庭时，来访者就会达到自发的曼陀罗深度，达到高度的精神实现，制作自性箱庭，她称之为"自我的显现"，表达了来访者自性实现的水平。圆形脚印是自性箱庭的一种形式，按照Mitchell对箱庭主题的分类，自性箱庭属于治愈主题。

图5-17　主题：夏日香气

（十八）第18次箱庭治疗

时间：某年11月27日。

箱庭主题：夏日香气（图5-17）。

驰骋来到咨询室时状态看上去很不错。他谈了经过上次的会谈对治疗者有了更深的感激之情，自己也有信心，有了要走出咨询室的勇气和力量。

他这次做箱庭的时间很长，大部分时间都是在玩具架前充满好奇地探索和尝试。他会不断地拿起某个玩具，闻一闻，甚至尝一尝。在沙箱的左上方是堆起来的山，右下角是一片扇形的清澈海域。经过仔细地挑选，他在沙滩上放了三只大小不同的贝壳。

驰骋说开始的时候不知道做什么，面对沙箱的时候又有难过的感觉，有点慌乱，只好用耙沙子的工具弄沙子，然后像舂米一样舂沙子，几分钟后告诉自己要勇于尝试，而且还尝了尝玩具架上的一个种子，最后有了灵感，设置了阳光和沙滩，贝壳被海浪冲上了沙滩，"与草原的感觉很相似"，很温和，很放松，也很开心。沙箱中的自己站在浅浅的水里俯瞰，放的是比较平常的贝壳，放的时候非常自然和开心。

这次作品是来访者在实现了自性之后归于平静的一次箱庭。他开始为即将到来的离别做准备，带着勇气，带着好奇，也带着依依不舍。宁静的海滩上停留着冲上来的贝壳，既是一种包容和母性的象征，也是从无意识的水中得到的礼物。他能够在箱庭治疗中有所斩获，能够在这里体验到温和、放松，能够感觉到自然和开心，感觉到阳光洒在脸上的温暖和安逸，这些就意味着他在咨询中获得了力量和安全感，并且能够带着这种力量去迎接生活中的挑战。

（十九）第19次箱庭治疗

时间：某年12月3日。

箱庭主题：我（图5-18）。

这次是咨询的最后一次。驰骋和治疗者都
感觉到了对方的感激和依依不舍。这是他最后
一次制作箱庭作品，因此当他站在沙箱前的时
候也有一种好似要和老朋友告别的情绪。他挑
选了7个玩具，将它们依次排开，放在了沙箱中间。

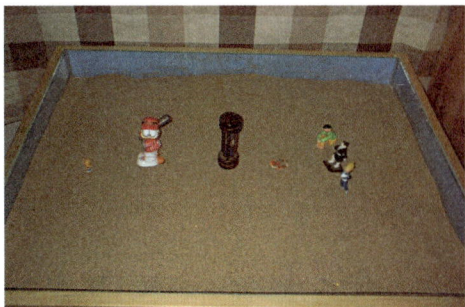

图5-18 主题：我

驰骋告诉治疗者，小时候母亲一直说自己小，蔑视自己的能力，因此黄色的玩具代表
了聪明、漂亮、美好和快乐，但是很弱小，其他空间被父母占据，妈妈挤压自己，爸爸框
着自己，虽然安全但是失去了胆量；初中的时候是加菲猫的形象，兴趣广泛，自己和周围
的人都很快乐；高中的时候是沙漏，时间过得很快，喜欢的女生和学习占据了很多的时间；
现在是彩色的石头，透明、善良，但是不被人关注。将来有三种可能，第一是没有表情的
人，很害怕成为这样的人；第二个武士也是自己害怕成为的人，因为很平庸；内心最希望
成为第三个也是放在最前面的玩具，很厉害，有正义感，朋友多，也过得很开心。

来访者在这次作品中回顾了自己过去的状态，并对自己的未来做了解读，看得出他对
未来发展的担心和期待，尽管有些担心，但正如他自己所说的，他会更加积极地面对。分
离焦虑并不是只有来访者才体验到的，治疗者同样也会有对分离的不舍，但是看到来访者
带着对咨询的感恩，拥有面对未来的勇气和信心，治疗者也感受到了欣慰和更多的力量。

三、治疗效果

为了更好地考察箱庭疗法在中度抑郁大学生群体中的应用效果，我们从来访者的量
表得分、治疗关系、箱庭作品及其他表现等方面，对治疗效果进行考察。

（一）来访者的量表得分

从表5-1中我们可以看出，整个治疗过程中来访者的抑郁程度从中度抑郁降到临界分
数以下，证明他的抑郁问题得到了很好的缓解。考虑到青少年时期的情绪体验具有复杂性、
强烈性、波动性等特点，也考虑到抑郁个体通常伴随焦虑体验，因此我们在驰骋咨询前后
分别进行了焦虑自评量表的测量。结果发现驰骋的焦虑得分从最初的接近临界值降低了10
分，焦虑症状基本消失。

表 5-1　来访者的量表得分

	前测	第1次治疗	第4次治疗	第11次治疗	第17次治疗	后测
SDS得分	65	62	55	47	35	47
SAS得分	49	47	—	—	—	39

（二）来访者的治疗关系

治疗关系经历了由不信任到信任的过渡，甚至来访者将全部希望寄托在治疗者身上，进而发展到能够客观地认识到治疗者和心理治疗给自己带来的益处的局限性，从而将幻想式的过度信任转化为人与人之间正常的信任关系，并最终走向独立。

（三）来访者的箱庭作品

从上述对箱庭过程的分析我们可以看出，驰骋的箱庭作品由消极混乱变得积极、确定，制作出了象征"自我显现"的自性箱庭，最终找回了自信，能够独立地面对生活中的问题。

（四）来访者的其他表现

与箱庭治疗前相比，驰骋的睡眠质量提高、食欲增加、注意力提高，开始将更多的经历投入学习和人际关系中去，与焦虑相关的症状也基本消失。在学习上，驰骋投入了比治疗前更多的精力，参加了建模大赛并积极申请课题。在人际关系上，治疗前对异性不感兴趣，现在有了异性朋友，和同性朋友之间也建立了良好的关系，变得更加积极和开朗。

第三节　一家人
—— 对一名轻度抑郁高中女生的箱庭治疗

治疗者：林雅芳

督　导：张日昇

一、个案介绍

默默（化名），某重点中学高二学生，16岁，独生女。主诉近两个月来情绪不稳定，易激惹，有自杀倾向。高中入学之后一直在接受抑郁症的药物治疗，并一直在学校心理咨询中心断断续续地接受心理辅导，但是并没有系统地进行长期有效的心理咨询，后由学校的心理老师将其转介到治疗者处，希望接受系统的箱庭治疗。为了更好地理解后期干预的过程，治疗者首先对来访者的情况做了梳理，包括来访者的主诉、他人反馈、家庭状况及成长史等。

（一）主诉

默默主诉自己情绪起伏很大，经常会因为一点小事而生气或者失落很久，也比较容易发怒，晚上睡不好，经常胡思乱想，上课的时候注意力不集中，经常会觉得对不起父母和老师的辛苦培养而感到分外愧疚，思维还是很清晰，事情也是明白的，但经常会感到混混沌沌的，有时候会想自杀，但是一想到父母的辛苦就会打消这种念头。

（二）他人反馈

默默第一次是和她的朋友晨晨一起过来的，看得出两个人之间关系密切，比较依赖。她的朋友反映，默默通常比较温婉，但其实是一个内心非常敏感、脆弱的人，她们两个人之间甚至会为了一句话而生几天闷气，经常是阴晴不定的，而且默默的想法会比较偏激，只是在陌生人面前不会表达出来。

心理老师反映，默默的母亲和外婆都是情感比较淡漠的人，因此默默入学时表现出来的抑郁症状引起了老师的注意。在多次的心理辅导中，心理老师发现默默了解自己的抑郁情况，并且经常把这种情况当作自己特殊化的一种表现，并因此而提出更多的要求。

（三）家庭状况及成长史

治疗者了解到，默默是家里的独生女，父母都是工程师，父母关系不佳。父亲内向、粗犷，与默默的关系较陌生，几乎没有沟通。父亲的原生家庭在外地，因此她与父亲家庭的关系比较疏离。默默母亲那边的家庭氛围也比较淡漠，母亲缺乏耐心，对女儿很少表现出亲密行为，总是喜欢用教训人的口气跟默默说话。

治疗者与默默的母亲进行了电话访谈，了解到默默的外婆有精神病史，而这种问题也影响了默默的母亲，她经常会感觉情绪低落。她虽然知道女儿的情况，但是很难去表达亲密感，总是希望女儿按照她的意志生活。因此，默默从小缺乏安全、有爱的家庭和社会支持环境，更缺乏一个倾听和表达的环境。

在成长的过程中，默默的成绩一直较好，从小学到高中一直在重点学校学习。初中时认识了现在的好友晨晨并持续至今，两个人的关系类似于矛盾型依恋，不见面的时候会互相思念和牵挂，见面后又会吵架、冷战。高中入学后一个月，默默因新生适应问题及与晨晨的纠结关系而引发抑郁，无法正常上课，在家休整了两个月，体重减轻，寒假前被某精神医院确诊为抑郁症，服药（来士普）一个月后好转，半年后复发，箱庭治疗开始前三个月开始服药，治疗结束后药量减为原来的一半。

有一个男生一直在追求着默默，但是她并没有答应做他的女朋友，不过从默默的言谈中可以发现她对这个男孩的依赖，这种依赖从学习、生活到情感层面，已经渗透到了默默生活的点滴中，只是她并不愿意承认。让治疗者感到奇怪的是，她对早恋的态度与对自己抑郁的态度几乎是一致的，就是她既不愿意承认又为这两者带来的优势和益处而感到隐隐的自豪和骄傲。

（四）初次接待印象

第一次来到箱庭室的时候，从外表上看，默默个子较高，脸型较小，笑起来有点甜，进门时穿着宽大的校服和一双不太干净的运动鞋。治疗者感觉默默情绪还不错，乐呵呵的，但有点内向，看上去也有些懒散。

她与治疗者说话时声音不大，但是很喜欢说自己的病情，并坚持说因为自己的病情所以上课不能太累，整个班级都会照顾她的情绪。因此，治疗者对默默的第一印象就是有一些精明，稍有抑郁情绪，但也有病床得利的感觉。默默眼神中偶尔会流露出对箱庭玩具的喜爱。尽管被专科医院确诊为抑郁症，但默默没有明显的生理疾病或者缺陷，也没有缺失社会支持。

心理咨询与治疗需要关注来访者的家庭关系。默默的父母对默默要么是完美要求，要么是放任自流。在她个人成长史中，母亲的原生家庭对她的影响更大，而在这个家庭中，外婆的精神病问题、母亲的冷漠和抑郁问题都是需要治疗者注意的地方。尽管我们不能知道默默的情绪以及被诊断为抑郁症是否有遗传层面的关联，但是从环境的影响上看，成长在这样的家庭环境必然会对默默的个性和情感体验产生影响。

默默与好友晨晨之间的关系也引起了治疗者的注意。晨晨在学校也在做心理辅导并且有自己需要解决的问题。在日常相处中，两人的关系是忽冷忽热。默默形容两人就像两只刺猬，互相离不开，但又不能靠得太近。这种女生之间的甜蜜和风波对默默的情绪影响比较大。用默默的话说，有时候她很想用积极的心态去接触其他的同学和朋友，但是往往会遭到晨晨的打击和奚落，加上她经常感觉到不自信，也导致她与其他同学的人际关系出现问题。

默默感情细腻敏感，容易受外在因素影响，且正处在高中阶段，学习压力、分科压力和来自家庭的压力都使默默很容易被抑郁情绪影响。班主任和同学对她的问题采取保护和照顾的态度。这种态度虽然在某种程度上保护了默默免受抑郁情绪的侵害，但从长远来讲，一方面会加重默默病床得利的心态，使她尝到生病的甜头而沉浸其中，另一方面会使默默在人际交往上缺乏真诚的态度和及时的反馈，从而影响她获得更多有利的社会支持，所以完全的自由和完全的保护也是不安全的。

这些因素综合作用，使来访者的抑郁情绪时而爆发并影响到了日常的学习和生活，甚至导致默默有自杀的倾向。

（五）心理评估

1. 临床诊断

尽管有专科医院的临床诊断，治疗者仍依据默默学校的心理老师、默默的好友以及与其母亲的通话和三次初始访谈，了解到默默的主要问题。

抑郁情况：抑郁自测量表得分为55分（轻度），有明显的抑郁心境，焦虑自测量表得分为39分（不显著），食欲下降，睡眠障碍，注意力、记忆力下降，情绪压抑，波动大，自我同一性混乱。生理方面：经常性便秘，月经不规律，情绪低落时闭经，紧张，能感觉肌肉收缩，胸闷，表情僵硬。在学校的表现：默默的学习成绩中上等，人际关系差，与所谓"好朋友"和异性朋友关系纠结，问题不断，家庭关系较为疏离。综合其症状表现，可诊断为轻度抑郁状态。

与此同时，默默本身也有一些优势。一方面，表现为根据医生的建议服药并积极接受心理咨询，家庭关系朝着和谐的方向改善；另一方面，有班主任和心理老师的支持。

2. 签订咨询协议书

综上所述，我们发现默默表现出轻度的抑郁，存在易激惹、抑郁心境明显、有较强的生理表现等特点，同时默默提出了曾有自杀的念头。自杀的想法和行为是抑郁症来访者在咨询过程中最需要治疗者关注的问题。治疗者必须要直面这个问题，并对其进行一系列的评估和考察，以在最大程度上保护来访者和治疗者的利益。在本案中，来访者还处在高中时期，年龄上也刚刚符合生理上的成年人的标准。综合考虑，我们在签订咨询协议书的过程中，不仅关注了来访者的利益，同时也与其所在的学校、家庭进行了大量的沟通和协商，共同签订了咨询协议书。

经过面谈，治疗者感觉默默虽有过自杀意念，但对如何实施自杀并无清晰的想法，并且对于这种想法的后果有很清醒的认知，因此判断其在短期内没有自杀的危险。来访者之前经过了多次的谈话疗法，她一直觉得这种方法无法很好地表达内心的感受，当治疗者介绍箱庭疗法后，她表现出了较大的兴趣。因此，在上述评估的基础上，决定对默默的心理咨询采用箱庭疗法。

二、治疗过程

在箱庭治疗的过程中，需要根据来访者的问题改善情形来决定个案的治疗次数及结案时间。本个案进行了14次箱庭治疗，其中一次为团体箱庭，每次为50～60分钟，每周一次。

总咨询时间从某年的10月持续到次年的4月底，共6.5个月。箱庭疗法的具体步骤与前一个个案相同。

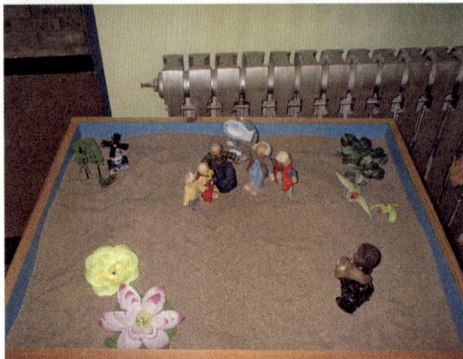

图5-19 主题：沙漠之洲

（一）第1次箱庭治疗

时间：某年11月7日。

箱庭主题：沙漠之州（图5-19）。

默默按照约定的时间来到了咨询室。因之前她与治疗者进行了三次初始访谈，且上次商定了这次她可以开始箱庭制作，因此这次会面时她显得情绪较好。一方面，她刚刚结束了期中考试，她说喜欢考试的感觉，可以很投入，而且可以和其他同学有很多接触；另一方面，她告诉治疗者特别喜欢脚踩在沙子上的感觉，所以对箱庭疗法比较期待。

经过仔细挑选，默默在沙箱中央突出放了几个手拉手的人偶，背后是一个鱼形的相框，对面是吹号的男孩，左下角开在沙漠中的花使人眼前一亮，左上角是树和带风车的房子，右上角是大树和小鸟。默默说非常向往和喜欢这种大自然的感觉，自然的包容性很强，不像人那样敏感，心眼儿小，麻烦多。一家人手拉着手，不只是一家人，还是好朋友，那两个女孩就是好朋友，放的时候特别开心，她们既是家人，又是朋友。平时自己很喜欢音乐，所以放了吹号的男孩，鱼形是装饰性的，象征着海水，水是生命之源，水很包容，希望自己和其他人也这样。房子上面的风车看着很像十字架，曾经很喜欢基督教，喜欢那种救赎。尽管自己非常喜欢住在这所房子里感受大自然，并且成为一家人中的一员，但事实上箱庭中并没有自己。

在这次的箱庭中可以看出默默最重视的也是她的家庭以及人际关系问题，她将它们放在了沙箱的正中央，并且说出了她对它们之间关系的期待。正是这种期待和希望使得她在现实中也愿意去在这方面做出努力和探索。与此同时，箱庭中并没有出现水，这也可以从某个侧面看出来访者动力性较差（这也可能是第一次制作的拘谨所致）。不过来访者放置了代表了大海的玩具并意识到了水的包容性，开在沙漠中的花也向我们展示了一个女孩内心的温暖和对美好的渴望。用来访者的话说，她希望用心灵早日使沙漠之洲成为绿色之洲，就在理想中，在未来实现。

（二）第2次箱庭治疗

时间：某年11月11日。

箱庭主题：不和谐的统一（图5-20）。

这次默默进入咨询室的时候感觉情绪并不是很好，尽管她说心情不错。经过近10分钟的交谈，默默讲起了她这次考试成绩不是很理想，尽管周末和原来的同学出去玩得开心，但同学给她提了一些建议，让她想到了日常和好友晨晨之间的相处，这让她很不开心。不过她能够意识到这种生气是针对晨晨平时对自己的打击，而不是针对善意地给自己提意见的同学的。

这次她选择的玩具几乎占据了整个沙箱。她首先在沙箱中的几个点放上了绿色的植物，最左面是蓝色的鱼、三个人、美人鱼以及渔翁，

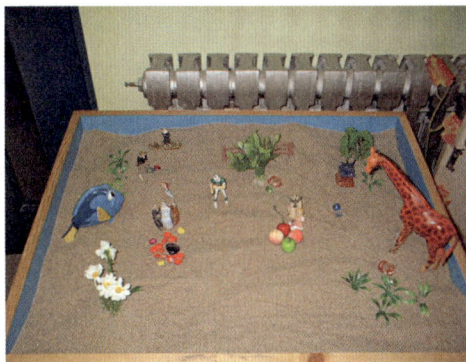

图5-20　主题：不和谐的统一

中间是运动员、天使和她脚边的水果，右边是亭子和长颈鹿，沙箱中还点缀着彩石。默默说整个场景是非洲的沙漠，很随意，也很发散，天使让人联想到了水果，都是很新鲜的，都是单纯的新生命，代表重生的意思，这一部分是整个箱庭的核心，是力量的源泉，也是沙箱中她最喜欢的部分。默默也很喜欢那个运动员，比较强壮，很有冲劲，至于给运动员的搭配，找不到就不找，不能强硬地找，不生硬地要求在一起，应该按照规律发展，人际关系上自己也是这样。左上角是充满生机的海洋，里面有鱼，中间上方是荒废了的花园，红色小石头中间是水潭。老人和妇人在讲故事，或劝媒，或者只是单纯的说话，妇人坐在老人中间很有生机。所有这些东西都比较分散，不能融在一起。

从箱庭场面上看，默默似乎制作了好几个故事，并且这些故事之间缺乏内在的逻辑联系。在这些故事中，水果和天使作为重生的力量和新的生命使整个箱庭充满了生机。像天使这样能够与另外一个世界沟通的玩具，通常是象征性的，表明来访者已经与原型世界产生了联系。这个原型世界是希望、重生与转化的源泉（Wilma Bosio，2004）。不过，同样值得注意的是荒废的花园、卧在沙子上的鱼以及孤独的运动员依然表达了默默内心的不安全、人际关系上的疏离等问题。老人和妇人的出现似乎也隐喻了在默默的经历中与年长女性（母亲）的关系是她需要认真看待和处理的问题。主题"不和谐的统一"也反映了默默对现状的认识和无奈的心情。

（三）第3次箱庭治疗

时间：某年11月27日。

箱庭主题：北京梦（图5-21）。

默默进来的时候情绪不错，她说因为在同学的博客上留言使她有了新的朋友，而新朋友的出现也使她不再那么在乎晨晨的批评和指责了。不过这周她依然感觉压力很大，因为马上

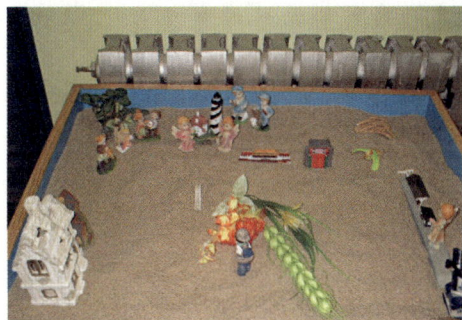

图5-21　主题：北京梦

要分班考试，这关系到以后的高考。晨晨希望默默考差一点，这样两个人可以在一个班，但是默默则希望通过自己的努力考到一个好一点儿的班级去，这样学习资源会更加丰富，不过考虑到和晨晨的感情，还是会觉得有点儿舍不得，而且也担心到了新的环境，新班主任和新同学都让她觉得很紧张和焦虑，因此她觉得顺其自然就好。

这次的箱庭制作中出现了几栋环绕着中间人物的房子，其中左面是两所不同的房子，上方是孩子和天使围绕的树和房子以及天安门和前门的玩具，沙箱中间和右面上、下分别放了三座桥，正中间是一些树、麦穗和一个背着书包的孩子，右面是一座长长的车站，还有天使和房子。默默说天使能够保佑追梦的孩子，给他们鼓励，有指路的作用，也可能仅仅是默默地看着。在箱庭中，她表达了对现实生活中帮助自己的人的感谢。车站里有火车，一直向前进，向右方驶去。她特别喜欢麦穗，麦穗是成熟的种子，代表很好的结果，代表了沃土、浪漫、青春，和现在的环境很相似，她感觉很幸福。小天使像是两个门神，它们在说："欢迎大家来北大。"背着包的人是她自己，她希望自己能够通过努力挤过白色的高考之桥去北大，另外两座桥是代表通向北京以外的道路，通向远方。

箱庭疗法对来访者作品的分析会考虑来访者作品中的空间配置情况。通常我们认为在箱庭中左面代表了过去，右面代表了未来。来访者将车站放在了右面的位置并且指出了车子驶向右方，代表了她对未来的向往，而右侧上、下两座桥通向远方，代表了她希望通过这两座桥来表达自己的人生方向。箱庭中的桥也象征着生活阶段的过渡和生活方式的改变，这恰恰反映了现实中来访者需要面对和解决的问题。

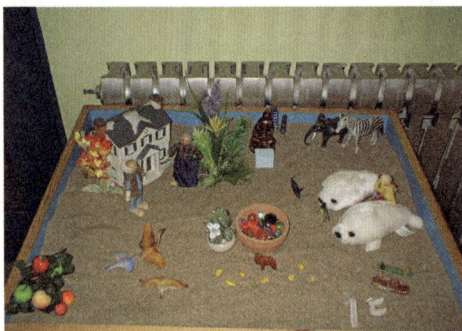

图5-22 主题：果实

（四）第4次箱庭治疗

时间：某年12月4日。

箱庭主题：果实（图5-22）。

默默说最近感觉很好，去医院复查希望医生减少药量，但医生说尽管情况不错，但是因为服药时间不长，因此暂时不减量。不过她最近心情真的不错，主要是对晨晨有了新的想法，觉得自己现在是在努力帮助她，因此对于对方的一些挑剔和无理取闹都可以理解。她和男同学的关系也不错，可以聊聊心事。不过因为数学成绩较差，父亲决定要在周末给她补一天课，这让默默很紧张，因为不仅要担心数学，更有点怕父亲。

这次的箱庭场面很丰富。沙箱的左下角是果实和三只小鸟，上面是房子和两个人物以及周围的植物，中上部放了观音和塔，向右是大象和斑马、海豚和小女孩，右下角是竹筏、桥和鸭子，中间是仙人掌、一碗彩石、骆驼和小石子。默默说这次是用有限创作无限。左下方是冬季，飞往各个方向的大雁传递着信息。一碗彩石是一个整体，代表了各种各样的命运，也代表了一个神秘的地方。她希望有大大的房子和花草，住着肯定特别的舒服，宅里有大大的花园，是一个豪宅，代表了多样性和无限的可能性。两个人是这个家里的主人，从心里感到温暖，老人很睿智、宽容，奶奶更爱花，也更像花。现在的她是那个爱斯基摩的女孩，希望以后能够像奶奶一样，这个奶奶也可以是将来的她。右下方是丽江，春江水暖鸭先知，春天已经不远了。她这次找到蓝色的写字台，蓝色代表了本源、本色和纯净，和观音放在一起，观音是最完美的形象。她最喜欢的是左面的两个，代表了梦想和超越。

与前几次的作品相比，这次的箱庭作品结构性和内在联系性更加明显。传递信息的大雁、有无限可能的房子、与奶奶和谐的关系都代表了来访者的内在自我正在努力实现整合、统一，也代表了默默的箱庭咨询开始朝着问题解决、自我整合的方向发展。

（五）第 5 次箱庭治疗

时间：某年12月11日。

箱庭主题：幸福之家（图5-23）。

这次默默进到咨询室的时候，显得有些烦躁。她说上周和好友晨晨吵架了，因为自己不太想说话，所以对方觉得非常委屈和愤愤不平。默默喜欢自己现在的变化，她也能很好地认识

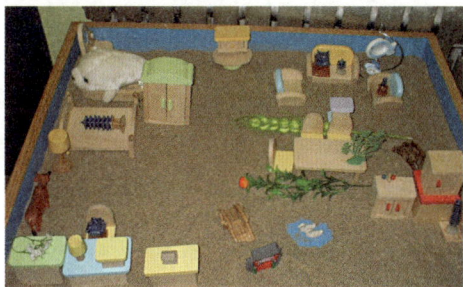

图5-23　主题：幸福之家

两个人的争吵，她说："如果两个人的心很远，大声地争吵才能听见对方的声音。"现在虽然两个朋友又在一起了，但是默默决定即使将来分在一个班级，也不打算继续做朋友了，因此她认为在最后的这几天就顺其自然地过吧。

这次的箱庭制作默默说想要创新一下，做一个以家为主题的箱庭，因为她开始觉得箱庭制作并不是一件简单的事情，而家的主题是最好入手的。接着，她放上了几乎所有的家具，里面的亭子代表人（她的一家三口），屋子里的牛和浴缸上的海豚也是不同状态下的自己，中间点缀了一些绿色的植物，在进门处放了桥、鸭子和门，最后用手划分了格局。默默说最喜欢的是书房和卧室，是最先设计的，也是最大的。光线很重要，因此放了大大的灯，很柔和，但缺憾的是格局不太对，因为她现实中的屋子不向阳，所以想要一个向阳的房间。

这是默默第一次在箱庭中明确提出了家的主题。三口之家日常的生活状态、温暖的灯光和不同状态的自己，都体现了默默对家庭温暖的渴望，尤其是默默将主题定为"幸福之家"，可以看出她乐意去探索自己的家庭问题。但是，代表家人的玩具都是静态的塔。塔象

征了人类对精神世界的追求，但它同时是神秘的，是在情感上难以接近和体察的玩具，这也反映了在日常生活中默默家庭沟通的问题。通过对默默母亲的访谈，治疗者也发现了同样的问题。看来默默中对家庭的这种状态是有清醒认识的，如果无法改变这种不健康的沟通方式，默默的抑郁问题在某种程度上也取决于对这种状态的接纳和认可。这次作品第一次有水的出现，并且她在水里放了两只鸭子。卡尔夫（1966）认为，向下挖沙的动作通常可以被看作对深层无意识的探索，说明默默实际上已经开始了无意识探索的旅程。

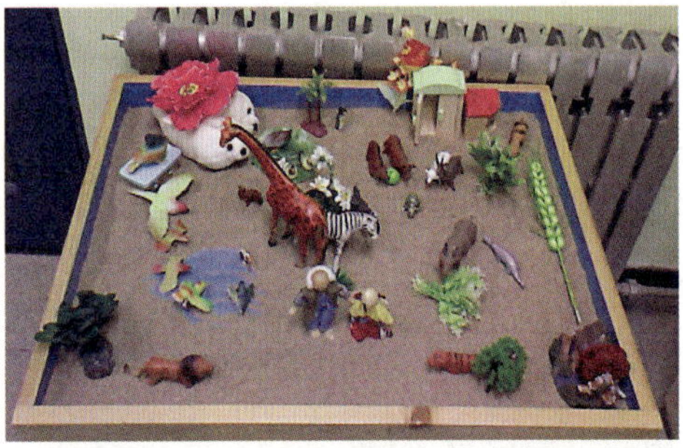

图5-24　主题：魔衣橱——另一个世界

（六）第6次箱庭治疗

时间：某年12月18日。

箱庭主题：魔衣橱——另一个世界（图5-24）。

默默说自己最近每周都去练习瑜伽；在学校，自己努力与其他同学接触和交往；在家里，母亲会找一些母女都喜欢的话题，一起说说心里话，所以心情很不错。这些都使她想要好好地学习。不过在和好友分享这种心情的时候，好友却说她平时说话很刻板，无法和人很好地沟通，这样的评价多少打击了默默的好心情。

这次来访者制作的箱庭场面很奇特，沙箱的下方狮子和老虎对立而战，两个人物手拉手地走在路上，后面则是由动物和植物组成的一个世界，右上方是一个打开门的衣橱，左方的蓝色是天空，飞着几只小鸟。默默说沙箱中有两个人物，一老一少（也不一定是一老一少），其中一个女孩是自己，那个男性是自己最喜欢的男性，不固定是谁。从衣橱里面走出来，看到这个神秘的世界，房子是与现实的联系，代表一个神秘的地方。人只是旁观者，最后走到现实社会中。这个场面表面上很和谐，实际上不知道会怎样。她发现动物与人很相似，千姿百态，动物之间的关系就像人际关系。见到新的动物，有新的想法。默默对老虎和狮子说，生活中有对立的感觉，但是两者实力平衡，像是与同学的关系，部分像是与晨晨的关系，默默发现其实自己也是有力量的。除此之外，这种对立也可以代表是自己内部的对立，如懒惰和勤奋。

默默说衣橱就像一个百宝箱，打开的是一个全新的世界，是一个勇敢地面对自己内心深处最原始的欲望和冲突的世界。她来到了动物统治的世界，动物具有人性及与人相似的人际关系。同时，对立的狮子和老虎象征了默默与好友的关系，也象征了默默自身对立的部分处在了面对面伺机而动的位置上。卡尔夫认为，当对立的双方发展到这个阶段，通常意味着自我已经发展到了一定程度，开始作为一个独立的个体显现出来并对个体产生影响（Turner，2005）。在这个过程中，默默发现了自己内在的力量，正是这种力量提供了自我肯定，让她的自我开始显现。

（七）第 7 次箱庭治疗

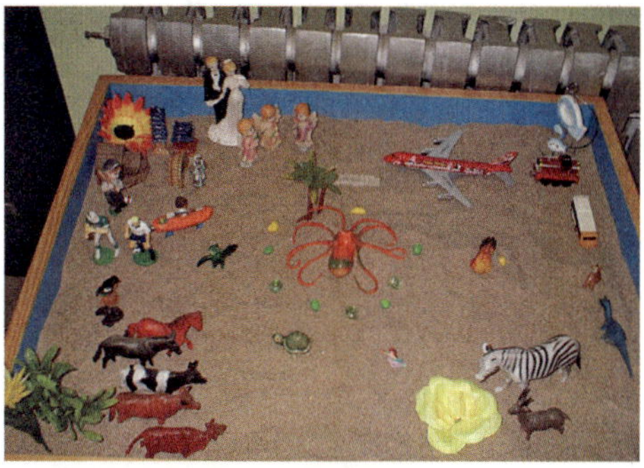

时间：某年12月25日。

箱庭主题：魔镜（图5-25）。

默默说这周过得很好，和妈妈一起出去吃了美味的圣诞大餐，和晨晨以及和其他同学的关系都很好，只是临近考试让她觉得有点紧张，想要好好复习，但是动力不足。

沙箱右下角有台灯和梳妆台，前者是光

图5-25　主题：魔镜

芒，照亮勤奋的世界，后者能够从镜子里看到这个场面，是魔衣橱的继续。她在山丘上放了一个章鱼，爪子很多，伸向四面八方，像一个不狭隘的智者，探索和通向各个方向。鸡下蛋，起得很早，代表勤奋，破晓也是对光明和成果的肯定。小乌龟代表了踏实和坚持到底。捶胸的大猩猩是一种自信和力量的表现。牛和马是踏踏实实工作的人们。默默说花是创造的价值，左下角的水仙是牛、马生存的环境，纯洁，空气好。右面的一系列交通工具是默默上学的走向，会更加先进和广大，整个箱庭就像是自己也像是人类发展的过程。两个新人是美好的事物，也代表缘分。左上角是西方的中国城，她想放大熊猫，但是没有，熊猫象征着团圆，总之是一个好的开端，自己只要像猩猩那样自信，像牛、马那样勤奋，像章鱼那样胸怀宽广，魔镜中的世界就会在现实中实现，而自己站在高处看着这个场景。

第7次的箱庭作品可以看作默默的自性箱庭，她在沙箱中堆山并放上了表现四通八达的章鱼。根据冈田康伸解释，当个案制作山并在山上放置象征自己的人物或动物，这有可能表示来访者立足于大地，自我已得到确立。根据来访者的解释，章鱼是来访者想要达到的一种状态，是未来的发展态势，而在无意识的这种深度下，章鱼就像印度教里长着许多胳膊的天神，在心灵的各个方面唤起了许多微妙的、不断变化的却又扣人心弦的新的接触点（Comandini，1988）。这也就预示着来访者的自我已经接近确立，并且可能出现新的发展阶段。除此之外，来访者还在箱庭中放了表达自信、勤奋、坚持的玩具，并将自己以后的学业规划进行了呈现，从原始的交通工具过渡到飞机，不仅是她努力的方向，也象征了人类前进的方向，而终点的一对新人也成了从自我探索到自我转化的一个象征。尽管来访者制作了自性箱庭，但她的现实生活依然有很大的困扰，而且从情绪的体验和动力性不足两点来看，抑郁情绪依然困扰着来访者，而且假期将至，假期中可能会出现很多影响咨询效果的变故。综合所有的因素，治疗者与来访者商议继续箱庭咨询和治疗。

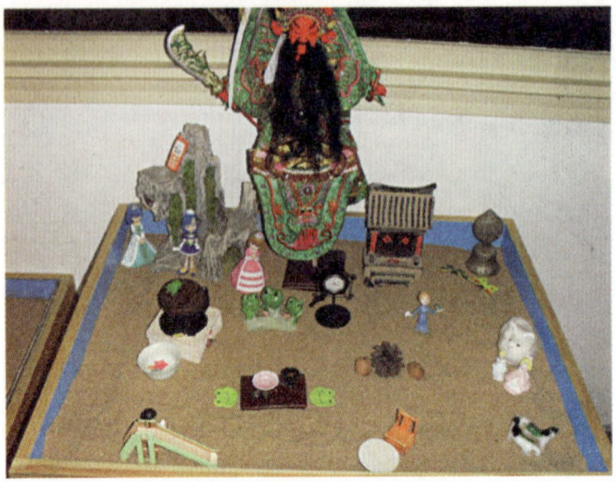

图5-26　主题：我们仨

得安全和有趣。

时间：次年1月13日。

箱庭主题：我们仨（图5-26）。

因为考试，这次的咨询间隔了较长的时间，并且马上要进入寒假，默默要求在这期间增加一次箱庭制作，因此这次的制作是在治疗者学校的箱庭室进行的。新的环境和玩具让默默觉得自己很独立，而治疗者和新颖的玩具让她觉得安全和有趣。

这次沙箱中最醒目的是上方的大山、山周围的三个人物和关公。沙箱的其余部分是一个庭院：紧闭的大门，放好的桌子，小青蛙一家三口，锅里煮着猫，院子里有驯兽师、果实、玩滑梯的孩子和手拿鸽子的女人，右下角是两匹马。默默说这是家和家的周围。山上住着传说中的三个怪物，关公庙能够压住整个家，起到保护的作用，也是忠诚的意思。进来之后有水缸，正在煮猫，还有青蛙的座位，钟代表时间，是客厅的意思。接下来是小院子，有小孩和滑梯，桌椅是供大家休息的地方，松果是喜欢的零食。中间的女人是她自己，传递爱与和平，就像是一个邮递员，是一个能够让大家都信任的人。墙角是钟、昆虫和绵羊，女孩是驯兽师，绵羊原来是大怪物，现在被驯服了。三个小青蛙是主人，她自己特别喜欢这三个小青蛙，帮着它们传递信息。

这次的作品再一次表达了默默对于家庭的渴望。现实生活中，默默的积极变化使得她的家庭和好友晨晨都有点难以适应。默默这次的作品对家的表达带有一些幻想的性质，虽然是幸福的家庭，但是家庭中有被驯服的动物，也有被煮熟的猫，这可能是来访者在箱庭室这个安全的氛围内合理地发泄自己对现在家庭的不满。在作品中，她着重强调了顺畅的沟通在箱庭中的地位，这恰恰反映了她的家庭在这方面的缺乏。

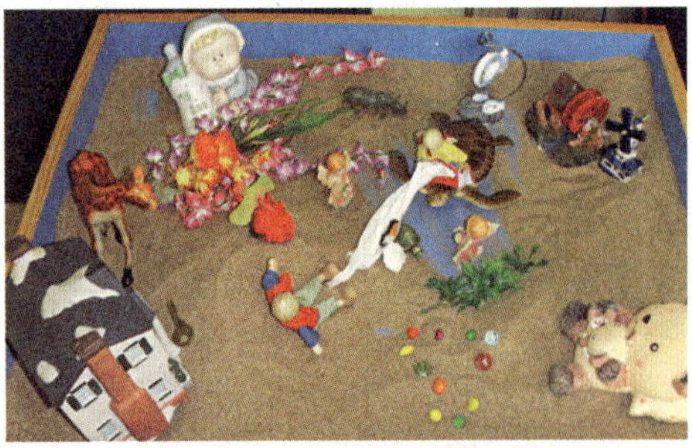

图5-27　主题：理想爱情

时间：次年2月26日。

箱庭主题：理想爱情（图5-27）。

经历了一个月的假期，再次见面默默对治疗者多了一分依赖和亲切，不过这次晨晨坚持和她做团体箱庭，默默也似乎默认了这一决定，因此治疗者没有阻拦。这也是本次咨询中两个人唯一一次团体箱庭。在制作过程中能够明显看出，在她们两个的关系中，默默占据了主导地位，她放了一个什么玩具，晨晨就放一个相似的或者是搭配的玩具，不过晨晨似乎是按照自己的理解去迎合默默，但是结果并不好，有一些玩具直接放到了默默的玩具上，制作中能够感觉出两者之间的微妙关系：默默看似是主导，其实晨晨起了非常大的作用，通过这样一种迎合和表面上的委曲求全来达到让对方无话可说的目的，但她们两个人可能都意识不到。最后，整个箱庭中最明显的就是中间的部分，用纸巾连起来原本远离的两个玩具。

对于两个人之间的关系，晨晨认为这样代表了紧密的联系，而且从她放的玩具来看，也是以默默为中心，但默默认为过于亲密，不喜欢这样纠缠在一起，而且尽管看起来晨晨以自己为中心，事实上却忽视了自己最真实的感受。由此也引发了两人的争吵，最后默默将话题转移到爱情上面才平息了争吵，作品的主题也由默默提出。

这次团体箱庭突出反映了默默与好友之间纠缠的关系，使两人认清了她们之间互相影响、互相依恋的关系。这也让默默意识到，她意识中一直排斥的这段关系，其实也在无意识中深深地吸引着她。她开始从一个新的角度去看待自己的好友和两人之间的关系。

（十）第 10 次箱庭治疗

时间：次年3月5日。

箱庭主题：诗歌（图5-28）。

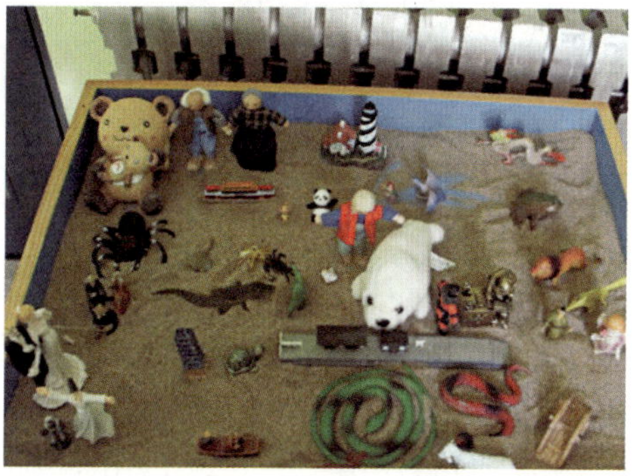

默默来到咨询室的时候主动谈起了与男性朋友的关系：两个人的关系很好，聊天时不会有太多的负担。为了更好地看待和晨晨的关系，默默请这个男生从客观的角度评价一下她们的关系，这个男孩认为晨晨对默默有很大的依赖

图5-28　主题：诗歌

感，如果默默稍微忽视了她的感受，她的情绪就会变得非常激烈。这也给默默带来了一定的压力。

默默这次的制作过程非常流畅，很多东西都是成对出现的。从整体上看，整个场面有些混乱。默默说螃蟹代表了自己，海豚是强大和友好的象征，飞鱼是幼小而友好的关系。小乌龟是智者，也是男性朋友的象征，因为他很像小乌龟。渔翁象征了很休闲。母子熊的意思是最重要的还是家庭，希望自己是妈妈，男人是爸爸，女人是奶奶。毒蛇代表了伤害，待宰的羊是脆弱的一面，强壮的牛是战胜的一面，毒蛇伤害不了它。默默说三个人在一起，认为三个人的游戏比两个人的游戏更有趣。熊猫代表了和为贵，蜜蜂是母亲，她还对螃蟹说好好学习，自己要带着玩具打倒母亲。绿色的玩具是爸爸，是家里的天平，尊重母亲，也要求自己不要和母亲对着干。龙是富贵和成功的代表，成功就在远方。青蛙的意思是失败了就会变成青蛙。车站寓意着人生就是旅途，每个阶段都有停靠站。桥是生和死之间的桥。女子是上帝，站在世界的中央。狮子就像是东方的太阳冉冉升起，恐龙在西方，月亮消失了。新人代表有情人终成眷属。

就像主题"诗歌"所表达的意思一样，尽管箱庭看上去混乱嘈杂，但是可以看出，在这次作品中来访者努力地希望将生活中所有重要的人际关系都融合在一起，并努力接纳这些玩偶及其内在的象征意义。尤其需要关注的是这次作品凸显了来访者和母亲之间的矛盾，在作品中出现了与母亲的争斗。她刻意摆放了成对的动物。卡尔夫认为，成对动物的出现代表了来访者的自我正从母子一体性的阶段脱离出来，开始与母性的黑暗力量斗争（Turner，2005）。同时，来访者也意识到了自身存在着勇敢和脆弱的一面，出现将两者整合并应用到生活中的趋势。

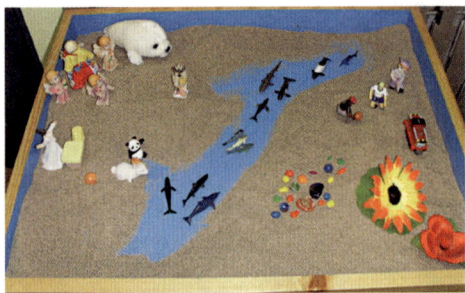

图5-29　主题：大海和天堂

（十一）第11次箱庭治疗

时间：次年3月19日。

箱庭主题：大海和天堂（图5-29）。

经历了自己的变化，周围人从不适应到慢慢适应，这也使默默的情绪变得更加平静。她说晨晨开始直面她自己的感受，承认害怕被默默抛弃，但是这种表达让默默觉得一切都是自己的错，因此她认为晨晨并没有从根本上认识两人之间的关系。而在与母亲的关系上，默默第一次很明确地说，她知道母亲很爱自己，也关心自己，只是有时候方式不对会导致母女之间的争吵，这个时候，父亲开始起到了调节的作用。

默默在沙箱中挖了一条大大的河流，是向上的，孕育生命，通向大海，是无尽的、永恒的，河里面的鱼有些向前，有些回家。沙箱中还有讨人喜欢的熊猫和温柔恬静的兔子。沙箱中的小魔怪是默默的自我像，熊猫和兔子都是性格的一种，但是默默说自己更像这个小熊猫，有点调皮，有点可爱。绿叶和花朵代表了绿洲。小女孩是上帝，手掌天使是管理天堂的人，张开手臂的人是天堂的登记员。男性运动员、小男孩都是大地上的生物，也代表了活力。将纸巾埋好代表了镇地之宝，也可以是云，但是不会下雨。希望有些东西是永恒的，如友情，爱情。这是箱庭下边那两个老人的果园，因为周围没有篱笆，所以两人在这看守，种的果实主要用于自己吃。左上角有一只鸡在吃虫子。

这次作品默默开始从积极的角度看待自我，她给不同的玩具赋予不同的积极意义，并且将这些都看作自己的一部分，玩具的摆放和它们之间的关联可以反映出默默内心的关联和发展程度。这一次个案创造出了大片的水域，水从左下流向右上，从空间的配置理论来看，左下角是可能性，是发展的源泉，从左到右的发展方向象征了默默不断发展的趋势。与此同时，女性上帝以及地上充满活力的男性玩具的同时存在，这种天堂和人间、男性和女性的和谐，意味着来访者对于箱庭的探索进入意识层面，也意味着箱庭治疗已接近尾声。

（十二）第 12 次箱庭治疗

时间：次年4月9日。

箱庭主题：动物统治的世界（图5-30）。

因为有事，这次的咨询与上次间隔了两周。再次见面的时候，默默的情绪有点儿低落，她说因为夜里玩手机被母亲发现，结果两人大吵了一架，尽管事后母亲也承认自己处理事情有些急躁，但是默默还是觉得心里不舒服。

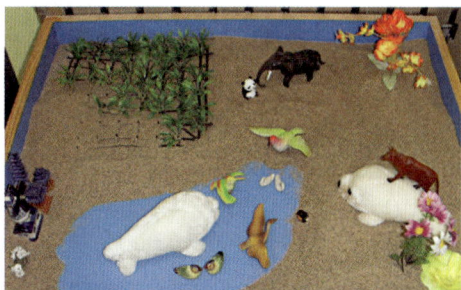

图5-30　主题：动物统治的世界

这次默默在沙箱的左下方放了一些中国建筑物，左上方是一大片绿草，中间是大片的水域，里面的生物有海豚、鸳鸯和鸟等，上面是熊猫和大象以及花草，右下方是一只牛骑在海豚上，后面用花草点缀。默默说这个是动物统治的世界，人类已经灭亡了，动物们也能一样盖房子，这样统治得更好，因为它们知道自然的重要性，能够爱护自然，保护地球，所以才有那么大片的绿洲。右上方是开满鲜花的大树，蓝色是天空和海洋，水里的动物都是居民。大团圆的结局，特别美好。牛是自己，骑着海豚去视察，不满意的话就会召集动物们开会，然后按照讨论的意见去改变，自己的任期是五年，这样的话不会专权，也不会有很大的分歧。大象和熊猫是夫妻，动物之间可以自由相恋，但是无法交配生下自己的子女。默默说她非常喜欢整个作品，但遗憾的是大象和熊猫虽然相爱却没有办法生育下一代。

现实生活中与父母的矛盾激化影响了默默的状态和心情。从箱庭作品上来看，整个作品呈现的是一个动物统治的世界，人类已经灭亡，默默作为监察者，正在巡视动物们的成果。一方面，箱庭承载了默默对于家庭战争的愤怒和委屈；另一方面，箱庭也使得退化到强调本我的动物性的默默试图寻找人类的秩序性的一面。

（十三）第 13 次箱庭治疗

时间：次年4月16日。

箱庭主题：热爱生活（图5-31）。

默默今天很开心。她说其实自己上周和父亲大吵了一架甚至离家出走了，在休息的时候遇到一个好心人，陪伴和开解她，并在夜里保证了她的安全。这次的出走事件让她更加清醒地意识到父母对自己的关心，让她感觉非常愧疚，但是这种自由的感觉也不错。不过默默还

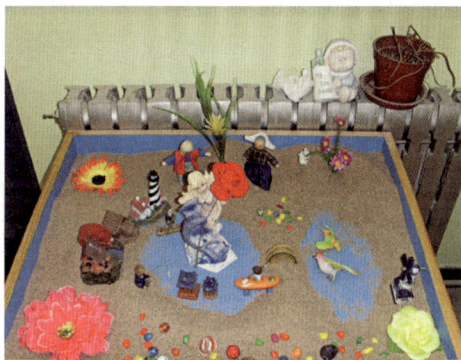

图5-31　主题：热爱生活

是能够认识到自己的任性以及可能的后果。治疗者在共感来访者情绪的基础上，一起探讨了这次出走事件的严重性，在咨询期间禁止再发生同样的事情，如实在无法排解情绪，可以打破协议书中的约定，直接给治疗者打电话。

默默在纸巾上放了美人鱼，它是一个高兴女神，驱走不被人理解的压抑，这个美人鱼也是默默自己的象征。天空中的鸟象征着自由、痛快；沙箱下方的花象征着纯洁，黄花象征着坚韧，水仙象征着友情，太阳花是希望的象征。沙箱中间的桥有联结的作用，联结了左面的大海和右面的天空；白色的桥放在老奶奶的头上，是少数民族的象征，很淳朴。渔船是冲浪的表现，是冲破困难的意思。

整个故事是上次的延续，少数民族也很尊重大自然，而且是进步的一种象征。高兴女神作为默默自己的象征出现，意味着她能够很好地处理自身的情绪问题。箱庭的左右两侧也被联结为一个整体。面对困难，默默也获得了克服困难的勇气，在学习和人际关系上都有了明确的努力方向。因此，综合之前的箱庭作品、来访者的抑郁得分以及现实生活的变化，经治疗者和来访者共同协商，决定为来访者结束箱庭咨询。

（十四）第 14 次箱庭治疗

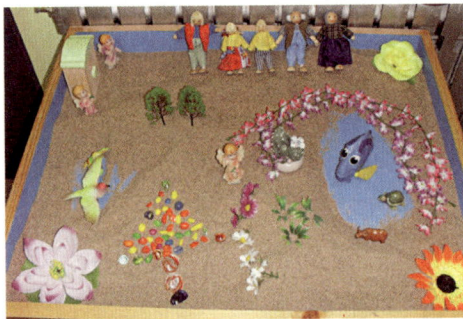

图5-32　主题：我们是一家人

时间：次年4月23日。

箱庭主题：我们是一家人（图5-32）。

这一次默默来的时候很开心，她说最近班主任表扬了她，说她比原来更加踏实，心情也总是不错，与同学的相处也能做到互帮互助。这些积极的表扬也增加了默默开始新生活的信心。与此同时，晨晨也发生了一些积极的变化，这帮默默减少了很多无形的压力。

默默说，这次制作是一次落幕之作。她在沙箱下面两角和右上角摆放了花朵，左面是鸟和蓝色的区域、树、树形的彩石和天使守卫着的衣橱，上方是手拉手的五个人，用两串花围起来的海域里面有蓝色的鱼和乌龟，左边是天使、仙人掌和一些花朵。

默默说开花的仙人掌是生命中遇到的困难，但是会过去。她还说右方的水面、鱼很大，是自己，代表了向上、积极、快乐和自由；衣橱与第6次箱庭治疗的"魔衣橱"相对应；每种花都有意义，荷花是彼岸花，天使象征着天堂，死亡是生的开始，但是总会感到悲伤；乌龟是朋友的象征，牛也是自己，在陆地上前进；彩色的石头是树的形状，有希望、团结、和谐、快乐、圣诞的意思；土堆上的树和花是地球上的绿色，也是天堂和人间的分界点；人物是一家人，爷爷奶奶、爸爸妈妈和孩子，很温暖、和谐，没有分歧。

最后一次制作最显著的特点是与第1次制作的主题相呼应，第1次的作品中的家庭更像是一个理想的大家庭，而这次一家人手拉手，温暖、和谐地站成一排，可以感觉到他们的开心和快乐。除此之外，这次作品也呈现了默默的自我像，充满了积极向上的能量；放在神秘左下角的彼岸花不仅带来了幸福，更是带来了新生的希望和能量。这一切都代表着默默已经从抑郁情绪中解脱出来，并且很好地整合了自我，能够很好地面对现实的世界，处理好自己的人际关系问题。这次也是箱庭治疗的最后一次。默默在这次箱庭治疗中给治疗者展示了她画的画，都是一些很美好的场景，她也真诚地向治疗者表达了感谢，并肯定了自己在这次咨询中的积极变化。

三、治疗效果

（一）来访者的量表得分

经历了箱庭治疗，默默的抑郁得分明显下降，从开始的轻度抑郁降到临界值20分以下，焦虑得分也降低了10分，焦虑症状基本消失（表5-2）。从治疗者的观察来看，默默的情绪变得比较稳定，注意力集中，心情开朗，紧张等症状基本消失。

表 5-2　默默的量表得分

	前测	第1次治疗	第4次治疗	第11次治疗	第17次治疗	后测
SDS得分	55	58	55	33	25	33
SAS得分	39	47	—	—	—	29

（二）老师和家长的访谈结果

通过与心理老师访谈，我们发现默默的交友变得更加积极，也更加自信，敢于表现自己，乐于助人；通过与班主任访谈，我们发现默默在课堂上的表现比之前活跃，注意力集中，状态很好；通过与家长电话访谈，我们发现默默在家里变得有主见，敢于表达自己的想法，也尝试用不同的方法和父母沟通，比治疗之前更加积极和活泼，与父母尤其是与母亲的关系有了很大的改善，母女两人能够坦率地面对沟通中的问题和自身的缺点，并为了更好的关系而不断努力着。

（三）来访者与好友的关系

治疗开始之前，默默在言谈中表达出的是比较排斥和晨晨的关系，但是不知道如何拒绝对方；在治疗中期，来访者认为自己和对方交友是在做好事；在治疗中后期，默默认识到她和晨晨之间的关系是相互依赖的，而且可以朝更好的方向发展，并为此做出努力，在这个过程中晨晨也发生了变化，两人关系正在朝好的方向发展。

从以上两个治疗案例可见，同样是抑郁的问题，但是来访者不同的年龄阶段、症状表现和性别，表现在箱庭咨询和治疗中的特点也不同。在整个咨询结束之后，我们多次通过案例报告以及讨论的形式对整个咨询过程进行了反思，以期为相似的个案和治疗提供一定的借鉴和帮助。

第一，箱庭作品背后的阶段性变化。当箱庭治疗进行的时候，治疗者会在整理咨询记录的过程中对单次会面进行反思，以期在今后跳出咨询室的会面，从一个客观的角度去解读来访者的箱庭作品。同样，当整个咨询结束之后，治疗者会将来访者所有的箱庭作品整合，并从整体的角度去体会整个咨询过程、来访者的心路历程以及箱庭作品的整体变化。

从上述箱庭作品的描述中可以看出，驰骋的箱庭治疗过程具有一定的阶段性，期间伴随着反复和迷茫。箱庭治疗开始的几次主要是通过雪、黑暗来表达和呈现他的抑郁情绪，但这个过程中依然包含着积极的因素——山顶的信仰、对小时候的回忆。接下来来访者开始了痛苦的转化，不同状态的哆啦A梦，偏黑暗的分裂故事以及难以推开的窗户。随着箱庭治疗的开展，来访者也有收获，从潜意识中升起的一颗新星为他带来了目标感和方向感。驰骋开始跃跃欲试，用箱庭中的美好体验去整合和改变现实中的生活，但这个过程是痛苦的，甚至会遇到阻碍，一条被阻断的河流代表了来访者内心的无奈。最后，来访者能够接纳父母、接纳自己的善良，勇于面对现实中的生活，勇于去规划自己的未来。

与驰骋的箱庭历程相似的是，默默的箱庭过程也呈现出阶段性的特点，同样经历了早期抑郁情绪的表达、自我探索和整合等阶段，但在默默的箱庭历程中，更多的是掺杂了大量的人际关系，由这些人际关系导致的生活中矛盾的激化也占据了她箱庭咨询的大部分。由此可见，抑郁来访者的咨询和治疗过程有共性的存在，同时更多的是根据来访者的经历、日常生活、自我反思的不同而有所不同。

第二，沙子的使用。沙是箱庭治疗中必不可少的媒介。沙子可以促进人回归，可以帮助来访者感受到脚踏实地，从而实现自我的确立。同时，沙子的温馨感触可以起到整合人的心理和身体的作用（张日昇，2006）。驰骋的箱庭作品的独特之处在于治疗过程中大量使用了沙画的方式来表达自己内心的感受。在制作沙画的过程中，来访者运用了大量的想象性活动，利用简单的沙画深入无意识，当无意识停止表现出消极方面的时候，它就成了转化的场所。第7次的作品"brave heart"让他意识到无意识是甜的，而这正是转化已经开始了的表现。第8次的作品"潜意识中升起的一颗新星"说明了第一阶段转化的成果，并且无意识进入了潜伏期，直到第12次"花和天空"的作品的制作，驰骋再一次使自我得到整合。

默默对沙的使用则呈明显的阶段性。第1次到第4次，默默处于不动沙子的状态，尽管在对话阶段表达了水的出现，但并没有反映在箱庭作品中；第5次到第10次，默默开始扒开沙子创造出小片的水域，第7次用沙子堆了山并放了玩具，表明来访者开始了无意识领域的探索；第11次到第14次，来访者用手和纸巾创造出大片的水域，这可能是默默把在无意识领域探索的成果呈现在了意识中，正如她在第13次作品中的自我像美人鱼一样，她变得不再抵触水，而是把它当作生命之源，从中获取力量。

事实上，抑郁来访者因为缺乏动力性以及无法面对琳琅满目的玩具的色彩和种类的刺激，经常会热衷于制作沙画或者仅仅是抚摸沙子，通过沙子的质感来缓解情绪，实现回归与自我的整合。因此，我们经常会看到抑郁来访者在咨询和治疗的早期通常是抚摸沙子，抑郁情绪越严重，挖沙的可能性越小。

第三，治疗机制和督导。两次箱庭治疗取得了长期较好的治疗效果。在治疗结束后，驰骋总结了箱庭疗法带给他的感受，很好地诠释了箱庭对抑郁来访者的治疗机制。①"箱庭能够收敛混乱"：箱庭疗法中玩具的象征意义和自由的创造理念使得不善于表达情绪的人能够充分表达和体验内心的感觉。②"箱庭挺好玩"：箱庭疗法为抑郁大学生提供表达抑郁和哀伤的空间，能够回归母子一体性的阶段，去进行内在的治愈，激发来访者的自我治愈力；箱庭疗法强调在进行箱庭创造前与来访者进行交谈的重要性，有利于来访者在意识与无意识之间的转化，同时促进共感的产生。③"箱庭能够产生积极的情绪并直达内心"：箱庭相信每个人的心灵的自我治愈力，它能够激发抑郁大学生的自性，推动自我向前发展，修通创伤，产生快乐、幸福、激情等积极情绪，自我生成并习得的积极情绪能够使情绪障碍患者受益。

在两次治疗过程中，治疗者觉得非常幸运的是有几次及时而有效的督导，尤其是在驰骋的治疗过程中的两次督导更是受益匪浅。第一次是冈田康伸先生对于来访者是否可以清空沙箱的解读，第二次是督导对于治疗者的冒进给予的安抚和支持。这两次督导帮助治疗者更好地理解了心理治疗者应持有的"一只脚在岸上，一只脚在水里"的咨询原则，也顺利地帮助治疗者完成了这次较长的心理咨询过程。

在驰骋的咨询中，治疗者经历了来访者的消极情绪表达、修通、退缩、抵抗和分离等阶段。在对抑郁大学生进行箱庭治疗时，治疗者首先需要相信来访者本身强大的求治动机，在这背后隐藏的是来访者内在的自我治愈力，这种力量需要治疗者有足够的耐心和信心去等待转化的发生，治疗者需要为来访者提供自由与受保护的空间，在来访者获得充足的信任和安全感之后，自我会得到确立。在治疗接近尾声时，治疗者要勇于和来访者共同见证与体验分离，互相支持，这样才能使来访者在一系列的箱庭制作中完成个性化的过程。

在默默的咨询中，因其刚刚成年，因此心理上的发展性是需要治疗者特别注意的地方。

治疗者需要共感这个抑郁女孩在日常生活中的情绪变化，同时更应该抱持静待花开的态度，给来访者提供安全感和支撑，让她可以按照自己的意志去整合自我的发展，并为更好地适应生活打下基础。

总之，与抑郁来访者共同开展咨询是一个咨询者与来访者相互成长的过程。

第六章

箱庭疗法的品行障碍治疗

在小学或中学校园中，你可能会发现这样一个男孩，他经常欺负班里其他同学，习惯用打架的方式来解决问题，对其他同学抱有敌意，甚至经常将其他同学传达的一个中性信号解读为对自己的挑衅，导致其他同学都很畏惧他，故意躲开他，没人愿意和他做朋友。别人眼中的他很厉害，其实他感到很孤独，他也想和其他同学一起玩，加入他们的小团体，但他的敌意和攻击让他变得越来越孤立。而且老师总是向他的家长反映他在校的情况，回到家以后，家长又会打骂他。他知道，无论是在家长、老师眼里，还是在同学眼里，他都是一个不受欢迎的人。于是，他喜欢上了网吧，因为网络这个虚拟的世界可以让他暂时躲避现实的烦恼。他开始不停地逃课，到网吧里玩游戏，并渐渐沉迷于网络游戏。在这个过程中，他慢慢结识了一些社会上的青少年并加入他们的团伙，一起抽烟、酗酒，一起泡网吧，一起偷盗，一起打架斗殴。

看到这里，你大体会有一个判断：这是一个典型的问题学生，用心理学的术语来说，这是一个品行障碍学生。通过对这个学生的描述，你大体可以了解到品行障碍是什么，它是怎么恶化的，如果要对他进行有针对性的干预和治疗，大体的思路是什么。

这个学生只是品行障碍儿童青少年的一个典型代表，品行障碍的表现和症状有更多的内容。品行障碍是儿童青少年常见的行为问题，主要表现为反复而持久的反社会性、攻击性或对立性行为。一部分患有品行障碍的儿童和青少年在成年期以后会发展出严重的品行问题或心理障碍。如果任由这个学生发展下去的话，他在成年后会是什么样的情况呢？那我们就来想象一下。数年后，他可能会变成一个不良社会青年，可能会变成一个无业游民，一个小混混，一个吸毒者，一个酗酒者，一个盗窃犯，甚至是一个杀人犯。因此，儿童和青少年品行障碍的干预和治疗对儿童和青少年个人、家庭、学校，甚至是整个社会，都有着重要的意义和价值。

在国外，使用箱庭疗法治疗品行障碍儿童青少年已经取得了很大效果，并积累了很多经验。笔者自将箱庭疗法引入中国后，就在尝试着使用箱庭疗法对品行障碍儿童青少年进行干预和治疗。自2004年起，我们在某寄读学校（前身是工读学校）建设箱庭游戏治疗室，对那里的寄读生进行箱庭疗法的个体治疗和团体治疗。这里的很多学生都存在品行障碍，他们从常规的小学、中学退学或被开除，或者被学校认为不宜留校学习，但不足以送到少年管教所。对这些寄读生的工作取得了巨大成功，他们都非常喜欢箱庭治疗并从中受益。此外，我们更多地通过在小学、中学的工作，进一步证实了箱庭疗法在治疗品行障碍儿童青少年方面的显著效果，拓展了箱庭疗法的应用。

本章将通过对两例品行障碍青少年的箱庭治疗，来探索箱庭疗法应用于品行障碍青少年的临床疗效及治疗机制。笔者希望通过个案告诉人们：每个人都不是烂苹果，每个人都可以是最好的，即使是带刺的仙人掌，也可以开出美丽的花。

第一节　品行障碍与箱庭治疗

看过电影《逃学外传》的人都会被其中的搞笑情节深深吸引。在影片中，F4D班是全校最令老师头痛的班级，这个班的学生不仅调皮捣蛋，考试也大部分不及格，还气走了不计其数的老师。这部电影以搞笑的方式向我们形象地展现了品行障碍学生的典型特点。

一、品行障碍

（一）品行障碍的诊断与分类

针对品行障碍的研究和诊断开始于一个多世纪前的西方。德国心理学家皮沙尔特（Prichard）曾用"悖德狂"（moral insanity）来定义那些具有反复的反社会行为而无明显精神病的儿童。Freedman和Kaplona（1967）在他们所著的教科书中用了"反社会性人格障碍"来描述那些总是陷入麻烦却不能吸取教训的儿童。1980年，美国DSM-III正式将攻击性行为和反社会性行为单独列为品行障碍，用以诊断具有从强奸到暴力行为的儿童。在DSM-III及DSM-III-R中，将品行障碍分为三个类型：单独攻击型、团伙型和未定型。ICD-10亦将反社会性行为和攻击性行为单独列为品行障碍，并将之分为以下几种：①局限于家庭关系的品行障碍；②非社交性品行障碍；③社交性品行障碍；④未特定的品行障碍。

我国于2001年制订的CCMD-3指出，品行障碍的特征是反复而持久的反社会性、攻击性或对立性行为。当发展到极端时，这种行为可严重违反相应年龄的社会规范，较儿童普通的调皮捣蛋或少年的逆反行为更严重，如过分好斗或霸道，残忍地对待动物或他人，严重破坏财物，纵火，偷窃，反复说谎，逃学或离家出走，过分频繁的大发雷霆，对抗性挑衅行为，长期的严重违拗。明确存在上述任何一项表现，均可做出诊断，但单纯的反社会性或犯罪行为本身不能作为诊断依据，因为本诊断所指的是某种持久的行为模式。CCMD-3对品行障碍的分类可概括为反社会性品行障碍、对立违抗性品行障碍和其他或待分类的品行障碍，下面简单介绍前两种品行障碍。

1. 反社会性品行障碍

（1）局限于家庭内的品行障碍

主要表现为：①经常说谎（不是为了逃避惩罚）；②经常暴怒，好发脾气；③常怨恨他人，怀恨在心或心存报复；④常拒绝或不理睬成人的要求或规定，长期严重的不服从；⑤常因自己的过失或不当行为而责怪他人；⑥常与成人争吵，常与父母或老师对抗；⑦经常故意干扰别人。

（2）反社会规范的品行障碍

主要表现为：①在小学时期就经常逃学（一学期达3次以上）；②擅自离家出走或逃跑至少2次（不包括为避免责打或性虐待而出走）；③不顾父母的禁令，常在外过夜（开始于13岁前）；④参与社会上的不良团伙，一起干坏事；⑤故意损坏他人财产或公共财物；⑥常常虐待动物；⑦常挑起或参与斗殴（不包括兄弟姐妹打架）；⑧反复欺负他人（采用打骂、折磨、骚扰及长期威胁等手段）。

（3）对社会规范的局限性品行障碍

主要表现为：①多次在家中或在外面偷窃贵重物品或大量钱财；②勒索或抢劫他人钱财或入室抢劫；③强迫与他人发生性关系或有猥亵行为；④对他人进行躯体虐待（捆绑、刀割、针刺、烧烫等）；⑤持凶器（刀、棍棒、砖、碎瓶子等）故意伤害他人；⑥故意纵火。

2. 对立违抗性品行障碍

多见于10岁以下儿童，主要为明显不服从、违抗或挑衅行为，但没有更严重的违法或冒犯他人权利的社会性紊乱或攻击行为。必须符合品行障碍的描述性定义，即品行已超过一般儿童的行为变异范围，只有严重的调皮捣蛋或淘气不能诊断为本症。有人认为这是一种较轻的反社会性品行障碍，而不是性质不同的另一类型。

主要表现为：①经常说谎（不是为了逃避惩罚）；②经常暴怒，好发脾气；③常怨恨他人，怀恨在心，或心存报复；④常拒绝或不理睬成人的要求或规定，长期严重的不服从；⑤常因自己的过失或不当行为而责怪他人；⑥常与成人争吵，常与父母或老师对抗；⑦经常故意干扰别人。但又不存在以下行为：①多次在家中或在外面偷窃贵重物品或大量钱财；②勒索或入室抢劫他人钱财或入室抢劫；③强迫与他人发生性关系或有猥亵行为；④对他人进行躯体虐待（捆绑、刀割、针刺、烧烫等）；⑤持凶器（刀、棍棒、砖、碎瓶子等）故意伤害他人；⑥故意纵火。

（二）品行障碍的影响因素

探讨品行障碍的影响因素有益于对品行障碍青少年进行有针对性的干预和治疗。青少年品行障碍的影响因素是多方面的，概括而言，它是生物学因素、家庭因素和社会环境因素共同作用的结果。

1. 生物学因素

行为遗传学的相关研究证明了品行障碍的生物学影响因素的存在。对品行障碍的双生子和寄养子的研究（Jonathan，2002）中，已经有强烈的证据表明其有充分的遗传性，遗传度的估计从20%～80%不等，主要在40%～70%波动。瑞士的寄养子研究（Bohman，1996）显示，生物学父母没有反社会史的寄养子，在低危险家庭中成年犯罪率为3%，在高危险家庭中为6%；生物学父母有犯罪史的寄养子，在低危险家庭中成年犯罪率为12%，在高危险家庭中为40%。基因组学研究发现，19号染色体和2号染色体的某些位点所含的基因与品行障碍有关，2号染色体同位点的基因与酒精依赖也有关，因而有学者推测，一些与成人酒精依赖相关的基因可能也与儿童品行障碍有关（Dick，2004）。反社会人格与五羟色胺转运体基因（5-HTTLPR）的多态性有关，长序列的5-HTTLPR会使个体外化性行为增多，短序列的5-HTTLPR与酒精依赖基因协同会使个体外化性行为增多（Cadoret，2003）。

2. 家庭因素

家庭对儿童青少年品行障碍的发生和发展往往起着十分重要的作用。家庭、父母教养的误区是滋生儿童问题行为的根源。张日昇提出，教育的基本原理是模仿与赏罚，从某种意义上讲，可以说孩子存在的问题行为是对成人行为的模仿，除器质性障碍等问题以外，基本上是家庭病理的一种表现。问题儿童的家庭病理现象可概括为以下几点。①夫妻不和，家庭危机：父母关系紧张，自然就导致无暇顾及孩子，有可能拿孩子撒气，甚至虐待孩子；单亲家庭有可能出现因对孩子过度补偿而导致溺爱的情况，或出现认为孩子是负担而疏远孩子等问题；家庭暴力会让孩子感到失去了父母的关爱和家庭的温暖，进而使幼小的心灵受到伤害。②过度溺爱，百依百顺：会使得孩子从小养成自我中心、自私自利的思想，可能因为过分追求享受而产生偷盗等问题行为，甚至走上犯罪的道路。③放任自流，疏于管教：有的家长因为忙于工作、在外地打工等而对孩子关心不够或撒手不管，孩子的心理需求得不到满足，可能导致痴迷网络、逃学、加入不良团体等问题行为。④简单粗暴，恶习模仿：有些家长遵循"棍棒底下出孝子"的错误思想，对孩子的教育采取体罚、辱骂等简单粗暴的方式，孩子在处理问题时往往也会模仿家长的处理方式，可能会形成解决问题依靠暴力等错误的思维方式和行为方式。⑤三代间的冲突：祖父母、父母将自己未能完成的心愿转嫁到孩子身上并对孩子进行苛刻的管理，一旦孩子做不到，就会产生挫败感、自卑感，也容易产生逆反心理，丧失奋斗的毅力，进而厌学、离家出走，甚至走上犯罪道路。⑥逃避心态，不负责任：将孩子的心理问题、问题行为作为一种理所当然的恕罪，以"都是……造的孽""都是天生的"等理由逃避问题的本质，进而导致孩子的行为问题一步步恶化。

导致儿童青少年行为问题的家庭因素可以概括为：父母患精神疾病，物质依赖，精神发育迟滞；父母与子女之间缺乏亲密的情感联结，对待孩子冷漠或忽视、挑剔、粗暴，甚至虐待孩子，或者对孩子过分放纵，不予管教；父母之间不和睦，经常吵架或打斗，分居或离异；父母有违法犯罪行为。大量研究证明，不良的家庭环境与品行障碍的发生显著相关，如父母婚姻不和、家庭暴力、父母离异、父母有犯罪史、家庭社会经济状况差等。Rutter（1985）等人的研究表明，父母有犯罪史、酒精依赖和反社会行为时，子女发生品行障碍的比例明显增高，特别是母亲有这些问题时危险性更大。Widom（1989）的研究发现，儿童期被虐待或受到忽视与成年后出现犯罪和暴力有关。不同的家庭教养方式也会在很大程度上影响青少年品行障碍的发生或预防。不一致的教养方式和粗暴教育与儿童行为问题的发生有关。儿童长时间暴露于虐待特别是躯体虐待，通常会表现出攻击行为。

3. 社会环境因素

青少年品行障碍的社会环境因素包括多个层面。依照布朗芬布伦纳的生态系统理论观点，社会环境的影响因素包括微观系统、中间系统、外层系统和宏观系统等不同的层面，还要受到时间变化的影响。小到青少年的同伴群体、学校氛围、社区治安状况，大到电视或网络等大众传媒以及大的时代背景和社会价值取向，都会对其产生影响。

（三）品行障碍的治疗

不同理论流派对品行障碍的理解有所不同，采取的治疗方法也有所区别。

1. 基于认知行为理论的干预方法

关于品行障碍的治疗研究很多都与认知行为理论相关，而且其中有些方法很适合和家长、教师或同伴一起合作，主要有愤怒处理干预、问题解决技能训练、归因再训练。愤怒处理干预中的认知行为技术包括角色扮演、模仿、生物反馈等（Elias，2001）；问题解决技能训练是一种训练品行障碍儿童和青少年进行自我调节和冲动控制的认知行为方法，目的是矫正认知缺陷（如冲动控制）以及认知扭曲（如不合适的归因、不合理的信念）；归因再训练的目标是矫正品行障碍的儿童和青少年的认知扭曲，要旨是把怀疑的事情当作一个偶然发生的现象，或在没有充足的证据时对别人的过错等做出善意的解释。

2. 基于社会学习理论的干预方法

建立在社会学习理论框架下的干预方法主要有父母管理训练（parent management training，PMT）和父母—儿童交互理论（parent-child interaction theory，PCIT）。父母管理训练对品行障碍或对立反抗障碍的儿童和青少年进行干预比较有效。该理论认为，不良的父母—儿童的互动产生并维持了孩子的品行问题，以操作条件原则为主的社会学习技巧可以改变父母和孩子的行为（Feldman，1995）。该项目主要是训练父母来管理儿童或青少年在学校和家庭中的消极行为。父母—儿童交互理论主要集中于改善儿童和父母之间的关系，帮助父母学习具体的技能来建立与儿童之间信任、安全的关系，使儿童的亲社会行为增加，消极行为减少，治疗者对父母提供直接的指导和及时的反馈（Foote，1998）。

3. 基于社会生态学的干预方法

多系统治疗（multi-systemic therapy，MST）把个体看作在交互的网络系统中成长的，该网络系统包括个体、家庭、家庭外的同伴、学校、邻近社区等（Henggeler，1998），认为最有效的是通过家庭来帮助儿童和青少年，并把父母或监护人看作有价值的资源，认为应该根据每个青少年的不同状况，在家庭的价值、信仰和文化背景下进行干预。

由此，干预的对象家庭为4～6个。它的基本目标是减少青少年的反社会行为，改善家庭关系以及学校执行功能。大量研究表明了多系统治疗的有效性，它可以增强家庭机能，减少同伴攻击，减少攻击性行为（Henggeler，1992）。

4. 游戏治疗

游戏对于孩子而言，恰如语言对于成人，它是表达情感、探索关系、描述经历及表达愿望的媒介。游戏治疗作为一种寓治疗于游戏的方式，因其趣味性和互动性，特别适合于针对儿童和青少年注意力分散、多动、校园暴力等问题行为的治疗，尤其适用于幼儿园学生、小学生和初中生。作为游戏治疗的一种，箱庭游戏这一以儿童为中心的心理疗法不仅能够为中小学生和幼儿的心理健康的培养提供很好的平台，也能为中小学、幼儿园的学校心理咨询创造一种有效的技术方法。

5. 药物治疗

品行障碍尚无特殊药物治疗，可视具体情况分别给予对症治疗。冲动、攻击性行为严重者选用小剂量氯丙嗪、氟哌啶醇、卡马西平等药物，合并注意缺陷多动障碍者可选用哌甲酯、托莫西汀等药物，对伴有抑郁焦虑者可服用抗抑郁药与抗焦虑药物。

二、箱庭疗法治疗品行障碍的原理

母子一体性、自由与受保护的空间、玩具的象征意义、自我治愈力等箱庭疗法的治疗假设普遍适用于对品行障碍儿童和青少年的治疗。除此之外，箱庭疗法治疗品行障碍的治疗原理可以概括为：在一种安全、接纳的氛围下，箱庭治疗提供了以象征性的方式释放负面心理能量的途径，通过宣泄负面的情绪释放攻击性能量，促成新的、放松的情绪，并修通认知渠道，促成客观、理性的态度，对自己、他人及事物重新进行解释，形成良性的能量运转系统，进而最终达到认知、情绪和行为的积极转化和整合，实现自我治愈和成长。

第一，通过非指导、非评判的工作态度，箱庭疗法可以摘下有色眼镜，为品行障碍儿童青少年提供一种安全、接纳、欣赏的心理氛围。品行障碍儿童和青少年往往被周围的同学、老师甚至是家长戴上有色眼镜看待，不被认可和接纳，这也是他们容易对他人充满敌意，进行消极归因的重要原因。在这种环境氛围中学习和生活容易形成负性的能量循环，往往会加重他们的品行障碍问题，令他们越来越封闭，越来越极端，这也是品行障碍不容易克服的重要原因。箱庭疗法则是抱持一种非指导、非评判的工作态度，相信每个人原本都是好的，只是因为一时的表现而出现问题。这种工作态度可以为品行障碍儿童和青少年提供一种安全、接纳、欣赏的心理氛围。当我们摘下有色眼镜后，他们也就能够放下敌意，敞开心扉，展现真实的自己。

第二，通过箱庭制作及表达，品行障碍儿童青少年可以将负面的心理能量通过象征的方式宣泄和释放出来，进而达到内心的平静。品行障碍儿童青少年的主要症状群就是攻击性行为、反社会性行为和对立违抗行为，这些行为背后的特点就是强烈的攻击性。攻击性可以概括为攻击性行为、攻击性认知、攻击性情绪三个部分（潘绮敏，2007）。从能量的角度而言，强烈的攻击性就是一种强大的心理能量。能量需要得到释放，攻击、敌视、逃课、酗酒、上网、偷窃等行为是品行障碍儿童青少年释放负面心理能量的具体表现，只不过这些能量释放方式是不恰当的，往往具有破坏性，会让事情变得更糟糕。如果能够将这种能量通过恰当的方式释放出来，就可以释放攻击性情绪，改变攻击性认知，减少攻击性行为。箱庭疗法作为一种非指导性艺术治疗形式，可以完成这一能量的象征性释放，不必将它释放到具体的人或物上，而是通过触摸沙子、摆放玩具、移动玩具、变更作品内容、体验作品、交流分享等方式来表达情感，宣泄情绪。例如，箱庭作品中的争斗场景可以达到在现实生活中争斗一次的宣泄效果，而且没有实际的消极后果。

第三，通过对箱庭作品及人生故事的再解读，达到修通认知的效果。通过对负面心理能量的释放，当心情平静下来以后，品行障碍儿童青少年可以以客观、冷静的态度来重新认识自己和他人，重新理解已经发生或正在发生的事件，进而达到修通认知的效果。每一个箱庭作品都是制作者内心世界的呈现，作品中的故事或许简单平凡，或许离奇古怪，却都是制作者内心的一部分，作品中的故事往往是对现实生活中的人生经历的直接呈现或象征性呈现。对箱庭作品中所发生的故事的分析和体验，甚至是对故事的修改，都有助于品行障碍儿童青少年对自己、他人、个人经历再解释。通过这一过程，可以修通消极的认知模式，形成客观、公正、理性、积极的认知模式。例如，一名初中生在箱庭作品中呈现了一个动物和人物关系的场景，动物代表他的父母，学习的小和尚代表他自己，动物在干扰小和尚学习。在作品完成后的交流中，他表达出自己可以不受父母干扰的感受，并表示"只要自己静下来，动物也就静下来了"，这就是通过箱庭制作和讨论交流实现的认知修通的效果。

第四，通过打破恶性的能量运转系统，形成良性的能量系统，实现转化和整合，达到自愈和自我成长。品行障碍的持续是恶性能量系统运转的结果。就攻击性而言，它的恶性能量运转系统包括错误的攻击性认知（如敌意）、强烈的攻击性情绪（如愤怒）、具体的攻击性行为（如殴打），三者相互作用，彼此强化，让恶性能量系统不断运转。箱庭治疗可以做到释放攻击性情绪，阻断攻击性认知，纠正攻击性行为，进而中止恶性能量系统的持续运转，形成良性的能量运转系统，进而实现将负性的攻击性能量转化为正性的建设性能量，最终达到自我整合、自我治愈和自我成长。

三、品行障碍儿童青少年的箱庭作品特征

品行障碍的症状表现多样，主要表现是与攻击性有关的内容，包括敌意，将他人的中性行为解释为对自己的挑衅等攻击性认知，生气、愤怒等攻击性情绪，以及身体攻击、言

语攻击、威胁等攻击性行为，这些特点都可以通过箱庭治疗在箱庭作品中呈现出来。带有攻击性倾向的品行障碍青少年的箱庭作品具有其自身的特点。

（一）箱庭作品的主题多与攻击性有关

高攻击性倾向组青少年比低攻击性倾向组青少年在箱庭作品中表现出更多的攻击性主题。他们更喜欢在箱庭游戏和治疗中制作与战争、攻击、争斗、对抗、竞争、受伤有关的作品。图6-1是一名高攻击性倾向的高二男生的箱庭作品，作品主题是"为自由而战"。

（二）箱庭作品的创作过程变动性较大

高攻击性倾向组青少年比低攻击性倾向组青少年在箱庭作品创作过程中的变动性更大，具体表现为：①作品在创作过程中发生大的变动或移动（制作者在制作过程中大幅度动沙，或对已经放好的玩具、制作好的场景进行大幅度的修改，或频繁地挪动玩具）；②作品完成后又对作品进行大的变动、修改或挪动；③作品完成后又将其破坏掉。图6-2是一名高攻击性倾向的初三男生的作品。作品完成后他又将玩具全部打乱，重新制作，这样持续了好久。

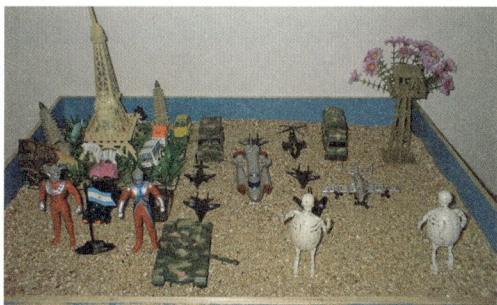

图6-1　箱庭作品的主题多与攻击性有关

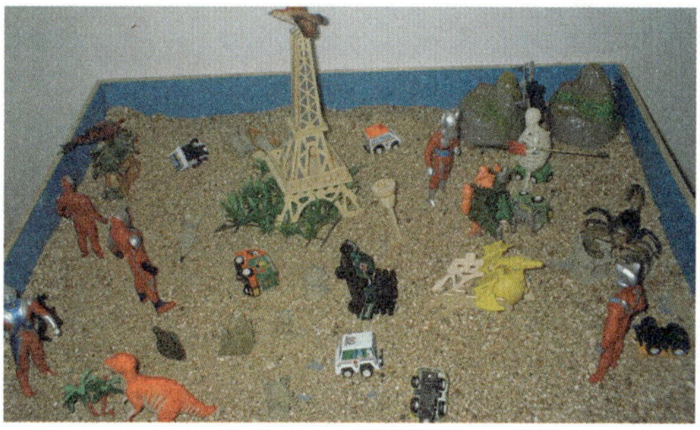

图6-2　箱庭作品的创作过程变动性较大

（三）箱庭作品的和谐度较低

高攻击性倾向组青少年较低攻击性倾向组青少年的箱庭作品的和谐度更低，具体表现为：①整个作品给人的第一印象是较混乱、模糊，不能或较难从中分辨出秩序；②玩具散乱地放于沙箱内，玩具之间没有关系或关系不协调，将现实世界中不相匹配的玩具放在一起；③整个作品缺乏一体性，很难区分出构成总体的各部分；④玩具的大小比例不协调。图6-3是一名高攻击性倾向的高三女生的作品。整个作品的和谐度很低，作品比较混乱，玩具比例不协调，缺乏整体感。

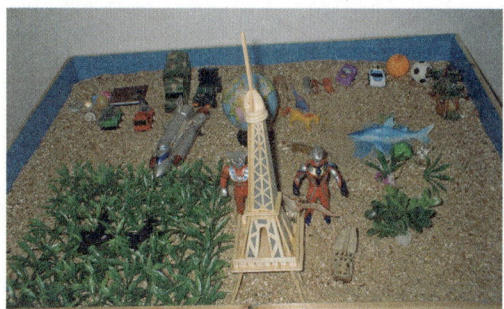

图6-3　箱庭作品的和谐度较低

（四）玩具移动频繁

高攻击性倾向组青少年较低攻击性倾向组青少年移动玩具的次数更多，具体表现为：①将玩具从沙箱中的一个区域移动到另一个区域；②将放进沙箱的玩具放回玩具架。

（五）与攻击有关的场景较多

高攻击性倾向组青少年比低攻击性倾向组青少年在箱庭作品中表现出更多的攻击及潜在攻击场景，具体表现为：①攻击场景，如人物之间、动物之间、怪兽之间相互攻击，人物与动物、人物与怪兽或者超人与怪兽之间的战斗，准备战斗的士兵或者军队、武器，战争爆发；②威胁场景，如将人或弱小的动物放到容易受到攻击的地方，凶猛的水生动物出现威胁船或其他鱼类，怪兽入侵，将玩具置于危险的地方；③受伤场景，如动物或者人物受伤倒地，超人或者象征正义的童话、神话、动漫等正面人物受伤或被打败，房屋、车、动物等倒下或被毁坏。图6-4是一名高攻击性倾向的初二男生的作品。作品体现了明显的攻击场景，如奥特曼与怪兽的战斗，两个国家之间的战争，蟒蛇对乌龟的攻击，毒蜘蛛捕捉鸟儿。

（六）与攻击性有关的玩具较多

高攻击性倾向组青少年比低攻击性倾向组青少年使用更多数量的攻击性玩具。攻击性玩具包括：①武器（战斗机、战车等）、士兵、怪兽、超人、凶猛的海生动物（鳄鱼、鲨鱼等）、食肉恐龙、蛇、蝎子、毒蜘蛛、猛兽（老虎、狮子、豹子、狼、熊等）；②表现出攻击姿势的人或表现出攻击性的卡通人物；③表现出愤怒表情和姿态的人或动物；④来访者看作具有攻击性的玩具。图6-5是一名高攻击性倾向的初一男生的作品。作品中使用了大量极富攻击性的玩具，如战斗机、恐龙、老虎、豹子、士兵、奥特曼、怪兽等。

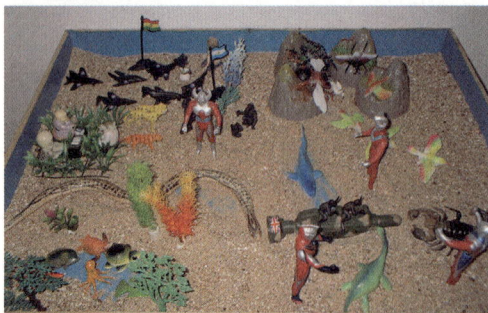

图6-4　箱庭作品有明显的攻击场景

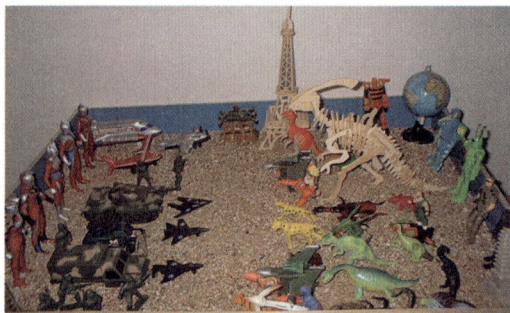

图6-5　箱庭作品使用了大量极富攻击性的玩具

接下来，我们将通过两个品行障碍青少年的箱庭治疗，来验证箱庭疗法在治疗品行障碍问题方面的疗效，并进一步探讨箱庭治疗起作用的机制。

第二节　仙人掌开花
——对品行障碍青少年小明的箱庭治疗

治疗者：杜玉春

督　导：张日昇

仙人掌，一种带刺的植物，接触它时，可能会将我们的手刺伤。因此，我们多数时候是不敢碰触它的，怕它伤害我们，然而正是这种满身带刺的仙人掌能开出美丽的花儿来。下面，就让我们一起走进小明的内心世界，看看他这棵带刺的仙人掌是如何开出美丽的花儿的。

一、个案介绍

小明（化名），男，16岁，初中三年级学生。家庭成员有父亲、母亲、小明、妹妹四人。父母本是外地人，来本市已有多年，并在该市买了一套房子，非本市户口。父亲一直经商，在本市有自己的店铺，喜欢饮酒，脾气暴躁。母亲则是家庭主妇，专门负责照顾小明和他2岁多的妹妹。小明小时候和父母一起生活，从小学一年级开始，父母出去做生意，小明就跟着自己的爷爷生活，后来爷爷在小明上小学四年级时去世。爷爷的病故对小明来说是一个重大的打击，令小明突然间失去了精神支柱。由于抑制不住对爷爷的思念，在家人为爷爷守夜的一天晚上，小明独自一人到爷爷在山上的坟墓前待了整整一夜。爷爷去世后，小明又回到了父母身边，跟着父母生活，他却不能从父母那里得到自己所希望的爱，直到现在跟父母的关系一步步恶化。

治疗者与小明是在某市一所中学的心理咨询室相识的。记得当初小明的班主任将他带到咨询室时，他给治疗者的第一印象是有一些紧张和胆怯，面部潮红，仿佛积压了太多的情绪，需要释放出来。治疗者在与小明班主任的交谈中以及与小明的直接接触中了解到，小明的问题主要表现为以下几个方面。

第一，家庭关系紧张。小明与父母存在着很大的矛盾。他感到母亲不疼爱自己，经常打骂自己，骂自己"不是人"诸如此类的话。小明以前不会反抗，但现在长大了，变得有力气了，有时会反抗，跟自己的父母打起来。因为很讨厌父母的唠叨，所以他有时就不回家，在网吧过夜。特别是小明和治疗者接触之前的近半个月，由于忍受不了父母的谩骂，小明甚至产生了要杀害自己父母的念头，不过小明没有真的这么做。当治疗者问小明是不是不会这么做时，他说如果父母再这么打骂他的话，他就会这么做。

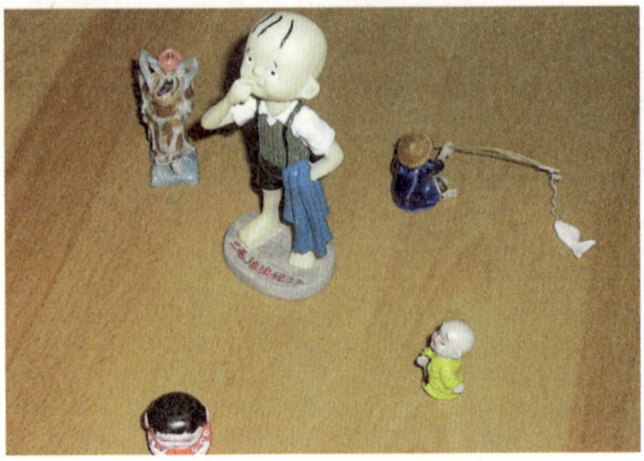

图6-6 小明的家庭关系图

为了更好地了解小明的家庭关系，治疗者让他从玩具架上选择五个玩具，分别代表父亲、母亲、爷爷、妹妹和他自己，来构建一个家庭关系图。图6-6是小明制作的家庭关系图。

从表6-1可知，小明与其父母现在是一种近似于隔离的关系。小明对自己的父亲已经不抱有希望，而对母亲还存有一丝希望。小明的爷爷已经去世，虽然生前最关心小明，现在只能在小明的精神世界里默默地守护着小明，充当小明的守护神。小明也经常会梦到爷爷，并听到爷爷对自己说要学会自己照顾自己。妹妹还不懂事，所以小明感觉自己现在最大的依靠就是妈妈。而对于自己，小明感到了人生的迷茫，就像处于流浪生活中的三毛一般。小明是多么渴望得到指引，他用"无助""无知""渴望"三个词来形容自己，简简单单的三个形容词却将小明内心的那种彷徨与不安表现得淋漓尽致。

表6-1 小明的家庭关系

家庭成员	代表性玩具	小明的评价
父亲	垂钓老者	"局外人，忽视我，背对着我，在我后面"
母亲	"如意"侍者	"背对着我，在我的前面，相信她的本意是好的，感觉自己现在最大的依靠是妈妈"
爷爷	守护神	"我的守护者，离我很远，爱莫能助"
妹妹	小和尚	"还不懂事"
小明	三毛	"三毛流浪记，迷茫，希望得到指引"

第二，师生关系紧张。小明与其班主任之间也有着很大的冲突。小明感到自己的班主任很烦，经常为了一点小事埋怨自己。当小明感到不耐烦时，就与班主任顶嘴，而班主任会到小明的父母那里"告状"，害得小明挨骂，致使他和父母的关系进一步恶化。其实小明与班主任的关系起初挺好，但后来小明认为班主任和自己的父母是站在同一条战线上的，所以才会对班主任的印象越来越差。

第三，同学关系紧张。小明的同学关系也很不好。他经常上课时在班级里捣乱，影响其他同学学习，并经常在网络上以父母骂自己的口气和内容去骂自己的很多同学，如"你不是人"，通过这种方式来发泄自己的情绪。多数情况下，同学都没有回应，当同学有回应并表示不满时，小明会打骂对方，表现出极强的攻击性。

第四，学业问题。在学习上，小明经常逃课，很少学习，平时的作业也不做，学习成绩非常不好。以前还会关注自己的考试成绩，最近连考试成绩也不关注了，学习成绩因此一路下滑。

第五，其他品行问题。因为不愿回家，小明经常通宵上网，玩一些暴力电子游戏，以此来发泄自己的情绪，并在此过程中结交了一些社会青年，并与他们成为朋友，时常参与打架斗殴。小明还很喜欢喝酒，来借酒消愁，曾有一次喝了整整一瓶一斤装的二锅头，还带了一瓶酒，醉醺醺地回到学校上课。

二、治疗过程与分析

整个治疗过程共由11次咨询构成，其中9次咨询使用了箱庭疗法，共制作了9幅箱庭作品。

（一）第1次咨询（某年1月4日）

1. 谈话

小明由他的班主任带着来到咨询室，班主任首先介绍来意，并简单介绍了小明的情况。小明在旁边听着，表情显得特别紧张，从他的表情中可以看出积累的强大情绪。之后班主任离开，治疗者和小明开始单独交流。我们谈了他的师生关系、家庭关系、同学关系、学习等几个方面的内容，特别是详细地谈了他与父母之间的冲突。因为小明在谈话中表现出想要杀害父母的想法，我便让他做出承诺，必须保证在整个咨询过程中不能做出伤害他人或自我伤害的行为。

2. 箱庭制作及交流

小明在玩具架前沉默了两分钟，然后在沙箱的左上方放了两间房子，在中部挖河，并放了一只船、一座桥和六只鸭子，在右上方放了一个亭子并用沙子垫高，还放了一棵树，后将树移至中上部，在中上部放了一个身着红衣的读书小和尚、一张书桌和一个站在后面身着黄衣的小和尚，在左下方放了一座塔、一对仙鹤和一对正在对弈的老者，在右下方放了一个亭子、一个写字的和尚和两只乌龟。

箱庭制作者对作品的言语描述和感受的表达也是箱庭治疗的一个重要方面。在制作完成以后的交流过程中，小明说这次作品的主题为"人生"（图6-7）。"这是我自己的人生，共由四个阶段构成。右上方代表我的

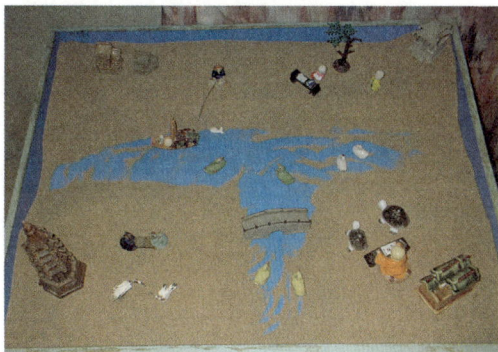

图6-7　第1次箱庭作品：人生

早年生活，也就是我的现在，那个站着身穿黄衣的小和尚是我自己，无所事事，想像前面那个读书的小和尚一样学习，却又不知该怎么做。右下方代表我的中年生活，感到很迷茫。左上方代表我老年的休闲生活。左下方代表我死后的安逸生活。"小明感到那只行驶的船也处在迷茫之中，不知要到哪里去。小明用"向往""悲伤"两个词来形容自己制作完箱庭作品以后的整体感受。

3. 治疗者的分析

卡尔夫（1988）认为，来访者的第一次箱庭可以说明来访者与其自身无意识之间的关系，还可以说明来访者的个人问题以及可能的解决途径。小明的第1次箱庭作品呈现的是一幅宁静、悠远的画面，作品的界限较清晰，基本上比较和谐，在创作过程中进行了局部的调整，也没有使用与攻击性有关的玩具，基本上没有将潜在的攻击倾向表现出来，而是通过代表他早年和中年的那两个和尚以及那只不知要飘往何方的小船，将迷茫感和存在于自身的悲观意念表现了出来。代表他自己的小和尚无所事事，也是小明近来行为表现的形象写照。老年的休闲生活和死后的安逸生活，都是他想要竭力从悲惨的现实中逃脱出来的表现。死亡也意味着重生。同时，依照箱庭的空间配置理论，沙箱的左下方是体现发端、起源和诞生的地方，它是可能性和发展的源泉。治疗者希望小明在箱庭世界里经历过一种象征性的死亡以后，重新经历一种象征性的重生。

水本是生命之源，却让小明感到恐惧和不安，这象征着小明在面临自己强大的无意识的冲击时所产生的恐惧。小明在沙箱中放置的第一个玩具便是房子，而且在沙箱中代表他人生四个阶段的四个角落，都放有具有母性承载性和保护作用的房子或塔，这是一种想要回归幼年的象征，通过退行的方式来寻求一种保护和内在的治愈。茹思·安曼（2006）认为，四方形的房子象征着大地，也象征着大地母亲的庙宇。同时，对于房子的强调也反映在现实生活中，小明不能从自己的母亲那里获得足够的保护，缺乏对家庭最基本的归属感和安全感。四个角落都有房子，自己却不在里面，表现出小明对家的失落。另外，塔象征着精神上的宁静、祥和，是精神皈依的象征（张日昇，2006），小明也是在寻找着自己曾经失落的精神。小船向左行驶着，也表现了一种退行。茹思·安曼（2006）认为，向左的运动表明退行，或者它们代表的更可能是能量向无意识的回流，这可能意味着回归无意识或者是无意识中能量的回归或汇集，指向一个新的目标、新的进程。对小明来说，船的行驶过程也是为了寻找目标而努力的过程，这种表现在以后的几个箱庭作品中也有体现。可见，小明今后的发展任务是去摆脱对无意识的恐惧，与自己的无意识进行真实的接触，重拾那份本该属于他自己的安全感，寻求一种自我认同，逐步树立自信，进而找到正确的人生方向。

咨询结束后，治疗者又和小明的班主任取得了联系，向他进一步了解小明的情况。

（二）第2次咨询（某年1月8日）

1. 谈话

小明今天的心情比上次放松了很多。简短的问候之后就引出了这次的话题，然后重点谈了他与父母的关系以及与爷爷的关系。小明曾跟着爷爷生活了几年，这几年是他心目中的美好时光。对小明来说，爷爷是他心中最重要的人物。爷爷去世以后，小明便感到突然之间失去了重要的依靠，非常痛苦，曾经独自一人跑到山上爷爷的坟墓前待了整整一个晚上。即使到了现在，小明也会经常梦到爷爷。在梦中，爷爷叮嘱小明要照顾好自己。针对小明和爷爷深厚的情感，治疗者给他布置了一个作业，就是回去以后给已经去世的爷爷写一封信。

2. 箱庭制作及交流

小明在沙箱的中部从左至右挖掘了一条河流，然后在沙箱的左下部放了一个拿着一把伞的妇女，中部放了一个婴儿，中上部放了一只老虎，之后将河道清理干净，在河流的左侧放了一座桥，又在沙箱中放了一些树和草，在河里放了一条蛇，后来又将蛇放回了玩具架。

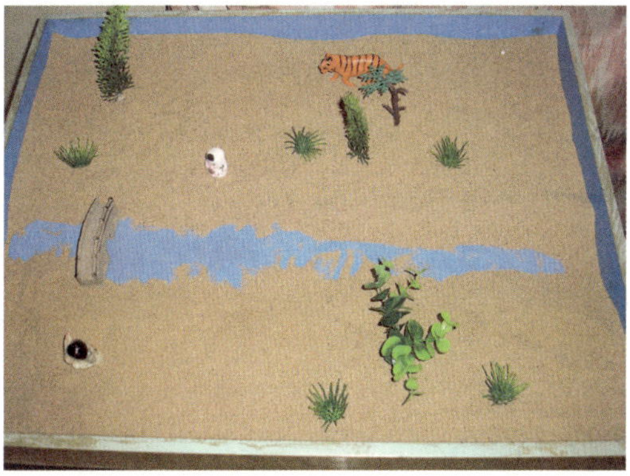

小明这次作品的主题为"引路"（图6-8）。在描述箱庭作品时，小明看着沙箱中部的那个婴儿玩具说："这是一个小男孩，十四五岁，代表我自己，前面的妇女（背对着小男孩）是我的母亲，我特别渴望前面的母亲能够帮助我……后面的老虎代表危险，会对小男孩造成威胁……小男孩不知道如何能够渡过前面这条河，这条河是一个坎儿，迈过去就会顺利，迈不过去就会掉进河里。

图6-8　第2次箱庭作品：引路

前面的桥是唯一的出路，却离我很远，我不一定能看到它。"小明用"渴望""希望"两个词来形容自己制作完以后的整体感受。

3. 治疗者的分析

这次作品的界限比较模糊，本应在一起的母子却由一条河隔离开，而且小男孩的后面也潜藏着威胁，即一只带有强烈攻击性的老虎，随时会对小男孩造成致命的伤害，这是一个潜在的攻击性场景，紧张的气氛令整个作品显得极不和谐，再加上一开始放入沙箱后又取出的蛇，这些都暗示了小明在现实生活中面临的危险处境。Grubbs（2005）认为，在箱庭中表达攻击可以分解制作者被压抑的情感。受伤的场景是深层心理创伤的表达，它将那些原始的被激怒的情绪以痛苦的爆发表现出来。小明正是通过老虎对小男孩的潜在威胁的表达，将长期以来被压抑的情感和深层心理创伤释放和展现了出来。蛇是深层创伤的象征，

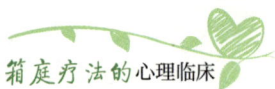

小明将蛇放入又取出，这可能预示小明还没有足够的力量去面对无意识中那种深层的创伤。

虽然小男孩有很大的危险，母亲却依然背对着他，对自己的孩子置若罔闻，让小男孩更加感到恐惧和不安，这是忽视的表现，瑞·米雪尔把它看作创伤主题的一种。同时，这也是小明在现实生活中与母亲的关系的真实写照。在现实生活中，小明感觉不到母亲对他的关心，给予他的只是忽视和责骂。婴儿是缺乏独立生存能力的，需要得到更多的照顾和关心，小明用一个婴儿玩具来代表自己，是一种典型的退行性表现，显示其内心的弱小和心理能量的匮乏。Neumann将幼儿自性发展分为三个阶段：母子一体性阶段（0～1岁）、分离阶段（1～2岁）、自性固化阶段（2～3岁）。孩子从母亲的关爱中体验着安全感，这叫作母子一体性阶段。若是这一阶段的发展受阻，儿童就会出现发展的停滞。Chiaia（2005）认为，在深层的非言语水平上，箱庭可以让制作者碰触到与母亲的早期关系。小明在此次箱庭中表现了母子分离的情形，这可能反映了他婴儿期时在母子一体性关系的发展中存在障碍。现在小明需要在箱庭治疗中重新回到发展这种最初关系的阶段，去修复这一关系。

虽然有唯一的一座桥可以通往母亲那里，却离小男孩很远，小男孩很难看到。本是生命之源的水却让婴儿产生了莫名的恐惧感，甚至担心自己掉进河里。绿树和草虽然可以给他带来保护，却只是暂时的防护。母亲的手中拿着一把合着的伞，张日昇（2006）认为，伞能够遮风避雨，是保护的象征，而闭合的伞则可能是一种可能与准备，伞所保护的往往就是来访者认为最为主要的东西。因此，伞的出现表明小明想要寻求一种保护，而伞在此刻却是合着的，不能为小明提供这种保护。这些都反映了小明在强大的无意识力量面前受到的巨大冲击，然而只有经历冲击的洗礼，他才能从恐惧中走出来。荣格（1969）认为，只有在彻底被遗弃以后，我们才能够体会到我们自身所与生俱有的那种希望的力量。

（三）第 3 次咨询（某年 1 月 11 日）

1. 谈话

咨询一开始，当治疗者问起上次让小明完成的作业（写给爷爷的一封信）时，他说自己没有做，因为不知道怎样表达自己的感受。对小明来说，可能还没有足够的力量去面对爷爷的离去带给他的巨大精神创伤。

小明之后谈了自己这两天的情况，说这两天晚上都回家吃晚饭，父母还是骂他，他挺心烦，就背着父母偷偷从窗户跳了出去，到网吧上网，和那帮朋友一起玩网络游戏。他对父母的敌意如故，又说自己还是很愿意好好学习的，但父母的行为让他无法好好学习，然后又谈了他的爷爷、外公、外婆等。在谈到他的妹妹时，小明说对待妹妹还算行，不过有时也挺想欺负她，因为小明知道妹妹夺取了很多本该属于他的父母之爱，而真的做时却又舍不得。他之后对箱庭作品的描述也证明了这一点。

在谈到同学关系时，小明认为他们班的女生是弱势群体，而男生却很"贱"，当他们惹着他，让他有理由对他们发泄的时候，他会对他们动手。这种事情经常发生。

2. 箱庭制作及交流

小明先是到玩具架前选择玩具，然后拿了一些树、花、草等植物放入沙箱中，集中于沙箱的下部，并对植物进行了一些移动和调整。之后，他在沙箱的左侧放了两匹马。上面的那匹马较大，棕色，他还将马的四条腿陷入沙中；下面的那匹马较小，黄色。最后他又添加了一些植物。

小明这次作品的主题为"路"，见图6-9。他看着沙箱中的那两匹马说："上面的那匹马是我，下面的那匹马是我妹妹。我们有着相同的起点，希望走出一条不一样的路。希望妹妹不要像我现在这样……两匹马的朝向不同，分别走向两条不同的路。上面的那条路缺乏水、草，也没有帮助。下面的那条路，途中有水、草，有帮助，更好走一些。代表我的那匹棕色的马走向的是上面的

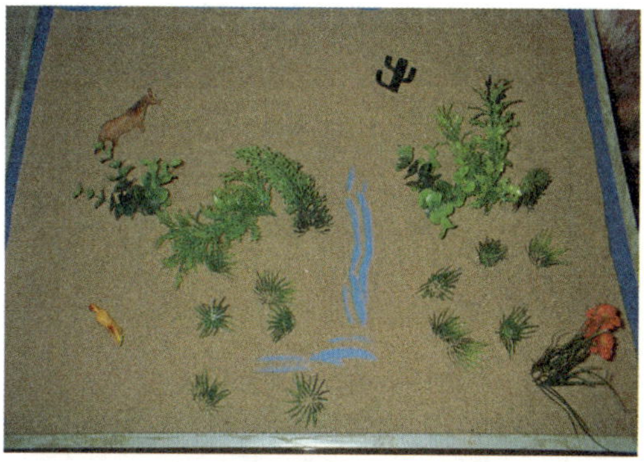

图6-9　第3次箱庭作品：路

那条路，代表我妹妹的那匹黄色的马走向下面那条路，两条路分别通向不同的终点。上面那条路的终点是仙人掌，它代表不好的终点，其余的仙人掌代表着阻碍。下面那条路的终点是那朵花（右下方），它代表美好的终点。"在我提到他将那匹棕色的马的四条腿陷入沙中时，小明说："代表我的马本来在玩具架上站得挺稳，我却将它的腿陷得很深。代表妹妹的马本来在玩具架上站不稳，我轻轻放到沙箱中，腿没有陷得那么深，还有很多余地。不知道这是天意还是人为。"

之后，小明又对自己的作品进行修改。他将沙箱中部的植物向两侧移动，并在中部挖了一条河流，对治疗者说："本来在沙箱中部有一条很窄的路，可能的话，我能够找到这条路，就能到达美好的终点。后来看到这条路太窄，太不清楚，太不好找，所以就扩宽了路面，还挖了一条小溪，让我更好找一些。"在谈到自己做完箱庭以后的整体感受时，小明说："希望我的这匹迷路的马能够认出那条正确的路。"小明用"希望""渴望"两个词来形容自己的心情，他最满意的是一阵阵马蹄声。

3. 治疗者的分析

作品中没有表现出与攻击性有关的主题，却暗含着严重的心灵创伤。小明将那匹棕色的马的四条腿陷入沙中，这可能是小明自己内心压力的反映。除了在创作过程中的少量变动外，小明在作品完成后对作品进行了大的改动。整个作品给人的感觉是比较宁静、和谐。在创作过程中以及作品完成后，小明对玩具进行了多次移动。这些改动和移动都是对混乱情绪的梳理，也是小明在与自己的无意识进行尝试性交流的表现。

小明的现实处境就像是那匹棕色的马，没有了正确的方向，四条腿陷入沙中（瑞·米雪尔认为这种陷入是创伤主题的表现），拖着沉重的脚步，正在一步步走向一个不好的终点，它的周围一片贫瘠，没有水、草的滋养，也没有别人的帮助和指引。但是，毕竟小明后来将那条唯一正确的路拓宽了，变得不那么难以找到了，还出现了孕育生命、给予滋养的水，这是一种很好的迹象，是小明与自己的无意识进行交流的结果。至此，无意识变得不是那么可怕了，而是开始展示出积极的作用。向右前进的两匹马是一种前行的表现，也是小明为找到真正属于自己的那条路而做出的努力的反映。小明希望妹妹以后不要像他现在这样，希望妹妹以后能有一个好的发展，表现出对妹妹的关心，这一点令治疗者非常感动。小明在苦难中慢慢地长大和成熟起来。

（四）第4次咨询（某年1月15日）

1. 谈话

小明这两天白天在家里，晚上出来找朋友上网。治疗者发现他的手指上有一个小伤口，他不时地用另一只手抚摸着它，我就问起此事，他说昨天和人打架时不小心被对方用木块打了一下。原来，小明的那帮社会朋友与另一帮人在上网打游戏时发生冲突，因为不好意思不动手，小明便第一次直接参与了那帮朋友的打架。他也知道和这些人交往不好，但实在是需要有朋友一起玩，自己也想学好，只是做不到。谈到明天就要考试，他说自己不紧张，从他的表情中也没有看到紧张的感觉，可见他已经对学习失去了兴趣。

2. 箱庭制作及交流

小明在沙箱的中部堆起一座圆形岛屿，周围是一圈湖水，湖中放了一只螃蟹，左侧放了垂钓老者。然后，他在岛屿上放了在第一次箱庭作品中使用过的塔和对弈老者。之后，他又将中部的岛屿扩大，将中部的一部分沙移至四周，在沙箱的中部放了一对仙鹤、植物和一个背驮着小龟和青蛙的石龟。他还在沙箱四周放了一圈植物和一圈动物，其中左侧是两条狗、一只黑色的鸟，中上是两只鸭子，右侧是两只大熊猫、一只天鹅和一匹斑马。

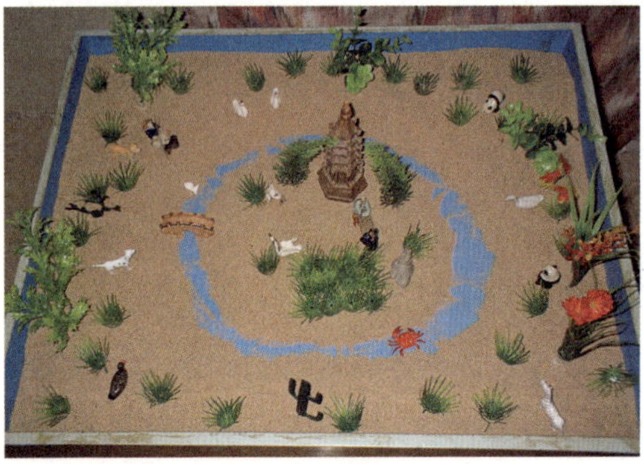

图6-10　第4次箱庭作品：小花园

小明这次作品的主题为"小花园"（图6-10）。他在整个制作过程中时不时地与治疗者谈话，很放松的样子，并在一开始就说这次要做个抽象一点儿的作品，没有前几次那么有思想。在介绍作品时，小明说："这是一个小花园，还有一个小湖，我很向往。各种动物聚在一起，和睦相处，岸上的鸭子和狗也是和睦相处的。"并说自己制作完以后的最大感受就是感觉到整个作品比较和谐。

3. 治疗者的分析

整个作品的布局界限分明，井然有序，作品的构造也比较富有创造性，内容也很丰富，给人一种美感，和谐度极高。创造过程中发生了大的变动，并在作品完成后进行了一些调整。小明曾经多次对玩具进行了移动，通过调整使得作品越来越完整，这也是一个自我梳理的过程。作品中没有体现与攻击性有关的内容，而是一片和谐、宁静的氛围。各种动物和谐相处，人们过着平静、安详的生活，花草树木繁盛，共同构造出一幅美妙的画面。

茹思·安曼（2006）认为，沙箱的中心部分通常包含着箱庭的中心主题，曼陀罗总是出现在箱庭作品的中心，它们代表着自我与自性的关系的不同层面，甚至象征着人格的核心。小明的这次作品呈现出明显的中心化趋向。中间岛屿构成的圆，岛屿周围的湖水构成的圆，外层的动物构成的圆以及最外层的植物构成的圆，共同构造了曼陀罗的形象，它代表着全部、圆满和神圣的意象。曼陀罗代表一种包含在保护性的圆中的秩序，这个圆置于心灵混沌和分裂倾向之上。放置着不同玩具的圆圈代表着特殊原型的具体方面，它们依次是自性完满的各个部分的表现（茹思·安曼，2006）。Bradway（1997）认为，中心化往往与自性箱庭相伴而生。小明这次的箱庭作品可以被看作典型的自性箱庭，是自性的展现，它表明小明开始了自性确立的漫长旅程。卡尔夫假设，当一个儿童存在问题时，自性就会因为缺乏母亲的保护或者受到了过度焦虑的保护而无法展现出来，使得正常的发展无法展开。在治疗者营造的自由与受保护的氛围之中，箱庭能够促使自性的呈现。这种治疗环境再现了最初的母子一体性阶段，创造了一种内在的平静，其中包含了人格走向整合的趋势。

另外，出现在第一次箱庭作品中的塔、对弈老者和仙鹤，现在开始出现在沙箱的中部，也体现着一种中心化的运动，是趋中的表现。曼陀罗的圆形轨迹也是典型的趋中和整合的表现，是治愈主题的表现。

（五）第 5 次咨询（某年 1 月 18 日）

1. 谈话

在谈到前两天的考试时，小明说在考试期间没有紧张，没有多么在意。他这两天也没有跟父母吵架，但和父母基本不说话，仍然每天上网打游戏，还在玩网络游戏时与别人发生争吵。

2. 箱庭制作及交流

小明先是在沙箱中放入骑牛牧童，放入房子、亭子、对弈老者、垂钓老者、两只船、桥，之后重新整理布局，自左中部向右下部开挖了一条宽宽的河流，在中部至中上部引了一条支流，并在支流上放了一座桥，这样就将沙箱中的沙子分成了左上、左下和右上三个部分。他在右上部放了三个亭子、两个对弈老者、一棵枯树，在左上部放了三座建筑、一棵绿树、骑牛牧童、垂钓老者，在左下部放了一座塔、一对仙鹤，并在河流中放了两只船、六只鸭子和两只乌龟。起初他把那只小龟放在大龟的身上，后来又将它们分开，在此过程中也对玩具进行了局部的移动和调整。

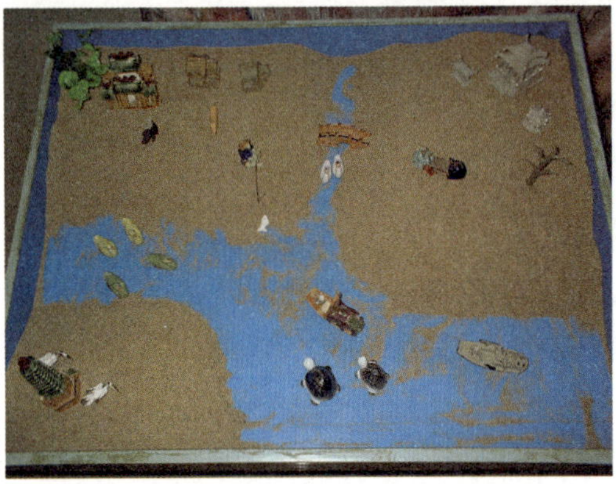

图6-11　第5次箱庭作品：方向

小明这次作品的主题为"方向"，见图6-11。"右上部是休闲区，左上部是居住区，左下部是游览区。左下部的游览区很神秘，未曾被人侵入，我想去探索，但是比较难，因为没有目标和方向，给我带来压力、迷惘。我现在正在探索的途中。"当治疗者问到那两只乌龟时，小明说"还是分开好，这样就各自有各自的方向和目标"。小明最喜欢的就是左下部的岛和那座塔。他自己没有在箱庭作品里，却希望自己能够在那座塔里面，这样就会有成就感。小明的整体感受是"想去发现、去探索""神秘"。

3. 治疗者的分析

这次作品没有表现出与攻击性有关的主题和场景。整个作品的界限也较清晰，作品给人的感觉是比较和谐，只是在创作的过程中发生了大的变动，频繁地移动玩具和大量动沙。

这一次的箱庭作品和小明的第1次箱庭作品具有很大的一致性，风格颇为一致。与第1次作品相比，塔、仙鹤仍然在左下方，处在一个孤岛之上，仍然是他的精神归宿的象征；两只乌龟仍然在附近，只不过这次距离近一些，而且由在岸上到了在水中；上方的房子、垂钓老者都在大体相当的位置。

无论是向左行驶的船只，还是向左游动的那两只乌龟，都体现了一种退行，退回到原始的状态。Mark Pearson 和 Helen Wilson认为，箱庭能够促成一种积极的退行，进而促成治愈。小明希望探索左下方的神秘岛屿，给自己一种很大的神秘感，希望能够进入塔内，那样的话会有一种成就感。这不仅是退行的表现，更是一种回归，回到儿童的原初状态和母子一体性的阶段。想要进入塔内的想法，再加上塔的承载性所具有的母胎的象征，更是一种母胎回归的象征，这样就能回到生命的原初状态。这是想要回归母亲身体的一种隐喻（Chambers，2005）。在瑞典语中，母亲的子宫（uterus）也被称为生命之母（茹思·安曼，2006）。通过这种象征性的回归，小明在寻找着内在的自我，找寻一个属于自己的精神归宿和港湾，并从中得到给养，重新恢复自我探索和自我成长的能量。Weinrib（1983），Ammann（1991）和Ryce-Menuhin（1992）认为，箱庭疗法引发的回归是治愈的关键。由于箱庭治疗者的延迟解释和非指导性的静默态度，箱庭促使了创造性回归的发生。塔是精神世界的象征，小明也是在不断的探求与摸索中寻找着自己曾经失落的精神。

在这次作品中，两只乌龟在朝着左下方的神秘岛游去。在商代，人们把龟视为一种能够预知未来的灵物，并用龟壳来占卜和预知未来的吉凶。乌龟生活于水中和陆地上连接着水下和地上，因而也是沟通无意识的使者的象征。在小明的第2次箱庭作品中，这两只乌龟是在陆地上的，而这次它们则到了水中，表明了小明与其内在无意识的进一步沟通。卡尔夫认为，乌龟是对立面的整合的象征。Bradway（1997）将乌龟看作转化的象征。从乌龟的生活习性来说，小乌龟在出生以前就被父母遗弃，依靠太阳和月亮这对"天空父母"为自己引路。荣格（1969）认为，只有在被彻底遗弃以后，我们才能够体会到我们自身与生俱有的那种希望的力量。在第4次作品中，小明在沙箱中放了驼着一只小龟和青蛙的石龟，龟妈妈和小龟是连为一体的，显示着小龟对龟妈妈的依赖。而在这次作品中，小明起初也是把在第1次作品中使用过的那只小龟放在龟妈妈的身上，后来又将它们分开，并说"还是分开好，这样就各自有各自的方向和目标"。这种由连为一体到彼此分离的变化，可能是一个非常积极的信号，它预示着小明开始了更为深入的自我探索过程和内在潜能的激发过程，一步步走向自立。

（六）第6次咨询（某年1月22日）

1. 谈话

小明昨晚深夜两点才到家。因为治疗者事先提醒了小明父母需要调整与小明的关系，所以父母让他进了家，没有骂他。只是他跟母亲因为别的事情吵嘴，母亲用木棒朝他的头上打了几下。因为母亲打得不疼，所以小明也就没有还手。当治疗者谈到昨晚跟他父亲打电话聊了几句并得知父亲还很关心他时，小明显示出很紧张的样子，让我千万不要和他父亲聊，他父亲说的话都是不可信的。在谈到考试时，小明说自己没有关注成绩，考卷发了以后，他没有看成绩，就把它放在了抽屉里。之后我们谈了他上网时间多、学习时间少、不努力学习等问题。

2. 箱庭制作及交流

小明在沙箱中部放了六个正在学习的小和尚，右下部放了一对正在对弈的老者，又在沙箱中放了牛、羊、狗等六只动物，在沙箱的左下、左上和右上各放了房子或亭子，在沙箱左下方挖了一条小河并在小河上放了一座桥，之后又在沙箱中零零散散地放了很多植物，并进行了多次调整和移动。

这次箱庭的主要内容是有关学习的，小明将其命名为"专心"（图6-12）并说："学习不能被外界因素影响。人物都代表我，在学习；动物都是我父母，他们故意干涉我学习。我把人物特意往沙子中按了按，表示我学习很认真，不受动物的影响。只要人物先静下来，动物也就静了。"小明最满意的是将人物按入沙中的动作，并说"这样就牢固了"。在谈到完成作品后的感受时，小明说"很庆幸，庆幸自己知道不应该受父母的影响"。

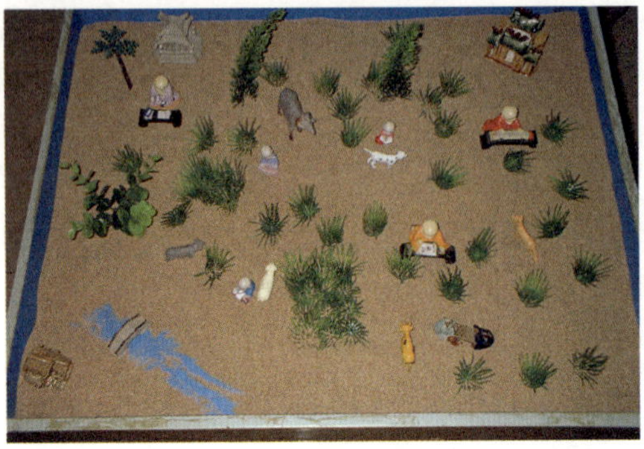

图6-12　第6次箱庭作品：专心

3. 治疗者的分析

这次作品的主题虽然是"专心"，但从小明的整体描述来看，它反映的是他和父母之间干扰与反干扰、对抗与反对抗的冲突，因此实质上是与攻击性有关的主题，并表现出一种潜在的与攻击性有关的场景。就整个作品的界限来看，将人物与动物散乱地放在一起，给人的感觉比较模糊和不和谐。整个创作过程中也发生了比较大的变动，他多次移动玩具。因为他认为动物会干扰自己的学习，所以代表父母的动物被看作具有攻击性的玩具。将人物按入沙中的动作以及人物能够摆脱动物的干扰，这些都是小明坚定与力量的表现。Bradway（1997）认为，野生动物暗示着难以控制的攻击性的能量，驯养动物暗示着能够控制的能量。用温顺的驯养动物代表父母的同时，可能也是小明无意识中那种破坏性力量逐步得到驯服和控制的象征。

4. 与小明父亲的交流

就在这次咨询的前一天晚上，小明的父亲突然给治疗者打电话，表示了他对小明的关心以及对小明现在处境的担心。治疗者便与小明父亲约定以后见面详谈。这次咨询过后的第三天，治疗者和小明的父亲主要针对小明的家庭关系进行了一次谈话。治疗者建议他在对待小明时要尽量克制自己的暴躁脾气，并在小明面前适当地表现出对小明的关心和爱护。

（七）第7次咨询（某年1月26日）

1. 谈话

在谈到前几天的考试时，小明对自己的考试成绩不满意，这两天正在准备把原来落下的内容赶紧补上来，主动借同学的笔记，同时这两天晚上睡不好觉，因为在考虑如何将成绩提上来的事情。小明与父母的关系相对好转了一些，这两天回家特别早，昨晚一开始还在他妈妈吵嘴，后来他们静下心来交流，并相互做出了保证，妈妈保证以后不再老是唠叨和骂他，他也保证以后好好学习。他也和爸爸吵了几句，后来想想是自己的错，于是向爸爸道歉，这是他第一次主动跟爸爸道歉，后来双方达成了妥协。

2. 箱庭制作及交流

小明在沙箱的中部自左向右挖出一条宽宽的河流，在河流中放了两只船，之后在沙箱的下部和上部各放了三个正在学习的小和尚，在沙箱左下部放了一个亭子，在左上部放了在第2次箱庭作品中使用过的代表母亲的那个拿着一把伞的妇女，后又将她移到左下部，还在右下部放了在第3次箱庭作品中使用过的代表好的终点的花和代表不好的终点的仙人掌，并将那朵花插在仙人掌上，还在沙箱的上部和下部放了一些植物。

小明这次作品的主题为"学一生"（图6-13）。在介绍这次的箱庭作品时，小明说道："河流顺流向下（向左）流淌着，流淌着的河流代表我的人生，两条船分别代表我和我妹妹。河流没有阻碍，一直向前。河

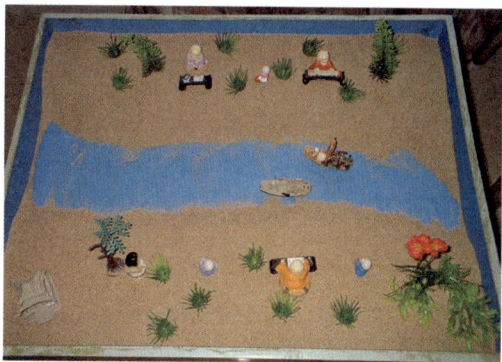

图6-13　第7次箱庭作品：学一生

的流动代表着我不停地学习……我特意把花种在仙人掌上，代表仙人掌开花……母亲在眺望代表着我的那只小船，表示她对我的希望。母亲背对着家里，朝向我这里，把重心转向我……学习着的小和尚代表我所学到的东西。"

在整个作品中小明最满意的就是"仙人掌开花"和"母亲的眺望"。做完作品以后，他充满着希望，"以前是希望自己与父母和睦，现在是希望自己的学习能够好起来"。

3. 治疗者的分析

这次作品中间的那条河流将整个作品分为上、中、下三个部分，边界非常清晰，具有一致的风格，给人的感觉是非常和谐。整个作品在创作过程中有着大的变动，共对玩具进行了六次移动，特别是对代表自己母亲的玩具由左上至左下的移动。没有使用与攻击性有关的玩具或场景。此次箱庭作品中出现了非常明显的积极变化，分别体现在一些玩具的戏剧性变化上。

首先是拿着伞的妇女这个玩具。在第1次箱庭作品中，她作为小明的母亲，对小明是忽视的，背对着小明，没有关心，给小明带来了强烈的不安和恐惧，而在这次的箱庭作品中，同样是作为小明的母亲，对小明却是关心和挂念着的，将关注的重心由家庭转移到小明身上，从岸上远远地眺望着象征小明的那只船。

其次是船。虽然这时象征小明的那只船也是远离母亲的，却是一种具有安全感和足够的力量去面对外部世界的表现，有了自己的方向，完全不同于第1次箱庭作品中没有方向，不知将要漂向何方的那只船了。

最后，就是那棵仙人掌和那朵花。在第3次的箱庭作品中，作为好的终点的那朵花和作为不好的终点的那棵仙人掌是一种非此即彼的对立性存在，小明如果沿着自己已经走出的那条路继续下去的话，将会到达不好的终点。仙人掌对小明来说是障碍和不好的终点，是小明内心中那种破坏性力量的象征，小明随时有被这种破坏性力量吞噬的危险。但是，在这次的箱庭作品中，小明却将那朵花插在仙人掌上，将两者组合起来表示仙人掌开花，这是将看起来彼此对立、水火不容的两方整合为一个相互统一、相互依赖的共同体的表现。

瑞·米雪尔认为，整合的表现是治愈主题的反映，表现了内在的治愈。至此，小明内心中的破坏性力量和建设性力量通过一种象征性的方式结合起来了。

代表美好终点的那朵花共出现三次，在第3次箱庭作品中第一次出现，在第4次箱庭作品中第二次出现，在本次箱庭作品中第三次出现。仔细观察的话，会注意到这朵花在这三次箱庭作品中始终都在同一个位置，这是一种极富意义的表现。花的位置一直没有变，说明小明对于到达美好的终点的那颗希望之心一直没有变。只要希望还在，一切都有可能。

仙人掌开花也是转化主题的表现。申荷永（2004）认为，转化是一种过程，在过程中积累与酝酿着转化的可能。转化的主题不仅仅是一次沙盘的呈现，而是包含了几次沙盘或系列沙盘中的连续性表现。仙人掌开花是一种隐喻，具有深刻的内涵。能够开花是仙人掌的本质属性。同时，拥有潜在的自我治愈力，能够达到自我治愈，是每个人内在的本质属性，也是小明自身内在的本质属性。小明正是通过将花插在仙人掌上这种极富仪式性的动作，将自身潜在的自我治愈力激发和表现了出来。

综上可知，小明内心的冲突和对抗在慢慢得到一种建设性的治愈和解决。对小明来说，将来要发生的可能是一种由关注内部世界到关注外部世界的转变。这在小明的表达中可以窥其一斑："以前是希望自己与父母和睦，现在是希望自己的学习能够好起来。"

（八）第8次咨询（某年1月30日）

因为放寒假的缘故，小明所在中学的心理咨询室要封闭，所以这次咨询的地点改在了治疗者本人所在大学的箱庭治疗室。小明表示希望自己的父亲能够陪他一起来，这对小明和他父亲来说是一个很好的预示。后来由于小明的父亲最近工作较忙，所以小明一个人前来。

1. 谈话

小明谈了他最近几天的学习情况和家庭情况。在学习上，小明与家长约定了一周的学习计划，在这一周的时间里，小明要按照约定的内容分配作息时间，完成这一周的学习计划之后就可以玩几天。实际进展很顺利。在家庭关系上，小明与父母的关系相对来说缓和了很多，也不怎么相互对抗了，小明对父母的印象也有了改观。

2. 箱庭制作及交流

小明拿了五辆汽车放在沙箱的中部，朝向右方，然后在左中部放了一头狮子，朝向右方，并且在狮子前方挖了一个沙坑，露出一点蓝色的底面，最后在右上部和右下部各放了四盆花，排成平行的两排。

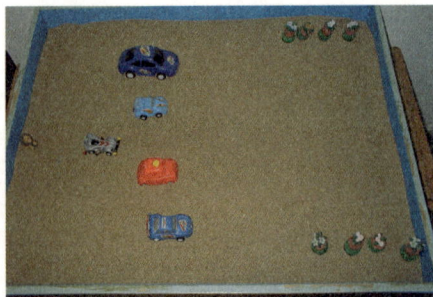

图6-14　第8次箱庭作品：冲刺

小明这次箱庭作品的主题为"冲刺"（图6-14）。在介绍箱庭作品时，小明说："这是一次阶段性学习冲刺。几辆车向前开动，其中最落后、最小的那辆车代表我，我认为我能够马上追赶上去，我有这个信心。这辆车本来就是赛车……后面的路不平坦，前面的路平坦，我已经走过那段不平坦的路途……狮子表达着坎坷的经历，是一种阻碍前进的动物……右边的花代表着终点。经历过坎坷的赛车会最终赢得冠军，我相信自己最后能够赶上来。"小明最满意的是制作的那个沙坑，很有创造性。在谈到完成作品后的整体感受时，小明说："相信自己，努力前进。"

3. 治疗者的分析

作品的题目是"冲刺"，这一富有竞争性和对抗性的主题体现了一定的攻击性。狮子的出现破坏了整个作品的风格，使得界限较为模糊，同时也使得整个作品显得即和谐又混乱。整个作品在创作过程中显得比较完整，基本上没有变动，也没有移动玩具。狮子是一个具有强烈攻击性的玩具，它的出现使得作品中暗藏着潜在的攻击场景。

开动的车辆代表着动力和能量，朝向右方的运动是一种前行。自左向右的运动也表明了一种向着外部世界的发展。代表他自己的那辆最小、最落后的赛车，象征着他现在在学习中所处的境地，但毕竟是赛车，从功能上来说，比其他车辆跑得更快。瑞·米雪尔认为，箱庭中这种能量的表现是治愈主题的表现。治愈的主题及其表现往往反映着来访者内在的积极变化。小明相信自己能够追赶上其他车辆，这是一种自信的表现。

左边的沙坑代表着小明过去的坎坷经历，对他来说本是一种阻碍，狮子则代表着一种游离于自我控制之外的破坏性和攻击性本能，象征着小明内心的阴影。虽然有种种障碍，但毕竟赛车已经度过了坎坷，前方是一条平坦的大道。这代表着小明摆脱了过去的阴影，克服了原始本能的破坏性力量，开始掌握控制权和主动权。赛车具有巨大的能量，却是由人来驾驶和掌控的，是一种极富建设性的力量。同时，以赛车比赛这种积极的竞争表现方式来表达内在的攻击性能量，是一种升华了的表现方式。右边的花代表美好的终点，是一种丰收和喜悦的象征。小明相信自己能够赢得冠军，对前景充满希望。

（九）第9次咨询（某年3月5日）

1. 谈话

隔了一个寒假，小明这次的心情很好。小明首先谈了在寒假里的活动。他在假期除了回老家旅游五天外，一般都是每天上午学习，下午、晚上和同学一起打篮球。小明整个假期和父母的关系还算不错，也没有了以前那种憎恨的表情了，而是心平气和地谈论。他和父亲也有过两三次口角，小明后来认识到是自己的错，又向父亲道歉。

小明和以前的那些社会朋友的交往也明显少了，只是在家里上网时和他们在网上聊天。整个寒假也很少上网，即便上网的话，也基本是在家里上。在谈到和同学、老师的关系时，小明高兴地说"周围的同学都说我变了"，他跟老师的关系也缓和了许多。

2. 箱庭制作及交流

小明先是在沙箱中部挖了一个通向左中部的湖心岛，之后又将湖心岛填平，在沙箱的中部自左向右挖了一条河流。他在河流的中部和左部分别放了一座桥，在下部放了五个小和尚，其中三个排成一排的小和尚在学习，其他两个分别在睡觉和听音乐。他又在沙箱中部偏上的地方放了三座建筑、一张书桌，在沙箱的中心部位放了一个正在学习的和尚。

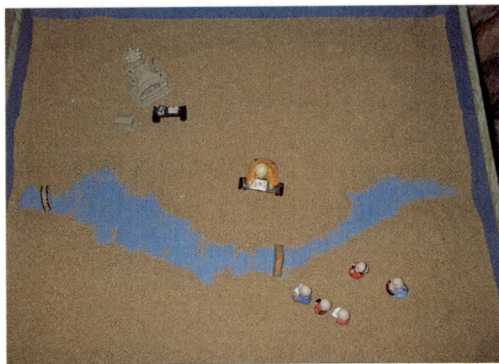

图6-15　第9次箱庭作品：两条路，确定其中一条

小明这次箱庭作品的主题为"两条路，确定其中一条"（图6-15）。在介绍作品时他说："高考是一条路，另外一条路跟高考的路方向不一致，我想走高考这条路……我是正在通往高考之路的三个学生中的一个，究竟是其中的哪一个，还要看努力的多少。追求另类的学生以及懒惰的学生就落在了后面……亭子是我以后学习的殿堂。"

3. 治疗者的分析

这是小明的最后一次箱庭制作。整个作品的界限比较清晰，由一条河流隔开的上下两部分，经由两座桥联通了起来，给人的感觉是基本和谐。作品中没有表现出与攻击性有关的主题和场景，也没有使用此类玩具。整个创作过程中发生了大的变动和调整，并对玩具进行了四次移动。

在这次箱庭作品中，小明终于找到了属于自己的选择方向和发展道路，小明选择的是高考这条路，关注点进一步由家庭关系转移到自己的学习上。相比于小明第3次箱庭作品中艰难地找寻着那条通向美好终点的路，小明在此次箱庭中终于将那种渺茫的希望变成了现实。

因为追求另类、懒惰而落在后面的小和尚，象征着小明对自己的消极面的抛弃。小和尚向着沙箱的中心行进，这是一种中心化的过程。Bradway（1997）认为，中心化往往与自性箱庭相伴而生。位于沙箱中心位置正在学习的和尚，可能是小明的自性的象征性表现。卡尔夫将自性的确立看作治愈过程的中心原则。当自性的意象在箱庭中表现出来之后，箱庭创作者的外在行为将发生变化，箱庭中消极、负面的力量将得以转化。

（十）第10次咨询（某年3月8日）

这次咨询只是进行面谈，小明没有制作箱庭。在谈到这几天的学习情况时，小明认为最近学习比以前更努力了。在谈到家庭关系时，小明表示整体状况还不错，只是母亲因为怀疑小明早恋而和他吵了几句，小明后来向母亲道歉。可见，小明基本上能够以具有建设性的方式来处理和父母之间的冲突了。

（十一）第11次咨询（某年4月9日）

时隔一个月，治疗者和小明又约见了一次，作为一个终结。在这之前一周，治疗者曾和他在网上聊了几句，他告诉治疗者现在学习成绩提高了很多，显示出很高兴的样子。

治疗者首先让他谈了他现在的学习状况、与父母的关系、与同学和老师的关系。他表示学习有了很大的进步，与上学期期末考试相比，每一门课的分数都有大的提高，其中数学成绩提高60多分，英语成绩提高30多分，化学成绩提高20分，物理成绩提高10多分。同时，小明也感到学习成绩的提高比他想象中的要难。治疗者就鼓励他慢慢来，一点点进步。他与父母的关系现在相对来说很好，基本上没有吵过架。他每天晚上也不晚归了，放学以后就回去。他和老师的关系也好了很多，特别是他感觉班主任对他好了很多。跟同学的关系也有了很大的转变，他也不再在班级里影响其他同学学习了，同学都说他变了。最后，考虑到他已经取得了很大的进步，有能力凭借自己的力量来解决自己的问题，治疗者便与小明商定，最终结束了整个咨询过程。

三、案例讨论

通过对小明的箱庭游戏过程的描述和分析以及小明在现实生活中的变化，我们可以明显地看出小明的变化和成长。下面就从小明在箱庭游戏中呈现的变化和在现实生活中呈现的变化两方面，来综合概括并讨论小明的成长历程。

（一）在箱庭游戏中呈现的变化

卡尔夫（1980）指出，经历6～8次箱庭游戏治疗，游戏者将实现从问题呈现到问题解决的过程。小明正是在9次的箱庭治疗中实现了这一过程。小明在箱庭游戏中发生了积极的转变，下面就从以下几个方面进行分析。

1. "深入"所表现出的治愈

小明在8次箱庭作品中都挖了河流或湖，通过挖沙而挖出作为生命之源的水，这种在沙箱中自上而下的运作是一种"深入"的表现。瑞·米雪尔认为，箱庭中呈现出的"深入"属于治愈的主题体现。"深入"意味着一种深层的探索或发现，如清理或挖掘河道，与水井有关的物件和工作，甚至更为直接地往深处探索等（申荷永，2004）。深入无意识的世界，体现着意识与无意识之间的沟通并从无意识之中获得给养。

尽管如此，这种沟通在一开始并不一定是舒适的，因为无意识的世界中有给养，也有恐惧，甚至是阴影，只有去面对这些恐惧和阴影，才能战胜它。在小明的前两次箱庭作品

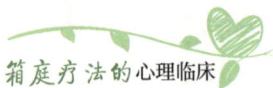

中，小明就表示出对水所怀有的未知的恐惧感，这是小明在突然面对自己强大的无意识能量时受到的强烈冲击。在这以后，小明才对水产生了安全感和亲切感，特别是在第3次箱庭作品中，小明把水看作重要的给养，而在第7次箱庭作品中，代表着小明自己的那只船已经没有阻碍地一直向前行驶。水上行船，可能象征着借助生命本源的力量尤其是无意识的本能力量达到目的的愿望及努力（张日昇，2006），小明在借助着无意识的力量来促进自己的发展。

2. "路"的象征意义和作用

路是方向的象征，借助它，可以通往未知和美好。小明在多数箱庭作品中都表现了与路有关的主题，这对小明来说是一种探索人生、寻求目标和实现价值的过程。

小明第1次的箱庭作品的主题是"人生"，这是他精神旅程的开始，他感觉到的是自己的迷茫与无知以及对找到人生目标的向往，那只孤独的小船在迷茫中摸索着航行。第2次箱庭作品的主题是"引路"，小明希望前方的妈妈能够为自己引路，带领自己前行。第3次箱庭作品的主题是"路"，象征着小明的那匹马深深地体验到了行路的艰辛以及对水、草和帮助的渴求，它在痛苦的跋涉中找寻着美好的终点。第5次箱庭作品的主题是"方向"，小明虽然感觉到自己"没有目标和方向"，但左下部的神秘岛让小明产生了极大的好奇，"想要去发现"，小明仿佛已经看到了目标，而且"正在探索的途中"。第7次箱庭作品的主题是"学一生"，象征着小明的船正在母亲的关注下勇敢地向前驶去。第8次箱庭作品的主题是"冲刺"，小明正在为着自己的追求而努力，虽然有过坎坷的经历，但"前方是一条平坦的大道"。最后一次箱庭作品的主题是"两条路，确定其中一条"，在这里，小明已经向着高中的学习殿堂迈进了，再也不受歧路的影响和干扰了，小明已经找到了真正属于自己的那条路，并且坚定、自信地向前走去。这条路也是小明内在的"个性化之路"的象征性体现。在小明的箱庭过程中，我们可以看到他是如何探索到人生的追求，寻求到自己的目标，实现着自己的"个性化之路"的。

3. "桥"的象征意义和作用

在这里，我想谈一下桥的象征意义和作用。在小明的多次箱庭作品中，都出现了桥。桥是连接、沟通的象征性表达。张日昇（2006）认为，桥象征着生活阶段的过渡以及生活方式的改变，也象征着个体过去、现在以及未来之间的联系。Bradway（1997）认为，当被用于箱庭作品中连接对立的两方时，桥就是荣格所说的象征的超越功能的一种具体呈现，在箱庭作品中，桥不仅意味着患者心理的对立面之间可能走向结合，实际上，它在出现的那一刻就将对立面结合了起来。

在小明的第1次箱庭作品中，位于沙箱中心位置的一座颜色暗淡的桥连接着小明的中年生活和死后生活，显示出了重要的意义。在小明的第2次箱庭作品中，那座颜色暗淡的桥连接着小明和他的妈妈，他只有通过那座桥才能和妈妈在一起。在第4次箱庭作品中，一座颜色鲜亮的桥连接着位于中心的小岛和左侧的大陆。在第5次箱庭作品中，那座颜色鲜亮的桥连接着休闲区和居住区。在第6次箱庭作品中，那座颜色暗淡的桥连接着左下部和其他区域。在小明的最后一次箱庭作品中，两座桥同时出现，而且小明已经找到了那座颜色艳丽的桥，他正要越过那座桥，对面则是高考以后的美丽殿堂。这象征和预示着小明将要在现实生活中发生重大的转变，而在现实生活中，小明的人生确实也在发生着重大的转变。

4. 从关注家庭到关注学习的转变

通过了解小明的基本情况和深入观察，可以发现小明存在的主要问题是小明与其父母的关系问题，这也是小明其他各种问题的原因和症结所在。因为小明在家里找不到关心、认同、归属和安全感，所以他出来上网，结交能够关心和认同自己的社会朋友；因为小明在父母那里得不到尊重，受到打骂，所以他才会积攒了如此多的攻击性情绪和攻击性认知，会以父母谩骂自己的方式来谩骂自己的同学，表现出攻击性行为，造成与同学关系不好；因为小明与父母的关系不好，所以他故意不好好学习，以此作为惩罚父母的手段；因为小明的班主任经常向小明的父母报告小明的不良表现，害得小明挨父母的打骂，小明就认为班主任和父母是同一阵线的，因此对班主任怀有很大的敌意，跟班主任过不去。

因此，我们提出了问题表现的"压力罐假设"。该假设认为，儿童青少年在现实生活中的问题表现，很多时候只是一个个具体的问题症状而已，就像一个压力罐因为承受不了过大的压力而爆炸，出现一个或几个缺口，而导致压力罐爆炸的原因是压力罐顶部的压力源对其施加了过大的压力，这才是问题的本质。所以，我们要解决问题，就必须从本质入手，去切断压力源或减少压力源对压力罐施加的压力，而不只是一味地从一个个具体的问题着手来做片面的解决。如果那样做的话，就好比是在对已爆炸了的压力罐的缺口进行修补，即使修补好了，但由于压力源还是在不断地向压力罐施加压力，将不可避免地导致压力罐又一次爆炸，也就是表现为问题症状在改善后再次出现。

如果我们将小明比喻为一个压力罐的话，他现在因为与父母的关系极度矛盾而积累了过多的压力，最后导致爆炸，而缺口也不止一个，它们分别体现在小明的强烈攻击性、与老师的矛盾、与同学的不良关系、夜不归宿、厌学、痴迷网络、结交不良社会青年等方面，它们就好比是一个个缺口，而小明与父母的矛盾关系才是小明表现出这些症状的真正压力源。可见，要解决小明的各种问题，必须主要从家庭方面着手。因此，治疗者对小明的治疗和分析的重点主要是围绕着解决家庭问题而展开的。当家庭问题基本解决时，小明的各种其他不良表现也会随之得到改变。这在小明的家庭关系图和箱庭作品中也得到了很好的体现。

在小明第1次的箱庭作品中，小明在代表自己人生四个阶段的沙箱四个角落都放了象征

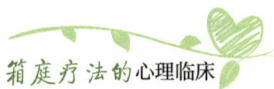

着家的房子，而自己却不在里面，表现出小明对家的失落。在第2次箱庭作品中，小明主要表达了自己与母亲之间的关系，希望获得母亲的指引，然而母亲却是背对着自己，离自己很远，表现出明显的受母亲忽视的悲伤。在第3次箱庭作品中，小明描述了自己与妹妹的关系，希望妹妹不要像他那样，这也是家庭问题的反映。在第5次箱庭作品中，小明通过对象征着精神家园的塔的向往以及想要进入塔内的愿望，以一种退行和回归的方式表达了对美好的家的渴望。在第6次箱庭作品中，小明已经明白了自己"不应该受到父母的影响"，而且自己已经很专心地学习，摆脱了父母的干扰。这是一个非常重要的信号，它预示着小明开始将关注点转移到了学习上，克服了家庭关系给自己带来的不良影响。在第7次箱庭作品中，母亲已经将关注的重心转移到了小明身上，小明在第2次箱庭作品中表现出的渴望已经实现。他开始将目标放在新的问题上，那就是自己已经落下许久的学习。代表小明和妹妹的船正在驶向远方，而且小明在学习上开始有了收获。在最后两次箱庭作品中，小明对学习的冲刺和信心以及对将来的学习殿堂的向往和迈进，说明他的家庭问题已经基本得到解决，而以后努力的重心正是他的学习。

（二）在现实生活中呈现的变化

小明在现实生活中的变化更为明显和直接。他跟父母之间的关系发生了很大的好转，最近很长一段时间基本上没有和父母吵架，即使偶尔吵起来，也能够以一种建设性的对话方式与父母进行沟通和交流。晚上也不晚归了，而是下午一放学就回家，这说明家已经成为小明心灵的归属地了。可见，小明原来面临的主要问题，即家庭问题，已经基本得到了解决。原来对父母的仇视态度发生了根本的改变，也没有想要杀害父母的念头了，即对父母的攻击性认知和攻击性情绪基本上消除了。

在学习上，小明开始变得努力和刻苦了，学习成绩也得到了大幅度的提高。他关注的重心也由家庭转到学习上来了。在同学关系和师生关系上，小明也发生了很大的变化。和同学的关系好多了，不再打骂同学，对同学的攻击性行为等基本消除了，这让同学们都感到诧异和惊喜。他和班主任也和好了，而不是原来的对抗和敌视的状态了。另外，小明也远离了原来接触的那帮社会青年，远离了网吧，只是在父母的监督下有规划、有节制地在家里上网。在与小明的班主任的访谈中，班主任说小明"现在的变化很大，不再影响其他同学学习了，也不再和老师顶嘴或故意找事了，也不旷课了，知道学习了"。

可见，小明的问题在很大程度上已经得到了解决。带刺的仙人掌已经开花，前方，美好的未来在向他招手。

第三节 每个人都不是烂苹果
——对品行障碍青少年小阳的箱庭治疗

治疗者：杜玉春、孙菲菲
督　　导：张日昇

在一些家长、老师、同学眼中的问题学生，被有意无意地贴上了"问题学生"的标签，并被给予特殊的关注和对待，这些异样的眼光可能会让他们变得自卑、自暴自弃，甚至自甘堕落。当我们戴着有色眼镜去看待这些学生时，有没有仔细想想这些被贴上标签的学生会有怎样的心情？其实，每个人都可以是最好的自己，好孩子是塑造出来的。不能因为他有一点问题就弃之不管。以下这个来访者就是被形容为"烂苹果"的"问题学生"，"问题学生"就好比是烂掉了一块的苹果，仍然值得我们去尊重、鼓励，有朝一日，他们仍然可以发挥重要的价值。

一、个案介绍

小阳（化名），男，13岁，初中一年级学生，家庭成员共有小阳、父亲、母亲三人，另外，小阳还会经常与爷爷、奶奶生活在一起。小阳感到父母对他很不好，小时候经常受到父亲的体罚。即使是现在，小阳与父母的关系也不好，感到父母不能理解自己，也不会跟同学讲家里的事，只能放在心里。

为了更好地了解小阳的家庭关系，治疗者让他从玩具架上选择五个玩具，分别代表自己、父亲、母亲、爷爷、奶奶，将它们放到沙箱中，构造一个家庭关系图（图6-16）。

在摆放玩具的过程中，小阳起初是将代表自己的玩具放到代表爸爸妈妈的玩具旁边，后来将其移到代表爷爷奶奶的玩具旁边，这一变化可能是小阳在心理上远离父母的表现，他与爷爷奶奶的心理距离更近。

小阳认为自己爱打抱不平，对自己比较满意。小阳有较强的攻击性。他经常和同学发生冲突，在小学四年级时曾跟一个同学一起把另一个同学打伤，造成脖子和腿部的软组织擦伤，之后也跟其他同学打过几次架。例如，有一次和同学打架，幸亏被同学拉开了，小阳认为"不然的话，会很严重"，因

图6-16　小阳的家庭关系图

为小阳觉得别人告诉老师也没用。从小阳的同学那里了解到，小阳爱惹事，不分男生女生，爱动手打人，欺负其他同学。其品行障碍问题主要表现为攻击性行为。

二、治疗过程与分析

该个案是研究者在某所中学治疗的一个个案。之前由另一位治疗者与其进行了10次心理咨询，共制作了10次箱庭，之后间隔了3个月，由治疗者本人接着对该个案进行了8次心理咨询，制作了8次箱庭。这样，个案前后共接受了18次箱庭治疗。

（一）第1次箱庭治疗（某年11月14日）

1. 谈话

期中考试刚刚结束，在谈到考试时，小阳对自己的考试成绩表示不满意。治疗者向他介绍了箱庭治疗的流程，并问他想不想试一试，小阳笑着答应了。

2. 箱庭制作及交流

小阳在沙箱左上部到中部的地方挖出一个很大的湖，然后在湖的右侧放了一个垂钓老者，在湖和陆地之间又做出一个小岛，并在岛和陆地之间放了一座小桥，岛上放了一座塔。他在沙箱的左下部放了两位对弈老者，在右下部放了一个正在看书的小和尚，在湖的下面中部放了一只狗和一间小屋，又在沙箱的右上角放了一片草坪，在草坪上放了一只兔子。湖的左上部是一只渔船。在沙箱的中下放了一只鸡。最后在水里靠近塔的一边放了一对仙鹤，在湖的左边放了两只鸭子。

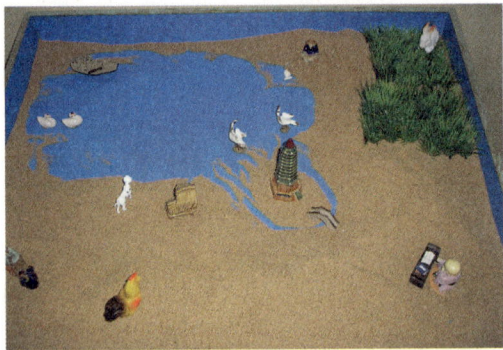

图6-17　第1次箱庭作品：下午

小阳这次作品的主题是"下午"（图6-17）。他把位于岛上的那座塔看作观景塔，人们可以在上面登高望远。小阳说："两位老人在下棋，还可以呼吸新鲜空气。狗在水边喝水，鹤在水里喝水，鸭子在水里吃鱼，鸡在找虫子吃，兔子在吃草。房子是垂钓老者的住处，渔夫正在撒网捕鱼，以供自己吃和卖。垂钓老者是小和尚的爷爷，其他老人是垂钓老者的兄弟们。这是一个家，动物也是这个家里的。"小阳把那个学习的小和尚看作自己，正在一个很安静的地方学习，小阳最喜欢的玩具也是那个看书的小和尚。小和尚最初的朝向是背对着湖的，后来在交流的时候才让他朝向湖。小阳最喜欢的地方是塔所在的地方，可以享受，可以在塔顶欣赏美景。

3. 治疗者的分析

整个作品表现的是一种悠闲自在的家庭生活场景，显得比较和谐，界限也很清楚，没有表现出与攻击性有关的主题、场景等。小阳在箱庭中所表现的动物们在喝水或吃东西以及垂钓老者钓鱼的场景，都明显地反映了一种与吃有关的喂养主题。食物既是物质食粮的象征，也是精神食粮的象征。在箱庭中表现喂养的主题可能投射出小阳精神需求的匮乏和未得到满足的状态。Bradway（1997）认为，在箱庭作品中出现食物或喂养的场景，可能反映箱庭制作者想得到滋养的需求，或者制作者正在箱庭制作中体验着被喂养的感觉。垂钓老者、渔夫在捕鱼，从代表深层无意识的水中汲取营养，也是一种深入无意识的表现，这种深入是治愈主题的表现。张日昇（2006）认为，渔船由于渔夫的特定象征意义，往往结合在一起，象征着在无意识中深入探究的愿望的动力。

小阳所表现的是一个家。在这个家里面有爷爷，却没有父母，这也是现实生活中小阳对爷爷的依恋和对父母的疏远的一种象征性表现。代表小阳的那个小和尚在最初背对着这个家，可能体现了他对家的不认同和缺乏归属感。后来又将小和尚转向了家的方向，这可能是小阳在内心希望父母能够认可自己的一种愿望的表达。小和尚在安静地学习着，而且小阳最喜欢的玩具也是这个看书的小和尚，这表现了小阳对自己的期望和正向的评价。观景塔所在的区域是小阳最喜欢的地方。塔是一种精神世界的象征，小阳渴望站在塔上欣赏美景，对塔的这种向往之情也是对美好精神的追求与向往的表现，这是小阳以后要努力的方向。

（二）第 2 次箱庭治疗（某年 11 月 17 日）

1. 谈话

小阳谈了昨天晚上搬家的事情。爷爷奶奶买了新房子，父母会搬到爷爷奶奶的旧家，小阳会在自己家里和爷爷奶奶家里交替着居住。尽管如此，小阳还是想和爷爷奶奶住在一起，因为爸爸妈妈不辅导自己，奶奶做饭好吃，房子也宽敞。接着，小阳谈了和同学发生矛盾的事，小阳解决问题的方式是"先说理，不行就告诉老师，再不行就动手打"。他认为自己有一定的打架经验，一般能打赢。

2. 箱庭制作及交流

小阳先是拿了很多鱼，直接放到沙箱里，又放了几棵树，接着又放了很多海生动物，然后用手在沙里随意地画来画去，在中部堆起一座小山，并用手在山顶上特意做了一个坑，就像是火山爆发的感觉。

小阳这次作品的主题为"海底世界"（图6-18）。他说："右上部的蓝色大鲨鱼在捕捉前面黄色的海龟，要把它吃掉，其余的各种鱼在自由地觅食，那些树其实是珊瑚。那个山是个火山，还没有爆发，不过到了一定的时候就会爆发。"小阳最喜欢沙箱的中部，"大家

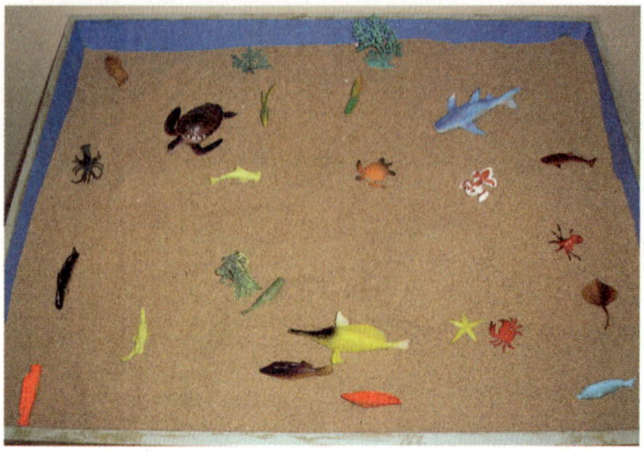

图6-18　第2次箱庭作品：海底世界

都生活得很自在，就是觉得那只海龟挺可怜的，会被吃掉"。

3. 治疗者的分析

小阳这次的箱庭作品表现的是一个自由的海底世界，而整体的布局显得有些凌乱，方向不一，界限模糊，缺少秩序性。各种鱼在自由地觅食，这也是有关"吃"的喂养主题的表现，是精神匮乏和渴望精神给养的象征性表现。

虽然自由，却也暗藏着危险，使得整个箱庭显得很不和谐。蓝色的大鲨鱼正在捕食黄色的海龟，海龟的生命危在旦夕，这是一个攻击场景，也是攻击性的直接表现。这可能是小阳内心暗藏的攻击性的一种象征性表现。同时，火山的出现以及可能的爆发，令这个自由的世界顿生了一种潜在的威胁，这也是小阳个人无意识中那种强大的破坏性能量的反映。这些能量需要得到发泄和疏导，方可达到一种内心的平静和平衡。小阳在箱庭中要完成的，正是这种破坏性能量一次次的象征性释放。从后面的多次箱庭作品中，我们都能够看到这种象征性的释放以及最终带来的治愈效果。

（三）第3次箱庭治疗（某年11月21日）

1. 谈话

这次只是简短的谈话，便开始了箱庭的制作。

2. 箱庭制作及交流

小阳在右部放上草坪，又将好多棵草乱扔进了沙箱里。在两边草的中间部分，他用手画出一条路来，让路变得平整。然后，他拿了一架特大型军用飞机，放在右边的草坪上，又放上三架中型飞机。他还在沙箱里放了两个停车标志和两个路标，还有炮车、坦克和一间军用医院，之后是一连串的修改和移动。最后的作品内容是：在沙箱左侧放了一排炮车和汽车，中部是一些家具、挖土机、士兵、军旗、汽油桶、路标，右侧是一排战斗机和两个路障，右下部还有医院和救护车。

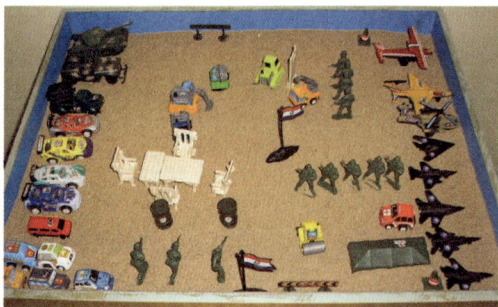

图6-19　第3次箱庭作品：郊外的军营

小阳这次作品的主题为"郊外的军营"（图6-19）。他说："这里是一个军营，训练的地方，没有打仗，但是随时准备抵制外侵。右边一排全是军用飞机，右下方是军营里的医院。中部正在修建一个司令部似的高楼。压路机正在平整军营里的道路。旗子是标志，停车标志表明这里是军营，不准随便进入。中间桌椅的地方表示食堂，我觉得这里缺少一个棚子，食堂体现得不太好。左边全是军用车。其实还缺加油的地方，军营里什么都能少，但是汽油不能少。没有汽油的话，就完了。"

3. 治疗者的分析

这次作品给人的整体感觉是特别拥挤，玩具之间的搭配和大小比例很不协调，界限也比较模糊，使用了大量与攻击性有关的玩具，表现了攻击性场景和攻击性主题。在创作过程中也发生了大的变动和修改，小明对作品、玩具进行了多次的修改和移动。

这次作品是小阳在第2次作品中所表现的火山场景的一次象征性的延续。正如小阳所说的，"军队在训练，随时准备抵抗外来的侵略，还有路障和阻止外人进入的标牌"，这些都是小阳强烈心理防线的一种象征性的表达，是一种攻击性认知，容易把一些中性的言语解读为带有敌意和挑衅的色彩。有了这道心理防线，小阳就很容易将同学之间的争吵视为强烈的敌意和挑衅。

这次作品反映的内容与攻击性有着明显的关系。大量极富攻击性的玩具的使用使得整个作品的氛围显得极为紧张。武器是攻击性的象征，也是自我保护、自我防御的象征，它既可以毁灭，也可以创造，其象征意义并非绝对的正面或负面（张日昇，2006）。同时，医院、救护车的出现，在暗示潜在的受伤主题的同时也是一种潜在治愈的信号，对整个作品的氛围来说，无疑是一种缓冲和治愈。正在修建的司令部，作为一种控制系统，可能代表小阳尝试对内在的强大破坏性能量进行控制，路障、控制标牌在某种程度上也起到了这种作用。司令部之于军队，好比大脑之于人的身体，具有统领作用，是一种理性、控制、约束的象征。司令部的建设可能意味着小阳想要控制和综合分配其内在的破坏性能量。食堂和汽油的出现，也是有关"吃"的喂养主题的表现。小阳在一次次的象征性表现之中强调着对精神食粮的追求。

（四）第4次箱庭治疗（某年11月24日）

1. 谈话

小阳没有谈自己的情况，而是直接开始制作箱庭。

2. 箱庭制作及交流

小阳先把一匹马和一块草坪放到沙箱右上角，然后又把它们拿到沙箱中部，把草坪放在中间，四周放了六匹马，然后在沙箱的四个角上分别放了虎、豹、狮子等，又在四个角上分别放了一片草坪，然后把四角上的动物放到草坪上。

小阳这次作品的主题为"南美的草原"（图6-20）。他说："一群马在吃草，四周的草丛里潜伏着四只猎豹，它们就要来围攻这群马，它们多数都是要被吃掉的。因为猎豹是草原

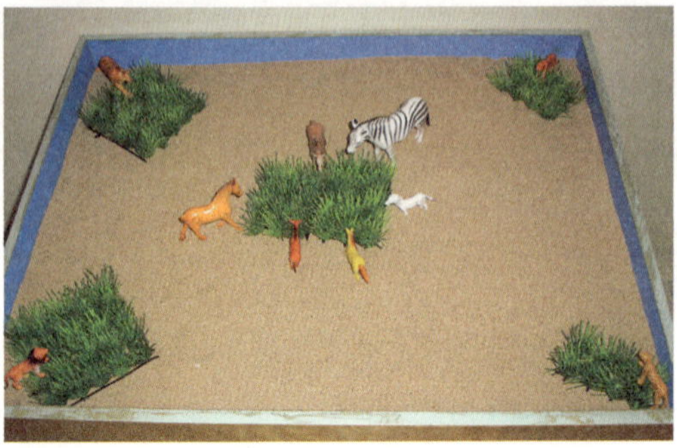

图6-20 第4次箱庭作品：南美的草原

上奔跑速度最快的动物，所以马逃走的可能性比较小。"

3. 治疗者的分析

小阳这次作品的界限显得比较清楚，深层主题却与攻击性有关，表现的内容更是体现了极强的攻击性，猎豹、老虎、狮子等具有极强攻击性的玩具的使用，再加上即将遭到攻击的马群，制造了一个典型的攻击性场景，使得整个作品的紧张气氛大为提升。猎豹等具有的极强的攻击性特征，也是小阳自己的高攻击性倾向的一种投射性表达。

马群在吃草，也是喂养主题的体现。马给人的印象是自由、奔放、有活力，未被驯服的野马是力比多的象征，对马的驾驭反映了对本能能量的控制，所以说，马是一种自由的能量的象征，也是潜在的建设性能量的象征。在小阳的这次作品中，这种自由的能量却受到了由猎豹等所象征的破坏性能量的极大威胁。所以，小阳将来的发展方向应该是如何摆脱这种破坏性能量的不良影响。

（五）第5次箱庭治疗（某年11月28日）

1. 谈话

在谈到和同学的关系时，小阳说："觉得有些同学嘴贫，欠揍。我上中学以来一直忍着，很辛苦，有几十次了，有时候一天就得忍五六次。"小阳还主动跟治疗者谈了上次跟一个同学打架的事情，并说自己当时特别愤怒。小阳还谈了一些小学时候的事情，说自己在小学四五年级时打架非常厉害。

2. 箱庭制作及交流

小阳在沙箱的中部和右部放了五排人物，全部朝向左侧，秩序井然，前排还有三张书桌；在沙箱的左中部放了一个古代人物和一张书桌，后来又将古代人物换成了一个抱着双臂的男子。

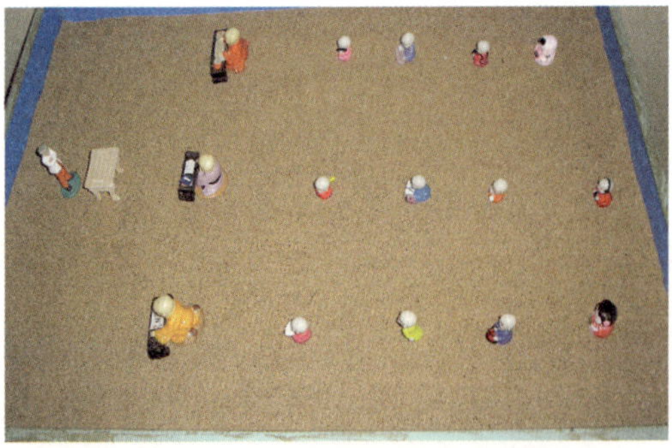

图6-21 第5次箱庭作品：私塾

小阳这次作品的主题是"私塾"（图6-21）。他说："在一个私塾里，老师在给学生上语文课。这些人长大后都是要去考状元的。私塾先生很厉害，会打人手板。"

3. 治疗者的分析

这次作品所表现的是在教室学习的场景，整个场景秩序井然，界限比较清晰，表现的主题与攻击性无关，创作过程也比较顺利，但小阳有关私塾先生"很厉害，会打人手板"的描述，以及代表私塾先生的双手抱臂的男子这一玩具的姿态，还是能够反映出小阳经常对别人怀有敌意。但是，不论怎么说，小阳在箱庭中表现学习的场景是对自己想要学好的内在愿望的一种表达，反映了小阳的进取心。

（六）第 6 次箱庭治疗（某年 12 月 1 日）

1. 谈话

小阳谈了自己对体育课和政治课的兴趣。小阳说前几天心情挺好，生活也挺充实，只是今天有点烦，因为和一个朋友绝交了。

2. 箱庭制作及交流

小阳在沙箱的上部平行着放了两排房子，后面的小一些，前面的大一些，分别将三个学习的小和尚放到三间小房子旁边，又找了两个栅栏，将三间房子隔开，又分别在沙箱的左下角和右下角放了一块草坪，用手掌在沙箱中部从左向右推压沙子，形成一条路。

小阳这次作品的主题是"村庄里的家庭"（图6-22）。他说："这是三个家庭。每家都为自己的孩子准备了一间单独的屋子用来学习。房子的前面是一条小巷子，再往前全是草和树。"小阳认为那三个学习的小和尚对他来说意义最大："他们都有共同的愿望，就是长大了要为家里争光，挣钱养家。"小阳也想有这样的学习环境，无奈却觉得自己现在受到父母的管制，希望家里能给自己自由。

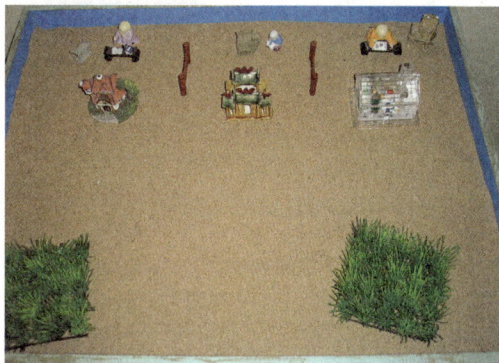

图6-22　第6次箱庭作品：村庄里的家庭

3. 治疗者的分析

小阳这次的箱庭作品表现的是一个与家庭和学习有关的主题，界限清楚，创作过程中没有出现大的变动，整个作品显得比较和谐。小阳在作品中以及交流过程中的描述反映了他想要学好的愿望，正在学习着的小和尚可能就是理想自我的象征。然而在现实中，小阳在自己的家里并不能感受到这种自由的学习环境，家庭的存在反而干扰了小阳的学习，可能这也是小阳在第1次的作品中将学习着的小和尚背离家庭摆放的原因。因此，小阳的学习好坏与否，努力程度有多大，在很大程度上是受到家庭氛围和家庭关系的影响的。小阳不能感受到父母对自己的关心，这也是其家庭问题的一个反映。在沙箱中放置了很多房子，这可能也是小阳对理想的家的强调和期望。小阳在沙箱中用手制作出一条路，这也是小阳想要探索和找寻属于自己的人生路线的表达。联想到小阳在第3次作品中所表现的压路机压路的情形，这次的路已经初步形成了。

（七）第 7 次箱庭治疗（某年 12 月 5 日）

1. 谈话

小阳谈了周末足球比赛的事情。他共参与了两场足球比赛，和同龄人的那场比赛赢了，和成人的比赛输了。小阳是足球队中的后卫，他认为这是一个很重要的位置。

2. 箱庭制作及交流

小阳拿了一些恐龙扔进沙箱里，又找了一些草坪和藤萝扔进沙箱里，把草坪和藤萝放在沙箱的右部，在草坪的右上方放了一只黑色的大恐龙，在右下方放了一只黄色的大恐龙，之后在沙箱的左侧挖了一片湖，在湖边放了一圈恐龙，并在一只绿色和一只黑色的恐龙的嘴里装上一些沙子，把它们放到湖的右边，将一只恐龙半埋进了沙中，又把一只在湖边的黄色恐龙由朝向湖面调整为朝向沙箱的下部，把嘴里装有沙子的两只恐龙移动到沙箱的右下部，把半埋进沙中的那只恐龙埋得更深，只留一个头在外面，朝向湖边。

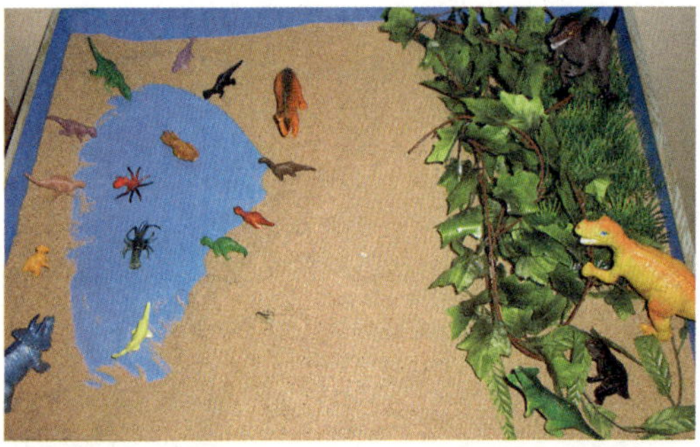

图6-23　第7次箱庭作品：侏罗纪时代的捕猎者

这次作品的主题是"侏罗纪时代的捕猎者"（图6-23）。他说："许多小恐龙在湖边喝水，其中两个大一点儿的恐龙是它们的父母。四只霸王龙饿了来找食物，它们在树林里发现了这些小恐龙，便一起围攻，要吃掉它们。埋在沙中的那个是古代巨鳄，它潜伏在沙中，准备出击……我将湖边那只黄色恐龙的朝向调整了一下，表示它好像听见声音了，但是还没看见危险……我在恐龙嘴里装沙，是为了让它们站着，保持身体的平衡，因为马上就要出动了。"之后，小阳忽然看到架子上有鳄鱼，就用一只鳄鱼换掉了代表古代巨鳄的那只埋进沙中的恐龙，把那只恐龙放到湖边，又拿了四只海生动物放进湖中，"它们都具有杀伤力，都会对岸上的恐龙造成威胁"。小阳对整个作品最满意的地方是捕猎者，并且认为对自己意义最大的玩具也是这群捕猎者。

3. 治疗者的分析

小阳这次的作品在创作过程中发生了非常大的变动，对玩具进行了多次移动，并且表现出了极富攻击性的主题和场景，无论是霸王龙、古代巨鳄，还是湖中具有杀伤力的凶猛水生动物，都是一些带有强烈攻击性的玩具，而且这些动物都是一些史前动物，代表着历史，象征着最原始的破坏性本能。它们或藏在树丛后面，或藏于沙中，或潜伏于水中，都让这种破坏性本能显得更为隐蔽和可怕，也更难以应对，而在湖边喝水的恐龙家族却成了潜在的牺牲品。虽然恐龙家长好像听见了声音，却没能看到危险，显示了它们自我保护能力的缺乏。这些捕猎者的出现以及小阳对捕猎者们的认同和欣赏，都表现出了他本身具有的强攻击性倾向，对弱者的同情心的缺乏和能力的忽视。

小恐龙在湖边饮水，小阳往恐龙的嘴里灌沙子的动作，都是有关"吃"的喂养主题的表现和继续，也是小阳要从无意识中获取给养的继续。捕猎者们捕食猎物的表现却是一种对于给养的不正当的获取，因为它是以牺牲别的种群为代价的。可见，小阳以后的发展方向是如何以一种正当的方式来与自己的无意识交流，从无意识中获得充分的给养，而不是通过暴力和吞食获得给养。

（八）第8次箱庭治疗（某年12月8日）

1. 谈话

小阳这次谈了自己的学习情况，他说自己学习不太好，想补习一下。

2. 箱庭制作及交流

小阳在右上角放了一座房子，在房子的左下部放了一个小和尚，用手指在小和尚的左边画了两条约成30°夹角的直线，在其下方也画了一条线，在右中部放了一个人，中部放了哆啦A梦，在沙箱的上方放了姿态各异的八个人，然后在用手画的两条线的尽头挖了两个小沙坑，在每个坑里放了一个人。作品完成后不久，又在沙箱的左下方放了一个人，说还应该有个球，就找了个透明的珠子当作球，并找了一座塔，倒立着站在沙里，把球放了上去，表示球在空中。

小阳这次作品的主题是"垒球训练营"（图6-24）。他说："这是一个垒球训练营。小和尚和上面那些人都是来训练的。沙箱右边的人是教练。哆啦A梦是拣球的，其他三个人是跑垒的。"当被问到是否喜欢垒球运动时，小阳回答"不喜欢，但是喜欢垒球棒，因为可以用来防身"。小阳认为打球的球员和跑垒的球员对自己来说意义最大，还说自己以前在外面曾被人堵截，不过自己没有使用武器就把对方打跑了。

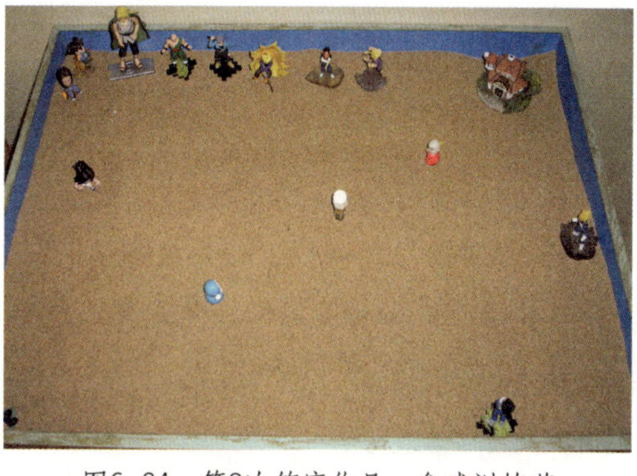

图6-24　第8次箱庭作品：垒球训练营

3. 治疗者的分析

小阳这次的箱庭作品表现的是一个与竞争、对抗有关的主题，是内在的攻击性能量的一种升华式的释放。运动员是力量、运动和健康的象征，是奋斗的形象，而运动员所处的竞技场又时时面临着竞争与挑战（张日昇，2006）。小阳强调自己喜欢垒球棒，可以用来防身，这也是其攻击性倾向和强烈的防卫心理的表现。

教练的出现是规则和约束的象征，也是对混乱的无意识本能的一种控制和秩序化的象征，有教练的训练活动是对小阳内心那种破坏性本能能量的一种有控制的释放和梳理过程。

（九）第9次箱庭治疗（某年12月12日）

1. 谈话

小阳来到咨询室便问治疗者是不是少了一个玩具。治疗者就告诉他，因为明天是小阳同班一个同学的生日，所以答应过几天送给他做生日礼物。小阳听了以后，似乎有点不快。

2. 箱庭制作及交流

小阳用一只大海龟的头在沙箱里画线，在左边画出了半个足球场的样子，随后用手加以平整，又用一只小海龟的头在整个沙箱中画出整个足球场的线，然后在球场左侧放了八个人物，在不同的方位，还有三个放在了球场右侧。然后，他在中场的地方放了一个足球模型，把先前放到右边的三个人全部拿到左边，对左边球员的位置进行了调整，最后拿了一些小和尚放到了沙箱的右半部。

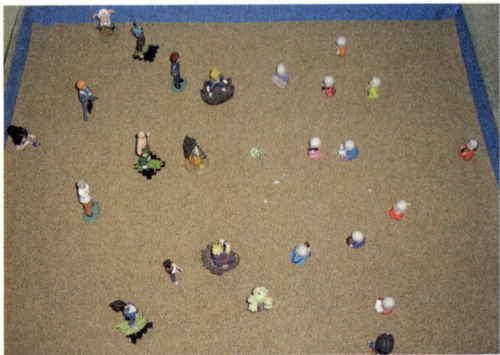
图6-25　第9次箱庭作品：足球比赛

小阳这次作品的主题是"足球比赛"（图6-25）。他说："这是一场球赛开始前的场景。左边是功夫队，右边是少林队。"然后他说还少了三个人，于是又从玩具架上找了三个人物，两个放到边线上，一个放到中线上，说"这是三个裁判，两个边裁，一个主裁"，又说足球太大了，要找个小的代替，于是找了一个透明的珠子换下了足球。小阳指着中部偏左那个光着上身，双手握拳的光头人说："那就是我，我主要就是踢这个位置，我们功夫队会赢得这场比赛。"小阳对整个作品中最满意的部分就是代表他的那个光头人，他指着光头人及周围的几个人说："这几个都是我最常踢的位置，意义最大。"

3. 治疗者的分析

这次作品的内容和布局显得比较混乱，界限不清楚，显得很不和谐，在创作过程中也发生了大的变动。与上一次的作品一样，小阳这次表现的也是一个比赛的场面，只不过上次是垒球比赛，这次是足球比赛，是上次作品的延续，也是竞争与对抗主题的延续。在这次作品中有小阳的身影，他把那个光着上身，双手握拳的光头人看作自己，光头人看起来很厉害，这是小阳的自我像。而且他将自己所在的球队命名为"功夫队"，这也是其攻击性倾向的体现。小阳对自己最满意，认为自己最常踢的位置意义最大，并相信他所在的功夫队能够赢得比赛，可以看出小阳对武力的崇尚，以及为自己拥有武力而自豪的自我满足感。

同时，小阳作为运动员赢得比赛也是小阳内心所崇尚的英雄原型的体现。张日昇（2006）认为，技艺高超的篮球队员或足球队员是箱庭作品中英雄原型的表现，在青少年的箱庭作品中，英雄原型的表现较其他年龄的人更为频繁。上次作品中的垒球运动员也是英雄原型的表现。与上次作品一致的是，这次的作品中也出现了教练，而且是三个教练，更加体现了小阳在箱庭中对约束和控制强烈攻击性能量所做的努力。

（十）第 10 次箱庭治疗（某年 12 月 19 日）

1. 谈话

小阳谈了他前两天跟父亲打架的事情。因为他起床晚了，旷课，所以爸爸用吊灯罩和棒球棍打小阳，他就推爸爸，把他推倒了，爸爸就用脚踢，他就按着爸爸不让他起来。小阳还回忆说，小的时候爸爸打妈妈，自己就帮着妈妈打爸爸，现在爸爸不怎么打妈妈了，可能是因为自己长大了，能打过爸爸了。

2. 箱庭制作及交流

小阳在沙箱的右边放了一个骷髅，左边放了一个奥特曼，在右上部放了一间房子，后来又将房子放回玩具架。在骷髅和奥特曼旁边分别插了一把兵器。

小阳这次作品的主题为"作战"（图 6-26）。他说："这是两个人在作战。左边的人是维护地球正义的地球人，右边的是想要消灭地球的外星人。他们的力量都很强大，也长得很高大强壮，每个人都比十多层的楼房还高。本来想找个房子，高度只有他们的脚那么高，但是放上后发现房子太高了，不协调，就又拿回去了。"说完以后，小阳又在玩具架上找了一座很矮的小山，就把它放

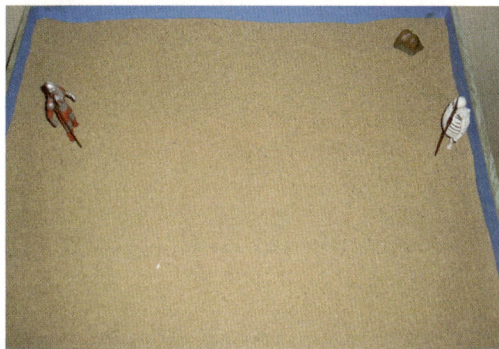

图6-26 第10次箱庭作品：作战

到沙箱里，以表示人的强大。当治疗者问到哪一方会获胜时，小阳说："正义的一方。"

3. 治疗者的分析

这次作品的界限清楚，却表现了明显的攻击性主题和场景。在经历了两次体育性质的竞争与对抗以后，小阳在这次作品中将自己内心的破坏性能量进行了一次直接的释放。作战的主题，兵器的出现，使得整个场景火药味十足。这是维护正义的地球人与侵略地球的外星人之间的较量，也是象征正义的奥特曼与象征邪恶的骷髅之间的较量，更是小阳无意识中的建设性能量和破坏性能量之间的较量。奥特曼的出现是英雄原型的表现。同时，小阳这次作品所表现的作战场景可能也是对现实生活中与父亲发生强烈冲突这一事件的反映，借此来表现小阳对父亲的反抗。

（十一）第 11 次箱庭治疗（次年 3 月 26 日）

1. 谈话

从这次开始，由治疗者来陪伴小阳进行箱庭创作。之前治疗者跟小阳见了一面，约定了咨询事宜。小阳这次按时到达咨询室，谈了他的学习、同学关系等情况，然后重点谈了他的家庭关系，他表示了对父母的不满。父母对他不太关心，让他感觉很失落。

2. 箱庭制作及交流

小阳先是在沙箱中部挖了一个湖，又在湖中心制作了一个小岛，在小岛上放了塔，在小岛与陆地之间放了一座桥，在湖的右上方放了垂钓老者，在湖的下方放了一间房子，在湖的右侧放了两个对弈老者，后来又将其移到湖的左侧，最后在湖中放了一只船。

小阳这次作品的主题是"湖"（图6-27）。他说："湖中心是一个观望塔，有渔民在钓鱼。"小阳最满意的地方就是那座塔，可以望远。

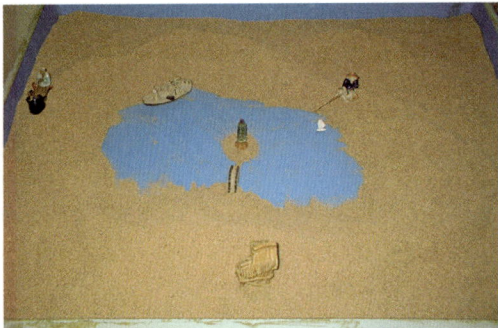

图6-27　第11次箱庭作品：湖

3. 治疗者的分析

小阳这次作品的内容与其第1次的箱庭作品有很多相似之处。相似的湖，相似的湖心岛，一样的塔、桥、船、垂钓老者、对弈老者，所在的位置也有很大的一致性。整个作品呈现出一片宁静、祥和的气氛，界限也很清楚，显得比较和谐。垂钓老者、对弈老者的出现，可能是智慧老人的象征。箱庭中的智慧老人原型可能是球队的教练、老师、对弈老者、垂钓老者、渔夫等形象，这在小阳前几次的箱庭作品中都有所表现。张日昇（2006）认为，箱庭作品中出现智慧老人的原型，可能反映了来访者面临着一种难于决定的窘境、一个难于解决的问题，或应对着一个危机，渴望得到内在的智慧老人的指引。小阳在作品中表现智慧老人的主题，可能正是这种内在渴望的表现。在自我整合、自性实现的过程中，智慧老人是我们获得解决遇到的问题和困惑所需的知识和判断力的象征。塔是精神世界的象征，能够站在塔上欣赏美景也是小阳所渴望的精神追求的象征性表现。小阳在继续探索与追求着自己的精神之路。

（十二）第 12 次箱庭治疗（次年 4 月 6 日）

1. 谈话

小阳这次迟到了，稍微谈了几句就开始制作箱庭。

2. 箱庭制作及交流

小阳由沙箱的四周向中部堆沙，四周呈现出蓝色的底面，构成了一个长方形。之后他在长方形内放了相互对立的两个卡通人物，并在位于他们中间的地方画了一道竖线，表示分界线。

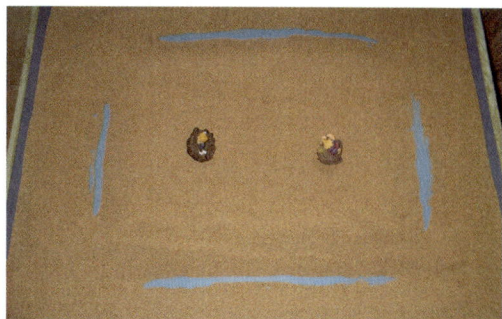

图6-28　第12次箱庭作品：擂台比武

这次作品的主题是"擂台比武"（图6-28）。他说："我制作的是动画片《七龙珠》中的一个场景。两个人在搏斗比武，周围的一圈水是边界，被抛到边界之外的一方就是输家。"

3. 治疗者的分析

这次作品的界限比较清楚，创作过程比较顺利，表现的是一个极富攻击性的主题和场景，与小阳的第10次箱庭作品有着很大的相似之处，都是一方与另一方的对抗，只不过这次没有正义邪恶之分。通过这种对抗与争斗，小阳内心的攻击性能量又一次得到了象征性的释放。总是强调输赢而忽视双方的合作可能是小阳看待问题的视角，不能从合作和共赢的角度来看待周围的人和物可能也是小阳的问题所在。

（十三）第13次箱庭治疗（次年4月9日）

1. 谈话

小阳这次又迟到了，针对他迟到的问题，我们谈了一下，要求他下次一定要注意时间。

2. 箱庭制作及交流

小阳在中部堆山，然后将山移到了左上部，在山顶挖了一个小坑（表示火山喷发），在右部挖了一个湖，湖边放了一些恐龙，其中一只是蓝色的大三角龙，湖里放了石头、鳄鱼、鲨鱼，后来又将鲨鱼放回玩具架。他在左上部放了一只黑色的霸王龙，又将其移至左中部，在其前面放了三棵树，又在黑色恐龙的旁边放了一只绿色的霸王龙和黄色的霸王龙，后来又将绿色霸王龙和黑色霸王龙放回玩具架，在沙箱中放了一只鸵鸟，之后又将它放回玩具架。

小阳这次作品的主题是"侏罗纪"（图6-29）。他说："这是侏罗纪时代，是个血腥、充满危机的世界。黄色的霸王龙在捕食小恐龙。霸王龙有锋利的牙齿，三角龙有三个尖锐的角，它们之间是最大的仇人，如果它们

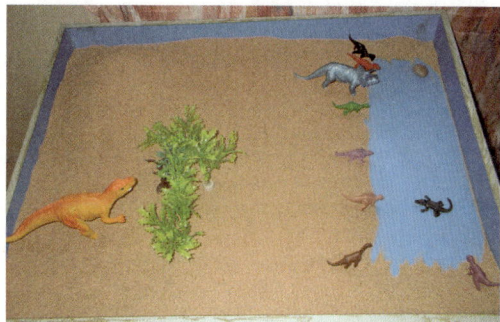

图6-29　第13次箱庭作品：侏罗纪

打起来的话将会两败俱伤。沙箱的右边是一个湖，湖中有史前巨鳄，听说有十几米长，一口能够吃掉两三个人，它正在水中捕食喝水的小恐龙。沙箱的左上部是一个小火山，喷发过一次。火山的下面是一个树林，可以隐藏猎食者。"

3. 治疗者的分析

这次作品的界限还算清楚，然而在整个创作过程中发生了大的变动，对玩具进行了大量的移动，而且表现出了强烈的与攻击有关的主题和场景，正如小阳所说的，这是一个"血腥、充满危机的世界"。霸王龙、史前巨鳄等带有强烈攻击性的玩具的出现以及整个画面的构造，与小阳的第7次箱庭作品有着很大的相似之处。只不过这次的史前巨鳄不再是潜藏于沙中了，而是露出了水面，正在捕食小恐龙，由一种潜在的威胁变为直接的攻击，显得更加血淋淋。霸王龙也在捕食小恐龙，这些都是受伤主题最原始的表现。同时，霸王龙藏于树丛后面，也是一种隐藏的表现，表现着受伤的主题。霸王龙和三角龙是最大的仇人，这也是小阳在现实生活中容易对别人产生仇视和敌对心理的象征性反映。

记得在第2次箱庭作品中，小阳制作了一个火山并说火山潜藏于海底，"还没有爆发，不过到了一定的时候就会爆发"，而在这次的作品中，火山出现在了地面之上，"曾经喷发过一次"。该发生的总会发生，火山的爆发对于小阳来说是理所当然的事情。这是小阳内在的破坏性能量的总爆发，爆发会造成一定的破坏。同时，火山爆发以后，喷涌而出的岩浆可以为植物的生长提供充足的肥料。死亡也意味着再生，所以，希望这次的喷发能够让小阳的内心世界得到一次再生和重组。

（十四）第14次箱庭治疗（次年4月11日）

1. 谈话

因为昨天小阳有事，所以将咨询调到了今天。他谈了和同班同学集体练习唱歌的事情。

2. 箱庭制作及交流

小阳用平板在沙箱中部左右画线，然后将沙加以平整，重新画线，从左上部始，至中部终，由外而内画出一条弯弯曲曲的道路。然后在左上部放了一间医院、两辆救护车，在道路上放了颜色分别为红、黄、蓝、绿色的四辆赛车，上面分别写有power、powerful、speedy、victory字样，并在道路上移动赛车，其中跑在最前面的是蓝色赛车，接下来是红色赛车、绿色赛车、黄色赛车。之后在道路旁放了四个栅栏、两个路障，最后在沙箱的左侧和右侧共放了五个人物。

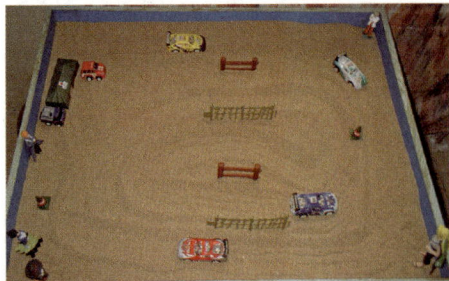

这次作品的主题是"野外的赛车比赛"（图6-30）。他说："这是一个赛车场，有赛车比

图6-30　第14次箱庭作品：野外的赛车比赛

赛。我故意设置了好多路障，弯路多，比较困难，这样可以考验赛车手的技术。周围是观众。还有救护车和救护所，以备发生火灾或车祸用来灭火和组织救援。蓝色的赛车跑在最前面，能够赢得比赛。我喜欢蓝色，蓝色赛车代表我自己。"完成作品以后，小阳感到"很激烈"。

3. 治疗者的分析

这次作品描述的是一次野外的赛车比赛，与小阳的第8次作品中垒球比赛的情形和第9次作品中足球比赛的情形有很大的相似之处，它们表现的都是一种带有竞争、对抗性质的比赛，是攻击性能量象征性的和升华了的释放，不像战争、比武或捕食那样以一方伤害另一方为代价。

赛车是本能能量的象征，而power、powerful、speedy、victory四个词汇更加彰显了本能能量的强大。Mathis（2001）认为，交通工具的出现预示着来访者心理的积极变化。赛车手则是英雄原型的体现，赛车手能够掌控象征本能能量的赛车，这也是小阳的自我更加坚定，对本我更有驾驭能力的体现。这是一种积极的变化，象征着小阳的克制力和自我约束能力的增强。栅栏和路障等是界限、约束和保护的象征。这次作品中出现了栅栏、路障，使得整个作品的界限显得很清晰，同时，它们对赛车来说是一种约束和保护，起到了对无意识能量进行约束和保护的作用，在一定程度上限制了这种能量潜在的破坏性。救护所、救护车等象征着治愈的玩具的出现，在象征着可能存在的伤害的同时，则为可能的危险、伤害等提供了潜在的治愈因素。

（十五）第15次箱庭治疗（次年4月16日）

1. 谈话

小阳谈了他因为在教学楼的楼道里烧纸玩而被教务主任发现并叫去训话的事情，还说教务主任可能要给他处分。小阳还谈了今天和一个同班同学发生冲突的事情，因为那名同学坐着小阳的位子不走，小阳一气之下便用手把他拉了出去。

2. 箱庭制作及交流

小阳选了两批士兵放入沙箱的左右两侧，并选了两个体型较大的士兵放在了左右两侧，相互对立，后来又将这两个士兵移到了沙箱的中上部，并排站着。然后在左上方放了一辆坦克，在右下方放了一架军用飞机，在左右两侧分别放了防护墙和军旗，并对左右两侧的士兵进行布置，在沙箱的中部上下画线，后来将左侧的六个士兵放回玩具架，这样左右两侧各有六个士兵。最后，他在左下方和右上方分别放了一桶汽油，完成作品以后又在左下方和右上方放了两架战斗机，并用救护车在中部上下画线，使得原来的线条更加清晰。

这次作品的主题是"实战演习"（图6-31）。他说："这是甲乙两国军队之间的实战演

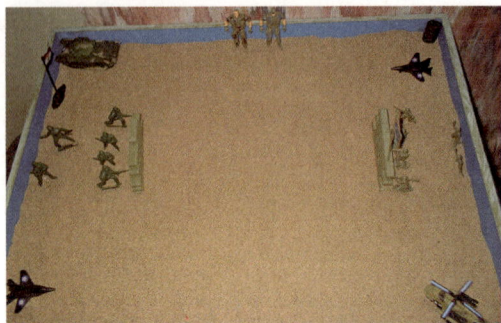

图6-31　第15次箱庭作品：实战演习

习，两国之间关系友好，他们在比试自己国家武器的先进性，用来相互学习，乙国军队（右侧）的武器更先进。中上方的那两个士兵是两方军队的指挥官。我在沙箱的中间上下画线，表示两方军队距离很远。救护车用来救护伤兵。我自己属于乙国军队，但更喜欢在中间的位置，希望友好，不希望有战争，并以此为代表，说明同学之间要友好相处。"小阳的感受是"希望以后大家和平相处"。

3. 治疗者的分析

这次作品表现的虽然是与攻击有关的主题和场景，在创作过程中有着大的变动，并对玩具进行了大量的移动，其界限却比较清楚，秩序井然，表现的依然是一个战争的场面，与小阳的第3次箱庭作品有着一定的相似之处，只不过那次是战争爆发之前的积极准备阶段，而这次是一次实战演习，是前者的延续。同时，与前几次两方之间一方战胜或吞食另一方的场景不同，这次是两军的一次演习，双方处于一种合作的状态，而不是真正的相互攻击。

非常有意思的是，两方的军官开始时是分居左右两侧，处于一种对立的状态，而小阳后来将他们移到了沙箱的中上部，并排站着，这种距离和姿态上的改变具有很大的象征意义，是一种由对抗、冲突到对话、合作、相互学习的转变，而且沙箱中部的边界对小阳来说是一片象征友好与和平的区域。战争的最终解决方式不一定是其中的一方战胜另一方，也可能是交战双方和解。Porat 和 Meltzer（1998）认为，来访者对箱庭作品中交战双方的态度以及事件的最终结局的解释，可能反映了其内心冲突的解决方式及心理发展的可能方向。因此，这一移动的动作反映了小阳内心的两种力量在由对抗转向合作，象征着一种积极的转变。这一结果的出现，是小阳内在的两种力量在不断的冲突中交流的结果，也可能和今天与同学发生的冲突通过箱庭的象征性释放带给小阳的反思有关系。通过一种象征性的冲突与对抗将积压的情绪释放出来，然后再用第三者的眼光和走出自身的客观观察力，更为冷静客观地看待冲突事件及冲突的双方，进而产生一种情感上的共鸣，达到负性情绪的积极升华。

同时，小阳的第3次箱庭作品中正在努力营造的司令部，在这次作品中终于以指挥官的形象出现，这也是第3次作品中努力建造司令部的成果的体现。指挥官作为一个军队的首脑，正如人的大脑一样，是一种理性思维的象征。指挥官的出现使得整个演习场面得以掌控和指导，也象征着小阳对自己内在的破坏性能量的掌控与驾驭。

（十六）第 16 次箱庭治疗（次年 4 月 19 日）

1. 谈话

小阳这几天生病，感冒、发烧，因此这次显得打不起精神。治疗者表达了对他的关心和问候，并得知他这一周都是住在奶奶家，没有和爸妈联系。当被问及是否介意父母在自己生病的时候没来看自己时，小阳说没什么，除非自己烧得很厉害，父母才会来看自己。

2. 箱庭制作及交流

小阳在沙箱的中部挖湖、堆山，在山上放了一个亭子，并在山的右部挖了一条沟，上面放了一座桥；在右上部放了一棵已经枯萎的树，树的旁边放了一匹棕色的马；在右中部用手点出一个蓝色的点，并放了一颗透明的珠子于其中，用沙子将它埋了一半，表示一口枯井。作品完成后，他又在马的旁边放了一个人。

这次作品的主题是"荒僻的地方"（6-32）。他说："这是野外的风景，一个人骑马路过一个亭子，因为很累，所以要到亭子里歇息，喝酒。这个人凶神恶煞，很厉害，却很孤独。一般情况下，比较厉害的人都不爱交朋友。这个人是专门负责帮人要债的，从中得到提成。旁边有一棵枯树，珠子表示一口枯井，里面有一点儿脏水，根本不能饮用。亭子旁边是一个臭水沟，里面的水也不能饮用。"

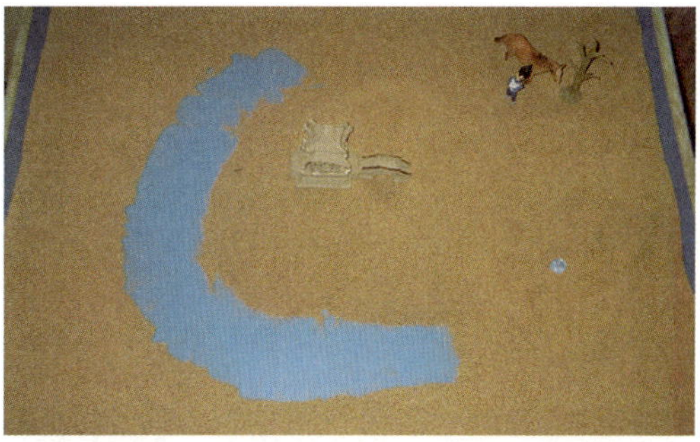

图6-32 第16次箱庭作品：荒僻的地方

3. 治疗者的分析

这次作品在创作过程中发生了大的变动和修改，然而界限还算清楚，没有攻击性的主题或场景。正如小阳为这次作品所起的名字一样，整个作品中使用的玩具极少，色调也较暗，特别是那棵枯树和那口枯井，显得缺乏生机。这可能与小阳这几天生病有关系，显得有气无力的样子，顿时失去了原来那种强大的能量和生龙活虎的状态，没有力气在箱庭中组织需要消耗大量能量的大规模场景。

水井因为其连接着地下的构造和从地下提取水源的功能，具有重要的象征意义，象征着与无意识的沟通和交流，从水井里取水也是从无意识中汲取营养的象征。Bradway（1997）认为，箱庭作品中水井的出现预示着制作者从其无意识中带来新的内容。张日昇（2006）认为，井水源于地下，是无意识深层的力量，是神圣的象征，井水不受任何污染，象征着洁净的灵魂。但是，小阳的这口水井却是一口枯井，里面只有一些脏水，因此，水井已经丧失了其应有的功能，也反映了小阳自身能量的枯竭状态。有水却不能饮用，象征着小阳难以从自己的无意识中获得给养，因而造成了枯竭。枯树和箱庭中的那名男子内心的孤独，都是这种枯竭的反映。再加上小阳对那名男子的描述，可以看出他就是小阳的象征，即很厉害，又感到很孤独，而且感到很累，需要休息，借酒消愁。无意识在向小阳发出一种信号，告诉他应该多休息，重新恢复应有的能量。

在这次作品中，象征本能能量的马已经成为人的坐骑，它象征着小阳对本能能量的驾驭和控制，具有重要的象征意义。相比于在他的第4次作品中未被驯服的野马及遇到的生命威胁来说，这是一个重大的进步。

（十七）第 17 次箱庭治疗（次年 4 月 23 日）

1. 谈话

从小阳的动作及表情能够感觉到他还是有一些疲倦的。小阳说自己现在好些了，不过还是没有彻底恢复，还说父母去奶奶家看自己了，这是一个很好的信号。

2. 箱庭制作及交流

小阳在沙箱中部堆山，在山坡上用手指画圈，制作一条盘山路，之后因感到太困难而将其毁掉，接着在沙箱中部自右向左画两道线，表示公路，并在公路上放了四辆车，后又将公路毁掉，在中部接着堆山，后又将其毁掉，最后在中部挖了一个圆形的湖泊，周围是一圈山峦，在湖中放了一枚黑色的导弹，把它看作湖中的一只大水怪，在左边山上放了一个男子，并将那四辆车并排放在了右下部，表示停车场。

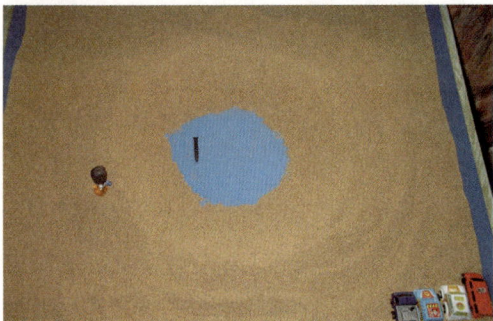

图6-33　第17次箱庭作品：水怪

这次作品的主题是"水怪"（图6-33）。他说："这是在西藏的一个湖，湖中有一只凶猛无比的水怪，它有四五十米长，几十吨重，凶暴残忍，专吃湖中的鱼虾。以前曾经有人在打猎时看到过水怪，但很少有人看到过它，因为它一般不出现在水面上。这个人胆子很大，好奇心也很强，听说湖中有水怪，于是就来到这里并看到了这只水怪，很是惊讶。"小阳对这次作品最满意的地方就是那圈山，"能够让人视野更广，看得更远"，并感慨地说"世界上有好多不知道的东西，需要我们去发现"。

3. 治疗者的分析

这次作品表现了与攻击性有关的主题和场景，而且在创作过程中发生了几次大的变动，一次次的变动。是小阳在混乱中创造秩序的一次次努力，变动越大，说明小阳的内心挣扎越大。小阳正是在这种剧烈的变动中，与自己的无意识进行着深入的接触。

沙箱中部是一个圆形湖泊，显得比较和谐、宁静，这是一种深入的表现，深入到无意识的深处，是治愈主题的反映。瑞·米雪尔认为，箱庭作品中呈现出的"深入"属于治愈的主题表现，湖面本身就具有反光的效果，仿似一面镜子，通过它，人可以看清自己，所谓"深入"，意味着以后深层的探索或发现。在经过了深入的接触以后，属于小阳个人无意识的东西开始慢慢浮现，就是那只水怪，虽然一般不出现在水面上，这次却是一个例外，而且被这个人看到了。

水怪是来自于湖底深处的动物，它"凶暴残忍""凶猛无比"，这可能是小阳的本我的象征。水怪有着黑色的皮肤，这可能也是小阳的阴影的象征性表现。荣格认为，在梦中，阴影往往呈现为黑色的人或物。梦是无意识的象征性表现，箱庭也是如此。张日昇（2006）认为，阴影原型反映到箱庭作品中常常是怪兽、恶鬼、邪恶的人或动物的形象，场面的构成也可能是一种令人恐惧、担忧的情境。阴影通常是消极的，但也可能是有益的。荣格认为，阴影能创造宝贵的财富，具有创造性和对于现实的洞察等好的品质。能够与自己的阴影对话，阴影的积极作用也就会展现出来。箱庭中的这个人"胆子很大，好奇心很强"，可能正是小阳的自我的象征。自我看到了本我，也体现了小阳与其自身的阴影的对话，这是一种无意识的意识化表现，具有重要的自我治愈作用。

（十八）第 18 次箱庭治疗（次年 4 月 27 日）

1. 谈话

小阳这次显得恢复了原来的活力。小阳这几天是和父母在一起住的，"想在家里住几天"，感觉父母对自己好了一些。小阳说自己需要多做一些事情，来增加父母对自己的好感。跟同学的关系也很好，最近没有与同学发生冲突。当治疗者说到小阳最近好像有了不少变化时，小阳高兴地点了点头。

2. 箱庭制作及交流

小阳用手指在沙箱中画曲线，然后抚平，接着以沙箱的中心点为起始点，向沙箱的四周画了好多条旋转的曲线，然后又将其抚平。他以沙箱中心部位的一点为核心，一圈一圈地自内向外画了一条螺旋状的曲线，如同不断向外扩张的旋涡，然后在一圈圈的螺旋线上共放了14颗五颜六色的水晶球，又在沙箱的左右两侧共放了14颗晶莹剔透的水晶球。作品完成后，他又将旋涡中心那颗透明的水晶球换成一颗发光的黄色水晶球。

这次作品的主题是"浩瀚的宇宙"（图6-34）。他说："这是宇宙，左右两边的水晶球代表天上的星星，中间的螺旋是太阳系，中心的那颗水晶球代表太阳，周围的水晶球代表行星。我将中心代表太阳的透明的水晶

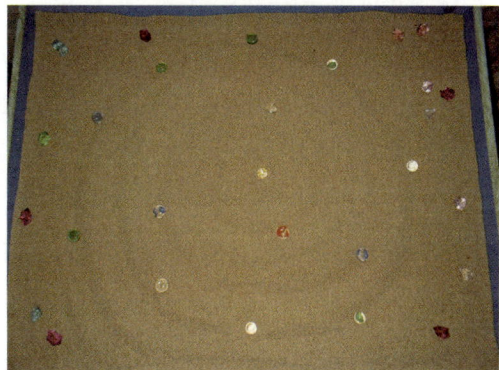

图6-34　第18次箱庭作品：浩瀚的宇宙

球换成了黄色的闪闪发光的水晶球，这样更亮一些，表示太阳的光芒四射。心胸要像浩瀚的宇宙那样，容纳万物。我现在的心胸正在扩大，以后会有这样的胸襟。我还有很多不知道的地方，以后会去探索。"当被问到作品里面有没有代表自己的玩具时，小阳说："还没有，不过将来会有的，就是中心的那个太阳。"小阳最满意的就是那个核心，即太阳。小阳看着作品感慨道："我要像宇宙一样，心胸开阔，容纳周围的人和事。"

3. 治疗者的分析

这次箱庭作品是小阳的最后一次作品，显得多姿多彩，非常和谐，同时也是最为壮观与豪迈的一次作品，是小阳多次努力和修整的成果。虽然是小小的沙箱，小阳却能够在其中创造出一个浩瀚的宇宙，并将自己的心胸比作宇宙，希望能够拥有宇宙般的心胸，这是小阳的追求，也是他以后的发展方向。

小阳将太阳比作自己的将来，这是人类心目中的太阳原型的体现。张日昇（2006）认为："太阳为万物提供能量，是活力、冲动、勇气和重返青春的象征。同时，太阳也引领世界走出黑暗，为万物带来光明，因此又是知识、智慧和真理的象征。"茹思·安曼（2006）认为，太阳是永恒和不变的象征，也是原型的本质的象征。如果以我们个人的太阳为原型，我们可以感觉得到这种由内部散发出的力量和影响力。依据她的空间象征性诠释指导图，沙箱的中心部位象征着人格的核心，即自我，它往往代表着自我和自性的关系的不同层面。小阳在沙箱的中心位置放置太阳，作为宇宙的中心，将它比作将来的自己，这是一种自我与自性整合的体现，是小阳的核心自我的象征。星星是神灵的眼睛，具有指引方向的意义，在漫长的黑夜中能够引领人们继续前行。在神话传说中，英雄通过太阳、月亮或者星星来获得方向。相信它们对于小阳也是一种内在的指引，指引着小阳向着属于自己的领域前行。

太阳与月亮或星星的结合可能预示着意识与无意识、男性与女性、光明与黑暗、白天与黑夜、热与冷等对立面的结合（Bradway，1997）。星星和太阳，一阴一阳，都在小阳的这次作品中得到了体现。阴阳结合是整合的表现，形成了对立的统合，就像炼金术中所说的"对立熔合"（conjunction oppositorum）。另外，水晶以及炼金术过程中的"石""难以得到的宝物"和自性相对应。炼金术是说"石"是身体、心灵和精神的结合体，是有生命的存在。石或水晶是内在整体性的象征，是更高的人格的象征（茹思·安曼，2006）。可见，小阳在走向治愈的同时，也在向着人格整合的方向迈进。

荣格（2001）说过，"人是小宇宙"的想法反映了天地间有种预定的和谐。浩瀚的宇宙，也就是表现宏观宇宙的气势。其实每个人都是一个小的宇宙，这是古代哲学对于作为个体的人的看法。古希腊人把自然看作"大宇宙"，人则是"小宇宙"，人是自然的一部分。我国古代的中医理论也把人体比作一个小宇宙，与自然界这个大宇宙对应。每个人都拥有着具有能量的小宇宙，它就是每个人心中的火。小宇宙不断地膨胀，人也跟着不断壮大和坚实起来，小宇宙熄灭了，这个人也跟着归于沉寂。小宇宙具有无可限量的潜能，关键是去激发它，而小宇宙这团心火是要用我们的心去燃烧的。

"箱中大宇宙，庭里小世界。"（张日昇，2006）在沙箱中表现的世界可以大到无限大，也可以小到无限小。作品中的旋涡呈现出由内而外、由小到大的旋转之流，这也是宇宙的体现。由内而外，代表着宏观宇宙的扩张，也代表着作为个体的小宇宙的扩张；由小到大，象征着宏观宇宙在起源的基础之上的一步步发展，也代表着人的小宇宙从诞生到壮大的一步步发展。处于中心部位的那个太阳就是宇宙的起点的象征，也是个体生命的起点的象征。由内而外的旋转和扩充体现着宇宙的进行、生命的进化，也象征了小阳的心胸的不断扩大。旋转本身，则产生了风。风是伟大的，它是气体，是呼吸，因此代表着生命，生命之所以存在就是因为有这口气存在。

正如宏观的大宇宙需要我们世世代代去探索一样，我们自身这个微观的小宇宙也需要我们穷尽自己的一生去探索。这是小阳的人生课题，也是每个人的人生课题。相信小阳能够坚强地一路走下去。

三、案例讨论

通过对小阳的箱庭游戏过程的描述和分析以及小阳在现实生活中的变化，我们可以明显地看出小阳发生的变化和成长。下面就从小阳在箱庭游戏中呈现的变化和在现实生活中呈现的变化两方面，来综合概括和讨论小阳的成长历程。

（一）在箱庭中呈现的变化

小阳在箱庭中发生了积极的转变。前面已有详细的分析，下面就从以下几个方面进行概括性分析。

1. 深入

小阳在他的6次箱庭作品中都挖了湖，在第2次箱庭作品中表现了海底世界，在第16次作品中表现了水井。在沙箱中往下挖沙的话，就能挖出水的意象来。水是生命之源，它孕育万物。沙箱中这种由上而下的运作是深入的表现。特别是湖或海的出现，这是深入无意识世界的表现，体现着意识与无意识之间的沟通并从无意识之中获得给养。茹思·安曼（2006）认为，湖泊象征着原始的状态以及母亲子宫的那种包容力。湖泊中的水包容着鱼和小鸭子，就像母亲保护着她的孩子。瑞·米雪尔认为，深入是治愈主题的表现，体现着内在的治愈。

2. 在变动中成长

小阳在多数箱庭作品的创作过程中，都发生了大的变动，或大量地移动玩具，或大量地移动沙子，或在作品创作完成以后对作品进行修改，这些变动都是变化的表现，象征着小阳对自己内部的各种能量重组和再分配的梳理过程，如第15次箱庭作品中小阳对两名指挥官由相互对立、疏远到并肩、贴近的移动。

Mark Pearson 和 Helen Wilson 认为，箱庭能够促成一种积极的退行，进而促成治愈。通过在沙箱中使用象征，挫折、气愤、攻击、嫉妒和报复等情绪都可以释放出来。有时，这种释放可以通过挤压沙的形态，埋藏、颠倒或是移动具有象征意义的玩具来实现。在这种剧烈的变动中，小阳的内心渐渐由无序走向有序，由失衡走向平衡，由分裂走向整合。它对于心灵是一种疗伤的过程，体现着内在的治愈。

3. 从隐藏到浮现

小阳在多次箱庭作品中都表现或描述了隐藏的场景，如第2次箱庭作品中隐藏于海底的火山，第4次箱庭作品中隐藏于草丛后面的猎豹，第7次和第13次箱庭作品中隐藏于树丛后面的霸王龙和藏于沙中的古代巨鳄，这些都是隐藏的表现。瑞·米雪尔认为，在箱庭中表现隐藏的内容是创伤主题的反映。而在后来，隐藏的内容则是慢慢地浮现出来。例如，第2次作品中藏于海底尚未喷发的火山，在第13次作品中浮现到了地面上，而且已经喷发过了；第7次箱庭作品中藏于沙中的古代巨鳄，在第13次作品中浮出了湖面；第17次箱庭作品中，一般不会露出水面的水怪终于浮出了湖面。这些都是浮现的表现，是小阳与自己的无意识进行沟通的结果，也是小阳无意识的意识化的体现。

4. "冲突、对抗—竞争、合作—整合"的发展路线

Bradway（1997）认为，箱庭疗法为相互对立的双方的呈现、对抗和整合提供了空间。小阳在多次箱庭作品中都表现了与攻击、对抗有关的主题、场景和内容，如鲨鱼捕食小海龟、猎豹捕食马群、霸王龙和古代巨鳄捕食小恐龙、地球人与外星人的战争、擂台比武，这些都是小阳内在的强烈攻击性能量的破坏性释放，而后来小阳用垒球比赛、足球比赛、赛车比赛来表现这种攻击性能量，这是一种升华了的释放，具有一定的建设性。在第15次作品中，甲乙方军队合作进行实战演习，则是进一步将攻击、对抗转变为合作，象征着小阳内在的两种力量的和解与融合。小阳的最后一次箱庭作品中太阳与星星共同出现，体现和预示了对立面的整合。

5. 从混乱到控制

Weinrib（1983）指出，箱庭提供了一个安全和封闭的容器，促进被压抑的攻击性需求的表达与释放，其中尚未实现的恶魔般的能量可以得到转化。小阳在多次箱庭作品中所表现的攻击、对抗等内容，都反映着小阳内心各种能量的混乱、动荡和无序，仿似一个混沌的世界，后来则出现了老师、教练、指挥官等角色，他们的出现是规则和约束的象征，也是对混乱的无意识本能的一种控制和秩序化的象征。他们的作用，正如人的大脑对身体的作用一样，是一种理性思维的象征，也象征着小阳对自己内在的破坏性能量的掌控。这表明小阳混乱情绪的减少，而混乱情绪的减少就会在无形中减弱攻击性，因为攻击性正是这种混乱情绪的形象化表现。

（二）在现实生活中呈现的变化

在现实生活中，小阳也在发生着重大的变化。小阳感觉父母对自己好了一些，可见小阳与其父母的关系在向着好的方向转变。同时，小阳也认识到自己需要多做一些事情，来增加父母对自己的好感。小阳也在开始经营自己的家庭关系了，准备为家庭关系的发展做出自己的努力。

小阳跟同学的关系也变得好起来了，最近没有与同学发生过冲突，攻击性行为明显减少。小阳在对自己的认识上发生了特别大的变化，不再像以前那样，对别人的表现怀有强烈的敌对心理了，而是开始对自己的行为进行一些深刻的反思，攻击性认知明显改观，攻击性情绪明显减弱。正如他在最后一次咨询时所说的："我要像宇宙一样，心胸开阔，容纳周围的人和事。"

综合小阳在箱庭作品上的变化以及现实生活中的变化，可见小阳的问题得到了较大的改观，对小阳的箱体治疗取得了明显的效果。

通过对箱庭疗法应用于品行障碍儿童青少年的治疗原理、作品特征、个案治疗过程及疗效进行分析，或许你对箱庭疗法与品行障碍的关系已经有了比较多的了解。在结束本章节之前，我们再从以下几点进行反思。

第一，箱庭治疗的能量观。箱庭治疗在移动沙子、摆放玩具、创设场景的背后，是一种能量的流动过程。箱庭作品中的每一个玩具、每一幅画面，都对应着制作者内心的一部分，一个柔弱的小孩可能代表着制作者内心深处脆弱的自己，一个小孩被母亲忽视的场景可能代表着制作者心灵深处的恐惧与不安。箱庭制作过程中的不断变动，背后是制作者内心的各种能量不断冲撞、调整、慢慢融合的过程。品行障碍儿童青少年内在的攻击性能量，可能在治疗者和箱庭所提供的双重保护与安全、接纳的氛围下，逐渐转化为建设性的能量，就好比汹涌的波涛最终转化为电能，照亮制作者探索的路程。资源用错地方，就成了垃圾；而垃圾用对地方，就成了资源。箱庭治疗的作用就是让垃圾变成资源，让资源得到最大限度的利用。

第二，心理转化与行为转化。品行障碍问题可能不容易克服，如果过度关注问题和症状本身，头痛医头，脚痛医脚，可能不容易令品行障碍问题发生真正的转变。一个品行障碍儿童在表现出敌意、愤怒、攻击、偷盗、逃学等问题的背后，可能都有他脆弱的一面，而这一面可能恰恰是问题的症结所在，它往往是心理层面的，只有心理层面的问题得到了根本解决，行为层面的问题才能迎刃而解。箱庭疗法作为一种关注心灵的非指导式方法，是以"理心"为核心的，这也是仅仅通过几次箱庭治疗就能够让品行障碍儿童青少年的行为问题发生了如此大的改变的原理所在。因此，如果说箱庭疗法真的很神奇的话，仅仅是因为它为彻底的改变提供了最大的空间。

第三，箱庭治疗者的态度：欣赏、非评判。品行障碍儿童青少年往往比较敏感，甚至容易将他人中性的行为、善意的忠告解读为挑衅和敌意。那样的话，将会对治疗的进展和效果产生极大的负面影响。因此，箱庭治疗者一定要保持一种非评判的态度，接纳前来接受箱庭治疗的品行障碍儿童和青少年，不要对他们有任何偏见，应该对其箱庭作品持欣赏的态度，努力建立和保持良好的咨询关系。

第四，权利与规则的设定。在箱庭治疗正式开始前，箱庭治疗者要向品行障碍儿童青少年明确对方在治疗过程中享有的权利，如自由规划自己要做什么，随意选择自己想用的玩具，还要明确必须要遵守的规则，如时间限制，不准故意损坏玩具，禁止将沙箱中的沙子随意撒到地板上。考虑到品行障碍儿童青少年可能具有的强烈攻击性以及对规则的破坏，治疗者应事先明确告知对方必须要遵守的规则，这样可以最大限度地消除或减少可能造成的破坏，也可以培养品行障碍儿童青少年的规则意识。

第五，争取得到家长的支持和配合。品行障碍儿童青少年的问题往往与其家庭有着密切的联系，如不当的教养方式、家庭暴力、家庭虐待、亲子冲突、夫妻关系不良。在某种程度上，儿童青少年的问题行为往往是家庭问题的一种折射，有着一定程度的家庭因素在里面。如果不能得到家长的支持和配合，治疗效果可能会大打折扣。因此，治疗者与家长适当沟通，从中了解孩子的成长历程、家庭氛围、亲子关系、家庭教养方式等多方面的信息，对于治疗的进展往往会起到正向作用，甚至在必要情况下可以对孩子的父母进行咨询。

第七章

箱庭疗法的儿童虐待治疗

作曲家舒伯特曾在《我的梦》中，记录了一个被父亲两度赶出家门的少年的故事。少年有家不可回，便只有在外流浪。他热爱歌唱，成为一个对着陌生人歌唱的流浪歌手。少年虽不能回家，可他心里还保留着对家的爱。于是，当他想把这份爱唱出来时，这爱便变成了痛，而当他想唱出这份痛时，这痛又变成了爱。于是"爱与痛就这样把我分成两半，却又不可分体"。这便是著名的《未完成交响曲》背后的故事。在这个短篇里，少年因被家庭放逐而在爱与痛中煎熬，两者紧紧相缠，爱与痛合为一体，终日伴随着他。

儿童期被父母虐待的孩子，在心理上便是这样被父母、家庭放逐的孩子，他们的爱与痛相连，所以他们不说爱，不去爱，他们的表达方式变得特别且曲折。他们的需要长期得不到满足，所以会逐渐远离自己真实的感受、需要与渴望。由于被爱的需要、归属的需要一直得不到满足，因此往往会表现为要么愿意付出一切去获取别人的认可，要么拒绝与人建立关系。他们通常也会有自我贬低的倾向，认为自己是不够好的，因此他们或者经常自我否定，或者用愤怒来掩盖自卑的感觉。在我们见过的、访问过的一些在童年期受到父母的虐待、忽视或不良对待的孩子，无论是儿童、青少年还是成人，都表现出对自我价值的否定，甚至失去对生命的热情。此外，由于他们没有一个好的榜样能够正常地表达、抒发情绪，所以他们会使用不当的情绪表达方式，要么暴躁，要么压抑、冷漠，并时常表现出异常行为。

受到父母虐待的孩子，相当多的人会由于成长的正常需要得不到满足，从而表现出各种内在或外在的心理与行为问题。但是，假如这些孩子身边还有可以使他们健康成长的其他因素，如一个真心疼爱他们的长辈、一个好的生活榜样、一位好的老师或者一个要好的朋友，那么他们或许就能拥有较好的复原力，从而可以从这一艰难的经验中自我治愈伤痛，使心理得到复原。

本章我们只讨论那些受过父母虐待并对他们的成长造成严重影响，从而产生了各种内在或外在问题且其复原力不足以令其自然复原的情况。我们将首先介绍儿童虐待以及箱庭治疗对受虐儿童的适用性，然后会呈现两个受虐儿童的箱庭治疗过程，看看他们不同的内在探索与转变历程。

第一节　儿童虐待与箱庭治疗

对儿童虐待（child maltreatment, child abuse and neglect）的研究开始于1962年Kemper等人发表的关于受虐待儿童的综合征的文章。该综合征是指儿童受虐出现的临床症状、体征。从此，对儿童虐待的研究也日渐增多，儿童虐待问题日益受到关注。学术界开展了一系列对儿童虐待的发生状况、产生的影响以及危险因素等的研究。心理咨询与治疗也开始了针对受虐儿童的探索与干预，并尝试从临床实践经验中总结儿童虐待经历对儿童及其成年后的影响以及产生这些影响的原理与机制。

一、儿童虐待

世界卫生组织（1999）对儿童虐待定义如下：儿童虐待指对儿童有义务抚养、监管及有操纵权的人，做出足以对儿童的健康、生存、生长发育及尊严造成实际的或潜在伤害的行为，包括各种形式的躯体虐待、情感虐待、性虐待、忽视及对其进行经济性剥削。

（一）儿童虐待的不同形式

身体虐待（physical abuse）是指一个抚养者对儿童实施的引起实际的身体伤害或有潜在伤害的行为。这些行为包括用手或物体打儿童，踢、甩、扔、烧伤儿童等。

性虐待（sexual abuse）是指一个抚养者用儿童来满足自己的性需求的行为，但是也通常包括非抚养者的这种行为。

心理虐待（psychological abuse）是指抚养者不能提供一个适当和支持性的环境，对儿童的情绪健康和发展造成不良影响的行为。这类行为包括过度限制儿童的行动，诽谤、嘲笑、威胁和胁迫、歧视、拒绝以及其他非身体形式的敌意对待。

忽视（neglect）是指父母不能提供儿童在一个或更多的领域成长的条件，这些领域包括健康、教育、情绪发展、营养、保护和安全的居住条件。

但是事实上，不同形式的虐待常常不是独立存在的，很多受虐待儿童同时承受不止一种形式的虐待。受身体虐待的孩子也有可能同时受到心理虐待，而受心理虐待的孩子也可能经受程度不同的忽视等，这些不同形式的虐待经历在不同家庭中会有不同的组合，这种情况被称为多重虐待。

国内外都已经有量表来调查儿童的受虐情况与程度，但目前国内缺少专门的儿童保护机构来对受虐儿童的经历与伤害进行直接的干预。

有受虐经历的儿童来做心理咨询，可能并不是因为他们的受虐经历，而是他们产生了各种外在或内在的问题，所以被父母或老师送到心理咨询室。如果学校里有专门的心理老师，这些孩子也有可能自己去找心理老师，但多半不是要处理自己的受虐经历，而是其他的困扰引导其前来寻求心理帮助。诚然，这些困扰通常与受虐经历有关，但孩子的意识并不一定会直接连接到受虐这里。这就要求心理老师或心理咨询师对每一个被送来或自愿来的孩子张开有洞察力的眼睛，不仅看到孩子当下的情况，更去看到孩子背后的家庭情况及成长经历。当可以确定孩子有受虐经历后，可以使用儿童虐待问卷或选用其中相关的题目，去了解受虐的相关情况及受虐程度，以更好地理解来访者及其内在的心理创伤。

（二）虐待对受虐者的影响及其解释

虐待会对儿童的人际关系、情绪、自我认识等方面的发展产生影响。这些影响与虐待造成的儿童心理能力的破坏或得不到发展有关。

1. 人际关系问题

因受虐的情况及儿童在其他看护方面环境的不同，儿童所表现出来的人际关系问题也不尽相同。有些孩子明显表现为孤僻、不与他人交往，有的表现为与他人冲突严重，而另有一些则可能成为被孤立或被欺负的对象。

在父母那里体验到虐待的儿童，无论是身体虐待、心理虐待，还是忽视，他们的信任能力首先会遭到破坏。这就导致他们往往不能再信任这个世界，不能信任他人，更有可能形成"这个世界是可怕的，别人也都是可怕的"这样的结论。因此，他们会遭遇人际关系的困扰。

Dodge（1994）的研究发现，相比于对照组儿童，有身体虐待经历的学龄儿童在面对不明确信息时，更可能遗漏相关的社会性线索而归因于别人的敌意。Joseph（2003）等人就小学阶段受虐儿童对不同人际关系身份的个体（父母、教师和同伴）的归因倾向进行研究，考察儿童敌意归因倾向与虐待的频次、严重性的关系。结果表明，相对于正常儿童，身体受虐的男孩更可能对各种人际关系身份的对象做敌意归因。这样会造成儿童选择不与他人建立关系，孤僻或者是经常与他人发生冲突。

除了更容易将他人的行为归因为敌意外，还有一个影响他们人际关系的重要方面，那就是他们没有学到与人正常、友好交往的方式。一般情况下，我们从父母与他人交往的过程中学到对他人的基本态度及交往方式，而受父母虐待的孩子没有好的人际交往技能的榜样。因此，即使他们想要跟他人建立好的关系，也不知道要怎么去做，这也是受虐儿童不时跟同伴起冲突的重要原因。这与社会学习理论的观点是一致的。该理论的一个核心观点认为，儿童仅仅通过观察与模仿他人，就能习得各种社会和认知行为。受虐儿童暴露于父母的暴力之下，实际上，他们的父母正是通过自己的榜样，使儿童习得了相同的方式与人交往，这亦成为儿童以后处理关系与问题的首选方式。

另外一部分受虐儿童会表现为太想得到别人的认可和喜爱。因此，他可能无限地放弃自己的界限，如接受同学超越同伴互助的要求，在他人那里表现出依附或讨好的态度，从而把自己置于显性或隐性的受欺负的位置。

2. 行为问题

受虐儿童通常会表现出各种外在或内在的行为问题。每个孩子的情况会各有不同，大致可以有以下几种情况。

（1）攻击性行为

Wolfe（1998）等人的研究发现，受身体虐待的儿童青少年常常表现出人际间的暴力行为，在约会关系中更多地使用强迫和暴力等攻击性行为。很明显，在家庭里面受到攻击后，他们无法处理这样的经验，因此会用付诸行动（acting out）的方式对外表达出来。此外，尤其是受身体虐待的儿童，他们受到的对待恰恰成为他们学习的内容。

（2）成瘾行为

世界的不可控感会让他们迫切需要抓住一些东西，能够控制，有所依附。能达到这一目的的可能是某些物质，如吃的东西、吸烟、酗酒、网络等，也可能是某些行为或认识方式，如特别迷信或依赖一些数字和巧合现象，对他们而言，这是有魔法的，能令生活发生变化。

（3）自伤行为

当被虐待的内在经验无法向外表达时，有些孩子会选择向内表达，即将愤怒转向自身，伤害自己。这一方式甚至可能会成为受虐者处理情绪的惯用方式。笔者的研究生曾接待过一位成人个案，她在童年期受过父亲的严重的身体和心理虐待，当情绪超出其承受范围时，她虽已经结婚成家，仍会使用小时候使用的打自己耳光、拿针扎自己手背、用头撞墙等方式来缓解内心的情绪。

3. 情绪问题

受虐待儿童会表现出抑郁、焦虑、愤怒等多种情绪。这些情绪本身不是问题，问题是相比较于普通儿童，他们更多地表现出与情境不匹配的情绪，如莫名的情绪发作或情绪调节能力差（Maughan & Cicchetti, 2002）等。

这些儿童在家里有太多深刻、复杂的情绪不被允许表达，这些负面情绪埋藏在内心深处总会找一个机会得到宣泄和释放，因此，当遇到激发线索时便会爆发。尽管可能这一激发线索在别人看来完全没有问题，但对于那些有受虐经历的儿童而言，可能会激起受虐待的经验而一发不可收拾。

此外，当遭受挫折的时候，有受虐经历的人的内心最柔弱的部分就将被激发，因为对他们来说，有可能会被解释为他们的确是不好的，要么他们会在内心加倍责备自己，让自己对情况负责，从而引起不必要的抑郁情绪，要么他们会因想遮掩脆弱的内心而变得过度愤怒。这些不必要的负面情绪或经过变形的情绪表达，是许多受虐儿童情绪的重要特点。

4. 自我认知问题

有受虐经历并受其影响的儿童，通常对自己没有正确的自我认识与评价。Allen和Tarnowski（1989）的研究就发现，受身体虐待的儿童和青少年表现出更多的低自尊、无希望感、自杀倾向和低自我价值感。心理治疗的临床实践也一再发现，受其他类型虐待的儿童、青少年甚至成人，都有自我贬低、自我否定倾向。

客体关系理论代表人物之一费尔贝恩认为，在恶劣的环境中，受虐儿童仅有的力量是改变自己（Clair，2002）。于是，儿童通过认为自己是不好的，应该受到如此对待等，来应对自己可能对父母产生的愤怒情绪。

我们每一个人最初都是通过父母来认识自己的，即使是听不懂父母讲话的孩子。如果父母对自我的反应是积极的、及时的、充满欢乐的，那么孩子就能够接受这些信息并会认为自己是值得被爱的，是被需要的，是有价值的；相反，他们就会产生无价值感，进行自我否定与贬低。

当然，以上这些表现并非都会体现在某一个受虐儿童身上。如前所述，每个孩子的情况还跟其受虐情况及程度、受虐年龄及持续时间、身边的其他治愈性因素及个人特质等有关。我们列出上述问题表现与解释，供读者在接触有此类背景的来访者时了解及参考。

二、箱庭疗法治疗儿童虐待的适用性

自儿童虐待受到关注以后，关于受虐儿童的心理咨询与治疗也开展了起来。Deblinger（1999）使用了12次的认知行为治疗，来降低受虐待儿童的外显行为问题，也就是抑郁和创伤后应激障碍症状。这些治疗都取得了一定的效果。除此之外，对受虐儿童及青少年还有团体咨询和治疗，以及包括绘画治疗、音乐治疗在内的游戏治疗的尝试。值得一提的是，从20世纪开始，就已经有箱庭治疗者使用箱庭疗法来治疗受虐儿童的创伤。Grubbs（1994）使用箱庭疗法对一个受性虐待的12岁男孩进行治疗，揭示了由个案最初表达的混乱的、自我毁灭的和对世界的敌意，到最后内在和谐的、有秩序的和清晰的界限出现的过程。在这一过程中，个案用象征的方式杀死了施虐者，由此创建了一个根植于内心的安全的世界。Mathis（2001）对一个受性虐待的7岁儿童进行了36次箱庭治疗，发现尽管受虐个案与治疗者关系的建立是一个漫长而艰难的过程，但是在朝向越来越好的方向发展。Miller和Boe（1990）对14名4~12岁的受虐待儿童进行研究后，设计了一个用箱庭疗法和讲故事相结合来治疗虐待儿童的方法，他将这一方法命名为"鲛泪成珠"（tears into diamonds），取得了很大的成效。

在此基础上，笔者指导研究生对受虐儿童、曾有儿童期受虐经历的成人进行箱庭治疗，在实践摸索中得到了一些初步的经验。我们认为，箱庭疗法适用于儿童虐待，无论是对儿童、青少年还是成人。除了对有此经历的青少年和成人进行治疗取得了明显的疗效外，下述理由也支持我们的这一判断。

（一）箱庭是治疗者与来访者之间的重要媒介

有了箱庭，治疗者与来访者的信任关系得以慢慢建立，治疗才能逐渐推进与深入。笔者在《咨询心理学》（2009）一书中曾经说过：在心理咨询初期，对咨询者最重要的课题，是如何与来访者确立相互信赖的咨询关系。咨询中期，笔者同样强调了信任关系对咨询进展的重要性。但是，如前所述，有受虐经历的来访者往往存在着或重或轻的信任问题。因此，他们在跟任何一个人包括跟治疗者，建立起一段信任关系是非常不容易的。他们会非常敏感，包括自己说了什么、做了什么，治疗者的反应是什么。他们会非常容易接收不被接纳的信号，一旦有了这样的怀疑，接下来工作的进展就会变得困难和缓慢。箱庭疗法中陪伴来访者制作箱庭，对箱庭作品的体验与欣赏，对于治疗者来说，都是其逐渐得到来访者的信任的重要媒介和方式。

有受虐经历的来访者在开始的时候不擅长或不习惯跟他人分享自己的感受、需要和想法，而这些是心理咨询与治疗过程的重要部分。箱庭提供了这样一个缓冲器，他们可以通过非语言的方式，去"玩"出他们的感受、需要和想法。如果他们只是想通过画面呈现或者通过制作过程自己去体会，不愿意跟治疗者讲，有经验的治疗者也会尊重他们的步调，在开始的时候给予他们更大的主动权，因为这是他们心灵运作的节奏，而且他们比他人更需要主动权。

（二）箱庭疗法具有象征性功能

箱庭的象征性功能使得受虐儿童的许多难以宣之于口的复杂感受与想法可以用非语言的方式进行表达。直面这些感受与想法是得到治疗的必经之路。

受虐儿童有许多内在的情绪，包括对不公平对待的愤怒，对自我经历的悲伤，由于不被爱而产生的羞耻感以及许多其他复杂的负面感受。这些感受都压抑已久，并且很少有机会得以表达。这些情绪必须被表达，就如John Bradshaw（1999）所说，我们需要这样的理由之一，就是为了要完成过去的伤痛事件，以便我们的能量能为今日所用。

由于受虐儿童很少有机会被允许表达这类负面的情绪，他们逐渐不再拥有这样的能力。一旦不被允许去表达这些负面情绪，这份有表达负面能量所可能获得的"复原力"便被冻结了。后来即使有机会，要表达出这些感受及与之相关的想法也非常困难，它们本身对于来访者来说就可能是"不应该"、无法向他人表达的。但是，箱庭中的游戏是象征式的，有时候不必通过直白的语言去表达这些心声，可以通过布置一个故事场景，可能里面的人物是某些动物，是"张三""李四"等，那都没有关系。

象征的语言是人类最初的语言，在没有文字存在以前，它就在起作用了。神话、童话都是象征的典型应用，它们都对人们的心灵成长起到重要的作用。幼儿通过童话了解关于人生的诸多方面的信息，人类的祖先也正是通过神话来抚慰自我对于不了解的力量的恐惧，表达自我对于有力量及美好生活的向往的。它所能起到的作用，它所能表达的内容，超出语言所能表达的。另外，儿童、青少年的语言表达能力也较受限，许多感受、想法和渴望还无法通过语言流畅、精准地表达，却可能通过箱庭的游戏过程来充分进行体验与表达。

（三）箱庭疗法游戏的方式

箱庭的游戏性促进来访者回归内在儿童，有机会重新抚慰受伤的儿童，有了无条件的关注、支持与陪伴，就可以促使受虐儿童得到自我疗愈。

受到父母虐待的孩子在虐待频繁开始时，他的身体与心理都可能受伤。随着年龄的增长，身体会长高，生理上会有变化，受伤的孩子的身体会痊愈，但内在的伤痕却依然存在。因此，要得到治愈，非常重要的步骤是找回这个受伤的内在儿童，陪伴、支持很重要（John Bradshaw，1999）。

游戏是儿童重要的活动方式。在游戏中，他们更容易放松，成为自己，而不是一直待在随时准备应对危险情况的紧张状态中。这一方式加上箱庭治疗者致力于形成的母子一体性的治疗关系，所提供的自由与受保护的空间，使儿童、青少年有机会回到过去那个受伤的孩童身边，并且此时身边的人不再是危险的父亲或母亲，而是提供无条件接纳、支持与保护他的治疗者，这给了内在儿童以力量，满足了之前未能满足的需要，重新修正了他的经验——他是值得被爱的，有人值得信任……

（四）箱庭疗法是一个创造的过程

箱庭制作的创造性是一个动觉、触觉、视觉、想象等共同作用的过程，也是由旧的故事发展出新的故事，激发内在创造性的奇妙过程。箱庭疗法的功能性可以使过往被压制的潜能与创造力得以重新显现并充满活力。

荣格认为，每个人内在都有一个充满着创造力的"奇妙之子"，它通常由我们的创伤性经历所压制。一旦它的能量得到发挥，人的创造性与潜能就会被激发出来，而箱庭疗法正是一种调动人的多种感官和机能进行创作的过程。在多种感官被调动的同时，加之内在受伤的儿童得到治疗，"奇妙之子"就会露面并发挥它的功能。生命的潜能与创造力在制作箱庭的过程中得以展现，生命的激情也随之而来。

综上所述，运用箱庭疗法对受虐儿童、青少年甚至是在儿童期有受虐经历的成人，都是适用的。

三、受虐儿童箱庭治疗的注意事项

由于儿童虐待有其特定的影响因素及机制，对于有此背景的儿童与青少年进行治疗，也需要相应的准备及注意事项。下面就我们的经验与总结，试着"抛砖"，与读者共商。

（一）相关知识与理论的储备

关于儿童虐待及其造成的影响以及相关影响机制的理论，需要治疗者去阅读与学习。除了参考一些儿童虐待相关的文献外，多读一些客体关系理论的著作，会更了解儿童如何在与父母的关系中成长，对于理解受虐儿童以及如何为他们提供治疗，会有非常大的帮助。此外，国外有一系列关于内在小孩的著作，它们告诉我们，内在小孩是如何受伤的，他们最内在的伤口在哪里以及如何复原。这些作品是由国外从事心理治疗的专家们撰写的，都是他们实践经验的总结，虽然他们并非直接写受虐儿童的，却是非常好的参考资料。

（二）做好治疗过程进展缓慢和多次反复的心理准备

有受虐经验的来访者与自己最内在的感觉脱离已久，要找回感觉并不容易。而且一旦找回这些感觉，接下来也不是一个容易的阶段，去充分接受、体验这些感觉，以便使得相应的能量"解冻"，然而这些感受是艰难的、复杂的。因此，他们的治疗过程可能较一般个案稍长。比如，一般个案可能5次左右就看到改变，这类个案可能会需要更长的时间，年龄越大，需要的时间可能越久。此外，他们的治疗过程中可能会出现多次反复。可能他们在某一次治疗中感觉很好，下一次或下几次就又觉得沮丧，不想继续，循环往复。每个人在恢复上要花的时间不同，没人能确切说出来这个哀伤的过程需要多久。每当这样的时候，治疗者的接纳与理解非常重要。

不但治疗者要接纳，治疗者还需要告诉来访者，这些感觉是重要的。因为人不可能治疗那些感觉不到的情绪与情感，只要坚持并去体会它们，就已经在治疗的过程中了。在这个反反复复的过程中，要一直鼓励、支持来访者。

（三）面对濒临崩溃或崩溃的情绪要及时干预，帮助来访者恢复现实感

在心理咨询与治疗中，并不是来访者的情绪反应越激烈越好。事实上，真正健康的情绪，即使再强烈，也不会是失控或让人崩溃的。

有受虐经历的来访者的内在情绪可能太过深刻与强烈，许久得不到表达，有时候这些情绪得到释放可能会造成完全失控和崩溃，此时，治疗者需要使用稳定化的技术，帮助他们恢复现实感。可以通过问"你叫什么名字？""这是在哪里？""你的衣服是什么颜色的？"等简单的现实问题，帮助来访者把心绪转移到现实中来。

第二节　永远保卫我自己的世界

治疗者：孙菲菲
督　导：张日昇

小宇有一个约束他自由且经常打他的母亲，他焦虑、害怕、睡不好觉，也不会跟同学们相处，他希望交朋友，又觉得别人对自己有敌意。他彷徨，不知如何是好，在这样的时候，他走进箱庭室，寻求帮助。于是，我们得以有一个机会，从他的箱庭治疗过程里看到了一个尽管艰难但依然努力地生存、适应的过程，见证了一个怀抱着自己的渴望，坚定而执着地寻求自我的发展及与他人的关系的故事。

一、个案介绍

小宇（化名），12岁，初一学生，是家里的独生子，父亲是工人，高中文化，母亲无业在家，初中文化。

注意到小宇并请他参加箱庭治疗，源于一次在某中学实施的儿童虐待问卷。结果发现，他在7个身体虐待项目（如"用皮带、鞋子、棍子或其他硬物打我的屁股"）中全部选择了"5（总是）"，在8个心理虐待项目（如"说'我怎么生了你这么个不争气的东西'之类的话"）中有7个选择了"5（总是）"，1个选择了"4（经常）"，属于受身体与心理虐待较严重的儿童。看到了这样的结果，咨询师就决定约他谈一谈。

第一次见到小宇时，咨询师觉得他很懂礼貌，从他急于诉说与寻求帮助的表达来看，也能感觉出他比较焦虑。从小宇那里了解到，在家里母亲会打骂他，他最早的记忆是3岁时被妈妈打得流鼻血的情景，所以可能在那之前母亲就已经开始打骂他了。母亲最常用手、脚、鞋子、木棍打小宇的屁股、腿、胳膊等。受虐最频繁的时候是在小宇上三四年级时，那时大约3天一次，往往持续较长时间，最长的一次断断续续近5小时，直到爸爸下午下班回来阻止了妈妈。小宇说，他现在觉得很不快乐，在家里得不到父母的关心与支持，在学校同学都不愿意跟他交往，不跟他游戏，而老师尤其是班主任也不喜欢他，所以他常常一个人待着，周末就一个人在家里看电视。

接下来，咨询师与其班主任进行了访谈，以更全面地了解小宇的情况。班主任说，小宇的学习成绩很差，是班里的倒数第5名，他还常常不能按时交作业，在班里受到同伴拒绝，其他同学不与其一起游戏和活动，还经常有同学去告他的状。班主任说他做事冲动，不会处理与同学的冲突，容易采用极端的方法。后来，我们通过班主任和心理老师跟小宇的母亲取得了联系。母亲说，小宇上初中后情绪极不稳定，极易激动或烦躁，很难沟通，常常一开口就是吵架。

结合这些访谈及咨询师的观察，初步评估小宇可能存在抑郁、焦虑情绪，其自我意识可能也会较差，对自己的评价较低，不能客观地认识自己。根据这一评估，使用量表对小宇这三个方面进行了测查。结果发现，其抑郁量表得分为49分，焦虑量表得分为54分，表明其抑郁、焦虑情绪频率较高；儿童自我意识量表得分为31分，表明其自我意识较差。

咨询师带小宇到学校的箱庭室，让他去看箱庭及各种玩具，他特别喜欢，尤其里面很多玩具都是他熟悉的动画片里的人物，更让他爱不释手。他说，因为他更多的时候是一个人看动画片，所以他特别喜欢这些玩具。另外，动画片里很多故事都很美好，他常常会让自己沉浸在里面，成为其中的一员，更多地生活在自己所幻想的那个世界。因此，当咨询师问他愿不愿意来做箱庭治疗时，他非常高兴地说"愿意"。从此之后，与咨询师一起，小宇开始在自己的箱庭世界中遨游，直到他做好准备，去独自守护自己的世界。

二、治疗过程

从某年11月21日到次年4月24日，历时5个月（寒假暂停治疗），共进行了25次箱庭治疗。整个治疗过程中，小宇共制作了25个箱庭作品。咨询师根据其箱庭作品呈现的主题及其发展变化，参考以往研究者对来访者作品阶段的划分，把小宇的箱庭治疗的过程分为四个阶段：问题呈现阶段、自我调适阶段、对抗斗争阶段和解决成长阶段。

（一）问题呈现阶段（第1～7次）

1. 箱庭作品描述

（1）第1次

箱庭主题：鼓励与帮助（图7-1）。

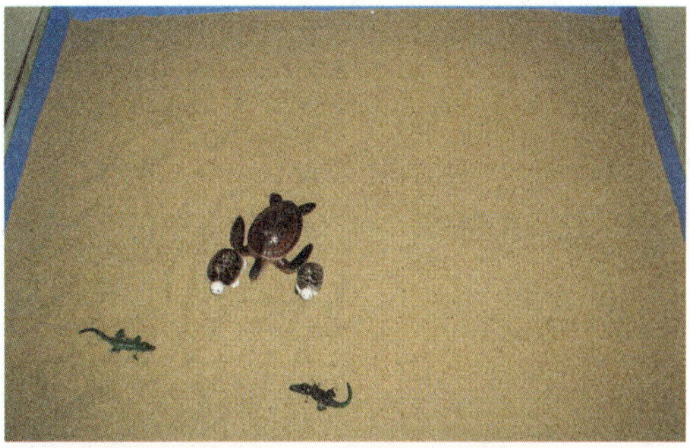

箱庭场面：一只大龟的前面有两只小龟。在它们前进的方向上，有两条用手画的线，线两边各有一条鳄鱼。

图7-1 鼓励与帮助

箱庭故事：大龟用它有力的前脚推着两只小龟前进。在大龟的鼓励与帮助下，小龟最终会克服前方的困难（鳄鱼），继续前进。

（2）第2次

箱庭主题：渴望友谊（图7-2）。

箱庭场面：沙箱中间是躺着的皮卡丘，其周围是五个神奇宝贝的玩具模型。

箱庭故事：皮卡丘是小宇自己。周围是他的同学，小宇很想跟他们成为朋友。其中，

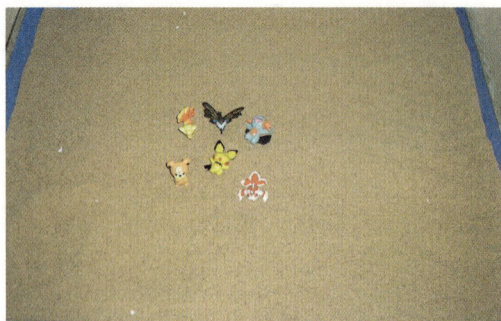

图7-2　渴望友谊

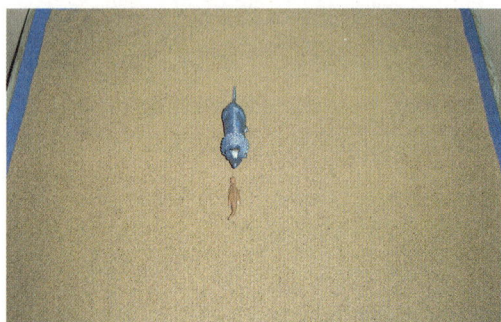

图7-3　渴望宽恕

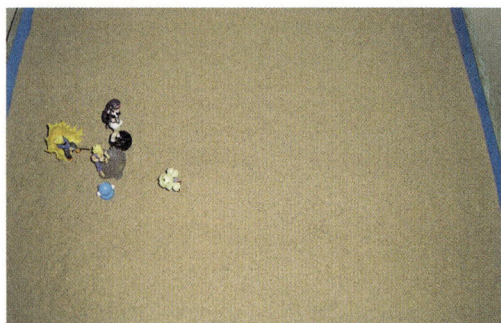

图7-4　真相大白

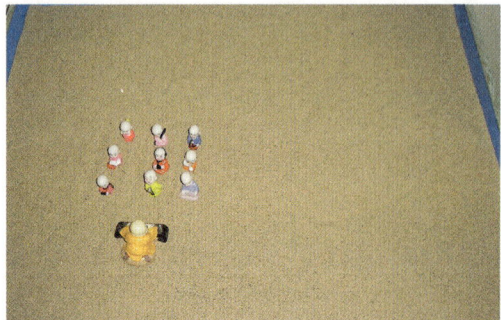

图7-5　快乐学习

蝴蝶代表同学J，小宇非常想跟他交朋友，但是他不跟小宇沟通。其他人因为害怕J，也就不敢跟小宇交朋友。小宇觉得J大胆、直率，有很多优点，他不跟自己交流，一定是自己有缺点。渴望能与J成为朋友，以改正这些缺点。

（3）第3次

箱庭主题：渴望宽恕（图7-3）。

箱庭场面：上方是一只庞大的三角龙，其对面是一只小恐龙。

箱庭故事：三角龙是班主任，对面是小宇，小宇在向班主任承认错误（因为办上网卡没告诉班主任，后来被班主任知道了，小宇觉得非常害怕），渴望得到班主任的原谅和宽恕。

（4）第4次

箱庭主题：真相大白（图7-4）。

箱庭场面：一个人拿剑指着练归太气功的孙悟空。孙悟空的右边有一个女孩，左边是哆啦A梦，它头朝拿剑人。再前面是一个面朝他们的女孩。

箱庭故事：孙悟空是小宇，在积攒力量，右边的女孩是他的同伙，前边的女孩是表面的敌人，但是真正的敌人是后面的J，他有阴谋，在害小宇，小宇这次班委竞选失败就是J造成的，而这只是阴谋的开始，以后他一定还会对付小宇。但是，小宇不知道事情是怎样发生的，现在迫切地希望真相大白。哆啦A梦有魔法，也有测谎仪，能分辨出别人的阴谋，从而帮助小宇。

（5）第5次

箱庭主题：快乐学习（图7-5）。

箱庭场面：一个大和尚，下面九个小和尚排成三排。他们上面的沙箱上有手写的

"HAPPY"一词。

箱庭故事：大和尚是老师，小和尚是学生，这是小宇快乐学习的场面。他觉得现在开始比较高兴了，但是还希望能够更快乐。

（6）第6次

箱庭主题：永远快乐（图7-6）。

箱庭场面：五个卡通人物围成一圈，右上是一个长着翅膀的女孩。

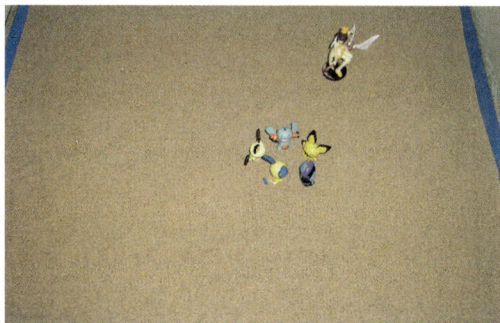

图7-6　永远快乐

箱庭故事：五个人中的蓝耳朵兔是小宇，非常快乐，其他人是他的朋友，也很快乐。小宇觉得这种快乐不可能持久，但是又希望能够永远快乐下去。那个女孩手里的棒有魔法，可以让时间停住，让他永远快乐下去。

（7）第7次

箱庭主题：渴望快乐（图7-7）。

箱庭场面：沙箱的中部是爬在香炉上的

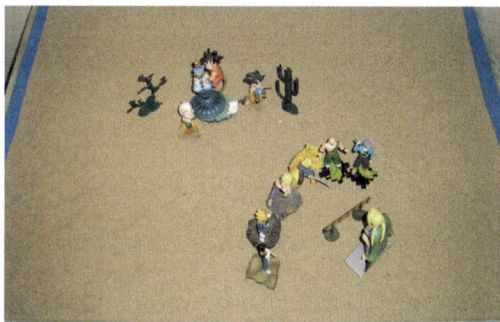

图7-7　渴望快乐

孙悟空，两边分别是两个动漫人物及两棵树。下边一个穿披风的女人面朝孙悟空，她的前面有一个路障，路障前面是六个摆着作战姿势的卡通人物，挡在穿披风的人和孙悟空之间。

箱庭故事：孙悟空是小宇，周围的两个人是朋友，他们正在公园里玩，很快乐。穿披风的人是妈妈，她要来阻止小宇，中间那些人能挡住妈妈，这样自己就能快乐了。

2. 阶段小结

在这一个阶段里的7次箱庭作品中，小宇有5次在表达内心的渴望与需求，其中对父母的鼓励与支持1次（第1次），对同学的友谊及被老师接纳的渴望2次（第2、3次），对快乐的渴望2次（第6、7次）。

Bradway等人曾说，如果人们能在现实生活中直接满足他们的需求，那么这些需求就不会被表现在沙箱中。张日昇认为，越是强调什么，越是说明这方面的缺陷与不足。也就是说，来访者在箱庭中表达的这些需求，正是其现实生活中缺失的或者未能满足的。

（二）自我调适阶段（第8～15次）

1. 箱庭作品描述

（1）第8次

箱庭主题：竞争（图7-8）。

箱庭场面：沙箱左下是骑摩托车的孙悟空，摩托车后是一条线，线的两端是两段栅栏，

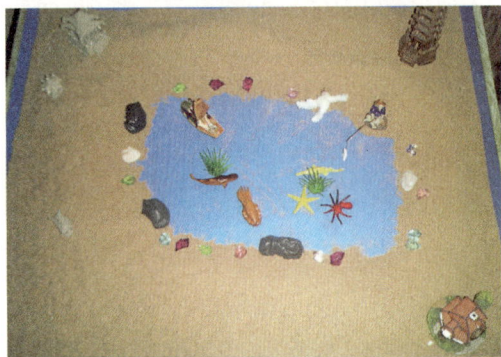

图7-8 竞争

图7-9 老师的肯定

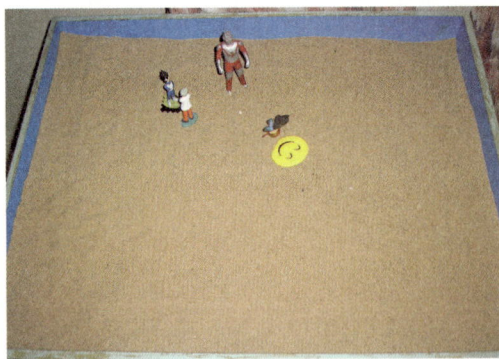

图7-10 心境

图7-11 感恩

前面和后面分别放了三个和五个卡通人物。

箱庭故事：孙悟空是小宇，后面的人是班里能力比小宇强的同学，但小宇最后还是会超过他们。前面是小宇的朋友，他们很佩服小宇，在向小宇致敬。

（2）第9次

箱庭主题：老师的肯定（图7-9）。

箱庭场面：孙悟空面对大木博士，周围是五个卡通人物。

箱庭故事：孙悟空是小宇，大木博士是班主任，周围是同学。小宇正在跟老师解释中午的事情不是自己的错（中午班里同学在校园里踢纸球踢到人，因为做纸球的材料是小宇的，班主任误以为是他发起的，打电话让小宇的妈妈带他回家，停课反省），希望老师能相信他。

（3）第10次

箱庭主题：心境（图7-10）。

箱庭场面：沙箱中间是一片湖，里面有水草、鱼、乌贼、海星等水生物和一只船。湖畔由石头、贝壳、玻璃珠、珊瑚等围了一圈，有一老者在湖边钓鱼。沙箱左边是三个亭子，右下是一座房子，右上是一座塔。

箱庭故事：这是小宇现在心境的表达。整体表现了一种快乐的场景。那只船是小宇，正从一个单调、不美丽的地方驶向多彩、丰富的地方。前面虽然有危险（乌贼），不过也有帮助小宇的鱼。

（4）第11次

箱庭主题：感恩（图7-11）。

箱庭场面：奥特曼的对面是孙悟空，孙悟空的后面是一张笑脸。左边是抱着双臂的贝吉塔，对面是大木博士。

箱庭故事：孙悟空是小宇，奥特曼是班长，自己在感谢班长。大木博士是年级主任，其对面的男孩是欺负小宇的W同学。年级主任在批评教育W（之前W要打小宇，班长帮小宇挡住，小宇得以跑出教室，引来年级主任，批评了W，平息了此事）。这个作品表达了小宇对班长的感激之情。

（5）第12次

箱庭主题：选择（图7-12）。

箱庭场面：沙箱下边放了一个跪着的男生，后面站着奥特曼。男生的前边有三条路，左右两边的路很平坦，中间的路凹凸不平，放有三块大石头。路的尽头是三座房子。左边的房子后是一个骷髅；中间的房子后有水，水里是三只海豚，房子左边有一座

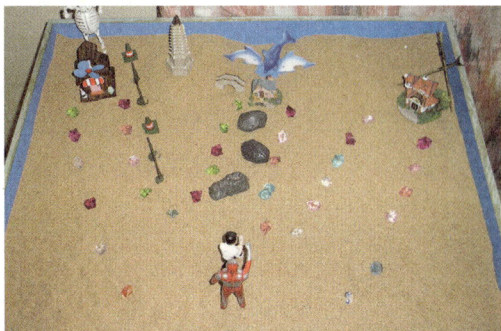

图7-12　选择

桥通往左边的塔；右边的房子后面是交叉着放的枪和戟。左边与中间的路之间有路障。

箱庭故事：单膝跪着的人是小宇，在思考应选择三条路中的哪一条。后面是能帮助他做决定的人，因为他自己的眼光比较浅，也不长远。左右两条路比较平坦，目标（房子）也漂亮诱人，但是背后都有危险（骷髅和枪），这两条都是错误的路；中间的路坎坷，房子也普通，但是后面很快乐（海豚），而且通过桥可以到达快乐塔。不能选错路，不然就完了。现在他正面临这样的选择。

（6）第13次

箱庭主题：恐吓后的恐吓（图7-13）。

箱庭场面：一个张牙舞爪的骷髅，旁边是两个骷髅头，前面是穿披风的人，其对面是一个战士。骷髅的右边是一个对其伸出拇指的男孩，男孩旁边放了一个笑脸。

箱庭故事：穿披风的人是妈妈，战士是爸爸，男孩是小宇自己。爸爸老给妈妈打小

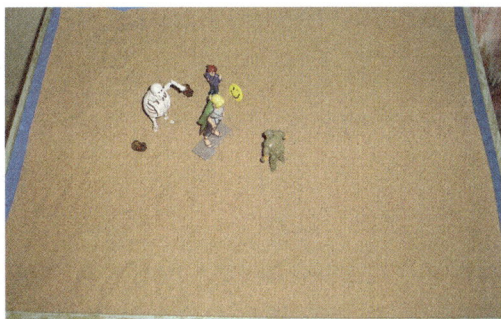

图7-13　恐吓后的恐吓

报告，说小宇的坏话，然后妈妈就会打小宇。后面的骷髅是能吓住爸爸的人，让他不敢再打小报告。骷髅背对着妈妈，妈妈看不到它，这样就不会穿帮了。小宇在竖起大拇指夸赞骷髅。即使妈妈看见骷髅也不会害怕，她比骷髅更可怕。

（7）第14次

箱庭主题：再一次的友谊（图7-14）。

箱庭场面：沙箱中部是三个动漫人物，中间放了一张笑脸。外围是用手画的一个圆。圆周上放了一些石头、玻璃珠，并挖出四条蓝色地带，放上三只海豚。圆圈外是四个动漫

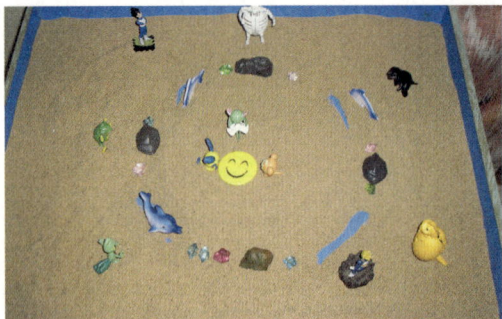

图7-14 再一次的友谊

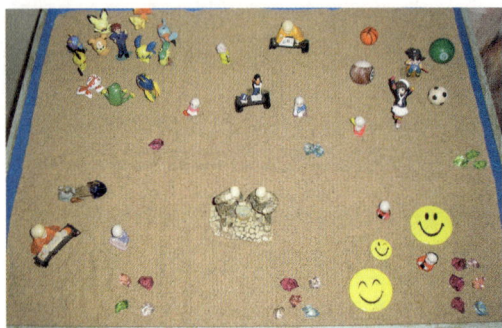

图7-15 假期生活

人物、一个骷髅和两只恐龙。

箱庭故事：圆内的蓝耳朵兔是小宇，对面是同学M。两个人以前关系挺好，但是因为有人陷害小宇，现在M在误会他。第三个人能够帮助小宇澄清误会，让两个人重归于好。圆圈外都是陷害小宇，挑拨他跟朋友关系的人，要想友谊持续下去，就要挡住外面那些人。圆圈是界限，石头表示阻挡，海豚则是友谊的象征。

（8）第15次

箱庭主题：假期生活（图7-15）。

箱庭场面：一条横线、两条竖线把沙箱分成六个部分。从左上到右下，每一部分的右下角都分别摆了1～6颗玻璃珠。左上是围在一起的动漫人物，中上是写字或看书的人物模型，右上部分放了各种球和摆着不同运动姿势的人物模型，左下是对弈的老者、弹琴的和尚，中下部分放了两个抬水的和尚，右下则放了笑脸，还有听歌和玩游戏机的小和尚。

箱庭故事：这是小宇用漫画形式对自己的寒假所做的安排。第一幅是假期前几天跟伙伴们痛痛快快地玩；第二幅是好好学习；第三幅是春节那几天好好运动一下；第四幅是做一些有意义的事情，如弹吉他、练五子棋；第五幅是帮家长做一些力所能及的事情；第六幅是假期快结束时，自己再听听歌、玩玩游戏，迎接新学期。

2. 阶段小结

小宇开始表达其当前的心境（第10次）、对人生的思考和计划（第12、15次），这些都可以看出小宇开始变得较快乐，有控制感，但是也穿插着渴望与无力感的表达（第9次）以及对被老师肯定的渴望。在第13次和第14次中，小宇认为外界的力量是强大的，自己需要他人的帮助才可能安全，所以更需要友谊等。可以看出，在这一阶段，小宇的内心似乎是起起伏伏、不稳定的。这一点不仅体现在这一阶段的不同治疗单元，还体现在同一箱庭作品中。例如，在第12次箱庭作品中，他开始思考如何选择人生的道路，同时又认为自己是弱小的，需要他人（奥特曼）的帮助，而前方的路往往会有各种凶险（骷髅、刀枪）。又如，在第13次作品中，用连骷髅都不害怕的母亲，表达出对母亲深深的恐惧，但同时，制造出骷髅来帮助自己的场景则体现出小宇开始努力尝试面对母亲。

可以看到，虽然此时小宇自我的力量得到了成长，他仍然会感受到不安全与恐惧，但是他开始去思考自己的生活，尝试控制自己的生活，如为自己的生活做计划，开始想办法去面对母亲对自己的打骂，挽回自己曾经失去的友谊。

（三）对抗斗争阶段（第16～22次）

1. 箱庭作品描述

（1）第16次

箱庭主题：永久快乐（图7-16）。

箱庭场面：沙箱上半部分放了一些动漫人物，地上有很多玻璃珠，人物前放了三张笑脸。一个矩形把这些玩具围了起来。矩形底的中间放了一个陀螺。沙箱下部矩形以外的区域，是战士和各种军用器械。

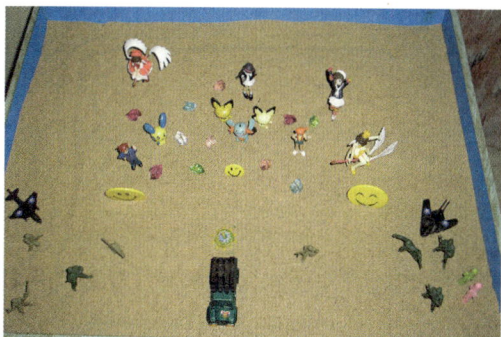

图7-16 永久快乐

箱庭故事：矩形内的场景代表快乐，每个人都在笑，都在干自己的事，表现出与别人不同，展现出最好的一面。他们都是朋友。星星（陀螺）是要锁定快乐，如果有人想来破坏快乐，就会遭到抵抗，下面的武器、战士等会保护快乐，抵御外敌。

（2）第17次

箱庭主题：最后的战役（图7-17）。

箱庭场面：沙箱的中间是一个女孩，其后是一个栅栏，前面一个圆台上放了一把扇子。女孩被周围很多动漫人物、战士、武器、鲨鱼、鳄鱼、恐龙等围了起来。

箱庭故事：女孩是同学M，她老招惹小宇。周围是要攻击她的小宇和战友，她身后练归太气功的孙悟空就是小宇。M很邪恶，也很厉害，比其他人的力量都强大，扇子是她的武器，能把人等扇到很远的地方。小宇要在背后给她最后的一击，彻底打倒她，让她别来烦自己。小宇召集了很多人，把她前后围住，让她逃不出去，要对M发起全方位进攻，一点空隙也不给她留。

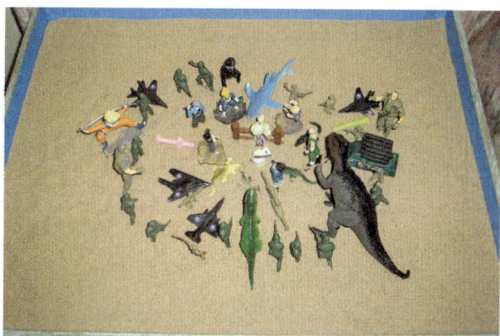

图7-17 最后的战役

（3）第18次

箱庭主题：为友谊战斗（图7-18）。

箱庭场面：一条竖线从中间把沙箱分为

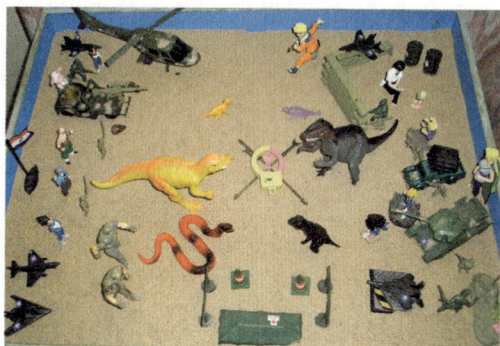

图7-18 为友谊战斗

左右两个区域。沙箱中间是交叉的枪和戟，上面放了一把锁。下面是一间战地医院，用路障与其他部分隔开。沙箱右边是一个女孩，其对面单膝跪着一个男孩，还有两个油桶，在外面用栅栏围起来，其他部分放了战士、军用车及飞机等，还有呈作战姿态的动漫人物、恐龙和一面旗帜。沙箱左边是炮车，上面坐着猪八戒，前面是两个骷髅，其他部分放了呈作战姿态的动漫人物、军用飞机、恐龙、蛇、战士和一面旗帜。

箱庭故事：这是一场战斗，里面有三个主人公。右边的男孩是小宇，女孩是M，左边的猪八戒是F（班里某男生，是上次与小宇联合起来攻击M的朋友）。这几天里，他发现F背叛了自己，投靠了M，因此觉得F不是好人，想要帮助M认清楚他，与其合作，并成为朋友，这就是战斗的意义。其实两边的实力一样。用锁锁定胜局，他觉得自己能赢，如果M愿意与自己合作的话，己方的力量就会很强。右边穿披风的人是妈妈，负责与F打仗，自己只负责说服M，让M明白F是怎样的人，从困境中走出来。有妈妈的帮忙，肯定能行。

（4）第19次

箱庭主题：友谊守卫战（图7-19）。

箱庭场面：左上是一家医院，其他部分由恐龙、老虎、蛇等动物以及动漫人物、军车、建筑用车等组成。每一个都有与之相对的玩具。中部有一男孩与女孩相对，中间放了一条手链。沙箱左部撒了些玻璃珠，种了几棵树。

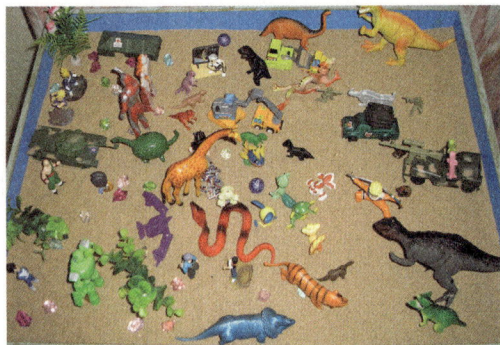

图7-19　友谊守卫战

箱庭故事：撒玻璃珠的地方是友谊的圣地，如果有坏人来侵犯这片神圣的土地，就要为友谊打一次守卫战。这是小宇跟朋友投入这场战斗的场面。中间的男孩和女孩分别是小宇与敌人。面朝右的是小宇的朋友，面朝左的是敌人。小宇是这场战斗的主角，朋友只是帮忙的。他觉得双方力量是均等的，只有靠信念作战。医院是专为己方准备的，敌人不需要同情。

（5）第20次

箱庭主题：自由守卫战（图7-20）。

箱庭场面：沙箱左边的栅栏内是孙悟空，右边栅栏内是穿披风的人。沙箱里放了战士、动漫人物、建筑用车、军车、恐龙等，中间放了两个骷髅，一枪一戟交叉放着，他在其周围画了一个圆圈。中上部是医院，前面放了路障。

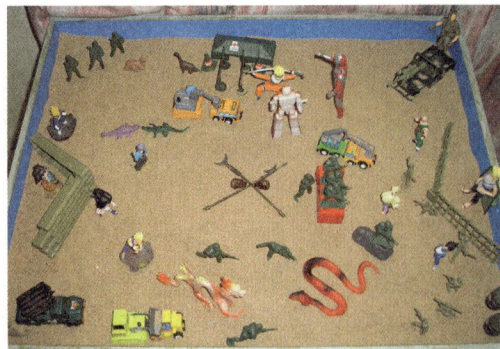

图7-20　自由守卫战

箱庭故事：孙悟空是小宇，穿披风的人是妈妈。左边是小宇的领地，右边是妈妈的领地；面朝右的是小宇的人，面朝左的是妈妈的人。妈妈老干涉小宇，相当于攻击，而小宇只是防守，不攻击。小宇和妈妈都用栅栏保护起来了，不会受伤。两方的实力相当，就看谁坚持到最后了。中间的符号是禁止攻击的意思。两方都可以用医院。

（6）第21次

箱庭主题：两个愿望（图7-21）。

箱庭场面：中间一条竖线。把沙箱分为左右两个部分。他用玻璃珠在两个区域里摆成1和2的形状，用栅栏、路障在左边围起一个区域，里面放了五个神奇宝贝和一个足球，后面是战士和穿披风的人。在右边的区域，前面用沙堆成的高台上放了一个篮球，周围画了一个圆，后面有三个男孩。中间的

图7-21　两个愿望

男孩站在一个台子上，脖子里挂了一条手链，左边的男孩地势稍低一些，右边的男孩最低，他们前面分别放上1～3个玻璃珠，然后在前面画了一条线。男孩后面放了一架风车。两边共放了六个人物模型。

箱庭故事：左边，栅栏内是小宇和朋友在玩，外面的人是爸爸和妈妈。这个场景表达了周末小宇要和同学出去玩，希望别人尤其是爸妈别来干涉的意愿。右边表现的是小宇的一个希望，希望有一天能拿到校篮球队冠军的称号。第二名和第三名都是他的同学，周围的人是观众。风车代表喜庆和祝愿。

（7）第22次

箱庭主题：向考试宣战（图7-22）。

箱庭场面：沙箱中间放上恐龙、骷髅、机器人等，小宇在它们外面画了一个圆。圆外面是一些战士、动漫人物、军车、武器等，把中间围起来。

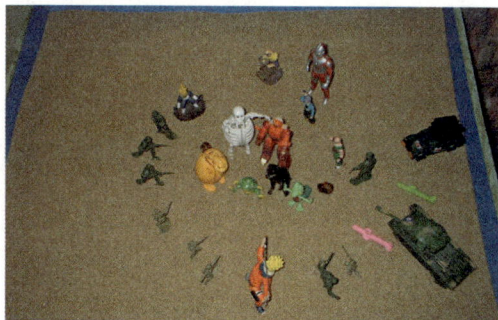

箱庭故事：圆外是小宇的人，圆内代表考试。考试对小宇来说是个难关，它决定小

图7-22　向考试宣战

宇是得到奖励还是惩罚，所以小宇要向考试宣战，先包围，再战斗。左上的孙悟空是小宇，他在聚集力量，觉得"准备得还可以"，肯定能赢。

2. 阶段小结

这一阶段以军事设置的出现开始（第16次），经历了数次战争，以小宇的胜利而结束。小宇从表达防御开始，然后开始主动宣战与攻击，通过与同伴、可能的侵犯者、母亲和考

试的战争，最后取得了胜利，成功地从母亲的控制下解脱，获得了心理上的独立，并在竞争中击败了同学，赢得了冠军，最后也战胜了考试。

从象征理论来看这一阶段，战争意味着冲突、对立，但是它也意味着发展、成长、变化和转变（张日昇，2006）。在这一过程中，小宇的冲突从准备开始，到两军对垒、两军混战，然后得以减缓，最后得到解决。在这个过程中，小宇的力量增长了，变得自信、自立，更有控制感了。

可以看到，小宇最初跟母亲、同学的关系在这一阶段都得到了较好的解决，但这一解决并不是两方中的一方将另一方消灭，而是在心理上能够维护自己的权利，获得应有的自由、尊重与独立。相比于年龄较小的孩子会用象征的方式，将给过自己创伤的对方杀死的方式而言，这是一种符合小宇年龄发展的更高级的应对问题的形式。

（四）解决成长阶段（第23～25次）

1. 箱庭作品描述

（1）第23次

箱庭主题：通往胜利之路（图7-23）。

箱庭场面：沙箱中间是一个湖，湖里有水草等各种水生生物，左岸边有一只船。上下用栅栏隔开。上面和下面是一些恐龙。左边放了两条龙和一个呈拔剑姿势的人，其前面用手画了一条竖线，右边是恐龙和骷髅。左上角是四个战士，右上角有一座房子，房子后面是一架风车，前面用玻璃珠铺了路，放了路障。

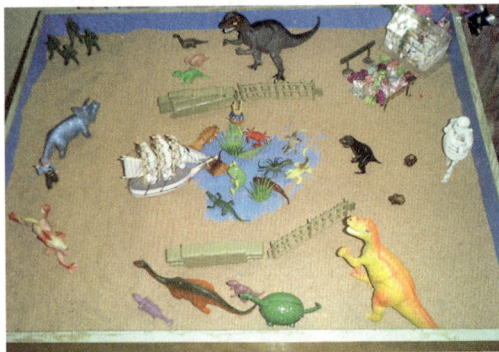

图7-23　通往胜利之路

箱庭故事：这是对小宇的挑战，小宇是左边呈拔剑姿势的人，正处于准备状态，只要迈过前面的线，考验就开始了。身边两条龙和左上角的战士是帮助小宇的人，小宇觉得自己努力的话应该没问题。通往房子的路有三条，每一条都有要面对的困难，但是小宇不害怕，觉得应该能战胜它们。

（2）第24次

箱庭主题：在帮助中成长（图7-24）。

箱庭场面：在中间放了三间房子，用栅栏、路障、旗帜把房子围起来。在里面放了

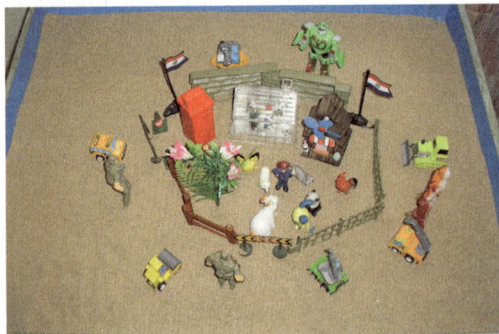

图7-24　在帮助中成长

一些动物、一个男孩和一棵树。栅栏外面放了五辆车和四个机器人。

箱庭故事：男孩是小宇，围起来的部分代表美好或胜利，车是建造美丽的建筑所必不可少的。旁边的机器人是帮忙建造这些事物的人。小宇在这些人的帮助下正在一点点建造出更美好的事物。只有互相帮助才能创造出这么美好的地方。小宇觉得自己离那里还有一点距离，但是不远了。

（3）第25次

箱庭主题：永远保卫我自己的世界（图7-25）。

箱庭场面：在沙箱里开始成对地摆放人、动物和军车等。左上角放了一家医院，外面放了一个人。沙箱中部是三间房子，房子左前是玻璃珠和贝壳，在玻璃珠上面放了锅、勺、叉等生活用品。他用栅栏和路障把房子围起来，在前面留了一个出口。院子里有树和花。

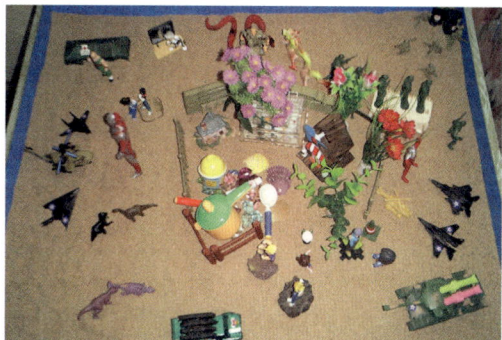

图7-25　永远保卫我自己的世界

箱庭故事：在这个箱庭里，每个人都有自己的目标，都在跟另外一个人战斗。在所有对立的双方里，都有一个是小宇，另一个敌人其实是困难。箱庭中间部分是小宇心里的一个美好的世界。小宇会一直努力克服困难，保持这个内心世界。

2. 阶段小结

此阶段，小宇的3次作品普遍传达了胜利、成就及建设的信息。

从象征理论来看，来访者的箱庭作品开始呈现自性化心象。房子是其内心世界的象征，建筑主题表达了来访者人格的重新建构过程及状态。在第24次箱庭作品中，人与机器一起，合力建设中间的世界，这可能是卡尔夫所称的自性箱庭，即在沙箱中间制作的，能量集中于一点的高度精神实现的箱庭作品。最后一次箱庭是前一次的继续，建设内心世界之后，小宇开始表达对这一世界的珍惜及守护的心情。中间封闭区域敞开了，也暗示着小宇在学会守护内心世界的同时也能够将之开放了。

建设、成就的心象是这一阶段主要表达的内容，代表着来访者问题的解决及自我得到成长的状态，自性化箱庭的出现代表着来访者的内心得以整合。

三、治疗效果

我们分别从箱庭治疗室外及箱庭治疗室中的变化来看箱庭治疗的效果。前者是指并非咨询师直接从箱庭治疗室中观察到的，确实在小宇身上发生的变化，后者是指小宇在箱庭治疗室内接受咨询的过程中达成的成长。

（一）箱庭治疗室外的变化

这一点，我们分别从量表前后测结果、家长访谈结果和老师访谈结果来看。

1. 量表前后测结果

如前所述，在为小宇进行箱庭治疗前，其抑郁、焦虑情绪和自我意识量表的得分分别是49分、54分和31分，小宇是抑郁、焦虑情绪出现频率较高和自我意识水平较差的孩子。经过箱庭治疗，对小宇这三个方面再次进行测量，发现抑郁、焦虑情绪和自我意识量表的分数分别是25分、25分和66分。可以看到，小宇出现抑郁、焦虑情绪的频率大大降低了，其自我意识水平也较治疗前有了极大提高。

2. 家长访谈结果

通过与家长的访谈，发现小宇有如下几个方面的变化。箱庭治疗开始前，小宇情绪极不稳定，常常极为烦躁；箱庭治疗后期至结束，其总体心情变得平静，极少发怒或烦躁。箱庭治疗开始前，小宇很难与母亲沟通、对话，常常争吵，跟母亲说"我恨你"；随着治疗的进行，小宇开始能够跟母亲心平气和地沟通了，开始跟母亲谈心，帮母亲做家务。

3. 老师访谈结果

通过箱庭治疗中和箱庭治疗结束后与班主任的访谈，发现小宇在学校有如下几个方面的变化。在箱庭治疗开始前的期中考试中，小宇的成绩在班里倒数；在箱庭治疗后的期末考试中，小宇的成绩升至全班第18名。箱庭治疗开始前，小宇在班里受到同伴拒绝，同学都不愿意跟他交往，不跟他一起活动或游戏；箱庭治疗结束后，他与同学的关系得到了极大的改善，班里大多数同学愿意跟他交往、活动或游戏了，小宇在班里和班外有了不少朋友。

（二）箱庭治疗室中的变化

小宇每次的箱庭制作都是他精心布局与设计的，他甚至会在咨询前就在想要做什么，并且在他的每次作品中及谈话中，他都会自动纳入自我及自己要探索的主题。同时，小宇使用的玩具数量与种类也有非常明显的特点及发展历程。因此，本部分我们主要通过对箱庭作品主题与玩具的使用情况进行分析，来看小宇的变化与成长。

1. 箱庭作品的主题及变化

纵览小宇的25次箱庭作品，可以发现，其主题主要表达了小宇与父母的关系、与同学的关系、与老师的关系和小宇的自我状态四个方面的状况及变化。

（1）个案与父母的关系

在小宇的第1、7、13、18、20、21次箱庭作品中，都有表现小宇与其父母或其中一方的关系，并表达了箱庭治疗过程中这一关系的变化（表7-1）。

表7-1　小宇与父母的关系的箱庭作品主题

治疗单元	箱庭作品主题
第1次	鼓励与帮助
第7次	渴望快乐
第13次	恐吓后的恐吓
第18次	为友谊战队
第20次	自由守卫战
第21次	两个愿望

在第1次作品中，个案呈现了大龟用前脚推动小龟前进的场面及故事，表达了其对得到父母支持的渴望，也表现出此时小宇缺乏父母关爱的状态。在第7次作品中，小宇放了很多人去阻挡母亲接近自己，认为只有这样自己才能变得快乐，这里个案又表达了想脱离母亲控制的愿望。这可能体现了个案对母亲的矛盾情感，既想得到母亲的关爱，又想远离母亲。在第13次作品里，骷髅通过吓住爸爸而令小宇免于被母亲打骂，体现了个案平时主要是由母亲管教的事实。个案认为母亲不会害怕骷髅，她比骷髅更恐怖，第一次正面表达了小宇心中对母亲深深的恐惧，也体现了小宇希望借助外力来帮助自己免于被母亲打骂的愿望。在第18次作品中，母亲帮助小宇与对手战斗，母亲第一次与小宇站在同一阵线上，可能是现实中小宇与母亲关系转变的表现。第20次作品中有小宇与母亲战斗的场面，小宇开始与母亲明显对立、对抗，小宇还肯定地说自己能赢，这一结局表现在第21次箱庭作品中，父母不再能够干涉他。一方面，可能说明小宇的自我变得强大了；另一方面，可能是现实中小宇与母亲的对立关系得以缓和，小宇对母亲的信任感增加的体现。

（2）个案与同学的关系

在小宇的第2、4、8、11、14、17、18、19和21次箱庭作品中，都有涉及个案与同学关系的主题（表7-2）。

表7-2　小宇与同学的关系的箱庭作品主题

治疗单元	箱庭作品主题
第2次	渴望友谊
第4次	真相大白
第8次	竞争
第11次	感恩
第14次	再一次的友谊
第17次	最后的战役
第18次	为友谊战斗
第19次	友谊守卫战
第21次	两个愿望

在第2次作品中，小宇表达了渴望与同学交友却受到拒绝的现状。在第4次作品中，背后有人用剑指着自己的场景及故事表明小宇认为同学对自己有敌意，故意陷害自己。在第8次作品中，第一次表现了小宇与同学的竞争关系。在第11次作品中，小宇描述了他与两个同学的关系，一个欺负他，另一个帮助他。第一次有了帮助自己的同学，可能表明其同伴关系在现实中的改变。在第14次作品中，小宇认为自己与M关系破裂是因为他人的破坏，可能是他仍然容易把别人看作有敌意的表现，放了帮助他澄清误会的第三人，似乎小宇仍然认为只有外力才能使事情发生变化。在第17次作品中，小宇联合了很多人与M对抗、斗争。一方面，可能表现了他有了更多的朋友；另一方面，他开始自己来面对问题。但是也可以看出，小宇还不能相信自己单个人的力量。第18次和第19次作品继续表达了这一主题。第21次箱庭作品似乎是这一战斗的解决，最后小宇以升华的方式解决了问题，以竞争的方式战胜了同学。

（3）个案与老师的关系

第1、3、9、11次作品表现了小宇与老师的关系（表7-3）。在第1次作品中，对获得长辈的鼓励与帮助的渴望也透露出其当时缺乏老师关爱的状态。第3次作品传递出小宇的高度焦虑，可能是其内心不相信老师会原谅自己的表现。在第9次作品中，小宇跟老师解释并希望老师肯定自己，这个作品中不再有强烈的焦虑，小宇与老师之间的信任关系似乎增强了。第11次作品中的老师帮助了处于危险情境中的小宇，可能是现实中小宇与老师关系改善的表达。

表 7-3　小宇与老师的关系的箱庭作品主题

治疗单元	箱庭作品主题
第1次	鼓励与帮助
第3次	渴望宽恕
第9次	老师的肯定
第11次	感恩

（4）个案的自我状态

第5、6、7、10、12、15、16、23、24、25次箱庭作品都是个案自我状态的表达与体现，直接反映了个案在箱庭治疗过程中的心理状态及其改变（表7-4）。

表 7-4　小宇自我状态的箱庭作品主题

治疗单元	箱庭作品主题
第5次	快乐学习
第6次	永远快乐

续表

治疗单元	箱庭作品主题
第7次	渴望快乐
第10次	心境
第12次	选择
第15次	假期生活
第16次	永久快乐
第23次	通往胜利之路
第24次	在帮助中成长
第25次	永远保卫我自己的世界

在第5次作品中，个案第一次表达了快乐的心情。在第6次作品中，小宇放了一个手持魔棒能将快乐时光定住的女孩，因为此时小宇还不敢相信快乐能够持久。第7次作品的主题直接表达了个案对快乐的渴望。在第10次作品中，个案用全新的画面表达了其当下快乐的心境。在第12次作品中，小宇开始思考并选择自己的人生路，可能是个案快乐的需求得到满足，朝向更高级的需求迈进的表现。第15次作品是个案对寒假的安排，可能表现了小宇经过思考与选择后开始学习计划、控制自己的生活。在第16次作品中，小宇用箱庭表达了快乐的心情，也用战士与军械第一次表达出自己要保护这一状态的决心。而在第23次作品里，小宇认为前方虽然有很多阻碍，但是通过努力他一定可以取得胜利。这一系列作品体现了小宇的自我变得强大，自信得到增强的过程。在第24次作品中，小宇在朋友的帮助下正在建设美好的世界。在第25次作品中，小宇开始独立保护自己这一美好的世界，这可能是小宇有了足够自信，能够独立面对生活的表现。

2. 玩具的使用情况及变化

在治疗开始时，小宇使用玩具的数量较少、种类单一，随着治疗的深入，使用玩具的数量及种类都有大幅度增加并稳定于一定水平（图7-26）。使用玩具的数量及种类是来访者内心丰富性和开阔性的重要指标。Sjolund等人（1994）认为，如果5岁以上的儿童使用玩具少于35个，就可称为空洞的世界。

在问题呈现阶段，小宇的7次箱庭作品中玩具最多的一次只使用了13个玩具。只有第7次箱庭作品使用了3类玩具，其他都只使用了1类，属于典型的贫乏世界模式。这些表现了小宇的内心世界是极贫乏、单调的。

在自我调适阶段，玩具的数量及种类开始增加，但是这一增加的过程有所反复。在这一阶段的8次箱庭作品中，玩具使用的数量及种类总体有增多的趋势，但是明显有反复的"少一多模式"。本阶段来访者内心的丰富性在增加，但玩具使用的反复模式也表明了其内心尚不稳定。

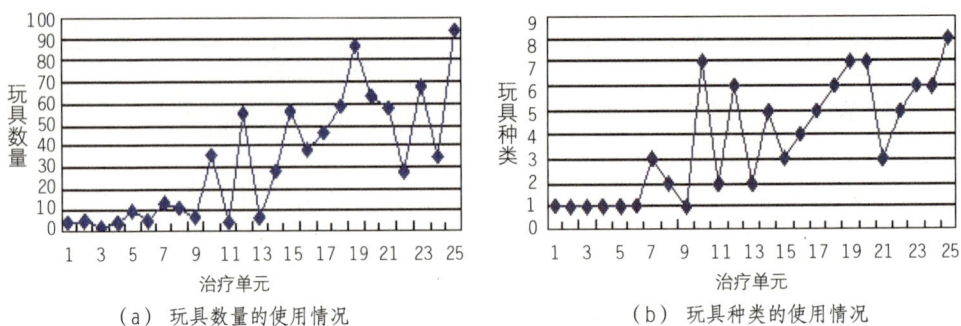

（a）玩具数量的使用情况   （b）玩具种类的使用情况

图7-26　玩具的使用情况

在对抗斗争阶段，玩具数量及种类的使用仍呈增加趋势，开始变得较为稳定。这一阶段小宇的玩具使用数量都在30个以上，平均每次58个，第19次达到最高点（86个）后又开始减少。同时，玩具使用种类大大增多，平均5.3种。可见，通过箱庭治疗，来访者的世界不再贫乏而空洞，其内心逐渐变得丰富。

在解决成长阶段，玩具的使用忽增忽减，但是并没有过少或过多的情况，使用的玩具种类较多且相对稳定，基本上维持了上一阶段的水平，反映了小宇已经处于一种比较稳定的心理状态。

第三节　插上飞翔的翅膀

治疗者：孙菲菲

督　导：张日昇

小玥是一名13岁的女孩，关于她的信息有些矛盾。在老师眼里，她在班上很乖，却常打扮异类，结交社会上的各种"朋友"；家长反映，她在外很"疯"，上了初中后晚上常常较晚回家，甚至会在同学家住。

小玥的箱庭治疗过程比较特别，自始至终根本没有谈到她的任何让成人头疼的问题，但最终这些问题一个一个不再发生，让治疗者清晰地见证了制作本身就可以发挥治疗作用的箱庭治疗过程。

一、个案介绍

小玥（化名），女，13岁，初一学生。父亲、母亲均为工人，初中文化程度。

小玥的儿童虐待问卷，在8个心理虐待项目中，有4个选择了"5（总是）"，4个选择了"4（经常）"；在6个忽视项目中，有4个选择了"5（总是）"；在7个身体虐待项目中，亦有3个在"4（经常）"以上。可见，小玥属于受心理虐待、忽视与身体虐待的儿童。小玥的妈妈经常指责和打骂她，常常骂脏话或说"生你有什么用"之类的话，经常是一开口就从小时候数落到现在。小玥从五六岁开始被妈妈打，最频繁时两三天一次，妈妈最常用手或棍打她的后背和头。

班主任说，小玥成绩差，在班里是倒数，但能够交作业，穿着打扮另类，且不听劝，还参加校外"问题"男女生小团伙，但是小玥在班内表现文静、内向，不犯错误。家长说，小玥在外乱交异性朋友，与他们一起"混"，放学后常常不按时回家，也不给家里打电话告知，晚上很晚才回，还会向父母撒谎骗钱，然后去娱乐场所消费，与妈妈关系不好，常常吵架。小玥说自己在学校里跟在校外表现不一样，在学校里特老实，但在外面，朋友都说自己特疯，想赶紧毕业挣钱，离开家，离开妈妈，但一直没谈及自己的打扮、参加校外小团体以及不回家等上述班主任和家长提到的事情。

结合以上信息及与小玥的接触，治疗者初步评估小玥的问题主要表现在外部行为上，而非情绪等内隐行为问题，小玥的自我中可能有不一致的地方，表现为她在不同的地方表现出截然不同的性格。

二、治疗过程

小玥的箱庭治疗历程有其独特的特点，大部分作品与她的生活没有直接的关系，自我像也很少出现。根据小玥箱庭作品呈现的主题、象征意义等，把小玥的15次箱庭治疗过程分为三个阶段：问题呈现阶段、自我调适阶段和解决成长阶段。

（一）问题呈现阶段（第1～7次）

1. 箱庭作品描述

（1）第1次

箱庭主题：快乐的家园（图7-27）。

箱庭场面：沙箱的左上方是一座房子，两边用栅栏隔开，栅栏内有一男一女两个孩子、两棵树和一只狗。右边有很多果实，并用树围了起来，再右边是一处草地。沙箱左

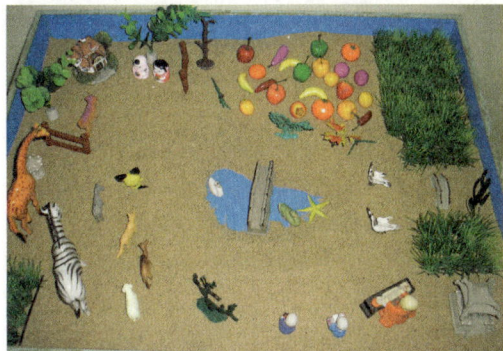

图7-27 快乐的家园

下方是草地和一些食草动物，右下方是一个亭子，旁边有一个弹琴的大和尚和两个小和尚。沙箱中间是一个月牙状的湖，里面放了两只鸭子、一个海星，湖边有两只仙鹤，湖上和湖

的右边分别有一座桥。

箱庭故事：左上方是两个小孩的家，他们两个正在家里跟狗玩，爸爸妈妈不在家。家旁边有很多果实，左下方的动物看到果实了想过来吃。家前面是一个湖，右下方是一座寺院，大和尚在弹琴，小和尚在听。整个场面很安静。

（2）第2次

箱庭主题：美丽的海滩（图7-28）。

箱庭场面：左边是一片水，里面有一只船、几条鱼，下面是三棵树。右岸边有爬上岸的乌龟、贝壳和石头，再右边还放了一圈人，人后面是一排桌椅，右上方有一间房子、两棵树。

箱庭故事：左边是一片海，房子是来度假的人的住所，桌椅是供人休息的地方。有很多人在海滩上玩，小玥自己不在这里。

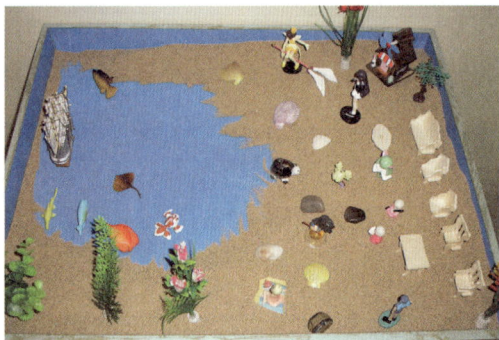

图7-28　美丽的海滩

（3）第3次

箱庭主题：动物园里的一天（图7-29）。

箱庭场面：沙箱右上部分有一些用栅栏围起来的动物，外面放了三毛和猪八戒的人物模型，右下是放了很多果实的草坪。左上方有一个亭子，左偏下的部分有一片水，岸边有一个老人、一个女孩。沙箱其他部分有很多动物、玻璃珠和树。

箱庭故事：这是一个动物园，有一个池塘，里面有鸭子和鱼，下面是一片草坪，上面有很多水果。右上方栅栏内是食肉动物，外面是食草动物。池塘边的老爷爷和女孩在看池塘里的动物，三毛在看栅栏里的动物。左上的亭子是供人休息的地方，一个小和尚在往亭子里走，要去休息。女孩是小玥，放学了来轻松一下。

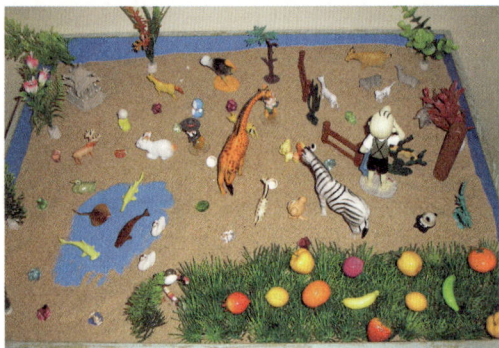

图7-29　动物园里的一天

（4）第4次

箱庭主题：山（图7-30）。

箱庭场面：左上是草坪、果实和花。左下到右上方是一条河，其右上方有一朵荷

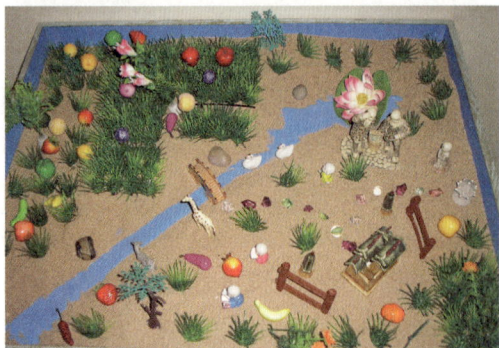

图7-30　山

花，河上有一座桥，水里有两只朝左下游的鸳鸯，岸边有石头跟动物。右下是一间房子，两边有栅栏及塔，右上有两个抬水的和尚，右下放了三个小和尚。玻璃珠铺成了从亭子到房子再到桥边的路。

箱庭故事：这是一座山上的景象。右下方是一座庙，河的左上方是树林、草地和果实。河水从右上往左下流，右上源头的地方有一朵莲花，河里有两只鸭子，河边有一些动物，和尚们在庙里生活。

（5）第5次

箱庭主题：陶然亭公园（图7-31）。

箱庭场面：左下是一座山，周围有草和花，左上方有很多果实。沙箱中部挖成一个湖，湖里放了一个亭子，岸边有一个钓鱼的老人和一个女孩。右边从上往下有两间房子和一个亭子，右上房子到果实的地方用玻璃珠铺了一条路，其他地方用草和玻璃珠做点缀。

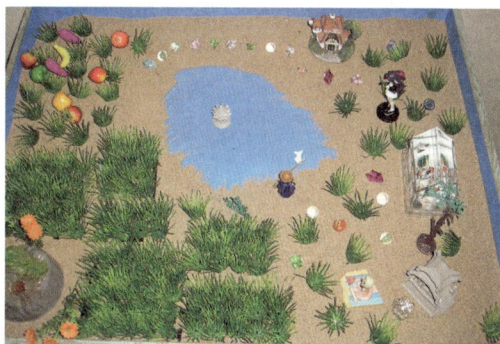

图7-31　陶然亭公园

箱庭故事：陶然亭公园是小玥小时候经常去玩的地方。左下方是一座山，其实对面也应该是山，但是现在不是了，上边的房子是公园里卖东西的地方，右边透明的房子是儿童游乐场。湖里有很多鸭子，湖中心的亭子是鸭子住的地方，人可以坐船到湖心亭。

（6）第6次

箱庭主题：车展（图7-32）。

箱庭场面：左边和下边是两排车辆，车辆前边有两排草，上方是一些军用车和器械，右边放了两个栅栏和两个人，右下方是一间房子。沙箱中间放了三辆车，用手画了曲线，玻璃珠点缀在这条路上，左上方放了一个人。

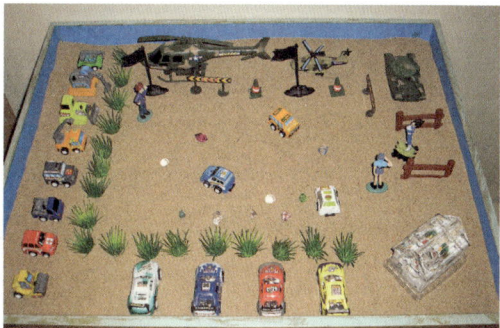

图7-32　车展

箱庭故事：这是一个露天车展。栅栏这边是入口，一个人正走进来参观车展。旁边有一个门卫。里面是各种车，下边是汽车，左边是一些建筑用车，上边是军事交通工具及其他军事用具。沙箱中间有一条曲线形的路，三辆车在这条路上行驶，旁边的人是教练。玻璃珠是路上的一些障碍，车子不能碰着它们。

（7）第7次

箱庭主题：侏罗纪公园（图7-33）。

箱庭场面：沙箱左边是草坪，其他各处也用草点缀。草坪上放了很多果实、一条蛇和

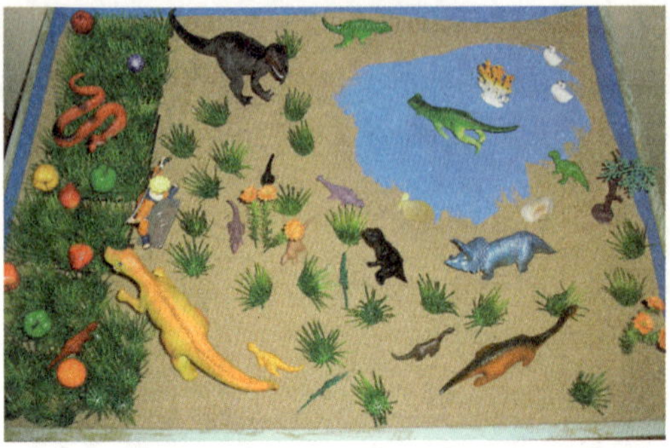

图7-33 侏罗纪公园

一只恐龙，草坪右边是一个背着剑的人。再往右有很多恐龙，右上角是一片水，里面有恐龙、珊瑚和两只鸳鸯。

箱庭故事：这是一个侏罗纪恐龙公园，除了左边背剑的人，所有的都是模型。左上方的黑色大型恐龙和下面的黑色恐龙在合伙追赶前面的四只小恐龙，要吃掉它们。下面是两对母子恐龙，妈妈担心自己的孩子遇到危险，正带着它们离开。左边是原始森林，里面有蛇和果实。水里的恐龙正要吃前面那只恐龙。小玥说那只黑色的大恐龙是妈妈，正在追赶的最左边那只小恐龙是自己，妈妈太狠毒了，自己只想逃走，逃得越远越好。

2. 阶段小结

在这一阶段，小玥的箱庭作品表达了一个从犹豫、恐惧探索到呈现其心理冲突、面对问题的过程。下面我们结合她的箱庭故事，重点从箱庭作品象征意义的角度，来探讨这一阶段箱庭作品的内涵。

在第1次作品里，小玥强调了两点。第一，快乐的家园里只有孩子，没有父母。这可能是她心里认为父母不能给孩子带来快乐或者父母会带给孩子痛苦的投射。第二，整个场景非常安静。寺院是人们祈祷、倾诉的地方，是人们精神得以安宁的场所（张日昇，2006）。小玥对此的强调，一方面可能说明家里不安宁，另一方面可能也透露出她内心的不安宁状态。这两点可能是小玥与父母关系及自我内心状态的表达。

第2、3次作品表现了小玥对自我探索及其无意识内容的回避和恐惧心理。在第2次作品里，海里的船在向左上方行驶，在空间配置理论里，左上是被动、旁观态度的区域，而行驶中的船往往表达了来访者心理能量前进的方向。朝左上方行驶的船，可能表现了制作者想要回避自我探索的心理。第3次作品里出现了大量动物，动物往往是与人类理性和判断相对应的本能、直觉、冲动和阴影等的象征（申荷永，2004），可能预示着小玥无意识中压抑的内容的出现或表达。但是，用栅栏将凶猛的动物围进来，则说明要面对它们，她的心底还是有恐惧的。

第4、5次作品表现了小玥回归的过程。第4次作品里的河水从右上流向左下方。左下角是诞生的区域，也是退化、对幼儿期的固着的区域，河的这一流向是回归的象征，她开始战胜心底的恐惧，退行到早期经验中需要重新整合的区域。这条河流的源头是一朵绽放的莲花，而莲花是诞生、再生的象征（张日昇，2006）。这一心象的出现可能预示了小玥内心将要发生成长与变化。在第5次作品里，继续了上一次回归的方向，且真实地回到儿时的记忆里。

第6次、第7次作品开始呈现小玥的心理冲突并预示了变化的发生。第6次作品里首次出现了汽车，且沙箱中间的三辆汽车正在行驶中。《象征词典》（Chevalier & Gheerbrant，1994）里认为，汽车是"积极心理变化的象征"。汽车的运动可能预示着之后的内部心理和外部行为将产生改变（Mathis，2001），不过这一运动还不畅通，有教练的监控，还有玻璃珠做成的障碍。军用车辆表现了来访者内心的矛盾，象征着攻击性和毁灭（张日昇，2006），小玥在车展中放了军用车等，似乎暗示了其无意识中的矛盾与冲突。第7次作品首次出现了弱肉强食的意象。荣格学派认为，动物是无意识统合我的视觉表现，越是原始的动物，越象征着深层的无意识（林明清，2001）。恐龙属于史前动物，它可能代表了小玥内心最黑暗神秘的部分，是自我坏的和邪恶的一面的表现（Bradway & Barbara，1997）。追捕与逃亡是冲突的象征，大恐龙对小恐龙的追杀和吞食可能是她内心冲突的表达。

这一阶段里，小玥逐渐从犹豫、恐惧回归到经验中需要整合的区域，最终开始面对其无意识中的冲突与矛盾。

（二）自我调适阶段（第8～13次）

1. 箱庭作品描述

（1）第8次

箱庭主题：海市蜃楼（图7-34）

箱庭场面：右边是一个穿披风的女性，面朝左，身后有一匹骆驼。沙箱左边是一片草坪，草坪左边是一座塔。人与草坪之间的沙地上露出一点蓝色，但是不是很清晰。沙箱里有四棵仙人掌。

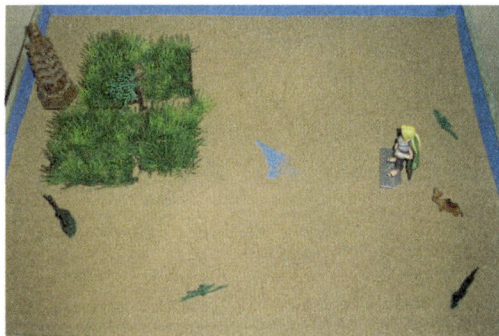

图7-34 海市蜃楼

箱庭故事：一个人走在沙漠里，又饿又累，这时看到海市蜃楼——草坪和塔。在他前面不远处有一个近乎干涸的池塘，说明他其实就要走出沙漠了。

（2）第9次

箱庭主题：海岛（图7-35）。

箱庭场面：左边是一片水，水里有各种水生生物，岸边有很多贝壳，一个老人在钓鱼。右上边有一只船，右边是草坪、树和果实，其间有一间房子。

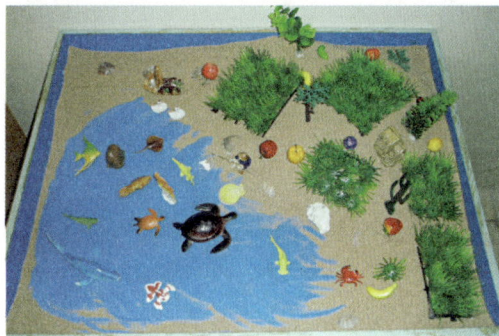

图7-35 海岛

箱庭故事：一个钓鱼人在一次航行中来

到这个岛上，回不去了，他就自己盖了房子，种了果树，一个人住在岛上，逍遥自在，乐不思蜀。有了他，这个岛也有了生机。水里有各种鱼、两只母子龟，鲨鱼在追金鱼吃，小山是水里的暗礁。左上方的船是钓鱼人用来打鱼的，这是早晨他在钓鱼的景象。

（3）第10次

箱庭主题：度假村（图7-36）。

箱庭场面：左上放了三间房子，左下是一些椅子，沙箱中间有看书、弹琴和下棋的和尚和一个女孩。右上是一片水，水边有两个女孩，远一点的地方有一个女警。右下用栅栏围起一些动物。沙箱里缀满了草和玻璃珠。

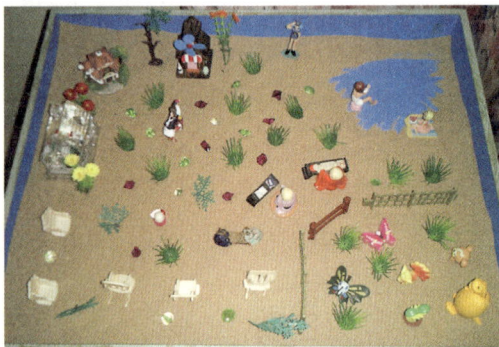

图7-36 度假村

箱庭故事：这是一个度假村，有很多人在度假村里休闲或看书。门口是警卫，右上是一个游泳池，两个女孩在这里游泳和玩。右下方的栅栏内是度假村里的动物。左上是度假村的房子，供度假的人住。中间的女孩是小玥，她玩累了，正要去椅子那里休息。

（4）第11次

箱庭主题：果园（图7-37）。

箱庭场面：沙箱右上是一座山，中上有一只鸡，下边偏左是两个下棋的老人，其他地方是草、花、树和各种果实。

箱庭故事：这是箱庭下边那两个老人的果园。因为周围没有篱笆，所以两人在这看守，种的果实主要用于自己吃。左上有一只鸡在吃虫子。

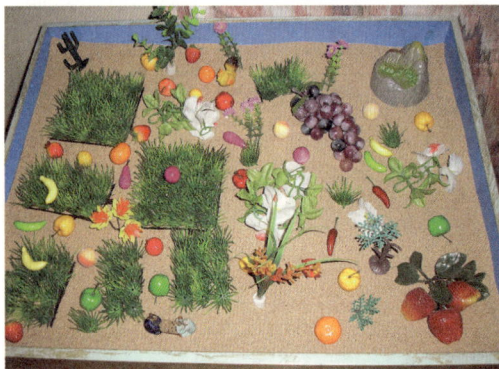

图7-37 果园

（5）第12次

箱庭主题：乡下的生活（图7-38）。

箱庭场面：沙箱左上是草坪，左下用栅栏围起几只动物，旁边是一个趴着的女孩。上方有两间房子，前面放了两个女孩，右边有一片蓝色，里面有一只船。右下是一座山，用玻璃珠从房子往山边铺了一条"S"形的路。水左边是一间房子，两边有两个神仙、两座塔、两个小和尚。沙箱里点缀了草。

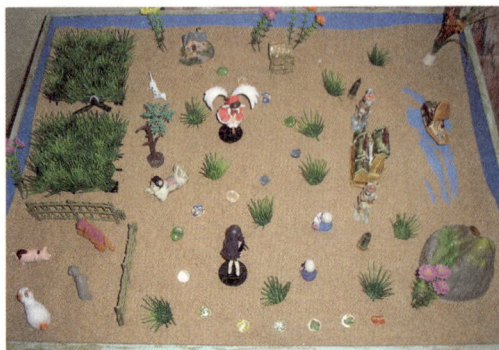

图7-38 乡下的生活

箱庭故事：趴着的女孩是小玥自己，住在乡下，这是她的家，她在那儿数家畜。另外两个在拍照的女孩是来她家参观的。右下方是山，家里有路通到山里。右边河里的船也是她家的。河右边有一个庙，庙里有神仙和和尚。

（6）第13次

箱庭主题：隔海相望（图7-39）。

箱庭场面：沙箱左上、右上和下边分别有一座房子，左上到下边的房子之间用玻璃珠铺成路，左边是草坪。在偏右边挖出水，水里放了鱼和一只船，岸边有贝壳。水的左边是一个女孩，右边有一个男孩。

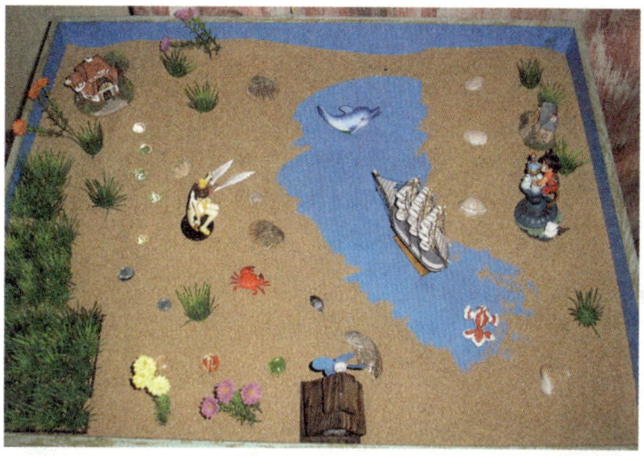

箱庭故事：左边是中国，右边是日本。中间是大海，船载着游人从中国去另一个国家旅行。海两边是一个中国小孩和一个日本小孩。左上是富人住的别墅，左下的房子是卖冰激凌的商店。

图7-39　隔海相望

2. 阶段小结

这一阶段是小玥进行自我探索与心理调适的过程。通过这一过程，小玥获得了极大的成长，看到了自我中不曾理解的地方并试图加以整合。

在第8次、第9次作品里，小玥表达了独身旅行的过程。旅行是个体化过程的象征，而孤独旅行则是超越的象征（荣格，1988）。第8次作品里出现了沙漠，沙漠是生命匮乏的场所，也是生命受到严峻考验的地方（张日昇，2006）。沙漠里的女性可能就是小玥自己，她又饿又累，表明她已走了很久。海市蜃楼可能是她开始有了希望与梦想的表现，而前面的水虽然快要干涸了，但是正如小玥所说，说明这个人就要走出沙漠了。这次作品可能是她经过这段时间的努力，逐渐走出困难的表达。在第9次作品里，一个人在航行中到达了某个岛，在岛上盖了房子，收获了果实，还钓到了鱼。此时的小玥满足，有成就感，所以她逍遥自在，不思归路。

在第10次作品里，小玥又回到集体社区中。这一回归共同体的阶段是自我发展的最后阶段（Kalff，1980，2003）。营造了自己的世界后再回归到集体中，才是个体健康发展的路线（Glen，1988）。经过这一阶段，个体的自我将达成新的平衡。

在第11次作品里，小玥再次表达了其获得成长的成就感。她的箱庭中虽多次出现果实，但是只有这次果实是箱庭的主题。老人一般是智慧老人原型的体现，代表了智慧，鸡则象征了由黑暗到光明的解放（张日昇，2006）。这些可能都是小玥心理获得成长的表现。

第12次、第13次作品里，表达了小玥人格的不同方面从相互漠视到面对的过程。在第12次作品里，她的家里来了两个陌生人。分析心理学认为，陌生人是人格中为自我所不熟悉的方面（荣格，1988）。小玥不接待她们，却趴在一边数动物，可能暗示着一时之间她还没有办法去整合新看到的自我的方面。第13次作品里的两个属于不同国家异性人隔海相望。从分析心理学的观点来看，在梦、箱庭作品中，自己之外的男性与女性分别是来访者人格中的男性与女性特征（荣格，1988）。此时，虽然小玥人格的不同方面仍无法直接交流，但是已经开始互相面对了。

这一阶段的小玥在进行自我探索与调适，且取得了很大的进步，有较高的成就感。

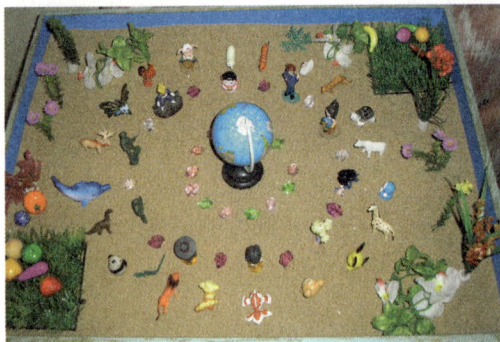

图7-40　地球

（三）解决成长阶段（第14～15次）

1．箱庭作品描述

（1）第14次

箱庭主题：地球（图7-40）。

箱庭场面：沙箱的中间是地球。地球周围用十颗玻璃珠围成一个圈，再外一圈由十颗玻璃珠和十个人物围成，第三圈是各种动物。沙箱最外围，即沙箱的四个角，放上了植物，左上和右下是树和花，左下和右上是草和果实。

箱庭故事：中间是地球，外面用玻璃珠围的一圈代表山之类的自然物，再外面的一圈是人，然后是动物圈，最外面是植物。他们之间是相互依存的，人和动物都包括了不同的时代和类别。

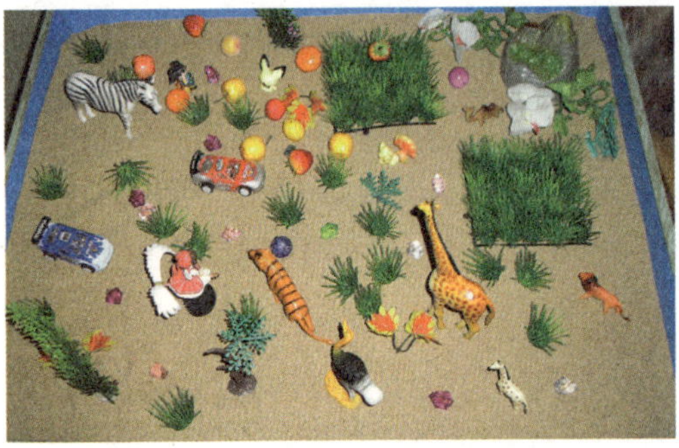

图7-41　野生动物园

（2）第15次

箱庭主题：野生动物园（图7-41）。

箱庭场面：沙箱里是各种动物。右上有一座山，两边是草坪，上面有各种果实。左边有两辆车，还有孙悟空和长翅膀的女孩，女孩前面正对着一只老虎。沙箱里点缀着玻璃珠和草。

箱庭故事：这是一个动物园，里面散养着很多动物，也有很多瓜果蔬菜，远处还有山。在这里适者生存。有人坐在车里观看这些动物。老虎是妈妈，对面的女孩是小玥，妈妈不能伤害她，因为她有翅膀，会飞。

2．阶段小结

这一阶段的箱庭作品表现出高度的整合与自我的平衡。第14次作品体现出高度的整合性及精神象征，是一个典型的自性箱庭，是中心化主题的表现。圆是治愈、整合的象征，连同整个箱庭作品的对称与平衡一起表明，小玥的自我得到了整合，实现了新的平衡。十这个代表圆满的数量多次出现，再次支持了这一观点。

Grubbs（1995）认为，继自性箱庭后，来访者往往会制作出与最初的箱庭相似，但是表现出明显的问题解决的场景。小玥这次的作品似乎融合了第3、6、7次作品，又有极大的不同。在上一次动物园主题的作品里，有攻击性的动物是用栅栏围起来的，与其他动物相隔离，而此次它们自然地生活在一起，这可能是小玥内心对立面得以整合的表现。此次箱庭中，她再次跟妈妈同时出现，虽然仍是用凶猛的动物代表妈妈，但是这次小玥不再逃离，而是开始面对妈妈。这可能是她在现实中习得了与妈妈更好地相处且内心更加独立的体现。再次出现了行驶中的汽车，但不再有教练的监控及路上的障碍，这可能体现了小玥的内在能量得以通畅地运行。

小玥的问题在这一阶段得到解决，自我得到整合，心理能量得以畅通运行。

三、治疗效果

以下，我们分别从箱庭治疗室外及箱庭治疗室中的变化来看箱庭治疗的效果。

（一）箱庭治疗室外的变化

我们分别从家长访谈、老师访谈结果来看小玥的箱庭治疗效果。

1. 家长访谈结果

（1）箱庭治疗前后小玥与异性朋友交往行为的变化

箱庭治疗开始前，小玥在外乱交异性朋友，常常跟他们一起"混"。箱庭治疗过程进行中，小玥与外校异性乱交往的现象逐渐减少，到箱庭治疗结束时，小玥已无此种行为。

（2）箱庭治疗前后小玥晚回家行为的改变

箱庭治疗开始前，小玥放学后常常不能按时回家，且不给家里打电话说明情况，晚上很晚才回家。随着治疗的进行，小玥晚回家的现象越来越少，到治疗结束时，已经不再出现晚回家的现象。

（3）箱庭治疗前后小玥撒谎要钱、娱乐行为的变化

箱庭治疗前，小玥常常跟父母撒谎要钱，学校退的学费也自行留下，跟同学去一些娱乐场所消费。箱庭治疗结束时，个案已经不再撒谎要钱和瞒着家长大笔花钱。

2. 老师访谈结果

（1）箱庭治疗前后小玥学业表现的改变

在箱庭治疗开始前的期中考试中，小玥的成绩是班里第35名，在之后的期末考试中，小玥在班里是第23名。

（2）箱庭治疗前后小玥在校表现的改变

箱庭治疗开始前，小玥穿着另类，且不听老师劝说，我行我素，与其他"问题学生"交往频繁亲密，形成"小团伙"。治疗结束时，小玥能够与老师交流、沟通，穿着打扮普通化，与男生交往虽比其他女生稍多与密切，但是已经有大幅度改善。

（二）箱庭治疗室中的变化

小玥的箱庭，在最初自我像的出现较少，即使有，也较少与现实世界相联系，较明显的联系即是自己与妈妈的关系。同时，小玥对沙子和玩具的使用情况也在治疗过程中有非常明显的特点及发展历程。因此，本部分，我们通过对箱庭作品主题、沙子及玩具的使用情况进行分析，来看小玥的变化与成长。

1. 箱庭作品主题及改变

小玥的箱庭作品主题绝大多数是对自然或人工景点、场面的描述，且多数与其现实生活无关。在15次作品里有6次出现了明确的自我像，并明确表达了作品与自己的关系，即第3、5、7、10、12、15次，其中在第7、12和15次的箱庭故事里，小玥描述了与家或父母有关的主题（表7-5）。可以看出，在整个箱庭治疗过程中，小玥在意识层面上并没有太多的自我反思及对自我内心进行洞察的动机。下面我们就其6次箱庭作品的主题进行分析，考察其中表现出的小玥与家人的关系及小玥的自我状态。

表 7-5　小玥自我像的箱庭作品主题

治疗单元	箱庭作品主题
第3次	动物园里的一天
第5次	陶然亭公园
第7次	侏罗纪公园
第10次	度假村
第12次	乡下的生活
第15次	野生动物园

（1）个案与父母的关系

第7次作品，侏罗纪公园里，自己正在遭受母亲和父亲的夹击，尤其是母亲特别恐怖与强大，自己拼命地要逃离。第12次作品，在乡下的无聊生活里独自一人在家，没有父母。第15次作品，重新与母亲面对，不再逃离，而是去面对，自己也不再是比母亲弱小几倍的孩子，而成长为一个长着翅膀，可以自由飞翔的女孩。这些可能是经过调整，小玥可以与母亲面对并进行沟通的反映。

（2）个案的自我状态

第3次作品，自己在放学后去动物园玩，连同女孩的跳跃姿势，一起表达了一种放松的心情。第5次作品，小玥作为一个悠闲自在的钓鱼老者出现。第10次作品，在度假村里玩累了后，正要去椅子那边休息。这一系列小玥对自我的描述，可能是小玥意识层面上并未有情绪困扰的表现。

2. 个案对沙和玩具的使用情况

小玥动沙的频度一直较大，主要的动沙方式是挖沙及平整沙子，基本未呈现出阶段特点，但是在箱庭治疗后期，小玥动沙的频度有降低倾向。小玥使用的玩具数量及种类也一直较多，在治疗的中期，玩具数量的使用有了一个从增多到减少的过程。

（1）个案对沙的使用情况

如表7-6所示，在15次箱庭治疗中，小玥只有3次未动沙，一次在沙上画线，一次撒沙，其余各次都是在挖沙。这可能表明，自始至终小玥的心理能量都是较大的，这与她在生活中的表现是一致的，按其同学的形容，她比较"疯"，在外交朋友、娱乐等都可表现出心理能量很大。动沙的力度越大，说明其在治疗过程中心理能量的调配幅度越大。最后2次箱庭治疗过程中，小玥均没有动沙。但是从以上的分析中可以看出，这2次作品都蕴含着极大的能量，能量集中且流畅。可见，不只是动沙可以体现来访者能量的大小，玩具及其摆放方式也可以。心理能量用不同于以往的方式进行表达，可能也是个案学会对心理能量进行转化及调配的表现。

表 7-6　小玥对沙的使用情况

治疗单元	箱庭作品主题
第1次	在沙箱中部挖沙，形成一个月牙状的湖
第2次	在沙箱左边挖沙，成海，平整沙子
第3次	在沙箱左下部挖沙，成湖
第4次	从沙箱左下到右上挖了一条河，平整沙子
第5次	在沙箱中上部挖沙，成湖，平整沙子
第6次	用手在沙箱中部画曲线
第7次	在沙箱右上部挖沙，成湖，平整沙子
第8次	在沙箱中部挖了一下，露出一点蓝色，又拿了一把沙，撒在这片蓝色上
第9次	在沙箱左部挖沙，成海，平整沙子
第10次	在沙箱右上部挖沙，成池
第11次	未动沙
第12次	在沙箱右部挖沙，成河
第13次	在沙箱偏右的地方挖沙，成海，平整沙子
第14次	未动沙
第15次	未动沙

小玥常在作品中挖出湖、海及河流。如前所述，水代表无意识的力量，同时也是女性的象征（张日昇，2006）。但是，水有时候也代表不定型、无方向的能量状态（Turner，2005）。河流及海洋的流动性较大，方向也较明确，湖、池塘的流动性较小，方向也不太明确。小玥的作品中更多地出现了湖，且其作品里的河与海也常常是封闭的，可能是其心理能量虽大，却未定型，方向不明确的一种表现。与她在现实生活中的表现相联系，她常在放学后不回家，跟朋友玩到晚上，与朋友去娱乐场所消费，可能正是其心理能量无方向，要寻求刺激的表现。

小玥常常在挖完水后仔细地平整沙子。沙是母性的象征，她在抚摸沙子的过程中可以使心灵得到放松与休憩，有利于宣泄个体的情绪。平整沙子的过程有利于减缓小玥内心的不安宁，更快地深入治疗。

（2）个案对玩具的使用情况

从表7-7中可以看出，小玥玩具的使用量很大，除第8次作品使用了13个玩具外，其余各次都在35个玩具以上，远远超过初中生29~35个的平均使用量。第4次作品的玩具使用量最大，多达120个玩具。Sjolund（1994）等人认为使用玩具超过100个的箱庭属于"拥挤的世界"，他还认为，选择过多的玩具常表示情感尚未成熟。从小玥在现实中晚回家或不回家时不给家里打电话，家里经济状况较差却常常无节制花钱等表现来看，她可能的确有这样的倾向。不过从第4次后，玩具使用数量又有下降的趋势。自我调节阶段使用玩具的数量少于第一阶段，更接近初中生使用玩具的平均数，这可能也是其开始与一般同学更为接近的一种表现，或者是情感逐渐成熟的表现。

表7-7　小玥对玩具的使用情况

治疗单元	玩具数量	玩具种类
第1次	61	5
第2次	39	7
第3次	77	7
第4次	120	6
第5次	86	6
第6次	57	5
第7次	64	5
第8次	13	4
第9次	47	7
第10次	70	5
第11次	64	5
第12次	58	7
第13次	45	7
第14次	81	6
第15次	70	7

除第8次作品外，小玥的箱庭作品使用的玩具种类为5～7类（共9类），玩具使用种类也比较稳定。这与其玩具使用的数量一起说明了她的内心世界并不贫乏。这可能与小玥在现实中爱与人交往，经常参与各种活动相一致。有研究发现，受虐儿童如果能有较好的同伴关系，这将是其重要的保护因素，使其受虐的影响得以降低。小玥良好的同伴支持可能是其未有明显情绪问题且内心世界保持丰富的一个原因，也可能是她能够较快地发生改变的重要影响因素。

联合国《儿童权利公约》要求，在父母或他人照料儿童时，各国要保护儿童免受任何形式的躯体或精神伤害。我们期待越来越多的人与我们一起关注儿童虐待、儿童虐待的干预和心理咨询与治疗，也希望国家和社会能够加快立法及建立相应的儿童保护机构，制定相关制度，以便在早期就可以对儿童虐待现象进行干预，对实施虐待的父母给予强制措施、教育与治疗，而不是只在事后对受虐儿童进行治疗。

第八章

箱庭疗法的多动症治疗

从上小学开始，我们就常常听到老师在课堂上批评上课东张西望，不能跟随老师教学步骤学习的同学。后来慢慢发现，这些同学的课堂表现缺乏自控，常扰乱课堂秩序，同伴关系与师生关系紧张。我们总是认为这类同学只是注意力不集中，比其他学生笨，又由于他们常常会与同学发生冲突或者也会攻击他人，是"坏学生"，这样也就不愿与其做朋友。

在学校从事心理辅导工作的时候，我们也常常会听到某老师在评价一个学生坐不住，上课不遵守纪律，学习成绩不好时冠以"多动症"。也有家长来我这儿说起自己的孩子缺乏自我管理能力，静不下来，是不是"多动症"……于是，"多动症"一词在学校领域的使用开始变得相当随意和混乱，很多孩子为此被贴上了"多动症"的标签。

当孩子在学习乃至生活中表现出这样的行为时，我们不要急着去下定论，而是应认真研究孩子出现这种行为的原因，思考我们能为这些孩子做些什么。

第一节　注意力缺陷多动障碍与箱庭治疗

注意力缺陷多动障碍（attention deficit hyperactivity disorder，ADHD），是儿童期最为常见和复杂的心理与行为障碍之一。大量研究表明，ADHD对儿童的学习、人格、心理健康、同伴交往、亲子交往等具有明显的短期影响与不可忽视的长期影响。患者由于注意力不集中、多动、冲动等特性，在日常生活中常伴随着学习障碍、情绪困扰、人际关系差、语言沟通障碍等适应问题，给患者本人、家庭、学校带来很多的困扰。如不能得到及时治疗，有相当一部分儿童会持续终身。因此，寻求对ADHD儿童有效的治疗方法就显得日益迫切。

一、ADHD 的概述

ADHD的主要症状表现为与年龄不相称的注意力分散，注意广度缩小，部分场合的过度活动，情绪冲动并伴有认知障碍和学习困难，智力正常。

（一）ADHD 的诊断

DSM-IV将ADHD划分为注意力缺陷（主要症状为注意力分散）、冲动—多动型（主要症状为多动和冲动）、混合型（注意力缺陷、多动、冲动）。DSM-5将ADHD做了相应的修正，取消了混合型，规定：诊断中至少具备注意障碍、多动和冲动6项或更多的症状，持续至少6个月方可诊断，且症状与发育水平不相符，并直接负性影响了社会和学业或职业活动。具体包括以下五个方面。①症状标准：具有注意障碍或多动/冲动9个症状中的至少6项表现，并持续6个月以上；②病程标准：7岁前发病；③上述症状在两种以上的场合发作，如家庭和学校；④有明显的学业、社会适应能力障碍；⑤排除标准：要排除广泛性发育障碍、精神分裂症、其他精神疾病的多动或注意缺陷症状，且不能用心境障碍、焦虑症、分离性人格障碍等精神疾病解释。

ICD-10将本病命名为多动性障碍（hyperkinetic disorder），其用于确诊的18项症状条目描述与DSM-IV完全一致。不同之处在于ICD-10要求注意缺陷和多动/冲动两大主要症状同时存在，即两大主要症状均要符合6项以上方可诊断，相当于DSM-IV中的ADHD混合型，而DSM-IV仅需任意一组症状明显满足诊断条件即可。因此，ICD-10对本病的诊断要求更严格，符合ICD-10标准的患者肯定也符合DSM-IV的诊断标准，同时也会有部分患者仅符合DSM-IV诊断标准，而达不到ICD-10的诊断标准。国内有研究证实，仅符合DSM-IV诊断标准的患者临床症状虽不如达到ICD-10标准者的症状严重，但与一般儿童相比，患儿在行为、学习和认知等多方面的功能都出现了一定程度的损害。

CCMD-3中ADHD的症状标准也由18项组成。由于概念不同及文化差异，国际上通用的诊断标准并不完全适用于我国，经临床应用，发现中国儿童中DSM-IV的多动/冲动为主型发生比例较低，多动/冲动症状很难达到DSM-IV诊断标准要求的6项以上，因此，CCMD-3要求9项注意障碍项目符合4项，同时9项多动症状符合4项方可诊断。

根据上述的诊断标准，在诊断的过程中值得我们注意的是，该病症的诊断与其他发生在儿童身上的病症存在共病现象。例如，与对立违抗性障碍的共病率为30.9%，与学习困难的共病率为28.6%，与抽动障碍的共病率为12.0%，与品行障碍的共病率为6.3%。因此，我们更应该在诊断的过程中更好地区分与其共病的病症。

（二）ADHD 的成因

目前，ADHD的病因仍没有定论，但比较公认的是ADHD是由多种生物学因素、心理因素、社会因素等共同作用而导致的一种综合征。当然，这些因素并不是单独起作用的，往往是由生物学因素（母亲怀孕期间吸烟或酗酒、胎儿脑损伤、低出生体重等）、心理因素（抑郁、警觉性低、社会适应能力低等）及社会因素（社会发展及生活工作节奏加快、就业竞争激烈、生活环境污染）、家庭因素（父母文化程度、职业、婚姻状况、父母关系和经济状况等）单独或协同作用造成的（熊忠贵等，2004）。

（三）ADHD 的治疗

近年来的研究认为，儿童ADHD不再是由单一因素造成的疾病，而认为是由多种生物因素、心理因素及社会因素导致的。事实上，对ADHD的有效治疗依赖于对其病因的准确解释，但ADHD的成因至今仍不明确。目前尚未有正式预防ADHD的策略，也没有具有长期效应的结论性的治疗方法。

一直以来，对于大多数ADHD患者来说，药物治疗和行为治疗是主要的治疗手段，两者各有利弊。例如，普遍采用的针对ADHD儿童的药物治疗，尽管对ADHD儿童的症状改善可以起到一定的短期治疗作用，但对ADHD儿童低自尊、学习困难、同伴关系、亲子关系等问题难以产生直接及长期的效果。而且由于家长对药物治疗的排斥心理及药物本身的副作用，在长期的治疗过程中，家长更青睐于心理治疗的方式。另外，在各机构以及学校心理辅导室实行的对儿童的心理辅导与行为矫正方法得到了普遍应用，但由于ADHD的病因多样，心理辅导与行为矫正方法亦不能起到一劳永逸的效果。因此，针对ADHD儿童的治疗常常依照儿童的个体问题，设计多种治疗方法互相配合，这可能是最有效的方法。

二、ADHD 箱庭治疗的原理

荣格认为，心理治疗的最终目标是实现自性，帮助患者发展人格，而不仅仅是治疗症状。只要人格问题解决了，症状的消除就随之出现。荣格将个体人格发展的最高目标称为"个性化"或"自性实现"，是指个体人格朝向整合的方向发展，也就是使无意识原型的内容意识化，使意识自我变得强大。

（一）自我治愈力

箱庭疗法正是以荣格的分析心理学为理论基础，相信每个人的心灵都有自我治愈力。卡尔夫认为，各种形象的玩具模型和沙箱中的沙可以给来访者提供一定的可能性，使其建立起与他的内部世界相对应的世界。用这种方式，通过自由、创造性的游戏，无意识过程得以在三维的图画世界中显现，通过一系列以这种方式形成的心象，可以使患者的自我治愈力得以发挥，荣格描述的个性化过程就会被激发，并向着自性实现的目标发展。

（二）治疗假设

通过箱庭治疗，促进ADHD儿童个案人格发展并实现个性化，自我治愈力得以发挥，在一个自由与受保护的空间中，使ADHD儿童自由地展现内在世界，将内心无法用言语表述的情绪通过玩具的象征意义进行表露，将困扰的问题呈现在儿童与治疗者眼前，从而帮助来访者去澄清问题，寻找解决的方法，ADHD症状进而被消除或减少，其他伴随问题也得以解决。

在治疗假设的支持下，确定个案进行个体箱庭治疗的过程中，也可以考虑有限度地利用影响儿童人格发展的重要变量，即家庭因素，采用家庭箱庭疗法为来访者的家庭进行家庭治疗。

（三）治疗机制

我们的心理临床经验证明，箱庭疗法非常适合ADHD的心理治疗，对ADHD的箱庭治疗也取得了良好的效果。究其治疗机制，我们认为主要有以下几点。

第一，治疗者为ADHD来访者提供的自由与受保护的空间以及治疗者静默地见证，非评价、非解释的治疗态度，让来访者摆脱多动症的标签的负面影响。在制作箱庭时，来访者通过沙、玩具、水自由地表达与重建受损的内心世界。

第二，箱庭疗法为ADHD来访者提供专注沉思的空间，促使个案集中注意力于当下的行为。自由与受保护的治疗情境让来访者的多动和冲动问题得以缓解，在制作箱庭作品时不自觉地将其注意力集中于制作的作品。

第三，沙箱的尺寸和边界限制了ADHD来访者的活动范围，避免其注意力的分散，同时又没有抑制来访者的内在探索，逐步培养了来访者的自我约束能力。

第四，箱庭制作过程本身可以培养ADHD来访者的自主和自控能力，制作好的作品可以让来访者体验到成就感和控制感，这无疑提高了来访者的自尊水平，而这些正是来访者在日常生活中所缺少的。

第五，箱庭的非言语性和非技巧性降低了ADHD来访者对被评价的担忧，促使他们发挥自我能动性和创造力，体验到更多的价值感。

第六，沙、水、玩具等无意识心象为ADHD来访者联系内部和外部世界提供了媒介，同时为实现深层治愈提供了可能性。个案的内在自我能量得到加强，从而实现对其内在世界的掌控。可以认为这是箱庭疗法能够成为治疗ADHD儿童的有效方法的最重要原因。

三、ADHD 儿童箱庭作品的特征

箱庭疗法的研究主要有两大方向，一是箱庭疗法的基础研究，二是箱庭疗法的个案研究。基础研究主要是箱庭疗法本身在理论、设置、影响参数变量、特殊群体的特征等方面的研究。对特殊人群进行箱庭作品的特征研究，有利于研究者更好地把握这类人群的心理状态及心理特质，为后续的治疗研究提供更加丰富的信息。所以，我们一直倡导对各类特殊人群进行箱庭作品的特征研究。

以下是我们对ADHD小学生的箱庭作品特征进行的研究。我们主要考察ADHD小学生的箱庭作品特征，为进一步使用箱庭疗法治疗ADHD提供信息和线索。研究采用实验组对照组设计，对两组被试的初始箱庭作品进行质性分析。结果表明，与对照组小学生相比，ADHD小学生的箱庭作品呈现如下特征：①箱庭玩具的使用数量和种类较多，多使用动物、交通工具、军事工具等能量强大的玩具类型，作品多呈现混乱无组织的场景；②箱庭作品多呈现创伤主题，如战争、车祸等；③在箱庭作品中大幅度动沙，甚至是破坏性动沙，情绪色彩明显；④箱庭制作时间很长，玩具移动频繁，作品会占满整个沙箱，甚至放在沙箱的边缘；⑤作品整合性较弱，流动性较弱，动力性较强，破坏性较大。由此我们得出结论，初始箱庭作品能在一定程度上反映ADHD小学生的心理特点和症状表现，为进一步的心理治疗提供了有意义的信息和线索。

（一）整合性

图8-1是一位ADHD小学生创作的，制作时间为54分钟，玩具总数为104件，空间的使用是占满，玩具的摆放非常拥挤以及混乱。图8-2是一位普通小学生创作的，制作时间为26分钟，玩具总数为64件，空间的使用是占用2/3空间，可以看到被试摆放的玩具是为了一个主题（"家园"）服务的，看起来井然有序，十分舒服。

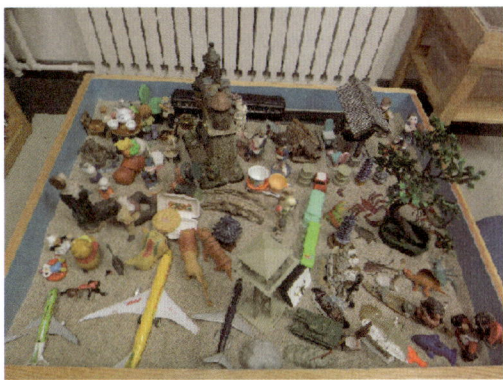

图8-1　ADHD小学生作品：丰富多彩的城市　　　图8-2　普通小学生作品：我们的家园

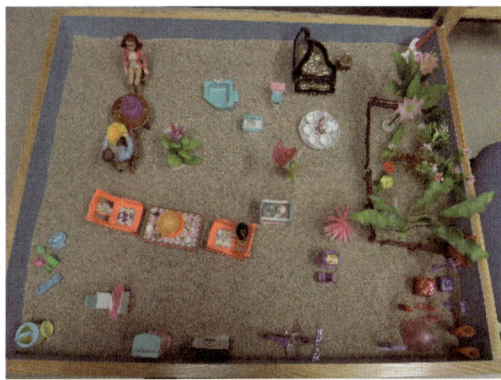

相对于普通小学生来说，ADHD小学生在最后取名字的时候大多会犯难，不知道该取什么样的名字，因为他们看见自己制作的作品是多主题的。相对于普通小学生，ADHD儿童的作品的整合性较弱。

（二）充实性

ADHD小学生的作品占满空间的同时还会将玩具摆在边缘，玩具的种类有人物、动物、植物、食物、建筑物、交通工具、军事工具、卡通动漫、矿物等，几乎涵盖了所有的玩具，可是给人的感觉不是充实的，反而觉得被试的心理是混乱的，没有得到滋养的。普通小学生创作的作品中可以看到玩具的种类比较多，给人的感觉是充实的，作品中有玩的、休息的、居住的地方，非常丰富，觉得被试的心理是受到滋养的。

相对于普通小学生来说，大多数ADHD小学生的箱庭作品的种类以及数量较多，可是创作出来的作品给人的感觉是单一的、不丰富，充实性较弱。

（三）动力性

ADHD小学生选用的玩具多是一些交通工具，如警车、轰炸机、飞机、推土机等能量比较大的玩具，选用的动物模型多是老虎等能量比较大的玩具，整个作品给人的感觉也比较有能量感。普通小学生的作品里有水域、茂盛的树木和盛开的荷花，还有大小不一的各种动物，给人的感觉是生机勃勃。

可以看出实验组与对照组的动力性都比较强，只是有时ADHD小学生的作品给人的感觉是愤怒的、有破坏力的。

（四）流畅性

ADHD小学生创作的作品可能多会使用栅栏、掩体等来隔断，显得不流畅，而且制作过程会多次移动玩具，给人的感觉是阻断的。普通小学生创作的作品一般较少用栅栏等隔离玩具，一切布局都是流畅的，制作过程也是流畅的，很少出现更改主题等情况。

相对来说，ADHD小学生在制作作品时移动玩具的频次要比普通小学生高出两倍，栅栏、墙等防御和阻拦性的玩具使用相对较多，作品的流畅性较弱。

（五）玩具的使用

玩具是来访者意识和无意识心象的表现以及象征语言。数量的多寡在某种程度上能反映出来访者内心的丰富程度，在一次箱庭作品中使用过多或过少的玩具可能反映出来访者不同的心理问题。本研究发现，相对于对照组，实验组被试在制作箱庭时使用的玩具数量总数比较多，特别是在动物、交通工具和军事工具等类别上的数目显著多于对照组。在箱庭作品中，动物类的玩具多象征个体的本能。ADHD小学生有12人放了凶猛的动物，包括老虎、狮子、豹、恐龙、蝙蝠等，这些动物是巨大能量、勇敢、破坏力、战斗力的象征，这反映了ADHD小学生身上的能量是巨大的，有一定的破坏力，与其症状特点是吻合的。此外，ADHD小学生也更青睐使用交通工具，如飞机、汽车、轮船等，这些玩具也是内在能量的体现。与对照组不同的是，ADHD小学生在使用交通工具时并不是根据情境需要进行选择的，而是过度使用，甚至用交通工具来表达对峙局面或者车祸等。军事类玩具也是ADHD小学生偏爱的玩具类型，他们常大量使用士兵、战斗机、大炮等。战争常常意味着对抗、死亡、伤害、破坏、攻击和捍卫等，这一方面反映出ADHD儿童内在自我之间的冲突，另一方面也反映了他们糟糕的人际关系。

（六）空间的使用

在空间使用方面，相对于对照组，ADHD小学生会将整个沙箱占满，甚至将玩具放在沙箱的边缘，整个作品给人的感觉是混乱无序的。沙箱对个体来说既是保护也是限定，对空间的使用表现了ADHD儿童内心巨大的能量以及对能量的释放和调配过程，超越边界的放置则反映了ADHD儿童自我界限的不确定，这与ADHD儿童常不能遵守纪律、与同学相处困难、存在品行问题等有着比较密切的关系。

频繁的移动玩具显著呈现了ADHD小学生不稳定的特点。关于ADHD认知机制的研究，目前还没有一致的结论。一些研究者认为其核心问题是反应抑制缺陷，另一些研究者则认为是状态调节能力受损。本研究不探讨认知机制问题，但可以看到ADHD儿童认知缺陷在箱庭作品中的反映。同样，ADHD儿童的制作时间显著长于普通儿童，这也与他们注意力不集中、容易被无关刺激分散、执行任务不专注等特点有关，一些研究发现ADHD儿童不善于管理、监控自己的时间，抑制功能的缺陷导致非言语工作记忆受损，他们在感受事物后表象倾向于立即消失，使得他们生活在一个时间混乱的世界，好像一个从来不知道时间、不能感受时间的"时间盲"。

（七）沙子的使用

破坏性动沙反映了ADHD儿童的攻击性和创伤的关系联结。沙子作为箱庭疗法的重要组成部分，对治疗的进行有着非常重要的意义。沙子是母性的象征，有净化和治愈心灵的作用。茹思·安曼认为，沙子和心灵有很多共同之处，它们都经历着流动，寻找形态，找到一个新的形态，开始再次流动的过程。ADHD儿童并不抗拒接触沙子，并且在箱庭制作过程中会伴随大幅度的动沙，这呈现出他们内在能量和渴望探索的一面，对沙子破坏性的动作则反映出ADHD儿童内在心灵的不可控性及不稳定性。同样，与沙子的关系也能体现个体与内在自我的联结以及与母亲的联结。ADHD儿童的界限感很差，这反映在他们的亲子关系及社交关系中。接触沙子是个体无意识探索的开始，与沙子的接触可能会触及ADHD儿童无意识的创伤体验，激发更大的情绪反应和发泄需要，因而对沙子的使用带有更多攻击和愤怒的色彩，然而与沙子的互动也能帮助ADHD儿童宣泄情绪和学习调适内在世界。

第二节　对 ADHD 男童的箱庭治疗

ADHD的主要症状表现为注意力分散、过度活动、异常兴奋、容易冲动并伴有认知障碍和学习困难。男孩的患病率高于女孩。

国内外对ADHD的心理治疗主要采用的是认知行为疗法，以抑制儿童的多动行为及相关发展障碍，但对常见非病理性儿童多动行为的干预研究较少，干预模式相对单一，缺乏系统、成形、可供操作的具体干预方法。

箱庭疗法的游戏特性特别适合于儿童，大量文献资料与临床实践证明了箱庭疗法对于儿童心理问题干预的有效性。以下通过三个ADHD儿童的箱庭治疗案例，探索对ADHD儿童箱庭治疗的效果以及对儿童心理健康教育的启示。

一、个案一（治疗者：徐洁）

经过箱庭治疗前的受理、家长（母亲）访谈、老师访谈、来访者第一次箱庭过程分析，获得并评估个案的背景信息。

（一）个案介绍及其评估

1. 基本情况

小D，男，10岁，接受治疗时就读小学四年级。小D母亲孕期未有异常，剖腹产。小D出生后与父母共同生活，2～6岁上寄宿幼儿园。小学前三年出现严重的学校适应问题，后转至现在的小学。

2. 学校适应

阅读小D幼儿期所在幼儿园提供的家园联系手册，老师对小D在园生活和学习记录说明他有明显多动和注意力不集中的典型行为，精细动作能力欠佳，同伴关系不良。通过母亲报告和小D所在小学的老师访谈，治疗者了解到小D学习成绩较差，经常不能按时完成作业，在课堂上缺乏自控和自我管理能力，常扰乱课堂秩序，同伴关系与师生关系紧张。

3. 家庭结构

夫妻关系疏离，据称小D的父亲长年投入工作，只有周末在家与母子共同居住。小D母亲婚姻满意度较低，将大部分精力放在管理儿子的生活和学习上。因小D的多动与家庭功能失调，母亲经常在管理小D无效时情绪失控，打骂小D，之后又十分自责，一度出现严重的抑郁和焦虑状态，母子关系紧张并过分纠缠。因此，在个案的ADHD症状和失调的家庭功能之间存在着交互的消极循环。

4. 自我概念

经过对小D第1次、第2次箱庭作品的过程分析（在箱庭过程中分析）和访谈发现，小D对自我评价较低，从下述对小D的访谈记录中可见一斑。

治疗者：你能介绍一下你是一个什么样的人吗？

小D：我永远也不会成为一个好学生的，我什么都不好。

5. 前期评估与治疗

三年前，个案小D被某专业医院诊断为ADHD，Conners父母症状问卷（parent symptom questionnaire，PSQ）的品行问题、学习问题、冲动—多动、多动指数分量表得分均高于正常值。另外，小D接受箱庭治疗前曾做过系统而长期的注意力训练和感觉统合训练，并在医院接受针对儿童ADHD的药物治疗，但效果甚微。

经过信息收集与分析讨论，治疗者与督导对个案的评估结果为：个案为ADHD儿童，同时伴随自我概念低、学校适应（学习困难、同伴关系、师生关系）、亲子关系方面的问题。

6. 确立治疗方案与效果评估

与来访者的监护人进行访谈后共同协商制订治疗方案，以箱庭为主要治疗工具，整个治疗历时13个月，共24个治疗单元。咨询设置为四个阶段：第1次由来访者及其母亲共同参与访谈，收集个人信息及初始箱庭；第2～19次为个体箱庭；第20～23次为个案与母亲进行家庭箱庭，其中家庭箱庭分为母—子平行箱庭和母—子联合箱庭；第24次为个体箱庭、会谈，结束整个治疗。母—子平行箱庭，即母子分别在各自的沙箱里制作箱庭，过程中彼此不交流，制作完成后带领对方欣赏自己的作品，并以箱庭作品为媒介进行交流；母—子联合箱庭，即母子在一个沙箱制作箱庭，不规定主题，轮流制作15轮次，双方不能有任何交流，每次只能放一个玩具做一个动作，制作完成后交流在制作过程中的感受。

在箱庭治疗过程前、中、后以及结束箱庭治疗三个月后，治疗者对个案小D的ADHD症状、学校适应、亲子关系、自我概念进行评估，评估的依据为家长访谈、老师访谈、箱庭过程和作品分析。

（二）治疗过程

1. 个体箱庭治疗

箱庭作品可以扩大和增强分析的内容，且将分析与个人的经验相联系。观察个案的一系列箱庭作品的变化，可以看出个案内心世界变化的轨迹。在箱庭作品中，个案自我像使用的变化象征着个案的自我；沙、水和玩具为箱庭疗法的重要元素，其使用的不同情况有各自重要的象征意义；箱庭作品的空间配置，往往有其独特的象征意义。因此，我们将从箱庭发展阶段、自我像、沙与水的使用、玩具的使用、空间配置五个方面，来呈现个案的箱庭制作过程及作品内容。作品的主题、自我像和场景主要由个案口述内容决定，空间配置、沙水使用和玩具类别由研究者在个案制作结束后根据记录和照片整理获得。

在很多情况下，初始箱庭通常是由来访者最初的2个作品构成，一个呈现了来访者当前的问题状态，另一个则呈现了来访者治愈的可能性。

个案小D在第1次箱庭作品中（图8-3）呈现了战争与安逸两种截然不同的场景，而代表他自己的小松鼠正在连接两种场景的桥上观望，表达出个案目前的内部状态：内心混乱痛苦，向往安宁，而自己在这样状态中彷徨踟蹰。左边战争区域较右边大，表明小D目前在经历内心冲突。

如果说第1次箱庭作品呈现了小D当前的问题状态，那么第2次箱庭作品（图8-4）则呈现了小D内在治愈的可能性。命名为"世外桃源"的作品让我们看到了在个案心中潜藏的对美好生活的向往。山是男性、精神力量的象征，在箱庭中堆起一座山可以使来访者感到确定目标时的激动心情；龟是母性的象征，在箱庭作品中出现的龟是对自我保护的祈盼和对母性的尊重。个案用小龟代表自己，尾随在大龟的身后，表达了其对母亲的依恋和需要，同时也暗示了个案与母亲的关系是其问题的根源之一。

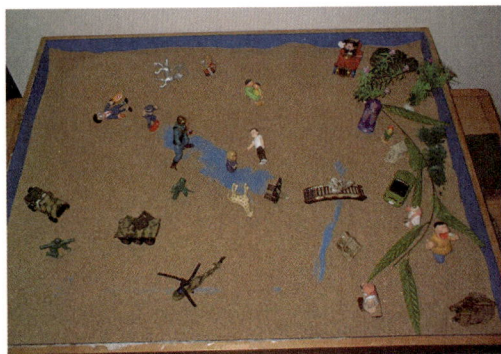

图8-3　第1次作品主题：战争贫苦

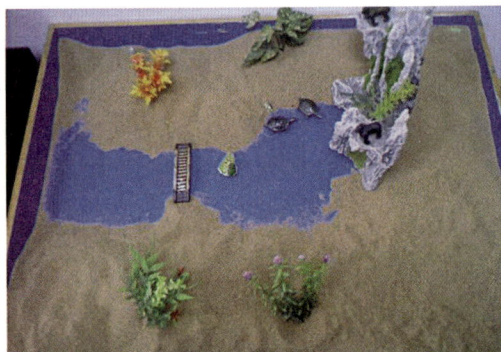

图8-4　第2次作品主题：世外桃源

Allan和Berry提出，完整的箱庭治疗过程有三个阶段：混乱（chaos）、对抗（struggle）和解决困难（resolution）。另外，基于Erich Neumann的儿童自我发展阶段观点，也提出了动植物（animal-vegetative）阶段、战争—区别（fighting-differentiation）阶段、回归集体（return to the collective）阶段以及统合我（constellation of the self）阶段四个箱庭治疗的阶段。

综合以上两种理论观点，可将个案小D共计20次的个体箱庭作品划分为四个阶段：问题呈现阶段（第1～5次），这一阶段主要以呈现个案的问题为主，场景比较混乱，作品缺乏明确的主题；竞争对抗阶段（第6～12次），这一阶段主要以交通工具和战争场景为主，呈现了个案内部力量的竞争和对立、新生自我与原有自我的冲突和对抗（图8-5、图8-6）；问题解决阶段（第13～18次），这一阶段主要以建设场景为主，个案多使用湿沙、木片、塑料等对玩具进行加工，创造性地制作箱庭作品表明个案的自我正处在积极的建设和重构之中（图8-7、图8-8）；统合阶段（第19次、第24次），这一阶段场景有明显的秩序感，出现了精神追求等抽象的主题（图8-9、图8-10），表明个案小D已经能很好地调配自己的内部能量，对未来和生活有了深层次的思考。

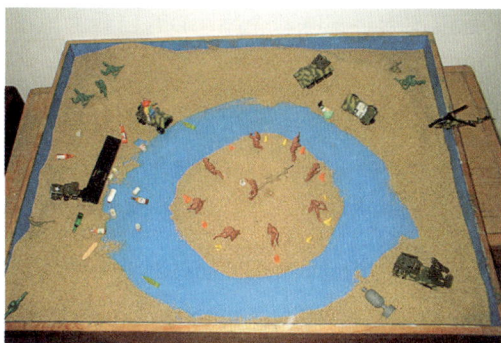

图8-5　第9次作品主题：死守明珠

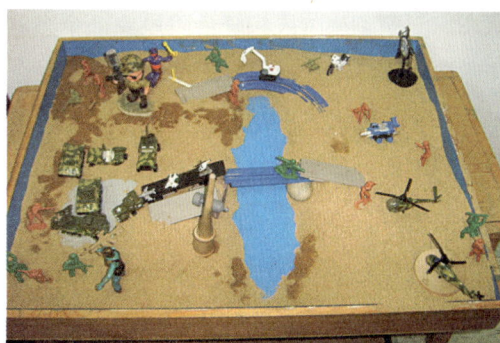

图8-6　第10次作品主题：偷袭

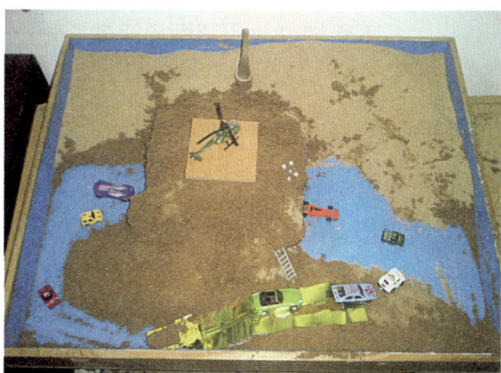

图8-7　第13次作品主题：五星级隧道

图8-8　第14次作品主题：水上黄金鼎

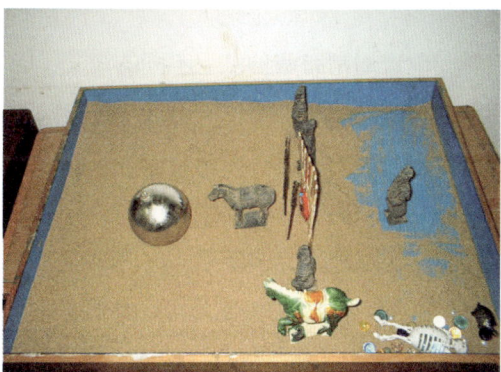

图8-9　第19次作品主题：将军府

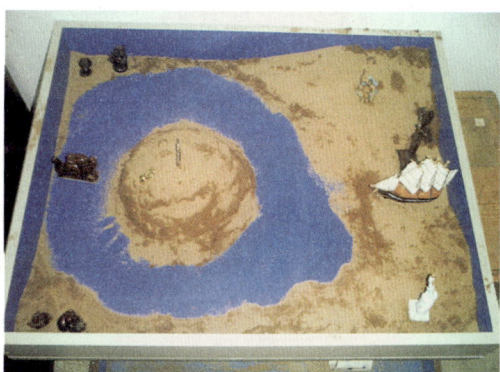

图8-10　第24次作品主题：合二为一

　　作品中的自我像往往是个案内在自我的投射，在一次箱庭作品里可能有一个，也可能有多个，代表个案不同的人格侧面。在问题呈现阶段，个案小D的自我像是力量比较弱小的动物，多掩藏在沙箱的某个角落，如第3次箱庭作品中的自我像——熊猫和小狗——用树枝遮盖，并埋入沙中一部分，说明个案小D的自我比较弱，对自己的接纳程度不高。竞争对抗阶段很少出现自我像，这与个案小D当时的内心状态有很大关系，不能确定自我的状态。问题解决阶段和统合阶段象征个案的玩具强度增大，意味着个案小D的自我力量不断增强。

沙子是母性、回归的象征，有净化、治愈的作用，箱庭中的沙子为心灵走向整合提供了无限可能性。干沙平静、安全，不需要很大的力量，流动性强，但不易塑型。湿沙颜色深、易塑形，需要来访者较大的力量与心理能量，常被精力充沛、有侵略性的外向儿童使用。水代表无意识的力量，是神圣的象征，同时又有滋养的内涵。个案小D在20次个体箱庭中6次使用湿沙建构，11次在沙箱中挖河、湖、海等水域，表现了其巨大的内心能量以及对无意识的探索。当意识发展受到阻碍时，就会有退化的倾向，这是无意识试图在一个更低层次上达到一种和谐的存在，一种完美。当个体深入无意识后，会带来新的未知品质，促进心灵的成长和发展。个案正是在使用沙和水的过程中，不断地释放和调配自己的心理能量，从无意识中汲取心理发展的力量。

玩具是来访者意识和无意识的心象表现和象征语言。在玩具类别上，个案在前三个阶段多使用具有强大能量的玩具，包括象征着机械能量的装甲车、推土机、飞机、坦克等交通工具，象征着能量生产和储备的加油站，象征着男性攻击力量的士兵，象征着蕴含巨大能量，有爆发性和破坏性的火山。这既表现了个案的问题状态，即能量过盛，同时也为治疗提供了契机——释放过多的能量，转变能量的性质和方向。在玩具的数量上，由拥挤不堪逐渐变得数量适中，丰富但不繁杂，表明个案由过去心理的爆满、烦乱状态逐渐变得平衡、平静。玩具的朝向由杂乱、不一致逐渐变得秩序化，相互连贯呼应，玩具风格也更为匹配，反映了个案的心理能量更加流畅。

在分析箱庭作品的空间象征时，由于同一个空间位置通常有两种以上不同的意义，因此在解释上颇为困难。在本治疗中，治疗者主要以沙箱上方代表意识，下方代表无意识，左侧代表外在世界，右侧代表内在世界，中间部分代表人格的核心。在统合阶段可以看到个案的作品出现了明显的趋中表现，即自性箱庭（图8-10、图8-11），可以反映个案小D的自我得到了确立。在空间配置上，个案每次使用的空间面积较大，表现了个案内心巨大的能量以及对能量的释放和调配，个案在经历了混乱、战争、重建、祭奠之后，内心世界趋于平和。

通过以上对个案个体箱庭过程和作品的分析，可以发现箱庭治疗使得个案小D的内在自我能量得以复苏和显现，由此小D的自我控制能力得到加强。

2. 家庭箱庭治疗

个案的自我能量通过个体箱庭过程得以恢复之后，本研究为个案小D和其母亲安排了4次家庭箱庭制作（第20～23次治疗），目的是以箱庭为媒介，呈现并重建个案的问题家庭结构，安排了第20（图8-11）、21、23次治疗为母—子平行箱庭，主要解决母子子系统的界限混乱问题，第22次为母—子联合箱庭（图8-12），主要呈现母子冲突，重建母子信任。

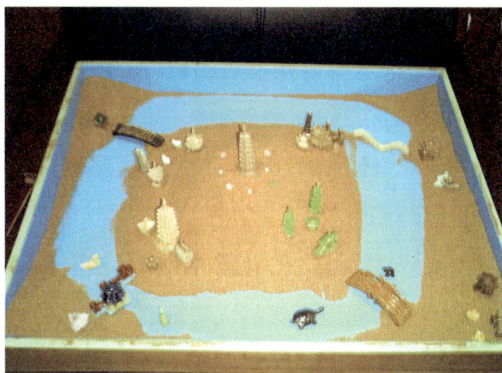
图8-11　家庭箱庭个案作品主题：仁宫

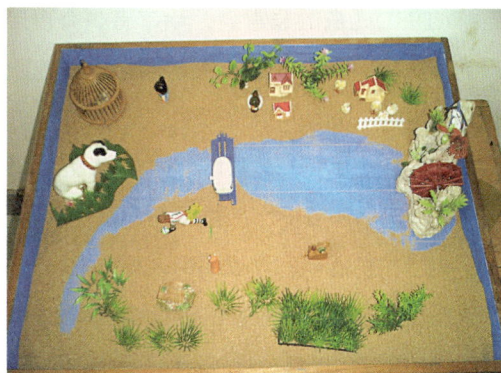
图8-12　家庭箱庭个案作品主题：聆心园

（三）治疗效果

箱庭治疗的效果不仅反映在个案的箱庭作品中，同时还直接反映在个案的现实生活中，甚至现实生活中的积极变化要先于作品和治疗过程中的变化而发生。

在ADHD症状方面，个体箱庭治疗结束后，母亲带小D去专业医院复查，结果显示个案小D的多动症各项指标明显降低，在家庭和学校的多动和注意力不集中的表现明显减少，自控能力与自我管理能力明显加强。

在学校适应方面，治疗前个案小D的学校适应问题表现为课堂表现、学习成绩和同伴关系不良。经过近13个月的箱庭治疗，这些问题都得到了不同程度的改善，表现最为突出的就是个案小D的学习成绩有了较大的进步。个案小D的学习成绩连续两个学期显著提高，学习成绩由咨询前的较差提高为中上水平。根据治疗前后对老师的访谈结果看，个案小D经过治疗后在同伴关系和师生关系上也获得了明显改善。

个案小D与母亲的关系在治疗前后也发生了积极的变化。治疗前小D与母亲的关系紧张并过分纠缠，随着个体箱庭治疗的进展，小D内在的自我能量逐步显现，能够更好地承担自己的生活和学习管理任务，这大大减少了与母亲的冲突。同时，家庭箱庭的过程创设了一个充满象征意义的呈现和解决亲子关系问题的空间。在这个空间中，由治疗者、家庭箱庭过程的规则和程序创设出一种亲子双方相互尊重、各自独立的心理氛围，利用亲子双方通过象征的手段进行沟通的方式，增强了母子之间的理解以及对关系的领悟，使母子关系得以改善。

3个月后的评估显示，箱庭疗法对ADHD个案的治疗效果继续保持，从治疗开始到治疗结束后3个月，整个过程为16个月，因此本研究的治疗假设——箱庭疗法对ADHD儿童具有短期和长期的治疗效果——得到了验证。

（四）治疗者反思

第一，督导的作用。本研究是ADHD儿童治疗的初步探索，已有文献中采用箱庭疗法治疗ADHD儿童的非常少，治疗者少有直接的治疗参考，特别是在治疗关系的建立、对个案的概念化、治疗何时结束、治疗过程的阶段性等方面都需要得到及时的督导。本研究中治疗者得到了督导的持续帮助，这是治疗取得成效的关键。

第二，个案研究的限制。本研究得到的结论是基于对一位ADHD儿童的治疗，是否具有广泛的推论性还需要增加被试及与其他治疗方法进行对照和进一步的验证。

第三，扩展箱庭疗法适用人群。本研究证实了箱庭疗法对ADHD儿童的治疗是指向个案的人格发展的，而非ADHD的症状和其他伴随问题，因此，可以考虑将以个案的人格发展为治疗目标的箱庭疗法，广泛用于有其他心理问题的儿童和青少年人群。可以预见，这种治疗方法不仅能解决儿童和青少年心理问题的症状，更能因个案的人格向整合方向发展而具有长期、稳定的治疗效果。

ADHD儿童的箱庭治疗过程在制作场景、空间配置以及沙和玩具的使用方面有其独有的特征。箱庭治疗能促进ADHD儿童的人格向整合方向发展，进而显著改善ADHD症状、学校适应和亲子关系，并具有长期治疗效果。

二、个案二（治疗者：李佳）

（一）个案介绍及其评估

1. 基本情况

小K，男，3岁8个月，顺产，胎检正常，父母均为研究生学历。小K 3岁半前由爷爷奶奶与父母共同抚养。小K母亲与公婆相处不好，自言性格软弱，生活中消极情绪颇多，经常感觉家庭氛围紧张，对小K的管教比较严格。小K 3岁半才能自理大便，在家行为自由，活动无规则，好动。

2. 学校适应

小K两岁时上过一年早教班。据老师反映，小K上课时注意力难以集中，很少与其他幼儿互动交往。3岁半上幼儿园小班，老师反映其多动，很难安静下来，在人多时情绪处于亢奋状态，反应滞后，不合群，有咬指甲、咬笔的行为。母亲反映小K不喜欢上幼儿园，与幼儿园的小朋友和老师交流困难。

3. 前期评估

小K在某儿童医院的检查结果显示小K身体健康，无生物学疾病因素，对感兴趣的事情有较好的注意力，在下围棋时能专注6分钟左右，其他行为自我约束能力差。根据DSM-IV的诊断标准，排除小K患有ADHD，但通过治疗者观察并结合家长、老师反馈的信息，诊断其属于儿童多动行为。

（二）治疗过程

初次来访，整个咨询室都成了小K的活动场所。他情绪激动，对一切事物都充满好奇，将咨询中心的装饰品、茶壶等物品全部损坏，不听从指令，无法控制自己的行为。在首次咨询中，治疗者没有指责与制止小K的破坏行为，而是引导小K来到咨询中心的箱庭治疗室，为其介绍箱庭治疗室的玩具以及沙箱。从某年6月9日至次年1月5日共计12次的箱庭治疗。具体治疗过程见表8-1。

表8-1 小K的治疗过程

治疗单元	参与人	过程与内容	方法
第1次	咨询师、小K、母亲	了解来访者经历，初始箱庭	制作箱庭、谈话
第2~4次	咨询师、小K、母亲	有母亲陪伴的个体箱庭	制作箱庭、谈话
第5次	咨询师、母亲、父亲	回访小K的情况	家庭治疗
第6~12次	咨询师、小K	无父母陪伴的个体箱庭	制作箱庭、谈话

本案例从箱庭发展阶段、主题、沙的使用、专注时间以及与治疗者互动五个方面来呈现来访者的箱庭过程，系列箱庭作品反映了来访者内心世界变化的轨迹。治疗者将小K的治疗分为三个阶段。第一阶段为治疗关系建立阶段（表8-2），也是问题呈现阶段。在这一阶段，小K的主题都是"垃圾场"，没有秩序感与边界，破坏玩具现象严重，专注时间短，极少与治疗者互动。第二阶段为治疗关系深入发展阶段（表8-3），主题丰富，专注时间逐渐增长，开始挖出蓝色水域，与治疗者建立依恋关系且互动逐渐增多，出现自我像小老虎，开始关注细节并遵守规则，积极主动向治疗者寻求帮助并互动。第三阶段为治疗关系结束阶段（表8-4），他做了一份美味的"海鲜"送给治疗者，结束了箱庭治疗，在结束阶段，小K与治疗者互动良好，情绪愉快。

表8-2 治疗关系建立阶段

次数	沙的使用	主题	专注时间	与治疗者互动
第1次	扬沙	垃圾场（图8-13）	无法专注，需母亲陪伴	无交流
第2次	扬沙	垃圾场	平均每3分钟就抬头寻找妈妈的身影，中途离开咨询室3次	无交流
第3次	扬沙	垃圾场（图8-14）	中途离开咨询室3次，专注时间25分钟	偶尔抬头看一看治疗者
第4次	扬沙	河上跳舞、垃圾场（图8-15）	中途离开咨询室1次，专注时间35分钟	主动询问时间是否到了

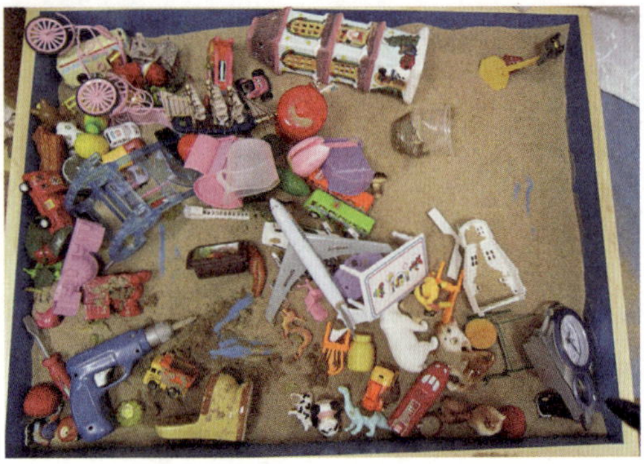

图8-13　第1次作品主题：垃圾场

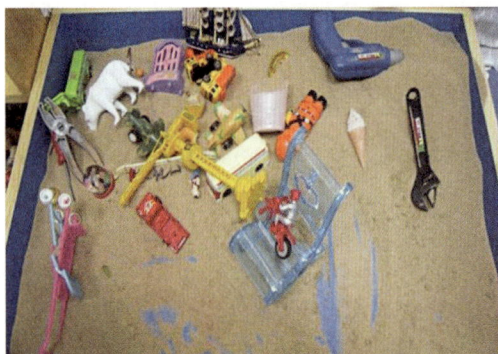

图8-14　第3次作品主题：垃圾场

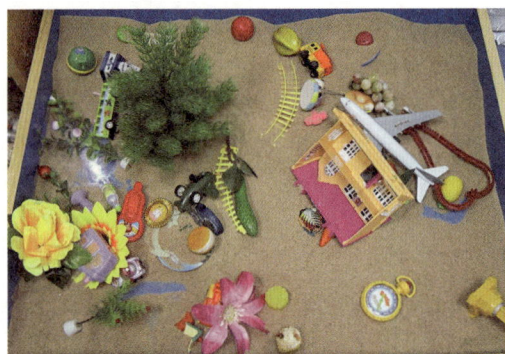

图8-15　第4次作品主题：河上跳舞、垃圾场

表 8-3　治疗关系深入发展阶段

次数	沙的使用	主题	专注时间	与治疗者互动
第6次	挖沙	混凝土（图8-16）	对天平感兴趣，将倾斜的桌子摆正，专注时间15分钟	第一次大声喊"阿姨好"
第7次	用沙洗头	房子工厂（图8-17）	离开咨询室3次，专注时间15分钟	主动与治疗者打招呼，提前来到咨询室，过程中叫阿姨抱
第8次	用沙洗头	洗衣机（图8-18）	花草掉在地上主动捡起来，开始遵守规则，专注时间30分钟	开始于治疗者语言交流，目光开始能够对视
第9次	挖沙、堆沙	荷花	挖出蓝色水域，作品开始有故事情节，如将做好的柠檬给小老虎吃，出现自我像，专注时间50分钟	3次请求治疗者抱起来取玩具架上的玩具

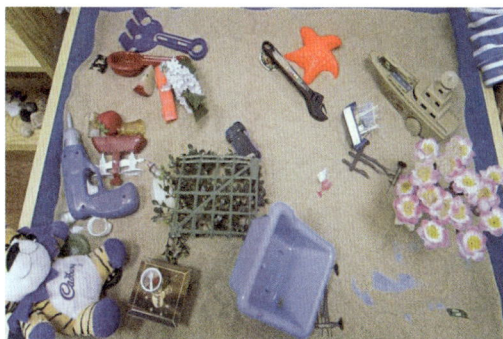

图8-16　第6次作品主题：混凝土

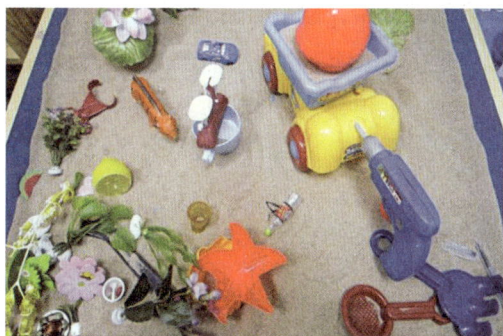

图8-17　第7次作品主题：房子工厂

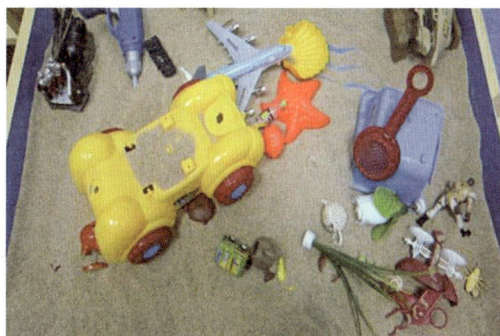

图8-18　第8次作品主题：洗衣机

表 8-4　治疗关系结束阶段

次数	沙的使用	主题	专注时间	与治疗者互动
第10次	用沙洗头	什么也不是（图8-19）	专注时间40分钟	做牛奶冰激凌给治疗者
第11次	挖沙、铲沙	海鲜（图8-20）	中途喝水1次，专注时间35分钟	做一份海鲜送给治疗者
第12次	—	—	—	3次请求治疗者帮助拿玩具，结束治疗

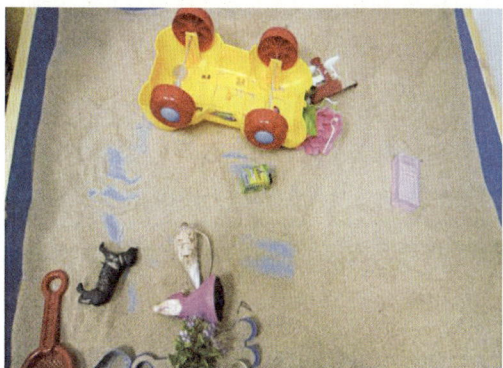

图8-19　第10次作品主题：什么也不是

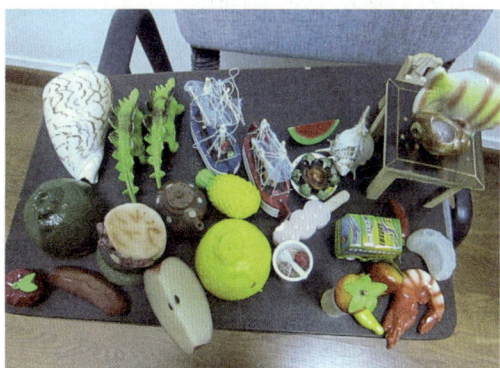

图8-20　第11次作品主题：海鲜

（三）治疗效果

小K的箱庭治疗周期从3岁8个月到4岁4个月，历时半年。第一阶段作品有典型幼儿箱庭的特征，如有一定数量的动物，没有边界，不能区分内部世界与外部世界，移动次数频繁，玩具占据沙箱的大部分空间。制作过程中，小K表现出明显的破坏行为，时常自言自语，与治疗者没有语言和眼神交流，行为缺乏规律，专注时间短。在接受箱庭治疗的第三个阶段，小K逐渐开始喜欢上幼儿园，与幼儿园小朋友、老师的关系有所改善，能按时正常上幼儿园，情绪更加积极稳定。据小K母亲和老师报告，其多动行为明显减少，自控能力明显加强，与母亲关系更加良好。治疗结束后一个月的回访中，据小K的母亲反馈，小K注意时间能持续20多分钟，咬手指、咬笔的习惯消失，能够热情地与别人打招呼，小K幼儿园开学一周后回家告诉母亲自己喜欢幼儿园，幼儿园老师也喜欢自己。

（四）治疗机制

1. 重视和幼儿的关系，称之为母子一体性

治疗者要像母亲一样，包容幼儿，陪伴幼儿箱庭游戏的整个过程。在母亲的陪伴和关注下游戏，儿童往往能感到安全、自由、被重视、被信任、被爱，箱庭疗法中的母子一体性就是治疗者以母亲的态度陪伴来访者成长。从进入箱庭治疗室的那一刻起，治疗者的全部注意力就投放到游戏者即幼儿身上，治疗者在幼儿游戏的过程中扮演观察者的角色，静默见证整个游戏过程。箱庭治疗过程也是治疗者和幼儿建立良好情感依恋关系的过程，这种关系本身就具有重要的治疗意义。

2. 以沙箱为中心，创造一个安全与受保护的空间

在箱庭治疗室中，幼儿是游戏的主人，治疗者为幼儿提供一个安全与受保护的空间，共感他们的内心世界。在箱庭制作过程中，幼儿感觉到被接纳、被爱的轻松氛围，没有被评价的压力，在这个空间里能够最真实地展现自己。箱庭制作过程促使多动行为幼儿集中注意力于当下行为。在制作过程中，幼儿不自觉将注意力集中在挑选玩具以及摆放、制作上，多动和冲动的行为问题有了载体缓冲。

3. 限定即治疗

治疗室的特定空间、沙箱的尺寸和边界限制了多动行为幼儿的活动范围，无疑为幼儿在自由探索的过程中起到了限定的作用，为培养多动行为幼儿的自主和自控能力提供了条件。每周一次有规律的来访，每次50分钟的箱庭过程也是一个潜在的设置与限定，对治疗有积极效果。

4. 箱庭过程本质就是游戏过程

游戏从本质上说是指一类由幼儿自主控制的，能带来愉快情绪体验的，有操作材料的活动。在其三个本质特点中，由幼儿自主控制是游戏的最内在的本质。游戏是儿童的天

性，箱庭治疗则是顺应了幼儿的天性，幼儿在自由与受保护的空间里自由地探索，这本身就是一种最美、最有艺术性的治疗。箱庭玩具的多样性、丰富性、有趣性吸引了幼儿，使箱庭制作本身就成为一种愉悦的过程。在箱庭游戏中，幼儿选择冲突，重现冲突，面临冲突，反复地实践着生活中和内心世界的各种矛盾与不和谐，发泄情绪，释放压力，通过自主控制游戏的整个过程，最大限度地唤起根植于个体的自我治愈能力，促使幼儿消除内心压力，养成良好行为习惯，心理健康得到发展。

（五）箱庭治疗的有效性带给幼儿教育的启示

1. 师幼关系的母子一体性

箱庭疗法非常强调治疗关系在治疗过程中的重要意义，并将这种关系形容为母子一体性。这种良好的治疗关系对于来访者的意义，在于使来访者感觉到安全和被接纳，消除在治疗环境中的紧张和焦虑，有利于深入来访者的内心，唤醒来访者自我治愈的潜能。

在现实生活中，有多动行为的幼儿往往与老师的关系相对紧张，家长也为之苦恼。由于家长并不了解儿童产生多动行为的原因，因此经常批评幼儿，他们在生活中体会不到安全与受保护的感觉，为了更好地保护自己进而在学习、生活中不听从指令，导致恶性循环。良好的师幼关系是幼儿心理健康成长，养成良好行为习惯的基本前提。幼儿老师与家长应在生活中、游戏中给予幼儿更多的积极关注，让幼儿感受到保护与爱。

2. 箱庭治疗为幼儿提供丰富而有准备的游戏环境

对幼儿来说，游戏不仅仅是活动，它还蕴含着丰富的含义，存在规则，存在各种限制。箱庭治疗中的沙箱与各种可选择的玩具相当于游戏中的玩具，这些玩具本身就具有象征意义。

人类世界中有多少种人物原型，箱庭作品中就会有多少种人物类型。现实人物在箱庭作品中往往代表的是幼儿生活中的重要他人，人物可能是幼儿不同人格面具的表现，也可能是幼儿对生活世界中已经或者渴望出现的人格品质的形容与表达。

幼儿园老师和父母也应注意在游戏时为幼儿提供丰富且有准备的环境，同时又适当地设置规则，促使幼儿在游戏和自我约束中快乐地成长与发展。

3. 把握幼儿成长关键期

3～6岁是幼儿建立规则、培养独立性、形成观察能力、养成自我约束的关键期，在关键期内对幼儿进行以游戏治疗为中心的心理辅导，能起到事半功倍的效果。杨丽珠等人（2013）的实验研究证明游戏可以提高幼儿的自我控制能力，并且不同年龄阶段训练幼儿自我控制能力的游戏类型应有区别，实验发现4～5岁是幼儿自我控制能力变化最显著的年龄段。小K刚好处在这样一个成长关键期，在箱庭治疗过程中通过自主选择游戏，自我控制能力得到较好发展，多动行为明显减少，治疗取得显著效果。

幼儿园老师与家长对幼儿多动行为问题要及时发现，及早干预。可在幼儿园专门设立箱庭游戏室，让幼儿在箱庭游戏中培养良好的行为习惯，在箱庭制作过程中快乐成长。也可以借鉴箱庭疗法，通过区域活动游戏形成良好的行为习惯，促进其健全人格的培养。

三、个案三（治疗者：李长樱）

（一）个案介绍及其评估

1. 基本情况

小C，男，10岁。母亲孕期未有异常，剖腹产。

2. 学校适应

小C自上小学起有明显多动和注意力不集中行为，与同伴关系不良，学习成绩差，不能按时完成作业，缺乏自控和自我管理能力。

3. 家庭结构

夫妻关系良好，父母都是大学本科毕业并且事业有成。在对待孩子的教育问题上，当出现管理无效的情况时，父亲与母亲都曾因情绪失控而打孩子。经过一段时间的自我调整后，母亲降低了期望值，母子关系已实现平稳，但父亲在情绪激动时偶有打孩子的情况发生，因而被儿子称为"断掌父亲"。

4. 前期评估与治疗

个案小C被某专科医院诊断为ADHD，曾接受药物治疗，有些疗效，但家长担心药物的副作用影响孩子的成长，现已停药。停药后同用药前无明显改观。

5. 确立治疗方案和目标

根据小C主诉的情况，决定采用箱庭疗法作为主要的治疗方法对来访者实施治疗。箱庭疗法对不善语言表达的多动症儿童来说有着得天独厚的优势，因为箱庭作品本身就是一种物化的语言表达，能够再现多动症儿童的无意识世界。箱庭的非语言特性弥补了语言表达的不足。另外，箱庭疗法的游戏性吸引了多动症儿童的注意力，使孩子能自觉地在一段时间内集中注意力。治疗的短期目标是帮助来访者缓解注意力不集中现象，长期目标是帮助来访者建立牢固和客观的自我概念，促进来访者的人格发展。

（二）治疗过程

1. 治疗过程的基本描述

（1）第1次

主题：混沌（图8-21）。

沙箱中散落着许多小士兵，他们正在围攻一些代表恶势力的动物。多个战场用各种办法在打击蜈蚣、蛇、蜘蛛、蝎子，如持枪士兵、赤手猛士、投石器、古埃及的魔法、佛的保佑、瞭望塔、推雪球的巨人等都来对付邪恶势力。

（2）第2次

主题：海市蜃楼（图8-22）。

沙漠上人类和怪兽为争夺宝藏而战。瞭望塔上的士兵和地面部队一起对付两个怪兽，后来弹尽粮绝了，人类摆出"SOS"的求救图形，这时出现了海市蜃楼奇观。沙箱的左侧有一架飞机准备救援。他很细心地堆起一个土堆，好让飞机处在一个更高的位置上，以便更迅速地救出人类，飞机下的土堆里还埋了些备用武器。

（3）第3次

主题：诺亚方舟。

地球即将毁灭，小C隐蔽在房子里设计如何拯救人类。他非常仔细地用树枝把自己的房子包起来，没有门也没有缝隙，外

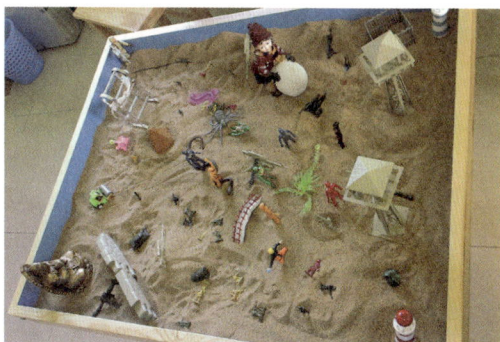

图8-21 混沌

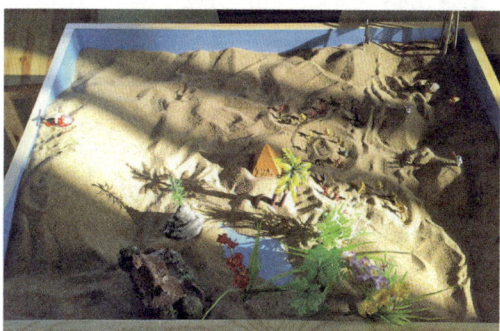

图8-22 海市蜃楼

面是一个有桥有树的花园，然后在偏右的地方挖了一条河，河里有四只船和一架直升机，还散落了一些汽车，这些都是他设计的人类逃跑工具，最后放上一架冲进沙漠的飞机，说是某国总统的飞机失事了。河的对面是邪恶势力，正在施工准备毁灭地球，也有瞭望塔。治疗者启发他，既然有一个漂亮花园，就应该走进去欣赏呀，给自己铺个路吧，他略作思考觉得有理，就把包起房子的栅栏扒开了一条窄缝，但随即又增加了一些小士兵。这是孩子看过电影《2012》之后的作品。第一次出现了自我像，但是隐蔽在房子里。

（4）第4次

主题：恐怖（图8-23）。

小C在箱庭里挖了一个环形湖，中间的陆地是家属区，小C自己就生活在其中最大的房子里。岛屿的中间是教堂，教堂地下埋了一个小C自己带来的乒乓球，小C非常喜欢这个球，以宝珠的名义埋在教堂下。岛上还有旅游的自行车和酒吧。右边的陆地是恐怖岛，有许多骷髅，恐怖分子随时要袭击家属区，所以在中间的水域用房子、栅栏、金

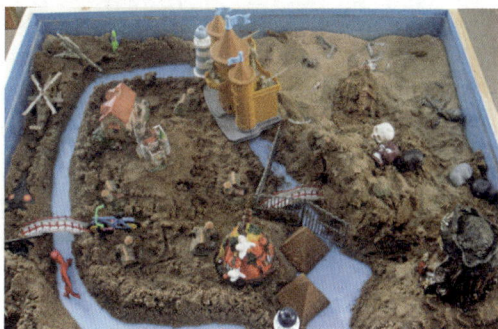

图8-23 恐怖

字塔来阻挡。左边有直升机、机关枪、蜘蛛侠，地里还埋了些武器，这些都是为了保护家属区的居民的。此次箱庭用了湿沙，做完后小C笑着说越想越恐怖，所以命名为"恐怖"。完成此次作品后小C进行了期末考试，成绩提高了，母亲说这是小C自上学以来成绩最好的一次。自我像在安全的房子里。

（5）第5次

主题：对弈（图8-24）。

小C首先在中间挖了一条贯穿的河，并在河里洒上一些水，这是第二次使用湿沙。左边摆上怪兽和猛兽，还有一个打高尔夫的巨人，这些都是要进攻右边的人类的。右边用植物做屏障把自己住的房子严密包起来，外围有导弹车、投石器、直升机、隐形飞机和两只船，用来保护自己，一排酒瓶是用来听声音的，能够及早发现敌人进攻。人类这方有一个人往外蹦，但太粗

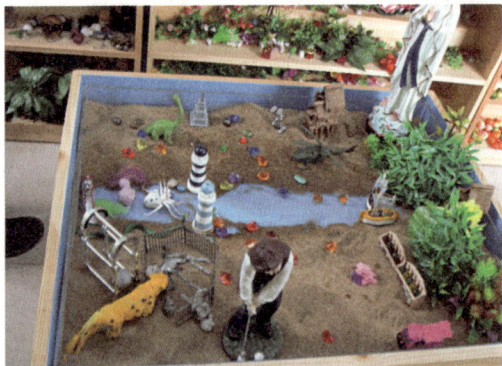

图8-24　对弈

心没蹦好，头冲下头埋在土里了，此时小C还自言自语"我可不能像他这么大意"。他觉得自己住在有两重保护的房子里也不安全，给自己找了一个更安全的地方，在地下的工事里隐蔽，这个工事并没有修建，他只是示意在那个倒霉人的下面有一个防核武器和防地震的坚固工事。人类和怪兽为夺宝而战，宝物在栅栏围起的地下，上面放了三具骨架，还有豹子，虽然在敌人一方，但双方都不知道宝物在哪儿，他拿了一个圆石头当作宝物埋起来了。自我像在地底下。

（6）第6次

主题：现代人与阿凡达狂兽人（图8-25）。

中间用栅栏隔开，右边是狂兽人，左边是现代人。瞭望塔上的精灵是类似于阿凡达中的帮助人类的朋友。他把一个很漂亮的高个子美女放倒当架枪的支架，还在狂兽人一侧掩埋了一些果实，并用房子压住，房后有一个戴墨镜的拿枪男人对着耶稣准备开枪。自我像是黄房子上的靠边的狙击手。

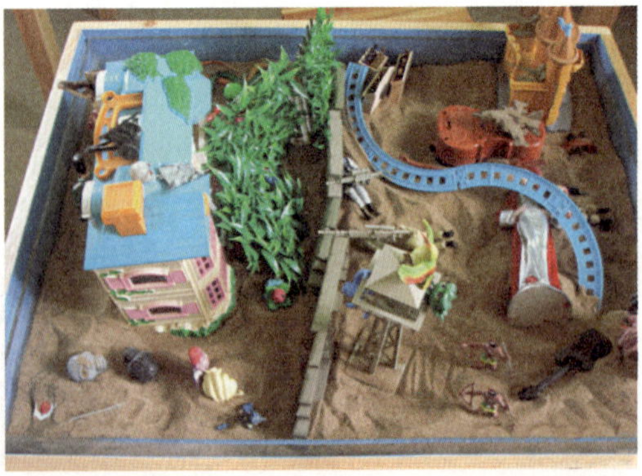

（7）第7次

主题：精灵的乐园。

右侧是精灵的乐园，左侧是自己的家，有瞭望塔，塔上有士兵，中间有阻挡，但这

图8-25　现代人与阿凡达狂兽人

回并不严密。乐园里的一个平台上有两个怪兽准备对决，有两个精灵在桌子上晒太阳，还有在骷髅船里玩的，一口井里还特意装满水。治疗者问他和精灵是对立的双方吗？他思索了片刻说不是，又说如果经过自己的允许，精灵可以来家里做客，而且他发现如果蹲下来往门里看，是一个很温馨的花园。此次是小C知道自己考了第9名后心情很好，临走还用沙子写了"加油"两字。自我像在瞭望塔上。

（8）第8次

主题：沙滩寻宝记（图8-26）。

右边是海水，左边是陆地，地下有宝藏，来了很多人寻宝，还有三个挖掘机，有些宝物已经被找出来了。海里的骷髅船是游玩的，拿机关枪的士兵是保护寻宝人的，伞下的大佛是保佑大家的，也就是他自己，其中寻宝的人群中有一个跳舞的女孩，他说她和班里的一个女生很像，他不喜欢她，最后笑嘻嘻地把女孩用土埋了起来。寻宝的人都半埋在沙里，小C解释这些人类似于地鼠，所以行动不会不方便。自我像是伞下的大肚佛。

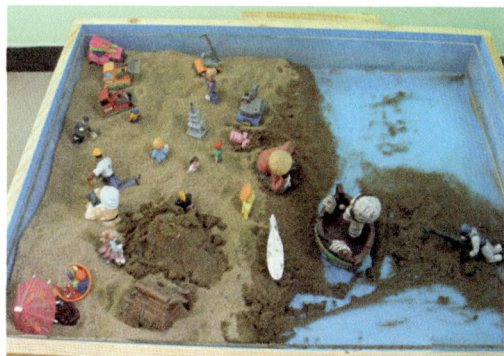

图8-26　沙滩寻宝记

（9）第9次

主题：蛇岛紧急呼救（图8-27）。

小C先挖了一个环湖，然后在岛上摆一个衣柜，在柜里放了一具骨架，说是保护神，谁找到他就获得了保护。衣柜前摆了一座桥，然后将很多绿植随意散落在岛上，直至衣柜和桥都被遮盖住为止，又在岛的四周各摆一条蛇。在岛的左侧放了一金一银两面鼓，如果按顺序敲响鼓，通向柜子的桥将自动显露，否则就将被蛇攻击。左上角是个祭坛，保佑大家不要被蛇吃掉，坛中的蝴蝶是

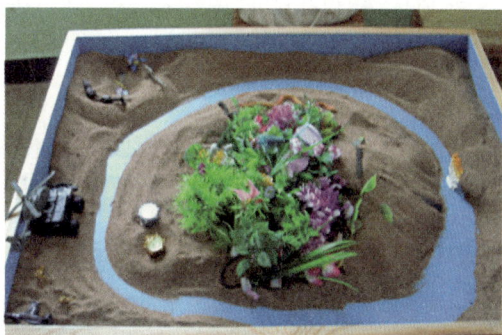

图8-27　蛇岛紧急呼救

神。左侧岸上有吉普车，还有一架失事的飞机，里面都是寻宝的人。自我像在吉普车里。

（10）第10次

主题：未来赛车比赛现场（图8-28）。

摩托车要经过爬坡，躲过投石器投的石头，躲过手枪射出的子弹，从拱桥上下来，并不能误入有地雷的路。走对路后就剩下最后一道关卡了，要冲向一个用桌子搭成的斜坡并

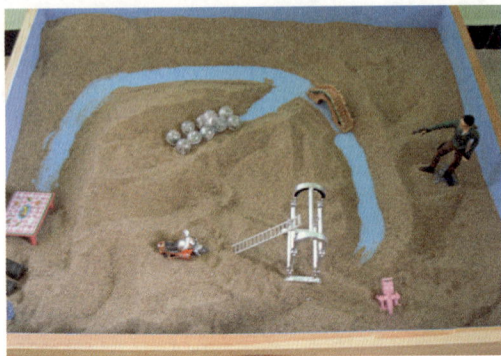

图8-28　未来赛车比赛现场

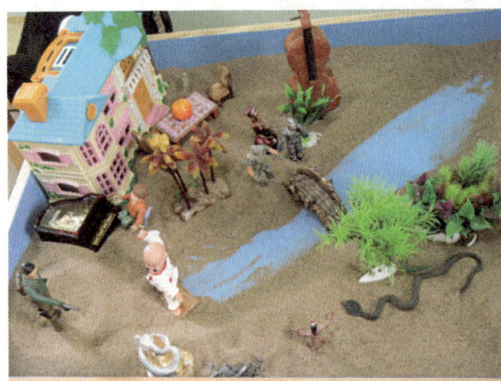

图8-29　度假村的危险

且要顶住滚下来的铁桶，才能拿到胜利的奖杯。这是小C设计的比赛规则，并且认为如果自己参加这个比赛胜算的可能性较大。自我像是比赛的设计者。

（11）第11次

主题：度假村的危险（图8-29）。

在父子联合箱庭中，父亲示意儿子先做，父亲非常愿意配合儿子。例如，儿子摆一张桌子，父亲就摆两把椅子；儿子摆一架钢琴，父亲就摆一个小男孩意欲弹琴，儿子又给男孩摆一把椅子，让男孩坐下。但是，父亲想改变儿子的意图也很明显，想给儿子做一个勇敢的榜样。例如，儿子挖条河想阻断危险，父亲就摆座桥连接，儿子只好摆上士兵把守；儿子摆副骨架，父亲就摆了一个拿枪杀手对着骨架，儿子移动枪口方向，父亲又移动回来；儿子摆了一个被蛇缠绕的金元宝，父亲就摆了一个功夫和尚，意要打

蛇；儿子说躲在房子里安全，父亲就说他要站在门口迎接挑战。父子关系亲密中又有对立，很是纠结。小C的自我像在房子里，父亲的自我像是房子门口的草帽男。

（12）第12次

主题：海滩度假（图8-30）。

在母子联合箱庭中，母亲先做，母子俩配合较多，明显多于父子俩间的默契。例如，母亲摆一个人，儿子就在人前面摆一张桌子；儿子挖一个湖，母亲就摆一只船；儿子堆一座山，母亲就在山上放一座塔；母亲在桌子上放一个餐盘，儿子就帮母亲摆一套炉具。但是，母亲对儿子的一些出格做法比较担心，如儿子摆了一个蛇缠金元宝，母亲就摆了一个父亲去打蛇。在给作品起名字时，母亲认为儿子摆的四个玩具比较恐怖，需要一家人团结起来共同面对，所以叫"团结一家人"，后经与儿子交流，恐怖的成分就化解了，就同意儿子取的名字"海滩度假"。小C

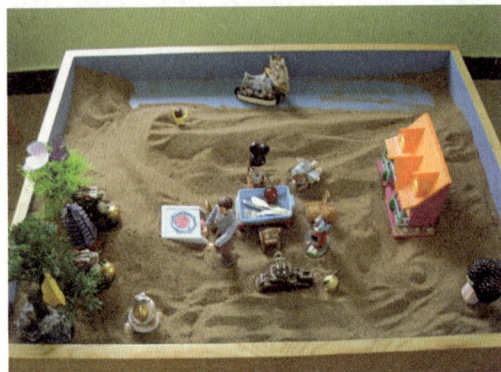

图8-30　海滩度假

的自我像是皮卡丘，母亲的自我像是桌旁椅子上的女人。

2. 治疗过程的阶段划分

小C的10次箱庭治疗呈现出明显的阶段性。治疗者将治疗过程划分为问题呈现、斗争对抗、治愈整合三个阶段。下面从作品内容、玩具类别、自我像、谈话内容等方面依次呈现各个阶段的内容。

（1）问题呈现阶段（第1～2次）

初始箱庭具有十分重要的意义，既呈现了来访者当前的问题状态，又呈现了来访者治愈的可能性。作品1，场面混乱，多线作战，反映了小C内心充满焦虑、敌对、对抗的情绪；作品2，更是发出了求救信号。两个作品里都没有出现小C自己，他说不想让自己待在这里，这也许就是小C现实的困境。但是，这两个作品里也孕育着治愈的希望。作品1中的敌人虽然有魔法，很可怕，可小C还在积极想办法，除了士兵、大炮、坦克和枪这些常规武器以外，他还选择了推雪球的巨人、佛的保佑、古埃及的魔法等另类战斗办法；作品2中还出现了飞机，代表对内心的巡视，他想要探索自己的内心世界，还有了海市蜃楼的场景，紧张的气氛中有了轻松的元素，水源的出现也是内心能量的体现。这些都是小C自我治愈的希望和力量。

（2）斗争对抗阶段（第3～6次）

从箱庭的场景来看，这4次作品都是战争场面，中间都有明确的界限，交战双方的力量对比一般都很悬殊，自己的一方总是有更多的武器和战斗人员，但就这样，每次完成作品对话时仍然告诉治疗者敌人很狡猾很厉害，自己的一方不一定能赢，显然对胜算不自信。因此，这几次虽然有自我像，小C也总是把自己放在一个隐蔽、受保护的地方，说明他在人际交往中不自信，有退缩倾向，习惯受呵护。

第2次箱庭出现了房子，房子象征着内心世界，是"心房"的意思，房子的外形、颜色以及房子里发生的事件都是来访者本人心理存在的表现。第3、5、7次箱庭中都用同类型的房子，象征对自我的持续关注。小C选择了古老的杆栏式房子，投射出来访者疲惫，向往自由的心理。

第二阶段出现了自我像，作品中的自我像是来访者自我的象征。小C经历了寻找自我和确立自我的心理过程，但看得出来他的自我还不够强大，明显不自信，希望得到呵护。例如，第3次箱庭，他把自己放在隐蔽的房子里，花费大量时间把这个房子用树木仔细地围了起来，可以用密不透风来形容；第4次箱庭，他把自己放在岛上他认为最安全的房子里；第5次箱庭，他把自己放在地下的宫室里，他认为地面建筑都不安全；第6次箱庭，他能够把自己放在能看见的地方了，但是站在离敌人最远的房子上，而且端着枪，还是很谨慎。

小C在这一阶段也呈现出很多积极因素，如水源、绿树、圆形构图、湿沙、飞机、宝石等。例如，第4次命名为"恐怖"的箱庭使用了湿沙，这体现了来访者巨大的心理能量，还有教堂，象征着精神上的宁静祥和。一般教堂体现的是精神层面的意象，而教堂又是建在小山上，这说明来访者已能立足于大地，他把自己带来的一个爱不释手的圆球当作夜明珠埋在了教堂下面，宝珠象征着萃取精华，这些都是他内心能量聚集的反映。

第6次的箱庭显得有些乱。小C拿起红衣美女，表情是轻松的，还笑着说挺漂亮，可没想到他一下子就把美女平放在沙箱里当了枪架，治疗者怜惜地说多美的女孩放倒了会弄脏的，他想了想，用手把沙子从女孩脸上扒拉下去，然后遗憾地说没有高度合适的架子只好用她了。敌方的大房子也是他硬挤进去的，显得很突兀。这一次小C显得有些急躁，有些美的东西被破坏掉了，而且似乎是故意的。治疗者没有把自己的担忧表现出来，因为箱庭治疗一定要营造一个自由与受保护的空间，治疗者不能让来访者有要被评价的恐惧，治疗者只是静默陪伴，包容他的一切。这次箱庭之后他就进行了期中考试，成绩比上次期末又有所进步。治疗者明白他是一次发泄，缓解了考前焦虑。

（3）治愈整合阶段（第7～10次）

第7次箱庭，小C的自我像终于可以和整个箱庭世界联系在一起了。虽然他还是站在瞭望塔上，但塔是和外界相通的。他还是自己用枪对着精灵。治疗者说精灵是可爱的，为什么不能成为朋友呢？他立刻就笑着说在自己允许的情况下精灵们也可以来家里做客。小C这一次还往井里小心地倒满水，说明他探索自己的内心更近了一步。

第8次箱庭，假想敌已经不出现在沙箱里了，还把自我像放在地面上，而且是保佑众人的弥勒佛，说明小C得到了箱庭的滋养，终于立足于大地，确定了自我，而且能够承担，不再隐藏，不再躲闪，敢于面对。小C把自己化身为弥勒佛，弥勒佛大肚能容，容天下难容之事，说明其意识的扩展和承受力的提升，但还是有不安全感，在对岸仍然有士兵带着枪进行保护。在左侧的沙滩上出现了各种各样的寻宝人，这些"非战斗人"第一次出现，预示着他的人际交往会有所改变。

第9次箱庭整体趋中，虽然很多绿植把衣柜和桥掩盖起来，显得凌乱，但他的思路是清晰的，而且是发现宝藏的主题，思维缜密，说明他内心在整合，在积极地自我探索。

第10次箱庭富有创意，一气呵成，很少犹疑。他设计了一套惊险的赛车程序，感觉最后一道关卡最难，但他表示如果是自己上场很可能取胜，表现出一种自信。

（三）治疗机制

我们每个人的身体都有自我治愈创伤的力量，但这自我治愈力因各种原因有时会难以发挥应有的机能。正如上述两个案例所描述的，以沙箱为中心，创造出一个自由与受保护的空间，促使来访者的自我治愈能力得以发挥。箱庭疗法对来访者心理问题的治疗机制，正在利用这一优势。因为在现实世界中自由与受保护难以同时存在，而箱庭疗法就有箱庭室的物理空间保护，更有咨询者的包容、接纳和关注这一人文空间的保护，让来访者自由地表达、宣泄、梳理自己的想法。用玩具摆出的世界是来访者自己的意识与无意识交错时由视觉捕捉到的映像，从某种程度上可以将难以言语化的无形的东西以心像的形式有形化，使模糊、无形的负面问题客观化、具体化，这样使来访者有机会直接面对、思考、超越自己，从人的心理深层面来促进人格的改变，最终达到治愈的目的。

箱庭疗法中沙是重要的要素，深层心理学认为沙的作用可以沟通意识与无意识世界。干沙流动性强，但不易塑形；湿沙易塑形，需要来访者较大心理能量的参与。小C的10次个人箱庭中有4次使用湿沙，8次在箱庭中挖河、湖、海等水域，1次用水装满一口井，这都表现了其巨大的心理能量以及对无意识的探索。个体深入无意识后会产生新的秩序，促进心灵的成长。来访者正是在使用沙和水的过程中，不断释放和调配心理能量，从无意识中汲取心理发展的力量。

（四）治疗者反思

第一，箱庭治疗陪伴是主要的。开始时每做一次箱庭就想分析，经过老师的督导，抑制了自己的分析欲望，只管箱庭，全身心陪伴，这样使来访者没有要被分析的不安全感，得以自由释放、展现，从而能够整合自己的内心世界。

第二，治疗者的个人体验和督导是治疗的重要支持。在长达半年的治疗过程中，治疗者在理解静默陪伴的深层原因、治疗何时结束、治疗中的反移情等问题上均获得了督导持续的支持和指导，治疗者也一直由督导陪伴进行箱庭体验，这些都促进了治疗者深入地理解来访者。

第三，治疗者该如何说启发性的语言是需要经验积累的。治疗者在事先知道来访者的一些主要问题后，可以根据箱庭展示的画面就事论事，以箱庭的语言来启发来访者对自己的问题进行思索。

每个人都有创造力，而创造力的源泉存在于无意识中，箱庭疗法就在于激活了一个人内在的自愈机制，帮助人们连接意识与无意识，自然也就让人们重新焕发出生命活力。

第三节　对一名多动听力障碍儿童的箱庭治疗

治疗者：孙　凌

督　导：张日昇

本节呈现的是对一名患有多动症的听力障碍儿童的连续29次的箱庭治疗。听力受损发生在幼儿期及更早以前的人，其言语能力通常受到损害，不能很好地进行言语交流，因此对他们进行心理治疗有一定的困难。尽管一些学者认为所有的心理治疗方法都适用于聋生（Roberts & Hindley，1999），但大多数情况下是健听的治疗者与听障来访者以及一位专业的手语翻译共同进行工作。手语翻译给心理治疗带来了巨大的挑战，不仅翻译的准确程度会影响治疗者与听障来访者之间的沟通，咨询关系的建立也会因为翻译者的存在而受到影响，进而对治疗效果产生不良影响。在心理治疗的设置中，治疗者和来访者之间互动的动力已经是非常敏感的了，而且这种情况会由于手语翻译者的存在而加剧（Wadensjö，2001）。箱庭疗法是一种非言语的、表达性的心理治疗方法，来访者可以用玩具做词语，摆玩具的过程就是表达的过程，通过这样的过程，达到表达与治愈的目的。箱庭疗法的特点使其可以作为听障儿童良好的自我表达工具。

一、个案介绍

1. 基本信息

小A，男，12岁，某聋人学校六年级学生，使用助听器的话可以听见声音，会手语和唇语。小A出生不到半年，父母便离开他去外地打工。8个月大时因打针用错药导致双耳听力丧失，父母在小A2岁半的时候才发现他与其他儿童不一样，四五岁时通过专业训练听力有所恢复，在戴助听器的情况下可以听见声音，会手语和唇语。

2. 家庭背景

父母均在北京打工，不会手语，与小A的交流基本靠大声说话。小A在家以看电视为主要活动。父亲对小A管教严格粗暴，小A的日常学习和生活主要由母亲照顾，母亲并不认为小A的多动是一个令人担心的问题，因为自己小时候也是如此。

3. 临床表现

学校老师反映小A多动及冲动行为明显，注意力无法集中，学习成绩中等，缺乏自控和自我管理能力，经常扰乱课堂纪律，与其任课老师及同学的关系均不好，大家不愿意跟小A一起玩。

由于小A无法遵守课堂秩序，给老师和同伴带来不好影响，因此学校考虑让小A退学，并且请小A的父母带他去医院检查。某精神医院对小A的诊断为多动症。Conners行为量表得分为17分。征得学校负责人、小A班主任以及小A父母的同意后，小A开始接受每周一次的箱庭治疗。

二、治疗过程

本次治疗总计29次箱庭，其中第1～2次为个体箱庭，第3次为亲子箱庭，第4～20次为个体箱庭，第21次为亲子箱庭，第22～29次为个体箱庭。具体治疗过程如下。

（一）第1次治疗

主题：我喜欢保护家园（图8-31）。

小A首先放的玩具是沙箱中间的黑人男孩，然后是左下角的两辆白色的车，方向是朝着右上角，然后放的是炉灶、锅碗瓢盆等，小A又陆续放上飞机、自行车、两辆军车，方向指向右上角。整个箱庭作品是没有界限、混乱的。沙箱的上半部有一只老虎，当小A拿起这只老虎时，还学了一声老虎的叫声。右上角的房子是这个男孩的家，男孩是一个外国人。左上角的三个人是外星人。下面的位置用围栏围住三只小猪，小A说这样猪就跑不出来了。在对小A的班主任的访谈中，他的班主任提到，听小A家里人讲，他放假回老家以后，周围的小朋友都怕他，不跟他玩，

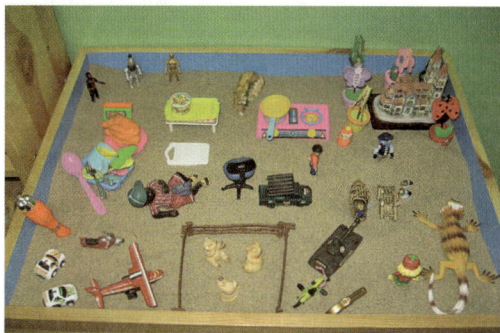

图8-31　我喜欢保护家园

他就跳进猪圈里，整天跟猪待在一起。这部分可能表现的是对老家的回忆。治疗者感受到作品表现出了矛盾的情绪。小A的作品主题是"我喜欢保护家园"，但是小A说作品里没有代表他的玩具。

（二）第2次治疗

主题：草帽计（图8-32）。

沙箱中间的房子是学校，左上角是两名大学生，左下角的是黄色的婚礼车。小A拿了一只蝴蝶放在房顶上。之后，他开始制作战争场面，先插了两面旗，飞机、坦克、士兵、手枪。左边的几个大兵手里有的拿着枪，有的没有拿枪，小A想把手枪放在每个人的手上，但是有的没安装上去，他便扔在沙子上。治疗者问他摆的是什么，他说是团长，电视剧里面的。治疗者问是不是李云龙，他说是。后来又说左边是八路军，右边是国民党，过了一会儿又说左边的是长征红军。然后去右上角挖沙，放了一只船，抓了一把贝壳扔在沙箱。水边放了一只青蛙，他说青蛙是吃蚊子的，又挠挠自己的胳膊，治疗者问他是不是被蚊子咬的，他说是。之后他在左上方放了桌子、杯子和烟，他说是给八路军休息的。

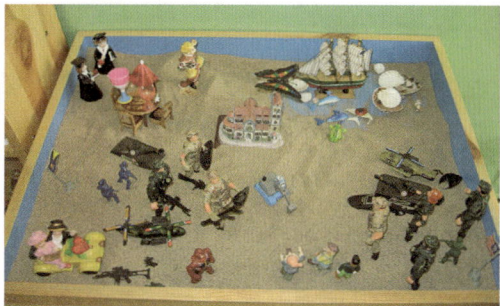

图8-32　草帽计

他还放了演奏大提琴的男孩，在沙箱下面的部分是一个敲鼓的男孩，还有另外一个男孩，正在听音乐。最后放的玩具是一个挖土机，他说是要修路。

（三）第3次治疗（亲子箱庭）

主题：动物的叫声（图8-33）。

整个沙箱呈现出混乱、没有界限的场面。实际上，这是第一次亲子箱庭，由小A和母亲共同制作。沙箱上半部分是小A制作的，下半部分是母亲制作的。母子两人在同一个箱庭里，几乎没有交流互动。母亲从玩具架上看似随意地拿玩具，按顺序从沙箱的左边摆到右边，再从左到右摆。小A也不看母亲在做什么，自己做自己的。小A第一

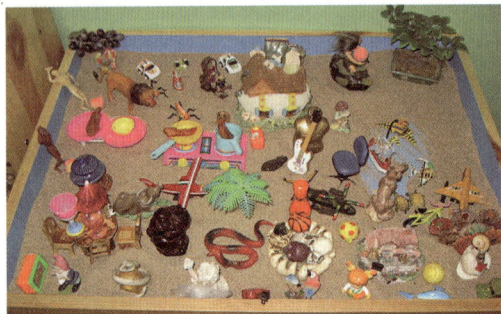

图8-33　动物的叫声（小A）

个放的玩具是炉灶，再是平底锅，上面放上鸡爪。然后是左边的桌子，上面放了两个碟子，碟子上放的是烤鸡。之后挖沙，放了两条鱼、两只乌龟。右上角放了小鸟，他说那是夜莺，声音很好听。还有一个黄包车（小A自己说的）、最上面的房子，然后是右边的人、左边的亭子，再就是狮子、白色的车、右边的船和大房子。后来他放的是吹曲的人，将一只黑色老鼠埋在沙子里，拿了一个毛主席像，比画了一下说放不进去（那个大房子），就放在外面了。房子旁边放了一只狗，然后是两只蜘蛛。母子两人唯一一次接触沟通是孩子拿了一个杯子放在母亲摆的桌子上，后来母亲又放了一个杯子上去。小A又放了一个锅，里面放上红烧肉，他说这些肉都是给狮子吃的，后来在炉灶旁边放了一个煤气罐。小A说自己最喜欢右上角那只夜莺，唱歌很好听。

箱庭制作结束后治疗者问小A："你知道妈妈在做什么吗？"他摇头。母亲自己也说不出来，"没什么，就是陪孩子玩"，"随便拿的，什么也没想"，等等。最后，妈妈已经觉得摆不下了，但是孩子好像还要继续摆，所以她就到处找地方塞玩具。制作箱庭这天下午，小A上课骂美术老师，因此他的母亲被叫到学校。治疗者邀请他的母亲一起做箱庭并给她简单介绍了箱庭，但是能感觉出来她很迟疑。初次见面时，她就很明显地从头到脚把治疗者打量了一番。小A母亲选择的玩具看似是随意从玩具架上拿过来的，有蛇、骷髅、军用汽车。刚见过小A的班主任，感觉她有很多情绪在压抑。亲子箱庭的场面给人感觉非常混乱，但母子之间的界限是非常清晰的（红色线条将作品分为上下两部分），儿子在上面摆，妈妈在下面摆。制作过程中，母子两人唯一的接触就是儿子放了一个杯子在母亲摆的桌子上，母亲随后也放上去一个杯子。

（四）第 4 次治疗

主题：少林高僧（图8-34）。

这次箱庭里包含三个故事。沙箱最上面的是包公升堂，包公审理的是蓝色小人和红色小人偷钱的案子，旁边放的都是包公的食物和水。左下角是少林寺，佛像和果实是在佛塔里面的。右下方是唐僧师徒四人要去取经。那盘果实前面露出一个红色的东西，那是一条蛇，他把它埋在沙子里面，只露出脑袋。

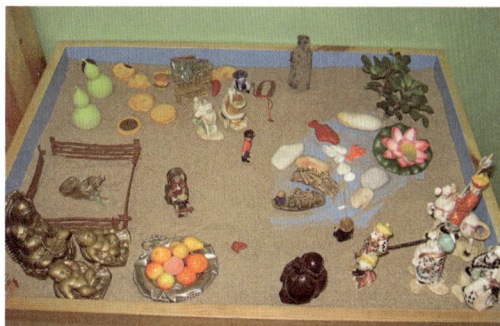

图8-34 少林高僧

（五）第 5 次治疗

主题：语言的魅力（图8-35）。

沙箱中的玩具渐少，左上角的房子是原始闭合的，当他打开房子时，非常细致地整理房子里的小玩具，把里面的床、椅子、灯、鞋摆放整齐，整个过程大概花了5分钟。

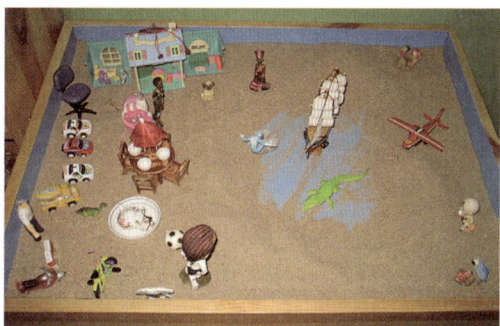

图8-35 语言的魅力

在桌子上，放了四个空茶杯，并没有茶壶。依然有较大幅度的挖沙动作，右边上下均有鹦鹉。当治疗者问他是怎么想的，他回答不知道。他的意思是否是指语言口语表达，这个他掌握得并不好的表达功能很有魅力？还是说用玩具能很好地表达他的想法？

（六）第 6 次治疗

主题：A计划（图8-36）。

右上方是一群士兵，士兵前有围栏。右边有一个十字架。作品中的玩具，房子、汽车、船、人都朝向中心，形成一个隐约可见的圆形。小A这次的作品讲的是香港的一个电视剧。水警要和坏人打仗，围栏外面左上方的四个人是坏人，是外星人。十字架代表

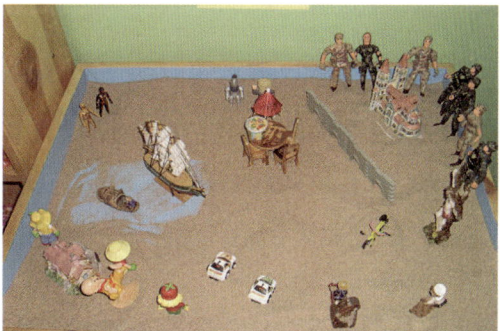

图8-36 A计划

香港，是他在电视剧里看到的。他说右上方的是水警，从下往上数第二个人物代表他自己。

（七）第 7 次治疗

主题：宝莲灯（图8-37）。

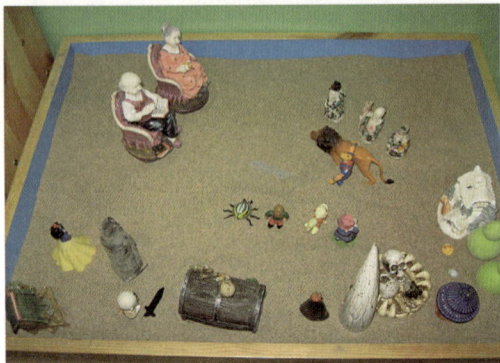

图8-37　宝莲灯

老爷爷老奶奶出现在左上方的位置，左下角的房子前站了三个人，小孩的旁边放了一把剑，下方是棺材、骷髅，中间的人旁边分别放了一只动物。这是中国古代神话《宝莲灯》的故事。小A告诉治疗者，左下角的是沉香、母亲和父亲。他说父亲成仙了，孩子要去救父亲，母亲在家里，沉香想找斧头，但是没找到，最后用一把剑代替。两个老人分别是玉皇大帝和王母娘娘，两侧站的是神仙，下面甲虫旁边站的人和甲虫是一个人，那个虫子是他变的。面对玉皇大帝的人是坏人，旁边的狮子是坏人变的。他想让这个人朝玉皇大帝下跪，但是没摆出下跪的姿势，他就把那个人的腿放进沙子里，做出下跪的样子。右下角的房子是太上老君炼丹的地方，两个葫芦前面放的两个珠子是丹药，沙箱下面的棺材、骷髅等是坏人。治疗者问他："这里有你吗？"他很不好意思地指着沉香。沉香劈山救母，依然是一个英雄的形象。

（八）第8次治疗

主题：我的美好幸福的家园（图8-38）。

沙箱的四个角各有一棵树，左边的草坪上躺着一个人，右下方是一个欧式的房子，房子后面有佛像和一对结婚的新人。左下方的人骑在摩托车上，旁边放一个锯子。十字架是这个男人脖子上戴得项链，他骑在摩托车上。小A说这是割草机。挖沙的时候小A挖了一大片水域出来，但是后来又覆盖上一部分水域，成为现在呈现的样子。帆船上的人是这个房子的女主人，房子前站着的是男主人。房子周围的玩具、结婚的新人、坐在车里的新人、小熊维尼，还有房后的佛像，都是在房子里的，结婚的人是房子里挂着的照片，维尼是房间里的摆设。放在房子后面的两尊佛像是供在家里的，小A摆出拜佛的姿势给治疗者解释。他告诉治疗者在他的老家里供有佛像。左上角的是布达拉宫，坐右下方的飞机就可以飞过去旅游。草坪上躺的小人是小A自己，他说："舒服！"治疗者问小A："这是你的家吗？"小A说不是，是那对新婚夫妇的家，他是来玩的。一方面，这个作品是小A按自己记忆中老家的样子摆出来的，但是他却说这不是自己的家；另一方面，小A的主题是"我的美好幸福的家园"，这既表达了对美好

图8-38　我的美好幸福的家园

家园的向往，同时也能感觉到小A对美好家园的记忆是在老家。

（九）第9次治疗

主题：繁忙工作（图8-39）。

右上角的是一个正在建设的高级住宅，旁边站着的红色的人都是工人，把箱庭中的两包烟比作灯。自行车是其中一个工人的，他骑自行车上班。两个士兵是地下工人，每个人身边都放着一个手电筒，他们去地下工作时用来照明。旁边的亭子是他们休息的地方。上面三辆车旁边分别站着司机。小A说粉色的车是大便车，说完他自己就呵呵乐起来，另两辆是铲车和运材料的车。然后是圣诞老人、房子和树。快过圣诞节了，小A说他在电视里见过圣诞老人把礼物放进袜子里。左下角的房子是鸟巢，那个女孩拿着锣，她一敲，就是说上班的时间到了。在两个士兵

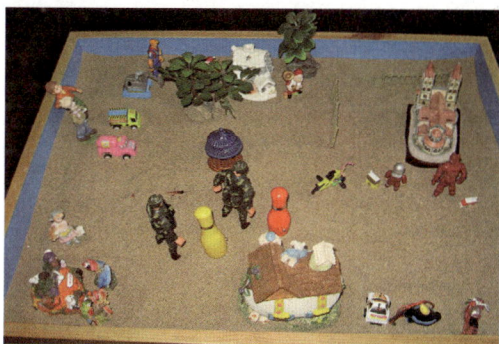

图8-39 繁忙工作

之间，露出一点红色的东西是小A埋的蛇，他说它要咬人。下面的房子是小A的家，他是老板，很有钱（钱串子挂在他的身上），旁边的摩托车和汽车都是他的。

（十）第10次治疗

主题：侦探成旭（图8-40）。

小A在左下角、右下角和正中间上方分别放了一间房子，构成三角形状。他用栅栏在沙箱中间围成一个方形，左上角和右上角分别有一盆花。沙箱中间站着的穿白色上衣，手上拿着钱串子的是成旭，上边的房子是成旭开的武馆，成旭在教徒弟们功夫。左

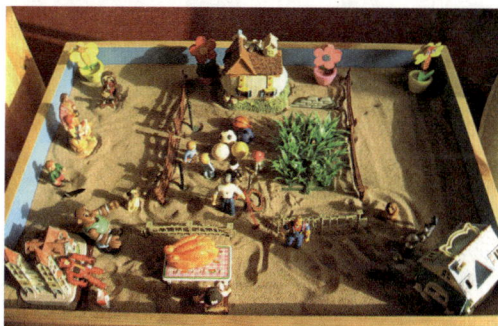

图8-40 侦探成旭

下角的房子是警察局，房前的两个人分别是警察局局长和成旭的弟弟。左边放刀的是武士，坐在黄包车里的也是大官，成旭要杀他。右下角房前的两个人也是坏人，左边的神父代表教堂。小A说自己是成旭，杀坏人。

（十一）第11次治疗

主题：铁道游击队（图8-41）。

小A表现的是电影铁道游击队的场景。下面的是中国军队，上面的是日本军人。中国

图8-41　铁道游击队

这边人少，枪少，房子是旧房子，日本人那边是好房子，有很多人，武器也多，最后中国军队赢了，这说明他看电影观察很仔细。左边挨着坦克的人是连长，小A说那是他自己。右边穿蓝衣服的人是团长，小A说团长是无能的。这也是电影中的一个情节。右边火车里运的东西是武器，中间是海，后面的小船是中国的，发射了一个鱼雷，打前面的日本船。下边红色的那个代表水桶，说嗓子疼，需要水。沙箱中上下两方对垒。小A在中间挖出海，一个小船发射鱼雷追击大船，把大船击沉了。右边是用栅栏做的铁路，上面有火车。

（十二）第12次治疗

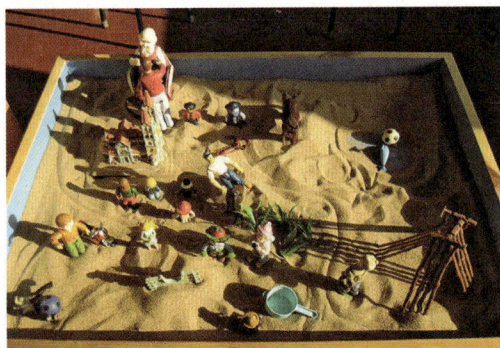

图8-42　秉笔直书·语言的魅力

主题：秉笔直书·语言的魅力（图8-42）。

小A用手指在沙上画出一条线，将沙箱场面分为两块。这次作品呈现了两个故事。小A告诉治疗者这是他五年级语文书里讲的两个故事。左上方的故事是"秉笔直书"，讲的是古代史官坚持记录国王篡位的真相，被国王杀害的故事。故事里一个史官记录真相，国王杀了他，于是另一个史官开始记录。左上方一个人用剑抵在另一个人的脖子上，右下角背书包的小孩是要赶回国家记录真相的史官。左下方的故事叫"语言的魅力"，讲得是一个法国诗人为一个乞讨的盲人改字的故事。很多人围观，法国诗人将盲人的木板上的字改成："春天来了，可是我却……"故事中几个人都在看坐着的老人，老人身边放了一口锅。小A的全部注意力在左上角的故事里，制作完箱庭他还站在旁边，拿着剑，在国王的脖子上比画杀他的动作，还呵呵地乐。右上角是一个海豚玩球，右下角是用围栏做起来的一个篝火。

（十三）第13次治疗

主题：美景的青岛（图8-43）。

今天小A来做箱庭之前被班主任批评。因为下午英语课的时候他走出去上厕所，老师管他，他也不听话，因此他来的时候心情不太好。他首先用手大力地在沙箱中间挖出一大片水域，放了很多贝壳（一把抓过来扔到里面），放了四只船，从他的动作中能感觉到他很烦躁。左上角和右上角分别放了一间房子，沙箱下边放了围栏。小A说左边的房子是卖火车票的，右边的房子是卖船票的。治疗者问他下面的栏杆是做什么用的，他说栏杆代表谁也不许接近。最后他放了一只黑猩猩并说它在洗澡，小A说黑猩猩是他自己。他比画说"打架"。跟小A进行纸笔交流后，

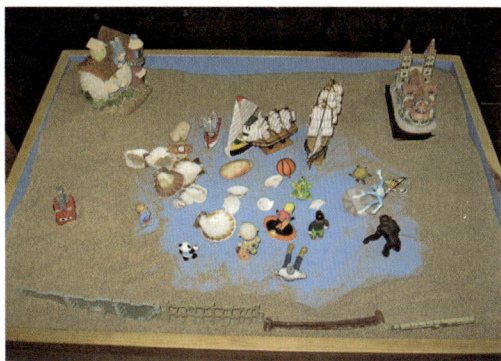

图8-43 美景的青岛

治疗者知道他最近看了电影《金刚》，喜欢里面的猩猩，问他喜欢那只猩猩什么地方，他说打架，猩猩打架厉害。

（十四）第 14 次治疗

主题：台湾1895年（图8-44）。

这次是一个甲午战争的场面。这次小A非常用力地挖沙，把沙子推到四周。小A说左下角是中国军队，左上和右上是日本军队，他们双方打仗，最后清政府割让了台湾。这是他的自然课老师给他们讲的故事。小A说自己是左下角穿红色衣服的人。他在沙子上

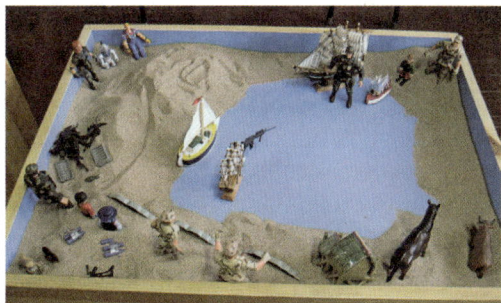

图8-44 台湾1895年

画出的一条线通向左上方，他在那里埋了一颗地雷，一拉线就爆炸了，可以炸死很多敌人，但是敌人太多，最后还是输了。作品中出现一片很大的水域，与上一次相比，水面清晰。

（十五）第 15 次治疗

主题：抗日冲锋枪（图8-45）。

这次的作品和第11次的作品很像，但其中也有变化。这次小A说上面的是中国军队，下面的是日本军队，他自己是沙箱上面的士兵。中间的水域有很多人在游泳、潜水。他说打仗的时候没有人出来，不打仗了人们都出来玩。此外，潜水的蓝色人还有滑水的两

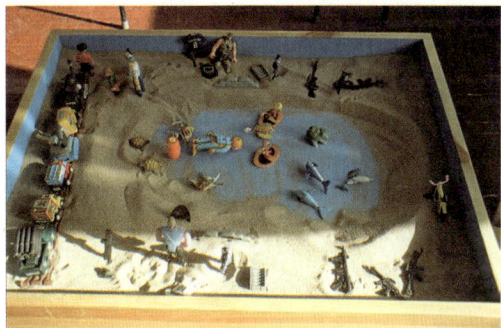

图8-45 抗日冲锋枪

个穿橘色衣服的人也是小A自己。这次铁路从右边移到左边。

（十六）第 16 次治疗

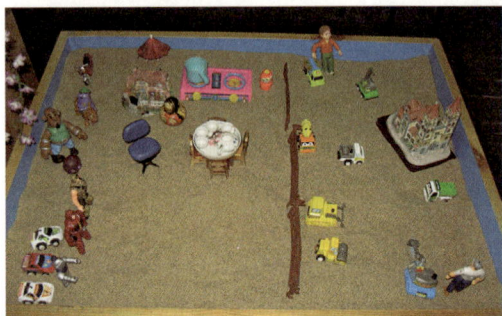

图8-46　第16次箱庭作品

主题：无（图8-46）。

左上方长得比较壮的是父亲，父亲前面是一个骷髅，那是父亲的挂饰。骑在玩具马上的是儿子。炉灶上正在烧水，用来泡茶喝。左下角在进行赛车比赛，站在车旁边的是车手。中间放上围栏，是为了保护工地的安全。小A说："车不会开过来。"工地里正在建设高级住宅。上面的人管理上面几辆车，下面的人管理下面几辆车。

他说最上面的车（人旁边的车）是油车，是给其他车加油的。

（十七）第 17 次治疗

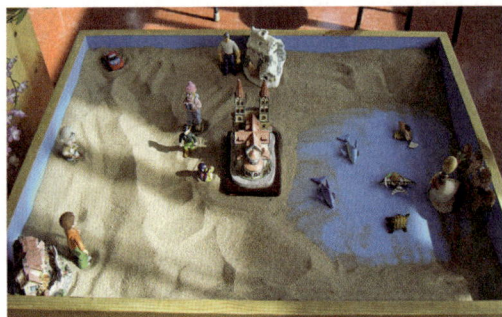

图8-47　海族馆

主题：海族馆（图8-47）。

小A说这片半圆形的海是海族馆，中间的大房子是售票的，小A比画说里面还有跟地铁安检一样的东西。在海里放上鱼的动作比较仔细，是一个一个放进去的，而不是抓了一把扔到里面。左边的车、人都朝向中间的房子。房子前一个背书包戴帽子的学生代表他自己，小A说："背书包，上大学，大学生。"治疗者问他是不是想上大学时，他笑着点头。沙箱里有一个端饭的小卡通人物，他说这个人在卖饭。小A说这里面的每个人都是要来海族馆的。小A并没去过海族馆。

（十八）第 18 次治疗

主题：街舞体育场（图8-48）。

小A用手指在沙箱中间画了一个圆，又在里面画了两个小圆圈，里面有几个人在踢球。左边停了一排车，右边有一个大房子，两个学生面对着栅栏。中间的圆圈是足球场，两个小圈是篮球场，这个球场是在那个大房子里的。中间的人在踢球。左上角的是换球衣的地方（更衣室），右下角的小房子是厕所，下面的车是运大便的车，左边的车是来看比赛的人的车子，可以回家。那两个房后面的人是大学生，他说打开栅栏他们就能出去了。治疗者

不懂他的意思，这可能就是他要表达的内
容。治疗者问他："他们也来看比赛吗？"
他说："是。"右上角是一个弹琴的小孩，小
A说这是盲人，在卖唱，他自己挣钱，然后
他拿了一个黄色的碗放在这个人面前。这是
在小A的作品里第二次出现盲人。小A指着
那个盲人说："他自己挣钱。"他说到那个盲
人时，治疗者感觉他仿佛是在说自己。

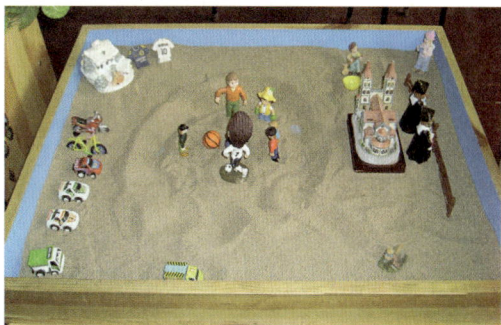

图8-48　街舞体育场

（十九）第 19 次治疗

主题：无（图8-49）。

这是教堂中举行婚礼的场景。小A说右
上角的房子是一对新人的家，他们在教堂结
婚，教堂两边都放了栅栏。他说这样外面就
不会影响里面了。右下角背书包的孩子和听
音乐的小和尚是来参加婚礼的，小和尚"听

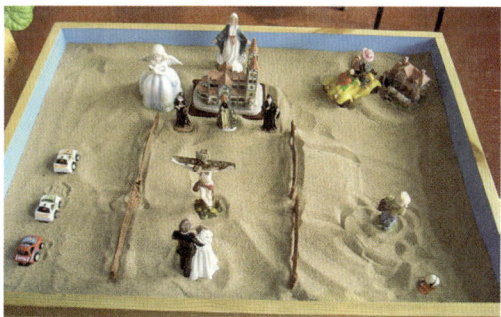

图8-49　第19次箱庭作品

歌很高兴"。三辆车在教堂外面跑，车是指挂在家里的照片。小A说他喜欢中间那辆车。

（二十）第 20 次治疗

主题：从小到大的故事（图8-50）。

小A说房子前的主席像和供果是放在房
子里的，是用来拜的，小A做出拜的姿势。
房子后面有两把吉他。房子前是父亲抱着两
个婴儿（应该是父亲、母亲抱着新出生的孩
子，但是他说那个高的是父亲，然后是女
儿和儿子）。两个婴儿长大了就是右上角穿

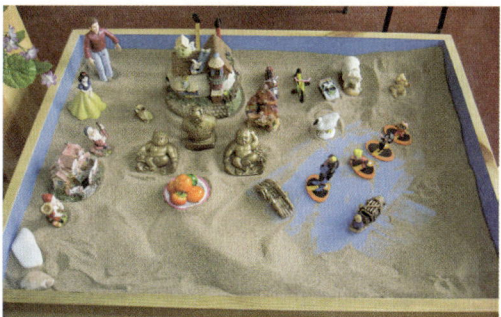

图8-50　从小到大的故事

红色衣服的男子和穿黄色裙子的女子。四个冲浪的人按从高到低排好，他说这是一个人慢
慢长大了。右上角的两只猪，一大一小，他说大猪是小猪长大了以后的样子。

（二十一）第 21 次治疗（亲子箱庭）

主题：漂亮的车库（图8-51）。

小A摆的玩具主要是左边的房子、车和中间的四个皮卡丘玩具，母亲是中间那一排和最
下面的一排。这个过程中，小A放了一个房子后，母亲放了一把吉他在房子旁边，而且放

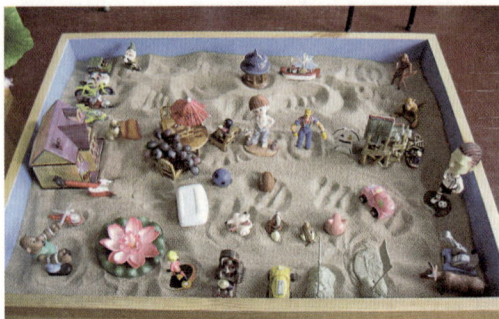

图8-51　漂亮的车库（小A）

了桌椅，正好放了三把椅子，应该是代表他们一家三口人。这次亲子箱庭的互动明显比上次好很多。非常有意思的是，小A的妈妈从来没有看过小A的箱庭照片，但是她这次选的玩具很多都是小A很喜欢用的玩具，如军旗、工人、拉车的人等。左下角那个人是小A第一个放的玩具，他说是大雄，这个玩具很有力量的样子；右上角是猴子和猿人，小A说是很久以前的人。治疗者记得之前小A曾用黑猩猩代表自己，治疗者问小A这里有没有代表他自己的玩具，他说没有，但感觉左下角和右上角的玩具可能是小A身上存在的一些相似性。还有，他在中间放了一只皮卡丘，感觉很可爱。这次亲子箱庭与第一次的亲子箱庭相比，内容更充实，场面不那么混乱。小A的妈妈与小A互动的情形多了一些。

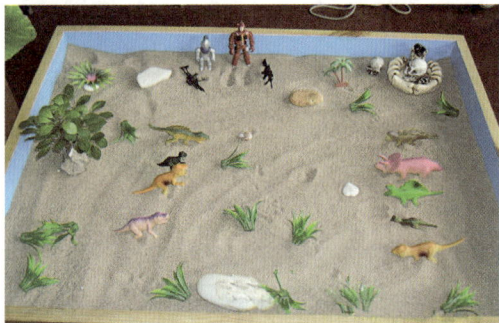

图8-52　野兽恐龙

（二十二）第22次治疗

主题：野兽恐龙（图8-52）。

两边的恐龙打架，小A说恐龙是很早以前的动物，左边的是好恐龙，右边的是坏的。最上面的两个人是美国人，两个人旁边放了枪，他们要拿恐龙做实验。治疗者问小A是不是看过电影《侏罗纪公园》，他点头。恐龙周围是树和山。那个穿红衣服的人是他自己，他说"很安全，穿得"。右上角是恐龙的尸体。

（二十三）第23次治疗

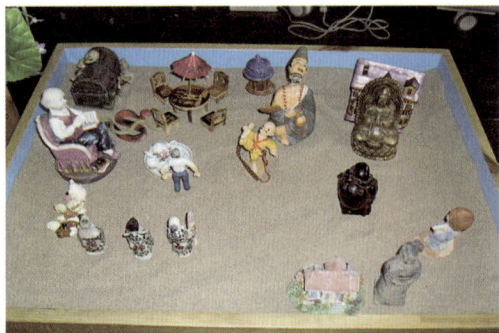

图8-53　少林寺

主题：少林寺（图8-53）。

小A说左边的爷爷是国王，左上角是国王放金银财宝的箱子，那两条蛇是保护这些财宝的，如果有人想偷这些财宝，蛇就会咬人。右上角的房子是少林寺，佛像是放在少林寺里面的，中间那个亭子是国王休息的地方，桌椅是国王和大臣喝水的地方，下面那三个小人是国王的奴才，穿白色上衣的人是给国王和大臣端水喝的。右下方的房子是大臣的家。济公是小A上次就喜欢的玩具，但是上次没有用，这次还是用了，他很高兴，他说穿黄色衣服的小和尚是大徒弟，背布袋的和尚是二徒弟，最右边的小孩是三徒弟。小和尚脚上套着钱串子。小A很高兴，他说小和尚是自己。

（二十四）第24次治疗

主题：超级少爷（图8-54）。

左上角的房子是爷爷奶奶的家，盒饭是给爷爷奶奶吃的。左边比较高、比较结实的人是超级少爷，哆啦A梦是少爷的挂饰，旁边是少爷的手机。两个小和尚在练武。左下角和右上角各放了一个路标。

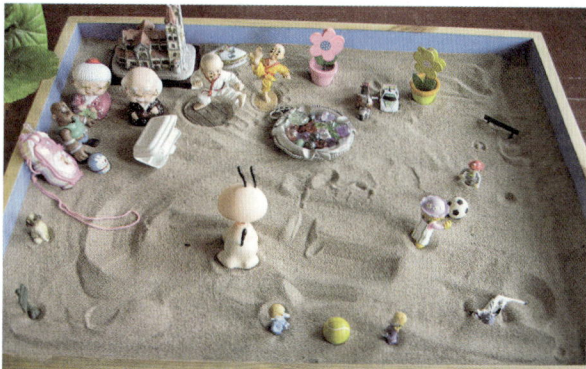

图8-54　超级少爷

（二十五）第25次治疗

主题：迦迪奥特曼（图8-55）。

在沙箱中间挖沙露出水面，中间放了一间房子，小A说中间这个是奥特曼的基地。飞机和车都朝向左边。三个人是工作人员，上面是奥特曼和未变身前的人。下面是孔雀、熊猫、龙等，代表地球，恐龙和右下角的人是坏人，奥特曼是保卫地球的。

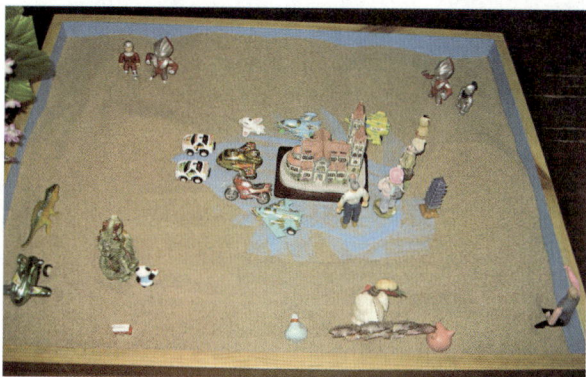

图8-55　迦迪奥特曼

（二十六）第26次治疗

主题：我的梦想（图8-56）。

小A说上面白色房子里有两只狗，是小狗出生的地方，中间的人在跳舞，左边的人在看他跳舞，左下角的房子是卖烟酒的地方，中间的女孩在端茶给右边的人喝，后边的两个人停了车过来喝茶，塔是人们累了休息的地方。治疗者问小A：

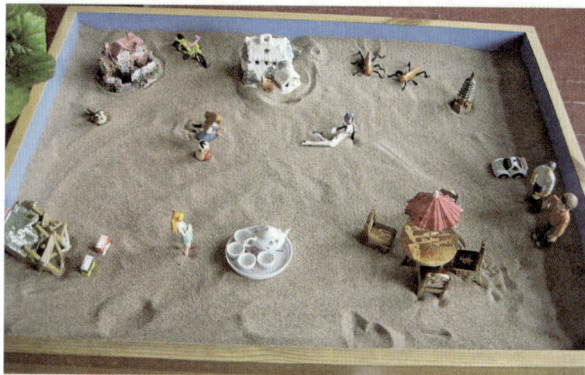

图8-56　我的梦想

"你长大了想做什么？"小A在纸上写"上大学""街舞""跆拳道"，然后笑着看着治疗者。这次作品的主题是"我的梦想"。

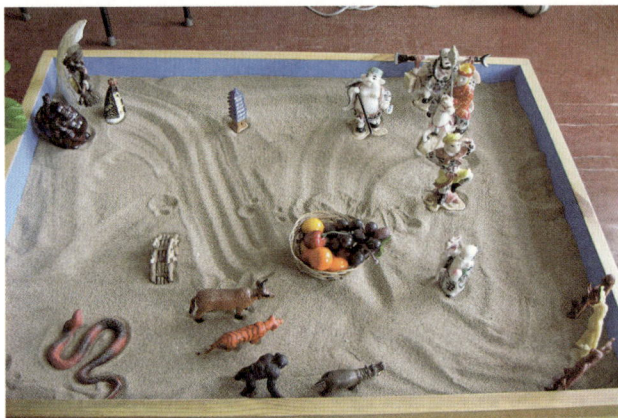

图8-57　西游记

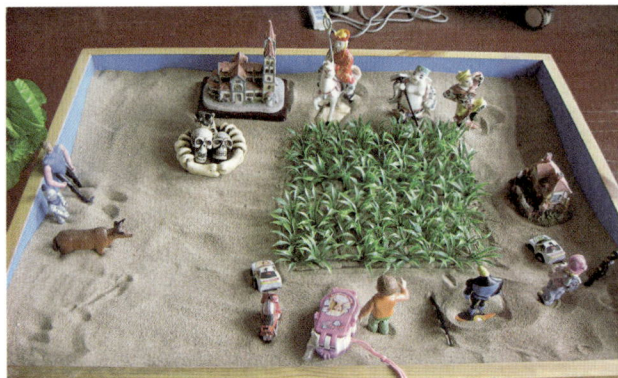

图8-58　魔幻手机

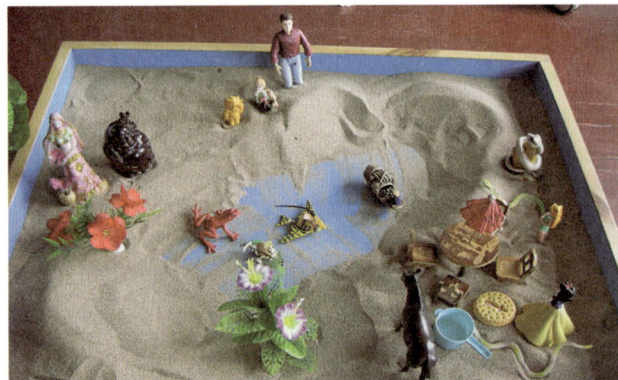

图8-59　20天半

（二十七）第 27 次治疗

主题：西游记（图8-57）。

这幅作品是唐僧师徒四人取经路上的场景。小A说左上角的黑人是妖怪变的坏人，蛇和那些动物也是妖怪变的。走在唐僧师徒前面的是玉皇大帝身边的一个神仙。右下角的猴子是普通人，是孙悟空的汗毛变出来的，他们要过桥，水果是给唐僧师徒四人吃的。

（二十八）第 28 次治疗

主题：魔幻手机（图8-58）。

左边的是牛魔王和山角大王，旁边的一只牛是牛魔王的变身。沙箱下面穿黄色衣服的是陆小千，左边的手机就是有神奇功能的手机，他旁边是他的朋友游所为，他们一起跟牛魔王打仗，孙悟空他们是过来帮忙的。这是小A看的另一个电视剧的名字。

（二十九）第 29 次治疗

主题：20天半（图8-59）。

小A摆的是电视剧《白蛇传》的场景。最上面的三个人中，穿红色衣服的是法海，然后是法海的徒弟，穿黄色衣服的人是许仙。右下面是白蛇和青蛇，她们要过河去救许仙，水和饼干是她们的食物。左边的是帮助许仙的父女，这跟电视剧的情节一样。作品中间挖出水域，水域的两边各有一朵花，他说一朵是牡丹花，另一朵是牵牛花。今天小A做箱庭的时候动作很仔细，以前他把鱼放在水里的时候不管鱼的哪面朝上（鱼的一面是吸铁石），但是今天没有，他还把鱼翻过来了。治疗者问小A："主题为什么是20天半呢？"他说："20天半的时候，打仗结束了。"

三、治疗过程评析

卡尔夫（1980）认为，初始箱庭作品能够呈现出来访者的问题，同时也能看到来访者治愈的方向。在小A的第一次箱庭作品中，左下角出现了飞机、汽车和摩托车并指向右上角。交通工具有时也会是自我力量的表现，可以解释为来访者个性化过程中自我位置和前进性的表达（张日昇，2006）。坦克、军车、手枪除了是力量的象征之外，更主要表现的是来访者内心的矛盾，象征着自我攻击性和毁灭。右下角的大蜥蜴和上面的老虎也是极具攻击性的动物，可能是来访者自身攻击性的投射。中间的黑人男孩是外国人，右上角的房子是这个外国男孩的家，房子周围放了三盆美丽的花。小A的主题是"我喜欢保护家园"，用的是第一人称，但是小A说这里没有他自己，那小A在哪里？他要保护的家园又在哪里？在这幅作品中，占据较大位置的是食物和厨房用具，炉灶旁边那个红色的是煤气罐。食物既是物质食粮的象征，也是精神食粮的象征，在箱庭作品中表现喂养的主题，可能投射出来访者精神需求的匮乏和未得到满足的状态。Bradway（1997）认为，在箱庭作品中出现食物或喂养的场景，可能反映了来访者想要得到滋养的需求，或者来访者在箱庭制作过程中体验着被喂养的感觉。三只小猪被栅栏圈在里面，与外面的混乱相比，自成一局。这次箱庭作品中出现的混乱、无界限及自我不明确，可能说明来访者自我的不确定性，极度需要滋养，这投射出小A现实生活中的一些问题。小A的父母只能满足小A物质上的需要，对小A精神方面的需求则无从谈起。这次作品小A只挖开了一点点沙，露出模糊的水面，水象征来访者的深层无意识世界，在水面放上了渔船及渔翁，是深入的表现，小A已经开始准备探索自己的无意识了，桥的出现是连接意识与无意识的表现。小A在拿老虎时学老虎叫了一声，这也是对他自身生理特点的一个补偿。小A的初始箱庭呈现出一种混乱的场面，不同区域之间界限不清楚，而混乱是一种受伤主题（申荷永，2004）。

从小A第2次箱庭作品中玩具的摆放顺序来看，首先摆的左边和上面那些生活的场景，然后是下面战争冲突的场面，最后是中间的几个小人。生活场景和战争场景的反复出现也可能象征小A内在矛盾能量之间的冲突斗争。右上角的水域里面东西繁多，贝壳、鱼凌乱地摆放，船的方向是向左的。在箱庭作品中，向左意味着回归，退行和回归在箱庭治疗中往往是治疗的开始，象征着来访者的无意识自我已经做好了准备。战争的场面意味着来访者

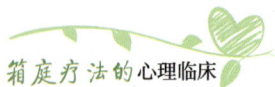

冲突能量的爆发，在小A这次的箱庭作品中，对立的两方势均力敌，冲突一触即发。挖土机在修路，修一条什么样的路呢？两方中间的下面有三个小人，左边的两个弹奏乐器，旁边的人在听音乐，这表达了小A对声音的渴望。箱庭对于来访者而言是表达工具，又是一种补偿工具，在这里，小A能够表达出自己对声音的渴望。这次箱庭作品依然是多个场景，不同场景之间界限模糊，而混乱是受伤主题的表现。

在第6次的箱庭作品中，小A的自我像第一次出现。自我像的出现是来访者内心力量发展的一个标志，代表了小A对自我概念的初步认可和肯定。自我像可能是现实生活中自我或自我的某一方面的象征性表达，也有可能是理想自我的表达。小A说这个人"枪多，衣服也好看"。儿童的愿望总是希望自己有力量。左边水域面积大，但是很模糊，水上有渔船，渔船上有渔翁钓鱼。渔翁通常象征着智慧老人的形象，智慧老人的出现可能象征着来访者对自己无意识领域的探索，也可能是来访者遇到问题，在寻求帮助。

当小A做完第8次箱庭作品时，手摸着胸口笑着说"舒服"，从他的表达看，他怀念的是老家。来访者在箱庭作品中如果摆放了房子，却说没有自己的房子，反映的是来访者不愿意或不敢正面了解自己的内心世界，是对自我认识行为的阻抗（张日昇，2006）。正如小A告诉治疗者这是别人家，他来玩的意义一样。从箱庭中，我们看到，他可以舒服地躺在草坪上。这种回归的感觉对来访者来说非常重要，让来访者能够重温小时候的美好经历，再次体验，有助于来访者从中汲取力量，面对现在的困难。左上角摆放的布达拉宫通常可以看作遥远的西藏的象征，飞机朝向布达拉宫可能意味着来访者与自己内在深层无意识的联结。这次作品与前几次最大的区别是出现了很多植物，绿色的植物充满沙箱，使整个作品看上去生机勃勃。挖沙的动作很大，挖出来的水面很大，但是后来又覆盖上一部分，这样一个来回的过程可以看作小A在调配自己的能量。

第9次箱庭作品中第一次出现小A的家，作品中小A是一个老板，很有钱，身上挂着钱串子，与现实中小A的家庭经济并不宽裕的情况恰恰相反。士兵通常是作为一种攻击或防守的力量出现，但是在这次作品中，小A说他们是地下工人。工人的职责是建设，可以看作小A内在的破坏性能量开始转向建设性的积极力量。右上角正在建设一座高级住宅，建筑房子意味着来访者人格的建设。作品中所有人物都是朝向右上方的，根据箱庭的空间配置理论，右上角代表未来。在制作箱庭的过程中能感觉到小A很平静，挑玩具的动作、摆玩具的动作都很平静，不像前几次那样躁动。这次可能由于他两个耳朵都戴上了助听器，他说话的音量放低，不像以前那么大声了。

第12次箱庭作品中呈现了两个故事，一个充满了杀机，一个让人感觉到温暖。还有右上角海豚在玩球的景象，也是一种欢乐的场景。两种截然相反的故事本身就是一种冲突，而这种冲突充分表现在小A身上。小A说那个诗人是自己，可是他的注意力却集中在"杀国王"上面，他身上有美好的助人的愿望，也有一种负面的冲动。如何整合这两种能量，是小A今后需要面对的一个问题。沙箱右下角是用围栏做起来的一个篝火，这种对玩具的创造性的使用，是治愈主题的表现。随着治疗的进展，来访者呈现在箱庭作品中的受伤主题越来越少，而治愈主题会越来越多。

第15次箱庭作品中出现了四个自我像，三个出现在生活的场景中，一个出现在战争场景中。与第11次作品相比，这次的战争场面中武器、士兵的数量都减少了。治疗者问小A最喜欢哪个部分，小A指着中间的部分。生活的场景和战争的场景轮流出现，就像小A自己描述的那样，"不打仗了，人们都出来玩"。与上次铁道游击队的作品不同的是，那时在沙箱中间水域发生的是小船发射鱼雷追击大船，现在已经在改变了。这次依然出现铁路大概是因为上次治疗者夸奖了他，所以他又摆出来了。而我们认为，创造性地使用玩具也是来访者自身发生积极改变的象征。

第16次箱庭作品呈现了生活的场景。由战争主题到生活主题，是箱庭治疗的一个发展方向。赛车比赛像其他体育比赛一样，是一种能量以合理的方式进行宣泄的途径。右面的建筑工地在兴建高级住宅，这是延续第9次作品"繁忙工作"。小A仍在积极"建设"他的人格，加油车的出现是一种能量的补充。左上角出现家庭生活的场景，是父子两人。桌椅的出现依然象征着一种交流的场景，可能意味着小A与他的父亲正在进行积极的交流。

在第17次箱庭作品中，治疗者感到小A的作品逐渐出现秩序感，主题也趋于统一。这次小A主动告诉治疗者最近生妈妈的气了：有点气妈妈（是他写在纸上的）。问他怎么回事，他说他骂妈妈，然后妈妈打他，不过他是笑着说的，他是故意气妈妈的。治疗者告诉小A，如果被别人骂会很伤心、难过，他点头。当小A主动告诉治疗者他的近况时，来访者主动透露自己的信息，是治疗关系更近的表现。因为以前小A很少主动告诉治疗者一些信息，都是治疗者问，他才愿意回答，而且如果他的意思治疗者没明白，再问他的话，他就不太愿意说了，而是会说"不知道"。

在前面第12次作品里，盲人是一个被帮助的对象，而在第18次箱庭作品中，右上角出现盲人，他能弹琴，自己挣钱养活自己。这种由被动地接受别人的帮助到开始主动获得一些东西，是一个转变。体育场在右边的房子里，但是小A将体育场里面的场景呈现出来。在这里，运动、踢球被视为一种以合理的方式宣泄能量的表达。

第19次箱庭作品中出现教堂、圣母、十字架，当这些具有精神象征意义的玩具出现在来访者的作品中时，这是灵性的一种表现，是箱庭治愈主题的表达。婚礼是一种仪式，包含深刻的心理意义，尤其是转化中的治疗与治愈的意义。人生最重要的四种仪式有出生仪式、成人礼、婚礼、葬礼，概括了人生必需的转折或转化（申荷永，2004）。转化是一个过程，也是治愈主题的体现。

在第23次箱庭作品中，小A的自我像是一个活泼的小和尚。小和尚身上挂着钱串子，这依然体现了小A对钱的需要。每次钱串子都是挂在小A的自我像玩具上。老爷爷的形象已经是第三次出现，第一次是玉皇大帝，第二次是国王，这次也是国王，虽然玩具看上去是慈祥的，但是是非常权威的人物。棺材在这里已成为装宝藏的容器，而在第7次作品中是以邪恶的象征出现的。蛇的功能在这里是保护宝藏，而不是第4次作品里埋在沙里面咬人的。

第26次箱庭作品是一个生活的场景。白色的房子里孕育着新的生命。新的生命象征着希望、治愈。中间的人在跳舞，这个人已在小A的作品中出现了两次。这次小A告诉治疗者他的梦想，他在纸上写"上大学""街舞""跆拳道"，然后微笑地看着治疗者。当来访者确认自己将来要做的事情，明确要走的方向，说明来访者的自我得到了确立。

第27次箱庭作品是西游记的故事。孙悟空由原来桀骜不驯的猴子，历经九九八十一难，最后取得真经成为斗战胜佛。西游记这个故事本身是很有寓意的。小A摆出来的场景是那些妖怪面对着唐僧他们走来的方向，在路上等着他们，而师徒四人有玉皇大帝派来的神仙帮助，还有水果补充能量，最后一定能取到真经。这个故事让治疗者想到小A的整个治疗过程，在与无意识不断进行对话，积极整合无意识中的负性能量并转为建设性的力量。

在第29次治疗中，治疗者问小A作品主题是什么意思，小A说"20天半的时候，打仗结束了"。小A的这句话给笔者的感觉是治疗可以结束了。与第1次作品相比，水域变大了，第1次使用的渔船几乎出现在同样的位置，但不同的是，这次有足够的水域进行无意识探索。青蛙、蝴蝶、蝉和蛇被称为四大转化的象征，结束沙盘本身能够反映出整个沙盘游戏的结果，往往会呈现转化的主题（申荷永，2004）。小A的这幅作品同时出现了青蛙和蛇。小A的最后一个动作是在水面两侧各放了一朵花。花带给人们的是美好的希望，虽然两岸的人是要打仗的，但是小A给予他们的是美丽的花朵。

四、箱庭中呈现的系列变化

（一）声音的意义

小A是一个后天听力受损导致听力障碍的学生。对他而言，虽然丧失大部分听觉功能，但是仍然有对声音的美好向往。小A在箱庭作品中多次表达出了声音，并形容"很好听"等。例如，第1次作品中的老虎，当时小A拿起这个玩具并模仿了一声老虎下山的叫声；第2次作品中弹奏乐器给周围人听的人，并且这个人的位置刚刚是在两军对垒冲突的中间；第3次作品中的夜莺，"唱歌很好听"；第9次作品中敲锣的女孩；第18次作品中卖唱的盲人，小A说这个盲人要挣钱养自己；第19次作品中听音乐的小和尚。不难理解，声音的出现，尤其是小A对声音的强调，恰恰是对其自身没有办法听到声音的弥补。Boik（2001）指出，沙子和水的运用会自动将来访者带回到人类经验中需要治愈和整合的区域，在箱庭治疗中，经验或创伤在一个自由与受保护的环境下获得界定、限制，并且在最后获得控制。对小A来说，幼年丧失听力对他来说是一个创伤性的体验，而长大后发现自己与其他儿童不一样时又会经历一次创伤。箱庭治疗不但帮助来访者提供表达内心世界的媒介，同时让来访者的某些创伤性经验在箱庭制作中得到了补偿，而这种补偿会让来访者从中得到满足，从而更好地面对将来的生活。

（二）房子的意义

从第9次作品中出现工地开始，到第16次作品中房子出现在沙箱同样的位置并且还在建造中，到第17次作品中房子以海族馆的形式出现，第18次作品中以街舞体育馆的形式出现，第19次作品中以教堂的形式出现，第24次作品中以家的形式出现，第25次作品中以奥特曼的基地的形式出现，小A在箱庭治疗过程经历了将房子建成的过程，而且在第9次刚开始建造房子时，小A就以房子的主人自居，他的自我像是这个工地的老板。通常在箱庭作品里，房子象征着来访者本人的心理，房子的外形、颜色以及房子里发生的事件都是来访者本人心理存在的表现（张日昇，2006）。建造房子的过程象征着来访者人格的调整和重建的过程。根据沙箱的空间配置理论，沙箱的右上角代表目标、未来。在小A的初始箱庭中，右上角的房子与小A在系列箱庭中建设的房子是同一个。初始箱庭作品中房子周围有很多花，这些美丽的植物的存在预示着小A治愈发展的方向和结果。在箱庭治疗后期，房子已建成，与小A在初始箱庭中呈现的治愈方向是一致的。

（三）自我像的变化

箱庭作品中的自我像是个体对自身在环境中或者自己内心的角色认知，自我像的表达可以折射出来访者对自己的评价和认知风格。小A的自我像最早是出现在第6次箱庭作品中，是一名很厉害的警察，打败外星人。小A的自我像的表现经历了一个从打仗很厉害的英雄到最后在第26次作品中出现的跳舞的人。小A的梦想之一就是跳街舞。小A的自我像的变化也体现了小A自身关注点的转变。治疗初期的自我像以解决战斗冲突的英雄为主，到治疗的后期，小A成为一个普通的小孩，有自己的梦想和追求。

五、箱庭疗法对听力障碍儿童的治疗机制

通过对小A的箱庭治疗过程的呈现，可以初步探讨箱庭疗法对听障儿童的治疗机制。第一，母子一体性的治疗关系满足了听障儿童爱与关注的需要，使他们在这种治疗关系中获得安全感，增加对自己和他人的信任并激活其内在的自我治愈力。第二，通过使用玩具和沙制作箱庭作品，来访者能够从中获得一种控制感，通过这种游戏的方式，听障儿童受压抑的情绪得以释放和表达。第三，箱庭疗法本身的非言语的特点切合了听障儿童的生理特点，听障儿童可以畅通无阻地用玩具和沙子进行充分的表达，而表达本身就具有治疗的作

用。第四，沙箱本身具有的边界将多动儿童的注意力集中在这个范围内，使他们能够运用沙和玩具，在这个空间内进行自由的探索与表达，缓解多动和冲动问题，逐步培养他们的自主和自控能力。最后，箱庭具有的非言语表达性的特点和沙箱的边界特点，为箱庭疗法取得良好的治疗效果提供了很好的客体平台。

第九章

箱庭疗法的哀伤咨询与治疗

人的一生是在追求幸福的一生。谁都希望幸福，但是影响和妨碍我们幸福的最大障碍莫过于我们身边的人的死亡而带来的丧失体验，特别是突然死亡或者突然离别而引发的丧失体验。丧失必然伴随着哀伤，而哀伤一定要处理。

与西方国家相比，哀伤咨询与治疗的临床实践在中国起步较晚，由于缺少有效、易操作的方法，临床心理工作者越来越多地面临着哀伤咨询与治疗技术和现有咨询案例范式的挑战。

贾晓明教授从原生家庭与分离个体化、亲密关系与孤独、丧失与哀伤等角度，依据心理学的相关理论，对各主题进行分析阐释，深入浅出，引导青少年及大众培养乐观的生活态度，追求积极有意义的人生，为哀伤咨询与治疗在中国的发展做出了卓越的贡献。

箱庭疗法应用于哀伤咨询与治疗的尝试，我们也是在摸着石头过河的时候发现的。在临床实践中，我们发现两者存在能够相互联结的可能性和可行性。由于箱庭疗法是一种非言语性的心理治疗方法，其相信来访者自我治愈力，对来访者及其作品不评价、不解释、共感理解的咨询态度，和哀伤咨询与治疗的理念相一致。为此我们开展了箱庭疗法应用于丧亲儿童青少年、丧亲家庭哀伤咨询与治疗的临床实践。我们认为，箱庭疗法能够成为儿童青少年哀伤心理咨询与治疗的良好平台。

第一节　儿童青少年的哀伤咨询与箱庭疗法

如前所述，哀伤咨询与治疗的临床实践在中国起步较晚，而在西方国家已经发展为一个专门的咨询方向。传统的哀伤理论和新发展的哀伤理论相互补充，充分说明对哀伤的心理咨询必须综合考虑哀伤过程的多重影响因素，丧亲儿童青少年的咨询方法的选择必须考虑采用非单一成分的咨询方法。

一、儿童青少年的哀伤咨询

现有心理学文献中专门描述儿童和青少年哀伤反应的并不多，但是在文学作品中多有描述。近期笔者正在阅读丹增先生所著的《小沙弥》，文中作者就曾经用一条哈达表达了与母亲分离的哀伤情感。

根据临床经验对儿童和青少年的哀伤反应进行观察式记录和总结，研究人员发现儿童与青少年是具有哀伤反应能力的。若以时间来划分，立即的反应包括安全感缺失、噩梦、恐惧、退缩、难过、固着、抑郁、焦虑及困惑；随着时间的推移，大约在丧失事件发生后数月至一年，反应有可能会是压力、学业不振、情绪低落、人格转变、沮丧、恐惧、破坏性行为、消极；而在一年之后，仍可能会有沮丧、社交障碍、情绪或心理适应不良、发展迟滞、自杀想法或其他破坏性行为、药物及酒精滥用、学业退步等。也就是说，儿童和青少年的哀伤通常会持续相当长的一段时间。

贾晓明认为，儿童和青少年遇到丧失时可能造成的创伤比成年人要大得多。随着年龄的降低，造成心理创伤的可能性会增大。

（一）哀伤咨询的任务

每个丧亲儿童青少年的哀伤反应与哀悼过程具有独特性（Martina Tomori，2000）。没有两个儿童的哀伤反应会一模一样，也没有两个儿童的哀伤过程的时间表会完全相同。因此，对丧亲儿童进行哀伤咨询的主要任务有以下几点。

第一，在儿童的发展能力下，提供可被儿童接纳的方式表达其哀伤情绪，促进儿童能为丧亲表达哀悼，去体验丧亲的哀伤过程，将其对丧亲的哀伤反应与经验正常化，而非逃避或拒绝。

第二，让儿童有机会讨论死亡的相关问题，澄清与死亡、丧亲有关的误解，协助儿童了解他们的想法，以破除其魔术式的思考，并协助其了解亲人的死亡与时间和空间没有因果关系，排除其错误的因果关系推论。

第三，协助儿童发展与已逝父母产生联结的表征，并为自己的失落寻找新的意义，重新建立自尊和自我效能感。

第四，谨慎评估儿童丧亲的哀伤与所表现出来的问题行为之间的关系。儿童被转介咨询通常不是因为其丧亲的经历，而是儿童表现出来的问题行为。因此，需要帮助儿童针对引发自己的问题的特定情绪或行为发展出应对策略，来减少丧亲引发的消极连锁事件，目的是降低丧亲儿童成为心理疾病高危群体的概率。

因此，针对丧亲儿童的哀伤咨询的任务不仅包括帮助难以适应亲人去世的儿童度过哀伤过程，还要包括帮助他们解决伴随丧亲而来的内外部的问题行为。

（二）人生不能避免哀伤

人生是一个别离的过程，也是一个不断丧失的过程，由此必然带来哀伤，而哀伤一定要处理。无论是死亡还是危机事件带来的哀伤，我们都要面对它，接纳它，处理它，放下它，超越它，别无他选。贾晓明认为，丧失会给人带来创伤，但也可能不会，重要的是面对丧失要进行哀伤。有效的哀伤可以帮助我们面对生命中的丧失，不断地前行，同样也可获得人生的幸福。贾晓明将哀伤分为三个阶段，一是悲伤反应，二是进行仪式哀悼，三是进行长期的哀悼，包括清明节的悼念等。

在笔者的博士徐洁的专著《丧亲青少年的哀伤与箱庭治疗》的序二《哀伤——生命中的陪伴》中，贾晓明特别强调：丧失在我们的生命中会不断持续着，哀伤也会不断地伴随。我们不惧怕哀伤，那是因为我们有哀伤的陪伴。

（三）哀伤需要表达，表达即治疗

如前所述，哀伤的心理咨询与治疗在西方受到了理论研究者和临床实践者的关注。在临床方面，哀伤咨询已成为一个专门的咨询方向，但针对儿童青少年的哀伤咨询与治疗方法有限。

在对失去父母并有某种心理行为问题的儿童青少年进行咨询的时候，容易忽视他们因丧亲而带来的特殊影响，导致对这一群体采用常规的心理咨询与治疗方法可能会遇到特殊的困难。儿童青少年遭受丧亲之痛时，由于表达哀伤的方式和成人不同，人们常认为他们不会或不懂哀伤。当这些孩子成为"看不见的哀伤者"甚至成为"没有眼泪的哀伤者"时，老师、家长或临床工作者通常会将他们轻易地诊断为情绪或学习障碍等问题，而不会把这些孩子的行为看成哀伤反应。

儿童与青少年很容易出现延迟哀伤的情形。因为在意他人的看法，儿童青少年倾向压抑自己的哀伤情绪，又因亲戚朋友通常认为最好不要与当事者谈到死亡，以免触及悲痛之处，如此反而让他们觉得自己是孤单的、被遗弃的，找不到人诉说，所以他们更加倾向压抑悲伤。这种压抑的哀伤反应可能延迟至成人时期才爆发出来。也就是说，哀伤的影响是巨大的，未处理和解决的哀伤可能会导致强烈的沮丧、慢性疾病、持久及激烈的临床反应，如罪恶感，人际关系、工作与学业以及自尊的严重损害，使得儿童青少年在重要亲友死亡后不能很好地处理未解决的丧亲之痛，容易产生生理及情绪方面的问题，会阻碍儿童青少年的心理发展，而且未解决的哀伤会在他们未来的生活中持续存在。

哀伤需要处理，而哀伤处理是哀伤咨询的一项重要工作，也是心理咨询中最具挑战性的工作。

二、箱庭疗法在哀伤咨询与治疗中的临床应用

箱庭疗法汇集了游戏疗法、艺术疗法和来访者中心疗法的优势，其心理临床应用非常广泛。箱庭疗法不再局限于儿童的心理治疗，已经广泛用于成人心理治疗，在与各种心理疗法结合时也发生了一些改变，其形式也不再局限于一对一的个体箱庭治疗，也用于团体成员共同制作的团体箱庭治疗，由此延伸到将箱庭疗法应用于夫妻治疗和家庭治疗的系统程序。

在箱庭疗法临床研究中，最多的就是对典型个案进行深度研讨的个案研究，探讨通过箱庭治疗个案的改变过程和机制。日本的箱庭疗法研究者一直以来非常重视深度的个案研

究。有一些研究者对丧亲儿童进行了箱庭干预。学者蔡丽芳采用箱庭疗法，对一位母亲因病去世的小学儿童进行哀伤咨询与治疗，探讨了其一系列箱庭作品以及哀伤经验的变化。研究发现，当个案获得咨询关系的安全感后，其自我觉察能力提高，也更能觉察箱庭作品的内容与象征，从而更能觉察并表达自己的哀伤。研究者Webb采用箱庭疗法治疗9岁的丧亲男孩，该男孩个性粗野而且不服管教，箱庭治疗的创造性游戏给个案提供了一个安全的空间，使其进入自己的感觉世界，转化旧的经验，从深层心理上修复母亲的形象，最终个案能够接受继母，其问题行为也自然消失了。

经过对箱庭疗法和哀伤咨询的文献进行梳理，我们发现两者之间存在能够相互联结的可能性和可行性。

（一）箱庭疗法具有非言语的特性

儿童以语言为表达的主要工具，除了会有发展上的限制之外，还需要考虑的是，有时用语言直接表达丧亲之痛容易引发丧亲者的防御机制，运用视觉上的隐喻（visual metaphor）则有助于丧亲者将其哀伤经验以一种象征的方式来加以表达，减少情绪上的过度负荷。在沙箱里制作箱庭作品，可以为丧亲儿童青少年提供安全表达哀伤的空间，使丧亲儿童青少年能够用非言语的方式来间接地表达他们无法应对的情绪。

（二）箱庭疗法可以提供过渡性客体

客体关系理论认为，丧亲儿童青少年要从哀伤中走出并建立新的关系需要一个过渡性客体（transitional object）。以特制的沙箱、丰富的玩具、柔软的沙子为媒介，制作的箱庭作品可以成为过渡性客体。在制作过程中，当内在受损的自我准备好要浮现时，箱庭使得儿童青少年开始在自我发展中的我之间分化，通过抚慰创伤，达到治愈的作用。

（三）箱庭疗法可以表达情绪

人的情绪是需要表达的，表达大致有三种：一是语言的表达，二是行为的表达，三是症状的表达。丧失必然带来哀伤，而哀伤是一种情绪，情绪是需要表达的。哀伤过程会出现很多复杂的情绪，会通过某些特定行为表达。

箱庭制作本身引发尚未处理的创伤的无意识记忆。Gisela De Domenico提出来访者制作箱庭会在箱庭中"重游创伤"的概念。我们的临床经验也发现，来访者面对沙箱，哀伤经验会浮现出来，并通过抚摸沙子以及摆放玩具模型制作相应的场景，如墓地、祭祀的场景等，进行情绪表达，通过对制作作品的说明并最终使哀伤得到处理，来访者表述感觉到一丝释然，放下它了，问题最终得到解决。也就是说，通过箱庭制作表达了哀伤的情绪，由此唤醒了创伤个体自我整合的力量。

（四）箱庭疗法促进精神浮现

哀伤咨询与治疗领域开始关注心理和精神过程。当所爱之人去世，会自然地产生情绪和痛苦。同时，丧亲者还会经历一个叫作精神浮现（spiritual emergence）的过程，他们开始对精神层面的问题产生兴趣，例如，用精神层面的理念来解释生命中的丧失，来获得心理和精神层面的发展，最终抚平创伤。

箱庭疗法是一种有效的处理创伤的治疗方法，能够促进心理的发展，同时也能激发精神浮现，能够在精神层面上获得成长。箱庭治疗的目标是个体自我治愈力得以恢复，箱庭能够帮助个体的内在心理世界与外部世界进行整合。哀伤理论的新发展也是从个体成长的角度去看哀伤工作对于个体发展的意义，强调认知重构，情绪表达，心理整合和精神转化，这些都与箱庭疗法的治疗假设相符合。

（五）箱庭疗法的治疗态度与哀伤咨询的理念相符

哀伤咨询强调治疗者的倾听，认为倾听当事者的哀伤故事对于解决其哀伤非常重要。哀伤的当事者需要的是陪伴和倾听，倾听他们诉说哀伤，诉说痛苦，无须给予建议，需要的是真诚和理解。在讲故事的过程中，丧亲者能够表达自己的哀伤经历和痛苦体验，重新建构人生意义。

从某种意义上讲，箱庭疗法是符合建构主义理论的一种心理咨询方法。来访者制作箱庭的过程以及以箱庭作品为媒介与治疗者进行谈话的过程，都是来访者在讲述自己的故事。在这一过程中，咨询者的共感理解和倾听能帮助当事者重新建构世界。

（六）箱庭疗法也适用于家庭

毫无疑问，影响丧亲儿童哀伤处理的重要因素是家庭，儿童哀伤工作的完成可以通过处理整个家庭的哀伤来完成。

家庭箱庭疗法（family sandplay therapy）提供了纳入家庭因素来解决整个家庭哀伤的可能性。在家庭成员一起制作箱庭的过程中，治疗者容易获得元立场，能够对整个治疗过程以及各成员进行总体把握。除了呈现家庭的动力关系，箱庭疗法本身的治疗作用也能促进家庭成员个体哀伤的处理和解决。

（七）箱庭疗法注重个案的独特性

后现代的学者与咨询者认为哀伤过程是复杂的（陈维梁，钟莠菁，2006），他们强调哀伤经验的独特性。具体来说，每个丧亲者的哀伤体验都是唯一的，因此哀伤咨询实践和研究都极为重视对个案的深度探索。箱庭疗法一直非常重视个案研究，特别是对治疗过程的关注。

因此，将箱庭疗法应用于哀伤心理咨询，无论从实践还是从研究角度来看，都具有共通性。

总之，我们认为箱庭疗法是丧亲儿童青少年有效的哀伤咨询方式，箱庭疗法能提高丧亲者的个体功能，促进儿童青少年个体和家庭哀伤任务的完成，使复杂哀伤转化为正向的成长力量。

三、箱庭疗法对哀伤治疗的尝试

笔者的博士，也就是以下两个案例的治疗者徐洁，在读博期间开始研习箱庭疗法。当时箱庭疗法还不为太多人熟悉和认可。我们接待的个案大多抱着试试看的态度而来。

一位父亲多方为女儿寻求心理援助，原因是女孩不和家人之外的人说话。最初父亲认为孩子长大就好了，没想到几年过去了，孩子就是不开口，父亲特别着急。多个心理治疗者见到女孩后都没有适合的方法和机会提供帮助，于是，就由见过这位女孩的一位治疗者将其转介过来，我们将这位女孩称为L。L的母亲在其4岁时突然离家出走，七年杳无音信。这一突发事件造成L的重要客体丧失，开始不与家人之外的任何人说话，诊断与评估为选择性缄默症，具体见本章第二节所述。个案L选择性缄默的深层原因是母亲突然离开造成的重要客体丧失，在后续的生活中由丧失带来的哀伤未能表达和处理，L无法排解内心冲突，与母亲分离导致建立自己和外界的信任关系受阻。缄默既是对哀伤引发心理创伤的反应，也是应对愤怒和焦虑情绪的方法。治疗者尝试通过箱庭疗法为L做心理治疗，并通过临床实践深入挖掘和探索L形成选择性缄默的原因，探索箱庭疗法对L的治疗过程和效果，在治疗过程中动态评估来访者的状态，不断理解箱庭中的沙、箱、玩具与来访者的联结。经过半年每周一次的箱庭治疗，L的选择性缄默问题得到了解决，同时学校适应、亲子关系都得到了改善，并具有长期效果。通过文献阅读学习、治疗后的反思、小组讨论、督导，特别是随着治疗的进展，我们也分析并总结了可能的治愈机制。

心理咨询和治疗实践与研究之间的脱节现象长期存在，实践者很少做研究，研究者不实践的现象非常普遍。正是通过对有重大丧失经历的L的箱庭治疗过程，治疗者同时作为研究者，开始思考箱庭疗法得以帮助L的机制。可以说，对L的箱庭治疗过程是一个临床实践者的探索尝试，在过程中提出了一个重要假设：女孩的选择性缄默源于母亲离开后的未处理、未解决的哀伤，箱庭治疗的过程提供了处理哀伤的可能性。之后，治疗者查阅了相关文献，但箱庭疗法处理哀伤问题的相关文献很少，Dee Preston-Dillon在一个箱庭治疗专业网站上发表了一篇关于箱庭和哀伤及丧失问题的文章，作者也提出了同样的假设，遗憾的是作者也仅仅是在理论上进行了思考与探讨。

某年5月，治疗者在心理咨询中心又接待了一位女孩和她的父亲，我们称这位女孩为W。父亲带W一起来，父亲主要因为女儿学习成绩差，父女冲突不断前来寻求心理咨询的帮助的。第一次面谈，父亲说话时愁眉不展，W却乐呵呵的，特别是当父亲说起W母亲因乳腺癌一年前去世的事情时泪流满面，W还是笑容满面。父亲还当着咨询者的面责怪W不懂事，母亲去世了一点也不伤心等。父女俩的表情在第一次面谈时的巨大反差让治疗者印象深刻。在评估来访者的问题时，治疗者想到了来访者在母亲去世后经历了怎样的情感反应，与父亲情感反应的反差是否和W哀伤处理未完成有关等问题。在第二次面谈的时候，治疗者了解到W七岁时母亲被诊断为乳腺癌，生病期间父亲和其他家人一直隐瞒母亲的真实病情，并以母亲出差、出国、生病等理由欺骗W，直到母亲去世当天，父亲才告诉W母亲即将离世的消息，带她去见母亲最后一面。母亲临终前，父亲要求W见到母亲时不能哭，W做到了。W从小与母亲关系亲密，但参加葬礼时并没有表现出明显的哀伤反应，母亲去世后W的哀伤反应也表现异常。

L与W的成长经历有相似之处，她们都在儿童期有母亲离开或母亲去世的重大客体丧失，没有经历正常的哀伤过程，来接受心理咨询时都有心理行为方面的问题。由L的箱庭治疗过程带来的启发，我们尝试对W进行箱庭治疗，通过治疗过程验证箱庭疗法与哀伤咨询结合的可能性。在接下来的两节中，我们将分别对L和W的箱庭治疗展开详细的介绍和讨论。

第二节　对一位选择性缄默症女孩的箱庭治疗

治疗者：徐　洁
督　导：张日昇

这是对一位被诊断为选择性缄默症的11岁女孩L进行的箱庭治疗。在经历了18次个体箱庭治疗和4次家庭箱庭治疗后，L的箱庭场面呈现了从分裂贫瘠到丰富多样，从孤立静止到开放动态的转变，这些转变是其自我力量得到加强的象征。同时，来访者在学校适应、亲子关系等方面也有了积极的变化，来访者的内心世界经历了从创伤到治愈的转变。

一、个案介绍

（一）问题表现

来访者是一位11岁的女孩，在此案例中将其称作L，由父亲带领至咨询室接受箱庭治疗。据L的父亲介绍，L在家只是和奶奶爷爷及爸爸有较少的语言交流，除了家里在其他任何地方都默不作声，不同人交流。来访者看上去憔悴瘦弱，有点驼背，她看到陌生人时显得很拘谨和紧张，同时给人缺乏生机和迟钝的感觉。

（二）成长史

L是家中唯一的孩子，和父母与爷爷奶奶共同生活，她和母亲的感情密切，和父亲较为疏远。当她4岁时，母亲因严重的婚姻冲突突然离开家庭并再无音信。L在近乎两个月的时间内都一直哭泣着寻找母亲，从此之后，她开始变得沉默并严重地抗拒父亲。所有的家庭成员对母亲抱有消极的感受并在母亲离开后对此事三缄其口。来访者的父亲经历此事后心情低落并经历下岗，家庭也一度陷入经济危机之中。L和父亲保持一种僵硬、疏远甚至有些敌意的关系。家庭失去了正常的运作，陷入了关系困境之中。

当L到了上小学的年龄，许多学校因为她的沉默而拒绝她入学。最后她几经周折，进入一所愿意接收她的学校读书。入学后，她无法和同学以及老师进行交流，在学校活动中显得极其退缩，学习成绩也不好。

（三）诊断和评估

根据DSM-IV，当个体①持续地无法在特定社交场合讲话（这个场合个体是被期待、被要求和人沟通的，如学校），尽管在其他场合可以，②对接受教育、工作或是社交产生了干扰和影响，③这种干扰持续了至少一个月（不仅是在学校的第一个月），④交流失败不是因为语言功能缺陷，⑤这种干扰不能解释为交流障碍（如口吃），也不能发生于广泛性发育障碍期间、精神分裂症和其他精神疾病，则可以被诊断为选择性缄默症。

造成L选择性缄默症的潜在原因为母亲突然离开，这种离开是依恋关系中重要客体的丧失，早期的分离给来访者带来了极大的哀伤，这种哀伤没有得到合适的处理，在她的内心存在着许多冲突尚未化解，整个家庭也处于一种哀伤状态，也没有能力直接面对问题。所有这些问题都成为L心理健康发展难以克服的障碍，她弱小的自我难以完成自我身份的整合以及对周围世界的适应，她无法和周围人建立信任的关系。因此，缄默不仅仅是一种哀伤反应，也是其内在对哀伤的愤怒和焦虑的表达。

来访者的关键问题是未完成的哀伤，我们尝试使用箱庭疗法为L来提供哀伤咨询。箱庭疗法可以提供自由与受保护的空间，允许来访者以非言语的方式来表达其内心，沟通了来访者的意识和无意识。征求了其父亲的同意后，我们决定对L采取箱庭治疗。

（四）治疗设置

来访者L进行箱庭治疗的咨询地点为研究室内专门开辟的咨询场所。考虑到L家庭困难，来访者只需要支付一半的治疗费用。来访者每周日早晨由父亲骑着自行车带来咨询。整个咨询可概括为两个阶段：个体箱庭治疗和家庭箱庭治疗。

根据哀伤咨询理论，儿童创伤的治愈也有赖于整个家庭哀伤得到处理。L和其父亲家庭都处于母亲突然离开的哀伤之中。家庭箱庭的过程将在下一部分详细讨论。

二、治疗过程

从某年4月8日至10月22日，整个治疗历时6个月，共24个治疗单元。具体过程如表9-1所示。

表9-1　个案的治疗过程

治疗单元	参与人	过程与内容	方法
第1次	治疗者、个案父亲	会谈，了解个案的成长经历和家庭背景	谈话
第2～5次	治疗者、个案及其父亲	有父亲陪伴的个体箱庭	箱庭制作、谈话及家庭作业
第6～19次	治疗者、个案	无父亲陪伴的个体箱庭	箱庭制作、谈话及家庭作业
第20～23次	治疗者、个案及其父亲	家庭箱庭	箱庭制作、谈话及家庭作业
第24次	治疗者、个案父亲	会谈，总结治疗过程，结束治疗	谈话

（一）个体箱庭治疗

根据箱庭的特征和治疗的过程，我们将个体箱庭治疗分为四个阶段。

1. 回溯和经历创伤的阶段（第1～4次）

在最初的几次箱庭制作中，L表现得克制警觉，和治疗者无目光交流。她不说话，也不想和治疗者单独相处。所以，我们不得不邀请他的父亲坐在一边陪伴她一起完成治疗。在前4次箱庭治疗中，其父亲一直坐在咨询室的一角，父亲的存在帮助了L和治疗者建立关系。

（1）第1次（某年4月8日）

来访者L在第一次制作箱庭时，不断用手将沙子倒来倒去，在50分钟内没有使用和摆放任何玩具。她沉浸在自己的内心世界中，与治疗者没有任何互动。当结束被问到抚摸沙子的感受时，她简短快速地回答"舒服"两个字后，就再也没有说任何话。

（2）第2次（某年4月15日）

L在玩具架旁边，用整整10分钟来注视这些玩具。她选择了一排花朵，从左到右摆在箱庭的上边缘，同时也在下方摆了一排。她缓缓而认真地注视着这些花朵，然后挑选了一些花瓣摆放在了箱庭左下角，又挑选了一个三片花瓣的红色花朵放在右下方。她在红花的旁边摆放了一棵小树，上面有一些散落的花瓣。她将玩具架上所有剩下的花朵都摆放在箱庭中。最后，她在箱庭中两排鲜花之间画了两道线。当问她箱庭主题的时候，她将其快速简洁地命名为"路"（图9-1）。路在沙箱的中央，很浅但很清晰。

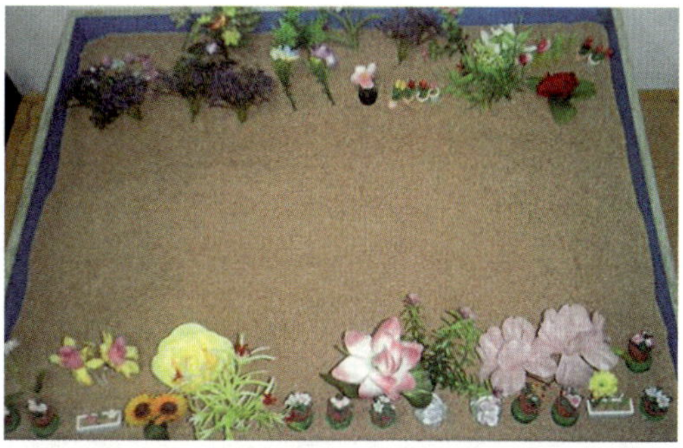

（3）第3次（某年4月22日）

在注视玩具10分钟后，L一下拿了10条鱼和5只鸭子无序地放在河水中。之后她非常认真、小心地将沙子盛进一个小碗里面，直到剩下很少的沙子，宽阔的河水在箱庭中央清晰地呈现出来。最后，她调整了动物的方向，以保证它们不会碰撞。她用耳语般的声音告诉治疗者"这是一条河"。这次，她眼中的拒绝和恐惧消失了，她的父亲也说自己可以感到来自女儿的一点点信任。第1次箱庭作品中的路边变成了一条河，鱼儿和鸭子在其中自由地游动。

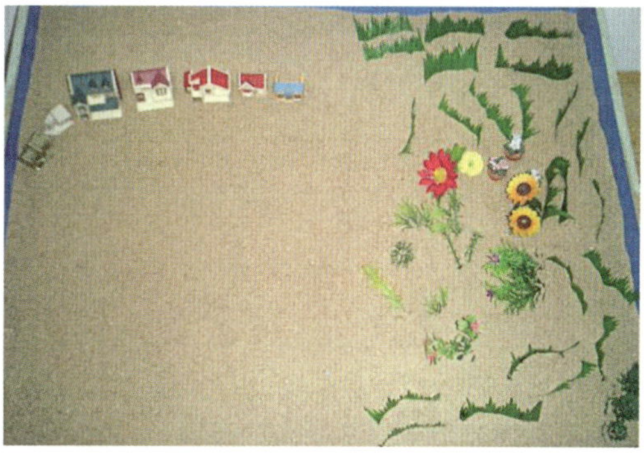

（4）第4次（某年5月3日）

此次，在治疗者对来访者问好时，L回应了治疗者。L这次制作了近80分钟，治疗者没

图9-1　路

图9-2　房子

有干预和打扰她。经过10分钟的注视玩具，她开始触摸和感受沙子，之后挑选了6间房子，放在沙箱的左上方，又挑选了草、花和小树，放在沙箱的右方。她选择了小黄花作为自我像，也在之后的箱庭制作中重复使用这一象征。L在植物的根部撒了沙子以固定它们，她用了5分钟来平整沙子。她将此次作品命名为"房子"（图9-2）。看上去她开始寻求生活的秩序和稳定。

在个体箱庭的第一阶段（第1～4次），L在父亲的陪伴下完成箱庭制作，见表9-2。

表9-2　有父亲陪伴的箱庭过程

治疗单元	主题	玩具	沙的使用	自我像	制作时间	作品场景
第1次	无	0/0	大幅度摸沙	无	50分钟	未放任何玩具，沙箱内留下手摸沙的痕迹
第2次	路	2/48	用手指画，抓沙，推沙	无	90分钟	沙箱分为上中下三个部分，上、下部分都是花草，中间是经过平整的沙子，三个部分之间用手指画线区分
第3次	小河	2/15	抓、推、挖沙，从沙箱中移走沙	鱼	44分钟	沙箱分为上中下三个部分，上、下部分是沙子，中间是清理干净沙子的蓝色底，有一些鱼和鸭子，方向交错
第4次	房子	3/43	拍沙，抓撒沙埋花草，推沙	小黄花	76分钟	沙箱分为两个部分，左侧是一排房子呈弧形，房子前为一片空地，右侧是各种花草

注：表中"玩具"对应的数字表示玩具的类别（种）/数量（个）。

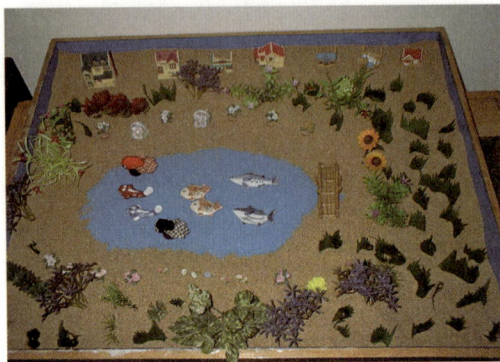

图9-3 钓鱼

2. 停滞中进步的阶段（第5～9次）

从这个阶段开始，父亲能够离开治疗室，L和治疗者可以单独进行咨询。

（1）第5次（某年5月7日）

第5次箱庭显示出非常明显的变化。她将全部的花、树木和草放在河边，并在河的左边放了6条游动的小鱼。之后，L将她在第4次使用过的房子摆在花、树木和草的上方。在箱庭的左边，桥第一次出现，沟通了河的两岸。L频繁地挖沙、推沙、抚摸和撒沙。她的自我像仍旧是小黄花。第5次的箱庭场景比之前的更加丰富，这预示着她的内在世界由贫瘠向丰富变化。鱼的游动方向是一种退行，L将此次箱庭命名为"钓鱼"（图9-3）。

（2）第6次（某年5月14日）

第6次的箱庭和第5次相似，但是也呈现了一些新的变化：房子被移动到了沙箱的下边缘，河更加干净，双人座椅被放在了河的两岸，树木、草和花朵被更整齐地放在河两岸。她将这次箱庭命名为"看书"。

（3）第7次（某年5月21日）

第6次箱庭场景部分地再次呈现在第7次箱庭的左半边。右边是空白的，L抚摸沙子整整用了8分钟。她给箱庭取名为"操场"。左侧和上一次非常相似，被看作第6次的延伸，象征L需要时间和空间去继续探索自己。空白的部分被看作她新出现的能力和品质在逐渐形成。也许，她在为未来做准备。

（4）第8次（某年5月27日）

箱庭场景被划分为三个部分，上边和下边被各种植物充满，比之前的箱庭更加生机勃勃。L用沙子让它们更加稳固。沙箱的每个角都有一棵树。中间部分仍然有一条河和一座桥，桥把河水分为两部分。五条小鱼在河的左边自由游动。这次主题依旧是"钓鱼"。

第5次到第8次的箱庭作品貌似出现了某种停滞，第8次是第5次的某种继续，然而依旧呈现了一些微小的变化和发展。

（5）第9次（某年6月23日）

L挑选了之前用过的所有玩具，第5次的场景再次出现在此次的箱庭制作中。除了桥和河水被植物所包围，L还用手将沙子拿出沙箱，这次的主题是"看钓鱼"（图9-4），

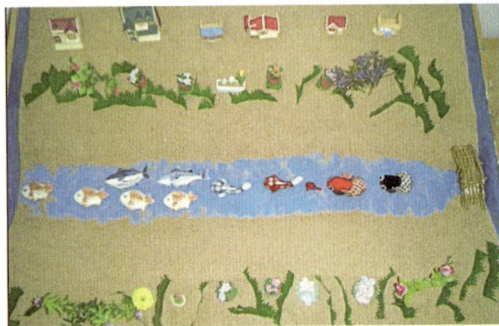

图9-4 看钓鱼

L的箱庭首次出现了中心化趋势，预示着进入了新的阶段。

3. 在重复中重建的阶段（第10～14次）

（1）第10次（某年6月30日）

L再现第5次出现的场景，但是发生了很重要的转变。箱庭中第一次出现了人物。她将一个小女孩摆在箱庭的左下方来代表自己，一个男人摆在右下方来代表父亲，其他人面对面地站立在河两岸。这次箱庭的主题

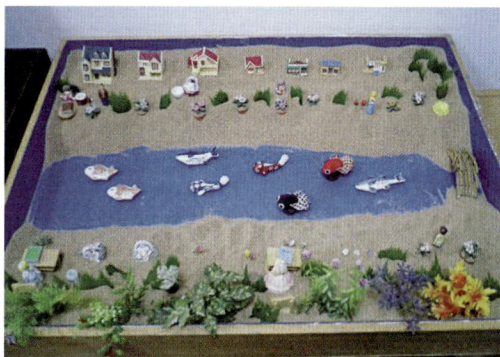

图9-5　学钓鱼

是"学钓鱼"（图9-5）。人物的出现代表来访者不同的人格侧面，或是来访者的理想自我，或是来访者现实人际关系态度的投射。从这次箱庭制作中来看，L开始面对其真实的人际关系，封闭的内心世界开始敞开。

（2）第11次（某年7月8日）

箱庭场景和第10次的很相近。值得注意的是，L放置了一个美丽的小女孩和男人在一起，他们共同出现在箱庭的左上角，一个代表自己，一个代表父亲。这次的箱庭主题是"去钓鱼"。根据父亲所说，L三门主要课程的成绩得到了极大的提高，并且转学到了一个不错的学校里。

（3）第12次（某年7月14日）

此次，L主动向治疗者问好，非常开心地同治疗者分享自己的画和作文。她用15分钟接触和抚摸沙子，如同她初次来到咨询室那样。之后，她又制作了一个和之前非常相似的场景。她摆放了一些鸭子、桌子、书籍和杯子在人物面前。在沙箱下面充满了长满叶子的树木，箱庭的下边缘整齐地摆满了花草和树木。这次的主题是"看书和钓鱼"。这次场景更像是一次集市，这表示来访者回归正常意识觉知，并将来访者带入了对现实世界的精神整合。

（4）第13次（某年7月24日）

这次，L第一次自己来到咨询室并和治疗者分享了自己的感受。她对沙子还是很有兴趣，用了近20分钟抚摸沙子。L在沙箱右上角建构了一个方形小花园，并将她最喜欢的小黄花和太阳花放在其中。许多新种类的树木被牢牢地插在沙箱中。最后，她盛了几杯沙子放在每个人面前作为饮料，L将其命名为"赏花"（图9-6）。"滋养"这一主题的出现，是治愈主题的一种形式。食物是积极

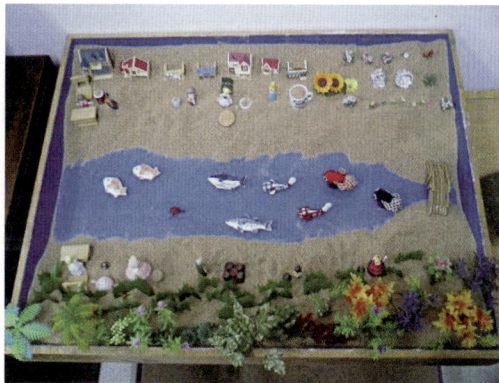

图9-6　赏花

的心象，代表着孕育和滋养，也暗示着自我的建立。

（5）第14次（某年7月28日）

此次，L创造了一个和以前相似的场景。代表她自己的小女孩在箱庭上方中央部分读着书，旁边有个浇花的男人，是她的父亲。主题是"画画"。制作的最后，L邀请她的父亲共同欣赏和评论自己的箱庭作品，他们愉快自在地交谈。父亲被女儿的话所感动，也感受到来自女儿更多的信任。"灌溉"这一内容的呈现也是孕育主题的形式之一。

4. 转化与自性化的阶段（第15~18次）

（1）第15次（某年8月4日）

这次，L首次将一个交通工具摆放至箱庭中。她挑选了两只小船，代表她和父亲的两个人分别在船上。一些水果被放到了箱庭的右下部分，箱庭右下部分的花园更加丰富。这次箱庭的主题是"划船"（图9-7）。此次，L不再拒绝和父亲拥抱，她主动张开双臂投入了父亲的怀抱。

（2）第16次（某年8月12日）

在这次制作中，L向治疗者寻求帮助，她想要一只大的船。这次她讲述了一个生动的故事，她告诉治疗者这次箱庭制作的主题是"钓鱼和写作业"（图9-8），箱庭呈现了更多的水果和植物。

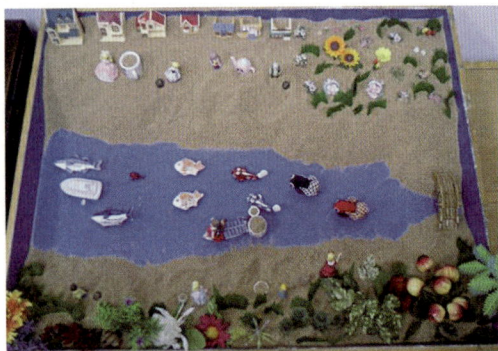

图9-7　划船

图9-8　钓鱼和写作业

（3）第17次（某年8月19日）

L制作了一个和上次相似的箱庭场景并且加上了一把雨伞，L说箱庭中正在下雨。雨伞是保护的象征，表示L在向父亲寻求保护和安全感。雨水可以净化世界和身体，这次的箱庭主题是"画画和在对岸浇花"。

（4）第18次（某年9月1日）

L告诉治疗者自己的新老师和学校生活以及小学同学。她帮助治疗者规整新的玩具，相比以前，她能够和治疗者更加自在、流畅地讲话，但是这次她将自己同父亲用河隔离起来。这是L走向独立的非常重要的标志，这是自我发展的重要标志。她将此次箱庭命名为"我在

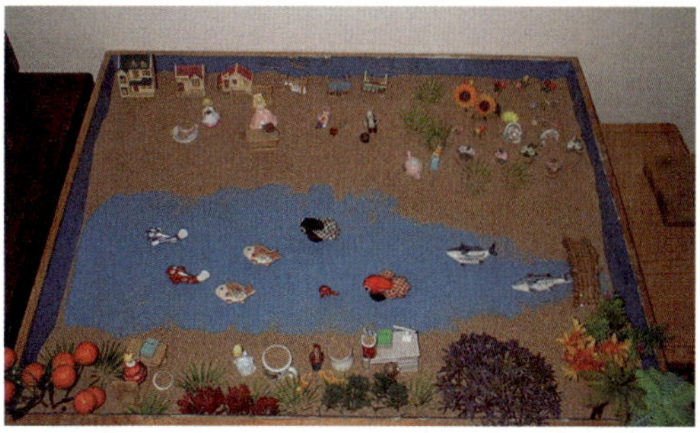

岸边学习，父亲在对岸浇花"（图9-9）。箱
庭作品的底部代表无意识，灌溉代表着无意
识发展成更能维持生命的元素（尤其是考虑
到果实的出现）有了更多的流动和转化。生
命需要灌溉，通过灌溉，无意识的内容更加
容易地进入意识层面，使生命得到更好的
滋养。

图9-9 我在岸边学习，父亲在对岸浇花

在18次箱庭制作之后，L的社交和学校
表现已经有了很大的进步，她的自我经历了发展的过程，变得更加独立。此时可以考虑以
更加真实有意义的形式来处理她和父亲的关系，因此治疗者邀请父亲进入L的箱庭治疗，准
备开始下一个阶段的家庭箱庭治疗。

在个体箱庭的第二阶段到第四阶段（第5~18次），L自己完成箱庭制作，无父亲陪伴，
见表9-3。

表9-3 无父亲陪伴的箱庭过程

治疗单元	主题	玩具	沙的使用	自我像	制作时间	作品场景
第5次	钓鱼	5/69	推、挖、拍沙，抓撒沙埋花草	小黄花	38分钟	在沙箱中间形成一条由左流向右的河，河中是一些向左游的鱼，河两岸是一些花草，花草上方是一排房子，河右边第一次出现桥
第6次	看书	5/67	拍、挖、推沙，将沙聚拢，清理沙	小黄花	49分钟	与第5次类似，不同的是房子移动到了河的下方花草附近，同时在河的两岸放上了用来在河边看书的椅子
第7次	操场	5/60	挖、推沙，大幅度摸沙，拍打沙	鱼	55分钟	左侧部分是第5次箱庭的缩小版，桥出现在沙箱的中部，沙箱右半部分是一块平地
第8次	钓鱼	5/104	挖、推沙，抓撒沙埋花草	鱼	48分钟	河被桥分成两部分，两部分都有鱼，河的上下方都是各种花草
第9次	看钓鱼	5/93	挖、推、抓沙埋花，将沙子捧出沙箱	鱼	44分钟	与第5次类似，但河与桥被花草围绕在中间
第10次	学钓鱼	6/78	推、挖、抓沙埋花，清理沙子	女孩	42分钟	与第5次类似，但首次出现了人物，分布在河两岸，象征自己和父亲的人物分别在两岸，在沙箱上方的房屋两边有花草装饰
第11次	去钓鱼	6/84	推、挖、捧沙，清理沙子	女孩	40分钟	与第10次类似，象征自己和父亲的人物都在沙箱上方，一前一后
第12次	看书和钓鱼	8/88	大幅度摸、挖、捧沙，在沙箱内移动	女孩	66分钟	摸沙15分钟，与第11次类似，在河两岸的人物前放书桌、书和椅子，在3个人物前放了杯子

续表

治疗单元	主题	玩具	沙的使用	自我像	制作时间	作品场景
第13次	赏花	9/96	推、挖沙，往容器里装沙	女孩	60分钟	摸沙20分钟，场景与第12次类似，书桌上没有书，在每个人物旁都放上了杯子并装了沙，在右上角制作了一个花园区
第14次	画画	10/113	挖、推沙，平整沙，抓沙浇注在花草上，清理沙子，往容器里装沙	女孩	52分钟	与第12次类似，象征自己和父亲的人物由上角移至中间位置，朝向右方，增加了浇花的东西，内装有沙
第15次	划船	8/104	挖、推沙，抓沙浇注在花草上，清理沙，往容器里装沙	女孩	50分钟	场景与第10次类似，河中增加了两只船，象征自己和父亲的人物在船上，右上角为花园区，右下角增加果实
第16次	钓鱼和写作业	10/95	大幅度摸、推、挖沙，捧走沙子，用容器装沙后漏下来浇注花草，从另一沙箱装沙	女孩	32分钟	与第15次类似，换了一只大船，下方增加更多的果实、花草
第17次	画画和在对岸浇花	11/73	用容器装沙移到另一个沙箱，从另一个沙箱装沙子放入容器中	女孩	39分钟	场景与第16次类似，在河岸两旁的人物上分别放一把伞，象征自己和父亲的人物也打上了伞，表现的是下雨的场景
第18次	我在岸边学习，父亲在对岸浇花	10/77	推、挖沙，用杯子从另一沙箱装沙，用沙浇注花草，往容器里装沙	女孩	35分钟	场景与第17次类似，象征自己和父亲的人物放在河的靠近沙箱下部的位置，自己和父亲朝向相反

注：表中"玩具"对应的数字表示玩具的类别（种）/数量（个）。

（二）家庭箱庭治疗（第19～22次）

箱庭疗法是一种适用于儿童和成人的治疗方法，通常被用于个体咨询，也越来越多地被引入家庭治疗。箱庭治疗被用于增加夫妻互动，也用于夫妻治疗。中国家庭有自己的特点：亲子间缺乏交流，权威专制的家长教育下的顺从的孩子，家长和孩子之间的边界是僵硬或是模糊不清的。

家庭箱庭制作分为两个部分，联合箱庭制作和平行箱庭制作。我们认为，家庭箱庭可以让家庭成员在自由与受保护的空间内象征性地表达内心冲突。通过对完成箱庭作品的讨论，箱庭制作可以帮助家庭成员深入了解彼此，更好地促进他们的关系。治疗者可以在箱庭制作过程中观察由此引发的家庭动力，通过讨论来帮助他们探索自身的问题。

1. 联合箱庭：第19～21次（某年9月9日，9月16日，9月23日）

在接下来的3次制作中，L和父亲被邀请共同制作联合箱庭。他们轮流制作并在制作过程中保持沉默，互不交流，一共制作了15轮。当完成了箱庭制作，治疗者鼓励他们表达和分享对制作过程的感受和想法。De Domennico 的研究表明，联合箱庭会呈现家庭结构和交流模式的问题所在。

3次制作的主题分别为"理解"（图9-10）、"从冲突到和谐""冲突和对抗"。从L自身的角度看，冲突意味着自我力量的增强。她需要体验和解决内在冲突，并将其作为实现超越的积极能量。联合箱庭调节了僵硬的亲子边界，促进了两人的沟通，帮助他们更多了解彼此，这标志着父女关系的质变，L和爸爸都在深深的理解中流下感动的泪水。

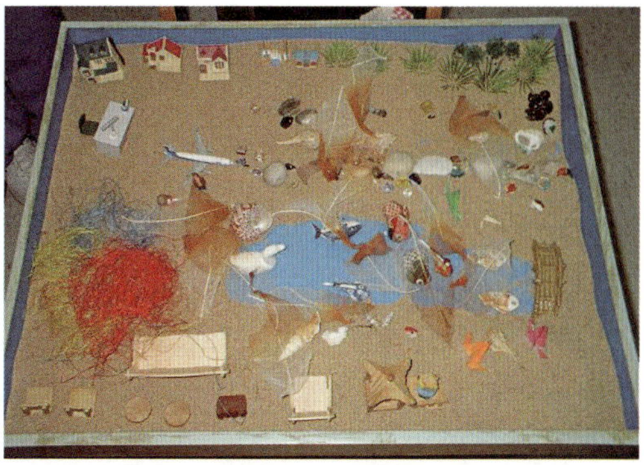

2. 平行箱庭：第22次（某年9月30日）

联合箱庭可以呈现关系的纠缠方面。爸爸和女儿之间的冲突使得两个人非常愤

图9-10　理解

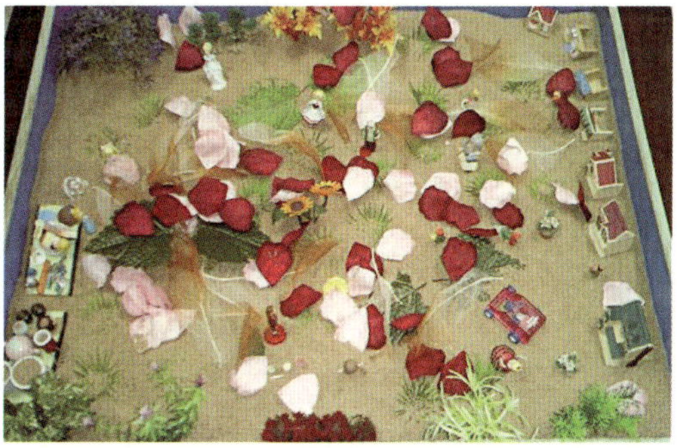

图9-11　第22次箱庭作品

怒，他们需要相对独立的空间共存，所以平行箱庭被引入治疗之中。L和父亲在分开的沙箱中制作自己的箱庭作品，当他们完成制作，他们将自己的箱庭作品向对方分享。值得注意的是，L在沙箱中间创造了一个许多人物环绕成圈的中心化场面。一辆盛满漂亮的五颜六色碎片的汽车被放在右下角，朝向中心区域，这代表着她的治疗已经接近尾声，她做好了离开的准备（图9-11）。箱庭场面中心化趋势的出现可以作为箱庭治疗结束的标志。

三、治疗机制

通过对个案的箱庭治疗过程进行梳理和总结，治疗者提出箱庭疗法对个案进行治疗的机制。

第一，个案的重要客体、依恋对象（母亲）的突然离开是个案的重大创伤事件，个案的选择性缄默正是其复杂的哀伤反应。箱庭的非言语特性提供了让个案安全表达哀伤的空间。

第二，客体关系理论认为，儿童要从哀伤中走出，建立新的关系需要一个过渡性的客体（贾晓明，2004）。以沙箱、玩具、沙为媒介，箱庭成为儿童的过渡性客体。在制作过程

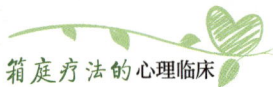

中，当内在受损的自我准备好要浮现时，箱庭使个案在自我发展中的我之间分化。

第三，儿童的哀伤情绪需要表达，箱庭引发尚未处理的创伤的无意识记忆。有时个体面对沙箱哀伤经验会浮现出来，箱庭可以唤醒创伤个体的整合力量（Ammann，1991）。

第四，哀伤的解决过程也是个体成长的过程，箱庭疗法能够使个案在精神层面上获得成长（Brian Jensen，2001）。

第五，哀伤者需要的是有人陪伴，无须给予建议（Klass，1996；Parkes，1997），咨询者聆听的态度是哀伤者走过悲伤的关键因素（王纯娟，2006），箱庭疗法治疗者静默的见证、共感的理解态度能帮助个案重新建构世界。箱庭疗法的治疗目标是个体自我治愈。

第六，家庭哀伤与哀悼理论认为，儿童哀伤工作可以通过处理整个家庭的哀伤来完成。在本研究中，家庭箱庭纳入家庭因素来解决整个家庭哀伤。个案和父亲一起制作箱庭，除了呈现家庭的动力关系，箱庭疗法本身的治疗作用也促进了家庭成员个体哀伤的解决。

第三节　复杂哀伤的箱庭治疗个案研究

治疗者：徐　洁

督　导：张日昇

在结束了对L的箱庭治疗后，治疗者从中抽取了儿童哀伤咨询和箱庭治疗的研究主题，并对儿童哀伤咨询、箱庭疗法的治疗理念进行了梳理，也是对W进行箱庭治疗的理论基础。为了回答和验证从临床实践中产生的问题——箱庭疗法对儿童哀伤的治愈机制何在——我们对复杂哀伤儿童W进行箱庭治疗个案研究，最后通过对文献的梳理和对治疗过程的总结，提出了箱庭疗法应用于儿童哀伤咨询的理论。具体来说，针对L的治疗过程对治疗者而言是临床实践的尝试，对W的治疗过程是箱庭疗法用于复杂哀伤儿童的个案研究过程。对L的治疗结束一年后，治疗者开始了对W的个案研究。一年时间为临床实践总结、问题提出、个案研究设计的过程。本节仅具体呈现个案W的箱庭治疗过程。

一、复杂哀伤的诊断与评估

至亲死亡是每个人都会遭遇的生活事件，也是个体毕生最痛苦的经验。对于不同文化中的大多数人，失去亲人后会经历一个哀伤过程。丧亲者一般会找到一种方式，来应对丧失及丧失带来的后果，以恢复到丧亲前的功能状态，因此他们不需要哀伤治疗，而如果无法恢复到原来的功能状态就可能发展成为病理状态，许多研究者称其为复杂哀伤（complicated grief）。复杂哀伤的流行病学调查研究发现，在成年丧亲群体中复杂哀伤的患病率为10%～30%。由于没有一个统一的定义和诊断标准，已有文献对复杂哀伤有多种命名，研究者们曾用"病理性哀伤""异常哀伤""创伤性哀伤"来描述这种非正常的哀伤反应。复杂哀伤概念的提出是相较正常哀伤而言的，是指重要他人死亡后出现的分离痛苦和认知、情绪、行为问题的结合体。

　　评估与诊断是预防和干预的基础。复杂哀伤研究者们一直致力于发展其诊断评估系统，并提议在DSM新版中正式纳入复杂哀伤的诊断类别。近20年来有关复杂哀伤的研究很多，却无一致的诊断标准。哀伤患者常被误诊成创伤后应激障碍、抑郁症、焦虑症、适应障碍和人格障碍。为了获得一套符合"DSM风格"的诊断标准，Prigereson，Horowitz和一些复杂哀伤研究者对耶鲁大学哀伤研究的实验数据再分析，使复杂哀伤的诊断标准达成了一致。这套诊断标准强调，复杂哀伤患者必须经历对死者的强烈思念和其他9个症状中的5个，这些症状须自丧亲起持续6个月以上，须有功能损伤。以下是延迟性哀伤的具体诊断标准（Prigereson，Horowitz et al.，2009）。

　　第一，事件（A）。患者经历了丧亲，即重要他人死亡。

　　第二，分离痛苦（B）。患者经历了较长时间的分离性痛苦，如强烈思念、渴望见到死者，其程度让患者无法控制。

　　第三，其他认知、情绪、行为方面的哀伤症状（C）。丧亲者必须在较长时间至少有以下5个症状，其程度让患者无法控制。

　　①现实生活角色混乱或者自我消失感（感觉自己的一部分死了）。

　　②无法接受死亡。

　　③逃避能够提醒患者想起死亡已成事实的人、事、物或者逃避能引发和丧失相关的强烈情绪的想法、活动或情境。

　　④无法信任他人，或者感觉自己一个人，或与他人疏离。

　　⑤与丧失相关的痛苦或愤怒。

　　⑥在现实生活中遭遇困难。

　　⑦丧失发生后感觉麻木（感受不到情绪）。

　　⑧丧失发生后感觉生活空虚、没有意义或者无法忍受。

　　⑨被死亡吓呆或者震惊。

　　第四，时间（D）。丧失发生后的6个月以上。

　　第五，功能受损（E）。由丧失引发临床上显著的社会、职业或其他方面的功能受损（如家庭责任）。

第六，与其他心理障碍的关系（F）。可能与重度抑郁、广泛性焦虑或创伤应激障碍同时发生。

学者陈维梁也对复杂哀伤提出了相应的评估标准：当丧亲个体表现为悲伤缺乏、悲伤抑制、强迫性追念、选择性遗忘、悲伤延迟等，可诊断为复杂哀伤。

根据以上的评估标准，L与W的问题都可以评估为复杂哀伤。

二、个案介绍

W于9岁失去了重要的依恋对象——母亲。因其家庭成员考虑W年龄太小，一直采取隐瞒真实信息的方式，母亲的死亡对W来说是非预期性的。W参加了母亲的葬礼，但在葬礼上没有明显的哀伤反应。从母亲去世，父亲与外祖父母家庭发生矛盾，没有机会与外祖父母家庭共享哀伤。9岁到11岁，有爷爷去世、奶奶生病次级丧失事件发生，W父亲为此非常痛苦，情绪长期低落，未从丧偶的哀伤中走出，又遭受丧父的重大打击，无暇照顾W，与W常发生言语和身体冲突。母亲去世一年后，W父亲交往了一位女友，以继母身份居住家中，和W关系不良。W与父亲不共享哀伤，老师和同伴支持较少，其他社会支持因家庭矛盾而无法发挥作用。

W的个体功能和家庭功能均处于不良状态，表现在学校适应、生活方式、情绪、自尊、人际关系、家庭环境、家庭角色、家庭沟通等方面，同时也发现W的哀伤任务没有完成。从面对生活的巨变这一主题看，W具有隐藏的哀伤，在访谈过程中W很难用语言表达出来，并采用情感隔离的防御机制压抑哀伤的表达。根据个案的信息及评估标准，经过评估，发现影响个案W哀伤过程的影响因素大部分为危险性因素。

作为一种心理咨询方法，箱庭疗法已经广泛用于儿童、青少年、成人、家庭、团体的心理咨询实践，但大部分的临床实践和研究都单独使用箱庭疗法。实际上，针对丧亲儿童开展的咨询大都采用的是个体箱庭治疗（蔡丽芳，2001），尽管起到了一定的效果，但这样的干预方法没有综合考虑儿童的个体和家庭因素，因此干预的长期效果值得考证。对W及其家庭进行了全面的评估之后，征求W父亲的同意，治疗者开始为W实施个体箱庭治疗和家庭箱庭治疗。

治疗的目标：第一，以箱庭制作为媒介，帮助W整合自我，获得自我治愈力，并对W在箱庭治疗过程中呈现的哀伤反应进行处理，协助W完成哀伤过程；第二，同时考虑影响W哀伤过程的家庭因素，采用家庭箱庭疗法处理整个家庭未完成的哀伤任务。

三、治疗过程

治疗者为某大学心理咨询与治疗方向博士，八年心理咨询经验，接受过箱庭疗法、家庭治疗、哀伤咨询的连续培训，并在个案治疗期间定期接受张日昇教授的督导。

从某年5月至8月，治疗历时3个月，治疗者与W每周见面1～2次，共23个治疗单元（表9-4），包括2次评估性访谈、19次个体箱庭（表9-5）和2次家庭箱庭。家庭箱庭是父—女平行箱庭，父女各自制作沙箱，不交流，完成后让对方欣赏作品，以作品为媒介。

表9-4 箱庭治疗具体过程

治疗单元	参与人	过程和内容	方法
第1次	治疗者、W及W父	了解背景信息	谈话
第2次	治疗者、W及W父	家庭访谈，评估个案和家庭	谈话
第3～16次	治疗者、W	个体箱庭（1～14次）	箱庭制作、谈话
第17、18次	治疗者、W及W父	家庭箱庭（1～2次）	箱庭制作、谈话
第19～22次	治疗者、W	个体箱庭（15～19次）	箱庭制作、谈话
第23次	治疗者、W及W父	回顾、结束	谈话

表9-5 个体箱庭治疗程序

个体箱庭	内容和指导语
感受沙子	"请把手放在沙子上，去感觉沙子带给你的感觉"
制作作品	"请用这些玩具在沙盒里做个什么，想做什么都可以" *治疗者不给予任何指导，由来访者自由创作
体验作品	"这是你自己的世界，你能体验并告诉我你的感受吗"
对话交流	就作品对话，了解作品主题、内容和来访者心理状态
拆除作品	对箱庭作品进行拍照存档后，请来访者拆除

（一）个体箱庭治疗

W共接受了19次个体箱庭治疗。据箱庭阶段的理论以及W作品的特征，我们将其个体箱庭过程划分为四个阶段。下面从各阶段箱庭作品的主题、自我像、沙的使用、玩具的使用、空间配置几方面呈现个体箱庭过程，同时呈现W在各个箱庭阶段表现出的哀伤反应以及治疗者的处理工作。

1. 在混乱与重复中寻求秩序的阶段（1～6次）

初始箱庭能呈现出来访者的问题，同时也能看到治愈的方向（Kalff，1980）。W的初始箱庭呈现出一种混乱的场面，不同区域之间界限不清楚。混乱是一种受伤主题（申荷永，2004）。艾里克森也发现，青少年的初始箱庭作品往往跟其童年创伤性经历有关。初始箱庭的混乱场面表现出W内在受伤的自我状态，这是W问题的呈现，但初始箱庭同时也呈现出W问题治愈的可能性与方向。在象征理论中，右方是未来的象征（张日昇，2006）。在W箱庭作品的右侧，一群动物围成一圈，动物往往是与人类理性和判断相对应的本能、直觉、冲动和阴影等的象征（申荷永，2004），可能预示着W无意识中压抑的内容的出现或表达。右下有象征着动力的汽车，汽车朝向左，象征着退行和回归。退行和回归在箱庭治疗中往往是治疗的开始，象征着来访者的无意识自我已经做好了准备。回归是心理治疗产生改变的重要环节。如同客体关系理论家所认为的那样（Clair，2002），心理咨询与治疗是一个控制回归的过程，当来访者有组织地回归到早期依赖和环境缺失的阶段，他就能重新体验早期经验，并且修补这些发展的空缺，实现自性。

W这一阶段的作品主要以自然和建筑物场景为主，和其现实生活基本没有联系，而且故事情节比较单一。从第2次到第6次的个体箱庭作品场景看，尤其是左上角区域的场景有一定的重复性和相似性。从6次作品的主题看，W分别以"美丽的庄园""公园一角""美丽的公园的一角""美丽的公园""美丽的公园加动物园""美丽的公园一角"为作品主题，也表现出一定的重复性。大量的研究发现，创伤后的游戏是单调、严肃、重复的（Webb，2003），说明W在其早年及丧亲后的生活中，心理受到了某种程度的创伤。

箱庭治疗的过程分析不仅要关注每一次作品的特征，也要从治疗过程的角度整体来分析（张日昇，2006）。W的6次箱庭作品的变化表现出在混乱与重复中向秩序发展的趋势。从第2次主题为"公园一角"的作品开始，W的后续作品区域划分更加清晰。从第3次开始，W的箱庭作品开始有了故事情节。第3次作品中，W描述一群动物正在给一只鹅过生日，左下区域的湖中两只Kitty猫走在桥上。第4次作品中，左侧部分基本上延续了第3次作品中左侧的布局，在沙箱的右侧上方摆放了有中国建筑风格的塔和亭子（第2次也使用过），右下方摆放了各种各样有西方建筑特色的玩具，W解释这是一个既有中国建筑又有外国建筑的公园。第5次作品中，W作品清晰地分成三个区域，右侧一些凶猛的动物围城一圈，其中狮子和豹子正在进行地盘争夺赛，周围的其他动物正在为其加油。第6次作品中，一个女孩和她的朋友Kitty猫分别站在桥上，在公园里玩。故事情节的出现和丰富象征着W内心从混乱、创伤向秩序、治愈的方向发展，是一个修复、酝酿和积累心理能量的过程。

在自我像方面，前5次箱庭作品中W没有使用自我像，在第6次作品中W第一次使用了一个女孩形象代表自己，说明W开始面对真实的自我。从作品的场景看，代表W的女孩形象旁边只有一只Kitty猫，分别在两座不同的桥上。W说Kitty猫是自己的朋友，也显示出其在现实生活中人际关系方面的缺失和孤独的自我状态，同时，箱庭也表达了W渴望与他人建立联系的内在需要。

在沙的使用上，总体来看这一阶段的6次箱庭制作，W都是小幅动沙，挖出小片的蓝色。来访者挖出蓝色，可能意味着自我从严峻的现实中得以释放并朝向充满活力的部分移动（Barbara，2004）。蓝色的水在箱庭中象征着来访者的无意识，从第3次作品开始，W都非常仔细地清理了蓝色区域的沙子，表现出W探索无意识自我的开始和努力。

从玩具的使用上看，W在这一阶段主要使用了公共设施（桌椅）、建筑物（亭子、塔、桥、长廊）、动物（凶猛的、温顺的）、交通工具（汽车）、植物（花草）、人物类的玩具。在6次作品中，除了第2次，W都使用了两座桥。桥起着沟通作用或连接作用。在箱庭作品中桥可以象征制作者自我多种人格特征的联系，实现了意识和无意识的沟通。第1次到第5次作品中，W没有使用人物类的玩具，表现出个案在人际关系中的问题。第6次箱庭中出现了大量的绿色植物，象征着W生命力的展现。第6次箱庭作品中，W还使用了一朵莲花，莲花是诞生、再生的象征（张日昇，2006）。这一心象的出现，可能预示了W内心将要发生成长与变化。

在空间配置方面，这一阶段，W的第1次箱庭作品呈现的是混乱的场面，第2次至第5次都将箱庭作品划分为三个区域，第6次划分为两个区域，呈现出秩序化的发展趋势，这种趋势的变化实际上是W自我状态发展的反映。

在混乱与重复中寻求秩序的阶段，W在第4次箱庭治疗过程中表现出哀伤反应。经过2次评估性访谈，3次个体箱庭制作，治疗者与W建立了良好的治疗关系。W开始在箱庭制作前后与治疗者自由地交谈。W在第4次箱庭治疗过程中哼唱歌曲《隐形的翅膀》，W边制作边唱。在箱庭谈话阶段，治疗者询问W当时的感受，W说每次想到妈妈的时候就会唱这首歌，并告诉治疗者前一晚梦到妈妈了。从这一次开始，W开始与治疗者分享关于妈妈的故事，表明W愿意在有信赖关系的治疗者面前分享其哀伤经验。治疗者和W一起唱这首歌，对W进行共感和支持，帮助W更多地表达哀伤。

2. 重建自我的阶段（7～10次）

W重建自我的过程包括第7次到第10次个体箱庭。我们将这一过程看作W重建自我的过程。Allan和Berry（1987）提出，当儿童对内在创伤及内心挣扎有所转变之时，自我的统合会出现明显的圆形循环。此阶段的箱庭通常会出现曼陀罗的象征，相当于几何图形中心的和谐场景，类似圆形、正方形或两者的组合，这种情形给人以平静、精神和心灵的感觉。W将4次作品分别命名为"美丽的岛屿"（图9-12）、"无人岛"（图9-13）、"美丽的无人岛"（图9-14）、"沙漠和绿洲"（图9-15），场景都出现了圆形。因此我们认为，在这个阶段W开始了重建自我的工作，开始重新发现自我价值。

从作品的场景和故事情节看，第7次作品表现了一个美丽的岛屿，W说这是一个浅海的岛，鸭子可以在里面游泳，桥连接着沙滩，岛上的人和外面的人可以自由出入，岛上有人和动物；第8次作品表现的是一个无人岛，W说主人不在家，桌子上的水果是为主人回到岛上休息时所准备的，岛上没有人，但是可以用直升机来运输。W还在四个角都放上了珠子来装饰海滩；第9次作品中W放上了船和直升机，作为岛上和岛外人的交通工具；第10次作品沙箱中部表现的是绿洲，用草围城一个半圆形。

在自我像方面，这一阶段没有明显的自我像出现，象征着W的自我正在重建。

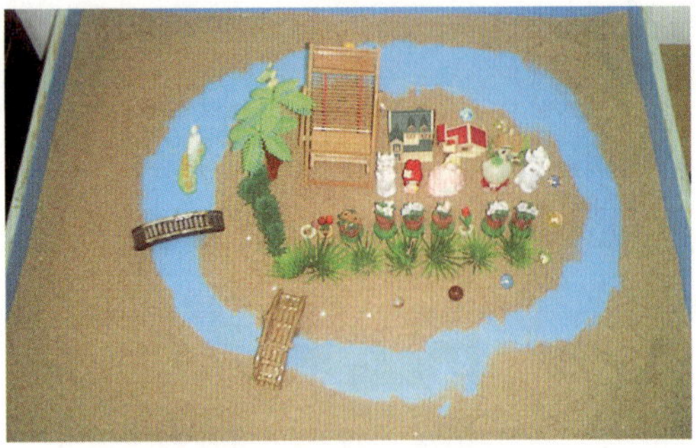

图9-12　美丽的岛屿

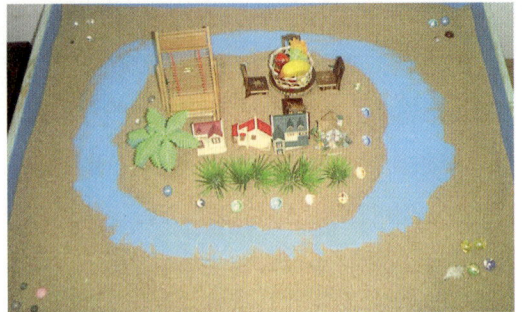

图9-13　无人岛

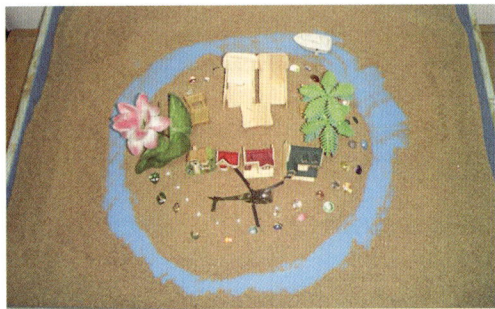

图9-14　美丽的无人岛

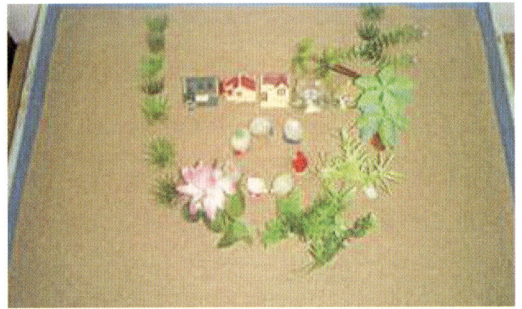

图9-15　沙漠和绿洲

从玩具的使用上看，第7次作品中的桥沟通了W的内在自我与外在生活现实；第8次作品中四个角用珠子点缀，象征着W的自我开始有能量关注自我之外的部分；第9次作品中直升飞机和船的使用，象征着W自我能量的增长；经过重建，在第10次作品中反映出的W的内在世界曾经像沙漠一样贫瘠，如今沙漠中的绿洲有了代表人物的Kitty猫，还有兔子和房子，展现出生机。在第9次和第10次作品中都有象征着新生和诞生的莲花，也预示着转变和成长的开始。

从空间配置上看，这4次作品都集中在沙箱的中部，是箱庭中的中心化。有时中心化可以作为结束治疗的指标之一，同时又可以用来判断箱庭过程新阶段的开始。第7次到第9次作品的空间配置相似，都是由一个海上的圆形岛组成。Ammann（1991）认为曼陀罗通常位于沙箱的中央，象征着人格的核心。这样的空间配置象征着W开始有能力关注自我了。

在重建自我阶段，W在治疗过程中的哀伤反应呈现在第8次箱庭治疗中。在箱庭对话阶段，治疗者询问W无人岛的作品和她自己现实生活有什么样的关系时，W回应说有时候感觉自己很可怜，挺孤独的，特别是晚上睡不着想妈妈的时候，箱庭中的这个岛上没有人，主人不在，主人回来以后就好了，也希望自己以后能开心一点。治疗者也采用象征性的对话语言回应W，治疗者问W："主人什么时候回来？这样美丽的岛，有人来欣赏和居住就更美了。"W回应治疗者："快了，主人正打算乘直升机回来呢。主人回来了，岛上也会有其他人来。"从象征理论分析，沙箱的中部是来访者自我的象征，无人岛的主题反映了个案自我的孤独状态，W的象征性语言表达了她想获得对自我掌控的需要以及渴望与人交流的愿望。这次具有象征意义的制作和对话承载了W对母亲的哀思，表达了W内在真实的哀伤体验。

3. 转化与整合的阶段（11～14次）

这一阶段有4次个体箱庭，第11次至第14次。这4次个体箱庭作品呈现的是转化的主题。第12次箱庭作品的照片因设备问题没有保留，治疗者通过治疗过程的录音和治疗者的记录表进行了整理。

从第11次和第12次箱庭作品场景看，这两次作品的主题分别是"美丽的庄园"（图9-16）和"可爱的庄园"。两次作品都展现了集体的场面，许多动物和人物在庄园里。第12次作品与第11次类似，不同的是在庄园旁挖出了水，有一条通向外界的路。第13次作品（图9-17）和第14次作品（图9-18）也是集体过生日、集体参加婚礼的群体场面。Burney将这样的特点称为"回归共同体阶段"，这一阶段的特点是有与社会团体有关系的场景。他认为"这是互相依赖的阶段，儿童的自我开始感觉到自己是在一个有秩序的世界的稳定的中心"。此外，"仪式"与"仪礼"包含着深刻的心理意义，尤其是关于转化中的治疗与治愈意义（Bradway，1997）。出生礼、成人礼、婚礼等仪式包含了转化的意义。仪式可以是转化的开始，而转化的过程中也往往会出现"仪式"。箱庭作品中经常会出现"仪式"的主题，其中就蕴含着转化的象征含义。第13次和第14次作品呈现的是生日和婚礼的场面，W的自我像也在其中，特别是在第14次作品中W的自我像是婚礼中的新娘。综合以上两点原因，我们将这个阶段命名为转化与整合。这一阶段的主题是W的新生自我的开始。从作品的场景来看都是热闹的场面。在这4次箱庭作品中，都有W的自我像出现。说明在这个阶段W的自我得到了稳固。

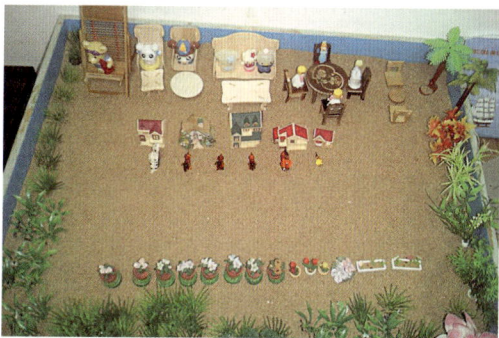

图9-16　美丽的庄园

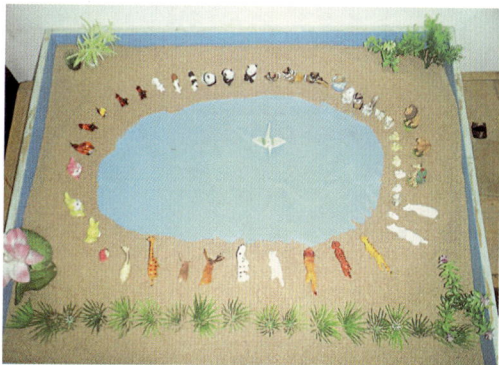

图9-17　有意义的生日会

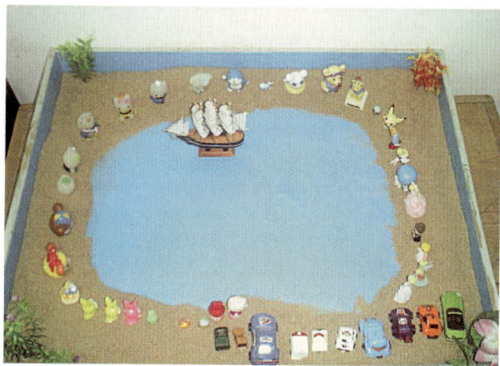

图9-18　有意义的结婚典礼

在转化与整合的阶段，W的哀伤反应出现在第13次，作品的主题是"有意义的生日会"。作品场景表现的是一群动物围成一个圈，为湖中央的一只仙鹤过生日。在东方文化中，仙鹤象征着长寿和快乐。一些人认为仙鹤是上帝信息的使者，相信它具有接受信息并进入更高的自我觉知意识的能力。尽管W没有说仙鹤代表妈妈或是自己，但从其作品的象征意义和在箱庭对话阶段的谈论内容来看，我们可以做这样的推论：W通过箱庭，与妈妈及自我做某种程度的联结。在箱庭对话阶段，W告诉治疗者妈妈的生日快到了，因为想念妈妈，爸爸哭了，自己也非常想念妈妈，并说自己为妈妈制作了贺卡，送给妈妈做生日礼物，希望妈妈能收到，如果妈妈还健在的话，希望能给妈妈办一个有意义的生日会。箱庭实现了W为妈妈过生日的愿望。

4. 自我治愈力展现的阶段（15～19次）

经过前三个阶段的箱庭制作，W进入自我治愈力展现的阶段。这一阶段包括5次个体箱庭，第15次至第19次。

在主题方面，前3次（第15～17次）都是围绕海而展开的旅行主题（图9-19、图9-20、图9-21）。箱庭中的旅行事件象征着自性实现的过程，海洋旅行反映了探索无意识的含义，旅行也是治愈的主题。在象征理论中，海是来访者无意识的象征，也是母性的象征。从这层含义上看，这3次箱庭是来访者在无意识层面处理与母亲的关系的过程。第18次是W制作的思念去世母亲的箱庭（图9-22）。第19次为"即将开始的新生活"（图9-23）。这个阶段的主题都和W的现实生活相关，这是W自我得以成长后的结果，因为她的自我有力量面对现实生活了，也是其自我治愈力的展现。特别是在第19次作品中，W用花盆围成了一个"心"型，表达对自己和未来的家的祝福。第15次到第19次作品中都有稳定一致的女孩形象作为她的自我像。

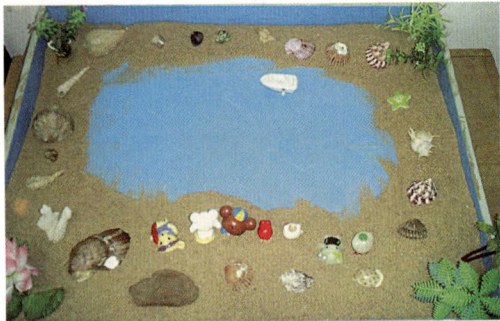

图9-19　美丽的海滨浴场

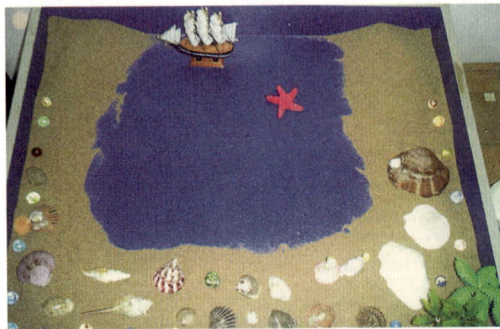

图9-20　眺望远方

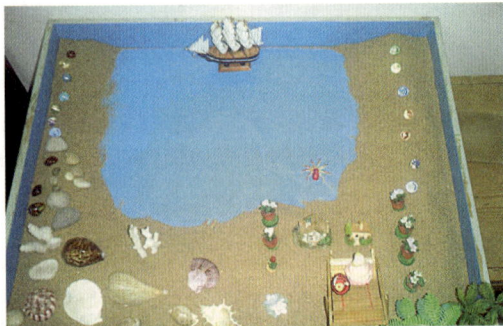

图9-21　去看海

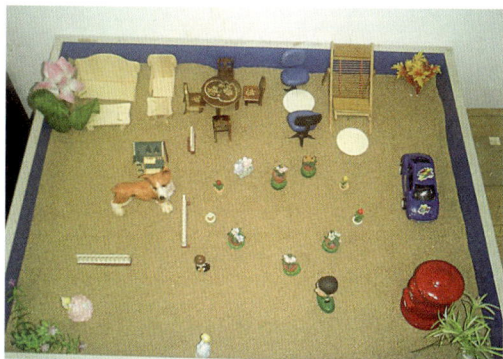

图9-22 思念

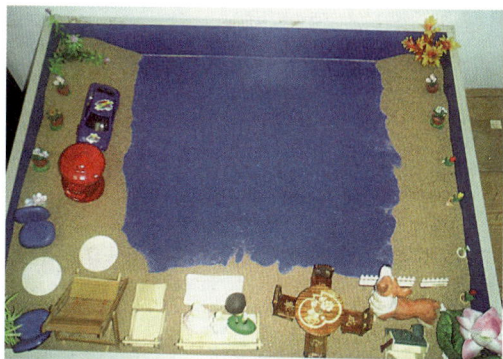

图9-23 即将开始的新生活

从玩具的使用上看，前3次作品大量使用珠宝、海螺、贝壳、石头，W特别强调这些都是被海浪拍打上来的。大海象征着来访者的无意识世界，这些都如同大浪淘沙后剩下的宝藏，在意识和无意识之间的沟通实现后，象征着W经过自我的探索，自我得到了相当的确立。

从沙的使用上看，这个阶段的前4次作品中W都大幅度动沙，比前几个阶段动沙幅度大。在箱庭疗法中，动沙需要来访者强大的自我能量，也反映了来访者有能力面对无意识世界，反映出自我能量的增强。

在自我治愈力展现的阶段，W在第18次箱庭作品中表达了对母亲的思念。在箱庭对话中，W告诉治疗者，感觉"看着这幅作品，和妈妈永远在一起，妈妈永远在我心里"。箱庭作品帮助W建立了安全的联结，在这一阶段W可以直接、主动地表达其哀伤体验了。

（二）家庭箱庭治疗

丧亲后的哀伤并不单纯是个人哀伤的问题，它还牵扯到整个家庭的哀伤。通过治疗前对W以及W家庭的评估，治疗者发现W母亲去世后，W和父亲在家庭中很少公开讨论与W母亲有关的事情，都处于独自悲伤的状态，采取回避的方式避免伤心，家庭功能的不良导致了由W和父亲组成的家庭没有能力处理家庭的哀伤任务。为W和W家庭进行家庭箱庭治疗的目的是处理整个家庭未完成的哀伤。

经过评估，经过了三个阶段共14次的个体箱庭过程，W的自我得到了一定程度的修复，W的箱庭过程进入自我治愈力展现的阶段，治疗者认为W具备了重新面对丧母带来的未解决的哀伤的能力。在第14次个体箱庭完成之后，治疗者为W和父亲设置了2次家庭箱庭，目的是创设一个安全与受保护的空间，让W和父亲公开表达和分享哀伤，彼此支持，并通过他们自己制作的箱庭作品发现个人以及家庭本身具有的资源，愿意主动面对死亡与丧失的哀伤过程。考虑到W和父亲之间疏离而矛盾的关系，按照平行箱庭的方式，父亲和女儿分别在各自的沙箱中制作箱庭，制作过程没有语言交流，制作完成后，向对方讲述自己的箱庭故事并围绕箱庭作品展开讨论。

1. 第1次家庭箱庭

考虑到通过箱庭引发家庭哀伤，第1次家庭箱庭采用指导式平行箱庭。治疗者为家庭箱庭设定了相同的主题——理想的家。图9-24是W制作的作品，图9-25是W父完成的作品，因制作箱庭过程引发哀伤情绪，无法制作下去，图中展示的是不完整的作品。

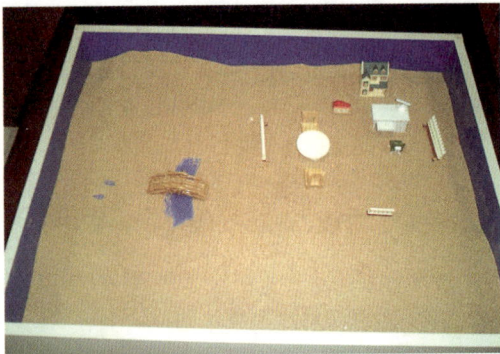

图9-24　理想的家（W父）

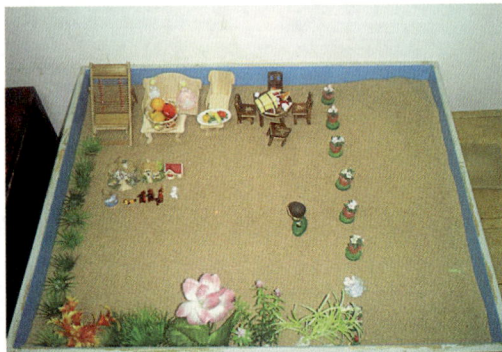

图9-25　理想的家（W）

在这一次的家庭箱庭中，父亲制作到一半时，因箱庭引发哀伤情绪而中断了。父亲在治疗室无法控制地哭泣。治疗者开始了对W和W父的哀伤咨询。首先，为父亲创造一个安全的空间，讲述他制作时的感受，W和治疗者一直聆听。W父在制作过程中，想到W母生前没有完成的一个心愿，就是一家人去海边玩，因其对妻子复杂的哀伤情绪一直没有得到处理，想到这样的未完成事件，触发了其未完成情结而情绪失控。在讲述过程中，W父一直在痛哭，研究者看到一个成年男性在失去妻子之后的三年仍然非常伤心。有研究发现，成年人一般可以在丧亲后的一至两年获得复原，可见W父的内心积压了许多情绪和感受没有机会表达和处理。另外，W父还提到，想到妻子的临终遗言是让自己好好照顾W，再想到自己和女儿的矛盾关系，内疚自责等复杂的情绪也出现了。治疗者让W谈看到父亲伤心痛哭时的感受，W也和父亲分享了自己对母亲的想念，并对父亲说"即使你打我骂我，我也不怪你，我也爱你"，这时候W和W父紧紧地抱在一起。W父也向女儿道歉，表达自己对W的关爱。W和W父表示以前从未有过这样的机会。在结束这次家庭箱庭时，W主动告诉治疗者"今天很高兴"。

W的第1次家庭箱庭作品展现了W心目中理想的家，作品的场景是一家人在一起。沙箱的左上方由沙发、躺椅、食物组成。沙发上有两个人物形象，W说它们分别代表自己和母亲，在沙发上坐着吃东西和看电视。代表父亲的人物形象在家门口踢足球，家用三间房子来表示，家门前有几只狗，保护家的安全。这次作品帮助W回忆了母亲在世的情景，W在给父亲及治疗者讲述的时候，表情是平静的。从作品的布局来看，W在沙箱的右边留出了一片空地，右在箱庭中是未来的象征，W无意识留下的空白也象征着W能够接受母亲去世的事实并通过箱庭作品和母亲建立联结，说明W已经做好了开始适应没有母亲的生活的心理准备了。在现实中，这个阶段是W与父亲的女友关系发展变化的时期，从不接受、对抗到准备接受、关系磨合。由此可以看出箱庭作品能够预测和反映现实中的改变。

　　2. 第2次家庭箱庭

　　经过了第1次家庭箱庭治疗，家庭的哀伤得到了一定程度的处理。第2次家庭箱庭采用的是自发性的平行箱庭。W和W父在各自的沙箱中自由制作。W制作的是"美丽的街心公园与和谐大家庭"（图9-26）。沙箱上半部分是一个街心花园，下半部分是家庭聚会的场景。W说下半部分的家庭成员包括父亲、阿姨（父亲的女友）、自己和自己的朋友。在作品中，W距离W父和阿姨较远。

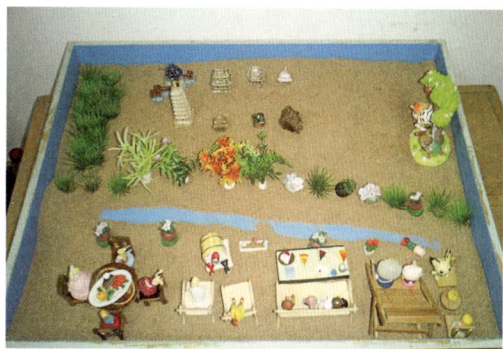

图9-26　美丽的街心公园与和谐大家庭（W）

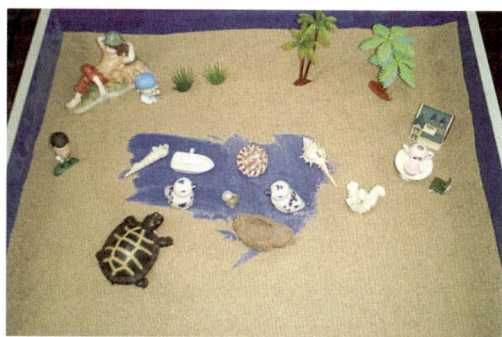

图9-27　沙滩一隅（W父）

W父制作的是以"沙滩一隅"为主题的作品（图9-27）。作品的场景是在第1次家庭箱庭中想制作却没能完成的场景——一家人去南方城市的海边别墅玩和居住。箱庭作品中有三个人物，分别代表W、W母、W父，作品中W正在看着海边的动物和风景，W母正闲适地躺在椅上休息，W父自己在踢球。W的作品中呈现的是生活中即将面对的新的人际关系（W、W父、W父的女友三人之间的关系）。W父最初表现的是原有家庭关系，实现W母生前的愿望，解决自己未完成的情结。

　　在家庭箱庭制作结束后，W和W父围绕箱庭中呈现出的家庭关系进行讨论，在治疗者的引导下分享彼此的感受。两人将此次家庭箱庭命名为"和谐大家庭"。最后，W父改写了自己的箱庭故事，他描述："现在的家庭有了阿姨的加入，我也希望我们三个人能有机会去这样美丽的海边玩。"这一次的家庭箱庭呈现并处理了家庭中现有的关系问题，W和W父在未来家庭发展任务上达成了共识，他们都开始尝试接受和发展新的家庭关系，为新成员的加入做好了准备。

　　家庭箱庭制作的过程提供了让W父面对丧妻之痛这一未解决的哀伤的机会，也为这个家庭提供了公开表达哀伤，相互支持的空间。当哀伤的情绪表达之后，家庭的复原力和本身具有的资源才会发挥作用，家庭箱庭也作为一个媒介，展现并处理了家庭关系和问题。

四、治疗效果

经过19次个体箱庭治疗和2次家庭箱庭治疗，W在咨询前主诉的问题基本上得到了解决，处理W和W家庭哀伤任务的完成也取得了阶段性的效果。下面从治疗关系、父女关系、学校适应和自我评价、长期效果、哀伤任务完成情况，来分析箱庭疗法对W的治疗效果。

（一）治疗关系

过程定向是荣格派箱庭疗法的特点。来访者与治疗者的互动反映了来访者心理的开放程度，治疗关系的积极变化从另一侧面反映了治疗效果。

通过对治疗过程记录进行整理和分析，治疗者发现个案与治疗者在治疗前后的谈话中逐渐能自然地表达自己，描述自己的想法所使用的语言增加，主动发起的谈话次数增加，并能够表达自己的情绪（积极和消极）。这些变化反映出个案与治疗者的信任关系是逐步加强的。当个案获得咨询关系的安全感后，其自我觉察能力提高，也更能觉察箱庭作品的内容与象征，从而更能觉察并表达自己的哀伤。

在整个治疗过程中，治疗者的态度是静默的见证、共感的理解，对其作品和行为表现不评价、不解释，在治疗前的谈话、箱庭制作过程中和箱庭对话交流阶段通过言语和非言语的信息为个案创设一个自由与受保护的空间。在前3次个体箱庭过程中，W很少向治疗者表露情绪，描述作品的语言也比较简短。在第4次箱庭谈话中，W主动向治疗者分享了前晚的梦境，她梦到和母亲在一起高兴的情景，梦醒后伤心地哭了。在第6次箱庭制作过程中，W边唱边做。在第13次个体箱庭前，W送给治疗者一个自制的画有16张笑脸的卡片。在W的第14、15、17次个体箱庭中，都出现了代表治疗者的人物形象，W说喜欢治疗者并喜欢和治疗者在一起。通过治疗性关系，W开始学会与人建立关系，对他人产生信任。

（二）父女关系

母亲突然离家后，个案一直与父亲关系疏离、界限僵硬。对与父亲的访谈资料进行整理后发现，父亲是个案最重要的人际关系之一，也是个案的问题得以解决的重要资源。经过19次个体箱庭过程和2次家庭箱庭过程，治疗者的临床观察、父亲和女儿的报告能够评估父女关系经历了积极的变化过程，在家庭箱庭的介绍中能够更清楚地反映。

（三）学校适应

经过19次个体箱庭过程和2次家庭箱庭过程，个案的学校适应状况有了积极的变化。从父亲最初的求助动机和访谈资料来看，父亲最想解决的就是女儿的学习问题。W的学习成绩为差等，在个体箱庭进行到第8次时，W在小学毕业模拟考试中成绩比以前有所提高。在个体箱庭进行到第12次时，W在小学毕业考试中语文和英语成绩优秀，数学成绩良，而W在接受咨询前这三门功课经常是不及格的。在与同伴的人际交往方面，W报告自己心情变好以后愿意主动和班里的同学玩了。

（四）自我评价

在治疗结束阶段的回顾性访谈中，W谈到做箱庭的整个过程："学会与人交流了，特别是能把自己的想法和爸爸说了，心情比以前好多了，和爸爸能开玩笑了，和阿姨一起'收拾'爸爸，开朗多了，爱说爱笑，没压力了，轻松多了。"对母亲去世这一事件的看法是："因病逝世是正常的，已经适应了，要好好学习，让妈妈放心。"W的自我评价反映出W的人际关系、情绪、自我概念、哀伤任务的完成都发生了积极的转变，咨询效果得到确认。

（五）长期效果

治疗结束后6个月，治疗者通过电话回访了W和W的父亲。目前W已经上初中，适应良好。W的父亲已经再婚，家庭关系融洽，W慢慢喜欢上了继母。就在治疗者即将完成论文写作时，W父给治疗者打来电话说W各方面都不错，再次向治疗者表示感谢。箱庭疗法的对复杂哀伤女孩的长期治疗效果得到了确认。

（六）哀伤任务完成情况

在治疗前的评估中，我们发现W的哀伤任务没有完成，表现为隐藏的哀伤并采用情感隔离的防御机制压抑哀伤的表达。我们看到W在个体和家庭箱庭作品、与治疗者的对话、现实生活中都能够正常地表达其对母亲的哀伤体验了，说明箱庭治疗的过程促进了W哀伤任务的完成。下面将W箱庭治疗过程中哀伤经验的表达和变化的过程加以总结。

在混乱与重复中寻求秩序的阶段，当建立了良好的治疗关系后，W愿意在治疗者的促进下分享自己的哀伤经验。

在重建自我的阶段，W通过箱庭作品象征性地表达出自我的哀伤状态（孤独），通过治疗者象征性的对话，实现了W与自我及母亲的联结。

在转化与整合的阶段，W主动通过箱庭作品象征性地表达对母亲的思念和祝福。箱庭帮助W实现了母亲去世后为母亲过生日这一未完成事件。

在自我治愈力展现的阶段，W的自我治愈力获得了恢复，W具备了足够的自我能量，第一次主动通过箱庭作品直接表达其对母亲的思念，这象征着W与死亡的母亲建立了安全的联结，象征着哀伤任务的完成。

通过这样的过程，我们发现随着W在个体箱庭阶段中自我状态的改变，其哀伤的表达也同时发生着变化，随着自我力量的增强，W经历了从在治疗者促进下分享哀伤经验，象征性表达自我的哀伤经验，主动地象征性表达，到直接而主动地表达其哀伤经验，最终获得了哀伤任务的完成。因此，我们发现，除了治疗者为其创造的自由与受保护的空间，静默的见证、陪伴和促进也很重要当W的自我治愈力逐步展现和恢复时，W哀伤经验的表达也逐渐变化为主动、直接的表达。

五、箱庭疗法治愈复杂哀伤的机制

作为心理咨询与治疗实践者，本案例治疗者接受过专业的箱庭治疗和家庭治疗的训练，具有较为丰富的临床实践经验。治疗者在不同时期先后为两名个案开展了箱庭治疗，两名个案分别以L（女，9岁）和W（女，11岁）代表，L和W都经心理咨询机构转介，转介的原因是较难建立咨询关系，无法介入治疗。

（一）两名个案的评估与治疗方案

表9-6描述了对个案L和W的评估与治疗方案。

表9-6　L和W的评估与治疗方案

个案	主诉	重大生活事件	病因分析	评估	治疗方案
L	选择性缄默、学校适应、亲子冲突	母亲失踪7年	重要他人丧失后哀伤过程未完成及未解决的家庭哀伤	选择性遗忘、悲伤延迟	个体箱庭、家庭箱庭
W	学校适应、行为问题、亲子冲突	母亲因病去世2年	重要他人丧失后哀伤过程未完成及未解决的家庭哀伤	悲伤缺乏、悲伤抑制、选择性遗忘	个体箱庭、家庭箱庭

（二）两名复杂哀伤儿童箱庭治疗的过程和效果

在治疗时间和治疗单元方面，L经历了6个月共25个治疗单元（2次初始访谈、18次个人箱庭、4次家庭箱庭、1次结束治疗），W经历了3个月共23个治疗单元（1次初始访谈、19次个人箱庭、2次家庭箱庭、1次结束治疗）。家庭箱庭是作者根据家庭治疗和箱庭治疗理论加以创新而来的。

在系列个体箱庭过程中，L和W都经历了完整的自我治愈过程。L经历了重新体验创伤、在停滞中前进、在重复中重新建构、转化与个体化四个阶段，W经历了在混乱与重复中寻求秩序、重建自我、转化与整合、自我治愈力展现四个阶段。W的复杂哀伤在箱庭过程中得到处理，如W在第4次个体箱庭中出现哀伤反应。W还与治疗者分享了关于过世母亲的故事。在第二阶段，W的哀伤反应呈现在第8次个体箱庭中。"无人岛"的主题反映了W对母亲的哀思，表达了哀伤。在第三阶段，W的哀伤反应出现在第13次个体箱庭中，作品主题是"有意义的生日会"，箱庭表达了W为母亲过生日的愿望。在第四阶段，W在第18次个体箱庭作品中表达了对母亲思念的主题。

在家庭箱庭过程中，家庭箱庭的设置打破并修复了两个家庭原有的问题互动模式，L和W以箱庭为媒介分别与父亲进行沟通并促进了彼此的理解，既展现了冲突，又通过箱庭解决冲突，特别是通过箱庭表达在家庭内无法表达的哀伤。

关于治疗效果，L和W在治疗关系和主诉问题方面都获得了积极的变化。同时，箱庭治疗过程促进了W哀伤任务的完成。W在治疗者的促进下分享哀伤经验，通过作品象征性地表达自我的哀伤状态，通过与治疗者象征性的对话，实现了与自我及母亲的联结；通过箱庭作品象征性地表达对母亲的思念和祝福，帮助W实现未完成事件；通过箱庭作品直接表达其对母亲的思念，象征着W与母亲建立安全联结，意味哀伤任务的完成。家庭箱庭过程促进了家庭哀伤过程的完成。治疗结束后6个月和1年的追踪访谈发现，两个案治疗具有一致的长期效果。

（三）治疗机制

箱庭疗法进行哀伤咨询的治疗机制包括：沙、箱、玩具能够激发丧亲者的哀伤反应；通过箱庭安全地表达哀伤经验；呈现丧亲对丧亲者影响后的心理状态和存在的问题；激发丧亲者自我治愈力的发挥；帮助丧亲者完成对逝去亲人的未完成事件；帮助丧亲者与逝去的亲人建立联结；沙、玩具、箱组成的箱庭作品的象征能帮助丧亲者思考生死问题，建立死亡的意义；能够联结丧亲的过去、现在、未来，实现来访者的自我统一；处理家庭的哀伤。对L与W的箱庭治疗取得了良好的效果，下面对治疗机制进行总结。

第一，由沙、箱、玩具构成的场景能够投射并激发丧亲者的哀伤反应。

第二，未完成的哀伤任务造成了个案表达自我的困难，箱庭的非言语特性和游戏的特点以及治疗者创设的自由与受保护的空间，提供了让个案安全表达和探索自我的空间。

第三，通过象征性的箱庭游戏使个案无意识内容意识化，实现了深层次的心理治愈，激发了丧亲者的自我治愈力。

第四，通过制作作品，能够帮助丧亲者实现对逝去亲人的未完成事件。

第五，箱庭作品能够呈现丧亲者内在的心理状态，帮助治疗者更好地理解丧亲个案无法用语言表达的内容。

第六，通过制作与逝去亲人有关的作品，建立与逝去亲人的联结。

第七，通过制作作品，用象征的方式思考生命和死亡的课题，建立死亡的意义，获得个人成长。

第八，箱庭能够连接个案的过去（亲人在世）、现在和未来，实现自我的统一。

第九，箱庭能够呈现和处理家庭的哀伤。

（四）治疗者的反思

第一，理解和分析箱庭作品需关注个案系列箱庭的全过程。我们看到个案治疗的进展是缓慢的，治疗者容易对个案的一次或几次箱庭作品孤立地分析，而这是我们一直反对的。我们认为，每个来访者都有治愈内心的节奏，治疗者只有充分信任来访者，才能真正从全过程的发展去把握治疗的节奏。

第二，治疗者的个人体验和督导是治疗的重要支持。在长达3个月的治疗过程中，治疗者在理解个案主诉问题的深层原因、治疗过程的阶段、治疗何时结束、治疗的短期与长期目标、治疗者的有限性、治疗中的反移情等问题上均获得了督导持续的支持和指导，治疗者也一直由督导陪伴进行箱庭体验，这些都促进了治疗者深入地理解个案。

第三，与青少年一起的咨询与治疗工作既给治疗者带来了满足感又带来了挑战。对不熟悉青少年心理咨询的咨询者来说，青少年的制作过程、箱庭作品以及表达自己的方式会令人困扰。除此之外，青少年缺乏领悟且很难用语言表达发生在内心世界的事情，这些都会让治疗者觉得有挫败感。所以，治疗者需要学会用青少年的语言，通过对其作品象征意义的理解，更好地理解青少年。

第四，哀伤咨询只是目标之一。哀伤咨询是治疗者使用的概念，对来访者来说，通常他们只知道自己在接受心理咨询。如果治疗者太执着于哀伤咨询，很可能会忽略了解青少年目前关心的许多重要问题的机会，因此，治疗者在进行丧亲青少年的哀伤咨询时，要平衡对青少年关心的问题与哀伤问题的关注度。

第五，尽管治疗过程将L的父亲与W的父亲纳入了治疗单元，设置了2次家庭箱庭治疗，对家庭哀伤进行了一定的处理，但是2次的设置并不能完全解决具有复杂背景的家庭哀伤动力，另外L的父亲与W的父亲的复杂哀伤可能与他们自身早年的创伤有关系，因此在解决家庭哀伤问题时，有时需要考虑同时为每个个体做咨询治疗并安排家庭会面的时间。

第十章

箱庭疗法在中小学的开展

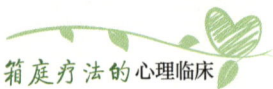

如前所述，箱庭疗法首先是一种儿童游戏，心理学家和心理治疗师发现并利用了箱庭疗法的游戏机制所具有的发展与治疗功能，使其逐步与心理咨询和心理治疗体系相结合，在学校发展成为一种心理辅导的技术和方法。

第一节　箱庭疗法在中小学心理辅导中的应用

我们认为，作为游戏的箱庭疗法特别适合在学校情境下的心理辅导中使用。即便是在学校，中小学生的生活重心由游戏逐渐转到学习上来，但游戏仍然是内心世界与外界形成联结的媒介。对于中小学生而言，游戏是模拟的情境，是每个人最真实的生活场景的再现，也是生活方式、价值观的体现，甚至可以成为语言的表达，能够很好地促进中小学生的心理成长。

一、箱庭疗法在中小学心理辅导中的适用性

制作箱庭作品不需要制作者有特殊的技艺，制作过程对来访者运用语言准确地表达自身问题和事件的能力要求不高。这样的游戏过程使得来访者没有言语表达的压力，没有做不出作品的自卑感。伴随着陪伴者接纳、共感、无判断的态度，来访者在这个自由与受保护的空间里能够完全投入，专注于箱庭作品的制作，宣泄情绪，有效地表现隐藏于个体内心深处的冲突，将深埋心底的情绪表达出来。

（一）可以作为学习困难中小学生的干预手段

在中小学的教学实践中，如何解决部分学生学习困难的问题是老师经常遇到的难题。引发学习困难的原因是多种多样的，对于动机、兴趣、情绪、意志行为和个性特征等非智力因素引发的学习不良，可以采用箱庭游戏进行有效的干预。对学习不良学生进行箱庭干预的目的不是直接提高其学习成绩，而是在于解决学习不良现象背后的真正心理原因。一旦在游戏中形成的良好的咨询关系帮助孩子解决了其心理问题，学习成绩的提高往往会作为心理问题得以解决的"副产品"而出现。这一现象在中小学儿童的箱庭治疗中屡有出现。

（二）可以改善中小学生的人际交往困难

如何正确处理与他人的关系是中小学生发展的重要课题，人际交往困难也是学校心理

咨询的主要课题之一。团体箱庭游戏特别适用于人际交往能力的培养和训练，团体箱庭游戏中若干规则的设定模拟现实生活中的人际交往情境，团体成员对规则的遵守或违反表现了他们在人际交往中的态度。彻底讨论阶段可以使团体成员在无人际交往成本的前提下认识自己的问题，学会接纳他人并最终做到在团体中确立自己的位置的同时，实现团体的融合。注重动力场作用的团体箱庭疗法，在促进团体成员协作能力，增进团体整合，提高人际交往技能，确立自我概念等方面具有非常显著的效果。

（三）可以缓解中小学生的攻击性行为

攻击性行为是中小学生行为问题中存在的普遍现象，也是学校管理中棘手的问题。从目前对攻击行为的矫治来看，情绪宣泄是最常用的方法。与传统的宣泄方法相比，箱庭游戏除了可以使用替代性的游戏活动将长期累积的愤怒和被压抑的攻击性情感物化地表达出来，还可以为在压抑与爆发的冲突中煎熬的个体提供一个合理的情感建构过程。学生可以在情感得到适度宣泄之后，从自己建构的游戏情境中习得与他人相处的适应性行为。这种对良好适应性行为的学习可以通过在学校心理咨询中使用阶段性的个体箱庭游戏来实现，也可以让学生参与团体箱庭游戏，使学生能够在群体的氛围中习得亲社会行为和适度的人际交往技能。

（四）可以调节考试焦虑等不良情绪

在中小学的教学中，尤其是在毕业班中，很多学生都存在不同程度的考试焦虑。心理学常识告诉我们，对心理发展和人格形成产生消极影响的焦虑需要被克服，而促进心理成长和实现自我价值的适度焦虑有利于学习动机和意志行为的持续（张日昇，1997）。在中小学普遍存在的影响人格发展的过度焦虑，往往会干扰学生听课，影响复习进度，尤其会妨碍考试时的发挥。

调节考试焦虑的传统方法在于重构学生对考试、学习的认知方式，使其紧张的情绪得以放松或习得更适合于个体的学习方法和技能。箱庭游戏在调节焦虑情绪的过程中，通过对沙子、玩具的应用使个体身心得到放松，不良情绪得到宣泄。研究表明，箱庭制作过程提高了个体的创造力，这种感觉进一步提升了他们的自信和自尊，还有助于减轻焦虑和压力等。一系列箱庭疗法的干预实验也证明了其在缓解中学生考试焦虑方面的良好效果（陈顺森，2006）。

（五）可以干预与调节中小学生的注意缺陷多动障碍

注意缺陷多动障碍属于认知与行为问题，主要表现为注意困难、刺激过多、多动、冲动、容易激怒以及无法容忍满足的延迟等。注意缺陷多动的学生在同伴交往、学习成绩以及整体适应水平上都存在困难，经常使父母、老师感到不可理解，也不能容忍，他们无规律、无法预测的行为更引起了他人的额外紧张，使人们对其形成一个错误信念。

箱庭游戏的情境设置可以帮助注意缺陷多动的学生在特定的时间内，将注意力集中在一种完全自我主导的活动上，而游戏中沙子和玩具的具体实在性、可触性和可塑性，使得学生们在游戏中获得的触觉与运动觉作用于个体的大脑神经，从而使学生的注意力集中于具体的物件和活动上。此外，箱庭游戏使用的沙箱是一个有边界限制的空间，将学生的注意集中于这一有限的空间，也有助于对他们注意力的训练和多动症状的减轻、缓解和消除。

二、箱庭疗法在中小学心理辅导中的作用

箱庭疗法本质上是一种游戏活动，而游戏即心理治疗，游戏即心理咨询，游戏即心理辅导。正是在这样的游戏活动中，我们发现箱庭疗法的游戏机制所具有的发展功能，促使其与学校开展的心理辅导相结合，成为一种心理辅导的工具。

（一）可以有效减少阻抗，更好地建立咨询关系

在学校，从事心理辅导的心理老师一直都有这样的困惑，就是很多学生不愿来心理辅导室，他们认为只有那些有"神经病"的人才会去找心理老师，"有病"的孩子才会到心理辅导室去，或者来了以后干脆什么话也不说。甚至有些家长也出于同样的理由阻止孩子去接受心理辅导，致使有些心理辅导室形同虚设。

自从有了箱庭（沙盘）设备以后，箱庭的游戏功能使得心理辅导室变得很有意思，使学生愿意进入心理辅导室，尤其是琳琅满目的玩具使得学校的心理辅导室有了生机，学生感觉很好玩，对特制的箱子、沙子、各种各样的玩具充满好奇，很多学生就愿意到心理辅导室里面来做箱庭游戏。有些心理老师就会借机轮流邀请同学们来体验箱庭游戏，有些学校将心理辅导室命名为"箱庭（沙盘）室"或"箱庭（沙盘）游戏室"。这样，到心理辅导室的学生越来越多，心理辅导的局面逐渐打开。

在学校有一部分学生是被动来到咨询室的。若直接与他们进行语言交流会有困难，他们可能会三缄其口或是与老师顾左右而言他，但是学生们一般不排斥做游戏。通过做箱庭游戏，在轻松、愉快的氛围中，学生们做完箱庭游戏，看着自己的箱庭作品，可以比较自由地表达自己的想法，通过自己的箱庭作品讲故事，就可以缓解紧张、焦虑的情绪，内心世界会更容易向心理老师开放。

学校中经常会有学生、班主任或领导跟心理老师反映某位学生有问题，希望心理老师

能够帮助看看或者关照一下。但是，如何把这样的学生请进心理辅导室，对心理老师是一个很大的挑战。面对这样的学生，直接说"觉得你有问题"很有可能会显得唐突，甚至有时候会伤害到学生，而邀请学生来做箱庭游戏不失为一个很好的办法。例如，某校高三的一个宿舍中，两个学生看到另一个同学有心理问题，找到心理老师反映他们的担心和焦虑。心理老师没有直接找这个学生来，而是建议宿舍所有同学来找心理老师做一个团体箱庭。心理老师通过团体箱庭让全体学生放松，然后在交流的过程中重点关注这位有心理问题的学生，抓住时机十分自然地邀请他在团体游戏结束后做个体箱庭。这个学生通过做团体箱庭对心理老师有了一定的了解，初步建立了比较好的信任关系，因此答应了心理老师，共做了四次个体箱庭，取得了良好的心理辅导效果。

学校里的心理老师与心理咨询师会有一些不同，有的学生告诉了心理老师一些秘密之后，在校园中再次碰面时会感到十分尴尬。箱庭疗法是在心理老师的陪伴下用玩具、沙子，有时还有水来表达自己的内心世界，做完箱庭之后用自己的箱庭作品与老师交流，学生会觉得与心理老师的相处变得更加自然。如果觉得心理老师能理解自己，就可以继续谈自己的问题；如果觉得自己的问题不适合与心理老师谈，那么就此结束，也不会破坏双方的关系。这样，学生再次前来咨询的可能性会加大。即便学生和心理老师谈了一些自己的秘密，因为讲的是箱庭的故事、玩具的故事，是虚拟的，所以也不会因再次见面而感到尴尬。

（二）可以减轻心理老师的工作压力，使用方便、安全

箱庭疗法是多因素共同发挥作用的。心理老师在陪伴来访者箱庭游戏的过程中并没有过多地做什么、说什么。但是多年的心理临床实践表明，箱庭疗法的效果得到了越来越多的心理老师的认可，得到了越来越多的来访者特别是学生的青睐。这是因为箱庭疗法的治疗效果是在母子一体性的陪伴、自由与受保护的空间、无意识的工作、自我治愈力的激发等因素共同作用下而产生的。在箱庭疗法的游戏设置中，心理辅导室、沙子、水、玩具等的物理场和心理老师营建的心理场在发挥着重要的心理作用，此时心理老师只是诸多因素的一部分，客观上也为心理老师减轻了心理压力，使心理老师避免了"真不知道该说些什么""两个人面面相觑时感到压力好大"的局面，从而切实地感到箱庭的介入为心理老师提供了强大的助力。

箱庭疗法强调陪伴者要营造一个自由与受保护的空间，在这个空间中激发来访者的自我治愈力。对中小学心理老师而言，营造一个自由与受保护的空间是他们力所能及的。笔者强调箱庭疗法三部曲，即陪伴、欣赏、倾听，强调不分析、不解释。绝大多数心理老师，包括未经过长期的、系统的心理咨询训练的老师，只要经过初级的培训，都会愿意并且有信心去尝试使用箱庭疗法，也能够较好地掌握要领。这一点，也非常符合目前中小学心理老师的现状。

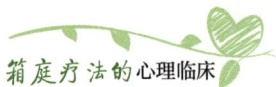

箱庭疗法主张激发来访者的自我治愈力，从而实现其自我成长与转化。心理老师在陪伴来访者制作箱庭作品的过程中，对来访者的干涉较少，这对来访者及心理老师本人来说都是安全的。在心理老师操作规范的前提下，即使来访者通过做箱庭游戏变化缓慢，也至少不会对学生造成伤害。我们当然期待并希望心理老师在接受系统、规范训练的前提下开展工作，"不分析、不解释"，"陪伴、欣赏、倾听"，不仅具有可行性，而且具有科学性。否则，会有心理老师不敢使用这一方法，而贸然采用者会武断、刻板地对来访者进行分析，其影响不可预知。

三、箱庭疗法在中小学心理辅导中的应用形式

如前所示，箱庭在实际应用中适宜以个体箱庭为主，但是也可以是多种多样的，尤其是团体箱庭在中小学得到了广泛的应用，概括起来主要有以下四种形式。

（一）学生小团体的箱庭体验

新入学学生、已经完成中考即将升入高一的学生、学生会干部、宿舍等学生团体，在学校的安排下或者由学生主动申请，都可以进行团体箱庭体验，这有助于他们更好地面对和解决当下的问题。例如，新生可以通过箱庭游戏增进彼此的了解，更好地度过适应期；学生会干部是长期在一起工作的相对稳定的学生群体，需要他们相互配合，可以通过定期做箱庭游戏来促进学生干部之间的相互了解，增加默契程度。

（二）作为学生社团、选修课、兴趣小组、研究性学习小组的学习内容

很多学校成立了以箱庭疗法为学习内容的学生社团、选修课或者兴趣小组，开课老师把箱庭的理论或体验作为这些课程的内容，达到促进学生成长的目的。例如，箱庭游戏的研究性学习小组，可以将学生分组，先进行箱庭理论培训，然后分组轮流制作或者陪伴来体验箱庭。学生们通过箱庭制作获得自我内心成长，也通过陪伴和观察进行同伴教育，在学习结束前学生还需撰写研究报告。

（三）亲子箱庭

家长和孩子共同制作团体箱庭可以很好地促进亲子间的理解，尤其是对小幼衔接、初高中衔接、毕业班、青春期的孩子，自身压力会相对较大，如果家长自身也比较焦虑，在亲子交往中往往会不尽如人意。实践中，亲子的团体箱庭有助于改善彼此的关系，缓解压力。

（四）在老师中开展团体箱庭

对心理老师而言，在区域心理老师的定期研修活动中，有计划地开展团体箱庭，可以很好地调动老师的情绪，了解老师的状态，增进彼此的了解，对箱庭疗法本身也是很好的研习。

对班主任而言，团体箱庭可以很好地促进班主任自身的成长，改进其现实中的人际关系，缓解压力。箱庭疗法引入班主任培训之后，培训者和参培老师的关系也有改变。借助箱庭，培训者可以更好地了解老师，沟通的程度会更加深入。

对新成立的年级组而言，为了增加团队成员间的相互了解，在工作中更好地配合，通过一次或多次箱庭游戏可以促进此目标的达成。箱庭的体验活动还可以让这些已经对箱庭游戏产生良好感觉的老师去宣传箱庭的理念，推荐他人去学校的辅导室体验箱庭游戏。

只要秉承着不分析、不解释、陪伴、欣赏、倾听的原则，中小学心理老师完全可以根据需要，将箱庭疗法作为游戏活动内容灵活地运用到学校心理辅导的实践中，相信这一方法可以发挥出更大、更具创造性的作用。

四、箱庭疗法对中小学生问题行为的干预

问题行为是指违反社会行为规范，对个体本身及其班级、家庭带来困扰的行为，是由心因性和外因性而非内因性引起的，违反社会或学校的相应行为准则的，表现在情绪和行为两方面的超出正常范围的外在表现，即排除智力因素及其他精神病性症状表现出来的情绪及行为两方面的违反规则的行为。

从问题行为的类别来看，研究者通常将问题行为分为两大类：内化问题行为和外化问题行为。内化问题行为主要是指儿童经历的一些不愉快的或者是消极的情绪，包括抑郁、焦虑、退缩等。外化问题行为主要指违反道德和社会行为规范的行为，包括攻击与侵害行为、反抗、欺负、盗窃、逃学等。

（一）问题行为的干预方法

问题行为的干预旨在控制并减少儿童的问题行为，促进儿童的身心健康发展。研究者研究问题行为的成因及影响因素，也是为了能够更好地对儿童的问题行为进行控制。因为问题行为多发生在儿童及青少年中，而儿童和青少年正在接受着义务教育，因此学校老师及家长的教育是纠正儿童问题行为最常见的方法，心理咨询与治疗的方法也开始逐渐被使用。

许多孩子的问题行为被认为是缺乏教育、自控能力及认知能力不足，是想引起父母及

老师关注的表现。尤其是青春期少年的问题行为，家长及老师往往会认为是交友不慎或是反抗权威引起的。因此，对问题行为儿童多采用家长配合学校教育等方式来干预。课堂中表现出来的问题行为，老师常常会采用忽视、表扬正向的行为、直接纠正、批评教育、惩罚等方式，来对学生的问题行为进行干预和教育。研究表明，一些较明显的外化行为问题，如攻击性行为、侵害行为、吸烟、饮酒等，确实可以通过完善的规章制度和思想品德教育来改善。

（二）箱庭疗法对问题行为进行干预的可行性

箱庭疗法是一种游戏疗法，是通过投射的方式将来访者的内心世界表现在箱庭中的一种方式。因为箱庭疗法使用的是游戏的方式，所以在中小学中受到孩子们的喜爱。大量箱庭疗法研究表明，箱庭疗法是一个处理儿童消极情绪的有力工具，而长程箱庭治疗可以从人格、自我层面帮助来访者进行自我治愈。箱庭疗法对青少年的攻击性行为具有良好的改善作用（张日昇，杜玉春，2009）。Carey对一名9岁问题儿童进行箱庭治疗后发现，个案能安全地用箱庭和言语表达感受，同伴关系得到改善，自尊提高，自我界限更明显了。Miller对心理创伤儿童的箱庭治疗表明，儿童能通过箱庭表达无法用言语表达的创伤经验，宣泄情绪，并且能使个案的自我力量得到增强。受虐儿童的箱庭治疗表明，经过箱庭治疗，个案的抑郁、焦虑情绪得以较大缓解，自我意识得到提高，同伴关系显著改善，学业成绩也得到了较大提高。

问题行为儿童最明显的表现可能就是情绪问题，如焦虑、沮丧、抑郁等，鉴于言语能力的欠缺和心智的不成熟，游戏是儿童表达和处理情绪最有力的方式之一。游戏能很好地解除儿童的顾虑，降低其防御，促使其内在压抑情绪的释放。箱庭疗法无疑是处理儿童被压抑的情绪问题的最好方式。情绪问题的解决或改善只能说是打开了问题儿童问题的窗口，其背后的个人或环境原因才是问题的根本所在。环境原因可以通过转学、转班、调换座位、塑造良好的班级氛围等加以调节；个人原因往往比较隐蔽，多根源于自我概念、认知方式、自尊等自我层面的因素。然而，问题在哪里，答案就在哪里，问题行为儿童真正需要的是一个完善的自我。箱庭疗法属于深层心理治疗方法的一种，一直以来强调从个案的自我层面进行治疗，而不仅局限于外在的行为表现。另外，如果问题行为儿童属于心理创伤的范畴，一般认为创伤是深层心理治疗最为见长的领域之一。从理论和实践来说，箱庭疗法治疗儿童问题行为特别是侵害行为极具潜能。实际上，我们已经进行了成功的尝试，研究表明，箱庭疗法能有效帮助同伴侵害儿童（王丹，张日昇，2013）。随着箱庭疗法在中小学的普及，为更多的问题行为儿童提供箱庭治疗也变得更加便捷、可行。

第二节 对一名问题行为小学生的箱庭治疗

治疗者：姜智玲

督　导：张日昇

这是在学校情境下使用箱庭疗法所开展的心理辅导工作。小H是由心理老师介绍，班主任和家长同意之后来做箱庭治疗的，治疗的目标是小H的注意力以及师生关系得到改善并能够缓解他的抽动症状。

一、个案介绍

小H，五年级，11岁，独生子，父亲有工作，母亲时常在家，偶尔做兼职。父亲一直希望有个女儿，母亲主要负责照顾孩子，但脾气非常不好，对孩子的教育没有耐心，与亲戚邻居都极少往来，人际关系非常简单。

小H4岁时因淘气被母亲用手拧脸，当时就出现抽动症状，但母亲没有在意，直到当天晚间发现孩子依旧在不自觉地抽动才引起重视。送至医院后小H被诊断为抽动症。服药一年后症状基本消失，但上学后抽动症状再次出现，继续服药一年半。二年级后小H抽动症状有所缓解，但四年级时，因在课堂上替同学打抱不平，被老师用脚踹肚子，之后抽动症状复发而且更加严重，又开始服药，但因服药出现头疼、肚子疼等副作用，间断用药。

在学校中，小H的师生关系并不好。老师反映小H不守纪律，喜欢与老师对着干，不听从老师的指令。为了便于管理，上课时班主任将其座位放在离讲台最近的地方，但小H非常调皮，是班里最淘气的学生，上课时即使坐在离老师最近的地方，也不能安静地坐着，经常在椅子上乱动，偶尔脖子僵硬，有抽动的现象。另外，小H自从四年级被老师踹过之后，家长不断找学校的"麻烦"，甚至要将学校告上法庭，学校和家长的关系非常紧张，但家长同时也因为孩子有抽动症状而希望得到老师更多的照顾。这种复杂的情况使老师对小H既想管又害怕出问题，而小H也因此更加没有约束。

在家中，母亲虽然没有正式工作，常年在家，却不肯承认自己没有工作的事实，对儿子的照顾也不够上心，很多时候反而是上五年级的儿子在照顾妈妈。母亲对儿子的抽动症状并没有太多的愧疚，言语中流露出对学校的不满。对于儿子接受箱庭治疗，母亲非常赞同和支持，觉得这是学校对孩子的一种特殊优待，认为至少能让孩子高兴。和母亲的这次交谈是在治疗进行两次之后，母亲表示孩子每次做完箱庭回家非常高兴，并且会和母亲讲述自己今天做了什么，母亲对此非常满意。

二、治疗过程

（一）第 1 次箱庭制作（某年 4 月 13 日）

小H第一次来做箱庭是中午课间休息时间，由心理老师向班主任提前说明，治疗者在箱庭室中等待，小H自己到箱庭室来。但这一次正巧一名三年级的男孩因和同学打架被班主任送至心理办公室，而心理老师恰巧要出去开会，因此治疗者把三年级的男孩也带到箱庭室中。小H来了之后非常懂礼貌地向治疗者问好，之后便表现出不遵守纪律和无视规则的行为，开始随意在箱庭室中走动、说话，无视治疗者的存在。

因为有三年级的男孩在场，治疗者问两人是要做平行箱庭还是团体箱庭，两人均决定要做团体箱庭，但小H根本不理会治疗者告诉他的团体规则，不停打断治疗者，不让治疗者说话，甚至要求治疗者离开箱庭室。在治疗者勉强说完规则之后，小H根本不按规则制作，想放什么就放什么，不按顺序摆放。同伴不论放什么东西，他都要挪动，甚至有一次同伴拿的东西不符合他心意，他无视规则，将同伴的玩具放回玩具架。他不认为治疗者具有权威性，认为治疗者不是该校正式老师，没有资格管他，更没有资格做任何决定。

整个制作过程使用了两个沙箱，全部放得满满的，第一个相对第二个要空一些，主要是因为第二个沙箱中的东西有一部分是从第一个沙箱中挪动过去的（图10-1）。整个过程中小H没怎么和治疗者进行言语交流，但是会和同伴交流，但不时会看治疗者的反应。制作的场面中，第一个沙箱代表一个村落，有妇人在井边打水洗衣服，第二个沙箱的人要攻打第一个沙箱代表的村落。原本第一个沙箱中一片混乱，所有的战争均发生在第一个沙箱中，但小H发现太过拥挤不够发挥，因此将战争的场面挪到了第二个沙箱当中。

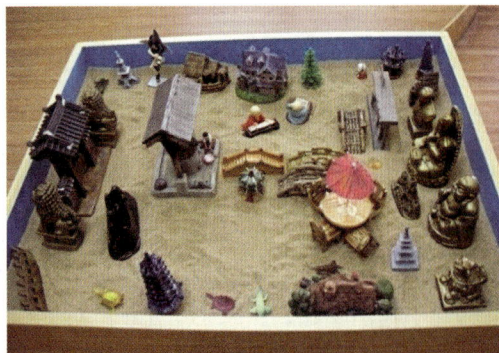
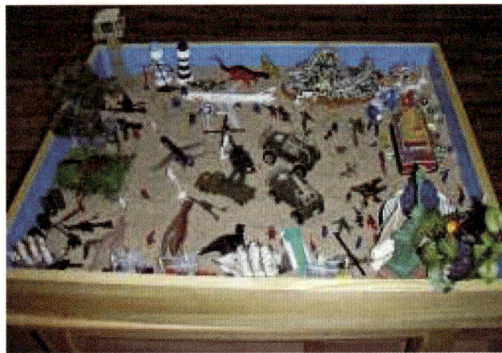

（1）第一个沙箱　　　　　　　　　　　　　　（2）第二个沙箱

图10-1　团体箱庭沙箱

（二）第 2 次箱庭制作（某年 4 月 27 日）

鉴于第一次来箱庭室小H非常不守规则，这一次心理老师专程去教室把他带来，来之前特意嘱咐他要遵守纪律，因此小H这次比较听话。小H来到箱庭室之后主动帮忙收拾玩具，主动和治疗者交流。箱庭制作刚开始的时候，小H对治疗者说："老师，你可以出去让我一个人在里面玩吗？"治疗者向他确认是否不希望治疗者陪着他，他没有再表示要求治疗者离开。

开始制作的前十几分钟环境比较好，15分钟后是课间休息时间，因为箱庭刚引入该校，很多同学都很感兴趣，几名同学在门口试图进入箱庭室看看，但是因为小H正在进行箱庭制作，箱庭室的门是锁着的。小H听见外面的声音之后就开始烦躁，冲到门口将门打开，让门外的同学离开。之后再有风吹草动他就跑到门边要看有没有人来，要叫他人离开。精力也不再集中在沙箱中，而是满屋子乱跑，玩其他的东西，和治疗者聊天。

小H告诉治疗者他是"人不犯我我不犯人"，但他会改用言语攻击别人，对老师的态度亦是如此。他说第一节课他都会故意"闹事"，如果老师对他好，以后就不犯事，如果老师对他不好，就每节课都闹，还说看见男生欺负女同学他会替女生出头，后来偷偷告诉治疗者一个秘密——他喜欢一个女同学，就是他的同桌。

（三）第 3 次箱庭制作（某年 5 月 4 日）

这一次小H摆放东西非常有规律性。首先，在沙箱的右边摆上了一个大门，接着在沙箱的最左边摆上观音和其他相同材质的玩具，如石狮子等，排列得非常整齐。然后，从门两边开始沿着沙箱的边缘整齐地放上一些汽车、自行车和小飞机，在沙箱的上边缘放上天安门和长城。接着往里，像一个旋涡一样，摆上亭台楼阁、七个小矮人、《西游记》中的唐僧师徒等。就这样，

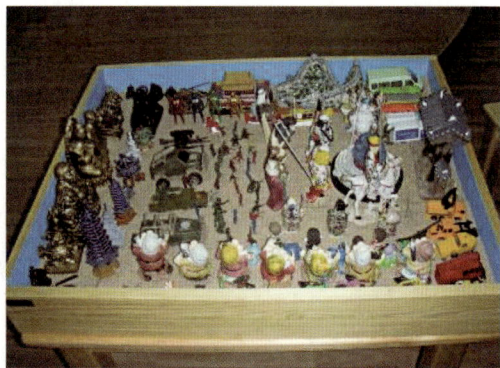

图10-2　某某世博会

小H一圈一圈往里摆。还没摆完，他就迫不及待地告诉治疗者，这次的主题叫"某某世博会"（图10-2），某某为该小学的名字。

小H一直将沙箱摆满，最后在大门的后面挖了个坑，在门前放了路障，然后说摆好了。摆完之后立刻就要求干其他事情。治疗者邀请他介绍并带领治疗者参观他的世博会，他很高兴，就开始介绍。他告诉治疗者这个世博会可以划分为好几个区域，包括汽车区、军事区、历史区等，他最喜欢的是军事区。当治疗者询问他为什么在门口放置路障时，小H说因

为世博会还没准备好，所以暂时不开门。

在制作过程中有很多同学来，这对小H产生了极大的干扰，不停有孩子站在门口说话或者站在门口透过磨砂玻璃朝里看。小H在屋里听见了，并没有像上次一样冲出去，他从玩具架上挑了五个最长的蛇和几个最凶猛的动物放在地板上，说要放在他的世博会门口，不让人闯进来，但是最后还是将那些玩具放回玩具架，只是放了几个路障，后来又拿了两个小人举着枪放在门口，说其中一个是他自己，还告诉治疗者他的愿望是长大以后当武警。

（四）第4次箱庭制作（某年5月11日）

这天小H还是很担心有人继续来骚扰他，但是治疗者告诉他心理老师今天中午会专门在附近的办公室待着，会及时劝阻围观在门口的同学，但小H还是不放心，把前后门各用六把椅子叠起来给堵住了。开始制作的时候，首先在左边的中间放了门和观音，然后在门两旁放了排列整齐的车子。接下来放了一个车库的门，周围用围栏围住，在里面排车。围栏扩建了好几次，小H玩得也很开心，还放了加油站等相关的摆设。这时候有同学又来到门口，心理老师在外面把同学劝走了，小H在里面听见了，很开心地说："对，就应该这样，就应该这样。"然后忽然告诉治疗者："老师，不想做这个了。你和我一起拆了吧。"他就自己动手把玩具都放了回去，但仍旧不想离开，一直坐在箱庭室中看书直到结束。

（五）第5次箱庭制作（某年5月18日）

这次小H一进箱庭室的门就非常开心，他告诉治疗者自己发现箱庭室中多了很多玩具。他觉得一个沙箱中的沙子太少，来了之后先用玩具城堡从一个沙箱中运了三趟沙子去另一个沙箱，然后又发现了沙具百宝箱里面的喷水瓶、橡皮泥，很兴奋地跑出去装冷水，接着又发现一大瓶小珠子之类的东西，这些都是他从前没有注意过的玩具。然后小H告诉治疗者说要摆一个家庭的场景，先说要摆自己的卧室，接着要加上弟弟妹妹，然后又说要加上妈妈。在加父亲的时候犹豫了一小会儿，他最终决定做自己的家。代表家的范围的围栏也不断扩大，一共扩了五次，最终做好边界，放了一个上次作为车库门的东西当作他家的门，接着放了床、衣柜、电视机、马桶等各种东西，取了个蜘蛛侠代表他自己，然后摆了桌子和一套茶具。他先在茶具里放沙子，然后倒掉，灌水，然后在大碗里放珠子，放沙子，倒水……然后放了七个小矮人，说因为妹妹喜欢卡通雕塑，妹妹看见了一定会很高兴，又放了烟，说爸爸喜欢抽烟。最后，他把整个沙箱撒满五彩小珠子，喷上水，非常兴奋地告诉治疗者，主题叫"星夜公园"（图10-3）。治

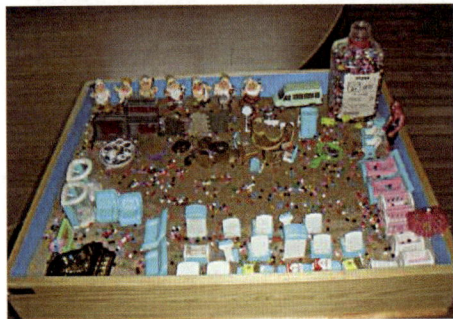

图10-3　星夜公园

疗者对此很好奇，问他说："你说是要做一个你的家呀，为什么主题叫公园呢？"小H回答："因为家和公园一样漂亮。"

小H告诉治疗者，自己家里总是有很多好吃的，妈妈不在的时候就会吃很多。家里冰箱里有很多吃的，然后在箱庭里摆了两个冰箱。用大锅装珠子，放沙子，倒水，说这些都是好吃的。然后把一大瓶珠子放在家门口，说是家里储藏的吃的，还有一辆玩具架上最大的车，说是他们家运食物的车子。

（六）第6次箱庭制作（某年5月25日）

小H一进箱庭室就开始玩玩具架上的玩具，首先就挑了汽车和一些小士兵，然后在沙箱中摆车子，玩那些小人，同时告诉治疗者要摆一个战争的场面。之后又拿了一些军用坦克以及其他一些用具，摆好之后很整齐，又放上了一些小人。小人被他区分得很清楚，有拿重机枪的和没拿重机枪的，按照这些，把人排放得很整齐。他用栅栏围出自己的区域，扩大了好几次，终于确定了自己的地盘。然后另一边放上了印第安人，之后找了两三个不一样的人，说是印第安人的首领。这是他第一次出现战争的场面，并且战争的双方都出现在箱庭作品中。然后他宣布，战争开始了。他移动两边的战士进行对战，嘴里配合战争场面发出声音，并随时宣布战争的阶段性结果，"他被打死了""啊，这边也牺牲了一个"。最后游戏结束，场面一片狼藉（图10-4）。

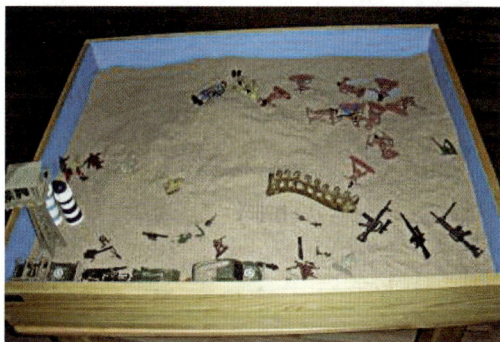

图10-4　战争场面

（七）第7次箱庭制作（某年6月8日）

小H数次要求再带一个同学过来做箱庭，在经过与任课老师的商量之后，答应陪伴他和另一名同学制作团体箱庭。小H毫不犹豫地选择了自己的同桌女生和他一起制作。决定顺序的时候小H很大方地让女生优先，但是按规则要求猜拳决定。女孩赢了，首先开始制作。她先放了一个蓝色的沙发，小H接着就拿着枪对着沙发。第二轮，女孩放了下方的房子，小H马上将骷髅头倒扣在房顶上。第三轮，女孩又放了小汽车在房子旁边，小H又拿一个骷髅放在房门前。第四轮，女孩在右上角沙发的附近放了一个小和尚，小H拿了另一个和尚放在对面。第五轮，女孩放了小熊在小和尚旁边，小H放了一条蛇围在和尚身上。第六轮，女孩将桶倒扣在了和尚的脑袋上，小H将骑着豹子的超人放在了和尚后方。第七轮，女孩将一个观音放在了左边，小H则又在和尚的左边放了个骷髅头。第八轮，也是最后一轮，女孩在左上

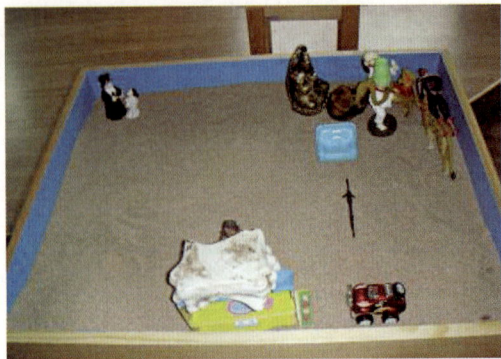

图10-5 小H和同桌合作的箱庭

角放了一个小博士，小H在附近放了一个裸女。图10-5是小H和同桌合作的箱庭。

在后来解释的过程当中，女孩忍不住透露给治疗者，说她和小H在班里的时候商量好要做一个和谐家庭的场面，但当女孩按照约定放上沙发的时候，她对小H随后放的一把枪表示非常不解和愤怒。小H却说，他认为这沙发上肯定会有人坐，所以他就先发制人，拿枪对着沙发。女孩第二轮放的房子依旧是为原先设定好的场面做铺垫，小H对放骷髅头的解释则是觉得房子里的人太无聊，放骷髅头是恶作剧，是逗屋子里的人开心的。第三轮女孩放小汽车的用意仍然是为美好的家庭生活做铺垫，小H放的骷髅则又被他解释为是逗乐用的，女孩认为小H是故意和自己作对。第四轮女孩离开房子，将一个小和尚放在了右上角沙发的附近，表示他可以练习功夫，不用怕那些骷髅，小H说放和尚是为了陪他，女孩则理解为要对打，依旧是对抗的状态。第五轮女孩放的小熊是表示和平，希望两个小和尚能够和解，而小H理解为小熊是帮手，这才是正式对抗，于是为了获胜，他又在小和尚的身上放了一条蛇。第六轮女孩为了保护小和尚，将一个桶倒扣在脑袋上，小H却又将代表死亡和恐怖的骷髅头放在了旁边。第八轮，女孩表示不想再纠缠了，还是好好学习比较要紧，于是在左上方最空的地方又放了一个小博士，小H却将一个裸女放在旁边，表示"我就是要和你作对，一个裸女在旁边，看你怎么好好学习"。

（八）第8次箱庭制作（某年6月22日）

这一次小H制作的是一个战争场面。先挖沟，区分地界，然后划分好己方和敌方。敌方仍然是印第安人，人很多；自己这方人比较少，但是整齐地排列了许多车，甚至包括自行车，都派上了用场。小H告诉治疗者，对方人多但是装备很差，自己这方虽然人少，但是装备都是最好的，还有猛兽。等排列好之后，小H从玩具架上拿了许多弹珠走到沙箱旁，将弹珠当作空投的炸弹，一个个往沙箱中丢，炸中人之后就把人拿回架子上。小H这边不时开动车子，最后把敌人全部打死了，又把人拿回沙箱，用沙子埋起来，然后拿了挖土车，说："我现在不是首领，我是几千年后来考古的人。"一边说着一边一点一点地把沙子挖开，说："哇，挖到人了！全都是化石！"

三、过程分析

根据前人对箱庭游戏过程的分析和考察，本个案将从治疗阶段、主题的变化和作品的动态性三个方面来对小H的箱庭游戏过程进行分析。

（一）治疗阶段

小H的箱庭治疗可以划分为三个阶段：问题呈现阶段（第1～3次）、转化阶段（第4～5次）、重组阶段（第6～8次）。

1. 问题呈现阶段

这个阶段小H在试探，也是在与治疗者建立关系。他通过犯规、不听话、表达愤怒来试探治疗者对他的包容和接纳的程度。这也是小H师生关系不良在箱庭室中的真实体现。前两次小H的作品一片混乱，虽然有战争的主题，但是并没有任何入侵者，只有防卫者。在第3次箱庭中，小H制作的世博会主题箱庭明确地告诉治疗者，他还没有准备好。

2. 转化阶段

在这个阶段，小H的作品呈现出和第一阶段不一样的内容。第4次是一个很关键的转折期，因为小H不仅体验到了治疗者对他的关心和给他带来的安全与受保护的自由空间，同时也能够体会到物理空间带给他的安全感。小H第4次虽然没有制作作品，但是他待在箱庭室内安静地看书，不舍离开，正说明了小H对箱庭室以及治疗者能带给他安心感。第5次小H制作的星夜公园的场景，与他之前的战争场面非常不一样。小H已经可以开始关注人际关系，并且主动地为别人做一些事情，如给妹妹放上她喜欢的雕塑。

3. 重组阶段

在这个阶段的团体箱庭的制作中，小H处处表现出想与人进行交流的渴望，但是他的方式却不能为别人所接受。在第2次个人箱庭当中，小H首次出现了战争的双方，并且游戏呈现很强的动态性。这也是小H通过游戏的形式将自己的攻击性充分地表达出来。在最后一次箱庭制作当中，战斗结束之后，小H将所有的士兵都埋葬起来，然后用一辆挖土车挖掘，告诉治疗者这是几千年以后考古工作者挖出的化石。至此，小H已经能够将自己的攻击性能量转化为一种能被人所接受的力量。

（二）主题的变化

在主题的变化方面，小H8次箱庭作品的主题见表10-1。

表10-1 小H的箱庭作品主题

第1次	第2次	第3次	第4次	第5次	第6次	第7次	第8次
无	W3军事基地	某某世博会	无	星夜公园	消灭"印第安人"	无	无

第1次小H完全不能遵守规则，不但移动别的孩子放的玩具，也不能遵守只在一个沙箱

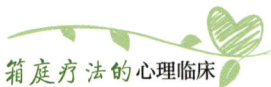

玩的规矩，最后也无法给作品取名字。第2次制作时是完全警戒的状态，所有的玩具都处于防御、准备战斗的状态。第3次，小H让所有他喜欢的军事装备都作为陈列品放在博物馆中，而博物馆还没有正式对外开放。第5次，小H将注意力转移到了能够代表现实生活的玩具上，制作了一个家居的场景，并且尽他的可能做到最美丽。第6次之后，小H的能量通过战争游戏在沙箱中得以尽情释放。到最后一次时，虽然小H没有给箱庭取名字，但整个箱庭作品呈现的是战争冲突转为和平的场面。主题和作品内容的变化也反映了小H的箱庭历程。

（三）作品的动态性

小H的作品具有强烈的动态性。第1次小H的团体箱庭作品，主要内容由小H主导，在一个沙箱无法满足小H之后，他将作品延伸到了第二个沙箱中，两个沙箱里的作品是动态相连的。在第6次作品中，小H用表演的形式将战争演绎得活灵活现。在最后一次的制作箱庭中，整个战争的过程包括后来考古挖出来的化石，都是非常有动态性的。对小H来说，箱庭制作更像是一种动态的游戏过程，而对小H的作品理解也不仅仅局限于最终呈现在箱庭中的场面，更多的是在游戏过程中小H所表现出来的内容和宣泄的情感。

四、治疗效果

在第8次箱庭结束之后，第一学期结束了。第二学期开学治疗者第一次到学校后，心理老师就告诉治疗者，小H上学期期末考试一门考了99分，另一门考了100分。在小H升入六年级之后，已经没有任课老师再抱怨这个孩子上课捣乱了，他不再被老师视为班里调皮捣蛋的学生了。

小H是治疗者在小学实习过程中的第一个来访者。通过陪伴他的箱庭过程，治疗者亲眼见证了一个孩子是如何在箱庭室中表达自我、释放能量，从而改变外在行为的。在这个过程当中，治疗关系、治疗者的态度以及安全与受保护的空间对小H的转变起到了非常重要的作用。

许多与咨询相关的研究都表明，治疗关系在治疗中都起到非常重要的作用。在箱庭治疗当中，非常强调母子一体性的治疗关系，这种治疗关系为来访者提供安心感，使得来访者通过箱庭的制作和游戏能够自由地表达。对小H来说，他缺乏来自于父母的足够关注，在学校中他试图获得老师和同学关注的方式并不正确，这可以从他与同桌女孩的团体箱庭中看出来。因此，通过建立母子一体性的治疗关系，他能够从这种关系中体会到关爱，从而满足爱与尊重的需要，重塑健康人格。

静默见证者的态度是箱庭治疗者的基本态度。来访者能否自由、放松地表现自己的内心世界，能否在制作箱庭作品的心路历程中畅所欲言，治疗者的态度很重要（张日昇，

2006）。然而"静默"这个词常常被曲解。有人认为静默代表着什么也不说，什么也不做，不对儿童的行为和言语做任何反馈，但实际上，对于小学生来说，陪伴者"超越静默"的态度是非常重要的。小H在箱庭室中会很注意治疗者的反应，在制作前后很愿意与治疗者进行言语交流，因此，适当的配合和语言的互动是非常重要的。

对小H来说，物理环境和心理环境的安全是非常重要的。在学校进行的箱庭治疗对物理环境的要求很高。在小H的治疗过程中，最初几次箱庭制作就因为物理环境不够安全使得小H情绪很不稳定，不能将注意力集中在沙箱中。在心理老师的配合下创造了安全的物理空间之后，小H的治疗很快就有了进展。小H在最初的治疗过程当中，也延续了他对待普通任课老师的方式，即第1次完全不配合，观察治疗者的反应，当发现治疗者对他依然表示接纳、尊重时，在第2次和第3次箱庭中逐步向治疗者袒露心扉——自己喜欢的女孩和自己的梦想。

第三节　小螃蟹成长记
——对一位同伴侵害儿童的箱庭治疗

治疗者：王　丹

督　导：张日昇

本案例受理之初的主诉是小Z上小学以来适应不良，学业困难，有一段时间更常常出现不明原因的情绪低落、拒学。班主任多次向家长反映小Z上课不遵守纪律，不听讲，小动作不断等。父母迫于学校和班主任压力，带孩子去某医院做了专业心理测试，被诊断为多动症倾向，无奈前来接受咨询。初次咨询时发现小Z自发地对箱庭游戏充满兴趣，接受度很高，于是商讨后决定使用箱庭治疗，由此进行了一段生动、有趣而令人感动的自我治愈的箱庭历程，治疗者称之为"小螃蟹成长记"。

一、个案介绍

小Z，8岁男孩，小学二年级学生。父亲是大学老师，母亲是公务员。小Z身体健康，身材瘦小，性格温顺、听话，与父母关系很好。2岁时父亲开始教其识字，4岁时已认识两千多字。小Z一直以来是一个快乐的孩子，非常喜欢上学，直到寻求咨询前。由于小Z年幼且内向，在陌生环境中表现得怕生，因此主诉基本由父母完成。父母主要陈述了四个方面的问题。

第一，情绪问题。小Z上小学后不如以前快乐，这个学期更是常常心情沮丧。

第二，学校适应问题。小Z成绩持续下降，写作业走神严重，作业常常拖到晚上十一二点才能完成。班主任多次告诉父母小Z上课不遵守纪律。小Z在学校常常被老师批评，最严重的一次，班主任当着全班同学的面批评小Z是"神经病"，让其他同学不要理他，父母很愤怒但也无奈。现在小Z常常跟父母抱怨不想上学或者要求换学校。

第三，同伴交往问题。父母表示小Z在学校基本没有朋友，为此他们常邀请小Z以前的玩伴来跟他一起玩。

第四，人格发展问题。父母表示小Z显得比同龄孩子幼稚，对人对事不敏感，担心他因为常常被批评、交不到朋友而自信心受挫。

咨询前一年，小Z曾在医院做过专业心理测试：儿童行为量表（CBCL）多动项目分值为14分，略高于正常值10~11分；韦氏儿童智力测验总得分为131分，其中言语智力得分141分，操作智力得分112分；瑞文推理测验表明小Z的智力等级属于I级。

二、治疗过程

从某年2月开始，小Z共接受了25次箱庭治疗。治疗者根据治疗进程，将小Z的治疗过程划分为四个阶段。

（一）问题呈现阶段（第1~5次）

1. 第1次箱庭

因为有了一次经验，小Z来的时候直接进箱庭室玩了起来，治疗者跟父母简单交谈后进去陪伴小Z做箱庭。由于箱庭室外没有接待区，父母随后离开，跟小Z约定结束的时候来接他，小Z很放心地答应了，大概太投入游戏当中，头也没抬。之后的游戏过程中，小Z与治疗者略显生疏，一直在玩具架和沙箱间玩，很少靠近治疗者，言语也较少，只是偶尔问问治疗者可不可以拿某些玩具或者还可以玩多久之类的问题。

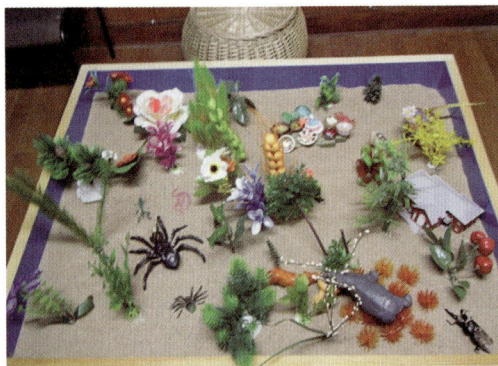

图10-6 绿洲

小Z在这次名为"绿洲"（图10-6）的箱庭中主要呈现了三个场景。首先，左下角蜘蛛爸爸带着蜘蛛宝宝去前面的花园（左上角）玩，但是遇到一条蛇和一只螳螂的阻拦。接着，小Z在右上角颇费心思地制作了一群小动物进餐的场景，其中有乌龟、龙虾和螃蟹等，而一只骆驼"已经吃饱了"，在散步。最后，在右下角，也就是最靠近治疗者的地方，小Z制作了一个情节生动的场景。

原本一只红色猴子在树上玩，树下有狮子、老虎和犀牛三只凶猛的动物要打它，猴子很害怕，后来它想了一个办法，从树上扔下一个面包圈，三只动物便去抢食面包了，猴子于是趁机逃到花园里躲起来了。治疗快要结束时，小Z绘声绘色地跟治疗者描绘这一情节，并且在箱庭中演示给治疗者看，看得出小Z为自己的机智感到满意。

这次箱庭小Z呈现了一个满是植物、动物的充满活力的场景。绿洲意味着整个场景建立在沙漠之上，沙漠在箱庭中象征制作者内心贫瘠、干涸、无望的状态。三个场景也颇具象征性。第一个场景其实表达的是一个受阻的主题，第二个野餐场景表达的是一个滋养的主题，最后一个场景实则是一个威胁主题。箱庭中受阻和威胁都是创伤主题，创伤主题的背后可能有某种实际的创伤性体验或经历。尽管无法确认这一点，但引起了治疗者的注意。不过，小Z在初始箱庭中呈现绿洲、野餐这类主题，也让治疗者看到了治愈的可能和方向，看到了小Z内在存有丰富的资源和能量。

2. 第2次箱庭

这一次箱庭治疗过程中小Z显得与治疗者熟络了很多，更愿意与治疗者亲近了。这次他制作箱庭的顺序与上一次相反，选择先从靠近治疗者的位置开始，这种无言的信息让治疗者感受到来自小Z的信任和安全感的增加。小Z主动与治疗者的互动也明显增多，互动的质量也提高了。小Z多次要求治疗者帮忙找玩具、挪动沙箱，与治疗者交谈等。游戏过程中小Z不时观察治疗者，这也让治疗者深深感受到陪伴、关注的重要性。试想，如果个案在治疗过程中屡次发现治疗者没能关注自己，对治疗关系乃至治疗效果产生的负面影响是不言而喻的。

这次小Z先在右下角摆了一个野餐场景，参加野餐的动物更多了，螃蟹以主人的姿态招呼其他小动物。接着在沙箱上方做了一个小矮人排队回家的场景，一辆列车穿过，旁边有一个水车。往下，一大一小两只恐龙和一只兔子在吃草，草地旁边一个小男孩在看水池里的鱼。最后，两只天鹅在一个伞状遮挡物下玩，小Z告诉治疗者它们是朋友。有意思的是，小Z在创作过程中特意问治疗者"你知道它（螃蟹）在干什么吗"，治疗者表示不知道后，小Z神秘而兴奋地告诉治疗者"它在和他（骑红色摩托车的人）打招呼"。

从名字来看，小Z的这次箱庭（图10-7）印证了箱庭的空间配置理论——左边代表过去，右边代表未来。小Z告诉治疗者左边代表古代，右边代表现代。这次的箱庭看起来比上一次的简洁、明朗，但表达了更多的主题。与上次一样，这些主题之间看不出明显的关系，各自说着不同的故事。野餐这个滋养主题延续下来，但包含了更多信息。小Z这次突出了螃蟹的主人地位，他是

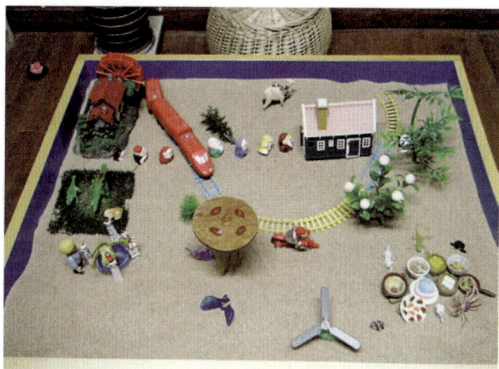

图10-7　古今绿洲

否赋予螃蟹特殊含义？根据治疗者的学习和经验，直觉上感到螃蟹可能代表小Z自己，尽管他在两次箱庭中没有明确指出自我像。与上次一样的还有骆驼，朝向治疗者，反复出现的骆驼可能代表来访者在寻求外界的帮助，以逃离当前的困难局面，小Z是否遇到什么困难？行驶的列车和大水车再次展现了小Z内在的能量。

特别值得一提的是，这次箱庭中小Z直接表达了人际交往主题，呼应了父母反映的小Z同伴交往困难的情况，因而特别引起了治疗者的关注。沙箱中看似随意摆放的两只天鹅是朋友，但是并没有交集和互动，场景构造远不如其他场景精细。治疗者与小Z交流朋友的话题，也发现他无法赋予友谊更多的内容，同伴交往主题是他对渴望友谊的表达。

3. 第3次箱庭

这次是妈妈带着小Z来的，妈妈告诉治疗者小Z在家写作业比以前快了。治疗者和妈妈一样很高兴，也很诧异，带着疑问开始今天的箱庭治疗。这次小Z和治疗者已经非常熟悉，治疗者已经很少感觉到小Z的拘谨。小Z和上次一样向治疗者寻求帮助，与治疗者谈论自己的箱庭创作。小Z突然对治疗者的记录行为表示了好奇："你在记什么啊？"可能小Z对治疗过程还存在一点担忧，同时也说明他已经感受到咨询关系的安全性，因而表现得更加大胆、放心。治疗者如实解答了小Z的疑问，并按小Z的要求把记录本给他看，小Z随便看了一下便还给治疗者继续游戏了。

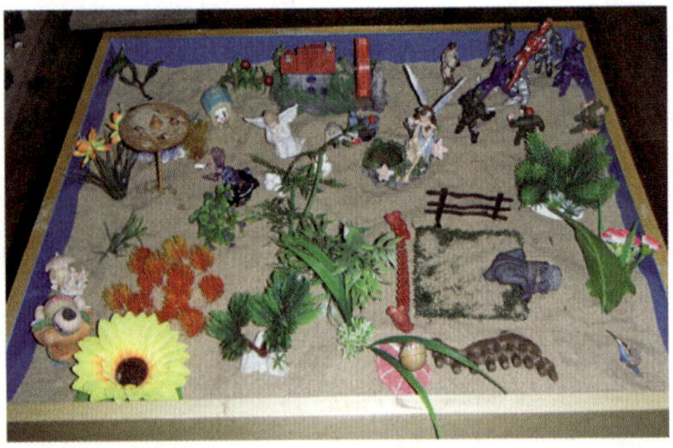

图10-8　童话梦城（Ⅰ）

这次的箱庭很丰富，几乎占满了沙箱，符合小Z这个年龄的小男孩的箱庭创作特点（图10-8）。同时这次的箱庭显得有些乱，与第1次的箱庭有类似的感觉。这次箱庭醒目地表现了两个冲突场景。第1次的箱庭表现了一个受阻场景和一个威胁场景，似乎只要箱庭要表达这类创伤性主题时就会比较乱。事实上，小Z在表示这类主题时会特别专注于冲突过程，一般是动态的、富有情感变化的，他不会再去有意铺平沙子、扶起倒下的树，或是拭去玩具上的沙子。第2次的箱庭则没有表现类似场景，整个作品显得格外整洁、美观，可见小Z在平静时会专注创作，在意细节和美观。

按照制作顺序，右下角表现的是野人进攻，踢倒了栅栏，人们拿枪与之战斗；右上角一群人在围攻一个人，创伤性主题的表达较第一次更加突出。小Z在现实生活中是否真的存在攻击或被攻击体验？同时，左上角友谊主题再次出现，还是上次那两只天鹅，一只在洗澡，一只在玩，这比上一次表达得更具体，但还是让人有揪心之感，小Z对友谊的理解似乎就是小伙伴在一起，各玩各的。这一理解也得到小Z言语的验证，他认为朋友就是"不跟我打架，跟我玩，下课还跟我说说笑笑（的人）"。小Z对友谊的理解符合塞尔曼儿童友谊发展阶段中的前规范水平，以小Z的年龄来说确实略显滞后。对比父母反映的小Z没有朋友的事实，可见小Z对同伴交往的渴望是非常强烈的。

这次治疗过程还有一个特别值得注意的情况。小Z突然询问治疗者："你在班上的名气怎么样？"这是一个了解小Z内在的很好的契机。交流中小Z表示班上只有两三个同学知名度比自己低，并且觉得自己长得不好看。Harter将小学生的自尊分为社会交往自尊、学业自尊及身体自尊，小Z显示了社会交往自尊和身体自尊低下的迹象。

尽管这次的箱庭显得颇为消极，但是沙箱上方的大水车和旁边装有水的仙女池又显示出小Z内在的动力和自我滋养潜能。治疗结束时，小Z很开心地称呼治疗者为"姐姐"，这是他第一次用亲密的言语称呼治疗者。

4. 第4次箱庭

和往常一样，小Z进入箱庭室很快开始玩，不同的是小Z这次特别愿意跟治疗者交流，边玩边跟治疗者谈论他生活中的事情。

小Z这次对玩具显得比较"挑剔"，多次因为大小不匹配等而更换或移走玩具。最后呈现了一个比较有生活气息的作品：下方两个老翁在下棋，并且告诉治疗者他和爸爸常常下棋；一只猫在玩滑板，但滑得太快，飞出去了，同时小Z跟治疗者讲述了他曾经骑自行车太快而摔出去的事；滑板边上的运动员在和上面的仙女说"再见"，他旁边有一条龙和一只老鹰在打架，可能是打着玩（"粗暴游戏"是小学低年级儿童常见的游戏），仙女后面的一只螃蟹在吃葡萄，但是一只老鹰要抓它（图10-9）。

小Z告诉治疗者他平时写作业要5个小时，最长的一次从下午三四点写到晚上十二点。小Z认为自己写得很慢，写作业的过程中容易走神，会去玩尺子和橡皮，上课也爱玩，但不会跟别人讲话。同时，小Z也表示自己最近写作业快了点儿，跟妈妈上次反馈的一样。小Z告诉治疗者，他上学期当过小组长，但期末被撤了，他表示知道原因，但"不想说"。看得出小Z对这件事很在意，撤

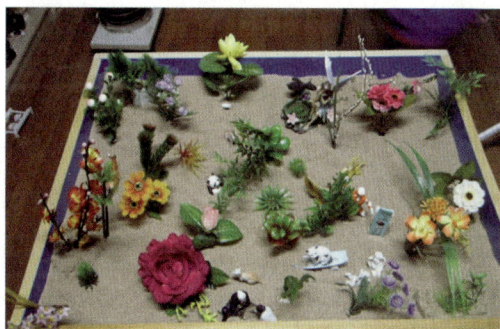

图10-9 童话绿洲

销职务让他很失落，同时，治疗者也感到小Z是一个敏感且不善表达的孩子，有很多心事。临走时小Z送了一个小礼物（一个砖石样的小贴画）给治疗者，并表示是从准备送给其他同学的礼物中分出来的。

5. 第5次箱庭

这次见到小Z时治疗者非常惊讶，因为是他一个人跑过来的，小Z表示父母还在楼下

（治疗室在5楼），他们太慢了，所以就先跑过来了，流露出对一周一次的箱庭游戏的喜爱和期待。父母来之后，妈妈很高兴地想跟治疗者说话。她告诉治疗者小Z今天说很喜欢箱庭，也很喜欢姐姐（治疗者），但是更喜欢姐姐。除了很高兴听到小Z的表达，治疗者也深深体会到良好治疗关系的重要性。治疗者在箱庭游戏过程中看似不做什么，不说什么，但是就是简单的陪伴、欣赏、倾听，便会对个案和治疗产生积极的影响。

　　小Z进入箱庭室后就陆陆续续摆了很多动物到沙箱中，说要摆动物王国，看样子是事先就想好的。看着小Z一心一意地摆了很多动物进来，治疗者问他："这些动物是在什么地方啊？"小Z回答："森林里。"接着摆了很多植物。治疗者有些诧异，小Z的箱庭开始变化了，他的箱庭不再是沙漠，而是有生命和养分的森林，森林里的动物们都在玩。按照制作顺序，沙箱正中心的皮卡丘是来找朋友的，因为前一天它和朋友约好了一起来玩，但朋友还没有

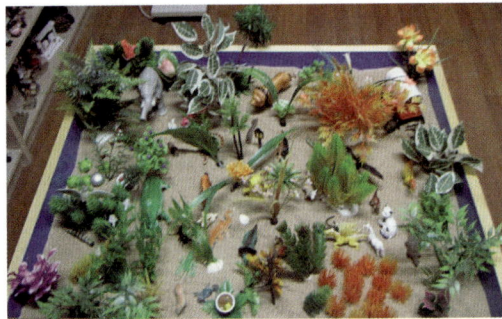

图10-10　动物王国

来；右下角有一只黄色飞龙，它在巡逻，因为可能有坏人；右上角马车是来旅游的，旁边乌龟爸爸带着乌龟宝宝来玩；左上一只猴子在吃桃，可能会有人抢它的东西吃，但他不想给别人吃，因为那样他就不够吃了，下面有一只猪爷爷在跟四只猪宝宝讲故事，下方老鹰抓住了一只螃蟹，还有一只螃蟹在吃饭（图10-10）。

　　这次箱庭最令治疗者关注的是皮卡丘，它不仅是小Z第一个摆放的玩具，而且被放在沙箱中央。小Z赋予它的故事也自然令人联想到他前几次同伴交往主题的表达，这次对渴望友谊的表达仿佛更直接、更强烈了，但是等待的朋友还没有来，小Z略带失落的神情让人动容和深思，他一直在努力寻找朋友。飞龙在巡逻，为什么一个8岁孩子在描绘动物们玩耍的情形时会加入不安全的因素？也许他在现实生活中也有类似的体验。相应的，第1次箱庭出现过的红色猴子再次出现，并且是处于受威胁状态，只是不那么明显了，第4次箱庭中老鹰抓螃蟹的场景则原封不动在这次箱庭中出现。此外，螃蟹进食的场景也再次出现，滋养主题再现。

　　这个阶段主要是问题呈现，5次箱庭下来，我们可以看到小Z可能存在一些问题，同时也潜藏着很多能量和资源。阻拦（蜘蛛爸爸带着蜘蛛宝宝去玩遭到蛇和螳螂的阻拦），威胁（三只凶猛的动物要打树上的猴子、猴子在树上吃东西以防止别的动物抢食、螃蟹被老鹰抓住、飞龙在森林里巡逻等），冲突（枪手与闯入的野人战斗、一群人围攻一个人、老鹰和飞龙的对峙等）等多种创伤主题重复出现，可能预示着小Z现实生活中正遭受某种侵害。结合小Z在箱庭游戏过程中的情绪状态、他的性格、体型以及父母的主诉，治疗者推测小Z很可能在学校遭遇了同伴侵害。小Z内心有不安全感，对学校存在一定的抗拒，对同伴交往抱有

强烈渴望而不得。同时，一次突然的关于"名气"的探讨还揭示了小Z存在社会交往自尊和身体自尊低下的迹象。除此之外，小Z的箱庭总体上呈现一派生机勃勃的景象，尽管前4次都是沙漠，但布满代表生命力的植物和动物，并且多次出现自我滋养主题，这些都代表了小Z内在的丰富的资源和自我治愈的能量。

这个阶段也是治疗关系步步加深并稳固的阶段。从第一次来访小Z比较怕生、拘谨，到后来主动找治疗者求助，与治疗者谈论自己生活上的事，再到亲切地称呼治疗者为"姐姐"，送治疗者礼物（把治疗者当朋友），小Z的行为和互动的质量显示了他与治疗者的关系在逐渐建立。有意思的是，这个过程在小Z的箱庭游戏中也有体现：第1次箱庭，小Z开始制作箱庭的位置是左下角，第2次变为中下部，第3次再选择从右下角开始创作，而治疗者一直坐在靠近沙箱右下角的位置，小Z与治疗者的身体距离越来越近。众所周知，良好的治疗关系本身即具有治疗作用。小Z前4次箱庭都以沙漠为背景，到第5次变成森林，可能随着咨询关系的深入，小Z的内心逐渐获得了滋养，贫瘠、绝望感逐渐消失，因此，治疗者将森林的出现定义为咨询关系成功建立的标志。

（二）问题解决阶段（第6～12次）

1. 第6次箱庭

和上次一样，小Z独自兴冲冲地跑上来，并大喊"我来了"，非常开心。

一开始，小Z往沙箱里摆了很多植物，说是要摆"树林"，然后忽然想起要摆动物，于是陆陆续续加了一些动物进来。右上角一大群动物在野餐，有螃蟹、飞龙、老鹰、鳄鱼、兔子、蜥蜴等，旁边大象在吃树叶，同时一只黑色鸟在树上进食；右下角犀牛在吃树叶，旁边四个人坐在桌边吃饭，山羊在吃草；左上角三只动物围在餐桌边吃饭，旁边的树上蜜蜂在采花蜜；左下角蝙蝠在吃老鼠。动物们都在进食，一派其乐融融的景象，除了在左下角的蓝色花旁一只螃蟹和一条蛇在打架，显得不协调（图10-11）。有意思的是，小Z故作神秘地问治疗者："你知道这（右下角绿色柱状物）里面有什么吗？"治疗者表示不知道并表示很想知道，小Z兴奋地打开物体，里面是一只螳螂，小Z说它被锁在里面了，所以不能出来

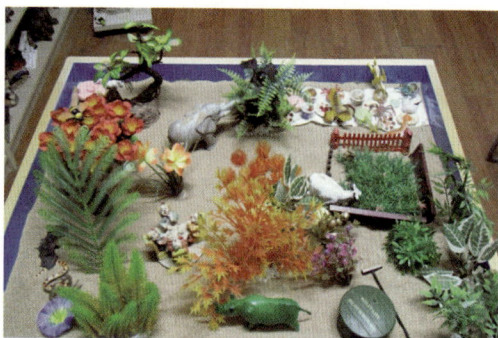

图10-11　森林野餐

吃饭。这引起了治疗者的好奇，马上联想到第1次箱庭时蛇和螳螂两个意象曾经出现过，扮演的是阻拦者的角色，在这里却双双被禁止进食，似乎在有意惩罚它们，这意味着什么？

2. 第7次箱庭

此次，爸爸带着小Z上来后，小Z迫不及待冲向玩具架，但不像往常一样走到动植物区，而是选择机动车区。观察一会儿后，小Z拿了一个空心树桩，说道"还是当小动物的家吧"，然后找到一条蛇放进去。接着小Z还想给螳螂找一个家，但没有合适的，于是让螳螂和螃蟹打架。之后，小Z回到机动车区，首先找了两辆摩托车在沙箱中游戏了一会儿，接着一个一个地挑选各种小车放到沙箱中，玩两下后就摆成各种各样的交通事故状（图10-12）。整个过程持续了40分钟。最后，玩具架上的小车几乎都被拿完。小Z执着地制造了一个惨烈的交通事故场景。治疗者在一旁看着内心也难以平静了。在这个过程中，小Z还特意问治疗者："我已经想好名

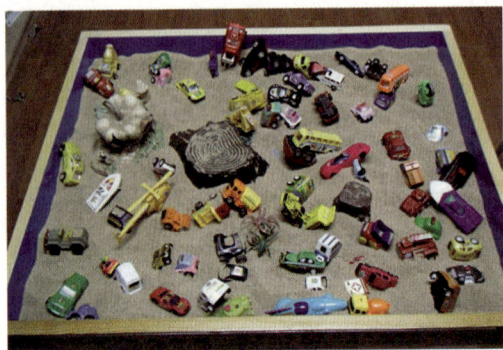

图10-12　交通事故

字了，你应该猜出来了。"治疗者如实回答："该不会是'交通事故'吧？"小Z立即答道："猜对了！"完成之后，小Z跟治疗者讲述了箱庭故事：这是一个交通事故，里面的人都穿了盔甲，不会受伤，螃蟹和螳螂在打架，车把蛇的家撞毁了。蛇和螳螂再次出现引起了治疗者极大的关注和担忧，小Z身上到底发生了什么？

小Z这次显得有些不寻常，比平常激动，多话。很快他主动提起自己最近在找一个曾经欺负过自己的小朋友"复仇"的事。"老虎不发威，你当我是病猫啊！"他喊道。他说那个小朋友经常欺负自己，如"下课的时候，我就是出去看看有什么好玩的，结果就被他们（欺负自己的同学带领其他同学）暴揍了一顿"。小Z向治疗者演示各种准备对付那个小朋友的绝招，嘴里配合着发出各种声音，"冲啊！""去死吧！""你跑不掉的！"……情绪越来越高昂，声音也颤抖起来，小Z大声喊道："谁让他欺负我的，我气死他，气死他，我还要找他复仇！"之后小Z又提到另一个欺负自己的同学："他成绩比我还差，还总是叫别人听他的，他又高，我特别讨厌他，恨他。如果我是老师，我就让他退学，再也不让他进我们小学的门！"治疗者也被眼前的场景和小Z震惊了，在弱小的小Z背后原来藏着这么大的情绪和能量。一句"成绩比我还差"也揭示小Z存在学业低自尊的现象。治疗者全程陪伴着小Z，以包容的心态接纳小Z的情绪大爆发并配合着他。

小Z今天的箱庭可以说发生了质的转变。大量的车暗示着内心巨大的能量，但是这能量似乎被阻塞了，到处乱撞。同时，螳螂和蛇的现实原型出现了，治疗者关于小Z遭遇同伴侵害的设想也得到证实。小Z这次放开了，真正在箱庭中表达并处理自己的问题，发泄内心的情绪。如果对蛇和螳螂的惩罚是小Z用自己的方式在处理问题，那么惩罚其实在上一次箱庭中就已经隐蔽地开始了。此外，父母初期告诉治疗者小Z是个不敏感的孩子，今天看来，小Z内心

其实非常敏感。因此，结束后治疗者跟父母据此进行了交流，父母很诧异，表示今后会更关注小Z的内心和情绪，多与他交流。

3. 第8次箱庭

小Z还是爸爸带着来的，特别高兴，还没进门，就听见小Z大呼："××（治疗者的名字）姐姐在哪里？"跟爸爸道别时还幽默地说："拜拜！"

这次他是直接冲到建筑物区，陆陆续续拿了很多塔、亭子，放到沙箱中玩，专注地用沙子掩埋它们。忽然小Z抬起头说道："哦！对了，得抓紧时间！"于是小Z"繁忙"地开始工作。他陆续又摆了一些塔和亭子，一些相对大的房子、树和一些动物。老鹰把只螃蟹抓到树上，另一只螃蟹在吃汤圆；一对天鹅在树上休息，它们是朋友；蛇则被埋进沙里，再次被惩罚（图10-13）。威胁主题和同伴交往主题再次出现。个案往往将自己害怕或不愿意面对的东西掩埋起来，看来小Z还是无法面对现实生活中欺负他的同学。

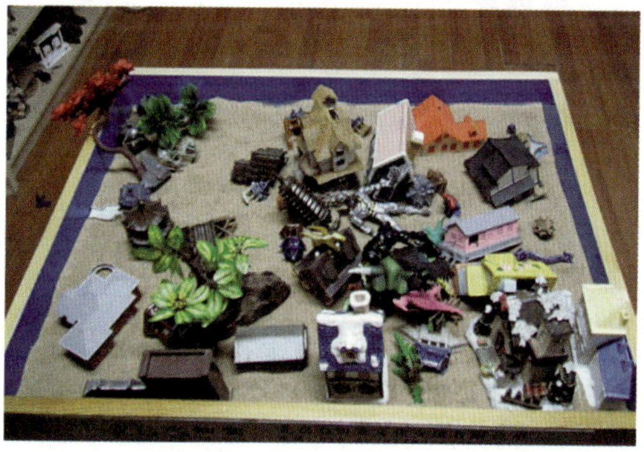

图10-13　怪兽来了

之后，小Z跟治疗者绘声绘色地讲起奥特曼打怪兽的故事，非常兴奋，看得出他非常崇拜奥特曼，但他也表达了箱庭室没有奥特曼的失落。也许受刚刚故事的影响，小Z开始大改作品。他找到一个怪兽，表示它在入侵城市，房子都被毁了，树也倒了，一群动物和英雄联合起来对付这个怪兽，但怪兽太厉害了，大家都被打倒了，不过他后来表示怪兽最终还是应该会被打败的。

尽管有了上一次的表现做铺垫，这次小Z还是让治疗者非常惊讶，因为这次的作品从破坏程度上来说较上次有过之而无不及，他的行为表现也异常兴奋。结束后，妈妈来接小Z，治疗者跟妈妈反馈了今天的情况，妈妈告诉治疗者来之前因为小Z写作业慢而批评了他，结果小Z大哭了一场。这也打消了治疗者的疑惑，除了原本的压力，家人也给了压力，双重压力下小Z更加迫切地在一周中最放松、最自由的箱庭游戏时间中释放自己。实际上，因为父母没有带小Z去老师介绍的地方接受箱庭治疗，也没有接受老师的建议让他吃药，老师有些不高兴，前两天又跟小Z父母抱怨小Z"有问题"，这让妈妈颇有压力。尽管小Z父母性格温和，对小Z的教养非常民主，但遇到压力时也难免会无意将不良情绪发泄到孩子身上。

4. 第9次箱庭

这次开始之前，妈妈告诉治疗者小Z终于跟她说了长期被欺负的事，想让妈妈跟欺负自己的那个同学的妈妈说让他转学。小Z说忍了半年，终于说出来了。

开始不久，小Z很高兴地告诉治疗者最近一般9点半就能睡觉，"以前95%的时间睡不够

（因为写不完作业），现在只有50%的时间睡不够了"。提到第7次小Z说的两个欺负他的同学，他表示有一个"已经被我收服了"，并说要拉拢他一起对付另外一个欺负自己的同学。

这次小Z延续了上次的游戏，一开始拿来上次的大怪兽并加入另一只怪兽（一只绿色恐龙），接着小Z毫不犹豫地让治疗者帮忙拿玩具架最顶层的大型建筑，并放入沙箱，推倒，

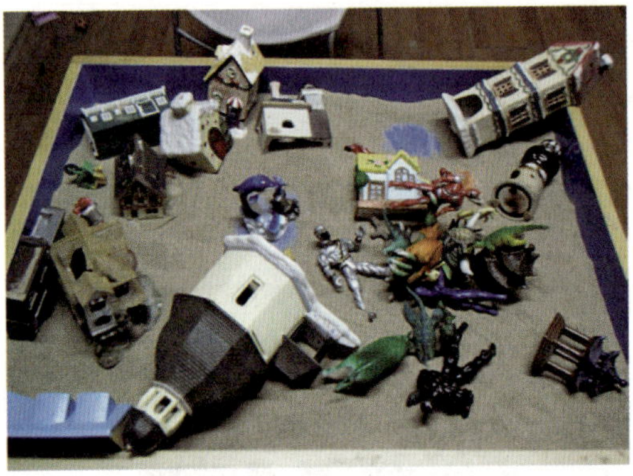

图10-14　怪兽再次入侵

造成一个更具破坏性的场面（图10-14）。和上次一样，英雄和动物们在一起对抗两只怪兽，人们骑着摩托车逃跑了（沙箱左侧）。这次有两个与之前明显不一样的新事物出现：水和海豚。新事物的出现往往象征着个案内在发生转化，出现新的东西。水是深入和滋养的表现，海豚则是灵魂获救、形体变化和爱的象征。小Z说海豚从水中升起来，一起打怪兽。

小Z似乎很享受在箱庭中的破坏和战斗过程，非常投入，情绪卷入程度很高，结束后依然亢奋不已。他开始玩墙角的发泄人，非常激烈，用尽全力地踢、锤、压、坐、推倒发泄人，配合着叫喊，并不忘向治疗者炫耀："看，厉害吧！"他告诉治疗者打算用这些招式对付欺负自己的同学。事实上，发泄人一直都在，但小Z之前对此毫不关心。再一次，治疗者震惊于小Z内在积累的负能量，也很欣慰小Z找到安全的方式让其发泄出来，因为这样，积累的负能量才得以有机会转化。大概由于太兴奋，小Z收拾玩具时不小心摔坏了海豚，他很心疼和自责并要求带回去。

5．第10次箱庭

这次小Z带着一个包装精致的盒子出现在治疗者面前，说是送给治疗者的礼物，治疗者很好奇。进入箱庭室之后，治疗者当着他的面小心地打开盒子，里面是上次摔坏的海豚，被仔细地粘好了。瞬间，治疗者被感动了，对小Z表示了感谢和赞赏。

小Z用手从右上角到左下角画了一条道路，拿了两辆小车放在上面，玩了一会赛车游戏。随后，小Z在右下角挖水，与上次随意挖的不同，这次小Z显然是花了心思的，河的形状和宽度都调整过，然后他在河里放了一只天鹅。接着，他又开始在道路上摆车，嘴里念叨着"超车""太快了""它太慢了，直接超车算了"之类的话。相比第7次箱庭的交通事故，这次车辆总体是井然有序的，尽管仍有堵塞、冲出路外等危险因素。之后，小Z加了一些植物和动物，在河里放了小鸭子和修好的海豚，最后在河上架了一座桥（图10-15）。

这次的作品跟前几次相比发生了巨大的变化，小Z的情绪也趋于平稳和高兴，作品恢复了秩序，而且还显得生动，有活力。作品看似回到了初始阶段，但仔细观察会发现，初始阶段的箱庭尽管充满生机，内容丰富，但总给人一种分割、孤立的感觉，似乎小Z只是将脑

子里想做的各种主题一一摆出来，而不太追
求其中的逻辑和整合，而这次箱庭的统合感
更强，整体给人的感觉更像一幅作品，作品
跟题目非常切合。有意思的是，在整理小Z
的箱庭治疗记录时治疗者发现，治疗者称这
次的箱庭为"作品"，而前面的都称作"箱
庭"，而治疗者之前完全没有意识到的。

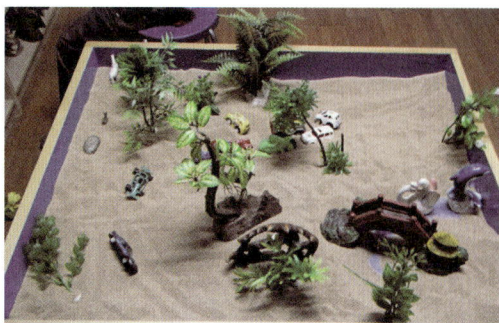

图10-15　小树林里的轨道

　　这次箱庭制作还有两个让治疗者印象深
刻的地方：桥和海豚。桥是最后放的玩具，桥在箱庭中是连接、沟通的象征，表明小Z正在
整合自我的多种人格，处于转变的关键时期。放海豚是在治疗者意料之外的，因为小Z今天
将海豚"送"给治疗者后就在玩具架上找了一个安全的地方放好，之后再也没有关注过它。
小Z基本上是做完箱庭并取好名字后又突然把海豚放进来的，并且刻意地紧挨着沙箱壁，正
冲着治疗者，什么也没说。治疗者当时的心情是可以想象的，小Z的这个小举动背后包含的
意义是不言而喻的。

　　6. 第11次箱庭

　　因堵车迟到10分钟，小Z在电话中跟治疗者道歉，气喘吁吁地冲上来之后，小Z满脸失
落和自责，不停地念叨："我迟到了，我迟到了……"治疗者安慰他，并建议他先休息一会
儿再开始玩，他还是迫不及待玩起来，并且很高兴地告诉治疗者："我今天作业写完了哦！"
显得格外轻松和得意。

　　他一开始陆续摆了很多树和草，接着在右下角跟上次差不多的位置挖河，河里放了几
只动物，然后又陆续在陆地上加入一些动物（图10-16）。在大森林里，动物们都在吃饭
或玩耍，皮卡丘也来玩了。沙箱左边，一只蜥蜴在给犀牛让道，因为它怕犀牛。皮卡丘在
第5次"动物王国"中曾经出现过，也是找朋友玩，但朋友还没来。这次皮卡丘站在森林
的入口，是要准备进去玩了吗？"让道"则又是一个威胁主题，给这个和谐的大森林增添
些许不安。

　　最引人深思的是沙箱右边，一只螃蟹从
河里爬出来，跟在一条蛇后面，蛇在觅食，
小Z说螃蟹想找蛇玩。由于蛇的现实原型在
第7次箱庭中已经显露，而螃蟹这一意象几
乎每次都出现，还曾经与蛇出现对立状态，
治疗者对这一场景自然敏感起来。于是治疗
者随意说道："螃蟹从水里爬出来了。"小Z
立即答道："反正作业写完了，它爬出来透

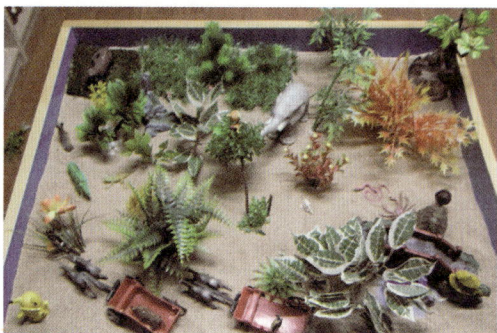

图10-16　大森林

透气。"这确实是语出惊人的,因为小Z刚开始的时候就得意地告诉过治疗者他今天已经写完作业了,这无疑在宣示这只螃蟹就代表小Z自己。结合前10次的箱庭,螃蟹这一意象出现了9次,是这一系列箱庭的绝对主角。螃蟹在前面所做的事有被老鹰抓住、跟蛇打斗、跟螳螂打斗、跟怪兽打斗,当然最多的是吃东西。如果打斗和被抓象征小Z现实中遭遇同伴侵害的话,吃东西则象征在自我滋养以补充能量。细心观察会发现,小Z对待蛇的态度也发生了改变,从惩罚(螃蟹跟蛇打架、汽车撞进蛇的家、蛇被埋进沙里等)已然变成了允许其觅食了。后来在交流中治疗者了解到,学校那两个同学最近不怎么欺负他了,他说:"他们可能更多是打着玩吧。"其中一个要过生日了,小Z表示自己很想参加。至此,螃蟹和蛇突然的友好行为也得到解释。

7. 第12次箱庭

这次小Z一进来就挖了一个大湖,之后开始挑选各种恐龙,并强调都是草食性恐龙,他大概不喜欢或者出于什么原因刻意避讳肉食恐龙。看得出,小Z和大多数小男孩一样喜欢恐龙强大的力量,但是他又对会伤害同伴的肉食性恐龙比较排斥,联想到小Z现实中被同伴侵害的角色,便很容易理解他的举动了。

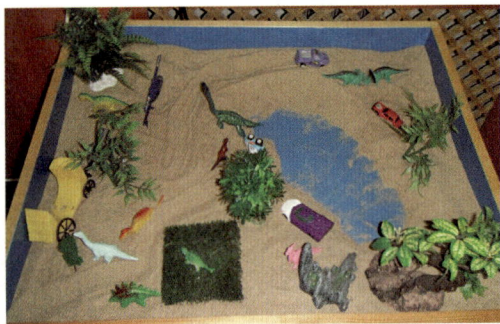

图10-17 恐龙进入现代大森林

恐龙在大森林里和谐相处,有的在吃草,有的在玩"打架游戏"(右上角的两只三角龙),人们开着车来这里玩(图10-17)。小Z口中的"打架游戏"其实就是很容易与同伴侵害混淆的"粗暴游戏",也许小Z一直以来都将同学跟他的打闹当成欺负。现在他的内在发生了变化,他逐渐感受到自己的能量,因而对"粗暴游戏"的威胁、攻击形式的感受性降低,理解上逐渐由同伴侵害转变为游戏,认知上开始发生变化。小Z的箱庭变化正是其内在变化的象征性表达,小河变成大湖显示小Z自我力量进一步增强。

治疗者将这个阶段解释为问题解决阶段,是整个治疗过程中至关重要的一个阶段。可以看到,这个阶段小Z的箱庭呈现出一个不断下陷并最终恢复的过程。小Z一直没有明确指出自我像,但实际上他的自我像一直存在(螃蟹)。当然,整个箱庭都是小Z自我的表达,但螃蟹这一意象很可能包含了小Z那时最典型的一些特征和心理状态。回顾小Z(螃蟹)到目前为止在箱庭中的活动,也许能更好地理解小Z的心理变化历程。

在前5次箱庭中,螃蟹基本都在进食,实则是在自我滋养,积蓄能量,但第6次箱庭开始发生微妙的变化,螃蟹在进食的同时开始行动了,跟蛇打架,第7次跟螳螂打架,第8次、第9次跟怪兽斗争。当个体需要额外的能量来执行任务前,个体通常会给自己一些滋养。小Z在第

6次终于积累足够的能量开始解决问题，他用自己的方式惩罚欺负过自己的两个同学，第7次惩罚力度更大，如小Z说自己在"复仇"，同时伴随着强烈的情绪宣泄并与其现实生活进行连接（长期遭遇同伴侵害，蛇和螳螂分别代表欺负他的两个同学）。第8次、第9次小Z的内在进入了更深层次，怪兽象征了小Z遭遇的困境，也是小Z潜在阴影的表现，具有巨大的未知力量，小Z正在动用各种力量对抗它。

一旦情绪得到一定程度的宣泄，阻塞的能量便得以重新流动，个案就可能发生改变。于是，当治疗者无法想象小Z还会下陷到哪种程度时，他回来了，并且发生了改变，他的现实情况也有了好转（同伴关系得到改善），尽管治疗者也不能完全理解发生了什么。见证这一过程的治疗者深深体会到，只要提供给个案安全、自由、受保护的空间，在陪伴、欣赏、倾听中激发个案的自我治愈力，他们完全有能力解决自己的问题，他们自己才是最清楚如何帮助自己的人。

（三）自我探索阶段（第13～19次）

1. 第13次箱庭

小Z这次是由姥姥带着来的，早到不少，因为上次差点迟到，所以这次特意早点出发。小Z剃了光头，他表示比较满意。

首先，小Z将玩具架上所有的海豚摆进沙箱，接着加入几只螃蟹，然后兴致勃勃地问治疗者："你猜我摆了什么？""海底世界！"小Z脱口而出。接着，小Z又摆了一些海底动物和植物（图10-18）。他在左上角半掩埋了一只沉船，在左下角也同样半掩埋了一只。海洋意味着小Z继续开始深入了，并且不同于第二阶段的深入，他开始更加积极地探索内在的旅程。小Z

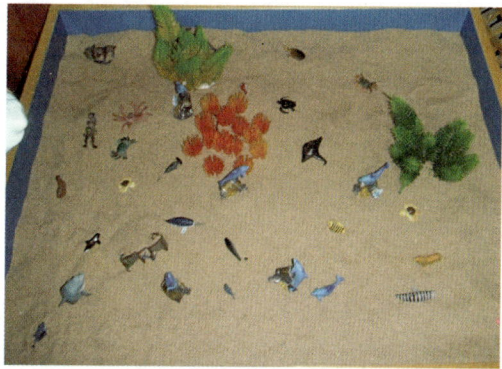

图10-18　海底世界

表示自己最喜欢海豚，因为它们可爱、聪明、团结，不主动攻击别的动物，而且不吃肉。后来的交流中小Z这样描述自己："我很灵活，有正义感，至少不会欺负别人，而且我也不爱吃肉。"看来小Z对自己的认同已经趋向于海豚所代表的品质了。仔细来看，早在第9次箱庭时小Z就开始了从螃蟹到海豚的自我认同转换过程，一路上海豚一直陪伴着小螃蟹成长。其实，海豚才是小Z内在真正的原型，因为遭遇自身无法应对的问题而暂时变形成螃蟹了，弱小但富有攻击性。随着问题的慢慢解决，小Z内在被压抑的自我像开始显露。沉船在箱庭中象征着在无意识中等待挖掘的宝藏和资源，小Z已经在进行这项意义非凡的工作了。

2. 第14次箱庭（图缺失）

这次小Z首先放了两只螃蟹，然后问治疗者："你知道我今天打算摆什么吗？""海滩！"接着他陆续放了一些海生动物，几个人在踢球、游戏。然后小Z对玩具车产生兴趣，一直到快结束，治疗者提醒他。小Z猛然想起来想找人，跟自己差不多的人。

3. 第15次箱庭

这次小Z第一次开始在玩具架前思考，不同于以往进来就直接玩的作风，他还提出这次是否能延长时间，让治疗者充满好奇和期待。小Z想干什么呢？

小Z首先拿了两对螃蟹放入沙箱，治疗者问它们在干什么，小Z故作神秘地说："不告诉你，等做完了再告诉你。"他要求治疗者帮他一起找很多螃蟹，因为他找不到更多了。最后，小Z把所有八只螃蟹放到沙箱正中央，开展"螃蟹大战"，他觉得"很威风"。之后，小Z停了一会，跟我聊起最近生病的事，期间牵扯出一个叫小Y的同学，这是小Z新交的朋友，是他最喜欢的同学。治疗者由衷为小Z感到高兴。在治疗者眼中，小Z善良、性情温和、礼貌、懂事、聪明，他本不缺少交到朋友的潜能，只是在新环境的困难面前暂时被压抑了。

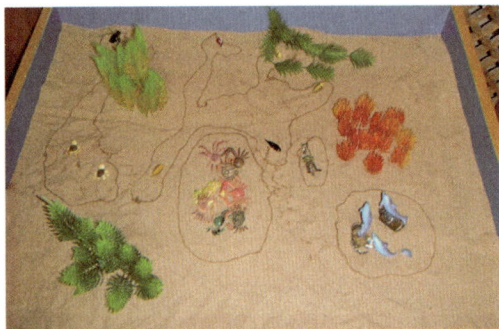

图10-19　海洋

一旦他找到激发潜能的钥匙，他也可以按照自己的意志与人交往。一番交流过后，小Z又开始专心摆水草，虽然只摆了四株，但是他特别认真，他对水草的形状、大小、摆放位置都特别在意。可能觉得太空，小Z又在螃蟹周围加了几只动物。最后快要结束时，小Z把玩具架上仅有的三只海豚放在右下角，"它们几个朋友要来这里玩"（图10-19）。比较特殊的是，后半段的治疗时间内小Z都没有说话，特别安静，只是制作过程中看了治疗者一眼。治疗者大概也被这"场"所感染，也没有说话，只是关注着他。

如果说前面小Z的箱庭治疗过程更像一种游戏，是无意识的、自发的表达，那么这次更像一次创作，尤其最后，小Z用划破的矿泉水瓶在沙上小心勾勒，似乎他对作品赋予了某种内涵。时间到了，小Z留下一句"海洋"就满意地走了。这着实引发治疗者的深思：所有曾经代表他的螃蟹都出现了，新的自我像海豚也聚集在旁边，整齐划一地朝向中央，像是在进行某种仪式。

4. 第16次箱庭

这次小Z的作品有了新的突破，首次从"动植物阶段"晋升到"人类阶段"了。小Z陆续摆了超人、蜘蛛侠和《复仇者联盟》里的英雄形象，并表示想要摆"童话或神话里的人物"，然后又找了《白雪公主》《睡美人》《忍者神龟》等动画片中的形象，最后在玩具架前思考、摸索很久之后，把怪兽放了进去（图10-20）。小Z告诉治疗者："虽然我不喜欢怪兽，但它就在那里。"接着他又补充道："我也不喜欢公主，但是女孩喜欢，所以我就放了。"这些话从小Z口里说出来让治疗者有些惊诧。生活中充满我们喜欢和不喜欢的人、事、物，如果我们无法改变它们，那么接纳恐怕是最好的也是唯一的选择。如果从象征的角度来解读，怪兽

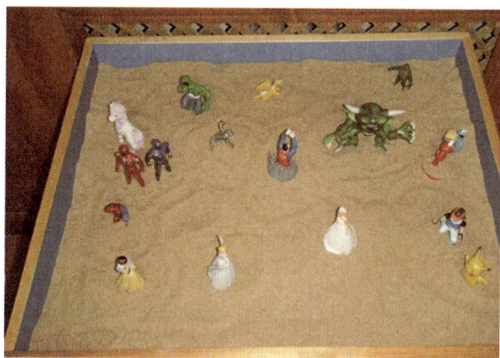

图10-20 动画世界

是潜意识中阴影的象征，之前小Z是不接纳、排斥它的，因而动用所有力量攻击它，想要打败它，反观现在的小Z，已经能平和地接纳它了。小Z的成长令人欣慰。还有一个有意思的细节，小Z在游戏期间看到了螃蟹，但他只是摸了一下，没有摆放。

5. 第17次箱庭

这次治疗的前两天，治疗者无意中发现一个小的，有些旧的奥特曼玩具，由于箱庭室没有，便带过来放在玩具架上。

小Z挑选玩具时发现了新成员，欣喜异常，随即放入沙箱，摆玩了一会儿。然后，他拿来怪兽，与奥特曼呈战斗状，随后又找来各种建筑物，表示城市，并且尤为在意房子和奥特曼的比例。与在第8次箱庭中怪兽入侵城市截然不同，这次的城市完好无损（图10-21）。

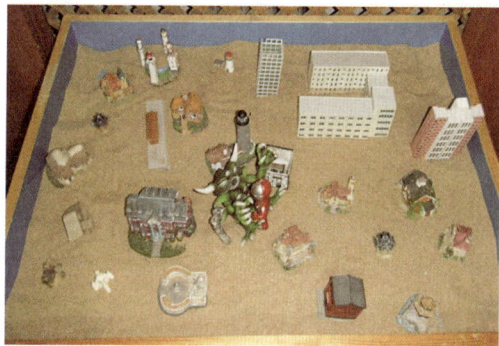

图10-21 奥特曼大战怪兽

6. 第18次箱庭

这次治疗因故推迟了半小时，小Z像往常一样兴奋地冲进来，看样子父母跟他解释好了。他举起手给我看他带来的东西，一个大大的新奥特曼。随即他把新玩具放到玩具架上，说捐给箱庭室。治疗者后来了解到，他有几个奥特曼玩具，觉得箱庭室的奥特曼太小了，于是决定捐一个。

小Z将大奥特曼放进沙箱，想做一个奥特曼用一只脚把怪兽踩在脚下的场景，但总是放不稳。于是，他想到用水把奥特曼的脚固定住并且让治疗者帮忙扶住奥特曼，这很不容易，不过他最终成功了。主要原因是小Z忽然顿悟："哦，我知道了，因为奥特曼是这个姿势，所以站不稳。"于是他将奥特曼的头向掰了一下，重心前移，就站稳了。治疗者当场表扬了他的机智和努力解决问题的行为，小Z高兴而害羞地说："这是我的本能反应。"接着，小Z将另一个奥特曼也放进沙箱，又创作了一个奥特曼打怪兽的场景，并解释这是奥特曼变

图10-22　保卫地球

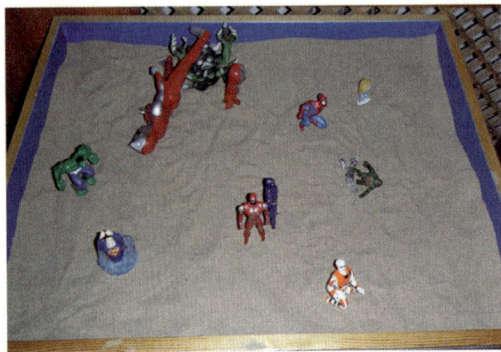

图10-23　超人大集合

小了的样子，强调两个奥特曼原来是一样大的。之后，小Z又利用房子创作了城市，作为背景，又利用水车和树作为城市的点缀，表示"这样更好看些"（图10-22）。

这次小Z在挑选玩具时，会有意把放错位置的玩具归位，结束时非常爱惜地把自己带来的奥特曼擦了又擦，可见他对这些陪伴他走过来的玩具非常熟悉。如果说上次的箱庭让人联想到第8次"怪兽来了"的箱庭的话，那这次的箱庭与第9次箱庭很容易产生连接，因为都有两个怪兽，不同的是上次城市遭到毁灭性摧毁，而这次两个英雄守护住了家园，小Z甚至还留有心思去点缀"城市"。

7. 第19次箱庭

这次小Z制作了一个"超人大集合"的场景（图10-23），他所中意的各类影视剧中的英雄形象悉数出现，当然奥特曼仍然是其中的主角，脚下的怪兽就是为了凸显它的强大力量。看得出小Z和大多数男孩子一样，向往超人那样的强大力量，但他也清楚："我不可能会成为奥特曼。"箱庭过程中又提到小Z的学校生活，他表示最讨厌的那个同学已经很少欺负他了，但还在到处欺负别人，"他找到比我更好欺负的同学了"。另外，他和一个欺负自己的同学已经成了朋友，"他可能不是在打我，而是在跟我比画招式"。事实上，治疗者之前已经了解到，小Z的拒学行为已经消失了。

从箱庭作品本身来说，又可以自然地划分为两个系列箱庭：第13～15次箱庭以海为主题，第16～19次则集中表现英雄主题。海的主题是上一阶段的延续，但是更加深入，这种"向下是进入集体无意识的象征"，小Z进入了一段自我探索的旅程。第13次箱庭中，小Z间接表达了其自我认同的转变，海豚聪明而友善的形象更像现在的他。第15次箱庭则耐人寻味，在箱庭中螃蟹作为他的化身陪伴他走过一段历程（在前15次箱庭中出现了14次）被召集在沙箱中央，而新的自我像则在一旁要"过来玩"（准备替代），接下来螃蟹不再出现，这次的箱庭好像一个新旧自我的告别和交接仪式。英雄主题的系列箱庭则强烈地表达了小Z对这些英雄原型尤其是奥特曼所代表的强大力量的向往，也是对自身潜能的估计。第17次、第18次连续两次的奥特曼大战怪兽箱庭，让人联想到第8次、第9次箱庭都是怪兽入侵城市，但表达的主题有本质的不同。上两次城市遭到怪兽的毁灭性破坏，而这两次奥特曼利用自身的力量成功地保卫了城市。这表明小Z内在的英雄原型或力量已经能够应对阴影了，他已经具备应对现实压力的能量了。小Z对这些英雄人物所持有的保卫者的态度，也投射出其积极向上的价值观。

（四）自我统合阶段（第20～25次）

1. 第20次箱庭

这次小Z首先在沙箱中央挖了一个湖，接着往湖内外摆了一些小动物，如青蛙、乌龟、螃蟹等，接着加入几棵大树，又补充了大象、狗熊等一些大型动物，最后他在湖中放了一朵莲花。小Z为这次箱庭取名为"动物世界"（图10-24），同时他联想到箱庭治疗初期"也做过一个动物世界"（实为第5次"动物王国"），他还能较为清晰地描绘出来，不过他表示更喜欢现在的动物世界，因为这

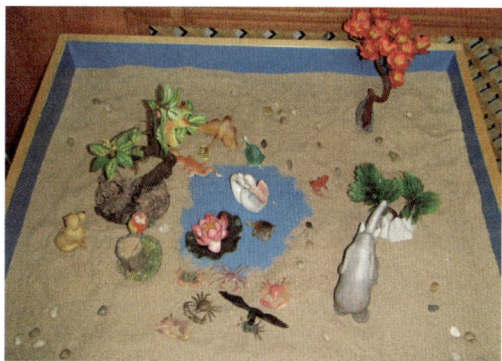

图10-24 动物世界（I）

次"基本是我喜欢的动物"。后来小Z又抓了一把小石子随意地"下"到沙上，小Z认为"就像下雨一样"。可以感觉到小Z现在非常享受箱庭创作本身，他把箱庭当作一种"创作"在对待，追求美，这次作品也颇有趋中感。

结束时，妈妈进来看到作品后，第一次忍不住对小Z的作品表示赞美，夸奖他有创意，小Z自然格外高兴。小Z妈妈虽不具备心理学背景，但也发现了小Z作品的变化。

2. 第21次箱庭

快要放暑假了，小Z一来便告诉治疗者这个消息。像上次一样，小Z挖了一个湖，摆了恐龙在进食、饮水、游戏的场景（图10-25）。两只三角龙在玩"顶头游戏"，这是它们常玩的游戏，后来他将一只三角龙换成犀牛，觉得这样更有趣。两只恐龙也在玩这个游戏，粉色的恐龙在喝水，水里有一只恐龙在吃鱼。值得一提的是，小Z不再像第12次"恐龙进入现代大森林"一样特意强调全都是草食性恐龙，而是草食、肉食恐龙都有，如他摆了一只霸王龙。小Z对恐龙的态度发生了变化，而引发这种变化的原因是小Z自我力量的增强，因为他在现实生活中不再扮演"打不还手，骂不还口"的角色，因而也不会把内心对欺负自己的同学的厌恶、排斥心理投射到肉食恐龙身上了。不过这次箱庭最引人注目的还是沙箱上部奥特曼打怪兽的场景。游戏

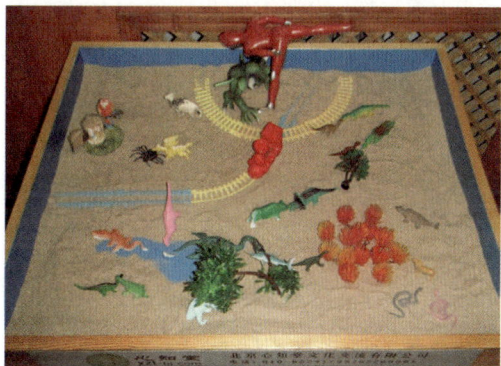

图10-25 童话梦城（II）

过程中，小Z不小心将一个球滚落到沙发底下，他爬进去找了回来，并开心地"炫耀"瘦的好处，还举例运动会时，自己因为瘦可以把小凳子架在腰上而不用手拿，很方便，表现出身体自尊的提高。快要结束时，小Z告诉治疗者自己期末考试的成绩是数学99分，语文98分，很开心，尤其数学成绩是班上第4名。他觉得自己进步了，对学数学"很有天赋"，表现出学业自尊的提高。

3. 第22次箱庭

时隔两周，小Z再次来到箱庭室。利用假期父母带着小Z去沙漠旅游了，他见到沙子非常兴奋，妈妈惊讶于"他怎么会那么喜欢沙子"。

小Z首先在沙箱右边挖了一个大湖，后来又拓宽成一条江。跟以往小心扒沙不同，他这次动作大而有力，轻易就扫出一大片水域。然后，小Z很细心地修饰河边，将水面清理得格外干净，并架上一座大桥连接两岸。接着，小Z将六只海豚摆成一个圈，它们在开会。小Z又加入了一些植物和一些喜欢的动物：皮卡丘站在岸边，蜜蜂在花上采蜜，乌龟趴在江中的石头上，兔子在山上，青蛙和天鹅浮在江边……所有的动物都望向对岸，因为奥特曼在给大家表演（图10-26）。江中坐在竹筏上垂钓的渔翁是一个新的形象，也是智慧老人的象征，在这个阶段出现耐人寻味。

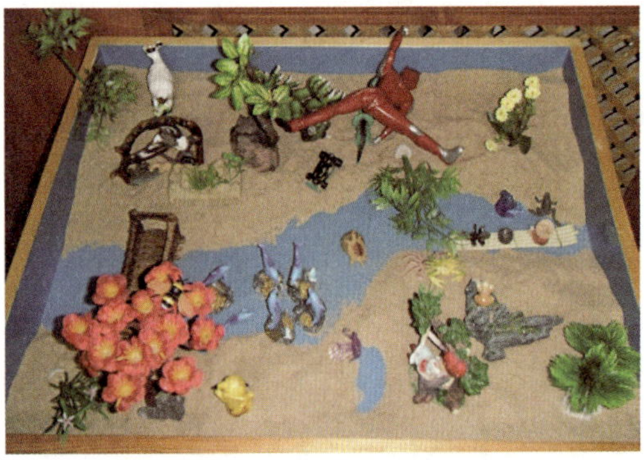

图10-26　童话梦城（Ⅲ）

小Z在这次制作中首次指明了明确的自我像，他认为海豚代表自己，因为海豚跟自己一样聪明、灵活、可爱。明确指出自我像对于小Z来说是一个重要转变，积极向上的自我像的出现是小Z治愈和成长的象征，是小Z的自我发展的重要一步。小Z的良性转变还体现在他对植物所持态度的转变上。小Z告诉治疗者："我喜欢树和花花草草，因为我喜欢它们生机勃勃的样子，不然就成了沙漠了。"有意思的是，在第一阶段箱庭中，小Z一直重复沙漠主题，尽管摆了很多植物，大概小Z当时根本注意不到植物带来的生机勃勃。事实上，箱庭初期过于强调绿色也可能显示了消极的"植物"的内在态度。

4. 第23次箱庭

小Z一开始在沙箱中央挖了一个小水池，池中放了一朵莲花，莲花上放了一只小海豚，旁边有两只小螃蟹在游戏。接着小Z花了很长时间摆轨道，交叉复杂，左下角车辆整齐地往前方运送食物，并特意放了一个黄色路灯，因为他认为"没有路灯别人会笑话连路灯都没有"。不过整个作品最显眼的还是那笔直挺立的奥特曼，它站在那里守护整个家园（图10-27）。

这次作品带给治疗者莫名的感动，一切都那么井然有序，充满安全感，小海豚也可以躺在花朵中安然地睡觉了，莲花再次出现。至此，小Z最近一系列的箱庭中已经连续出现转化意象，作品呈现中心化趋向，结合小Z实际生活的改变，治疗者考虑可以结束治疗了，正好每年暑假小Z都会去爷爷奶奶家玩一阵子，与小Z父母及小Z商量后决定暂停一段时间的箱庭治疗。小Z虽然不舍，但也感觉到"我现在不是那么需要箱庭了"，学会离开、敢于离开安全的治疗环境和治疗关系本身就是获得治愈走向独立的标志，也是小Z对这一个学期箱庭治疗效果的肯定。

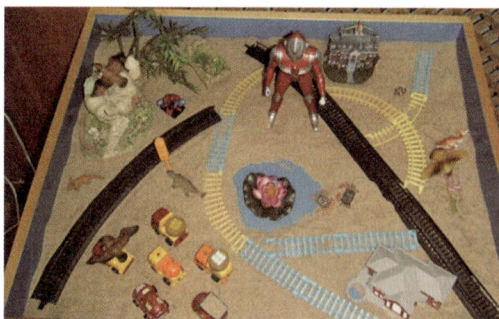

图10-27　童话梦城（Ⅳ）

5. 第24次箱庭

这是小Z从爷爷奶奶家回来的第一次箱庭，与上次箱庭治疗相隔三周，明天就开学了。小Z头上包着纱布，原来是父母带他去公园玩时不小心撞伤了。

小Z没有像往常一样立即投入箱庭游戏中，而是坐在旁边跟治疗者聊起天来，主要是告诉治疗者自己丰富多彩的暑假生活以及头受伤的经历。看得出他暑假"充足了电"，很有活力。之后，他开始动手创作。首先拿了皮卡丘，然后挖水，这费了不少力气，最终呈现了一个干净且形状优美的大湖，小Z表示满意。他接着在湖里放了一只海豚，湖边放了一个仙女池，还颇有创意地往小池子中倒了水，甚至加了几颗小石子，非常生动。之后，他在湖周围添加了一些植物，并且执意将每株植物的根扎得很深。鸟都非常写实地放在树上或房子上。

作品呈现一派和谐、美好、生机盎然的样子，小Z取名为"梦幻的大地复苏"（图10-28），非常贴合。治疗者借这次主题形容小Z，经过一个学期的箱庭治疗以及暑假的"充电"，小Z确实已经"复苏"了吧。

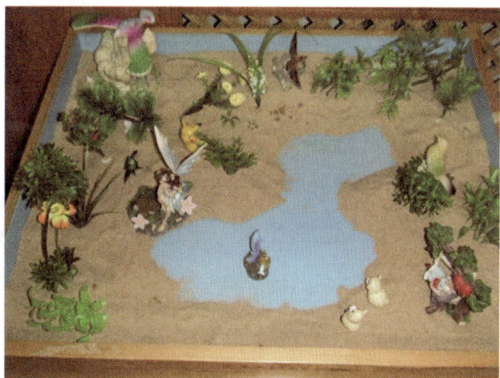

图10-28　梦幻的大地复苏

至此，小Z初期的各项问题已经得到解决或改善，从治疗的角度已经可以结束，但父母觉得长期做箱庭对小Z自我成长有帮助，因此希望继续。尽管小Z父母的期许不无道理，但最终没能实现。因为一些原因，箱庭室一段时间内无法使用了，加上小Z实际生活中的改变以及箱庭中的表现，治疗者与小Z父母及小Z商量在下一次箱庭后正式终止箱庭治疗。

6. 第25次箱庭

可能是因为了解这是最后一次箱庭，小Z的表现好像"倒退"了，他像第一、二阶段一样，冲进箱庭室就开始玩，顾不上别的，与近一段时间来比较平和、冷静的态度形成反差。

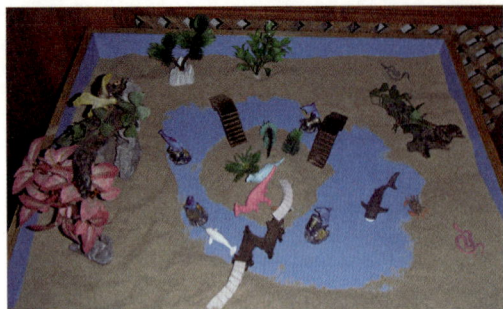

图10-29　动物世界（Ⅱ）

小Z首先在沙箱中央挖了个很大的湖，占了沙箱总面积的一半，接着在湖中央堆了个岛。然后在湖的四角放各摆了一只海豚，并且十分在意海豚的大小、形状，力求相似。接着在湖上架起三座桥，连接岛与大陆，并放了一些鱼和恐龙，恐龙在喝水。然后小Z在沙箱的左上、右上和右下角各放了一条蛇，同样表现出对蛇的形状、大小的"完美主义"倾向。最后，小Z极富创造力地用假山和树枝等玩具在沙箱左边做了一个门，作品完成，取名"动物世界"（图10-29）。

如果说前面的作品呈现中心化倾向，那么这次的作品表现得十分明显了。沙箱中心的湖、湖中心的岛、分布在湖四周几乎一样的海豚、三座桥、分布在三个角落的蛇，这些都呈现出某种对称性，具有很高的统合感，像在完成某种仪式的感觉。个案系列箱庭的末期往往出现中心化箱庭，因而也被视为治愈的象征。小Z这个阶段的箱庭反复出现青蛙、莲花等转化象征，并且作品逐步趋向中心化，这些都提示小Z的箱庭历程可以告一段落了。

最后，在与小Z谈论新学期的感受时，小Z告诉治疗者："我现在跟班上男生关系很好，除了某某（以前总欺负他的同学），但我现在不怕他了，我会想很多办法跟他对抗，我可以应付他。"小Z说这些的时候情绪并未与之前有明显变化，是平静且理性的，与之前提到这个同学时激烈的情绪卷入截然不同。提到学业情况，他表示现在写作业快了很多，一般晚上九点前能睡觉，有时还能七八点就睡觉，上课基本不走神，除非老师讲到特别无聊或不重要的内容时会一会儿走神，但讲到重点的时候能回来。

这个阶段小Z的作品呈现转化整合趋势，箱庭的创造性、动力性、统合感增强。小Z连续6次制作了湖或河，而且明显比以前更投入地完成这个过程，湖和河的形状更加有创意，水面会清理得很干净。同时，现在的小Z更加投入箱庭创作本身，而非明显地出于需要。在"童话梦城"系列作品中，奥特曼从对抗怪兽到表演再到稳稳站立着保卫家园，给人内心的震撼逐渐增强，汽车也整齐地朝一个方向行驶，说明小Z自我力量得到稳固，安全感增强，内部能量的流动顺畅。小Z初期的箱庭虽然没有明显的分裂现象，但往往会表现多个主题，并且主题间的联系不强，整体的统合性较弱，与小Z当时多个问题并存的情况相符。现阶段的箱庭能紧紧围绕一个主题展开，作品的统合感强，第20次、第24次、第25次箱庭呈现中心化趋势，表明小Z的自我统合已初步完成。第21次箱庭时，初期箱庭中象征着求助的骆驼第三次出现，但是方向与前两次相反——它要走了，小Z也已经做好准备离开了。

回顾这25次的箱庭历程，小Z经历了初遇箱庭时的兴奋，很快变得依赖，尽情地表达并满足现实中未满足的需要，箱庭几乎就是小Z现实情况的写照，情感卷入是明显的。经历了问题呈现、问题解决的艰难历程后，小Z趋于理性和平和，慢慢开始探索自己，新旧自我完成交接，他开始欣赏自己，认同自己，对自己的潜能进行了估计。最后一个阶段，每一次箱庭都像一幅"命题画"，作品与主题契合度很高，随着内在问题的解决和自我的重新建立，小Z已经可以单纯地享受箱庭创作过程了，表现出逐步与箱庭，与这段治疗关系的抽离。因此，当小Z说出"不再那么需要箱庭时"，治疗者自然感到欣慰，双方同时感到治疗结束的到来。

三、治疗机制

母子一体性的咨询关系为个案进行自我应对、自我探索提供了安全的空间。良好的咨询关系本身具有治疗作用，尤其对这样一个长期遭受排斥的个案。不评价、不解释、无条件积极关注的咨询态度让来访者体验自尊，内化自尊。根据荣格的观点，无法靠认知了解或解决的情绪经验常常可以借肉眼可见的形态而获得处理，本案例中箱庭无疑为个案处理情绪提供了机会。儿童在象征性游戏中会用物体来展现他所经历的其他事物，本例案主作为小学低年级学生就充分展现了这一点。小Z用动物代表现实生活中的同伴，在箱庭中呈现问题，按照自己期待的方式象征性地处理问题，用箱庭代替现实，释放了内心的攻击欲望，并且是在一个自己信任的成人的支持和陪伴下完成的。来访者在现实生活中是被控制、被侵害的角色，在箱庭中获得的控制感有助于其组织经验，增强安全感。此外，沙、水、玩具这些无意识心象为激发来访者的自我自愈力和自我整合提供了媒介。最关键的是，本案例展示了一个因遭遇同伴侵害而暂时萎缩、变形、充满攻击的自我，如何一步步在箱庭治疗的浸润中得到安抚，恢复其本来面貌并更加强大。

写作业的速度和数学成绩的提高很可能是来访者多动症状改善的"副产品"。有研究表明，箱庭有助于儿童多动症的治疗。此外，同伴侵害会造成儿童注意力分散，小Z曾表露走神时通常是在想象如何对付欺负他的同学。随着这一问题的解决，来访者注意力的问题也得到改善。

箱庭疗法作为中小学生喜爱的一种游戏，不仅能够为中小学生心理健康的培养提供很好的平台，也为中小学的心理辅导创造了一种有效的方法。从事中小学心理辅导工作的心理老师可以根据学生的具体情况，将这一方法灵活地运用到学校心理咨询、心理辅导的实践中，相信箱庭疗法可以发挥更大的、更富有创造性的作用。

第十一章
箱庭疗法在特定场所的应用

多年来，笔者和笔者的团队秉承"与其锦上添花，不如雪中送炭"的理念，号召每一位学生在学期间至少坚持做一件志愿者的工作，而且希望能一直持续下去。这样，我们的志愿者行动进入了聋人学校、培智学校、残疾人康复中心等特殊教育机构，超越言语的箱庭疗法作为心理辅导与治疗的游戏方法，为障碍儿童提供表达内心世界的平台而受到欢迎。与此同时，我们也将箱庭疗法引入监狱、强制戒毒所等特定场所，对服刑人员、强戒学员进行心理咨询与心理疏导，也取得了良好的效果。

在这样一些特定场所、特殊环境中，包括在心理危机干预场面下，我们强调为前来参加箱庭游戏活动的来访者提供自由与受保护的空间，使来访者能充分感受到来自治疗者的人文关怀。心理咨询的场面设定与箱庭疗法的治疗理念也能促进来访者自我治愈力的发挥，这样就可以帮助来访者敞开心扉，从而表达情绪，解开心结，内省自我，通过心理适应问题的解决，促进自我的成长、进步与发展。

第一节　箱庭疗法在聋校中的应用

中国残疾人联合会2012年公布的数据显示，截至2010年，我国听力残疾有2054万人。这一人群由于听力的缺陷而无法与普通人群通过言语进行交流，即使通过手语或其他方式交流，也可能存在误解或理解的偏差，因此他们要融入社会较普通人要困难得多。于是，箱庭疗法成为现今国内聋校应用比较广泛的心理治疗与辅导的方法。

听力上的障碍可能会影响儿童在认知、情感、社会性上的发展。陈顺森，张日昇（2007）总结了听力障碍儿童的心理与行为的特征：认知发展的滞后，社会认知的片面、偏差，社会交往的回避、孤独，内心体验的焦虑、恐惧与压抑，情绪和行为的适应不良。陶新华（2007）采用中文健康问卷（CHQ），对苏州120名中学聋生施测，结果显示聋生的总体心理健康状况显著低于听力正常的中学生，差异主要体现在身体症状、焦虑和担忧、抑郁三个维度上。付彩传（2009）调查发现相比于普通青少年，听力障碍的青少年总体的心理健康水平偏低，主要体现在自我满意度低、易冲动、敏感、焦虑、孤独、自卑、报复心强等。此外，处于青少年期的听障学生对丧失听力给自己带来的负面影响更敏感。听障青少年不仅面临更多的情绪适应困难，也往往表现出更多的攻击行为和犯罪倾向。

一、箱庭疗法对聋生的适用性

国内外的研究者开展了一系列的临床实践，并且发表了许多箱庭疗法在听力障碍儿童中的心理治疗和干预的研究，为箱庭疗法在这一群体中的临床应用提供了证据。例如，樱井素子（1999）对一名重度语言障碍的儿童萨姆进行了一年的箱庭治疗；王萍，黄钢，杨少文等人（2009）采用倒返实验设计，对一名社交焦虑障碍的聋生进行了箱庭治疗并对疗效进行了评估；林雅芳和张日昇（2011）对一位交往障碍聋生进行箱庭治疗；孙凌等人（2012）对一位ADHD的听障儿童进行了箱庭治疗并评估了治疗效果。

（一）箱庭疗法的易操作性

由于制作箱庭作品不需要制作者有特殊的技艺，其制作过程对来访者运用语言准确地表达自身问题和事件的能力要求不高（张日昇，2008）。而儿童本身由于其情感和认知水平有限，还不能够用文字或语言来准确地表达其内在的思想和感受（Johnston，1997）。听力障碍的儿童，由于其生理的原因，相对于普通儿童，言语的表达更为困难。箱庭以游戏的形式，作为一种交流工具，能够使儿童超越无法理解或难以清晰地表达其抽象思想的限制，儿童只需要在沙箱中自由地表达和玩耍即可。

（二）箱庭疗法的游戏属性

箱庭本质上是一种玩沙和玩具的游戏活动。游戏是儿童的语言，是儿童和外界环境互动、联系的方式。儿童在治疗环境中自然需要通过游戏表达他们的困难和忧虑，就像成人以言语的方式描述困难和忧虑一样（Axline，1947）。Landreth（2002）认为游戏治疗有助于儿童把游戏作为一种自然的语言去表达和交流他们的感受、想法和体验。游戏作为一种非言语的沟通方式，可以在某些程度上弥补听力障碍儿童言语交流上的缺陷。

游戏本身就是儿童的生活方式，是儿童内心世界与外界形成联结的媒介，通过游戏，能够很好地促进儿童的成长（张日昇，2008）。由于听力的阻隔，听力障碍儿童获取的外界的讯息是片面的、不完整的。通过箱庭游戏，帮助听力障碍儿童与外界环境，与他人形成联结。

此外，其游戏的特性能够降低儿童的阻抗，提高儿童的参与度。箱庭材料——沙和玩具，以其独特的魅力吸引着儿童前来玩耍。Mitchell和Friedman（1994）认为儿童对玩沙有一种自然的驱动，不论在幼儿园还是小学，有沙坑的地方总是聚集了玩沙的孩子。

（三）箱庭疗法的非言语性

制作箱庭可以充分调动儿童的触觉、皮肤觉、视觉、运动觉、知觉等多种感知觉，在某种程度上弥补了听觉缺失造成的缺陷和不足。Kestly（2001）认为，箱庭提供了一种视觉和触觉的途径，能让孩子懂得如何理清混乱和伤害，并通过直面过去的经历找到解决之道。箱庭疗法是一种高度形象生动，超越言语，跨越文化障碍的心理咨询方式，特别适用于于聋哑或听力、言语困难的儿童和青少年，是一种能够满足他们心理健康需求的强而有效的工具（Betman，2004）。

二、箱庭疗法在聋校中开展的特殊性

在聋校从事心理工作的治疗者或心理老师，了解听力障碍儿童的心理和行为特征以及箱庭疗法的特殊性有助于更好地开展工作。

（一）了解聋生的心理特征

听力障碍儿童相较于听力健全的儿童，可能会因听力缺陷而产生一些独特的心理行为问题。同时，他们也同听力健全儿童一样，经历自身生理和心理发展过程中可能面临的冲突和问题。所以，聋校的心理工作者既要了解听障儿童心理行为特征的独特性，也要看到听障儿童和听力健全儿童的共性。

从发展性问题来看，听力障碍儿童同普通的儿童一样，都要经历婴儿期、幼儿期、学龄期、青春期等发展的时期，那么每个阶段的特征以及可能会存在的冲突，他们也可能会遇到。从统计学的角度来看，人类的很多心理和行为表现可以近似看作正态分布。所谓异常，就是异于常态的意思。当需要评价这个行为是正常还是异常时，我们将这个行为放在正态分布中看，看看这个行为是否处于正态分布的左右两个极端。如果将听力障碍儿童的某些行为放在普通儿童行为的正态分布图中，可能是处于极端的，是异常的。但是，如果把这一行为放在听力障碍儿童行为的正态分布图中，可能这是大多数听力障碍儿童都存在的行为，那么在听力障碍儿童的群体中，出现这一行为是"正常"的。最为常见的是听力障碍儿童可能会出现高声说话和叫喊这一行为，对于普通儿童来说，这可能是一个异常的行为表现，但是对于听力障碍的儿童来说，生理的原因导致他们较难接收到响度小、频率低的声音，只有通过这种方式才能让自己或对方听到声音。

听障儿童的其他感知觉的发展也可能由于听觉的缺损而受到影响。听障儿童相较于普通儿童，在记忆方面表现为记得慢、忘得快；在思维方面表现为发展速度和水平低于同龄人，但并不存在逻辑思维混乱的现象。郑裳（2009）的研究表明，聋哑儿童的情绪理解能力相较于普通儿童滞后了8～10年，但发展模式和情绪理解本身没有缺陷，只是由于感官的缺陷而推迟了该能力的获得。

由于听觉功能的丧失，听障学生的认知水平往往低于同龄健常者。但同时可能有其他感知觉的补偿作用，某些感知觉又可能高于同龄健常者。所以，可以通过视觉、触觉等非听觉的感知觉来拓宽听障学生的认知空间，丰富听障学生的认知途径，提高听障学生的认知水平。

听力的缺损限制了对外界信息的接受，所以聋生对外界事物的认识和了解可能存在片面和偏差，这在一定程度上会影响他们同其他人建立良好的社交关系，甚至是与最亲密的家人，沟通上也可能不同于普通家庭。有些聋生父母并不会手语，因此与孩子交流不多。聋生的原生家庭环境、氛围也可能有异于普通家庭。对聋生原生家庭的了解有助于我们理解他们的心理和行为表现。

（二）非言语的沟通方式

了解聋生的心理行为特征并不意味着给这些孩子贴标签。我们在认识到他们同正常儿童差异的同时，也要记得他们也是儿童，相较于差异，更不能忘记他们与同龄者的共性。他们也是孩子，同样喜欢游戏，喜欢打闹，喜欢美好的东西，同样理解微笑是友好的，冷眼是排斥的。

特别对于聋生，听力感觉的缺失使得他们的其他感知觉甚至会比正常人更加敏感。研究表明，聋生由于身体的缺陷常常怕别人瞧不起自己，因此对外界比较敏感。与此同时，聋生所感受到的社会支持、父母支持和其他支持均高于普通学生（陶新华，2007）。所以，你的微笑、真诚、鼓励、赞赏对他们而言有着更为积极的力量；同样，你的忽略、冷漠、指责也可能会产生更大的伤害。

聋校的心理工作者需要客观地、不带评价地认识听力障碍儿童同正常儿童的共性和差异。在陪同听力障碍的儿童制作箱庭的时候，我们会发现语言是那么无力，与此同时又会发现非语言的沟通是多么有效。眼神、面部表情、肢体动作都会被捕捉，自己坐的位置，同他们的距离和肢体接触（握手、拥抱等）等细节都可能会被他们在意。所以，陪伴者应充分利用非言语的沟通技巧，通过图画、文字、手语、肢体语言等同他们交流是非常有用的。

（三）箱庭设置的调整

个体箱庭是让来访者自由地在箱庭中"想怎么摆都可以"，而团体箱庭由于有多人参与，会有较多的规则和设置。在聋校中开展团体箱庭，可能需要根据参与儿童的认知程度对规则做适当调整。以下是根据我们研究室过去一年，在北京某聋校面向一年级至六年级的小学生开展团体箱庭的经验总结，在这里可以作为大家实践的参考，并不是固定的模式，在真正实践过程中还需要根据实际需要做出调整。

1. 控制团体人数和时长

根据团体箱庭的定义，两人及其以上的都可以称为团体箱庭。团体箱庭的人数需要有所限制，平时可以7～8人，但是在听障儿童中开展的时候，由于不论是通过手语还是纸笔交流都会比言语沟通更加耗费时间，所以建议团体箱庭人数不要太多，一般4～6人的团体比较合适，这样可以让每一个参与的儿童都有足够的时间表达自己，并且让陪伴者和其他成员理解他所表达的内容。同时，整个团体箱庭的时间也能够控制在90分钟以内，对于年龄较小的儿童，团体箱庭时间过长会使得他们在后期难以集中注意力。如果团体箱庭的时间较短，可能每个成员的参与程度不深，陪伴者同儿童的关系也可能建立得不够完善。

2. 明确规则，灵活调整，适当简化

明确规则，让参与的儿童知道，在这个游戏中，什么样的行为是允许和鼓励的，什么样的行为是不被期待的。由于认识发展的限制，低年级的儿童可能比较难以理解抽象的规则，所以讲解规则的方式需要一些调整和技巧。听力障碍儿童往往无法直接通过口头讲解规则，而是需要借助手语、图画、纸笔来辅助讲解。如果是首次团体箱庭的话，那可能需要花一些时间来讲解规则，确保每个孩子都理解并接受规则。如果是长期的固定成员的团体箱庭，之后每次制作团体箱庭前花1～2分钟，通过手语或者绘制的卡片纸与孩子们重温一下团体箱庭的规则就可以，一是避免有成员遗忘了规则，二是起强调的作用。

同时由于儿童的注意力的维持和自控能力尚不完善，在遵守规则方面较为困难，因而规则中可以加入一些行为要求。这些行为要求可能对于成人来说是理所应当、自然而然地表现，但可能是大多数儿童尚未习得的亲社会行为，如"认真观看别人摆放"，"别人分享故事的时候要双眼看着对方"，"别人分享完故事后要鼓掌"，这样就在游戏中培养儿童的一些行为。可以取消在最开始的时候调换制作顺序的设置，因为不容易让儿童理解调换顺序这一设置的原因和目的。如果是长期连续的团体箱庭，可采用轮流优先的顺序来进行，让每个人都有机会做第一。同时，取消了最后一名的微调规则，也是基于不容易阐述为何如此设计的原因，同时较难让儿童把握何为"细微"的调整。

总之，对规则最基本的要求儿童是可以理解的，能够做到的。

3. 箱庭讨论，鼓励表达，使用引导式提问

在制作完团体箱庭后的分享讨论阶段，即成员在治疗者的引导下，团体成员依次分享自己制作的想法、对箱庭的理解以及过程中的情绪和感受。

首先，治疗者需要耐心地倾听、理解、鼓励、引导儿童在这一环节表达自己。如果儿童的口头表达有困难时，可以借助手语翻译、纸笔交流、肢体语言等方式来同儿童沟通，但不要因此而忽视口头表达。对于部分非重度听力障碍的儿童而言，通过训练和借助助听器等设备，他们是可以学习发声的，而团体箱庭的分享环节是锻炼口头表达能力的一个很好的平台，这非常有助于听障学生实现"聋而不哑"的愿望。在倾听的同时，由于听障儿

童的表述可能不准确或者不清楚，这时治疗者需要同儿童确认自己所理解的是不是儿童想要表达的内容。这种反馈式的沟通有助于儿童规范语法，更清晰和准确地表达自己。因为在日常生活的人际互动中，听障儿童往往由于模糊的表达而造成理解的偏差，从而影响他们与人的沟通和交往。

Flahive（2007）认为治疗者可以提一些问题来帮助成员探索、思考和进一步的澄清，如"这个玩具是（代表）什么""他/她在做什么""箱庭的主题是什么"。但在提问的时候需要考虑儿童的认知发展水平，如年龄较小的儿童可能无法概括出箱庭的主题。Kestly（2001）认为治疗者应表达对儿童所讲述的故事的兴趣，并采用反馈式的倾听鼓励儿童更详细地阐述，同时要避免侵入式的提问。张日昇（2006）认为治疗者应该持真诚、无条件积极关注和共感理解的态度，通过这些让整个团体的成员感受到自由与受保护，从而得以表达自己并同他人建立联系。

同时，对每一位成员的分享，治疗者都应给予积极正向的反馈。对儿童的表达这一行为进行鼓励和肯定，但对于表达的内容，治疗者应持不评价、不分析的态度。关于内容的讨论可以交由团体内部进行。通过分享和讨论，儿童可以发现他人和自己对同一箱庭作品的理解存在相同和差异。相同之处可以产生共鸣，创造和他人一样的体验，而认识到他人和自己的差异则是换位思考的基础。而且通过连续的团体箱庭，我们可以看到儿童从自我中心的视角，逐渐认识到自己是环境的一个部分的过程。

三、箱庭疗法对社交焦虑聋生的心理援助

社交焦虑（social anxiety）最早由英国精神病学家 Mark和Gelder提出。Watson和Friend于1969年又将其具体论述为两部分内容并编制了相应的量表：一方面是社交回避，即个体在面临社交场合时表现出的回避的行为倾向，这主要是通过行为来表现的；另一方面是社交苦恼，即个体在社交场景中，自身的不适或是烦躁等负面的情绪体验，这主要表现在情绪方面。遗传因素、亲子关系、教养方式、同伴关系以及自身性格和气质类型都会对社交焦虑产生影响。在影响聋生的众多焦虑类型中，社交焦虑是最常见的一种。

在某聋校全体高中生中使用社交回避及苦恼量表进行施测，筛选出高分组的被试，通过该校心理健康中心的老师，邀请他们参加个体箱庭活动。下面的两个个案（M和N）是参与此次活动的同学。在征询本人和老师的意见后，进行每周一次，每次50分钟的箱庭治疗。箱庭制作后的讨论通过纸笔交流完成，尽可能减少因为手语翻译可能对咨询关系建立产生的负面影响。

四、个案 1：搭建心灵舞台，走出社交苦恼

治疗者：王斌彬

督　导：张日昇

（一）个案介绍

M，女，全聋，16岁，聋校九年级，父母是外地进城务工人员。父母为了让M获得更好的教育，从小学开始便带着M在城里某聋校上学，九年来一直没有离开这所学校。学校为住校制，M从一年级开始就与另外两个同班女生有着深厚的友谊，并较少与她们以外的同学交流。在这个团体中，她是"大姐"，其他两位她称为"二妹"和"三妹"。同窗9年且关系很好的"三妹"，渐渐地疏远她和"二妹"，让她觉得自己人生中最重要的一份友谊正在远离，"三妹"的"背叛"也让她对人和人之间的情谊产生了深深的怀疑，越来越不愿意与周遭的人有深入的交往。

活动3个月前，某聋校全校测查社交回避及苦恼量表（SAD）。量表包含有28个题目，共计28分，其中14题用于评价社交回避，14题用于评价社交苦恼，分别为14分。量表得分越高，焦虑问题越严重。本次施测总量表内部一致性系数为0.848，回避分量表的内部一致性系数为0.687，苦恼分量表的内部一致性系数为0.793。M全校统测问卷得分26分（回避分项13分，苦恼分项13分）。3个月后的箱庭干预前重测得分为24分（回避分项12分，苦恼分项12分），社交焦虑得分相对稳定，表明M长期处于高社交焦虑状态。

（二）箱庭治疗的过程

M共接受了11次箱庭治疗。下面从作品主题、场景、内容表述等方面对于其中7次的箱庭制作过程进行简要介绍。

第1次箱庭来访者没有提出主题（图11-1）。左上的男孩在海里冲浪，中间的男孩在画着他面前的海景，老奶奶坐在自家门前看着远处的大海，手里拿着食物，旁边站着她的孙女。右上潜伏着一只觅食的蜘蛛，正在盯着奶奶手里的食物，孙女看到了潜伏的蜘蛛，担心蜘蛛来抢食物时伤害到奶奶。箱庭作品表达了一种来访者当下的情绪状态。蜘蛛带来的威胁，就如同朋友的背叛和伤害。猎物陷入蛛网中无法挣脱的状态，正如来访者当下在背叛情绪的包围中苦苦挣扎，却无法破局，只能"看着危险，着急"（来访者自我表述）。

第2次箱庭的主题是"闺蜜"（图11-2）。小女孩们分站两处，沙滩上有人正在弹着优美的钢琴曲，一个喜欢听音乐的男孩站在桥上看着海景。最右边的女孩暗恋这个男孩，时不时偷偷看着他。通过此次箱庭的制作和讨论，M第一次向治疗者道出了内心的困扰。"三妹"因为喜欢一个男孩，而疏远她们这个从小学一年级组建到现在的小团体。箱庭作品中分开

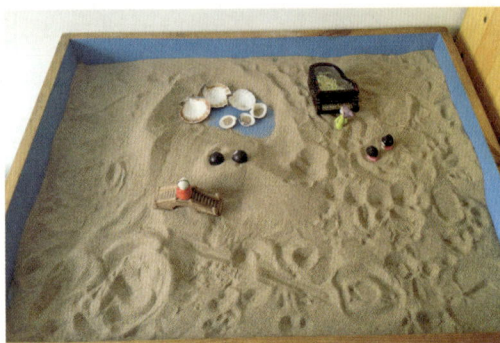

图11-1 无题 　　　　　　　　　　　　　　图11-2 闺蜜

站着的两拨女孩，表达了她们当前分离的状态，而"三妹"对这个男孩的好感，则是导致她们分离的原因。

第5次箱庭的主题是"因爱而绝望"（图11-3）。故事中M开着车拿着枪追杀摩托车上的另一个背叛了她们组织的闺蜜，而后面的两辆车追逐着前面两辆车，让她们不要互相残杀。追击场景前方有禁止通行路牌，逃窜的摩托车是无法通过的，所以背叛者马上就会被追上。作品中M持枪追击"三妹"的场景，充分表达了她对友谊背叛者的愤怒，而前方禁止通行标志和身后劝架车辆的存在，也反映了M内心的矛盾，即希望能够惩罚背叛者，又希望人有能来调解她们的矛盾。

第6次箱庭的主题是"地狱与天堂"（图11-4）。左边是三个女孩走向地狱的深处，右边则是三个女孩游览天堂的场景，中间的大海完全的分开了地狱与天堂，让这两个世界不会互相影响。一条河将两个对立的场景分隔开来，也使得场景中的矛盾情绪更加明显。这也是第5次箱庭的情绪的一种延续，只是积极场景在增加，消极场景在减少。依据空间配置原理，右上方是人生追求的方向、希望的表现，象征着希望和期待的场景在这个区域出现的可能性较大。处于右上方的天堂的场景，说明了她对当下困境出口的倾向性，希望能够回到和朋友一起开心快乐的时光，对来访者而言，那就是"天堂"。

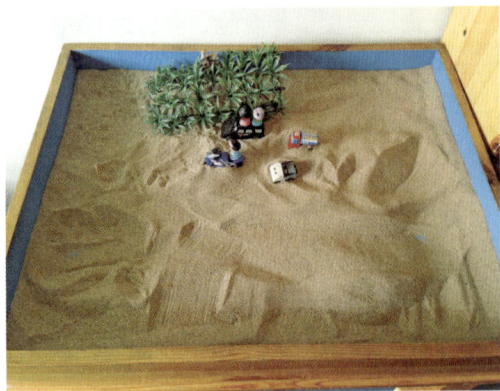

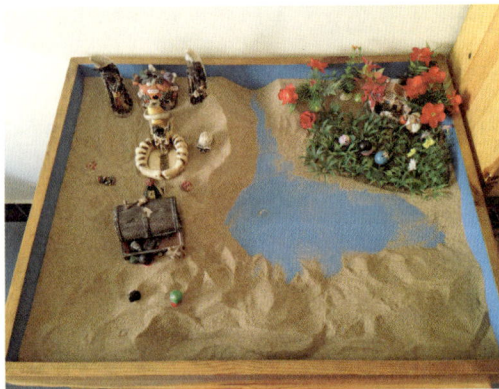

图11-3 因爱而绝望 　　　　　　　　　　　　图11-4 地狱与天堂

第7次箱庭来访者没有提出主题（图11-5）。三个女孩在美丽的荷花上排练舞蹈，引来许多围观人群。湖中有只船，而船上压着一座桥。桥代表沟通，而M以压在船上的小桥作为跨湖大桥的表达方式，也从一定程度上说明她在意识到沟通重要性的同时，也意识到自己在具体的沟通技巧上有所欠缺。排练舞蹈的场面预示着即将到来的一场演出，说明M正在为某件事做着准备。在现实生活中M和"三妹"进行了一次关于她们现在关系的谈话。缓和的箱庭场景就是这次沟通给M心境上带来改变的体现。在此之前的几次箱庭制作时负面情绪的释放，也促成了这次主动沟通行为的实现。

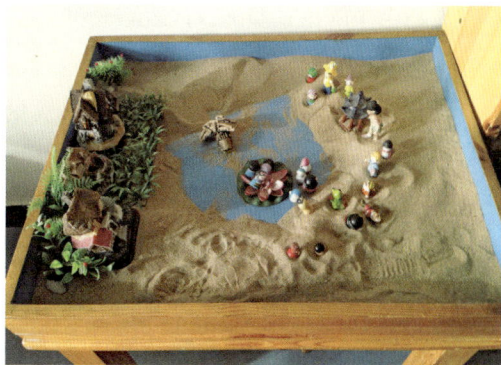

图11-5　无题

第10次箱庭的主题是"谁何懂人心"（图11-6），她们守护的基地正遭受着敌国的进攻，虽然攻方火力很猛，气势也很强，但是她们还是会获得最后的胜利。箱庭作品中的战争场面表现出来访者处理人际关系的态度和方式。M说战争和冲突，很多都是因为误会。误会之所以会产生，就是因为相互之间不了解对方的心意。如果有人能够了解别人的心意，就会避免很多冲突，但这样的人太少，所以现实中还是有许多因误会而产生的冲突。此时的战争场面反映了来访者自身能量的积累，已经足以对抗这些会给人际关系带来伤害的"误解"。她与好友间的关系也从开始时箱庭作品中分离的状态，到当前的并肩作战，这也从作品的层面反映其现实问题的解决。

第11次箱庭的主题是"离开，可能再见吗？"（图11-7）。这是一场演出，"二妹"在观众席上安静地看着表演。她和"三妹"在舞台上表演着舞蹈。面对着即将到来的分离，她们唱着悲伤的歌，跳着优美的舞。她们不知道什么时候能再见，但又希望永不分离。这样

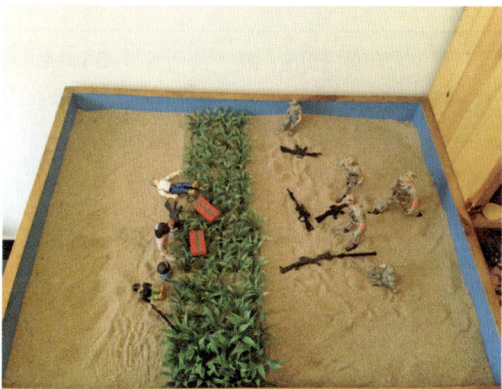

图11-6　谁何懂人心

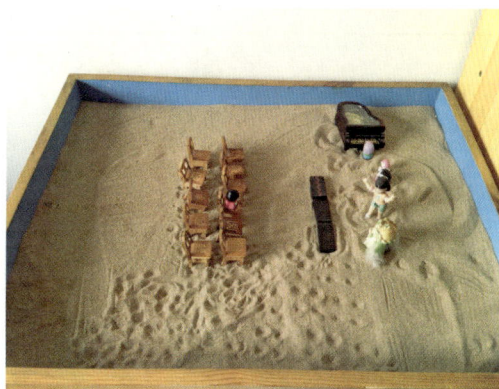

图11-7　离开，可能再见吗？

一次在舞台上的正式演出，代表着一种圆满。正呼应了第7次箱庭中那正在排练的舞蹈，呈现了一个从准备到完成的一个过程。这也恰好对应了来访者在这个过程中，对人际交往问题的处理以及对自我情绪的调节。曲终人散后，最终会留下的还是九年相处带来的那分不舍，以及对于那些在生命中留下深深痕迹的人的一份永不分离的美好愿望。这最后一次的关于分离的箱庭主题，也像是来访者在以这种方式，表达和处理其与治疗者之间即将到来的分离情绪。

（三）箱庭治疗的效果

1. 来访者自我评价

M在同伴关系方面，第7次反映和有矛盾的同学关系好多了，第11次反映关系已修复，面对即将到来的初中毕业，互相之间还恋恋不舍。箱庭干预结束后的心情比之前好了很多，没有那么烦躁和苦恼了。

2. 老师评价

M的交际圈扩大了，以前只与固定的两个同学交流。现在慢慢地也和其他同学开始有所交流了。

3. 治疗者评估

伴随着重要同伴关系的修复，来访者内在压抑的负面情绪得以释放，人际交往的信心进一步建立，对自我的认识也逐渐清晰，能更加客观地面对自己的缺点。

4. 量表评估

箱庭干预前后3个月以及箱庭干预期间，每隔3次干预，就对来访者施测社交回避及苦恼量表，结果见表11-1和图11-8。来访者的社交焦虑得分从第1次干预时的24分降到第11次干预时的13分，社交苦恼和社交回避分项值分别从12分、12分降至6分、7分。3个月后进行后测，基本保持干预效果。

表 11-1　M 在 6 个时段的问卷得分

	3个月前	第1次干预	第4次干预	第8次干预	第11次干预	3个月后
社交焦虑分项	26	24	23	15	13	15
社交苦恼分项	13	12	12	8	6	7
社交回避分项	13	12	11	7	7	8

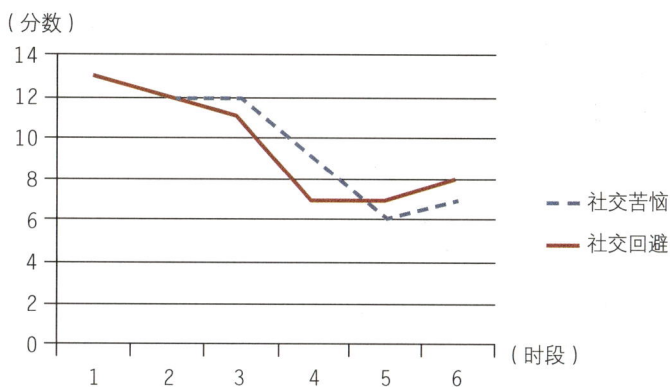

（分数）

- - - - 社交苦恼
——— 社交回避

图11-8　M在六个时段的问卷得分

五、个案 2：战胜恐惧，成为更强大的自己

治疗者：吴林桦

督　导：张日昇

（一）个案介绍

N（化名），19岁，男孩，听力几乎完全丧失，能熟练使用手语以及文字交流，但是书面文字常常会出现一些语法错误。N跟随母亲来到北京，母亲在北京打工，N从小学开始就读于北京某聋校，父亲带着弟弟在老家生活，两个姐姐均在外务工，每年过年的时候全家才有机会团聚。相比同班的其他聋生，N智力中等，成绩处于中下游。性格内敛，孤独，不怎么和同学沟通。班主任和任课老师反映，N在班里属于那种不容易被老师注意到的学生，因为成绩不拔尖，不太主动也不会犯什么错误，相比其他调皮难管教的学生，也不太会受到老师的关注。

N社交回避及苦恼量表得分18分（回避分项8分，苦恼分项10分），3个月后的箱庭干预前重测得分为17分（回避分项8分，苦恼分项9分），社交焦虑得分相对稳定，表明M长期处于较高的社交焦虑状态。

（二）箱庭治疗的过程

N共接受了10次箱庭治疗。通过后期对整个过程的梳理，治疗者将N的箱庭过程分为四个阶段：问题呈现、冲突对抗、问题解决和个人成长阶段。下文将按照制作顺序，呈现N的箱庭治疗过程。

1. 问题呈现阶段（第1～3次）

第一个阶段是问题呈现阶段。主要任务是同来访者建立关系，了解和收集信息。

图11-9 回家的路

（1）第1次箱庭

时间：某年10月27日。

主题：回家的路（图11-9）。

来访者第1次制作的箱庭又称为初始箱庭，制作时间为20分钟。初始箱庭就像是精神分析中初始的梦，具有十分重要的意义，既能呈现来访者当前的问题状态，又能呈现来访者治愈的可能性。N的初始箱庭描述了日常生活，主题为"回家的路"，呈现了家、公园、加油站、车站四个场景。

左上方的房子代表着N的家，家庭虽然大，但是空，家庭成员之间疏远。这与之后在咨询中N提到的自身家庭情况有着联系：N虽然有一个大家庭，家人却分散在四处，很少有相聚的时间。箱庭中没有自我像，仅有一辆摆放在左下方的绿色自行车，是他自己的自行车，也没有家人的形象，呈现的众多人物都是路人，人物间没有联系，这在一定程度上反映出来访者实际生活中同他人的关系——形同路人。

众多的交通工具体现出来访者内心的动力和秩序感。下方的公交车是回家的公交车，方向却不是指向代表家的那座房子。左下方的火车头同大巴车的方向不一致，是朝向左边的，来访者主诉火车处于故障、停滞的状态。但是，火车中有一个工人正在努力维修，并且来访者表示这个工人有能力将火车修好。中间的亭子和右边的草坪象征着公园，公园中生机盎然，有着古朴的亭子，有两只船自上往下行驶，N很喜欢公园，公园这个场景也在整个箱庭治疗过程中多次出现。安静、美丽的公园是一个能让他放松、平静的地方。箱庭中心有一个小和尚，站在亭子前练功夫并且有路人驻足围观。可以感受到来访者对这个小和尚的羡慕、期待的情感。

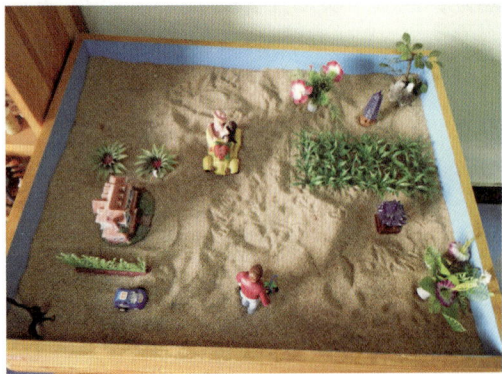

图11-10 结婚和公园

（2）第2次箱庭

时间：某年11月17日。

主题：结婚和公园（图11-10）。

这一次的箱庭制作了15分钟，出现了N的自我像，是一个高个子推着自行车的男孩。自我像的出现可能是来访者开始认识自我，同时也预示着咨访信任关系的建立。

箱庭中，N独自推着自行车往公园走，同时N提到自己平常基本上没有跟朋友出去玩的经历，去公园也是独自一人。他感到"安静"和"孤单"，这同箱庭中独自推着自行车的形象相吻合。代表N的玩具在推着自行车前行的途中看到有人结婚，跑车上的一对新人面带微笑，满脸幸福。左侧是这对新婚夫妇温馨的家，被鲜花和绿植点缀。N远远地看着这幸福的场景。

夫妻是人际关系中较为亲密的关系。上一次的箱庭中人物之间形同路人，而在这一次的箱庭中，虽然人物没有上一次的多，却表现出了亲密的人际关系以及对此的憧憬和向往。

（3）第3次箱庭

时间：某年11月24日。

主题：小和尚的寺庙（图11-11）。

在前两次的箱庭中，让N很喜欢的公园一直处于箱庭的右侧，这一次，N通过箱庭走入了这个公园，制作时间为10分钟。

箱庭中呈现了琴、棋、书、画四个小和尚围坐在亭子四周的画面。这次出现的四个人物是同类的，感觉人物间的关系更近了一步。但是，这四个人物各做各的事情，各处一方，没有交集。其中有一个是来访者的自

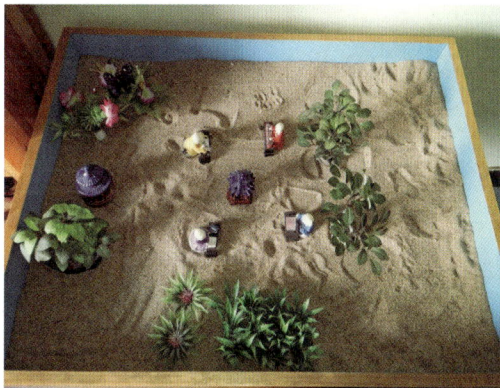

图11-11　小和尚的寺庙

我像，来访者选择下棋的小和尚作为自我像。这个人物相对其他三个人物的特殊之处在于，他是四个人物中最需要同伴的一个角色设定，琴、书、画都可以一个人完成，但下棋却需要两个人来共同完成。N提到在现实生活中自己会下五子棋，也和同学比赛过五子棋，但是自己下得不好，经常输。N本就不是一个特别自信的人，而且相对于同龄的聋生属于智力平平的人，在社交互动中不具备太强的竞争力，相对于同龄中聪明伶俐的同学，他会经历更多的失败。这让他本不自信的他，在社交互动中感到更为沮丧。不过在箱庭的左上角，N将蝴蝶和花朵玩具组合在一起。蝴蝶有着转变、蜕变的寓意，可能预示着来访者的转变。

2. 冲突对抗阶段（第4~6次）

（1）第4次箱庭

时间：某年12月8日。

主题：好兄弟连战争（图11-12）。

在第4次箱庭中场景发生了很大的变化，呈现了一幅战争的画面：全副武装的战士、持枪的士兵、重型坦克、军用卡车、直升机等。制作时间为7分钟。

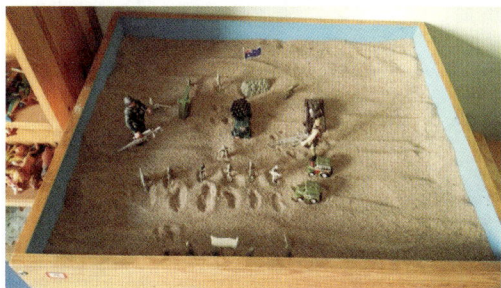

图11-12　好兄弟连战争

战争的场景非常有冲击的感觉，让人很直观和强烈地感受到来访者的情绪。来访者的自我像率领的军队在沙箱的中心区域，被敌军包围，腹背受敌，情况危急。这一冲突与危机的画面可能反映出来访者内心的冲突和焦虑，

但在看到来访者的"影"的同时，我们也能看到来访者"光"的一面。通过两军人数比例和装备好坏可以看出，虽然目前来访者处于被包围的状态，但是其内在的力量是很强大的，足以战胜敌人，而且箱庭中出现了跟来访者自我像同类的战士形象，虽然这个玩具并没有象征某个在现实生活中的特定人物，但是它同自我像并肩作战，两人是好兄弟，箱庭的主题为"好兄弟连战争"，这种同伴支持也是来访者治愈的资源之一。

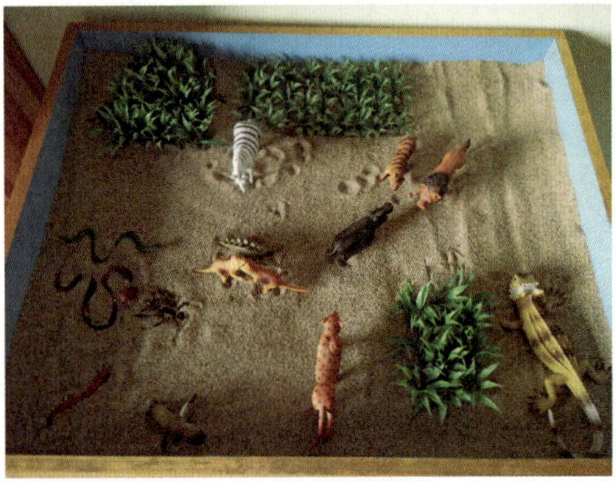

图11-13　自然动物

（2）第5次箱庭

时间：某年12月15日。

主题：自然动物（图11-13）。

第5次的箱庭制作了5分钟。在箱庭场景中，攻击和冲突更加激烈，而且是原始的厮杀。左上方放着两片草坪，草坪中暗藏着蜘蛛，左中部分红、青两条蛇在同巨型蚂蚁搏斗，左下方有一只红色的蜈蚣，旁边是一只老鹰，中间是三只互相撕咬的恐龙，其中一只恐龙咬住另外一只恐龙的头，中下方放着一只豹子，虎视眈眈地看着右上与狮子和老虎对峙的河马，中上方有一只孤零零的斑马，默默地看着动物间的战斗，右下方的草坪后潜伏着一只巨型蜥蜴，眼睛盯着前方的狮子。

冲突的场景在一定程度生可能反映了来访者内心各种情绪的冲突和对立。来访者的自我像是静静地在一旁观看的斑马。斑马看到的世界，其实就是来访者眼中的世界。外界充满了竞争、弱肉强食，非常残忍冷酷，而作为自我像的斑马，温和，没有攻击力，在这样的世界面前，看起来非常弱小，没有竞争力，于是默默躲在一旁，回避着残忍的竞争。

N表示在摆放的过程中，内心也是恐惧的："拿的时候吓死了。"但是即使害怕，N仍然勇敢得完成了此次箱庭作品。不同于之前采取的回避的应对方式，N这次选择了面对，直面自己的恐惧，并且将自己的恐惧呈现出来，这便是"勇敢"，非常难能可贵，也让治疗者非常感动。

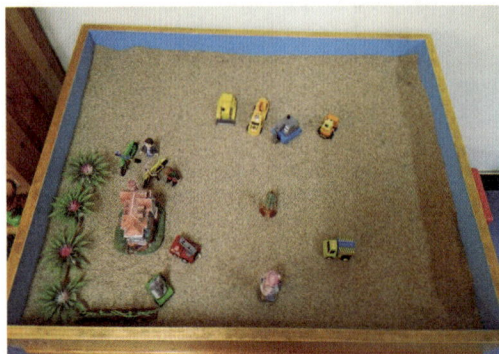

图11-14　救火

（3）第6次箱庭

时间：某年12月22日。

主题：救火（图11-14）。

本次箱庭制作用了7分钟。箱庭的左下角是一个美丽的房子，房子的后方种有鲜花，上方两个小男孩推着自行车往家的方向走来，房子的右下侧是两辆消防车，车头朝向房子，箱庭中间摆放了一座塔，依然代表着公园，右上方有四辆不同种类的重型汽车，箱庭的下方是一个捧着书的小女孩，女孩旁边有一辆货车，往左行驶。左上方推着自行车的两个小男孩，是来访者和他的弟弟，左下角美丽的房子代表来访者的家。来访者主述由于房子破旧所以电器线路发生故障引起了火灾，两辆消防车正在灭火，最后火被扑灭了。

N首次向治疗者提到自己的家人，治疗者根据N的家庭绘制了家庭结构图（图11-15）。N的家境不太好，老家比较贫穷。N在家中排行第三，他的大姐和二姐都在外省工作，弟弟在读高中，母亲在北京打工，N跟着母亲在北京某聋人学校就读，父亲带着弟弟生活在老家。这不禁让我们回想起N的初始箱庭中代表家庭"大而空旷"的房子。N有很多家庭成员，但是聚少离多。

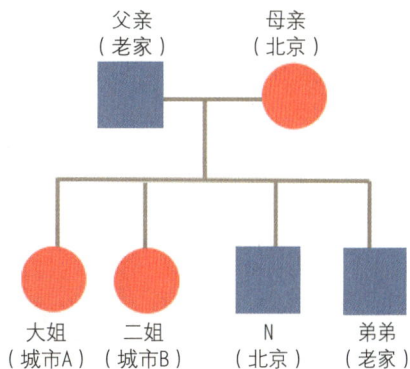

图11-15　N的家庭结构图

这次的箱庭不仅呈现了危机，也呈现了对危机的处理。所有的玩具（不论是人还是车），都朝向危机中心（着火的房子），来访者将关注力都放在问题核心上。同时，房子的斜对面是施工现场，正在建构新的楼房。这就像是旧的观念（房子）破坏之后重构（修新房子）的象征。

这次的箱庭同之前的相比，来访者的内容同现实的联结更多了。箱庭不再是一个假想的画面，而是现实生活的部分反映。N首次提到了自己的家庭，表现出他对治疗者的信任。这次箱庭体现了来访者主动应对危机的意愿，可能预示着将进入下一个阶段。

3. 问题解决阶段（第7~8次）

（1）第7次箱庭

时间：某年12月29日。

主题：过春节（图11-16）。

这次的箱庭制作了6分钟，讲述了N去年和母亲回家过春节的故事。由于正值春运，所以票很紧张，N和母亲先坐火车再转长途大巴车才能回到家乡。虽然回家长途跋

图11-16　过春节

涉，十分辛苦，但是来访者十分开心。右下角的公园是来访者老家的公园，是来访者喜欢去的地方，但是这个公园被拆除了。此时快到期末，新年即将到来，来访者提到已经近一年没有和家人团聚了，而且今年母亲工作繁忙，寒假可能没时间回老家。箱庭是"睁着眼睛做梦"，梦是愿望的达成。也就是说，现实中未能完成的心愿可以在箱庭中表现。

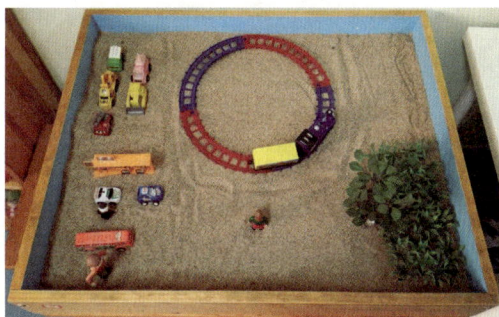

（2）第8次箱庭

时间：次年1月5日。

主题：体育高手（图11-17）。

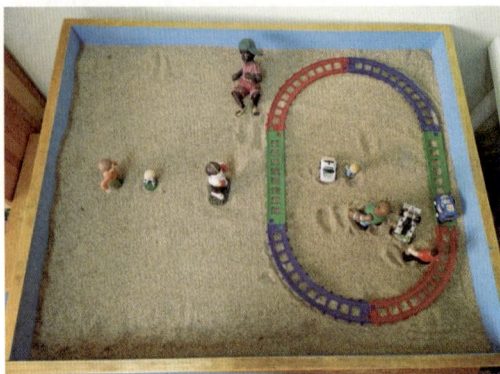

图11-17　体育高手

本次箱庭制作用了5分钟。箱庭看起来似乎非常普通，呈现了日常生活中体育课的情景。来访者在和伙伴踢足球，右边的跑道上是赛车比赛。但是从开始到现在的8次箱庭作品中，这是第一次呈现现实生活中人际互动的场景，对于社交回避和苦恼的来访者来说，是非常难得的。

在课堂观察和同任课老师的交流中发现，N的成绩虽然平平，但是体育运动还不错，在这学期的运动会跑步项目中得了二等奖。他也喜欢球类运动，打得不错。虽然体育高手并不是指他自己，但来访者在体育活动中找到了自信，在一定程度上弥补了自己在学业或其他方面的自卑感。竞争是激烈和残酷的，但是N找到了自己的优势。

4. 个人成长阶段（第9～10次）

（1）第9次箱庭

时间：次年1月12日。

主题：雪豹（图11-18）。

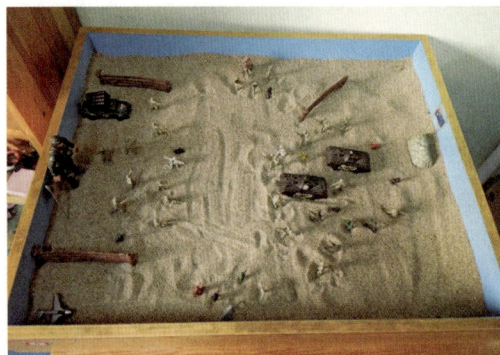

图11-18　雪豹

这次的箱庭制作用了10分钟。乍一看，给我们的第一感觉是战争主题的箱庭。同样是战争的主题，却同第4次的战争有些不太一样。左侧站立着一个大兵，率领一支军队，前方有很多小兵，旁边是载有火箭炮的卡车，两侧都有围栏保护。箱庭上下各有一支军队，右侧是另一支军队。左侧的军队代表共产党，其中高大的大兵代表周卫国（电视剧《雪豹》里面的人物），同时也是自我像，上下两支军队代表国民党。共产党和国民党一起联手对抗右侧的日本军队，并且最后取得了胜利。

相比于第4次箱庭中呈现的腹背受敌的状态，这次箱庭中呈现的是正面迎敌、主动迎战的状态。共产党还有盟军，呈现以三攻一的状态。来访者的自我像是左方战士周卫国，是来访者的偶像。他希望自己成为像周卫国一样勇敢的人。

这次的箱庭N呈现了理想中的自己。制作完成后，来访者的心情很好，并向治疗者反馈他觉得这学期开展的箱庭活动很不错。由于接近假期，同来访者商议后决定下次是最后一次箱庭。

（2）第10次箱庭

时间：次年1月19日。

主题：佛寺庙（图11-19）。

本次箱庭制作了10分钟。箱庭的中间放着一个济公，济公的后方是一尊面带笑容的小佛。济公周围的四个角上分别放上了塔，下方是一个在练习踢腿的小和尚，右侧是一尊高大的观音像。箱庭的左侧放了两颗大树。下方的小和尚代表N自己，在努力练习功夫，因为生活中有很多比赛，而自己功

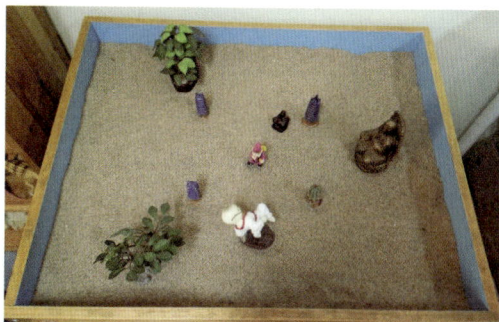

图11-19　佛寺庙

夫不好，害怕比自己厉害的人，害怕失败，但是失败了的话，就努力练习，提高功夫，等待超过别人。中间的济公在微笑地看着努力的自己。N说右侧的观音像是玩具架中最大的佛像，是最厉害、最强大的象征。小和尚努力练功，期望成为更加强大的人，希望自己能成为那样强大的人。这次的箱庭中，N呈现了自己的目标，同时也呈现出达到目标的途径以及感受到N成为理想自己的动力。

（三）箱庭治疗的效果

1. 来访者的自我反馈

这个学期的箱庭活动让他觉得很开心，他也对自己在这个过程中的作品很满意。1～10分的主观评分中，N对治疗者和箱庭活动都给予了10分的评价。

2. 来访者与治疗者的关系

在箱庭制作过程中，来访者和治疗者的关系经历了由防御到信任的转变。箱庭作品的呈现也说明了这一点。最开始的箱庭中都没有自我像，也反映其自身的不安全感，而随着自我表露的越来越多，也说明了制作者与治疗者的关系逐渐好转。

3. 老师反馈和平时课程观察

通过老师的反馈，N在学习上有所提高。通过对N在户外活动课上的观察，治疗者发现，N在团队游戏中主动参与，积极配合其他同学，听从组长的安排，当完成了团队任务的时候，和同伴一起开心欢呼。在下课期间和班上的同学，甚至与其他班级的同学一起打篮球。

4. 量表评分

箱庭干预前后3个月以及箱庭干预期间，每隔3次干预，就对来访者施测社交回避及苦恼量表，结果见表11-2和图11-20。

可以看出，来访者的社交苦恼和社交回避得分均有所下降，并且在三个月后趋于稳定。

表11-2 N在6个时段的问卷得分

	3个月前	第1次干预	第4次干预	第8次干预	第11次干预	3个月后
社交苦恼分项	10	9	9	8	6	6
社交回避分项	8	8	5	5	3	4
自尊	28	27	25	26	28	28

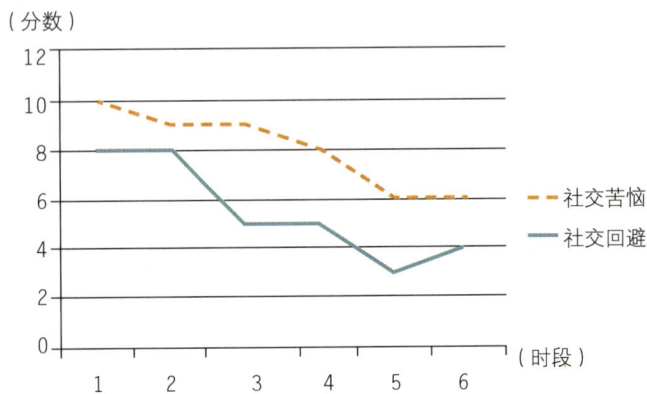

图11-20 N在六个时段的问卷得分

六、箱庭疗法对社交焦虑聋生干预的思考

自由与受保护的空间可以使高社交苦恼聋生的自我治愈力得以发挥。当治疗者无干扰地陪伴并充分地欣赏来访者的自我发现过程时，来访者体验着一种信赖感，从而更容易认识自己的情感和生活方式并学习接近自己内心世界的能力，发挥自我治愈力（Pearson，2001）。社交苦恼聋生常常会在社会交往时体验到不安全感以及由其带来的紧张、害怕、烦躁和苦恼等负面情绪。治疗者要在相信来访者拥有自我治愈力的基础上，为其创造一个自由与受保护的空间，使其能更加投入地进行箱庭制作，激发自我治愈力。

箱庭疗法以游戏的方式帮助高社交苦恼聋生宣泄情绪，表现心理。游戏是一个开心、愉快的过程，它可以使得聋生日常积累的那些恐惧、焦虑、苦恼和悲伤等负面情绪得以释放。箱庭提供给他们一个可以完全自主的空间，在这里可以实现现实中无法实现的愿望，可以回忆儿时幸福的游戏时光，还可以无障碍地用双手去表达平时无法用言语表达的场景，自己再通过另一个人的视角，去重新审视这些场景的意义。

箱庭本质上是一种游戏形式，社交苦恼聋生可以毫无顾忌地将社会交往中的社会关系，在箱庭中进行无威胁的复演，并在其中去考虑尝试不同的解决方式，并对其产生的不同结果进行反思。而且这样在游戏里的尝试，不会给制作者带来什么伤害。这样的反思也会使无意识层面认识到错误的解决方式，从而形成正确有效的行为模式，产生新的社会认知。

第二节 箱庭疗法在监狱背景下的应用

近些年来，我国各地区监狱系统普遍开始重视对各类服刑人员的心理状况测查、心理健康教育和心理干预。有研究者对近10年发表的涉及我国服刑人员SCL-90测查数据的文献进行了统计再分析，结果显示我国服刑人员心理健康状况普遍较差，男性服刑人员心理健康水平显著低于女性，社区服刑人员心理健康状况要优于监狱服刑人员。服刑人员的心理健康状况没有显著的地理差异，除了在"躯体化"和"强迫症状"两个因子上表现出轻微恶化的迹象外，近10年来总体而言较为平稳（王首道，吕川，2015）。王玉学等（2008）选取420名泰安市某监狱男性服刑人员，采用SCL-90评价其心理健康状况，结果发现服刑人员各项因子得分均高于普通群体，有心理问题的人数占55.08%，其中44.39%的服刑人员达到了严重心理异常的程度。

我们在监狱、强制戒毒所等开展志愿者活动的时候发现，较多服刑人员是由于爱的缺失、贪欲、被抛弃、缺少安全感等原因而走上犯罪道路的。有相当一部分服刑人员入狱后对监狱、干警、社会乃至心理辅导有着非常强的抵触心。有研究者指出，服刑人员可能在犯罪前就存在心理问题，犯罪行为作为负性心理刺激，也可能导致其心理状况的异常。处于监狱环境，服刑人员如果采取消极的认识和应对方式来应对当下的处境，就可能导致更多的心理卫生问题（史梁，唐茂芹，2011）。

所以，我们认为将箱庭疗法引入监狱、强制戒毒所等场所，对服刑人员进行心理咨询与心理疏导具有重要的现实意义。

一、心理咨询在监狱中的开展

长期以来，我国对服刑人员的心理健康问题进行关注与干预相对较少，通常采用教育改造的形式来管理、影响服刑人员，如集体教育、个别教育、社会教育和监区文化教育等（孙文立，2015）。其中，集体教育是最普遍且常用的教育形式，主要表现为把监狱中的一个监区或整个监区的服刑人员集中组织起来，进行统一的思想教育，其形式有集中报告、讨论、学习某些材料。个别教育是指监狱针对个别服刑人员的思想与行为问题等而开展的面对面教育。社会教育是监狱利用社会力量，如学校、社会团体、党政机关、知名人士等对服刑人员进行的思想教育。监区文化教育是指在监区开展各种生产活动、文艺活动、学习活动等对服刑人员进行的文化熏陶教育。传统的教育改造多以管理、改造为目的，以服刑人员的改造积极性、思想觉悟、认识水平（如对自己罪过的认知与反省）等为主要的评价标准。

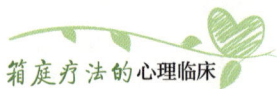

近年来，各监狱也逐渐重视心理咨询与治疗、心理健康教育在监狱中的运用，很多地区的监狱以及强制戒毒系统都已经导入了箱庭疗法并开展着心理辅导工作。一些研究者也在探讨绘画治疗、音乐治疗、团体辅导等对监狱服刑人员的心理咨询与辅导的效果（丛玉明，等，2015）。同时，很多监狱都在加大软硬件的投入，来对服刑人员的心理问题进行预防与干预，如男犯宣泄室、女犯倾诉间、服刑人员情感宣导中心等，并取得了积极的效果和良好的社会效应（李洪吉，2003）。

但从整体上看，由于各方对服刑人员心理治疗与矫治工作的作用认识不足，定位不清，机构设置不规范，程序标准不规范，缺乏高素质的专业队伍、系统的专业训练、社会专业人员的参与，缺乏相应的制度、保障等，也使得目前针对服刑人员心理问题的预防与干预尚未制度化、系统化和体系化，缺乏有效的干预模式和可供监狱人员快速学习与借鉴的方式方法。

二、箱庭疗法在监狱矫治中的可行性

箱庭疗法作为一种有效的心理咨询与治疗方法，其有效性已经得到国内外临床实践的广泛验证。限于各种原因，我国在监狱对服刑人员进行箱庭疗法干预的研究工作才刚刚起步。但是，我们仍然欣慰地看到了许多工作在监狱、强制隔离戒毒系统的广大干警以及心理治疗者的努力。

福建省闽西监狱罗健榕（2014）从箱庭疗法是新入监服刑人员沟通家庭与监狱的情感中介，是新入监罪犯认罪悔罪的重要工具等方面，探讨了箱庭疗法对新入监罪犯的作用。太湖强制隔离戒毒所柳毅、王桢元（2012）以强制隔离戒毒人员为研究对象，创新箱庭疗法的步骤，简化周期，开展短程箱庭治疗，采用案例治疗、实验对比、心理测试和访谈法等研究方法，尝试探索短程箱庭疗法对强戒人员的实际效果。3个月的治疗结束后，在强制隔离戒毒人员入所满一年时再次进行心理测试。相比较于另外6名未参与短程箱庭治疗的强戒人员，从描述性统计指标来看，干预组强戒学员所有的因子在1个多月的干预后得分都有所降低。在T检验中，总分、阳性项目数、抑郁和焦虑因子的前后测显著差异（$p<0.01$），而阳性项目均分、躯体化、人际关系、敌对、偏执因子的前后测也有差异（$p<0.05$）。箱庭主题从"创伤"到"治愈"的变化显著。创伤主题的数量逐渐减少，其在初始箱庭中的数量与在最终箱庭中的数量有显著的差异（$p<0.01$）；治愈主题的数量逐渐增多，其在初始箱庭中的数量与在最终箱庭中的数量也有显著差异（$p<0.01$）。此外，通过对比治疗前后的分管民警的评价，也说明了强戒人员在箱庭中获得的进步顺利迁移到了矫治生活中并存在正向积极的效果。

李辉军等（2013）也认为，箱庭疗法作为游戏疗法的一种，既能在短期内消除服刑人员的抵触心理，又能帮助其建立良好的心理状态。服刑人员可以在游戏中表达其真实的内心世界，不断探寻自我并改善不良的心理特征。箱庭疗法对服刑人员进行心理矫治有以下几个作用：①为监狱服刑人员提供了表达内心世界的新途径；②有助于监狱服刑人员进行自我调适；③有助于对阻抗性强的服刑人员进行治疗；④采用团体箱庭疗法可以让服刑人员深刻感受到集体的关怀与力量。

刘栋梁等（2015）认为，采用箱庭疗法对监狱服刑人员进行心理矫治具有以下几点优势：①可以为罪犯表露内心真实想法提供途径；②可以消除罪犯的心理防御机制；③针对那些内向、自我表露性差的服刑人员有良好的效果。这两位研究者主要从理论层面探讨箱庭疗法对监狱服刑人员的适用性及效果，而具体的实证研究则涉及较少。

在笔者的督导下，本研究室近年来多名学生在监狱或强制戒毒所中对箱庭疗法的可行性开展了系列研究，其中有邵剑波的《箱庭疗法对强制隔离戒毒人员成瘾性的干预效果研究》，王一州的《女性临出监人员的自尊及污名应对方式的箱庭疗法效果研究》，张琪萱的《箱庭疗法改善初入监女性服刑人员心理健康状况的效果研究》，吴思语的《基于监狱开展的心理援助工作——临出监人员的箱庭疗法实践》。限于各种原因，本章只将吴思语对一位女性临出监人员的箱庭治疗过程以案例的形式予以报告。

三、在监狱环境中开展的特殊性

监狱作为关押服刑人员的场所具有一定的特殊性，出于安全考虑，在监狱中开展心理咨询时需要有干警在心理咨询室内陪同，这与传统的心理咨询设置不同。干警在监狱环境中对服刑人员有着无形的拘束力，同时也给服刑人员带来了压力，干警作为第三方出现在咨询室中，影响了"一个场，两个人"的心理咨询场面的设定。这也就直接导致服刑人员往往会因此而有所顾虑，无法自如地表达自己的所思所欲。箱庭疗法的治疗者或咨询者需要深刻领会这一咨询场面设定的局限性和有限性，也需要通过言语以及非言语手段，配合物理空间的限定而营造一个安全与受保护的心理环境。

心理咨询室一般不宜过大，由于有第三方在场，物理距离的增加也能减轻来访者的无形压力，咨询室的设置可以略大于普通的咨询室。请陪同干警坐在服刑人员直视区域之外，在条件允许以及安全的情况下，与来访者拉开一定的距离，这样可以促进来访者对自己进行更深层次的探索，达到了更好的治疗效果。

本案例最后一次的箱庭治疗是在笔者、学生吴思语和干警的陪同下完成的。尽管咨询室里除治疗者之外还有其他人在场，但是我们仍然看到了来访者的放松以及与干警的真诚交流。这或许就是治疗者与咨询室给来访者创造的自由与受保护的空间这一心理场的作用吧。

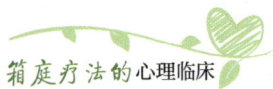

在咨询的导入阶段，治疗者为来访者介绍箱庭疗法时，应该鼓励来访者自由地表达自己，引导来访者摸沙，降低来访者的自我防御。咨询过程中也需要格外注意来访者的紧张状态。在监狱中进行心理咨询，可以有效地配合家庭作业布置的技术，帮助来访者能更深入体验心理咨询中的成长。

服刑人员作为特殊的来访者，他们在心理咨询中的自我暴露值得我们格外注意。自我暴露不仅反映着来访者与治疗者之间关系的建立情况，也代表着来访者对自己过去的面对和接纳。由于其身份特殊性，在咨询关系建立到一定程度时，来访者可能会提出下次咨询要带自己与家人的书信来给治疗者看，此时治疗者不可贸然拒绝，否则会引起来访者的阻抗，降低治疗效果，但也不可过分卷入来访者的私人事务中。箱庭治疗者的职责应当自始至终定位在陪伴上，而非来访者的问题解答。同时，服刑人员的很多压力也表现为对家人的愧疚之情，这也是我们在治疗时需要格外关注的。

四、个案：历练自己，整装出发

治疗者：吴思语
督　导：张日昇

治疗者在某女子监狱对临出监的服刑人员进行了问卷调查，使用肖计划等人（1992）编制的应对方式问卷以及自尊问卷，来调查临出监女性服刑人员当前的心理状况和对出监生活中可能遇到问题的应对方式。希望对应对方式不成熟型的服刑人员有针对性地进行心理干预，帮助她们更好地适应出监后的生活。

本案例的来访者在初期问卷调查中，量表分数显示她的应对方式为不成熟型。对箱庭疗法有简单了解，愿意参加箱庭形式的心理健康辅导。结合问卷呈现的情况、来访者的意愿和干警的反馈与配合，对该来访者开展了为期12次的箱庭治疗。以下是治疗者对这名临出监女性服刑人员进行箱庭治疗的记录。

（一）个案介绍

1. 基本情况

第一次见到来访者时，冬日的阳光照射在来访者的侧脸上，再次想到导师张日昇教授曾经在某女子监狱，看到服刑人员在床头或墙壁上插着各式各样的花时感叹道："这就是高墙里的光。"受此启发，我们将来访者化名为冬霞，也希望她在今后的生活中，始终如同冬日阳光一般温暖。

来访者冬霞为33岁女性，入狱前是公司职员，家中有母亲、父亲、哥哥。冬霞自小由奶奶抚养长大。小的时候感到自卑时，非常希望得到父亲的关注，为此而叛逆。与哥哥关系一般，曾怨恨哥哥没有及时关注并帮助自己。入狱时家人很信任冬霞，但是她一直感到非常歉疚，害怕父母受到他人非议。入狱期间，陪伴来访者长大的奶奶去世，母亲也查出患有癌症。冬霞原判刑期13年，由于她认真努力并积极配合接受服刑而获得减刑，减刑后刑期6年半。第一次来咨询时距出监还有70天。

2. 临床表现

该来访者自尊得分27分，应对方式在退避、幻想、自责、求助、合理化、解决问题六个维度上，得分最高的为退避（0.7分），其次是幻想（0.6分），表现为应对方式不成熟。

来访者冬霞入狱前脾气冲，表达直接，入狱后性情有较大转变。入狱后由于表现良好，态度积极，一直在看管最为严格的新入监监区担任班长，内心较为压抑，会在日常活动中克制行为表现和情感表达，列举了自己在看看电视时，看到想笑的地方或者东西，只能掐大腿而克制自己，感到压力大，伴有紧张、焦虑的情绪，偶有失眠。主诉自己如同一根拉紧的皮筋一样，害怕长时间没有和社会人接触，出监后会惧怕他人目光，认为自己会生大病。在咨询前期确实有经常避开治疗者目光的情况。

（二）箱庭治疗的过程

根据治疗关系双方的了解，将来访者冬霞的箱庭治疗划分为三个阶段。

1. 第一阶段（第1～3次）

（1）第1次（某年3月10日）

冬霞在刑警的陪伴下来到心理咨询室。在开始之前，向她说明活动选取的是日常表现良好的人员。冬霞之前看过别人制作箱庭，今天是第一次自己制作。

在介绍了箱庭制作过程之后，冬霞蹲下身来认真挑选人物，把一对夫妻抱着一个孩子的玩具，还有树、草都拿在手上，简单摸沙，并未挖开。她把一家三口放在右下方，面朝左侧，再挑选了树和草放在中部，摆放了一个房子在中部下方，背对正面，将护栏、牛、羊放在左上角，牛羊与护栏平行，头朝向外。整个制作过程持续3分钟。

这幅作品名为"等待"（图11-21），使用了冬霞作为编剧在狱中拍摄的微电影的名字，展示了一家三口的田园生活，普通又平凡。冬霞的微电影是在2013年拍摄的，灵感来自于2012年一次狱中活动。活动中服刑人员与家属近距离接触，母亲身体不适在台侧坐着，冬霞在毫无准备的情况下上台发言，表达了自己内心的感受，并为狱警唱了一首

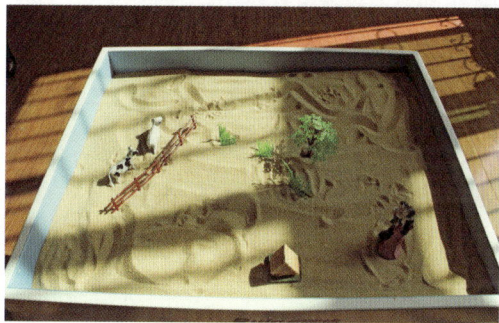

图11-21　等待

《感恩的心》。这一经历对冬霞触动很大，感受到干警的关怀和亲情的重要。

箱庭中一家三口的玩具代表了自己和父母，本来希望找一对中年夫妇，可惜没有看到。房子是属于自己的，住的安逸、稳定。草和树等绿色的玩具让人感到舒服。牛、羊是给父母养的，羊代表着孝顺，羔羊跪乳，养牛是希望能给妈妈喝牛奶。整个作品回归田园。冬霞讲述自己小时候父母在城里，自己由爷爷奶奶在农村抚养，农村的环境比较放松，没有那么多人与人之间的攀比，经常和发小摘了野菜在水渠里洗了就吃，日子很自由也很朴实，乡亲之间非常亲近。家门口摆放的梧桐树和自己一同成长，是家的标志。箱庭中人物在向左侧行进。

冬霞在没有任何导演、文学背景的情况下自编自导了微电影《等待》，并获得监狱微电影大赛第一名。冬霞借鉴自己和狱友的亲身经历完成剧本，并在有限的条件下艰难地完成了拍摄和剪辑，虽然过程艰辛，但是很有成就感。可惜母亲因为生病严重，在颁奖典礼的时候并没有来观看。如前所述，冬霞在16岁时逆反行为严重，很反感父母的叮嘱，而现在能够理解父母关爱的心情，要求自己对父母要做到不相忘、永相伴。很多狱友和家人看了微电影，都表达了感动之情。冬霞的母亲曾说过虽然不知道能不能等到女儿出监那天，但是已经看到女儿的成长，也很感动。冬霞希望出监后有机会再拍摄微电影，但是一定要拍亲身经历的故事，拍摄微电影是弘扬正能量、告诫他人的方式。冬霞说自己是奶奶带大的，由于是"隔代疼"，比较骄纵，但现在在狱中也能理解他人了。再回来看冬霞的作品，她表达金钱、物质并不是必要的，反而我们在追求这些东西的过程中会失去一些不可挽回的。还有70天出监，现在的自己没有顾虑和担忧。

（2）第2次（某年3月11日）

简单问候之后，冬霞首先挑选了贝壳拿在手上，蹲在地上认真寻找人物，接着将贝壳、海龟、螃蟹放在左侧，坐着的一对老人放在右下，一个穿泳装抱着滑板的女孩在中央。整个制作过程持续5分钟。

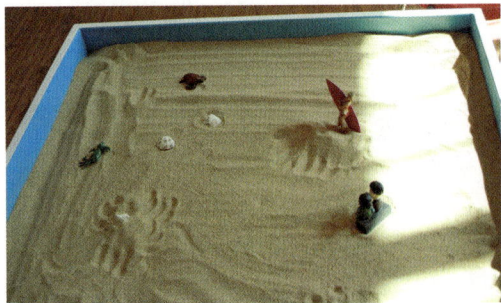

图11-22 圆梦

冬霞将作品命名为"圆梦"（图11-22），希望出监后带着家中老人去海边，放松休闲。这次终于找到代表自己父母的玩具，穿泳装抱着滑板的女孩是自己，回头看向父母方向，站在海中（未挖出蓝色）。

冬霞入狱头两年，也就是二十七八岁的时候，认为自己出监后一定要去海边大哭一场，发泄自己的情绪，一到了三十岁便感觉自己很多事情想明白了，为了不让父母担心，尽早出监，很多情绪都已经通过内化释放，从执拗、倔强的性格到现在能平静面对一切。冬霞入狱后从来没有哭过，也认为自己的棱角都被磨平了，对很多事情抱着无所谓的态度，感慨人生没有那么多六年，这期间虽然父母没说，但一定承受着别人的指手画脚，希望自己能够尽快出去陪伴父母。冬霞说自己小时候很拧，但是在现在的状态下需要学会"夹着尾巴做人"，虽然服刑是一件很不光彩的事情，但也是自己后半生的警示。以前冬霞的脾气是点火就着、马上翻脸，现在遇事能忍耐了，也能够静下来思考问题。冬霞过去很豪爽，有很多异性好朋友，现在母亲说她越来越女性化了，她也感叹环境能改变人太多。在这里，治疗者通过概念引导冬霞思考：并非自己丢掉了直爽的性子，而是超我带动本我的发展，让自我的表现有所改变。冬霞陷入沉思，然后点头并对自己进行剖析。冬霞听说很多狱友出去之后都会大病一场，认为自己像一根绳子一样绷得太紧，想寻找方法让自己一点点放松，而制作箱庭以及与小老师（治疗者）说话，就是很好的放松。

（3）第3次（某年3月18日）

冬霞先在沙箱的中上部堆出一个高台，然后将周边抚平，转身在玩具架前蹲下认真地挑选玩具。她选择水立方模型放在平台上做成舞台，将一对站在书上的白鸽（鸽子朝外）和一个红裙子女孩一起放在舞台上，并挑选花草以及椰子树布置在场地内，还选择了四个人物以及一对中年人放在台下。总共用时19分钟。

作品"放声歌唱"（图11-23）表现了在海边的演唱现场，冬霞在台上唱歌，父母在人群中观看，很多路人都来听自己的演唱会，状态优雅休闲。

冬霞喜欢唱歌，但是没有信心在众人面前唱。去年监狱举办了唱歌比赛，她报名比赛之后，自己填词作曲。前期排练时，警

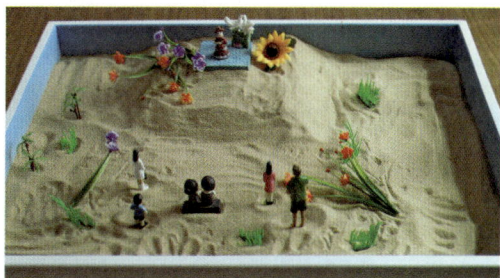

图11-23　放声歌唱

官陪伴她在天黑的操场上练习，一句句、一遍遍地教她放松情绪，从一开始觉得没有必要，到后面觉得全身心投入歌曲中，那时感觉豁然开朗，特别舒服，自由自在，就像装饰在台边的鸽子一样，带着自己的梦想飞翔。冬霞说这是在海边的场景，因为那样的环境让人感到愉悦、不拘谨。回忆起当时在台上的感觉，唱的时候非常紧张但获得了三等奖，感觉给了自己很大的信心，表示出监之后也想从事类似的工作，甚至去参加选秀节目，只要自己去大胆尝试就会有成功的机会。

冬霞希望通过自己的努力，告诉所有人，自己站起来了。虽然父母没有告诉她别人对于自己一家人的评价，但是冬霞能想象到一定会被人瞧不起，并坚决拒绝哥哥带着嫂子来探视自己，不希望嫂子被别人指指点点。冬霞希望家人当自己只是去了远方。治疗者询问希望让父母看到怎样的自己，冬霞想一定是风光又成功，赶紧找人嫁了。在狱中六年，自己的成长抵得上在社会上十五年，父母看到了自己的变化，自己现在可以耐着性子给别人

理发，静下来看书。冬霞给自己三年时间，一定要站起来，告诉别人她摔下去也站得起来。家人来探望她的时候，也劝她出去之后赶紧找对象过日子，可是冬霞内心却有抵触情绪。她还给家人分析，本来青春六年已经在狱中，万一嫁不好，可能后面的人生会更加糟糕。父母被说服后也没有再提这件事。

冬霞在快结束时说小老师（从这次以后一直这样称呼治疗者）的心理咨询对她帮助很大，很信任治疗者，这种关系和与狱友、警官的关系都不同，她认为能够在出监前接受这样的心理咨询对自己帮助很大，箱庭制作过程中情感的表达也让自己觉得释放了，也是出监前的一个铺垫和过渡。治疗者鼓励冬霞继续关注自己的心理诉求和个人成长。

2. 第二阶段（第4～8次）

（1）第4次（某年3月19日）

冬霞一进来就表示今天心里堵得慌，有急切想表达的欲望。治疗者为了安抚她急躁的心情，鼓励她抚摸沙子先制作一个箱庭，冬霞说："今天的作品肯定很不一样。"上一次的咨询结束之后，她再次做了问卷，当时就感觉到自己的答案已经不一样了。

冬霞先用推子将沙子推平，在中后部摆放房子，房前空地左右两侧各一个篱笆，左上摆放一棵树，在左边中部摆放一个坐着看电脑的女孩，右边中部摆放一个浴缸，最后在右下摆放一棵树。总共用时11分钟。

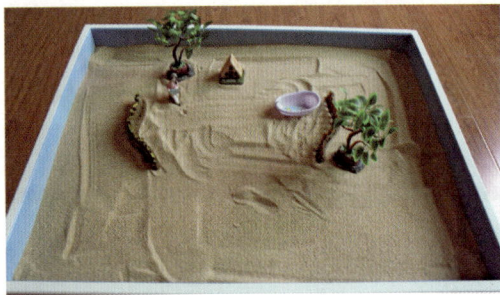

图11-24 希望

冬霞为作品起名"希望"（图11-24），表达自己希望能够通过网络和外界朋友联系，在这样一个安静的环境下，静下来思考问题和近期的事情，如果不开心了就可以通过看看风景，泡个澡来缓解情绪。

今天早上冬霞的一个关系要好的狱友出监了，出监前来给大家一人包了一块糖，她看着自己的狱友穿上便服走出大门，感觉自己呼吸急促，非常的紧张，也多有不舍。治疗者引导冬霞再次感受当时的情节，回忆细节和感情的自然流露，结合箱庭中的场景向冬霞展示，其实她已经关注到自己的情绪以及丰富的内心世界了。在这里我们可以看到，箱庭呈现了问题，同时来访者也已经呈现了解决问题的过程：看风景、泡澡、和朋友聊天来缓解心情。治疗者引导冬霞回忆自己缓解情绪时放松的状态。再次回到昨天的问题，请冬霞再试着想象一下父母希望看到怎样的自己，父母是否更愿意看到真情流露的自己，而不是过分压抑的自己。冬霞的内心受到触动，并复述自己的理解。治疗者为冬霞讲解老师经常讲的一句话"你喜欢的人，就是你的光"，并通过父母是光、朋友是光以及一些实例，给冬霞的情绪一个合理、积极的解释。冬霞在最后重复了治疗者的一些观点，并表示在治疗者肯定自己今日的情绪时，感到自己长舒了一口气。

（2）第5次（某年3月20日）

本次开始制作5分钟时，冬霞曾经监区的警官来隔壁接人，治疗者允许冬霞去门外寒暄，回来后冬霞很开心。

她选择酒店的摆件摆放在左上，桌椅在中下，布置草木、篱笆，转身认真选人物，选择两个少女和打闹中的小孩以及一对情侣放在中部。制作总共用时15分钟。

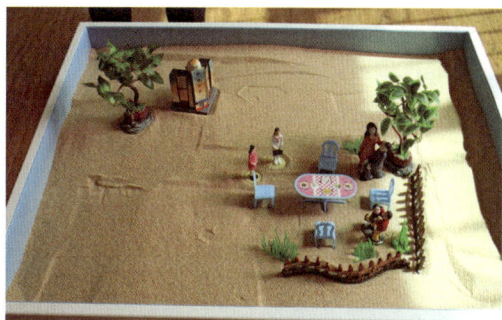
图11-25　释放

此次作品名为"释放"（图11-25）。冬霞之前提到过，希望出去之后能给先到酒店住一个星期过渡一下，然后再参加同学、朋友聚会，活动中自己也是最后到达的，这样就不会太尴尬。冬霞希望以全新的状态，去参加朋友在休闲度假村的聚会。当治疗者假设污名情境时，冬霞表现出虽不会逃避，但仍然压抑着情感。冬霞在受保护的情境之下，表达了自己曾在男友困难的时候陪伴着他，现在自己进入了监狱，男友在外面和自己的家人联系并等待着自己，但是自己对男友更多的是愧疚而不是爱情，害怕以后两人之间相处压力太大。冬霞说现在的自己在别人面前时，别人只要一说话就会下意识想低头收手，完全是条件反射，内心却不会再觉得太在意。治疗者帮助冬霞梳理这个表述过程中自己的变化，并提出三年、三十年之后，如果再发生这种事情怎么办。冬霞自己会觉得有压力，治疗者为冬霞分析了偏见的广泛性。最后治疗者希望冬霞能先把自己的感觉、情绪处理好了，再思考自己是否以及什么时候需要他人陪伴。

（3）第6次（某年3月23日）

冬霞先将沙子抚平。在左上摆放假山，七个小矮人在中部，在左下放一些果实，右上侧摆放草木，中上摆放小屋，最后在左中摆放小矮人（图11-26）。总共用时11分钟。

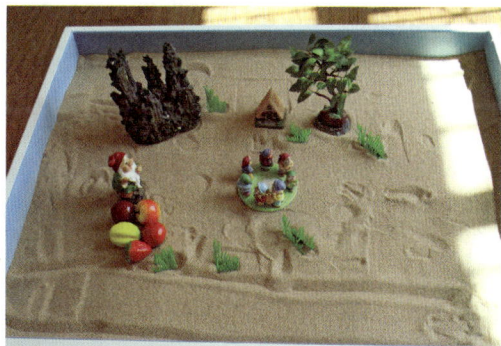
图11-26　无题

中部的小矮人代表了冬霞，她希望自己的内心可以成熟一些。左侧的小矮人代表老了的自己，那时候可以过比较悠闲的生活并参加一些慈善活动。冬霞端详作品良久，说自己想不出作品的名字。过去自己逆反时，太在乎别人的感受，压抑自己内心的想法。谈及小时候自己因为父母不在身边，非常自卑，练了很多年长跑，完全是为了别人的评价和肯定。长跑给冬霞带来的除了他人的肯定，只有疲惫不堪，由此谈到以前叛逆的经历。在叛逆期和父亲的一次关键的矛盾中，当她试图向父亲解释自己在学校打架的原因时，父亲说："你还有理了？！"这件事情让来冬霞记忆深刻，包括母亲强行把她送入中专，都让冬霞当时与家人产生了很大矛盾。治疗者引导冬霞想象在当时的情境之下，如果父亲耐心地询问她打架的原因会怎么样。冬霞说这样自己也许不会像后期那样叛逆。之后冬霞又提到家人非常反对她长跑，父亲希望她学习唱京剧，她自己制作的台灯都会被父亲直接扔掉。

治疗者帮助冬霞共感理解家人的心情，在这次咨询的最后冬霞说："如果能在我青春期叛逆之前遇见小老师就好了，我的人生都会不一样。"

（4）第7次（某年3月26日）

冬霞先推平沙子，从左到右在中间挖出河，然后又将右侧的河填平，在右下摆放房子，在河中央摆上铁轨代表桥，将在农作的人放在右上，将草以及兔子、鸡、牛、羊放在左下，狗在右下，果农放置左上，将粉裙子的女孩放在桥上，最后再在左上放树、水果和青蛙。用时18分钟。

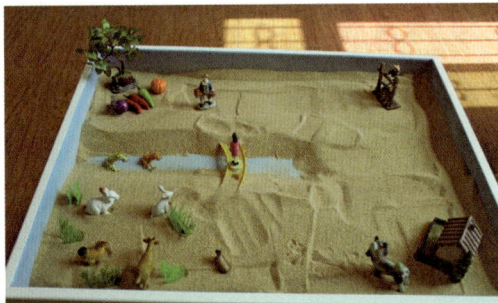

图11-27　起点

作品名为"起点"（图11-27），表达了冬霞对新生活的向往，也是短期的目标，要去经营一个农家乐园和亲子教育的项目，解决自己的温饱问题。冬霞希望能够通过自己的项目，让现在的学生对农业产生兴趣，也提供场所让孩子们在这里做一些亲子游戏。作品中的冬霞走在去果园的路上，院子里还养了很多温顺的动物，希望养一只狗看家护院。现在的冬霞也是这种状态。站在桥上就有掉下水去的风险，但是还是要咬牙站起来、走过去，而且她说现如今国家政策也支持他们这些释放人员，虽然有这些外力相助，也还是明白这一切关键要靠自己，不能像这次经历一样把自己人生的通道截断了，所以将右侧的河道又埋上了。冬霞表达自己出去之后一切人脉关系归零，所有都要从头做起，虽然有时候一些外界的刺激、资源能够帮助自己，但通过这次事情也明白了什么都只能靠自己，现在也不能不面对现实。虽然这个项目并不会轻松，但是还是要和别人打交道，一定要证明给自己看。

这次通过适当的提问，冬霞讲述了自己的案情经过，最后自己放弃了上诉，决定承担自己的责任，也希望自己能够长教训，但是没有想到刑期会这么长。她说自己这次被人推到井里，付出六年的代价，如果不长记性的话，人家挖好大坑叫自己下去那就不单只要付出六年了。由于这次的经历，也出于逃避的心理，她想着出去了之后做农业这方面的事情，可能和农民打交道会舒服一些。冬霞提到，真正接受自己错了是在入狱两年之后，一次值夜班，有服刑人员拿头撞墙，因为已经被拦下来了而且没什么问题，冬霞没有上报，后来狱警的教育让她明白无论情况是什么样的，她的行为就是触犯了规则，是错误的，最后写了10页的检查。冬霞没有和别人详细说过这些事，今天说出来感到获得了释放。冬霞再一次表示，和治疗者接触也是和社会人接触的一个过程，是很好的机会让自己提前适应，非常希望箱庭治疗的心理咨询能持续到她出监的时候。

（5）第8次（某年3月27日）

冬霞仍然是先用推子将沙子推平，然后摆放一座假山在左上，一对亲脸的小孩在左上，中间上部摆放鸽子，在右下摆放一对正在用餐的情侣，在右侧布置草木，选择了监狱的院子放在左下角，并选择一个穿学士服的人物放在门口。用时12分钟。

作品名为"感恩"（图11-28），分为三个区域。第一部分的监狱和学士服小人代表自己，冬霞称监狱就是学校，自己经过磨炼就要毕业了，在监狱里从警官、狱友、亲人、治疗者那里吸收了很多正能量，自己也学会了凡事要向前看。第二部分左上角展示了和男朋友之间的事情，像一座大山一样压在心头。冬霞感恩男朋友的等待，但是这样长时间的付出让她倍感压力。她在上次咨询

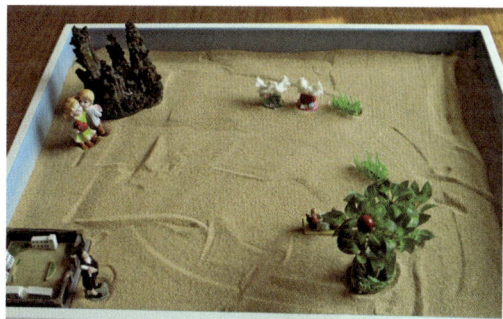

图11-28　感恩

斩钉截铁地表示不可能之后，觉得出监之后还想和男朋友坐下来谈谈，把所有事情包括自己真实的想法，在这里面的感受、顾虑都说开，再看看今后的发展。第三部分和平鸽代表着感恩，对所有自己遇到的人感恩。

治疗者肯定了冬霞愿意面对这份压力的进步。冬霞又详细阐述了自己的顾虑，包括害怕以后自己入狱的事情会成为夫妻冲突里被不停提到的事情，觉得谈开了以后做朋友比较好。冬霞就此问题阐述自己可能的应对方式。治疗者提醒冬霞，这些顾虑、担心只是一种念头，而念头是不真实的。治疗者鼓励冬霞从自己的经历出发，多加思考，入口在哪里出口就在哪里。治疗者也表达了很开心今天冬霞愿意面对这个问题。

结束后治疗者让冬霞在收拾玩具时自己推倒箱庭中的假山，在之后一次的咨询中冬霞说到这一举动让她松了一大口气。

3. 第三阶段（第9～12次）

（1）第9次（某年4月1日）

冬霞用了5分钟凝视玩具架，挑选了电脑桌、椅子放在右下，将代表父母的玩具放在左上，一个小丑背朝正面置于下方，又选了一个姿势惬意的婴儿放在右上，把一棵树放在左上，一个抱着电脑的女孩放在中下，并将一个在沙发上横卧着的悠闲女子置于左下。用时12分钟。

冬霞为作品起名"一封家书"（图11-29）。画面中的自己在给家人写信，展示这些年的心路历程，用小丑代表过去的自己，写完信后躺在沙发上完全放松。父母看完信之后，觉

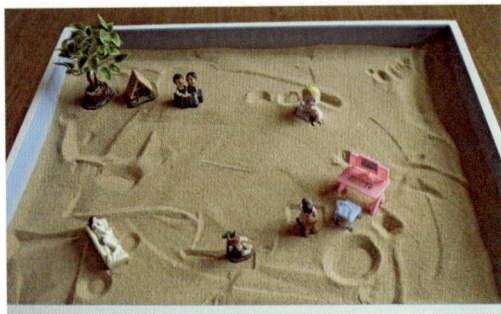

图11-29　一封家书

得冬霞还是如同小孩子一般无拘无束。冬霞用小丑代表过去的自己，那时的她从不表达内心真实的想法，迫于环境压力不得不伪装自己，尽管从行为看起来好像很快乐。冬霞眼中的小丑是在用自己的方式让大家快乐，然而脱下这身装扮后却并不开心。现在的自己敢于迈出这一步，将过去的事情和这段时间自己内心的变化都说给父母听，感觉很舒服，自己也要学着去沟通。入狱的六年中，自己和家人的通信也就15封。冬霞认为写信是一个很好的方式，能帮助自己总结过去，也意识到了沟通的重要性，需要直视过去的自己，不随便承诺能力之外的事，遇到事情也要全面思考。自己脱下了盔甲，挣脱禁锢之后，就像那个沙发上的女子一般放松，而父母看到信之后，感到很欣慰。冬霞知道父母对她有愧疚之情，因为之前没有带在身边养育，但是希望通过信件与家人联系之后，他们眼中的自己还是那个无忧无虑的小孩。

治疗者提到最近参加的创造力的讲座，鼓励冬霞每天发现事物不同的角度，多积极关注身边美好的事物。冬霞也反馈自己现在每天状态都很好，和警官说话也放开一些了，笑得也多了，舍友们很羡慕。

（2）第10次（某年4月9日）

本次先与冬霞就箱庭活动的效果进行了探讨。冬霞认为制作箱庭活动很好，为临出监人员回归社会提供了一个特别好的平台，可以释放和调节情绪。冬霞觉得制作箱庭很神奇，一开始只觉得是简单地摆放玩具摆件而已，然后发现其实小老师（治疗者）能够从自己制作箱庭的行为和作品中感受到自己心里的想法，这里面很多东西很微妙，也很有效。冬霞发现治疗者能够将多次箱庭的作品串联起来看，感受到了小老师的关注，包括在一次咨询结束后让自己推倒"大山"。活动也让冬霞正视自己，看到了处理一件事情的不同途径。她说最近情绪好了，比较明显的一个改变就是睡得好了。冬霞前几次制作完箱庭之后，回去不会和别人说起，到后面每次回去会和舍友分享今天自己摆放了什么，小老师说了什么，自己又说了什么，一些内容也会让舍友陷入沉思。

冬霞想出监后首先是调整自己的身体状态，适应社会趋势。现在也有勇气跟着自己的内心走，去尝试不同的东西，完成自己的心愿。监狱里很多人都说她性格好，出去可以从事一些人力资源的工作，这些朋友对她的肯定她都要带到生活中去，这些在特殊情境之下认识的朋友也是重要的人际关系。在监狱六年里学到的东西胜过在社会上十年学到的。冬霞还表达了对治疗者的感谢，说在小老师的引导下她走出误区，也受到了激励。冬霞认为很幸运能够被挑选参加这次活动，她经常会把治疗者讲的内容回去讲给自己的舍友。在交流中渐渐感受到自己有能力改变，慢慢释放情绪，解开了很多结。之前冬霞不敢和哥哥交流，怕被埋怨，也曾恨过自己的哥哥有能力帮助自己却没有帮，拒绝接见确认函，并不想让哥哥知道自己出监时间。但是现在表示愿意在出监后主动去见自己的哥哥，自己现在也在行动，多给父母打几个电话、写信沟通，父母也很欣慰。

之后治疗者邀请冬霞在今天这样一个不同的状态下摆放一个箱庭（前面邀请过一次，冬霞表示想说说话）。冬霞前5分钟蹲下挑选玩具，选了一个粉小孩摆放在左下，父母摆放在右上，一个举着小孩的女人和一个男人背着小孩在中下，钢琴、凳、灯、茶几、沙发等家具布置在周围，在中部摆放了太阳、"37"（回家的天数）和"LOVE"，最后选择一个造型时尚、状态休闲的女孩在左下。用字母摆放"HUI JIA"，JIA的I上面有一颗星星。用时17分钟。

冬霞为这次为作品取名"让爱陪伴我"（图11-30）。还有37天就可以回家了，她希望自己能够给父母展示和玩具一样很好的神采飞扬的状态。哥哥、嫂子、父母还有小孩都在家，无论在哪里，爱都是最重要的。作品是温馨的，所有人都面带笑容。钢琴也代表着自己音乐梦想的实现，这是一片自己的天地。画面中有很多孩子，有孩子的地方才

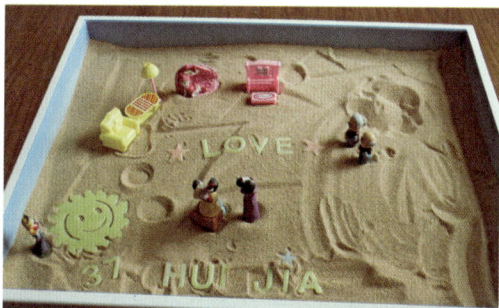

图11-30　让爱陪伴我

有家，孩子也代表着真实的状态。摆放太阳是希望生活中充满阳光。

（3）第11次（某年4月14日）

冬霞前3分钟都蹲在玩具架前面挑选玩具，选择图书馆放在左上，再次拿了坐着看电脑的女孩也放在左上，边上放一辆红车，选择一个公告栏放在右上，捧着书的人在旁边，七个小矮人于右下并摆放草木。冬霞用长达8分钟的时间凝视作品，选择时尚的女孩放在左下，上一次使用的小丑从抱着电脑的女孩身后开始一个一个往外按印，最后停到箱庭边界，面冲外，冬霞犹豫了一下，告诉治疗者箱庭结束。

冬霞为作品起名"回归与融入"（图11-31）。使用了很多以前用过的玩具，并用代表自己过去的玩具印了三个脚印，证明过去的自己已经远离，出监之后自己要先去图书馆充实自己的文化知识，和过去的自己说再见。等到状态完全调整好了，有空就出去玩玩，内心像七个小矮人一样，无拘无束。右上角代表工作的状态，自己出监后无

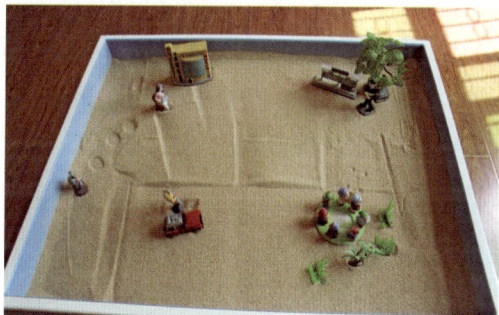

图11-31　回归与融入

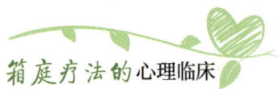

论是找个企业，还是公司，都要先解决温饱问题，站稳脚跟，不能再向家里要钱。

治疗者问起之前她说到过自己想做农业项目，那么这个思想转变是在什么时候发生的。冬霞回答之前只想自己干，回避以前复杂的人际关系，通过前几次箱庭活动，找到了自己的定位，要做到真正接纳自己，不再逃避现实。她知道创业很困难，所以也从以前的幻想中脱离出来，更加谨慎，先学会积累。这段时间她有一个转变，以前逃避自我，现在不再逃避而决定面对了，过去总暗示自己不去想一些问题，让别人以为自己很强大，其实自己内心非常脆弱，随着时间的推移，代表过去的自己逐渐远去，也不想再回去了。冬霞认为以前面对问题的方法和心态在那样的环境里是不对的，想要活得高兴、没有顾虑需要不逃避、直视的态度。

治疗者询问冬霞既然形容过去的自己是外强中干，那么真正强大的人应该是什么样的。冬霞沉思后回答，真正强大的人应该坦然面对问题并用好的方式解决问题。治疗者也启发冬霞由己及人，思考生活中是否有类似自己这样外强中干的人。冬霞很触动，讲到过去的自己摔倒了就马上爬起来告诉别人没事，其实自己非常疼，但是不想表现出来，再让别人安慰，触到痛点。她说自己十四五岁的时候穿着、行为都像一个"地痞"一样，和别人打架其实是怕别人欺负自己，所以就反过来去打别人，像自己这种留守儿童，被别人欺负了也不能让奶奶出面，只好自己伪装强势，现在觉得过去的自己很幼稚。

治疗者邀请冬霞从自己的角度看一下小丑的背影，没有夸张的妆容、勉强的表情，是一个很开心的姿势，鼓励她从过去寻找积极的一面。冬霞若有所思地点点头，表示回到社会之后一定要坦然面对一切，真实、愉悦地生活，不再逃避，和小丑说再见。

（4）第12次（某年4月22日）

本次咨询恰逢治疗者的督导张日昇教授来到监狱与干警们座谈并开展工作。在征得干警与冬霞的同意后，治疗者在张日昇教授的督导下陪伴冬霞完成最后一幅作品，作为箱庭治疗的句号。

冬霞前5分钟蹲下挑选玩具，选择社区摆放在中上，学士服小人在左下，下面写着"LOVE"的飞鸽放在边上，太阳放在右上，轻松时尚的女郎在箱庭中央（面朝右上）。回身又用了3分钟找玩具，然后摆放树、草在右上，背着小孩的男人、女孩和穿套装的妇女在中下。最后，她站在玩具架前面回头看自己的作品，然后说"好了"，但是带着一些无奈和遗憾。督导观察到了冬霞的无奈和遗憾，遂询问有什么遗憾，冬霞表示想在左下摆放那个"监狱"，而这个玩具架上没有。于是，治疗者在征得干警的同意后从隔壁咨询室取来"监狱"的摆件，冬霞将其放到左下方，完成了本次制作。

冬霞为作品起名"带着感恩出发"（图11-32）。她说自己还有25天就回家了，在监狱中经过了历练，各方面都有成长。昨天和家人见面也沟通好了，出监那天妹妹、哥哥、嫂子还有未曾谋面的哥哥的小孩，一家人都会来迎接她出监。

在督导的陪伴下，冬霞再次回顾了自己之前的经历，唏嘘不已。冬霞说起来最初自己对判决不接受，但是在入狱第三年时母亲查出肺癌，也让自己思考父母究竟还有几个十年能够等待，她要和父母互相支持。在前几年的一次见面中，母亲也说也许自己没有那么长时间等待了，但是已经看到冬霞的变化。冬霞说自己也如同箱庭里的鸽子一

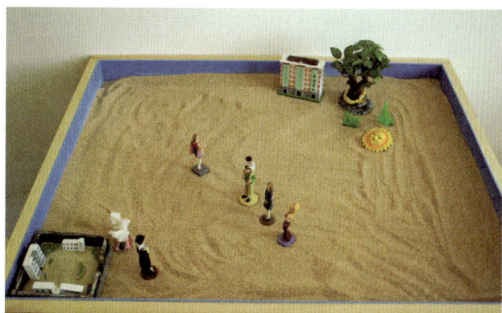

图11-32 带着感恩出发

样，感恩所有的警官。在这几年的生活中，有磕绊，同时警官给予她很多的帮助，她和警官之间的感情如亲人一般，生活中的点滴，包括警官的一个微笑、一个动作，都让她的内心有所触动。冬霞这样真实的表达让在场的干警流下了感动的泪水。督导肯定冬霞就是这高墙中的光，作品整体就有出发的感觉。冬霞在感动的同时，表示由于与社会脱轨六年多，出去之后一定不能再触犯法律，要踏踏实实地工作，至少解决自己的温饱问题，还分享和母亲说过的话，"你女儿能赚两万我们就过两万的生活，你女儿能赚两千我们就过两千的生活"，等等。最后，冬霞特别向治疗者表达了感谢，说因为小老师的帮助，自己这根皮筋也一点一点地放松了。

（三）箱庭治疗小结及治疗过程解析

1. 第一阶段箱庭治疗小结及治疗过程解析

第1次箱庭的主题是"等待"，第2次箱庭的主题是"圆梦"，第3次箱庭的主题是"放声歌唱"。这3次箱庭治疗记录了来访者的心路历程，治疗者认为这是一个表达对家庭、未来的渴望，释放压抑心情的过程。

第1次的"等待"，摆放了一个相对封闭、静止的画面。来访者第一次摆放箱庭，还不太熟悉这种表达方式，画面内的玩具较少，但是可以看到，来访者将房子背朝前，放上围栏，展示了来访者对未来期待的一种封闭的状态，希望回避他人，回到乡村简单的人际关系中，箱庭中的人物朝向左侧，代表着退行。将代表孝顺的羊和给父母储备的表达孝心的牛圈起来，无论是从玩具上还是从语言的表达上，都将父母放在了比自己更重要的位置上，想在将来弥补父母。

第2次的"圆梦"仍然只有来访者和家人，但是一家人走出了小院，到了海边。来访者和父母稍微拉开了距离，自己站在海浪中，目光仍然回望父母的方向，画面宁静而美好。虽然表达了大海，但是没有挖开沙露出蓝色的部分，来访者展示的还是较为浅层的内容，制作时间也较短。

第3次的作品名为"放声歌唱"，来访者制作了根基很稳固的舞台，站在舞台上自信地

展示自己，也将自我展示给治疗者。舞台位于开放的海边，这次不仅有的父母，还有其他社会人来观赏演唱会，逐渐从封闭走向了开放。场地内鲜花绽放，来访者将自己丰富的内心世界展示了出来。

这3次箱庭作品中都有父母的出现，这既是来访者的牵挂，也是来访者的负担。来访者甚至没有更多关注自己的感受，而是极力展现出父母可能会期待的东西。通过前3次治疗者也与来访者建立了良好的关系。

2. 第二阶段箱庭治疗小结及治疗过程解析

第4次箱庭的主题是"希望"，第5次是"释放"，第6次是无名作品，第7次是"起点"，第8次是"感恩"。这5次箱庭疗法咨询展现了来访者将关注点转向内部，聚焦现实的问题、人际关系冲突，治疗者认为这是一个梳理自我，解决问题的过程。

第4次的作品"希望"是来访者感受到自己强烈的内在情感波动之后制作的作品。在治疗者的鼓励下，来访者将对父母的期待、补偿转向对自己情绪的感知。箱庭画面不仅呈现了来访者的问题，还呈现了解决方式，来访者已经准备了与朋友沟通、泡澡、欣赏风景等来应对自己波动的情绪。治疗者也鼓励来访者积极关注自己的情绪。这次的作品进入了来访者内心的世界，焦点转向自我。

第5次的作品"释放"，展示了来访者对回归家庭、社会轻微的阻抗。来访者内心渴望回到朋友之中，恢复以前的人际关系，但是内心存在担忧。随着咨询的深入，来访者也进行了更深的自我暴露，主动谈起了自己与恋人之间的关系，治疗者也鼓励来访者积极地处理问题。

第6次无名作品中出现了来访者对自己未来的期待，向往成熟、平静的心境。随着咨询关系的建立，来访者能够很快地从箱庭中谈到自己的经历。此次来访者分享了这个愿景的由来，治疗者与来访者一起回到过去，处理了她与父亲的关系，抚平过去的哀伤。

第7次"起点"，来访者从处理了过去的哀伤中获得力量，准备扬帆起航，希望通过自己的努力有一番事业。但是来访者站在不稳固的桥上，并将右侧河流再盖上以防自己掉入水中，展示了她内心的不确定性，从以往事件中得到的教训也让来访者现在给自己上了一个"保险"。与治疗者分享自己的入狱事件，也标志来访者更深程度地开放以及对治疗者的信任。

第8次"感恩"，来访者选用的自我像是站在监狱门口穿学士服的学子，这是她给自己这段狱中经历的一个定位。鸽子不仅是感恩，也是来访者自己即将振翅起飞。在治疗者的鼓励下，虽然她仍然感到面对男友会有压力（压力在箱庭中化为有形的假山），但现在不再逃避。推倒假山的动作也让来访者卸去了心头的大山。

这5次作品中，冬霞离开家庭，更关注自己的感受和矛盾，并和治疗者一起探讨、解决问题。本阶段结束时，鸽子的形象再次出现在箱庭作品中，冬霞通过这5次的梳理，关注自我，也准备好要进入下一阶段。

3. 第三阶段箱庭治疗小结及治疗过程解析

第9次箱庭的主题是"一封家书"，第10次是"让爱陪伴我"，第11次是"回归与融入"，第12次是"带着感恩出发"。这4次箱庭疗法咨询中，来访者逐渐将多方面、不同阶段的自我进行整合，在前两个阶段的基础上，来访者如同临近毕业的学子，在各个方面为未来生活做好了准备。

第9次的"一封家书"中来访者再次回到家庭中，来访者有4个自我像：婴儿、用电脑的女孩、沙发上放松的女郎、小丑，分别代表着希望在家人心中的自己、自由的自己、想象的自己和过去的自己。通过多个形象，来访者越来越能将自己在箱庭中充分展开，揭示了自己内心的变化以及多面的自我，多个自我之间没有矛盾，反而是连贯的，呼应着之前咨询中治疗者的问题和来访者内心的答案。

第10次的"让爱陪伴我"画面充实、丰富，她不仅回到父母的身边，连哥哥嫂子一家也出现在了画面中，虽然在咨询中我们没有直接处理来访者对哥哥的情感，但是随着来访者自我的成长，她已经能够很好地调整自己，面对亲朋好友。太阳的光照亮了来访者的心房，用数字和字母拼成的话语更有感染力，表达来访者对于回家的期待，这次却更加坦然、大方。

第11次的"回归与融入"，来访者对自己的未来有了更脚踏实地的规划，不再是带有回避意味、乌托邦式的农家乐，而是再进入公司，从养活自己做起，直面现实。来访者拿着小丑从自己身边一个一个脚印挪到箱庭的边缘，把这个动作作为告别过去的仪式。

第4次"带着感恩出发"，来访者再次以穿学士服的学子代表自己即将从监狱这所"学校"毕业，箱庭作品中家人面带微笑地迎接她，连之前她希望避而不见的嫂子和小侄子都出现在画面中，自己一路轻快地朝向家的方向走，走向社区，走向太阳的方向。

这4次作品中，冬霞再次回到家庭中去，很好地理解了父母的关系，重新在精神上获得家人的支持，也接纳了自我，勇敢地面对现实问题。最后一次作品中，再次出现鸽子，我们也相信冬霞准备飞离这里，迎接未来美好的生活。

在后测中，来访者自尊得分35分，应对方式六个维度上最高分为求助（1.00分），其次为解决问题（0.92分），属于成熟型。张日昇认为，一般来说，来访者出现下述状况便可以考虑为其结束心理咨询：①自我接纳；②接纳他人；③症状缓和；④对将来的志向性增强；⑤能接纳来自他人的评价；⑥对治疗者持客观的态度。

最后一次的箱庭展示了来访者整合了各式各样的自我，没有压力地回归于社会生活之中。整个画面是动态的、开放的，来访者在第三阶段中表现出了稳定、积极的状态，也标志着箱庭治疗的结束。来访者已经在最后一次治疗结束后二十多天出监，由于监狱心理咨询与治疗工作的特殊性，我们并未与出监后的来访者进行联系，但是在来访者的感想中我们可以看到来访者从接受治疗前封闭与自卑，到现在自信、接纳的转变过程。我们也祝愿并确信来访者冬霞能够顺利地回归社会生活并过好每一天。

第三节　箱庭疗法在危机干预中的应用

在心理危机中，自杀自残无疑是最严重的危机现象。自杀，顾名思义，就是杀死自己的行为，但不同于"吃错药而死"或"不慎坠下而死"等事故。也就是说，自杀除了杀死自己的行为之外，还必须具备自己"想死"的意愿（张日昇，2009）。在生活中，我们会听到有人说"一死了之""以死相逼"等。不管是自杀还是自残，其背后都隐藏着各种动机。是结束？是逃避？是证明？或者是其他？不管如何，个体在自杀自残之前都会经历自杀自残意念的形成、矛盾冲突、行为选择几个阶段，这就给心理危机干预提供了可能。

箱庭疗法是在以"心"为主题的心理援助模式的指导下，使用特制的箱子、沙、玩具模型等象征性器具对危机事件的当事人或来访者进行可能的心理援助，为来访者提供了自由与受保护的空间和母子一体性的关系，在这样一个空间、这样一段关系中，来访者投射着内心的心结、情绪和愿望。对于处在自杀自残危机中的个体来说，箱庭成了过渡性客体，通过这个客体，来访者处理着失落，抚慰着失望，找寻着意义，将朝向内的冲动行为和伤害性情绪转向箱庭空间。

一、箱庭疗法在心理危机干预中的有效机制

与其他心理咨询治疗方法相比，箱庭疗法给予求助者更多非言语性的、象征层面的支持，更易深入求助者的无意识层面，更能够洞察其心理轨迹，释放和表现其内在情绪，使求助者的深层心理得以表达，促使其心理问题得以解决，心理创伤得以愈合。因此，箱庭疗法可以作为危机心理援助、哀伤咨询和创伤治疗的方法，帮助危机当事人、丧亲者等完成哀伤任务，促进心理重建。

国内外学者在应用箱庭疗法治疗抑郁症来访者、自杀心理危机者方面已经进行了一些有益探索。茹斯·安曼（2006）对"伊娃"的严重抑郁进行了箱庭治疗，分析和讨论了其治愈过程。日本箱庭治疗者北川康健采用箱庭疗法治疗了8岁的惠子，经过3个月的治疗，惠子摆脱了畏惧交流和自残的困扰。张日昇使用箱庭疗法对A君进行治疗，陈顺森采用箱庭

疗法对一位多次自杀未遂的高三女生进行系列心理干预，结果却表明在箱庭的自由与受保护的空间里，来访者的内心世界得到了充分的表现，心理状态有了良好的改善，获得了良好的干预效果。笔者将箱庭疗法对心理危机者的有效机制总结如下。

（一）手舞方寸间：联结内外，感受自我掌控感

我们知道，心理危机者的突出特点是无助感，他们觉得已经无力把控自己的人生，对未来看不到希望，从而陷入深深的绝望中。情绪和情感被掩藏得越深，就越远离我们的意识、记忆和人格，我们也就越难找到语言去表达它们。但在箱庭治疗中，手可以给无意识赋形，通过沙、水、玩具等媒介进行创作，可以联结我们的内在和外在，联结精神和物质。正所谓"得之于心，应之于手，形之于沙"。同时，来访者可以即刻看到自己的双手行动之后的结果，这让他们感受到自身是可以通过自己的行动改变和创造的。

C君来咨询时被诊断为重度抑郁，曾有过自杀未遂和自残的经历，图11-33是她箱庭治疗中的一个作品"可爱的火山"。C君不善言谈，完成这个作品用了35分钟。她不断地推倒、调整、重新塑形，直到自己满意为止。完成后，她有些疲惫，也很惊讶自己做出这样的场景，她说或许自己还是有些力量的。"火山"下或许压抑着更多。

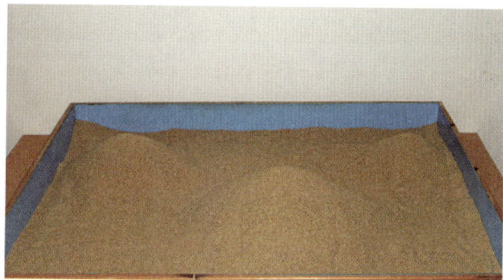

图11-33　可爱的火山

（二）沙倾衷肠：化解与容纳

按照精神分析对自杀的解读，自杀是由于内部冲突所致，将对客体的愤怒转向自身，或是自恋、暴怒引起的自体憎恶和绝望，都跟压抑的愤怒和攻击驱力有关。而在箱庭治疗中，沙在化解和容纳这些压抑的情绪方面有着重要作用。

在人出生之后，母亲对幼儿的呵护让他们备感柔和、舒适。每当夜幕降临的时候，婴儿都会躺在母亲的怀里。这种人类历史长期积淀下来的集体无意识扩散开来，就会让幼儿将夜晚出现的月亮看作母爱来临的象征。沙的堆积主要是由于月亮引发的潮汐运动产生的，如此一来，母性、月亮、沙子三者之间就产生了微妙的关联。所以，当来访者的手接触沙，沙就可以调动起来访者关于母性关怀、包容、温暖的感觉。在现实生活中大多数饱受心理困扰的人都是由不完整的童年记忆造成的。伴随着这样的感觉，来访者内心压抑的愤怒和攻击就会溶解在沙中，随着沙的流动与塑形，内心的郁结渐渐被打开。

图11-34是C君箱庭治疗中的一个作品。在沙温暖的包容中，"破碎的心"让我们看到

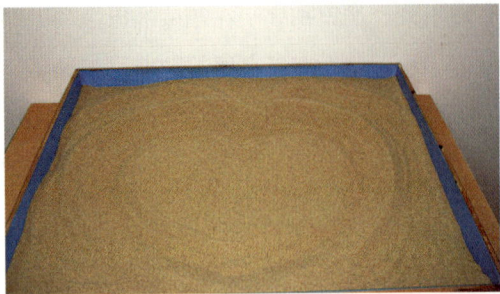

图11-34 破碎的心

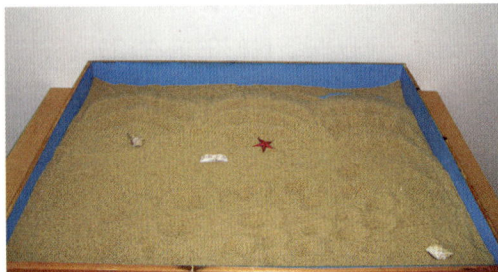

图11-35 和谐的海滩

了C君内心的伤痛。正是因为有了沙的包容，来访者才第一次尝试直面自己的内心。

（三）水在召唤：寻找生命力

自杀自残心理危机者感受到自己的生活是死寂的，缺乏生命的活力。众所周知，生命体对于水的依赖是无可替代的，而人们喜欢玩水实际上就是对母体崇拜的表现。在箱庭治疗中，人们在挖沙的过程中看到沙箱中的蓝色会有一种找到水的感觉，对于心理危机者来说，这个过程会给他们干涸的心灵带来一丝生机与活力。同时，来访者可以在箱庭制作中使用水，感受水与沙结合之后的无限创造性，可以拓展思维，发挥他们的想象力，化"无形"为"有形"，这是一种创造，更会为他们的内心带来成就与价值。水也可以让人们联想到生命孕育之初的状态，象征着母体的滋养和孕育，这是给个体生命和力量的源泉。所以，当来访者制作的箱庭中出现"水"，也可能意味着退回母体，重新孕育的开始，正如图11-35中的箱庭所表现的。这是C君咨询中的一个箱庭作品，她开始尝试着去挖沙，很惊讶地发现沙箱的底部是蓝色的。尽管蓝色的区域很小，但这是她看到生命力，肯定自己的开始。水的出现，让她的内心不再枯寂。当然，要让她的内心真正变得丰富起来，还需要一个漫长的过程。

二、箱庭疗法对自杀自残心理危机干预的可行性

（一）箱庭作品：目标达成，找回自信

自杀自残心理危机者往往是低自尊、低自我价值感的，他们怀疑自我，否定自我，最终毁灭自我。而在箱庭治疗中，来访者尝试、调整、推倒、重塑，直到出现自己满意的场景。而现实生活中，人们总会因为一些现实限制或内心阻碍而无法达成自己的梦想。日本著名临床心理治疗者河合隼雄表示，利用沙子组合成不同的模型，这本身就是一个彰显、体味人生理想的过程，我们可以称其为"人生的巅峰体验"，它本身就是与快乐和自我肯定共存的。河合先生认为，来访者可以通过构建各种模型体验到成功的快感，而且这种重复"目标达成"对于一个人重新审视自己的人生价值，找回自信有着非常重要的意义。

（二）自由和受保护的空间：审视价值，寻找意义

自杀自残心理危机者总觉得自己的生活是没有希望的，是缺少意义的，他们在绝望中尝试结束自己的生命。对这些个案的心理治疗的重点就是帮助他们重新审视自己的价值，找到生命的意义。在箱庭治疗中，来访者是完全自由、不受任何限制的，他们可以选择摆什么玩具，摆在哪里，摆什么场景，摆多长时间，这种自由的感觉让来访者更愿意开放自我的内心。探索沙箱中的世界，其实正是探索自我、自我修复、自我治愈的过程。受保护的空间则是指来访者在沙箱中所做的都是受到治疗者保护的，没有分析和解释，只是静默地见证。同时，沙箱是有一定边界限制的，这个边界区分着内在与外界，也保护着箱庭世界。自由和受保护的空间对来访者会起到抱持的作用，在抱持的环境中，来访者就可以安全地表达曾经被隔离或压抑的愤怒、悲伤、恐惧等情感。让他们在处理这些情感的过程中重新审视自我，看到内心的愿望。这对于寻找生命的意义而言是非常重要的。在下一节的案例中大家将充分感受到这个过程。

（三）母子一体性：第二次孕育，获得新生

母子一体性原本是一个医学术语，它指的是婴儿在出生前的状态，而出生之后脐带被剪断，由此失去了和母亲的直接联系。因此，在人的无意识中，他们努力要回到母体封闭，充满安全感的空间之中，这也是人们对母亲极度依恋的原因之一。

箱庭疗法非常强调母子一体性的治疗关系。制作箱庭的过程让来访者有回到童年的感觉，此时，治疗者的角色就像是"陪伴孩子游戏的妈妈"，给予无条件的积极关注，不解释、不评价，正所谓"用心若镜，不将不迎"。同时，沙、水等唤起的母性原理，也让来访者感受到母性的包容与理解。对于自杀心理危机者来说，让他们重新体验自己和母体相融洽的感觉，对摆脱心理困境有很大帮助的。冈田康伸做过这样一个比喻：箱庭游戏唤起你的母子一体性，就像是重新将人和母亲连接在了一起，经过第二次孕育，使这个人获得新生。

（四）象征的隐喻：超越与整合

自杀自残心理危机者中多数面临着意义的缺失，找不到活下去的意义，看不到生命的价值。在箱庭治疗中，不管是沙、水、玩具，都只是一种媒介，人们通过这些媒介将"无意识"意识化，使它们成为个体无意识和集体无意识的象征。

正像荣格晚年指出的那样，人与象征共存，尽管人没有意识到，但象征的意义却使人生机盎然。象征的意义就在于激发生命唤起想象，它能够创造出更为新颖、更具韵味、更富有吸引力的境界并因此把人带入意义更加充实、内容更加丰富的存在。任何新象征的出现都类

似于一次新的启示，它在一刹那照亮了人的全部生活，并在某种意义上决定了人的未来命运。荣格认为，象征具有超越功能和整合作用，它能使彼此对立、相互冲突的心理内容处于有机统一的状态。特别是对于自杀心理危机者来说，直接谈论自杀是不容易的，而如果能将关于死亡的矛盾和犹豫心理象征性地表现在箱庭中，就会直面死亡。治疗者也可以在象征隐喻的层面与来访者谈论生、死等永远的人生主题。人的一生，就是不断寻找和制造象征的过程；人类的历史，就是不断用新象征取代旧象征的历史。

人生不如意十之八九。有时，人还没有准备好，甚至来不及思考，人生舞台就拉开了帷幕。这个舞台上，我们会遇到谁，会经历什么，没有排演，不能预料，正如佛教用语"诸行无常"，所谓生者必灭，合会必离，盛必有衰，无有休息。人生来就有追求快乐、回避痛苦的本能，而当"四苦八苦"（生苦、老苦、病苦、死苦、怨憎会苦、爱别离苦、求不得苦、五蕴盛苦）走进人们的生活，对个体的心灵将是极大的冲击，必然会给人的生活以及心理带来短期或长期的影响。其影响程度视危机事件的严重程度，个人受伤害或损失的程度而定。在可行的时候，就需要心理学工作者积极参与并进行适时的心理援助，帮助危机当事人渡过难关。

三、对一例大学生自残者的箱庭治疗

治疗者：寇　延
督　导：张日昇

自残行为是个人在心理上发生危机，平常所使用的疏导方法已失去效用而采取的偏激反应。本案例通过对一名伴随自杀意念且有自残行为的大学生进行的箱庭疗法过程，为我们解读了自我探索生命意义的旅程，以探讨箱庭疗法在自杀自残危机干预方面的可行性。

（一）个案介绍

个案K，男，19岁，大学一年级。幼年时曾遭遇一次事故，医生说他能活下来是个奇迹，可具体是什么事故已记不起来了。高中以前，自我感觉生活得很快乐，有理想，有憧憬。中考考得不理想，后来交高价学费进了一所重点高中，感到压力很大，曾有过强迫的意念和行为。尽管自己学习一直很努力，但不知什么原因，成绩不理想，父母为此觉得很没面子。高考没考好，来到了这所大学。现在的专业是自己选的，因为以前从没接触过，算是对自我的挑战。上大学后，时常感到压抑，对专业没兴趣，学不进去，没有知心朋友，觉得孤独，活着没意思，甚至想一死了之。有过自残的行为，如用刀片划破手腕，当鲜血流出的时候，他说有一种快感，内心的压抑得到释放和发泄。有时也会站在高楼上想象自己从楼上跳下去的场景，觉得自己死了，父母和亲戚朋友就解脱了。对宗教哲学类的书籍感兴趣，经常思考，认为人的灵魂和肉体各自独立存在。

K的家庭关系紧张，母亲脾气暴躁，对他管教很严，父亲相对好些。K说回家感到很压抑，什么都不愿说，害怕回家，每次跟父母交流总要吵起来，渐渐地什么都不愿意说了。K觉得对不起父母，因为家庭经济状况不好，父母为自己上学背上了债务，而自己在学校却没有好好学习，因此感到很愧疚。

个案的班主任将其介绍给治疗者。个案起初有些犹豫，过了一学期，他才与治疗者联系，表示想预约时间谈谈。

（二）箱庭治疗的过程

来访者第一次与治疗者见面谈了一些学业方面的问题，主要是感到对所学的专业没有兴趣，学习没有动力，无法集中注意力，想通过一些方法帮助自己集中精力学习。来访者对与治疗者见面有些紧张，主诉过程时常停顿下来思考下一句该说什么。第一次由于是在教室见面，所以没有制作箱庭，治疗者只是简单地向他介绍了箱庭。

1. 第1次

时间：某年1月5日。

主题：东西方之美（图11-36）。

开始制作前，来访者谈到学业方面的问题，上课听不进去，专业书看不进去，自己的一些言行和身边的同学很不一样。

第1次制作用了45分钟。K很谨慎，特别注意玩具之间的搭配和协调。沙箱的左上角是宗教圣地，右上角是江南水乡。整个

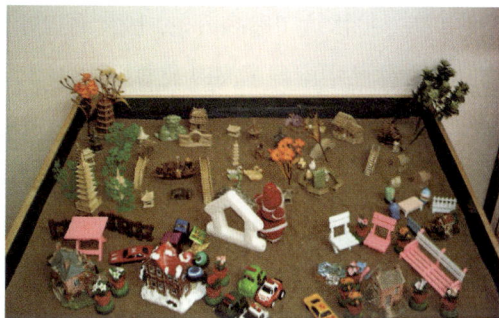

图11-36　东西方之美

作品的上半部分代表宁静的、朴实的、和谐的东方世界和天人合一的境界，下半部分代表现实的生活，西方的风格。K说自己很喜欢那个雪屋，因为红白相间，感觉很强烈，特别能营造气氛。当治疗者问他两个世界是否有联系，K想了想说："上面的比较古朴、宁静，下面的比较热闹，是否用桥把它们联系起来，自己也是有些犹豫的，后来还是决定没有联系。桥虽然那样放，但并不表示联系。两个世界应该是共存的。"治疗者问他现在的心境处于哪个世界，他回答是在下面的世界，因为上面的世界会让人更悲伤。K起初说作品中没有自己，但犹豫了一会，他又说自己是那个蓝色的泥人，正在和朋友聊天。

对于K的初次箱庭，治疗者感受最强烈的是"两个世界"的共存，一个是宁静但又有些悲伤的精神世界，一个是热闹的现实物质世界。这可能正反映了来访者目前的状态：内在世界与外在世界的矛盾。来访者对桥的作用有些疑惑，觉得没什么用，不知道怎样摆才算最好，

他说桥的作用不是联系，而是分隔，把不同的区域分隔开，而这更强化了其内心的矛盾。

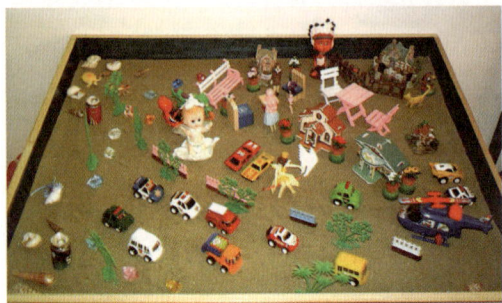

图11-37　海边一角

2. 第2次

时间：某年1月11日。

主题：海边一角（图11-37）。

K说自己尽管强迫自己上课要认真听讲，但越这样越听不进去。这次他谈到了自己对哲学或文学很感兴趣，经常思考一些很抽象的问题。

此次制作用了28分钟，经常变动玩具的位置。治疗者请K谈谈自己所摆的，他想了想，似乎很难开口，他说还是治疗者提问比较好。治疗者也感觉到他在主诉过程不是很流畅，似乎在猜测治疗者要说什么，而自己接下来又该如何回应。这次他摆的是海边的住宅区，K觉得上次摆得比较忙乱，而这次比较清晰，有思路。他比较喜欢热闹的住宅区，但认为公路和住宅区之间应该有距离否则有太多噪声。K说作品中的人物不全是真实的人物，天使、小魔女、原始部族人这些是海边的雕塑，它们是一种标志，告诉人们这里有房子，有生命。作品中没有自己，其他人都是一些朋友，他们在聊天。此次放了很多贝壳，因为有贝壳，就会有很多孩子，海边就充满了生机。

这次作品中出现了海以及海里的生物，虽然只占了很小的一部分，但海面以下的世界正在慢慢浮现。K用雕塑、贝壳等作为生命的标志，说明他对生命的渴望，也反映了其内心的无力感。作品中的界限很突出，如海岸线和栅栏，感觉他的内心有强烈的防御，害怕打破目前的秩序。

3. 第3次

时间：某年2月17日。

主题：我爱我家（图11-38）。

K说自己最近的行为和意识非常反常，如明知不需要但还会买一些无用的东西，强迫自己每天吃一样的食物，不能改变，喜欢看些小说，而且每天写日记。

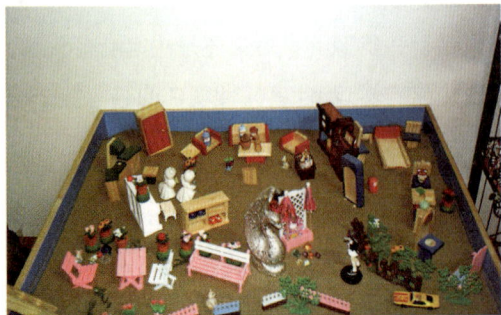

图11-38　我爱我家

整个制作用了35分钟。K感觉此次制作很流畅，很舒服，注意玩具间的协调与搭配。作品主要表现了家庭的场景，家中有很多的房间，房间之间有门分隔，但它们现在是关着的。家中的亲戚朋友正在聊天，但自己目前不在家。屏风后面的彩石是一种装饰，使人不容易一下就看到屋里面，不容易走进。天鹅是雕塑，是这一家的象征。院子里的梯子主要是维修屋顶或修剪树冠时用，但现在放在那里没用。

此次作品表现出的自我保护与防御给治疗者留下了深刻的印象，让治疗者感到相互信任的治疗关系还未建立。梯子连接天与地，也可以是精神世界与现实世界，说明对超现实的世界有某种向往。

4. 第4次

时间：某年2月24日。

主题：阳光的星期天（图11-39）。

此次箱庭治疗的前两天，K的班主任与治疗者联系，说个案最近的状态不是很好，请治疗者安排跟K面谈一次。治疗者与K联系，他也表示愿意谈谈。他提到最近喜欢收集刀，经常想到自杀，对自杀和天堂有一种幻想。也就是在最近一两天，他曾用刀划手

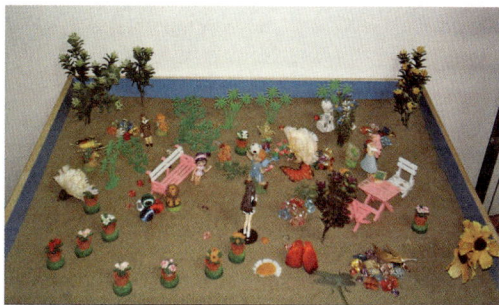

图11-39　阳光的星期天

臂，看到血流出来有一种快感，似乎是痛苦流了出来，觉得活着没有意义，但如果能帮同学做一些事情，他感觉会好些。他还谈到了自己成长的一些经历，觉得自己学业上不能达到父母的要求，让他们为自己操心，感觉自己是家人的负担，而且觉得自己为父母和社会什么贡献都做不了，即使将来也做不了什么。有时希望自己遭遇意外事故或患疾病，这样就可以静悄悄地死。他觉得这个世界上真正关心他的人并不多，但每次想到自杀时，他会想到治疗者。此次面谈结束时，他与治疗者约定在咨询期间不发生意外。

K说这次摆的是社区中的小公园，虽然小，但很和谐，从沙箱左上角到右上角是一条大路。作品中的人物不认识，但似曾相识。那些透明的彩色物体在K看来是一些奇石，他特别喜欢那些奇石，因为它们是介于生命与无生命之间的一种东西。右上的两个小天使和那些动物都是雕塑，但它们也有灵性，是介于生命与无生命之间的东西。喜欢读书，所以摆了书桌。当固定树木时，K感到有些困难，后来在治疗者的帮助下，找来水固定根部，他很惊讶，发现水原来还有这样的作用。作品完成后，K提到这个周末他约了几个高中同学一起去动物园玩，但也担心自己的提议在他人看来很奇怪。

治疗者感觉此次作品开阔了许多，栅栏、门、屏风之类的玩具没有了，反映了其内心防御性的降低，对治疗者开始接纳，治疗关系开始建立。K仍在关注雕塑的作用，相信生命与非生命之间存在一种状态。

5. 第5次

时间：某年3月1日。

主题：和谐的缩微自然界（图11-40）。

K说自己比以前好了一二分，现在看其他书的速度慢了，画画的速度也慢了，但看专业

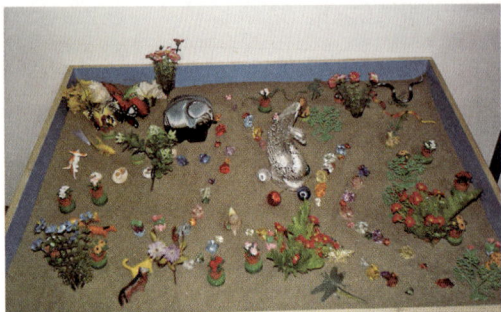

图11-40 和谐的缩微自然界

书的时间多了，头脑胡思乱想的时间少了。这次他谈到小学六年级时对有棱角的东西很敏感，总感觉有种尖利的东西要刺破双眼。他说以前咨询时只忙着谈自己的问题，而今天突然想起来这件事了。他还谈到了家庭关系，家里气氛紧张，母亲脾气暴躁，父亲相对好些。母亲一口咬定K现在的状态是电脑和手机造成的，所以跟父母没什么交流，害怕出现不愉快或矛盾。K从小由姥姥带大，跟姥姥关系很好。

箱庭制作用了43分钟。K看着玩具不知道要做什么，仔细打量着一层层的玩具，当看到马时想到要摆一个动物园。作品表现的是动物园的一角，天鹅的四周是四条路，天鹅处在十字路口，正在抉择。K比较喜欢的区域是左上，像是地球上人类出现之前的状态，比较淳朴、和谐、原始，没有世俗与嘈杂。大象和天鹅都是雕塑。右下方本来想放一扇门，但考虑再三，还是放弃了。对此次作品唯一不满的是色彩太亮丽，而动物园应该以暗色调为主。

K没有在朝向治疗者的方向放门，让治疗者觉得彼此之间的信任感在加强。与以往不同的是，这次出现了很多动物。如果说动物象征本能能量的话，那么它们的出现说明箱庭唤醒了K的内在能量。同时，K第一次"挖水"，虽没有挖出蓝色，但也证明了个案力量感的增强。治疗者觉得天鹅像是K的自我像，他目前正处在十字路口，考虑何去何从。

6. 第6次

时间：某年3月10日。

主题：八度空间（图11-41）。

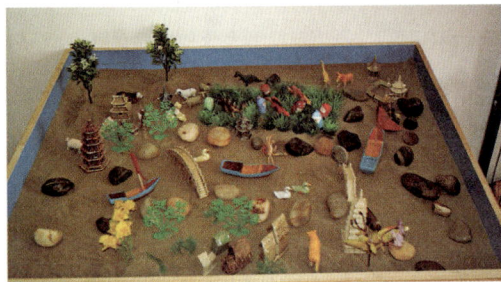

图11-41 八度空间

K觉得情绪和思维不怎么极端了，对所学专业也不厌烦了，行为比较理智，不再冲动。这次他谈到与班级同学的关系比以前好了，班里生活委员主动跟他接近，让他怀疑是班主任和父亲有意安排的。其实他内心还是喜欢和校外偶然相识的人或高中的同学交往，而且觉得不知为何不喜欢和现在班里的同学交往。他特别强调自己一年前认识了一位女生，感觉很好，想保持联系，并且认为找到女朋友是他目前迫切要解决的问题，因为感觉有了女朋友就像是有了实力和资本一样。此外，他最近热衷集体活动，参加活动不是为了表现自己，而是怀着一种赎罪的心理，想为集体做些事。此次面谈结束时，他提到接下来要去找一份兼职。

制作用了20分钟。K说此次摆的是非常偏远、安静的地方。那里各种生物友好相处，本来是天敌的也能和睦交往。草坪上左侧的那个绿色的小泥人是自己，喜欢一个人站在一旁看其他人活动，但自己很难融入其中。河流是从左下向右上流的，小船也是驶向右上方的，那里应该有热闹的集市，但不理解河流为何有朝向右下的分支，摆完后他看着那里沉思，感觉右下的分支应该通向更偏僻、更深远的地方。四周的塔是历史的沉淀，船是向前航行的。K说对于过去和周围的景色没有留恋，过去的就让它过去，但特别提到了河中的螃蟹和乌龟，主要为了凸显生命力。

此次作品给治疗者的突出感觉是能量流通了，有了方向和目标，而且朝向右上这个充满希望的方向，与上次作品中站在十字路口的抉择形成鲜明对比。所谓八度空间，K认为代表时间、空间和其他各种类型。各种生物友好相处也是此次作品突出的主题，可能反映K已经开始打破防御与界限，能够接纳和面对一些东西。

7. 第7次

时间：某年3月16日。

主题：文明包围自然（图11-42）。

K说最近看书勤快了，不管是专业书还是文学书，特别提到张恨水的小说。他觉得周围同学看的书都很浅薄和庸俗，自己看的东西别人也都不理解。他已经找了一份市场问卷调查的兼职工作，感觉跟陌生人打交道

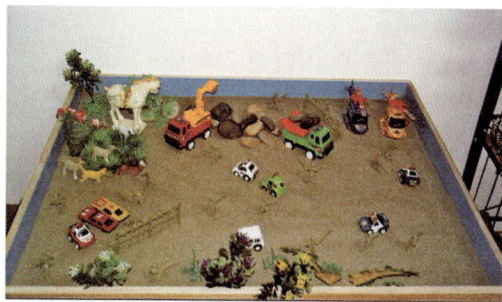

图11-42 文明包围自然

自己很活跃，离开了学校中熟悉的人和环境就像摆脱了一个阴影。最近时常想起那位女生，感觉很好。

制作用了17分钟。这是一幅开山修路的场景，工程刚刚开始，地点在偏远的边境线上。左上角是原始森林，自然与文明共存，右上角是飞机场，左下是停车场，道路上的警察和士兵在维持秩序。K认为比较重要的地方是左上角的原始森林，自然、美好。

治疗者感觉，"建造"的场面意味着打破旧的，整理、构建新的，可能反映了K开始整合自我，而这是一项浩大的工程，过程中会面临许多矛盾冲突，所以需要像警察、士兵这样的外界力量来维持秩序。

8. 第8次

时间：某年3月23日。

主题：金色的战场（图11-43）。

K谈到自己最近看张恨水小说的速度加快了，素描的速度减慢了，学习状态跟以前差不多。跟那位女生的关系发生了波折，失去了联系，自己一下子没了主心骨，感觉像断了线的风筝。前段时间，因为想着那位女

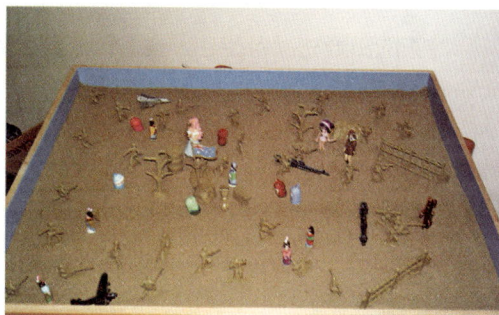

图11-43 金色的战场

生，自己还有一些确定感。至于兼职，K觉得自己干得很好，而且通过兼职中认识的朋友最后打听到了那位女生的消息。

制作用了13分钟，制作过程有些犹豫，感觉他有些疲倦。K说这里的玩具自己差不多都用过了，所以今天就选那些自己不喜欢的战争类的玩具。场景为战争博物馆，那些武器和士兵都是模型，供人们参观，使人们珍惜和平。在放十字架时很犹豫，本来觉得没有必要，但少了它，似乎又缺少些意义。K说耶稣承受了巨大痛苦，他包容了一切，劝诫人们要互相友善，有着"以德报怨，以柔克刚"的意义。耶稣的光芒是金色的，是一种感化的力量，所以叫"金色的战场"。

整合自我的过程必然经历内心的矛盾与争斗，此次作品正反映了这一状况。对战争的纪念是为了使人们珍惜和平，而生命是维系和平的力量。战争的场面也意味着对生命的渴望与珍惜。十字架是一种保护的力量，体现着支持、感化与包容，而这正是K内心所需要的。

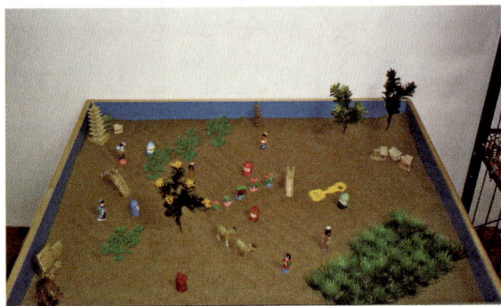

图11-44 欢乐田园

9. 第9次

时间：某年3月30日。

主题：欢乐田园（图11-44）。

K换了一个形象，头发染了黄色，眼镜也换了新的。K首先谈了自己在做兼职时的经历，认识了两位新朋友，但他们做兼职的决心不坚定。提到学业，他感到难度还是很大，不过他请了班里一位学习优秀的女生帮助自己，对方答应了，他很高兴。整体的情绪状态还是比较抑郁，他说如果用水墨画来形容自己的状态，那就是整体昏暗，虽然偶尔也会有一两点红色，但很快就被灰色掩盖了。现在时常还会想到生死的问题，期待外界一种力量来改变自己，但自己想改变的愿望并不强烈。

制作用了23分钟。K说开始摆的时候不清楚要摆什么，看到木质的家具，本想做一个木匠的工具房，后来想起过两天春假自己要回外婆家，那里有一片田野，所以制作了"欢乐田园"。左上是荒废的村落，其他地方是人们居住的村落。田野中的人们在干活，那些大人不认识，小孩是自己的朋友。K说自己不在其中，而在远远的地方望着这里。

春天的田野充满希望，万物复苏，孕育着新生，治疗者为此而感动。虽然K说自己目前不在其中，但眼前的景象也触动了他的内心。他开始从"荒废"的村落中走出，去感受生命的希望。

10. 第10次

时间：某年4月6日。

主题：细水茶馆（图11-45）。

K感觉最近的状态没什么改变。放假时回家了，但跟父母没什么沟通，尽量回避跟家人谈一些实质性的问题。母亲的脾气依然很暴躁，父亲似乎对他的事不怎么关注了。前两天，班主任提议让他和班里另一女生在晚会上合唱一曲，他觉得很突然，后来没有去，觉得对这样的集体活动没兴趣了。

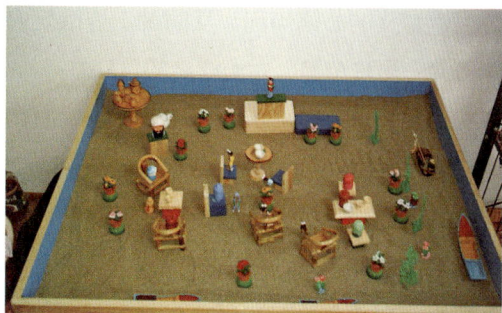

图11-45　细水茶馆

制作用了18分钟。K这次摆的是南方水乡的茶馆，一些人在喝茶聊天，下方和左侧是一条小河，非常有意境。他说这是无意中创造出的最好的作品。对于自己在作品中的位置，K有些犹豫，后来说自己是船上钓鱼的老者，船在航行，自己时不时跟河岸两边的人打招呼。对于船的目的地，他说可能是回家。

作品给治疗者的最大感受是K渐渐从一个远方的旁观者发展为近处的参与者，而且在自己和他人之间开辟了一条道路，表明了沟通与交流的愿望。K已经开始了旅程，一次回归之旅，回到生命起源的地方。

11. 第11次

一周之后，K来到了心理咨询室，但是觉得自己通过心理辅导的进步不大，感到很愧疚与不安，对不起治疗者，决定结束心理咨询与治疗。不过，他也肯定了治疗过程中曾有过一些小进步，但整体的情绪基调仍然很昏暗，觉得无奈。他说自己从未停止过对生死问题的考虑，对高处有种向往，觉得死亡并不可怕，现在自己就处在生死的边缘。他说周围的人对他很冷漠，他感受不到亲情、友情的温暖，即使在家里，也感受不到。对于箱庭过程，他觉得制作时感觉很放松，但过后就没什么感受了。

即将结束咨询时，他提到自己昨天傍晚在宿舍看到的一幅场景，感受很深，于是他用一个茶几和两个人物表现出了这个场景——舍友和女朋友两人肩并肩坐在一起吃晚饭，女生把自己不喜欢的递给男生，男生把女生喜欢吃的递给女生。K说自己很羡慕他们。K觉得这场景既有童年时的情趣，又有青年的浪漫和老年的亲情与温情，可谓三位一体。其余空着的地方什么也不想摆，而是作为背景，以整个生命作为背景，而生命的意义就隐含在这场景中。虽然只是摆了这个场景，却也体现了K对生命意义的思考。尽管他觉得自己目前不曾拥有这一切，但至少他找到了有型的渴望的客体表现。

临走时，K有些依依不舍。治疗者也深深地感到来访者对于温暖、陪伴、理解和支持的渴望，本想继续约定，但是想起自己的导师所讲"应该允许来访者带着症状去生活"，不能有"彻底癖"，也只能默默地祝福但表示在需要的时候请再来。

（三）治疗者的感受与内省

K没能继续接受箱庭治疗，治疗者感到遗憾，但综观他的箱庭疗法过程，也能看到他追

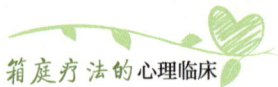

寻生命意义的心路历程。从防御、界限到开阔，从刻板到流动，治疗者感到其内心停滞的能量在一步步疏通，对治疗者的信任在逐渐建立。制作过程中，K一直强调表现生命力，表现有生气的场景，但正如他所说，这与其内心世界的昏暗、苍白、悲凉、无助形成鲜明对比。和谐而又充满生机的箱庭场景是他内心的美好愿望，他在远远地观望，觉得自己只是生命的旁观者。在探索生命意义的过程中，当面对生与死的冲突、矛盾和斗争时，他一直感到无力，渴望支持和保护，渴望包容与关爱，希望有外界的力量来帮助他一起应对。所以，治疗者感到，对于自我伤害者而言，找到自我，恢复自我的能量，是其找回生命意义的前提，进而才能从生命旁观者的角色进入现实生活中参与活动，这也可能是自我伤害者箱庭的治愈标志。对于来访者表现出的无力、无奈、不安与冲突，治疗者不回避，不惊慌，要无条件地接纳来访者所有的不满、绝望、悲观、失落，让他感受到被理解和关注。

作为箱庭治疗过程的静默见证者，治疗者在陪伴箱庭制作时要有牢固的自我，共感理解但不能被来访者的情绪所淹没，也就是导师张日昇教授所强调的"一只脚在岸上，一只脚在水里"的原则，这样才能为来访者提供保护和支撑，陪伴其走过挣扎、矛盾、恐惧、绝望交织的心路历程。

本章四个案例从理论上有的可能并不是完整的箱庭治疗，或许也难以成为箱庭疗法个案研究的范式。但是，如同笔者所强调的那样，我们活着，每个人遭遇的障碍不局限于都是能从外部简单消除的，特别是我们心中的障碍，也不是那么简单，那么容易就能解决的，有时候甚至连解决的意念和想法都难以产生。我们每个人都有自我治愈身体创伤的力量，也具有自我治愈心理创伤的力量。所以，笔者强调，应该允许人依据于自己心理的自我复原力并带着症状去生活，也不能有"彻底癖"。箱庭疗法最重要的治疗理念就是相信每个人的内心深处都有着自我治愈力。治疗者应该培养直感力、觉知力的可贵之处也正在于此，这也是笔者作为督导的价值所在。

第十二章

箱庭疗法提升心理复原力的尝试

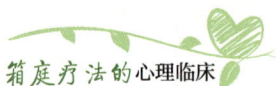

20世纪70年代中期，心理学家Anthony 挑选了24个出身于父母患有精神疾病家庭的孩子进行追踪研究，结果发现24个孩子中只有8个像其父母一样出现精神疾病或有相同的困扰，另外16个孩子都健康地成长，成年之后都很正常。Anthony（1974）把这些儿童称为"适应良好的儿童"。这就是心理复原力概念的萌芽。其后Rutter等人（1990）也注意到有的儿童与青少年暴露在高危中却能适应良好，这些青少年似乎具有某种抗压能力或某些保护因子，从而得以在压力或挫折情境下免除身心障碍的危险。这个现象促使研究者提出"心理复原力"和"保护因子"的假说。

从20世纪80年代中期开始，心理复原力研究逐渐成为一个重要的研究领域，许多研究者针对心理复原力的概念、结构、作用机制等做了大量探讨，研究对象也从儿童扩展到各个年龄段（徐谦，郑日昌，2007）。我国对心理复原力的研究始于1999年台湾9.21地震的发生，汶川大地震则掀起了大陆学界对心理复原力的研究热潮。心理复原力有助于逆境中个体幸福感的增加和创伤后的成长，已成为积极心理学的重要研究课题（Fredrickson et al.,2003）。

本章将简要介绍心理复原力及其干预研究，以及心理复原力与箱庭疗法的相关研究，并着重介绍一个采用团体箱庭疗法干预大学生心理复原力的尝试性研究，以期为心理复原力的干预提供一点新思路。

第一节　心理复原力与团体箱庭

目前，心理复原力逐渐成为一个重要的研究领域，研究者关注对心理复原力的干预研究，特别是有研究者致力于开发能有效提高心理复原力的方案。箱庭疗法虽然仍鲜见于心理复原力的干预研究，但是箱庭疗法所强调的通过激发来访者的自我治愈力来达到治疗效果的理念与后现代思维下产生的新的心理干预理论——心理复原力理论——具有异曲同工之处（王丹，张日昇，2014）。所以，我们从理论上有理由相信箱庭疗法应用于心理复原力的干预具有一定的可行性。

一、心理复原力的概述

心理复原力，在国内又译作复原力、心理弹性、韧性等。尽管心理复原力的概念提出已有40多年的历史，但学界尚无统一的界定。

（一）心理复原力的定义

对于心理复原力的定义，目前主要有三种取向：特质取向、结果取向与过程取向（Mancini &Bonanno，2010）。特质取向将心理复原力视为个体的一种稳定的能力或品质，是个体所具有的一种认知或情感的心理特质、能力或潜能，包含人格特质和自我概念。例如，Wagnlid（2009）将心理复原力定义为"在面对压力或困境时个体有效应对的能力"。结果取向认为心理复原力是个体经历高危险后产生的积极结果。例如，Masten（2001）认为"心理复原力是即便在严重威胁下，仍能适应良好或发展顺利的一种现象"。过程取向将心理复原力视为一种动态发展的过程，是成功应对困境的过程。例如，Rutter（1990，1993）认为心理复原力是个体与环境交互作用应对的过程。

现在一般认为这三种取向没有本质的不同，都是依据"困境"和"适应良好"这两个核心特点来定义的，都揭示了心理复原力的本质属性（Mancini &Bonanno，2010）。但过程定义实质上涵盖了特质定义和结果定义的关键属性，它既强调个体的良好适应能力和变化过程的结果，也强调危险因子和保护因子之间的动态作用，因而更加受到认可。同时，过程取向的定义也为心理复原力的干预提供了理论支持。本研究正是基于心理复原力的过程取向的定义，采用箱庭疗法对心理复原力进行干预的一次尝试。

（二）心理复原力的构成

心理复原力是一个内涵很广的心理变量，目前针对心理复原力的干预多从心理复原力的各个成分入手。因此，本次干预研究在干预前对心理复原力的构成进行了梳理。

一般认为心理复原力由外在保护因子和内在保护因子构成。保护因子是指能缓和或调节暴露在危险因子中带来的影响的因子，它能降低问题行为的发生率或增加成功适应的机会，是个体对危险情境反应的修正。Konred和Bronson（1997）比较了Anthony，Gannezy，Rutter和Wemer四人的主张，总结出四人共同的心理复原力因子：有自我价值感，与父母维持良好的关系，能与他人合作，能延迟需要，有非正式的社会支持网络，有问题解决能力，具有内控性人格、幽默感和思考的能力等9个心理复原力因子。Polk（1997）总结前人的研究，确认了16个心理复原力相关的因子并分成四类：①性格类型，指个体具有的作为保护因子的特质，如自尊、自信、自我效能和智力；②关系类型，指能获得社会支持的社交技巧，自觉服从社会规范和群体规范等；③哲学类型，包括目标感、有意义的人生体验和对生活的合理认识；④环境类型，指与环境相关的认知策略、应对策略、问题解决策略、目标管理策略及预测事情结果的能力等。

总体上，尽管研究者关于心理复原力结构没有一致性的结论，但是自尊、问题解决能力或压力应对能力、社会支持以及社交技巧和能力等是大多数研究者都认可的心理复原力的组成成分（Shores，2004）。因此，本次干预研究将这4种心理复原力成分作为具体的干

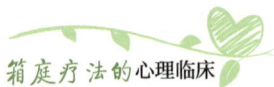

预目标，以检验箱庭疗法对心理复原力的干预效果。

二、心理复原力的干预研究

随着现代社会向后现代社会变迁，在后现代思维影响下，掀起了一种新的心理干预理论——心理复原力理论。诞生之初就具有明确的应用目的，因为这方面的研究结果对于影响制定年轻人精神失调和发展性缺陷的公共政策具有重要意义。后现代思想强调人在环境中是一个主动的精神创造者，而非一个被动的反应者，是经过个体经验的创造并与环境互动从而建构出实体的存在的。因此心理复原力理论摒弃了传统咨询对来访者进行病理分析，发掘问题根源的治疗模式，从一种新的视角出发，强调个体自身的正向积极的能力和特质与环境互动从而获得能量，心理咨询的重点是协助来访者提升心理复原力，建立具有整体互动结构的心理健康环境。

研究者发展了心理复原力干预方案，例如，斯滕伯格等提出的"另一个3R"培训计划（Cogan，2004），旨在让学生学会推理、心理复原力和责任，实质是一个问题解决模型，更关注个体如何有效地解决问题，关注人与环境的互动。Henderson和Milstein（1996）提出了"六种策略训练计划"，分别是为学生提供参与有意义活动的机会、创立一个相互关爱和支持的学校氛围、建立并保持对学生的高期望、增强每个人的亲社会倾向、为学生传授生活技能和社会技能及制定清楚一致的行为规范等。此外，美国心理学会公布了10种建立心理复原力的方法，包括建立连接、避免将危机看成无法应对的问题、接受改变是生活的一部分、将目标向前推进、采取果断举动、寻找自我复原的机会、养育一个积极的自我观点、长远地看待事物、保持一个希望性的展望、照顾自己。

总体上，在已经存在的心理复原力培训方案中，有的从提高个体能力入手，有的从提高外在保护力度入手，也有两者兼具的。然而，目前还没有形成完整的心理复原力干预体系。心理复原力的干预方案和工程的研究还在继续。

近年来，团体心理辅导的形式逐步应用于心理复原力的干预。Kathlee等（2000）发展了一种女性压力管理小组的整合模式，运用认知行为理论和群体动力理论来提高女性的压力管理能力。Jang和Choi（2012）采用团体艺术治疗成功干预了低社会经济条件青少年的自我心理复原力。国内研究者也开始尝试用团体辅导的形式来干预大学生的心理复原力（滕秀杰，2008）并取得了较好的效果。团体辅导干预心理复原力的方案和效果初见雏形，但远达不到成熟的地步，不同的团体干预方式及其过程与效果的研究值得继续。

三、箱庭疗法与心理复原力的相关研究

Hunter（1998）做了大量的儿童箱庭和心理复原力的研究。她关注被社会打上"情绪

障碍"和"坏"的标签的孩子。她认为她的研究中的儿童使用了沙、水和很多小玩具的语言来探索内在力量，并发现心理复原力存在于他们的想象中。

Mejia（2004）采用混合研究设计调查了箱庭治疗对墨西哥农妇心理健康状态和心理复原力态度的影响。研究被试是40名出生于墨西哥不同区域，目前生活在佛罗里达中心城区的妇女。控制组20人，经历前后两次焦点小组治疗；治疗组20人，参与6次个体箱庭治疗。箱庭治疗对被试心理健康状态的影响通过心理咨询效果问卷（OQ-45）来测量，该量表评估了治疗中的进步；心理复原力态度量表来测量心理复原力态度。研究还包括了20名被试的个体治疗转录，以解释被试的箱庭治疗体验。数据分析采用三角测量，即分析和比较个体访谈、小组访谈的言语转录及箱庭照片。前后测显示箱庭治疗对心理健康状态和心理复原力有显著影响。研究揭示了影响墨西哥农妇心理复原力和力量的主题有家庭、孩子、宗教、教会支持小组和朋友。研究还总结了墨西哥农妇箱庭治疗中最常用的两大类心理复原力意象：其一是家庭，包括孩子、成人、房子、栅栏；其二是自然，包括植物生命、动物生命和岩石、石头。

这些宝贵的研究为箱庭疗法干预心理复原力提供了理论和实践基础。如前所述，心理复原力是积极心理学背景下的重要研究成果，而箱庭疗法本质上也是一种积极心理学取向的治疗方法。箱庭疗法所强调的通过激发来访者的自我治愈力来达到治疗效果的理念与心理复原力理论极其一致。而且团体箱庭发挥治疗作用的基本前提是承认团体心理场的存在，它影响着团体的人际关系和其中每个个体的认知、情感和行为。团体辅导干预心理复原力的良好效果提示了团体箱庭疗法干预心理复原力的可行性。

四、团体箱庭疗法

箱庭疗法有三种基本治疗形式：个体箱庭、平行箱庭和团体箱庭。所谓个体箱庭，即一般意义上的箱庭疗法，一名治疗者陪伴一名来访者做箱庭。平行箱庭是一名治疗者同时陪伴多名来访者分别在不同的沙箱中进行创作的治疗方法。团体箱庭是一名治疗者同时陪伴多位来访者遵循一定的规则，在一个沙箱中进行创作，是一种限制性的团体活动。

张日昇将箱庭疗法引入中国后，参照冈田康伸的团体箱庭的尝试，结合临床经验和国内箱庭疗法的发展情况，开发了限制性团体箱庭疗法。其基本前提是承认团体心理场的存在，它影响着团体的人际关系和其中每个个体的认知、情感和行为（张日昇，2006）。

张日昇（2006）认为，限制性团体箱庭是现实社会生活的模拟，更符合真实的社会生活情境。因为现实生活中的每个人都不能随心所欲，都要受到一定限制，个体需要调整自己以适应和接纳社会现实和他人并且不伤害他人，是一个十分不易的过程。限制性团体箱庭为人们提供了一个感悟他人心理和学习适应技能的途径。在一同制作团体箱庭作品的过程中，每个人都会不自觉设想一个场面的构成，但由于是跟其他人一起创作一个作品，开始阶段难免出现冲突和摩擦，这就需要每个成员主动进行自我调整，互相地进行共感和理解，并达成一种默契，最终实现团体的整合。换句话说，团体箱庭具有共同的目标和志向，与此同时，每位成员仍保持自己的独立性，大家都能坦然地对待彼此及团体这个大家庭，进而促进团体的成长。

（一）团体箱庭疗法的基本技法

1. 场面设定

团体箱庭疗法的环境设定包括物理环境和心理环境两个方面。张日昇（2006）认为，团体箱庭疗法环境的设定本身就是其规则限定的一部分，就跟现实生活环境中的各种限制一样。因此，沙箱的形式和数量并不重要，重要的是来访者如何应对这个环境，这能为开展治疗提供更多有用的线索。所以，张日昇主张团体箱庭疗法采用标准规格的沙箱，箱庭室的大小和布置也应方便、适度。

治疗者在团体箱庭过程中是一个见证者和促进者，为团体中的个体营造安全和受保护的心理环境，给团体成员提供一种安全感和自由感，这对他们成长非常重要。

2. 治疗过程

团体箱庭的治疗过程由两个主要部分构成：团体箱庭的制作和制作后的讨论。制作阶段，治疗者要在团体成员开始制作箱庭前向成员说明团体箱庭的规则：①制作之前先决定组员制作的顺序，尽量保证每个组员都有做"第一"的机会；②每人每轮只能有一个作业，如放一个玩具或同类的多个玩具或堆一座山等；③制作过程中成员之间不能交流，以避免相互了解意图，但组员可以与治疗者有简单的互动；④放进沙箱内的玩具不能拿走，但可以移动，并算作这一轮的动作；⑤制作过程中，组员可以选择放弃某一轮的制作；⑥最后一轮中，最后一个制作者可以有一次修饰的机会，制作完后可以对整个作品进行一些调整，但不能放玩具；⑦制作时间并无严格规定，但一般4~5人的团体以50~60分钟为宜，7~8人团体以90分钟为宜，判断结束与否的标准主要依据陪伴者与制作者成员之间对整个箱庭制作过程的互动和共感，当治疗者感觉制作将要结束时，应该提醒成员这是最后一轮，让组员做好心理准备。

团体箱庭的特色就在于它的规则贯穿于整个治疗过程。为保证团体箱庭的开展，设定这些规则是十分必要的。一方面，可以减少组员间的矛盾和冲突。在无规则的状态下，可能很多问题，如有的组员不接纳他人放的东西便把它们拿走，有的组员常常一次摆放很多的玩具，企图一次完成自己的愿望，使得其他人没有足够的空间再摆放等。这些行为都可能影响或伤害组员间的感情，妨碍团体箱庭疗法的开展。另一方面，规则的设定可以提供更多有用的治疗信息，如有的组员在明知规则的情况下仍然违反，可能反映出其待人处事的方式或某方面的人格特质。随着团体箱庭疗法的深入，有的组员会因这些规则逐渐调整自己，组员的变化和进步即体现了团体箱庭疗法的疗效。

制作结束后，组员要进行彻底讨论。每个人谈自己摆放的玩具的想法和感受，对他人摆放的玩具的感受以及作品的主题。制作阶段组员间通过玩具的摆放、移动等进行非语言的交流，内心会充满各种疑惑和感受，彻底的讨论能满足组员充分了解他人，了解自己，表达自己的渴望，让组员体验内心的感受和想法，进而获得领悟。讨论起到提升整个活动的深度的作用。

（二）团体箱庭疗法的治疗者

箱庭治疗者在团体箱庭治疗过程中作为陪伴者，而不是控制者或指导者（Baum，1994），可以在彻底讨论时分享经验，但不指导箱庭（Stewart，1995）。在创造箱庭世界期间，治疗者通常坐在离沙箱足够近的地方记录组员每一轮的摆放，观察显露了什么，但不会近到好像会干扰来访者（Stewart，1995），对来访者及其创作进行无条件的积极关注。通常维持一种"集中精力的沉默"的氛围非常重要（Ryce-Menuhin，1992）。在观察期间，治疗者应该小心关注来访者用了和不用什么以及他是怎么用这些物件的（Earle，Earle，& Osborn，1995），包括置放、分组和边界。

（三）团体箱庭疗法的干预研究

尽管箱庭疗法的干预研究以个案研究最为常见，但近年来，团体箱庭疗法的干预研究逐渐增多。

Zhang，Zhang，Haslam等人（2011）用限制性团体箱庭疗法干预了中国大学生的人际关系问题，发现经过8次团体箱庭治疗后，被试人际交往中的交流焦虑和回避行为问题得到缓解。研究者经过深入质性分析，将团体箱庭的治疗历程总结划分为冲突呈现、协调学习、理解整合三个阶段。

Jang和Kim（2012）用团体箱庭对韩国跨国婚姻的移民女性的社交焦虑、孤独和自我表达进行干预，发现团体箱庭能有效减轻与社交焦虑和孤独相关的负性情绪，产生积极的自我表达。

Shen和Armstrong（2008）用团体箱庭疗法对37名低自尊年轻女孩进行干预，前后测结果表明干预组控制组在儿童自我觉察量表的6个子量表的5个子量表上呈现显著差异。

总结文献可知，团体箱庭疗法是一种颇具潜能的治疗方法，有必要进一步对其干预效果进行探究。

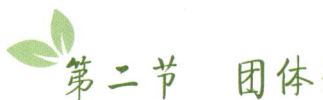

第二节　团体箱庭对大学生心理复原力的干预

治疗者：王　丹

督　导：张日昇

在某大学通过筛选，为10名被认为具有典型的低心理复原力和高危险因子分的大一新生采用团体箱庭疗法进行干预研究，团体箱庭活动中融入了心理复原力相关成分的设计，使得团体箱庭干预更具针对性，取得了很好的干预效果。

一、对象选取

在某大学大一新生心理普查中加入自我复原力量表、大学生心理健康问卷（UPI）以及自编的危险因子情况调查表，剔除无效数据和有精神病史的被试数据，得到1946份有效数据。根据心理复原力分数与危险因子分数进一步确认被试范围：①将心理复原力分数低于平均分一个标准差的筛出，共288名；②在此基础上，将危险因子分数高于平均分一个标准差的被试筛出，得到70人。这70人被认为具有典型的低心理复原力和高危险因子分。将中心将举办免费的心理健康与成长活动的消息通过短信形式告知70名预邀约被试，征询参与意愿，有22人同意参加。逐一预约访谈后，确定10人加入团体箱庭干预组，男女生各5名，12人作为控制组，其中女生10人，男生2人。

二、评估工具

（一）自我复原力量表

Block和Kremen（1996）编制的14题的自我复原力量表作为主要的效果评估工具，将用于测量干预前后被试的心理复原力水平变化。自我复原力量表采用4级评分，分值为0～56分，分数越高代表心理复原力水平越高，内部一致性系数为0.76。该量表权威性较高，又因题量少可与其他人格量表一起使用而广受好评。正式使用前，随机选取107名大学生被试对该量表的信效度进行了检验。统计结果表明，自我复原力量表的分半信度为0.86。由于自尊被普遍认为是心理复原力的内在保护因子之一，以罗森伯格自尊量表为校标，得到自我复原力量表的校标效度为0.64。

（二）箱庭评估心理复原力手册

本次干预前，研究者采用箱庭疗法编制了一个评估大学生心理复原力的标准化投射测验（王丹，张日昇，2013），也将用于本次干预效果评估，以辅助自我复原力量表的评估结果，增强干预效果的说服力。箱庭评估心理复原力手册包括三个题目，从生命力、水域类型和关系三个维度评估心理复原力，分值为0～9分，分数越高代表心理复原力水平越高。三个维度的内部一致性信度分别为0.94、0.92和0.96。以自我复原力量表分数为校标变量，箱庭评估总分为预测变量，$\beta=0.602$，$R^2=0.362$，$t=7.687$，$p<0.001$，$F=59.094$。

（三）大学生心理健康问卷（UPI）

心理复原力作为一种积极的心理潜能，其变化牵引着其他心理健康因素的变化。为了探索这一点，同时施测UPI测量被试整体心理健康水平的变化。

UPI是为了早期发现、早期治疗有心理问题的学生而编制的大学生精神健康量表。由1966年参加全日本大学保健管理协会的日本大学生心理咨询员和精神科医生集体编制而成。UPI主要以大学新生为对象，入学时作为精神卫生状况实态调查而使用，以了解学生中神经症、心身症、精神分裂症以及其他各种学生的烦恼、迷惘、不满、冲突等状况的简易问卷。UPI在日本大学生中得到广泛应用。1991年传入我国，进行了修订。UPI共60题，4个测伪题不计分，其余56题计分，最高56分，最低0分，最终将得分分成三类进行筛选。

第一，A类。UPI总分在25分及以上；第25题做肯定选择者；辅助题中至少有两题同时做肯定选择者；明确提出咨询要求者。A类学生可能有较明显的心理问题，应尽快约请咨询。

第二，B类。UPI总分为20至25分（包括20分）者；第8、16、26题中有一题做肯定选择者；辅助题中只有一题做肯定选择者。B类学生要注意预防，有待观察。

第三，C类。不属于A、B两类者。

计算全校新生普查中的自我复原力量表分数与UPI分数的积差相关，得到$r=-0.348$，$p<0.001$，表明大学生的自我心理复原力与心理健康之间呈现显著负相关。以UPI为因变量，自我心理复原力为自变量，进行线性回归，得到其$\beta=-0.348$，$R^2=0.121$，$t=23.940$，$p<0.001$，$F=277.854$。

（四）自编团体箱庭活动自我反思问卷

为探索团体箱体疗法干预心理复原力的机制，干预组被试在每次团体活动后填写研究者自编的团体箱庭活动自我反思问卷，以显示前文所述的四个常见心理复原力构成成分（自尊、问题解决或压力应对能力、社会支持以及社交技能）是如何随干预的进行而变化

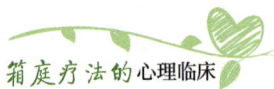

的。团体箱庭活动自我反思问卷是研究者根据团体箱庭活动的特点以及四个最常见的心理复原力构成成分编制而成，旨在促进被试的自我觉察以及通过他人的反馈，提升自尊、支持系统、解决问题的能力以及人际交往技能。具体问题包括：

1. 就你的观察和体验，你认为自己为今天的团体活动做了哪些贡献，体现了你的哪些能力或优点？

2. 就你的观察和体验，你认为他人（尽量写出名字）为今天的团体活动做了哪些贡献令你印象深刻，体现了他人的哪些能力或优点？

3. 你是否在团体中感受到支持？有的话，请具体说明（来自谁？什么样的支持？）。

4. 你是否做了一些支持他人的事？有的话，请具体说明（支持谁？什么样的支持？）。

5. 你是否感受到任何形式、任何程度的困扰或压力？有的话你是怎么解决的，或者你学到了什么解决方法？

6. 你是否从今天的活动中获得某些人际方面的启示或领悟，或学习到什么人际交往技能，请具体说明。

7. 请你简单总结一下今天的活动。

8. 其他你想补充的。

三、治疗过程

本研究采用干预组控制组前后测设计。为降低期待效应对研究结果造成的干扰，本研究采用单盲设计。干预组参与8次团体干预活动，具体干预按照限制性团体箱庭疗法的操作进行，每周一次，一次2小时左右，并进行前后测；控制组不进行任何干预，单纯进行前后测。两组前后测时间保持一致。其中，干预组被试在第2～7次团体箱庭后需完成团体箱庭自我反思问卷。被试均不知道研究的真正目的，知道是免费的心理体验和自我成长活动，带有一定的研究性质。

（一）前测

由于另外两个效果评估工具自我复原力量表和UPI的前测在筛选被试阶段已完成，因此正式开始干预前只单独进行箱庭前测——每个被试在研究者的陪伴下制作一个个体箱庭。前测结果表明，干预组和控制组在三个评估工具上均未出现显著差异，可以认为两组被试具有一致性。

（二）干预过程

为保密和方便描述，成员称呼均按"性别+编号"的形式进行，如"F1"代表女生1

号,"M1"代表男生1号。此外,干预组原本共10名成员决定参加,但正式活动开始前一名女生退出,故共有9名成员正式参加团体箱庭干预。

1.第1次团体箱庭(某年3月3日)

本次活动主要是一次团队组建活动,没有安排团体箱庭活动。组长(研究者)先进行自我介绍,介绍小组的性质、目的、活动方式以及设置等事宜,并向组员介绍了箱庭疗法以及团体箱庭,签署协议书。接下来通过"连环自我介绍"活动让组员进程自我介绍,自我介绍内容包括姓名、院系、爱好等。活动开始前让组员用5分钟去玩具架上挑选一个玩具代表自己,组员结合所选玩具介绍自己。也许因为活动形式新颖有趣,组员的兴趣开始调动起来,开始简单交流。有的组员会向其他组员提出一些问题,引发简单讨论,还会暗自帮助遇到困难的组员完成介绍接龙。接着通过"情解千千结"这个活动让组员进一步熟悉,打破男女生之间的隔阂,总共玩了两次。第一次男女生围圈时自动分开站,组长通过按生日排序打破尴尬处境,不过因为一名组员没有按规则操作,导致任务到最后无法完成。不过这个活动顺利打破了男女生之间的隔阂,大家情绪高涨起来,有组员主动提出再玩一轮,第二轮顺利完成任务,基本达到组员初步熟悉的目的。最后为了给每位组员建立一个支持系统,安排了"天使任务",每个组员写下自己的名字折叠好放进一个盒子里,组长打乱,每位组员随机抽取一张,抽到自己的重新抽。纸上写的组员即成为自己的天使,在接下来的活动中要用自己的方式去关注支持自己的天使,但是不能告诉自己的天使,等到活动最后揭秘。每位组员选取的自我像见图12-1。

活动发现,9名组员整体内向,不善表达,难以调动参与的积极性。这与他们都是低心理复原力的个体的情况总体相符,缺乏自我表达和人际交往技能。尤其在前期没有活动,完全是言语交流的环节,尽管组长一再鼓励组员进行表达,组员绝大部分时候仍然选择沉默。不过随着活动的进行,情况有所改观。这也提示对于低心理复原力个体采用完全的言语形式开展团体箱庭势必遇到很大困难,借助一些媒介互动或许有所助益。

2.第2次团体箱庭(某年3月10日)

本次活动正式开始团体箱庭活动,9名成员全部到齐。随机抽取F1作为第一个制作者。她在沙箱左上角放了两对男女后就没再放东西,而是选择放弃移动或调整自己的玩具或他人玩具,但全程一直很关注大家的制作。

第二位制作者M1也只在沙箱左上角放了天使和恶魔两个小玩具,第二轮移动自己的玩具,第三轮用手指轻轻划沙,第四轮放弃,他的动作一直局限在左边一小部分区域。

第三位制作者F2显得心不在焉,不太关注其他人的制作,在旁边吹气球。她第一轮放了一对斑马和几个男女人偶,第二轮移动自己玩具,第三轮把自己吹的球插上,第四轮在气球上画画(笑脸)。与其他组员相比,F2似乎在对待团体箱庭活动的态度上显得更消极,包括讨论环节,一直在打趣,似乎希望把活动变成一种纯娱乐游戏。

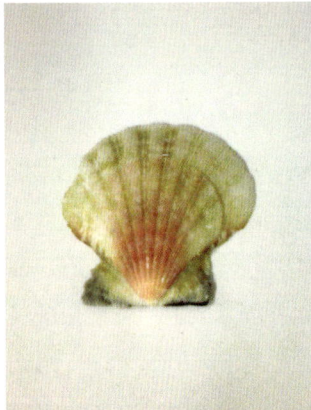

（1）F1：贝壳

贝壳联想到家乡，喜欢大海的包罗万象，贝壳是女性化的化身

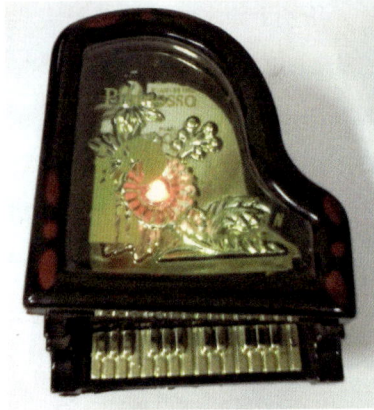

（2）F2：钢琴

钢琴（坏了，很吵）是自己唯一的爱好和现在挣钱的方式，就像自己没人理会安静，有人理会很吵

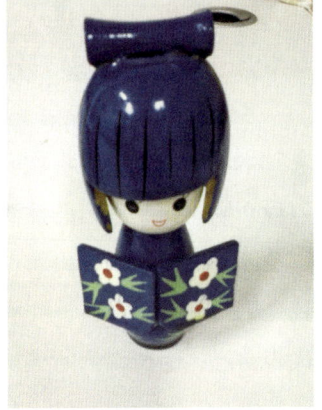

（3）F3：日本女孩

第一眼看到就喜欢，文静

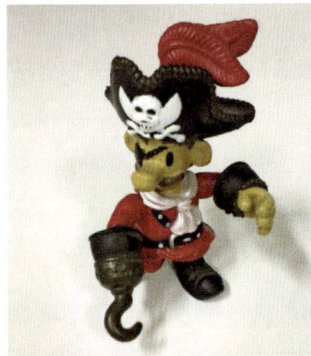

（4）F4：海盗

因为喜欢电影《加勒比海盗》，喜欢约翰尼·德普的性感

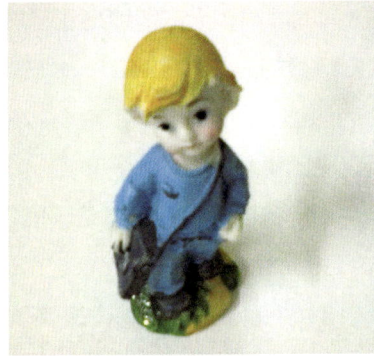

（5）M1：背书包男孩

符合自己的状态，求学，出国

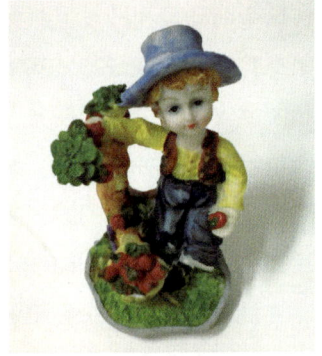

（6）M2：扶树男孩

有种远离城市的乡村的感觉

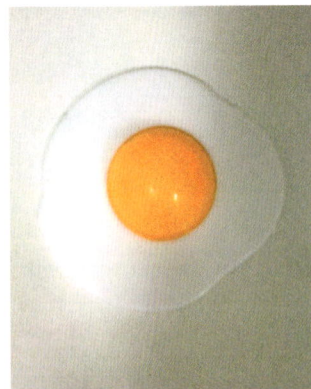

（7）M3：煎蛋

向往这种软趴趴、慵懒的感觉

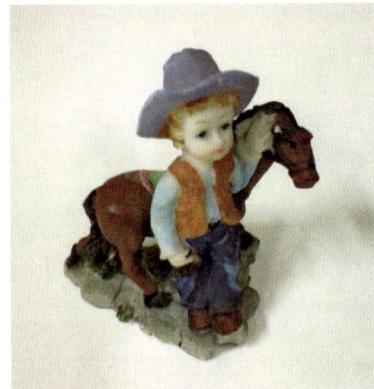

（8）M4：牵马男孩

因为想去西藏

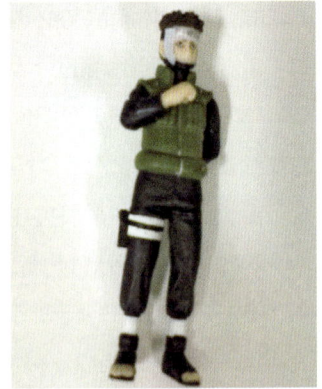

（9）M5：火影忍者

是自己喜欢的动漫人物，很厉害

图12-1　第1次团体活动干预组成员的自我像

第四位制作者M2似乎特别关注沙箱左上角，第一轮放了一对新人和一对坐在椅子上的男女，第二轮移动左上角M1的玩具，第三轮在左上角放了两间房子，第四轮在房子周围植树，同时也在右下角补充了一棵大树，因为右下角太空了，与左上角呼应一下。M2每一轮摆放思考的时间明显比其他人长，想坚持在团体箱庭中表达一个完整的主题。

与M2不同，第五位制作者F3似乎漫无目的，在沙箱四处作业，互相之间没有联系，与他人的摆放也似乎没有什么联系，但都是一些无关痛痒的小动作，比如放一把小椅子、两条小鱼。安静地关注其他人的制作，一直带着淡淡的微笑。

第六位制作者M3每轮都放了玩具，但表达的主题各异，没有联系，且有些奇特，从运动、结婚到形单影只、四角恋。与F3的漫无目的、随处插花不同，M3放的玩具比较明显，容易引起注意。

第七位制作者M4前两轮在右上角创作，第一轮用积木和石头摆成"十"字，想表达人生的十字路口、生命的抉择主题，第二轮用现代人和原始人再一次凸显主题，希望有人能明白，但是没有人明白，大家都选择不触碰右上角。第三轮第四轮M4选择移动、配合他人的玩具，在M3的桌上放了一个色子。讨论时M4表达了对没人理解，没人参与自己的创作的失望。

第八位制作者M5前两轮放了桥和自行车，配合F1摆放的男女玩具，想让他们连接起来。后两轮移动了F2和M1的玩具，讨论时F2表达了对移动气球的不满，指出M5没看懂气球上的创作随意移动，M5认真看了之后表示了内疚和后悔。

最后一位是F4，她也一直有些游离，自己摆完后就不再关注他人摆放。F4是第二位每轮都放了玩具的组员，她似乎一直在配合，根据他人的摆放选择玩具配合，比如在F2的斑马中间放一块草坪，在M2的大树下放了一间古朴的房子。相反，她表达自己很少。团体箱庭最终作品照片见图12-2。

本次活动成员初次接触团体箱庭，表现出兴趣，但整体显得拘谨。成员要么"跟风"，缺乏自我思考，要么"各自为政"，随意摆放表达，而不关注他人，要么完全根据他人的置放进行表面上的配合，几乎不表达自己；也有成员期望在箱庭中进行深入、连续的表达，但得不到他人回应而感到失望受挫。尽管只进行了四轮，但大多数成员都有一两轮放弃或移动而不摆玩具，成员在表达

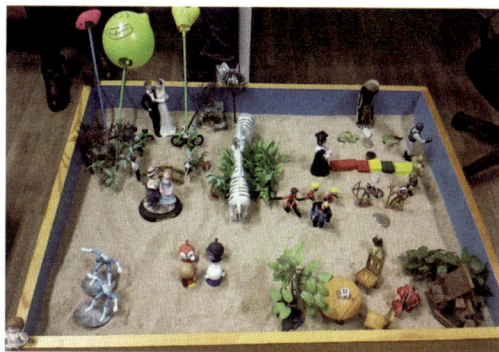

图12-2 向左走，向右走

自我上存在困难。移动较多，显得比较草率，多是因为看不懂或觉得不好看而移动，未做深入思考。讨论时，几乎完全围绕箱庭作品本身展开，难以扩展，进行更深入的探讨，自

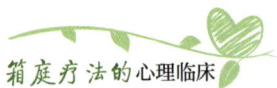

我表露浅而困难。每个人说出自己摆放的真正意图时，其他人往往表现出惊叹，对自己草率的移动感到后悔。气氛比较好，但相互回应和支持少，多是打趣开玩笑，很少会直接表达自己因其他人的动作感到不满或高兴之类的话语，显得流于表面。讨论中常听到的表达是"不明白，不懂他们在做什么"，"刚开始还能懂一些，越到后来越不明白，所以就不管他们放什么了"，"其实我想表达的是……但是他们就是不懂"。从最终完成的作品看，总体呈现一种分裂感，不同区域找不到关系或连接，但各个区域本身能表达较为一致的主题。

3. 第3次团体箱庭（某年3月17日）

本次活动有4名组员因为事情无法参加，事前通过邮件请假，实际参加的组员只有5人，包括4名男生和1名女生，这种情况明显令唯一的女生F4感到不适应，她主动提出最后一个制作。

M2第一个制作。与第1次一样，选玩具思考时间很长。他依然从左上角开始摆，用两轮做出一个家的场景：一家人在家门前休息聊天。这与他第一次团体箱庭活动主要表达的主题一致，与他在前测的个体箱庭中主要表达的"我理想的家"的主题一致，M2实际上将个人议题带入团体中。不过本次活动M2也开始表达其他的东西，他在右上角也进行了创作，有两轮违规，一次放了两类玩具，放了房子的同时又放了几个人，放了一套桌椅的同时又放了几个人在椅子上。

第二个制作者是M4。这一次他没有延续上一次活动创作一些抽象的主题，当M2制作时他一直在旁边看。与M2呼应，他在左下角也表达了一个家的主题，并在沙箱中央创作了一个草地，上面有蝴蝶、蚂蚁等动物的场景来映衬家。M4对本次活动投入程度很高，最后一轮对M3前一轮的大范围移动表达了不满。在M3移动时，研究者明显观察到他面露不悦，等到自己摆时将移动的玩具又大范围移动复原，直接表达不满。讨论时也将不满情绪表达出来，引发组员讨论和思考。

第三个制作者是M3。与第1次活动一样，前两轮摆放玩具时依然是自己摆自己的，不理解他人，因而也没有参与他人的摆放。不过第三轮M3有一个很大的举动，他几乎把整个作品都移动了一遍，按照自己的意思重新创作。这一举动引起所有人前所未有的关注，也导致M4有明显的情绪。M4的复原举动也让他很吃惊，似乎意识到自己做的不恰当，最后一轮他没有再进行大的调整或添置玩具，而是小小地修饰调整了已摆放的玩具的位置。讨论时M3显得窘迫，解释清楚后获得其他人的谅解和支持。

第四个制作者是M5。也许受上一次移动F2气球得到负面反馈的影响，这次团体箱庭活动中显得更加谨慎，站在全局的高度去审视整个箱庭作品，形成一个新的思路（一对情侣从恋爱、结婚、生子到孩子长大的变化历程），将整个箱庭作品联系起来，自己再少量添加一些玩具或进行移动微调。在制作过程中，他的想法也渐渐得到其他人的了解和认同。

最后一位F4整个过程显得拘束，相比上一次的不上心，这一次虽然也是远离其他人，但是会认真观看其他人的制作。依然是根据他人的创作配合或放弃，不过同时也表达了一

些自己的喜好等个人层面的东西。在讨论时
其他组员对F4进行了支持，表达了对F4配
合他人举动的欣赏。团体箱庭最终作品照片
见图12-3。

由于人比较少，组员表达更自如，制作
更大胆，每个人想表达的东西更多、更连贯。
但违规频繁，一次放多种多个玩具，大范围
移动现象时有发生。讨论更深入，组员能表
达情绪，引发思考，不再停留于表面，整体

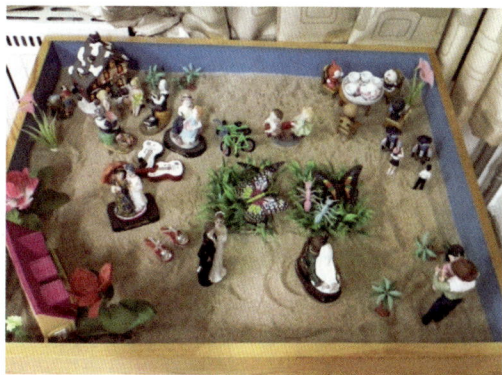

图12-3 异性之间的交流

对待团体箱庭制作更加认真，会赋予一定的个人思考。从气氛上，这次团体活动不像上次那
么轻松诙谐，组员对此感受不一，有的觉得有些凝重，不喜欢，有的认为活动深入一些更好。
这次活动中可以说出现了一个大的冲突，带来消极情绪的同时也促进了团体的深入发展。从
作品来看，相比上一次的分裂，这一次出现了一种统一感，也说明经过两次活动组员之间的
了解更多，互动质量提升。这次活动也给研究者带来一个思考，对于低心理复原力团体，人
太多本身对每个组员就是一种很大的压力，他们在复杂的人际环境中表达更困难，更回避、
保守；相反，人少一些，组员就更容易表达，团体活动更容易深入下去。

4. 第4次团体箱庭（某年3月24日）

本次活动M4和F4因事请假。这次活动除M3放弃一轮，M1用一轮扶正倒下的小人之
外，其他人每轮都选择放玩具。组员表达欲望增强，选择玩具摆放更加流畅，明显重视配
合。组员间的交往和沟通更加自如了。

F3第一个制作。她一开始便在沙箱中央放了一个圆木桌，与她第一次箱庭活动只做一
些点缀不同，她选择在沙箱中央的位置摆放，是一个自我突破，更勇于在团体中表达自己
了。第二轮在沙箱上摆放了茶具，寓意大家一起聊天休息。其他组员也了解并认同了她的
表达，纷纷在此基础上进行创作表达，对F3进行支持。接下来她还利用积木搭建了房子，
创意性地表达了"世界很大，我们只是一个小团体，每个人都在这里自由地表达自己"的
想法，首次表达对团体本身的看法和感受，促进了团体的深入。

M1第二个制作。他创意性地用一个房子代表团体活动室的门，并在门前和门后放了一
匹斑马和一只老虎。放的时候很多人表示不理解，纷纷流露出费解的表情，但是没有人移
动。讨论中M1说老虎经过"求真303"这个门之后变成斑马，大家来之前可能像老虎一样
内心急躁，但是在团体中得到放松和理解，出去就会像斑马一样温和了。M1也非常有创意
性地表达了对团体活动的看法和感受。

其他人也都在此基础上进一步强化主题，表达对团体的看法。在桌边添加椅子，添加
人，在周围添加植物等。似乎受到F3的影响，整体都希望表达一下对团体的看法和感受。

从箱庭创作和讨论来看，整体对团体活动的看法和感受是积极的。M2在"门"边放了一个"stop"指示牌，在"门"上放了一个钟，表达每次活动都要结束，不希望结束的感受。M3在前两次团体箱庭活动中一直给人自我中心的感觉，不太关注他人，或者说理解他人存在困难，但是这一次他也试着理解了其他人的想法。在第一轮放弃后参与其中，往茶杯里撒沙，虽然做的时候大家不理解，以为是搞破坏，但是讨论后知道是想表示茶水，其他组员纷纷表示了认可和欣赏。此外，M3配合F1在沙箱周围放植物，补充F3的积木世界，让两人感受到支持。F2对待团体箱庭活动的态度也发生改变，不再一味地打趣搞笑了，制作时的思考和参与度增加，更加融入团体中，讨论时的自我表露程度也提升了。团体箱庭最终作品照片见图12-4。

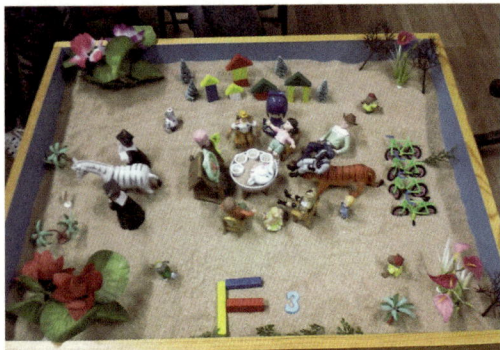

图12-4　求真303

这次活动整体而言是平稳和愉悦的，活动氛围不像第1次团体箱庭活动那样诙谐，也不像上一次那样有些凝重，整个箱庭表达的主题很统一——对团体活动的想法和感受。作品的统和感很强。这次的活动氛围似乎很有助益于组员的表达，讨论相比上一次更加深入了，组员的自我开放性更强，表达了一些个人层面的东西，也引发了组员的讨论。F1认为团体活动氛围虽然很好，但是还是略显沉闷，更喜欢轻松幽默的氛围，但F2马上表示不同的看法，喜欢这种氛围。M5表露自己做事比较干脆，放玩具会很快，对有些人选玩具花很长时间有些不理解。M2也就此进行了回应，表达了自己制作箱庭时间长的个人想法和情况，得到其他组员的支持和鼓励，M5知道后也表达了愧疚，理解了M2，也认识到人与人之间的差异。这次活动中组员自我表露程度增加了，通过深入的讨论，互相之间的了解和理解也更多了。

5. 第5次团体箱庭（某年3月31日）

本次活动M1和F4因事请假。F2主动申请第一个制作。她在沙箱中央放了一颗星星，希望以开放的形式引发其他人接下来的创作，但在接下来的几轮中，她结合他人的创作表达了自己的想法，与其他人不同。

第一轮M5、F1、F3、M3都在F2的基础上进行开放式的创作，比如M5在F2的星星周围放了三颗小星星，M3在周围放了一圈贝壳等。M2仍然坚持自己一贯的家的主题，在左上角放了一间大房子，接下来在房子前面放人，不过这次他根据前面的创作调整了形式，选择了童话的家和人以配合整个作品。M4则选择放弃，事实上，M4在前面的活动中一直表现得比较有主见，但稍显锋芒毕露，这一次活动汇总他调整了自己，不再一味地坚持自己的喜好和观点，而是选择更加融入他人，讨论中他表示虽然不是很认可他人的想法，但是会尊重，所以这次活动主要是配合和修饰整个作品。也许是M3的贝壳的影响，M5接着又加了很多贝壳，海的感觉越来越强，其他人也渐渐理解这一主题，加入船、海盗、鱼等玩具。M2借用骷髅海盗和人鱼表达危险与诱惑的主题，M3则在人鱼下面铺彩石，得到M2的认可。海盗主题的出现还让大家想到了今天因故未到的F4，因为她第一次活动的时候表达过喜欢加勒比海盗，大家一致认为F4没来很可惜。F2在M2的白雪公主前面放了几个小矮人。F3这次创作还是一些"小举动"，一个小天使、两只小海马和一个小小的藏宝箱并藏在树后，似乎都是些容易被忽略的动作，但其他人还是注意到了，有组员表示"很可爱"，F3一直在活动中很安静，但她在箱庭中的表现得到越来越多的人的注意和欣赏。团体箱庭最终作品照片见图12-5。

整个活动组员表达更自如，更愿意表达，放弃和移动的情况较少且这么做之前会认真思考。作品主题扩展，每个人都会在认真思考他们的创作意图的前提下表达自己，不会与他人的主题割裂，彼此之间能连贯起来，作品不会给人分裂感，呈现出求同存异的局面。现阶段，组员之间的了解达到一定程度，对彼此的性格特点、表达方式都比较清楚，因此，虽然仍有很多差异和不认同，但能包

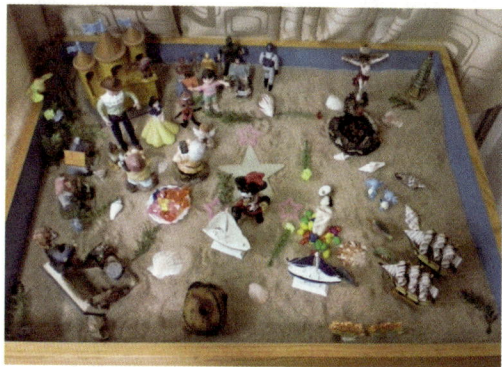

图12-5 海的味道

容和接纳，不再像前两次那样发生明显的冲突。在处理自己在箱庭以及整个团体活动中的表现上趋于成熟，处于探索自我表达和融入团体的平衡的阶段。这次虽然发展出海的主题，但没有人想过做海或动沙，也显示了低心理复原力个体可能存在心理能量低的特点。这次活动研究者得知，组员私下里已经自发建立了QQ群和微信群并且时有联系或互动。

6. 第6次团体箱庭（某年4月7日）

这次活动F2和M4因事请假未到。F4主动申请第一个制作，希望尝试第一个做的感觉。这与她先前一直比较被动，依据他人的创作来配合的做法不一样，她在此次活动中选择挑战一下自己，尝试不同的做法，这一举动也让其他组员有些吃惊，很关注。她在左上角放了几个西瓜，M5便给西瓜铺上草地；M3在旁边放了猪八戒，猪八戒偷西瓜吃；F1接着在左下角放了一些南瓜，西瓜田旁边有南瓜田；F3在瓜地旁放了一个老翁来看瓜田；M1在老翁旁边放了一个房子，代表老翁的家；M2则接着猪八戒补充了其他师徒三人。可以看出大家都在配合F4的表达，同时也互相配合，很有默契。

本次活动还首次出现了桥这个玩具，第二轮的时候大体形成了左右两个场景，M1首先放了一座桥来联系两边，表示沟通。后来，F4又加了两座桥。F1在最后一轮企图做一条河，她用刷子扒开沙，但是没有成功，动作太大很容易碰倒其他玩具，沙子流动性很强，挖出一条

小河很困难。虽然没有成功，但是她的这一举动引起所有人的强烈关注，大家都自觉围过来观看。接下来M1接续了F1未完成的心愿，他用几块蓝色积木连成了一条河，让三座桥连接河两岸，并用积木将放在河旁边的亭子垫高，这样就不会被河水淹到。M1的这一创新动作得到其他人的强烈欣赏和共鸣，尤其是F1，讨论中也分享对他细心保护亭子的举动的赞赏。M1此前在活动中比较低调，不会有大的动作，讨论也比较沉默，但放的玩具意义都比较特别，别人一般不太能理解。这次活动其他人重新认识了他。M2这次不再坚持家的主题，而是选择尽量参与配合别人，他发现这样有时感觉更好。团体箱庭最终作品照片见图12-6。

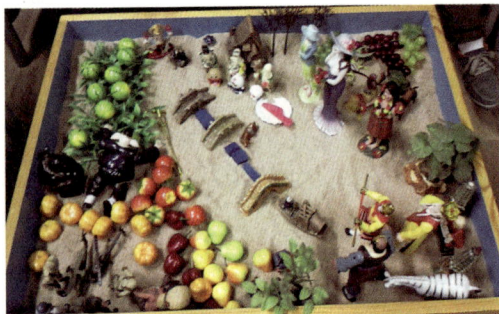

图12-6　YLYE的西游记之水果篇

本次活动组员间的默契上升了一个层次，不善在团体中表达自己的成员成功突破自己，其他组员也会积极配合，给予支持和鼓励。讨论的内容也有了进一步的深入，集中讨论了如何在一个现实生活的团体中与人交往并表达自己的议题。桥的出现表明团体的沟通和互动达到一个新的阶段。河的出现又表明组员在团体中对自身潜能的觉察和内在力量的增强。

7. 第7次团体箱庭（某年4月14日）

本次活动是最后一次团体箱庭活动，原本所有人都表示尽量排除困难参加，让团体不留遗憾，但是临开始前M5还是因为发生紧急事情无法参加。M3主动选择第一个，而M1选择最后一个，他们都想进行不同尝试。也许是最后一次，大家显得特别珍惜，参与积极性很高，选玩具时经常成群结队来选，其他人会认真在旁观察。虽然制作过程不能进行交流，但是能明显感到组员间默契的非言语互动。F4继上次大胆做第一个之后，这次又有大胆举动，在沙箱上部中央放了一个毛主席半身像，让其他人大感意外，不过还是进行了积极的配合，后来渐渐出现一个钓鱼岛之争的主题，有对立，也有强调和谐共处，比如M1用一对新人表示两方和亲。M4放一个和尚在荷花上，表示鉴真和尚东渡，释放和平信号。这次活动的另一个亮点是F3在沙箱中央挖了一个环形河，这个举动由F3做出有特殊的意义。事实上F3在个体箱庭中就制作了海，代表她有这种能量和想法，但在团体中她算是最为沉默的一个，在沙箱中一般都是一些小动作，讨论时一般也是倾听，像挖一条河这种可能影响作品全局的动作她不会做，但是这次她选择了挖河来配合大家，表现出了自信，不再担心这会对他人造成干扰，也许她希望在最后一次团体中让大家见证她的自我突破和成长。讨论中发现，其他也有人想要挖河的，大家对F3今天的突破表示支持和鼓励。团体箱庭作品最终照片见图12-7。

最后一次团体箱庭活动整体进行得比较圆满，能感到成员之间默契十足，一些很隐晦

的表达方式也都有人理解。比如，F4用一块
红烧肉和一个紫菜包饭代表中国和日本，原
本十分隐晦，但是也有三名组员明白她的意
思。M1用一对新人代表和亲，M4就用和尚
表达同一个意思来表示支持，F3做出一个岛
后，其他组员就开始往上面放东西，以呼应
她，让她感到被大家接纳。

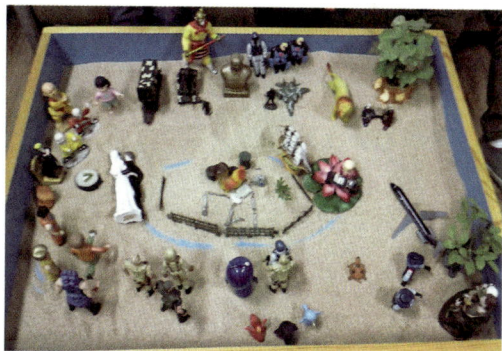

图12-7　战争与和平

8. 第8次团体箱庭（某年4月15日）

团体箱庭活动结束的第二天，进行了约
一个半小时的结束活动，对这个团体箱庭活动进行总结和升华。每个成员都谈了对参与活
动的想法和感受。高潮是天使任务揭秘，M5不在，大家还特意利用群微信联系他。尽管最
终大多数人都没猜中，只有F2和F1互相猜中对方，但是每个人都因为能被别人猜中而感到
高兴，体验到价值感，尽管可能不是被自己的天使猜中。

此外，组长将成员在6次团体箱庭中填写的团体箱庭自我反思问卷中涉及相应成员的
内容整理成"自己眼中的你"和"他人眼中的你"两部分，反馈给每位成员，促进组员在
自尊、问题解决或压力应对能力、社会支持以及社交技能4个心理复原力的成分上的体验
和感悟。

（三）团体箱庭活动过程总结

总结团体箱庭活动的过程，发现基本符合张日昇（2006）对团体箱庭治疗阶段的总
结。第1次、第2次团体箱庭属于"各自为政、冲突阶段"。第1次团体箱庭成员都各摆各
的，箱庭作品也呈现一种分裂感，能明显感到彼此的界限；第2次团体箱庭中出现了明
显的冲突。第2次活动也有部分组员开始考虑与他人的摆放相协调，企图整合整个作品，
实则已进入"察言观色阶段"。第3次团体箱庭活动组员基本进入该阶段，摆每一轮都非
常谨慎小心，作品也出现相应变化。第4次团体箱庭活动，组员之间交流增多，自我表
露程度加深。第5次团体箱庭活动这种互动进一步加深，组员开始有所转变，一直表现
得自我中心的组员开始配合他人，而一直配合他人的组员主动要求第一个制作，处于团
体箱庭的"调整、沟通阶段"，其中第5次活动出现的桥标志这种沟通已达到一定程度。
第6次团体箱庭活动，组员彼此了解已达到一定程度，互相配合默契，制作中不交流也
能很快明白他人的创作意图，认可并配合，自己的摆放也多得到他人的认可，团体氛围
很好，整个团体达到一种共感，已经达到团体箱庭的第四阶段"协调共感阶段"。至于
团体箱庭的最后一阶段"整合阶段"，本次团体活动总体上还没有进展到这一阶段，很
重要的原因可能归咎于活动次数少，加之组员本属于低心理复原力群体，从实际情况来

看，无论是接受团体本身、开放自我，还是沟通交流都显得比一般群体困难一些，而这些都是影响团体进程的因素。

（四）后测

团体活动结束后的一周内对所有干预组、控制组被试进行后测。后测内容包括填写自我复原力量表和UPI，制作一个个体箱庭作为箱庭后测。干预组9人全部完成后测，控制组有两名被试因联系不上，实际有10人完成后测。后测结束后，向所有被试说明研究目的，对填写的量表进行反馈，做好解释工作。控制组的被试提供可以继续获得帮助的机会并鼓励参加。

四、疗法效果

（一）自我复原力量表和UPI前后测结果

将干预组和控制组共19名完整参与研究的被试的自我复原力量表和UPI前后测分进行独立样本t检验，结果见表12-1。

表12-1　干预组控制组量表前后测独立样本 t 检验

	干预组（N=9）		控制组（N=10）		t	p
	M	SD	M	SD		
心理复原力前测	34.56	3.05	35.10	4.12	-0.324	0.750
UPI前测	20.67	8.53	15.70	5.76	1.502	0.151
心理复原力后测	37.44	3.21	34.30	4.35	1.776	0.094
UPI后测	15.00	6.44	17.50	5.82	-0.889	0.386

由表12-1可知，干预组控制组两个量表的前后测均不存在显著差异，只有心理复原力后测结果呈现0.05水平的边缘显著。但是，分析数据发现，干预组UPI前测分数是干预组前测、控制组前测、干预组后测、控制组后测中最高的，而干预组后测分数是干预组前测、控制组前测、干预组后测、控制组后测中最低的，干预组UPI后测分数比前测降低了5.67分，而控制组UPI后测分数比前测升高了1.80分，直观上看干预组与控制组UPI分数改变存在差异。在心理复原力分数上，干预组呈现增加趋势，控制组呈现下降趋势。考虑到样本量很小，独立t检验可能过于严格，忽视真实结果，故进行配对样本t检验，结果见表12-2。

表 12-2 干预组控制组配对样本 t 检验

	M	SD	t	p
干预组心理复原力	−2.89	1.45	−5.965***	<0.001
干预组UPI	5.67	2.92	5.83***	<0.001
控制组心理复原力	0.80	2.30	1.100	0.300
控制组UPI	−1.80	5.27	−1.081	0.308

注：***代表0.001水平显著（双侧）。

配对样本t检验结果显示，干预组的心理复原力分数和UPI分数前后测变化均显著，而控制组前后测分数没有显著改变。

（二）箱庭前后测结果

根据《箱庭评估心理复原力手册》来评估本研究19名被试的前后两次个体箱庭作品的变化。评分由2名未参与本次干预研究的心理学研究生讨论达成一致性评分而成。结果见表12-3和表12-4。

表 12-3 干预组控制组箱庭前测独立样本 t 检验

维度	干预组（N=9人）		控制组（N=10人）		t
	M	SD	M	SD	
生命力	0.89	1.054	0.60	0.699	0.711
水域类型	0.67	1.323	0.30	0.949	0.700
关系	1.00	1.118	1.2	1.135	−0.386
总分	2.56	1.509	2.10	0.994	0.785

表 12-4 干预组控制组箱庭后测独立样本 t 检验

维度	干预组（N=9人）		控制组（N=10人）		t
	M	SD	M	SD	
生命力	1.00	1.000	0.20	0.422	2.317*
水域类型	1.00	1.500	0.00	0.000	2.115*
关系	1.89	1.054	0.80	0.919	2.406*
总分	3.89	2.028	1.00	1.054	3.958**

注：*代表0.05水平显著；**代表0.01水平显著。

由表12-3可知，干预组、控制组前测在箱庭的各个计分维度及总分上均不存在显著差异，但表12-4表明，干预组箱庭后测结果在三个计分维度以及总分维度上均显著高于控制组。

总体上，无论是量表还是箱庭测验的结果均表明此次团体箱庭干预大学生心理复原力具有积极效果。

第三节 对心理复原力的效果及其考察

自我复原力量表、UPI和《箱庭评估心理复原力手册》三种测量方式均显示本次团体箱庭干预对于提高大学生心理复原力具有显著的积极效果。然而，研究者将本研究被试的自我复原力量表、UPI得分与筛选被试时采用的1946份样本得出的平均分进行对照时发现，尽管经过干预被试的心理复原力水平有所提高，UPI分数下降，但是两者距离全校新生样本的平均值仍有一定的距离。同样，将本研究中被试的箱庭测试得分与一个由107名大学生组成的样本得出的样本分进行比较发现，干预后除干预组的关系维度平均分（1.89分）高于样本分（1.49分）外，其余计分维度仍小于样本分，与自我复原力量表测量结果一致。这说明了心理复原力干预的困难性，短期内难以出现大的、本质的改变。关系维度干预后高于平均水平，很可能是因为团体活动建立了很好的支持系统，所有成员在很短的时间内与多个他人建立积极的关系，还建立了社交网络群，并且因为活动设置这个临时成立的支持系统一直处于活跃状态，组员很容易感受到。

本研究采用团体箱庭的方法对9名严格筛选的低心理复原力大学生进行干预，同时采用量表、箱庭以及文本的形式对干预效果进行三角评估，发现取得良好的效果。那么，团体箱庭疗法是如何对大学生心理复原力产生积极的干预效果的呢？这恐怕是干预后最值得关注的问题。一直以来，箱庭疗法的治疗机制都是各类箱庭疗法干预研究中的一个重要且困难的议题。本次干预研究同样也回避不了这一难题，在此，仅从干预者兼研究者的角度对团体箱庭疗法干预大学生心理复原力的机制进行一定的探讨，仅供读者参考。

一、母子一体性的治疗关系和安全与受保护的空间

本研究的干预采用的是团体箱庭辅导的形式，每次活动的团体箱庭制作与讨论阶段均按照自发性团体箱庭的原则进行。组长，即研究者，作为一个见证者和促进者，为组员营造了包容、安全的心理环境（张日昇，2006），在此基础上，团体活动的作用得以发生。组长非常重视与组员之间建立母子一体性的治疗关系，从组员的总结可知，这种关系起到了

应有的作用，例如，组员F3写道："总之，在你面前我会直接表达我的想法，不会再思考半天再表达。"另外，活动安排在每周日的晚上，基本保证了活动期间不受外来因素的干扰，组长在一开始也强调了保密性。在这个封闭的团体活动室里，以沙箱为中心，创造一个自由与受保护的空间，这些给组员提供了充分的安全感。第三次团体箱庭活动主题为"求真303"，组员在团体箱庭活动中充分表达了对组长以及团体辅导室的感想，作品呈现的是一群人坐在一起喝茶畅聊的场景，组长以一个粉色的和善的女性形象出现在箱庭中，其实就是对母子一体性的治疗关系以及安全与受保护的空间的感知和认可。例如，组员F1写道："习惯了每周日晚上来到这个地方，远离这个浮躁的城市、浮躁的校园，我们对着9个人共同的作品围成一个圆圈，谈笑中表达观点，回忆起带给自己伤心或喜悦的往事……"这一切对于这几名严格筛选的低心理复原力大学生显得尤为重要，他们总体上比较怕生，不善表达，畏忌社交，如何降低团体活动自然创设的人际情境本身给组员带来的压力是本团体发挥作用的关键，团体箱庭活动重视的母子一体性的治疗关系以及安全与受保护的空间对这个群体来说意义重大。比如，有组员就写道："我是一个怕生的人……在这里我觉得很放松，没有想象中的压力，于是我越来越敢于放开自己……"

二、团体箱庭中的表达与建构

无论是个体箱庭还是团体箱庭，无论是指导性的团体箱庭还是自发性的团体箱庭，共同的是运用箱庭这一媒介专注地创造一个具体的场面，表达自己的想象，表述象征意义，认识自我，找回自我，重新发现自我，进而用自己的双手对创伤反应进行表达和重构，使消极情绪得到释放，重新建构积极的自我（Chen & Zhang，2009）。Klohnen（1999）认为有效表达（skilled expressiveness）是自我心理复原力的组成成分之一，对于低心理复原力大学生来说，表达自己尤其是在一个群体中用言语表达自己非常困难。

团体箱庭创作阶段非言语的设置有效帮助低心理复原力个体表达自我，例如，有组员写道："……在非语言的环境下，可以最大限度不受别人言语的控制，真实表达自己，揣摩别人的心思，并且用自己的思想去配合别人的思想……"团体箱庭创作阶段采用一种缓和、低压力的方式让组员先用游戏的方式去表达，避免了直接面对面的言语交流的压力。但是不可否认，言语表达与交流是必要的，团体箱庭设置的讨论环节，但是这个讨论有前面的团体箱庭创作为基础，组员的表达和交流有一个可以依托的出发点，在此基础上进行延伸性的表达和交流，这就避免了直入正题的尴尬。对于不能有效表达的低心理复原力个体来说，这种设置显得非常有助益。组员的箱庭创作本身就是在表达自己，尤其在一个团体情境中，随着团体活动的进展，可以较容易且直观地感受每位参与者的性格特点、行事风格、喜好以及主要议题等信息。例如，F3在团体箱庭中一直偏好放一些不起眼的小玩具去配合他人，久而久之，大家都发现了她这个特点并给予认可，她自己也很高兴大家认可了自己本来的样子；M2在前几次团体箱庭中都会在沙箱的右上角制作家的相关场景，很显然，右上角这个位置以及家这个主题对他而言具有特殊的意义。

团体箱庭的创作和讨论不可避免地会给组员带来思考、体验和领悟，团体箱庭非言语的创作过程看似简单轻松，但有时也能给组员内心不小的冲击，例如，组员M4写道："……前几次的箱庭制作过程给我带来的内心激荡挺大的，收获还挺多的……"这些新的经验被组员整合进自身的经验中，新的建构就产生了。

三、引入心理复原力重要成分的设计

本研究的一个独特设计是在每次团体箱庭活动结束后，让组员填写一份自编的团体箱庭活动反思问卷，企图通过组员的自我觉察对心理复原力的四个方面——自尊、社会支持、问题解决和人际交往——进行主动的关注。自尊和社会支持是双向问题设计，觉察自身和觉察他人。活动结尾，组长将文本内容整理成"自己眼中的自己"和"他人眼中的自己"两部分内容反馈给每个组员，最终都是促进组员的自我觉察。此外，这一设计的另一个目的是将内涵丰富的心理复原力进行成分细化，通过观察这几个心理复原力的重要组成成分在团体干预中的变化，来解释团体箱庭干预为何能导致心理复原力的变化。当然，这一设计本身并不完美，很明显的一点是这四种心理复原力的组成成分能在多大程度上涵盖心理复原力的内涵，但是秉着不求全只求能部分解释的原则，这一设计也有一定的参考价值。

（一）自尊相关文本分析

团体箱庭活动反思问卷的第1、2题针对心理复原力的自尊成分而设计，但并非直接针对自尊本身，而是让组员通过团体箱庭活动主动去觉察自身的优点和潜能以及接收组员对自身的评价和肯定来体验自尊。具体而言，根据扎根理论的思想，对9名组员在全部6次团体箱庭活动中提到的自我或他人的能力或优点进行一级编码。将每位成员每次活动每道题的文本编码成"组员编号+团体箱庭活动次数+题目序号"的形式，例如，M241表示M2第4次团体箱庭活动第1题的回答（下同）。结果见表12-5。

表12-5　低心理复原力大学生团体箱庭活动中体现的能力、优点的编码

能力、优点	提及人数	提及次数	举例
引领创作	8	36	今天我主要引导大家的走向，使他们围着我的行动思考（M241）；F1，整场活动的铺垫做得好，使大家很快进入主题（M412）
创新	7	20	M3，有几个举动异常新巧，我认为是横向思维或者叫不寻常思维（F332）；M1，他富有创新能力，造河，造妖怪变身女，都是新鲜感（M252）

能力、优点	提及人数	提及次数	举 例
配合他人	9	18	F3、M2等人还很考虑他人的感受去配合他人的箱庭（F212）； F4，像"绿叶"，为其他队友增添光彩（M422）
勇于表达	6	14	每个人都更勇于提出自己的想法了（F242）； M5，敢于表达自己（F132）
理解能力	7	11	M3，他看懂了我的行动，还帮了一次（M242）； 尽量理解别人来完善箱庭，突出主题（M331）
积极参与	5	10	大家都认真做了自己的部分（F212）； 给箱庭加入各种不同元素，赋予这个团体作品更丰富的意义（F112）
想象力	4	7	M2，想象力丰富（F152）
支持他人	4	7	回应了一位成员的想法并安慰了他（F231）
富有思想	4	5	小Z，虽然他的行动大多数人并不了解，但他的想法比别人深刻，比别人深奥（M232）
坚持主见	2	4	坚持摆了自己的水果（F151）
尊重他人	3	3	尊重别人的想法，不去刻意改动（F411）
善于观察	2	2	M3、MJ、YX的"寻宝"好默契，或者说他们都很善于观察（F142）
乐观	2	2	想象力丰富，乐观（M311）
友善	2	2	F1，提醒ZY把倒下的小人放对位置，帮助他人，友善（F312）
分析能力	1	2	没有哪些贡献，体现分析事物、理解事物、权衡取舍、考虑事物的能力（F311）
组织能力	2	2	调节氛围，向大家提议，组织、乐观、幽默（M541）
真诚	1	1	勇于提出问题，真诚、直率（M531）
直率	1	1	勇于提出问题，真诚、直率（M531）
谦让	1	1	M4，主动让M3做第一个（F162）
细心	1	1	M4，铺平沙箱内的沙子，善良、细心（M522）
收放得当	1	1	M5，收放得当（M152）

可以看到，9名低心理复原力大学生在团体箱庭活动中提及最多的能力或优点是"引领创作""创新""配合他人""勇于表达""理解能力"及"积极参与"，均有过半组员提及。

"引领创作"是被提及次数最多的一种能力，恰恰说明他们自身非常缺乏掌控感。在团体箱庭这种虚拟的人际互动中，成员在低压力情况下有机会尝试发挥引导能力，并在他人随后的配合下体验到掌控感。团体箱庭制作时，第一个制作的人往往引导了后面的人的创作，给第一个创作的人带来一种控制整个局面的积极感受，这也是为什么到团体箱庭活动的中后期组员纷纷主动要求第一个制作的原因。同样，讨论时发现别的组员的某些动作是受到自己的影响而为，取共同主题时得到他人的应和也都会给他们带来某种满足感。

积极地自我表达是几名组员遇到的共同难题，尤其是用言语来表达自己非常非常吃力，在活动初期尽管组长一再鼓励促进组员自我，但表达效果依然不明显。团体箱庭的制作给了他们一个缓冲直接交流带来的压力的机会，借助于这个肉眼可见的媒介他们更容易进行表达。制作阶段的非交流状态也促进他们渴望交流的想法，表达起来也就更顺畅了。一开始主要局限于箱庭作品本身，组员还处于小心翼翼的检验阶段，渐渐发现这个团体的安全、自由、保护的氛围后，某些组员尝试进行更私人层面的表达，得到其他人的积极回馈而感受到良好体验。这给其他人树立了一个积极榜样，越来越多的人更愿意进行表达，感受到支持和帮助的同时也学会一些沟通技巧，这反过来会强化他们进行有效表达的意愿。

这些能力或优点虽不与自尊直接相关，无论是自身的觉察还是得到他人的反馈，都是对自己的一种肯定，每次都进行这项自我觉察活动也最大限度地保证了组员的充分觉察，每位组员都得到相应的反馈。从组员的文字表达中可以看到这项活动的有效性，如组员F2写道"拿到那两张纸的时候瞬间心变软了，有没有觉得这就是一种奇迹……"F3写道"看来大家认可了我，做一个好配角也很重要……"，"也感觉到自己被别人注意，在意，看到那两张纸的时候，真心觉得很开心"。

为探索组员在自尊方面的自我觉察与觉察他人随活动次数变化的情况，根据表12-5的编码结果，计算每次活动人均提及这些能力、优点的次数，做成图12-8。由图可知，组员对自我贡献的提及频次随活动次数持续增长，对他人贡献的提及频次呈现浮动。总体上对他人贡献的提及频次高于对自我贡献的提及频次，但随着时间两者之间的差距逐步缩小。说明相比觉察自己的能力、优点，低心理复原力大学生更容易觉察他人的能力、优点，体验到自尊比较困难，但随着活动的进行，这项工作变得容易了。

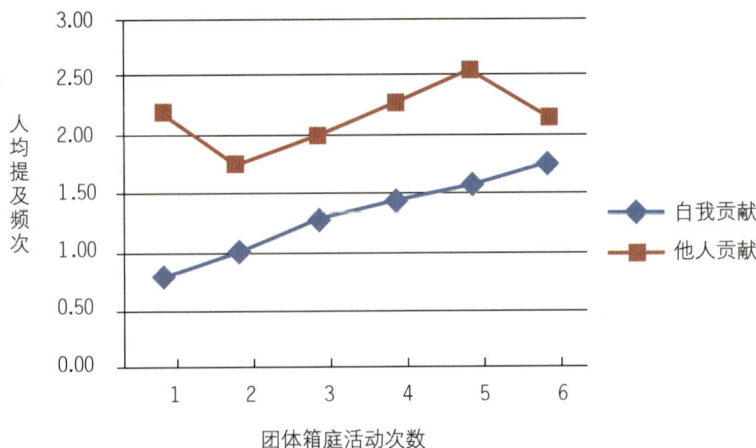

图12-8　自尊相关编码在团体箱庭活动中的变化

总而言之，这种温和的强迫式的方式帮助组员主动发觉众多的优点和能力，团体箱庭活动本身是现实人际环境的模拟（张日昇，2006），组员的自我觉察有据可依，也尽量降低了在群体中用言语夸赞自己的羞怯感和担心他人评价的压力。组员写的优点、能力多有具体的例子和行为，不仅增加了可信度，也方便组员迁移至现实生活。从具体的编码来看，组员觉察到的优点也颇具低心理复原力特点，"引领创作""创新""配合他人""勇于表达""理解能力"及"积极参与"是多数人都提及，且是提及次数最多的几种优点和能力。"引领创作"实则表达的是一种控制感（Sanddra Prince-Embury，2006），"勇于表达"与有效表达（Klohnen，1999）密切相关，而"配合他人""理解能力"及"积极参与"是重要的人际技能，"理解能力"还与移情能力（Constantine，1999）密切相关。因此，组员实际上自发关注了与心理复原力相关的重要成分，与他们低心理复原力的共同特质相符合，根据临床心理学的解释，来访者关注的东西往往是其自身缺乏的东西。不过由于缺乏对照研究，该结论还只是假设，有待验证。由图12-8可知，组员对自己优点、能力的自我觉察随活动的进行越来越容易，也说明了团体箱庭活动及自我觉察的设计能有效引发组员的自尊体验。

（二）社会支持相关文本分析

社会支持在本活动中通过以下几种途径建立和表现。

第一，9位成员及组长组成的团体本身便是一个社会支持系统。例如，有的组员写道："'活泼可爱的求真303'，其实可爱的不是303，而是303里面的人——有缘走到一起的我们10个人。"再如，"大家对我的宽容，对我的支持也让我觉得没必要过于封闭，可以更开放一些，心中涌出可以和大家做更好的朋友的想法并努力实现它。这些都是大家对我的信任与关注，所以我会努力和大家磨合得更融洽，同时能表达出我们各自的心声"。可见，9位成员已经在活动过程中建立了一个功能良好的支持系统。

第二，网络支持平台。活动过程中组员自发建立了QQ群和微信群等，在活动结束后继续发挥人际支持功能。例如，"我们的QQ群、微信群是永远属于我们的小空间。不管我们是仅仅说说笑笑，还是说一些认真的话题，总会有朋友们给自己回复。看着他们的文字，心里总是暖暖的"。

第三，每次团体箱庭活动之后的自我反思让组员集中去体会社会支持的感受及对他人的支持。这项活动强化了组员被支持的体验和支持他人的体验，让组员从细节中体验什么时候自己能感受到支持，什么时候自己是在支持他人，反馈到每个人，又能知道什么时候他人感受到了自己的支持。

根据扎根理论的思想，将团体箱庭活动自我反思问卷的第3题，关于在活动中感受到的支持的文本内容进行整理，见表12-6。

表12-6 低心理复原力大学生团体箱庭活动中感受支持情况的编码

支持类型	提及人数	提及次数	举　例
无	5	6	没有感受到，我自认为我的创作浅显易懂，但是大家都不太明白（M113）
创作被呼应	8	14	有，我的玩具总有人回应或移动（F213）； 有，有人在我搭的积木旁边放了圣诞树，桌子旁渐渐出现很多人（F333）； 有，M5陪我摆了水果了……M1做出了河，并且把我摆的亭子垫高了，好感动（F153）
想法被认同或被理解	6	8	有，M2，对周围环境的补充可能与我的想法比较接近，世界应该平衡，不论是自然物种类还是数量或分布（F413）； 有，摆好后WX主动认同我的理解（F213）； 得到M4的支持，他的某些理解跟我的一样（M213）
精神支持	2	3	有，队长（咨询师），鼓励（M313）； 是，F2鼓励我，安慰我，支持我（M533）
获得帮助	1	2	F3，提醒到我摆了（M313）
被谅解	1	1	有，M3，虽然我破坏了他的构想，他也没有因此感到可惜（F313）
被关心	1	1	WX关心我的咳嗽，要我多喝水（F223）
交流、建议	1	1	F1可以就我的问题进行交流和提出意见（M553）
其他	4	7	大家都支持了（F343）； 成员中没有否定我的，所有都是支持我的（F353）

可以知道，组员在团体箱庭活动中最常感受到的支持是在团体箱庭制作时自己的摆放有人呼应，其次是自己的想法被理解和认同。组员大多数情况下能在团体箱庭活动中感受到支持，没有感受到支持的情况很少，且集中在前两次活动。团体活动初期组员间互不了解，"各自为政"的行为突出，不敢随意做出有互动意义的行为，处于互相试探的阶段，有组员感受不到支持比较正常。

同样，整理第4题，将在团体箱庭活动中提供的支持的相关文本进行整理，见表12-7。

表12-7 低心理复原力大学生团体箱庭活动中提供支持情况的编码

支持类型	提及人数	提及次数	举　例
无	8	14	没有，从第二轮开始就未再考虑主题，而是都在摆放自己的物品（F414）； 没有，因为我不明白他人的意思，没有随意动他人的创作，其次，从我的角度看，我感觉他们有点偏离主题，所以没有支持（M114）

支持类型	提及人数	提及次数	举　例
呼应他人的创作	8	22	主要是帮助M2构造周边环境（M424）; 尽量有完善，但不知有没有帮助到人家（M334）; 有，我支持M3，她配合他人点亮主题，我也跟她配合别的同学（M234）; 有，支持前面的同学，只有前两轮，按照他们的行动，配合他们（M254）; 为D同学的农民添了房子，把C同学的亭子加高（M154）; 有，帮助M4丰富了内容（M264）
主动认同他人想法	3	3	是，支持M4的想法，为其做进一步补充（M524）; 有，支持M1的起名，结果他自己否决了（F264）
精神支持	1	1	向M5解释，让他不太过自责（F234）

由表12-7可知，团体箱庭活动中组员自己觉察到的支持他人的举动集中在"配合他人创作"上，同时认为自己没有提供支持的情况也很常见。这与组员感受到的支持情况有同有异。相同的是，在团体箱庭中回应他人的创作既是最典型的提供支持的方式，也是最常被感受到的支持方式。此外，认同想法和精神支持同时被认为是支持方式也都能被感受到。不同地方有以下几个方面。

其一，提供支持与感受到支持的程度不一致。组员自述的没有提供支持的次数大于组员自述没有感受到支持的次数，并且提供支持时组员用"大概""算有吧"等字眼较多，表现出对自己提供支持的不自信，而感受到支持基本都是直接肯定，非常确信。这也提示在用团体箱庭对低心理复原力个体进行干预时，提升组员对自己的支持举动的确信度有意义。

其二，组员觉察到的提供支持行为单一，而感受到支持的方式相对多样化。组员所能觉察到的自己对他人进行支持的方式过度集中于"呼应他人的创作"这一个方面，而难以意识到其他方面，比如对他人想法的支持，给予鼓励、安慰等精神支持，给予他人建议等。这可能因为组员自身缺乏受支持的体验，缺乏给予支持的技能。组员获得这种不一致信息，学习到更多的社会支持技能。例如，组员M2在总结中写道："这个活动让我知道，原来帮助人可以有很多方式。"

为了探索组员感受到支持及提供支持的情况随团体箱庭活动的次数变化的情况，根据表12-6、表12-7做成图12-9。由图可知，无论是感受到支持还是提供支持的人均频次均随活动次数递增。不同的是，感受到支持的频次一直高于提供支持的频次，表明对于低心理复原力大学生来说，感受他人为自己提供的支持比感受自己为他人提供的支持要容易，这可能是低自尊的另一种表现形式，也可能是对于低心理复原力大学生来说，在一个人际群体中，注意力资源更容易被群体所占用，关注自身变得更难。

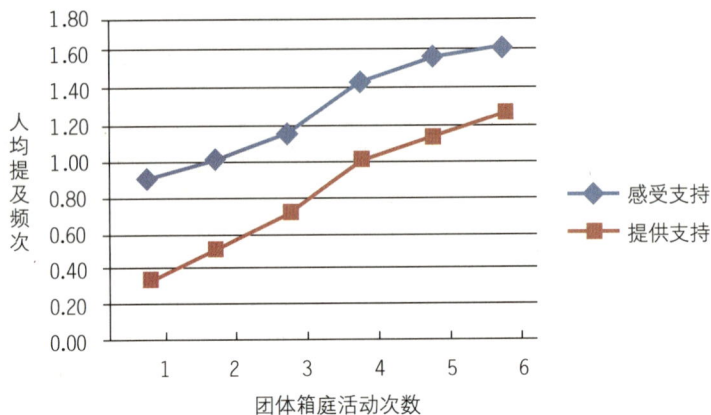

图12-9　社会支持相关编码在团体箱庭活动中的变化

（三）问题解决相关文本分析

问题解决主要通过团体箱庭活动为组员引发压力情境，让组员自己去应对此种情境而实现。根据扎根理论的思想，将团体箱庭活动自我反思问卷第5题，关于在活动中感受到的压力的文本内容进行整理，见表12-8。

表12-8　低心理复原力大学生团体箱庭活动中感受压力的编码

压力类型	提及人数	提及次数	举　例
无	7	15	无困扰或压力，我放心去摆，不顾及太多（M315）； 没有，这次真的放松，毫无压力（F145）； 没有（M155）
不理解他人	6	12	有困扰，不理解好多人的想法，最后，我帮我理解的一方，发展她的想法（M215）； 有，当M3做了大的改变后，感觉无法理解，但很快镇定下来，观察其他队员的动作，以期做改变（M425）
不被他人理解	2	4	有，没人能明白我的创作，我尽量利用其他方式来解释自己的方式，使大家能理解（M415）
观念差异	2	3	感受到大家的世界观是不同的，我还是比较注重团体的成果，希望大家能做出一个完整的作品（M445）； 有，因为大家的交流，我感受到了思想的冲击，大家的想法真的差很多，我想到了很多，但大多是负面的……（F355）
自我表达	2	3	在说出我自己的想法时很紧张，我用微笑和自己的言语打破尴尬（M555）
欠缺交流	2	2	有，大家都不怎么交流，要多互动，推动活动顺利进行（F235）； 这次有点沉浸在自己的世界中，很少有跟大家的呼应，有时想的简单一点会更好（M165）

续表

压力类型	提及人数	提及次数	举 例
创作本身	2	2	有，今天希望有所创新，但实在想不出来，没解决，就配合别人（M235）； 有，发现找不到想要的玩具，最后只能退而求其次，或者挑选平行的有相同功能的物品（F335）
干扰他人创作	2	2	有，作为第一个摆沙盘的人害怕给后来的人设限（F245）； 在不小心碰倒别人的创作时很紧张，我马上扶起来（M115）
其他	2	2	有，尽量显得自己比较轻松，显得尽量自然些（M535）； 取名字很困难（M135）

由表12-8可知，组员在团体箱庭活动中会感受到一定程度的压力。团体箱庭制作阶段不允许交流的设置对于低心理复原力大学生来说本身就是一个压力，不理解别人的创作意图是最常被感受到的压力。其他还有不被他人理解、观念差异、自我表达、欠缺交流、干扰他人创作等压力，甚至箱庭创作本身也被感受为一种压力。因此，对于低心理复原力大学生来说，团体箱庭活动能够创造比较广泛的问题情境，进而能提供解决问题的机会。进一步分析文本发现，不理解他人意图、不被他人理解等压力主要出现在活动初期，随着活动次数的增加，呈现减少的趋势，说明随着活动的进行，组员逐渐找到一些压力的解决方法，而更深入的压力因素，如自我表达、观念差异等才渐渐出现。活动末期，尤其是最后一次活动中，8名参加的组员有6名表示无压力，2名组员感受到些许压力，显示组员在团体箱庭活动情境中的适应性增强，基本找到应对压力的方法。团体箱庭活动情境实则是现实人际团体情境的一种模拟，在团体箱庭活动中学习到了一些应对技能有可能被组员应用到现实情境。

根据表12-8的编码，将每次团体箱庭活动中组员人均感受到压力的次数做成图12-10。由图可知，组员在团体箱庭活动中感受的压力随箱庭活动的进行呈现下降趋势。总体上，团体箱庭活动能够为低心理复原力大学生引发广泛而适中的压力情境，并且组员能够动用自身资源和潜能成功应对，随着活动的进行，组员感受到的压力越来越小，说明自身应对能力的增强。

（四）人际交往相关文本分析

人际交往主要通过引导组员认真观察团体活动中体现的人际情境并学习一定的人际技能而实现。该题组员答题踊跃，尽管是开放式问题，但几乎没有缺答的情况，侧面反映了团体箱庭活动是现实人际关系的逼真模拟，组员能从中体会各种人际关系情境并引发自身的思考和领悟。

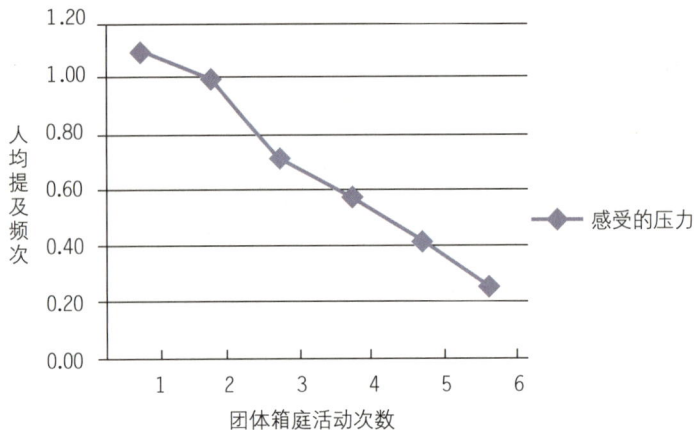

图12-10　感受的压力在团体活动中的变化

　　根据扎根理论的思想，将团体箱庭活动自我反思问卷第6题，关于在活动中学习到的人际技能相关内容进行整理，见表12-9。

表 12-9　低心理复原力大学生团体箱庭活动人际交往技能的编码

人际技能	提及人数	提及次数	举　例
理解他人	6	11	相互理解，put your feet to others' shoes（F116）； 要多予以理解，不能盲目判断，例如，我主观把F2的气球拿走了，没有理解其用意（M516）； 发现自己想表达什么别人不一定理解甚至会误解，自己有时也该试着理解他人（F216）
尊重他人	6	7	尊重他人的选择，在自己不理解的情况下尽量不去改变他人的状态（F416）； 要理解他人，尊重别人，如要理解M2的思考（M536）； 有时真的无法理解他人的想法与世界观，看来要尊重差异（F246）
勇于表现	3	4	大多数时候别人并不关注你，做事情时尽管放开手（F136）； 尽量多展现自己而不藏起来，才会更好地表达自己（M366）； 有，你有什么想法或想说的，尽量说出来，让大家来理解你，这样你办事就容易了（M256）
表现与收敛	4	4	有，从M5的话中学习到的，领导是要顾全大局的，懂得什么时候要打头炮，什么时候忍让给别人机会（F456）； 从M5身上学到做人要收放得当，不一味出头，适当的时候要收敛（M156）
沟通	3	3	各人想法均不同，不妄加揣测，并且交流十分重要（M346）； 互相不理解是必然的，只要好好沟通就好（F266）
换位思考	2	4	要多观察，多思考别人的行为，准确把握其意义（M326）； 理解三思而后行，对于队友的动作要多从他的角度思考（M426）
其他	7	14	用心做事，大家都会看在眼里的（F166）； 看问题其实很多时候不用想得太复杂（M166）； 学会了放弃，有时候放弃眼前的困扰和压力会变得很轻松，人际交往也会变得简单（M236）； 与人交流时尽量要轻松，不要太正式，否则对方很难接近你（M246）

本题组员答题踊跃，几乎每次活动参加的组员都进行了回答，说明团体箱庭活动提供给组员一个良好的体验人际交往的机会。这与限制性团体箱庭的基本思想一致，它是现实社会生活的模拟，为人们提供了一个学习适应技能和感悟他人心理的途径（张日昇，2006）。从编码的结果看，组员的人际感悟和收获较为丰富，但是差异较大，以至于大量文本难以进行编码，但是还是出现了一些共性的人际技能，比如理解他人、尊重他人、敢于表现自己。沟通、换位思考被多位组员提及。

表现与收敛这个议题的出现具有偶然性，一位组员（M5）在现实生活中比较积极，主动建立了QQ群，组织大家加入，但在箱庭中往往表现得比较收敛，多是做一些辅助、配合他人的工作。第5次团体箱庭活动中，有组员就此不一致提出讨论，M5本人进行了深入分享，引起多数组员的共鸣，延伸为对在团体和人际交往中如何进行自我表现与收敛锋芒这个问题的深入讨论，因而第5次活动组员多写了相关的体验和感悟。

问卷的第7、8题属于开放式问题，第7题让组员简单总结当次团体活动，第8题给予组员自由表达的机会，其中与上述四个方面相关的内容也纳入编码。

本研究基于一定的理论基础，采用团体箱庭疗法对大学生的心理复原力进行了一次尝试性干预研究，无论研究设计还是干预过程都还不能称为可广泛推广的成熟的研究范式。但是，本研究被试选取程序严格，很大程度上确保了被试作为低心理复原力大学生的代表性。团体箱庭活动中融入了心理复原力相关成分的设计，使得干预更具针对性，也许是促使干预短时间内有效的因素之一。另外，本研究干预采用的是单盲设计，被试不清楚干预的目的，尽量避免了被试的期待效应。评估方面，本研究采用量表、箱庭和文本三角评估，提高了评估的信度。

四、本研究的不足及对今后改进的启示

（一）团体箱庭活动次数不足

总结团体箱庭活动的过程，发现最后一次活动也只进入"协调共感阶段"，尚未达到"整合阶段"，提示有必要增加团体箱庭活动的次数，并且对于低心理复原力大学生来说，也许常规的8次活动并不足够，因为整体来看，本研究的组员适应团体的过程较为费力。

（二）被试脱落问题

除第一次活动外，其余六次活动组员均未到齐，因为本次活动属于自愿性质，时程有两个月，强制要求组员每次到场既不现实也不符合咨询伦理，并且可能给活动带来消极影响。除2名组员每次都参加外，其余7名组员均有一两次的缺席。不过组员私下会通

过QQ群和微信群交流沟通每次团体活动的情况、心得和体会，某种程度上弥补了组员缺席的影响。

（三）成员的阻抗与针对性

从实际活动来看，团体箱庭活动可能并不适用于所有低心理复原力大学生，有2名组员抱怨了箱庭环节"有些无趣"，一开始也存在抵触。虽然随着活动的进行有所好转，例如，"可惜我之前对箱庭的理解有偏差，最后活动临近结束时才体会到活动过程中交流的重要性。如果能早些明白这一点的话，一定会更加主动地表达自己，更加主动地促进互动"，但是也提示对这些学生可能有更适合的方式，或者团体箱庭过程本身可以有针对性地进行调整。

（四）效果的持续性

本研究的评估是在团体活动结束时进行的，不能说明干预效果的持续性，因为时间原因还未能进行追踪评估，可以在三个月后进行重测，以检验干预效果的维持性。尤其是箱庭评估维度显示"关系维度"经干预后得分已高于平均值，鉴于团体活动本身就是一个密集发挥功能的人际关系系统，结束后，社会支持能在多大程度上持续值得考察。

（五）主观能动性与自我觉察

本研究在团体箱庭活动中引入的心理复原力构成成分相关设计比较简单，仅仅通过问卷的形式，问卷本身的信效度还有待验证。尽管从结果来看，该种设计已经起到一定的作用，但是发挥作用也主要依赖于组员的主观能动性与自我觉察，而仅仅通过自我觉察的方式来增强心理复原力组成成分，进而提高心理复原力水平的构想还需要进一步的理论支持。

附　录

附录一　箱庭疗法：在游戏中自我治愈

文 / 陈亚聪

2014年4月16日下午，北京师范大学发展心理研究所张日昇教授接受了《幼儿100》杂志记者的专访。

很多人经过张日昇教授的研究室，都会停下来看一眼。因为门口摆着一个装着沙子的敞口箱子，还有一个摆满各种玩具模型的架子。同样的装置，屋内还有一套，玩具的样式也更多，有汽车、船只、小桥、楼房，也有各式各样的人物、动物、植物等。

1987年，张日昇留学日本。在日本留学以及其后的教学和研究期间，他迷上了一种叫"箱庭"的心理疗法。

也有人把它叫作"沙盘游戏"，即一个人在心理治疗师的陪伴下，随意挑选玩具，在盛着沙子的特制箱子中，摆出自己想要表达的样子。1998年，张日昇将箱庭疗法引入中国，并沿袭这一叫法。在他看来，箱庭疗法与中国的园林、盆景艺术相似。而且，"在箱子里制作庭园"很好地展现了这种治疗的过程。

箱庭疗法源自英国，最初用于儿童心理治疗。张日昇认为，"游戏即治疗"。箱庭疗法是一种儿童游戏，孩子可以在游戏中表达情绪，整合身心资源，唤醒自我治愈力。然而，在中国，这一疗法在幼儿教育中还没有得到普遍认知。

调整情绪，普通孩子也可玩箱庭

《幼儿100》：据您了解，箱庭疗法在中国幼儿园普及率如何？为什么会出现这样的情况？

张日昇：在幼儿园的普及率并不高，很多幼儿园并没有设置箱庭游戏室，甚至并不了解何为箱庭疗法。首先，玩箱庭游戏，有家长担心会让别人认为自己的孩子心理有疾病。其次，幼儿园引入专业的箱庭疗法，成本相对较大。这既包括购买箱庭专业设备的花费，也包括招聘专业老师所需的费用。

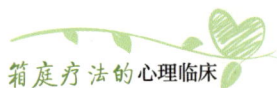

《幼儿100》：您刚刚提到有家长认为心理咨询或疗法是针对心理有疾病的孩子，所以并不想让幼儿参加这一类的心理活动。对此您怎么看？

张日昇：家长有时确实会存在这种心理，就像很多人并不喜欢医院一样。可是我们要明白，做箱庭的人并非全部是心理有疾病的，就像去医院也有可能是打疫苗或正常体检。箱庭疗法更强调游戏，让孩子感到快乐，治疗只是结果。称之为"疗法"而非"游戏"，只是想引起大家对箱庭的重视。

对于此类家长，我们可以试着先让他们来亲自体验一下箱庭，从而产生兴趣。也可以让他们看孩子们是怎样玩箱庭游戏，如果能看到孩子们在游戏中获得的快乐和成长，很多人就会支持孩子参加此类活动。

《幼儿100》：那您认为箱庭疗法对健康孩子有哪些价值？

张日昇：箱庭是一种在虚拟空间中的游戏活动，能缓和孩子情绪方面的困扰，使用的材料通常是具有想象和表达功能的素材，如房子、人物、植物等。通过与治疗者的互动，孩子能表达情绪，转移冲动，同时也能减少因情绪导致的麻烦事。而且，箱庭游戏创设的自由与受保护的空间，能让孩子体验到"我的世界我做主"，唤醒其想象力和创造力。见证人的默默关注、理解及陪伴，则让儿童感到安全和放松，从而表达自我，感到快乐。

另外，箱庭疗法以游戏的方式，帮助孩子们解决这个时期可能遇到的问题。让孩子在"玩"中，认识世界，展现出天性。

《幼儿100》：您在《箱庭疗法》一书中，曾提到关于自闭症的案例，箱庭疗法对自闭症儿童也有帮助吗？

张日昇：是的。近几年，越来越多的自闭症儿童接受了箱庭疗法的治疗，并取得了相应效果。当然也有局限性。让孩子玩出他们的经验及感觉，是其所能参与的最自然的自我疗愈过程。他们可以借助自由选择的玩具和扮演活动，达到心理上的宣泄、支持和重构，并找到与人沟通的模式和技巧，锻炼社会交往能力。

箱庭疗法是一种高度形象生动、超越语言障碍的游戏疗法，因此特别适合言语能力障碍的自闭症儿童。且限制的沙箱会给孩子一种安全感，在这一自由、受保护的空间里，玩具模型等箱庭设施都会刺激其知觉，如触摸沙子、玩具。与某些生硬的外部刺激不同，游戏的刺激更让孩子体会到尊重和安全感。

自闭症儿童的兴趣异常狭窄，行为刻板执着，想象力缺乏是其问题之一。父母常常只购买孩子喜欢玩的玩具，这样反而更强化了孩子单一、刻板的异常偏好。箱庭疗法的玩具模型形式多样，为训练提供了充足的素材，为激发自闭症儿童的兴趣、创造力提供了可能性。此外，在团体箱庭中，孩子可加强与别人交流配合的能力。

幼儿园可因地制宜开展箱庭疗法

《幼儿100》：如果幼儿园想引进箱庭疗法，应在环境设置和材料设备上注意哪些方面？

张日昇：在幼儿园，操作箱庭的地方，可以叫作"箱庭游戏室"，而不一定是"箱庭治疗室"，这样能降低家长的阻抗。游戏室还应给孩子安全感，选择在安静、环境幽雅、不受外界干扰的地方。尽量不要与教室、办公室连在一起。游戏室内装备不需要华丽，但要尽可能保证光线柔和、色调温和。

衡量沙箱大小时，可以把它放在齐腰高的桌子上，这时，孩子不用转头，就可以看到整个箱子。箱庭疗法的沙箱尺寸是有国际规格的，幼儿园可以直接使用，也可以使用稍小的。沙箱内侧的底与边框应漆成海蓝色，这样孩子在玩沙时，会有从沙中挖出水的感觉。而且，人在注视蓝色时，脉搏跳动会变慢，容易让情绪恢复平静。幼儿园最好使用海滩或河边的细沙，没有条件的可以到建筑工地去寻找。但是，所有的沙子都需要多次清洗，保证卫生和安全。此外，我们倡导只用自然沙，不用砸碎的石英沙，也可以准备可塑性强的湿沙。而玩具应尽可能多种多样，幼儿园可以号召老师或家长一起收集、捐献玩具。

最重要一点，要保证孩子在游戏中的安全。如对于小型的、尖锐的、可以吞下的玩具等，老师要特别注意。玩具架也应下宽上窄，增加稳固性，以保证安全。

《幼儿100》：有些幼儿园没有配备专业的心理老师，一般幼师可以经过简单培训，引导孩子做箱庭吗？

张日昇：可以。其实所有的幼儿老师都接受过类似箱庭疗法的学习，只是大家没有意识到。如"如何陪孩子做游戏"，毕竟箱庭就是游戏。老师还需把握"陪伴、欣赏、倾听"三个总原则。

我们要时刻记得，孩子有自我治愈能力，老师是静默的关注者，而不是冰冷的分析者。因此，老师只需告诉孩子？"我们要去做游戏啦，这里有一个沙箱和各种玩具，想怎么玩都可以。"之后，就是在旁边陪着他，让孩子回头时能感觉到你的关注。

在孩子做完箱庭后，老师应用欣赏的态度看他的作品，明白作品是孩子内心世界的展现。如自闭症儿童的作品可能完全混乱地堆满整个沙箱或有很多外形恐怖的动物，充斥着毁灭、死亡等主题。我们不能指责孩子摆得不好，更不能教他们怎么做，而应鼓励孩子根据自己的箱庭作品去讲故事。除了倾听，老师也可以适时提问，引导孩子尽可能地表达，但问题不能太多，不要让孩子感觉你在追问。

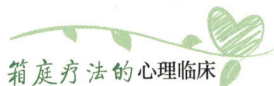

《幼儿100》：在中国，有些幼儿园没有条件引进专业的幼儿箱庭设备。这类幼儿园能否因地制宜开展箱庭疗法？应如何操作呢？

张日昇：可以。我个人认为，一般而言，幼儿园不需要专业的心理治疗。因为游戏本就是一种治疗，而在幼儿园，孩子以游戏为主，加之孩子本身就有自愈力。所以，只要把一种游戏规范化，就是一种很好的心理治疗。幼儿园还可以建一个大的沙池，让孩子跟沙子接触，这同样对孩子的成长有益。这些做法都遵循了箱庭疗法的思想。

老师应做静默的关注者

《幼儿100》：根据您陪孩子做箱庭的经历，您认为3~6岁的孩子在箱庭制作过程中有哪些特征？这些行为反映出孩子存在的哪些心理特点？

张日昇：孩子做箱庭的时间一般都比较长，时常调整玩具的位置、种类。也有孩子在制作时移动玩具的次数比较多，作品中常过多地使用原始生物类的动物。或在制作过程中，孩子站的位置时常变化，试图照顾到沙箱的每个角落。在心理学上，动物一般代表原始的、本能的力量。孩子的这些行为，恰恰反映了他们注意力不集中，缺乏自主性，没有能力控制自己的生活场面，只能被动地接受和应付等心理特点。当然，这些心理特点并不是箱庭疗法关注的重点。

《幼儿100》：您认为幼儿园在开展箱庭疗法时，指导老师应特别注意哪些方面？

张日昇：孩子第一次进入箱庭游戏室时，可能会因陌生的环境而害怕，很难立刻融入游戏。这时，老师需利用玩具，与孩子建立信任关系。如老师可以从玩具架上拿一些玩具，用它和孩子进行沟通；还可以模仿玩具的语言向孩子问好。或带领他参观玩具和沙箱，一起触摸沙子，邀请他在沙箱内进行游戏，并示范性地把玩具放进沙箱。

老师还应注意适时地回应孩子，当他遇到困难时，及时给予帮助，让他们尽量达成内心的想法，减少遗憾。如一个孩子想找生日蜡烛，但玩具架上没有，老师应该及时发现他的着急、不安，并帮其找来蜡烛。有时，老师还要回应孩子的邀请，扮演某个角色，用那个角色的语言与孩子进行对话，帮助他们讲述内心的故事。

在孩子完成作品后，老师应用咨询的语言来与孩子交流。不直接回答孩子的问题，而是问他提问的原因。如当孩子问你"老师你有孩子吗"，你应回答，"你为什么这么问"。这既是老师了解孩子的一种方式，也能鼓励孩子表达自我。

很多孩子在接触箱庭疗法后不愿意停止，甚至有的尿了裤子，裹着小被子也要玩儿。这时，老师需要限定时间，一般为45~50分钟。

《幼儿100》：对比国外箱庭疗法，您认为我国的箱庭疗法有哪些特色？

张日昇：在美国或其他西方国家，箱庭疗法属荣格学派，强调分析、象征，即每一个玩具与摆放位置、顺序等都有一定象征意义。在中国，我们强调以来访者为中心，尊重其自我治愈力，这一点继承了箱庭疗法的命名者河合隼雄先生的思想。因此，在箱庭治疗过程中，我们不应向来访者解释箱庭或玩具的象征意义，也不对其作品进行分析和评价。否则，可能会激活来访者的防御机制，产生阻抗。

在国外，箱庭疗法治疗师往往需要花费相当多的精力、财力，获得荣格分析心理学相关的资格。而我强调先玩，让治疗师体验，并感到好玩，然后再培训，整个过程并不需要消耗太多时间和金钱。

[选自《幼儿100》(教师版)，2014年06期]

附录二 一沙、一箱、一世界
——专访心理学家、北京师范大学发展心理研究所教授张日昇

文 / 姜 丹

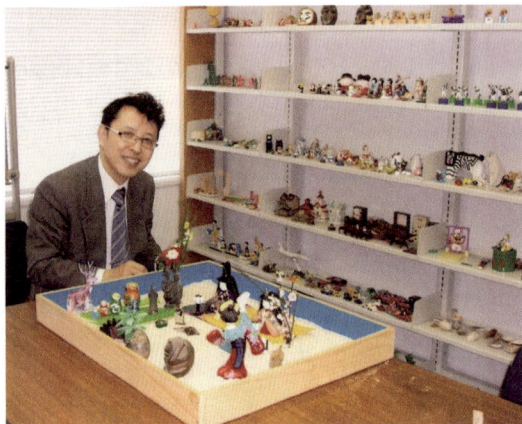

张日昇教授在箱庭治疗室

小的时候我们都玩过沙子。可我们长大了，如何玩沙子呢？

当你站在沙箱前，很困惑，发现自己已经没有小孩子的游戏能力而不知所措时，你是否想过你的心已经很累，承担着巨大的压力，已经找不到宣泄的出口？这时，请你放下心中的一切，手指摸一下细细凉凉的沙子，然后什么都不想，感受一下摸沙带给你的那份平静和淡然。于是在这种平静和淡然的"入静定心"中摆弄沙子和玩具，表达着自己的故事，开始触摸到其中的喜悦、满足、酸涩或悲哀，将自我的心理冲突或矛盾通过箱庭制作有意无意地进行释放和梳理，释放出自己所有的压力。这就是箱庭疗法带给我们的感动和体验。

当前，我国社会转型进入了一个重要阶段，主要表现在经济增长速度加快，社会分化程度加大，利益格局差距加深。处在中国社会转型最深刻的时期，急剧的社会变迁对于社会成员的心理适应性提出了严峻的挑战，在适应性较弱者身上则出现了程度不同的"心理震荡"现象，引发的心理问题也逐渐增多。导致各种心理问题的出现，其形式是多种多样的：社会竞争加剧所导致的压力感加重、生活节奏加快所带来的紧张感增加、改革过程中出现的社会问题引起心理失衡、文化价值观念的变迁造成心理上的困惑、社会陌生性增加导致归属感程度的降低等，导致的结果，轻者出现抑郁或躁狂症状，严重者甚至轻生自杀。近年来，自杀率不断上升，心理问题不仅仅困扰着学生族和上班族，中老年人的心理健康问题也不能再忽视了。

怎样才能缓解现代人的心理压力？如何让自己有一个健康的心理状态呢？记者就这些问题采访了被誉为"中国箱庭疗法第一人"的北京师范大学发展心理研究所教授张日昇。他向记者介绍了这种被他称为"睁着眼睛做梦"的心理咨询与治疗技法——箱庭疗法。

从"人文关怀"到"无为而化"

箱庭疗法传自瑞士心理疗法专家卡尔夫，是基于博大精深的东方文化、劳恩菲尔德的世界技术和荣格的分析心理学而发展起来的，在国内也称为沙盘游戏疗法。张日昇教授1998年将箱庭疗法引进中国时，立足于东方文化和中国传统园林盆景艺术的精髓，考虑到其对博大精深的东方文化的继承和与中国传统园林、盆景艺术的相似性，在"箱子里制作庭园"可以很好地表达心理咨询与治疗的本意，故使用"箱庭疗法"这一名称。

张日昇在其专著《箱庭疗法》中，对箱庭疗法所下的定义是：箱庭疗法是在治疗者的陪伴下，来访者从玩具架上自由挑选玩具，在盛有细沙的特制箱子里进行自我表现的一种心理疗法。所谓来访者，是对自己存在的问题或症状最清楚而且尝试解决的人。从某种意义上说，来访者才是自己真正的"心理专家"。通过箱庭的制作，来访者在无意识中流露出的内心世界，卸掉那层掩饰得滴水不漏的隐秘和冲突的面具，释放出平时压抑和积累的心理阴影和矛盾冲突，将自己的心理问题有意识或者无意识地进行整理，促使这些心理问题最终得到解决，以有效缓解各种压力所带来的心理问题。

张日昇强调每个人都会有心理问题，有心理问题一定要主动寻求心理咨询的帮助，要坦然承认心理问题的存在。出现心理问题，不主动来心理咨询，自己又找不到合适的倾诉对象或宣泄口，问题一直聚积，久而久之，一般心理问题也会变成严重的心理问题。他提出对待心理问题，我们应面对它，处理它，接纳它，放下它，最后超越它。

将心扉敞开，来访者"助其自助"

张日昇解释说，来访者来接受心理咨询与治疗，把心扉敞开向咨询师袒露压抑在内界深处的心声，实际上相当于把自己的阴影展示或暴露给咨询师，因此咨询师与来访者建立信任的咨询关系至关重要。张日昇特别强调要给来访者创造一个自由与受保护的空间。在这个独立、自由、安全、舒适的环境里，来访者有足够的灵活活动余地，没有任何干扰，完全是保密的。在这样一种没有压力且充满亲和力的环境里，来访者能够卸下自己的防备心理，真正放松自己，表达出自己的意识与无意识。而在这个过程中，咨询师提供的是一种态度，静静地倾听，不解释，不指导，是一种母亲般关爱、尊重、接纳的态度。在这样一个相互信任的环境里，来访者感受到的是安全、自由、被重视、被信任、被爱，像在母亲的怀抱里一样有被保护感，最安心。制作箱庭时也会流露出其真实的内心情感。从而真正释放自己，找到心理问题出现的原因，并予以解决。

"其实，我们每一个人的身体，都有自我治愈创伤的力量。"张日昇解释说，我们每一个人的心灵深处也有治愈心灵创伤的能力。但这一自我治愈的能力因各种原因有时会难以发挥其应有的机能，而以箱庭为中心，创造出的一个自由与受保护的空间，在治疗者的包容、接纳和关注下，就可以使来访者的自我治愈力得以发挥。所以在箱庭疗法的心理咨询中，来访者才是"主人公"。来访者来心理咨询其实并不是寻求答案，实际上任何问题的提出都有其内在原因、动机和理由，心理咨询注重对问题背后的动机和原因的考察，不是给答案的。张日昇说，这如同禅语"答在问处"一样。而让来访者自己找到原因，有了答案，远比别人劝说的或给出的效果更好。

张日昇举例说，也有失眠的人总问他失眠怎么办。尽管咨询师不给答案，但是面对不知所措的来访者，似乎确实应该说点什么。那么说什么呢？他是这样回答的："失眠啊，说明你身体里现在不缺觉，等到缺觉的时候自然就会睡着了。"这时你会想为什么会不缺觉，可能是由身体机能过于兴奋所导致的，接下来你自己就会去分析兴奋的原因，可能是紧张，或是恐惧，或是兴奋，或是悲伤等，当你自己找到原因并克服它，你就能安心入睡了，这远好于别人告诉你什么方法帮助你入睡，因为别人不是你，不能切实体会到你的感受。张日昇说，当然，这要的是作为咨询师的自信和境界。因为世界上最难的事情是助人，首先是人家需要吗？你能助吗？怎么助人？助到什么时候为止？所以，箱庭疗法、心理咨询与治疗的第一要义要放在"人文关怀"上，心理咨询与治疗的宗旨也是在于来访者"助其自助"。

张日昇特别强调陪伴和倾听的作用，而且写出繁体字的"聽"字以示理解。他说，在心理咨询与治疗的时候，咨询师用共感理解的态度来陪伴来访者，用王者风范的耳朵、千眼观音的眼睛、一心一意的耐心来"聽"来访者的心声，不给来访者压力，不给来访者指示和指导，而是给来访者关心与温暖的氛围和言语的支持。这样看似"不作为"的心理咨询往往能释放来访者的心理压力，使得来访者恢复自信，能够面对自己的问题，并学会处理它、接纳它和放下它。

"信、敬、静、和"，做"静默的见证者"

记者也在张日昇教授的邀请下，体验了一下箱庭疗法，并亲手制作了一个箱庭作品。当记者手捧起凉凉的沙子，它像流水一样从指缝中流走，体验到的是一种自由和生命感。仿佛回到了童年，没有任何压力，轻松、快乐、惬意地在沙箱里用沙和玩具规划与编织自己梦想的未来。那一刻放下所有，确实就像"睁着眼睛做梦"的感觉。在这样一个提供了安全接纳的心理空间和物理空间中，感受到的是咨询师的人文关怀、共感理解与安全耐心。

因为咨询师尊重来访者的自然发展规律，相信每一位来访者都有着巨大的自我治愈力。当箱庭制作完成时，张日昇主张不分析、不评价，做"静默的见证者"。咨询师会让来访者自己先谈制作箱庭的体验，让来访者与箱庭作品也就是自己的内心世界进行对话，然后再让来访者解释箱庭作品的内容、反映的场景以及表达的主题。能把自己无意识的内

容和想法表达出来，确有一种豁然开朗的
感觉，积聚在心里的压力顿时像洪水一般
倾泻出来，体会到的是一种自我实现感。

　　因为来访者将自己的内心世界外化到
箱庭中，其实本身就在整理自己的思路，
他们会有选择性地决定摆什么，不摆什
么，先摆什么，后摆什么。所摆放的玩具
可能正是其无意识原型的一种象征。其实
每一个玩具与摆放位置都有一定的象征意

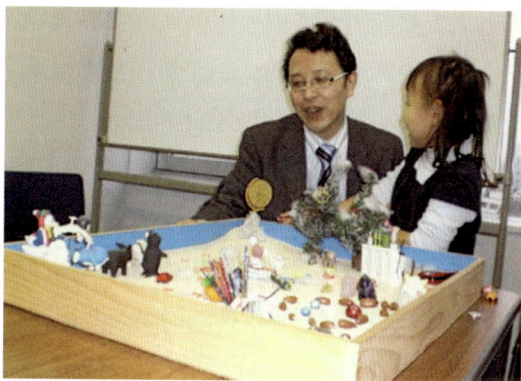

张日昇教授在陪伴、欣赏、倾听

义，但张日昇强调咨询师不要在箱庭治疗过程中向来访者解释箱庭或玩具的象征意义，不
要对其作品进行分析和评价。"因为大部分人都不太愿意自己的内心世界暴露无遗，过多的
分析、解释可能激活来访者的防御机制，产生阻抗，达不到好的治疗效果。"

　　箱庭疗法看似就是在玩沙子、过家家、做游戏，实际上人们在制作箱庭时已退行到自
己问题出现的年龄阶段并进行自我整合与修复，这就是箱庭对个体成长的作用。也就是说
咨询师不给来访者压力，不提要求，看似什么都没做，什么都没说，而来访者却发生变化
并达到自我治愈的效果，也就是张日昇所倡导的"无为而化"。

　　"天圆地方，境由心造；入静定心，见箱成庭"是张日昇概括的箱庭疗法的特质，而箱
庭治疗室里张日昇书写的"信、敬、静、和"四个大字就是他所倡导的心理咨询与治疗的
座右铭。

事来而心始现，事去而心随空

　　在谈及箱庭疗法的推广时，张日昇表示，现在他致力于把箱庭疗法推广到大中小学、
幼儿园和特殊教育学校，在学生心理咨询与治疗、心理健康教育中得到广泛应用。因为它
对儿童、青少年的心理成长和人格完善都能起着良好的推动作用。他强调，世界没有万能
的且皆行之有效的心理咨询与治疗的方法，箱庭疗法也不是万能的，不可能对所有的心理
问题和心理障碍都有效果。但是张日昇和其他箱庭治疗师在许多临床实践中证实了箱庭疗
法在心理咨询与治疗中的作用和价值，尤其是他的强调陪伴、不分析与静默见证的理念，
被证实比分析、指导、说教的方法解决心理问题的效果更好。所以现在箱庭疗法被许多学
校和社会群体所认可与使用。

　　在张日昇的积极支持和无私的帮助下，现在已经有许多大中小学以及特教学校建立了
箱庭疗法（游戏）治疗室。北京市西城区心理健康教育工作出类拔萃，特别是近年来，几
乎所有中小学校和特教学校都配备了箱庭疗法的治疗室，相应的也配备了专职的心理老师，

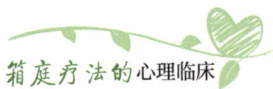

而他本人是西城区心理健康教育的督导。记者还了解到，全国许多省市自治区的中小学以及大专院校的心理咨询、心理辅导室都建设了箱庭（沙盘）室，包括特教、幼儿园的箱庭治疗（游戏）室的建设也正在全面展开。

在四川汶川地震的时候，张日昇还带领一批研究生到德阳灾区，给那里的老师与孩子进行心理援助与辅导。本着他所倡导的"与其锦上添花，不如雪中送炭"的理念，在以"心"为主题的心理援助模式指导下，通过让孩子玩沙和玩具制作的箱庭，很多老师和孩子的心理压力得到释放，压抑的情绪与悲伤的心情得到宣泄，慢慢走出地震带来的心理阴影。箱庭疗法也成为灾后心理援助行之有效的方法。在谈到这一段经历时，张日昇说："无论是危机的心理援助还是一般意义的心理咨询与治疗，最重要的不是技术或方法，而是要有心——是对生命、对人性的大爱，一颗用爱来抚慰另一颗受创伤心的爱心。"

目前，箱庭疗法不仅仅局限于个体的治疗，张日昇还开发出有助于团队合作训练的限定性团体箱庭疗法，这是他本人结合多年的经验首创的。限定性团体箱庭疗法为人们提供了一个学习适应和感悟他人心理的途径。在共同制作箱庭的过程中，需要每个成员主动调整自身，互相共感理解，达到一种默契，培养团队合作精神，促进团体的成长。

张日昇总结箱庭疗法的精髓为"人文关怀，明心见性；以心传心，无为而化"。因为每个人都有一个美妙的故事而且可以在沙箱里创造自己的故事，不论是过去的现在的还是将来的，表达和体现的都是其人生的缩影。所以张日昇认为，箱庭疗法不是单纯的心理咨询技术或心理治疗技法，也不仅仅是深层心理学的临床应用，而是一门人生哲学。

谈及箱庭疗法在中国的发展，张日昇希望在时机成熟的时候成立全国性的箱庭疗法学术研究和临床交流组织，建立并实施箱庭治疗师的认证和督导制度。这样，可以通过举办年会或交流会，让各地的治疗师更多地交流心得与互相学习。让箱庭疗法在中国大地开花结果是张日昇的梦想，他说："梦想刚刚开始。"他确信，在不久的将来，中国将成为最盛行箱庭疗法的国家。

［选自《中华英才》，2010年21期］

参考文献

［中文部分］

陈顺森．箱庭疗法在学校心理咨询中的应用．漳州师范学院学报（哲学社会科学版），2006，20（3）．

陈顺森．箱庭疗法治疗自闭症的原理和操作．中国特殊教育，2010（3）．

陈顺森，白学军，张日昇．自闭症谱系障碍的症状、诊断与干预．心理科学进展，2011，19（1）．

陈顺森，林凌．团体箱庭疗法缓解大学新生社交焦虑的效果．内蒙古师范大学学报（教育科学版），2011，24（3）．

陈顺森，徐洁，张日昇．箱庭疗法缓解初中生考试焦虑的有效性．心理科学，2006，29（5）．

陈顺森，张日昇．箱庭疗法在聋生心理咨询中的应用价值．中国特殊教育，2007（1）．

陈顺森，张日昇，陈静．团体箱庭干预大学生学习倦怠的效果．心理与行为研究，2012，10（2）．

丛玉明，李灵，高阳，姜海丽．绘画治疗在服刑人员心理矫治中的作用和探析．心理技术与应用，2015（1）．

但菲，杨丽珠，冯璐．在游戏中培养幼儿自我控制能力的实验研究．学前教育研究，2005（11）．

董奇．论儿童多动症的几个问题．北京师范大学学报（社会科学版），1993（1）．

杜玉春，张日昇．情感创伤青年的箱庭疗法个案研究．心理与行为研究，2011，9（3）．

付传彩．聋人大学生与健听大学生疏离感的对比研究．中国特殊教育，2009（10）．

高强，陈顺森．单元在理解箱庭中的意义．牡丹江师范学院学报（哲学社会科学版），2012（1）．

侯志瑾．儿童孤独症的临床特征及矫正模式．心理发展与教育，1995（4）．

贾晓明．从民间祭奠到精神分析——关于丧失后哀伤的过程．中国心理卫生杂志，2005，19（8）．

李洪吉．我国罪犯心理矫正改革的进程．社会心理科学，2003（3）．

李辉军，雷丹．浅析箱庭疗法在监狱心理矫治中的作用．法制博览（中旬刊），2013（4）．

林雅芳，张日昇．交往障碍聋生箱庭治疗中的象征性发展个案报告．中国健康心理学杂志，2011，19（2）．

林雅芳，张日昇，王雪婷，金文亨．箱庭疗法治疗中度抑郁大学生的过程和效果．中国临床心理学杂志，2011，19（3）．

刘栋梁，于金海，戎恺．沙盘游戏疗法在监狱心理矫治过程中的应用．才智，2015（9）．

刘芳．抑郁大学生的心理特点及治疗．健康心理学，1997，5（3）．

刘素珍，朱久伟，樊琪，梅玮．社区服刑人员心理健康状况调查．心理科学，2006（6）．

刘秀丽，李力红．西方关于自闭症研究的新进展——与心理理论的关系研究．心理学探新，2004（2）．

吕仁慧，张日昇，吴林桦，马西娟．箱庭疗法的评估进展及其发展趋势．中国临床心理学杂志，2015，23（6）.

那龙，彭超英，徐勇，等. 服刑人员心理状况调查. 临床精神医学杂志，2008，18（2）.

潘绮敏，张卫. 青少年攻击性问卷的编制. 心理与行为研究. 2007，5（1）.

濮泽琼，陈海生，陈兆文，等. 注意力缺陷多动障碍儿童的智力和行为特点. 中国临床医学，2009，16（5）.

秦萍，张勇. 贫困大学生抑郁症状与血浆皮质醇、认知倾向及应对方式的相关研究. 中国临床心理学杂志，2009，17（5）.

史梁，唐茂芹. 服刑人员心理健康状况的研究进展. 精神医学杂志，2011，24（6）.

孙菲菲，张日昇，徐洁. 对一名受虐男孩的箱庭治疗. 心理与行为研究，2008，6（1）.

孙凌，姜智玲，张日昇，张雯. ADHD听障儿童的箱庭治疗过程及效果. 中国临床心理学杂志，2012，20（3）.

孙文立. 论社区矫正心理矫治工作的发展路径——以监狱心理矫治工作经验为视角. 山东警察学院学报，2015（4）.

陶新华，朱艳，张卜林. 聋生心理健康与成就动机、行为方式的相互影响. 心理学报，2007，39（6）.

王纯娟. 哀伤或不哀伤?当西方的哀伤治疗遇上台湾的宗教信仰与民俗. 生死学研究，2006（3）.

王丹，张日昇. 同伴侵害儿童的箱庭治疗过程及效果. 中国临床心理学杂志，2013，21（3）.

王丹，张日昇. 团体箱庭疗法干预大学生心理复原力的过程与效果. 中国临床心理学杂志，2014，22（5）.

王浩. 注意力缺陷多动障碍的研究现状. 中国临床康复，2004，8（36）.

王萍，黄钢. 沙盘游戏应用于临床心理评估的研究进展. 中国健康心理学杂志，2007，15（9）.

王萍，黄钢，杨少文，张利滨. 沙盘游戏治疗对社交焦虑障碍聋童生活质量的影响. 现代预防医学，2009，36（6）.

王首道，吕川. 近十年我国服刑人员心理健康状况的元分析. 福建警察学院学报，2015（3）.

王秀珍. 儿童行为问题的研究进展. 中华行为医学科学，2006，15（7）.

王玉学，张春菊. 成年男性服刑人员心理健康状况研究. 中国健康教育，2008，24（7）.

吴增强，杜亚松，夏黎明. 注意缺陷多动障碍儿童综合干预的研究. 上海教育科研，2005（5）.

熊忠贵，石淑华，徐海青. 儿童注意缺陷多动障碍病因及影响因素研究. 国外医学（社会医学分册），2004，21（3）.

徐光兴. 关于自闭症的临床、实验心理学的研究. 心理科学，2000，23（1）.

徐洁，陈顺森，张日昇，常美玲. 复杂哀伤的诊断和预防干预. 中国临床心理学杂志，2011，19（5）.

徐洁，陈顺森，张日昇，张雯. 复杂哀伤丧亲女孩的箱庭疗法个案研究. 心理与行为研究，2011，9（2）.

徐洁，陈顺森，张日昇，张雯. 丧亲青少年哀伤过程的定性研究. 中国心理卫生杂志，

2011，25（9）.

徐洁，张日昇. 11岁选择性缄默症女孩的箱庭治疗个案研究. 心理科学，2008，31（1）.

徐洁，张日昇. 丧亲对青少年心理影响的定性研究. 教育学术月刊，2011（10）.

徐洁，张日昇. 箱庭疗法应用于儿童哀伤咨询的临床实践和理论. 中国临床心理学杂志，2011，19（3）.

徐洁，张日昇. 箱庭疗法应用于家庭治疗的理论背景与临床实践. 心理科学，2007，30（1）.

徐洁，张日昇，张雯. ADHD儿童的箱庭治疗过程及效果. 中国临床心理学杂志，2008，16（4）.

徐谦，郑日昌. 国外复原力研究进展. 中国心理卫生杂志，2007，21（6）.

杨春，张日昇. 对一名人际关系困扰女大学生的箱庭治疗. 前沿，2012（24）.

樱井素子，张日昇. 在澳大利亚某重度语言障碍学校进行箱庭疗法的尝试——爱玩砂的8岁男孩的箱庭疗法过程. 心理科学，1999，22（4）.

应柳华. 监狱服刑人员心理健康状况的调查. 法制与社会，2007（6）.

尤娜，杨广学. 自闭症"地板时光"疗法（Ⅰ）:关系与表达训练. 中国特殊教育，2008（9）.

张日昇. 箱庭疗法. 心理科学，1998，21（6）.

张日昇. 箱庭疗法在心理临床中的应用. 武警医学，2012（7）.

张日昇. 箱庭疗法在心理临床中的应用与发展. 心理发展与教育，2005，21（增刊）.

张日昇，陈顺森，寇延. 大学生孤独人群箱庭作品特征研究. 心理科学，2003，26（6）.

张日昇，杜玉春. 攻击性青少年的箱庭作品特征. 心理科学，2009，32（1）.

张日昇，寇延. 幼儿箱庭基本特征的初步研究. 心理科学，2005（4）.

张日昇，寇延. 儿童箱庭作品的基础研究. 心理科学，2007（3）.

张日昇，刘蒙，林雅芳. 箱庭疗法在灾后心理援助与辅导中的应用. 心理科学，2009，32（4）.

张日昇，吴怡娜. 箱庭游戏在中小学心理咨询中的应用. 中小学心理健康教育，2008（11）.

张日昇，徐洁，张雯. 心理咨询与治疗中的质性研究. 心理科学，2008，31（3）.

张文新. 中小学生欺负/受欺负的普遍性与基本特点. 心理学报，2002，34（4）.

张雯，刘亚茵，张日昇. 团体箱庭疗法对人际交往不良大学生的治疗过程与效果研究. 中国临床心理学杂志，2010，18（2）.

张文新，陈亮，纪林芹，等. 童年中期身体侵害、关系侵害与儿童的情绪适应. 心理学报，2009（5）.

张雯，张日昇. 对一名社交恐怖症青少年的箱庭治疗个案研究. 心理与行为研究，2013，11（6）.

张雯，张日昇. 强迫症的箱庭治疗原理及其操作. 中国临床心理学杂志，2012，20（4）.

张雯，张日昇. 箱庭疗法对强迫症状大学生的治疗过程及有效性研究. 中国临床心理学杂志，2012，20（1）.

张雯，张日昇. 自我和谐、创伤经历和家庭环境对大学生强迫症状的影响. 中国健康心理学杂志，2012，20（11）.

张雯，张日昇，姜智玲. 强迫症状大学生的箱庭作品特征研究. 中国临床心理学杂志，

2011，19（4）.

张雯，张日昇，孙凌．近十年来箱庭疗法在中国的研究新进展．心理科学，2010（2）.

张雯，张日昇，王文姬．ADHD倾向小学生的箱庭作品特征研究．中国临床心理学杂志，2013，21（6）.

张雯，张日昇，徐洁．强迫思维女大学生的箱庭疗法个案研．心理科学，2009（4）.

张希清，叶平枝．幼儿多动行为游戏矫正的实验研究．中国特殊教育，2005（5）.

赵幸福，张亚林，李龙飞．435名儿童的儿童期虐待问卷调查．中国临床心理学杂志，2004，12（4）.

郑裴，马伟娜．聋哑儿童情绪理解的发展．中国临床心理学杂志，2009（5）.

郑秀娟，淑娟．男性服刑人员心理健康状况研究．黑龙江教育学院学报，2009，8（11）.

周念丽，方俊明．运用沙箱游戏区分自闭症谱系障碍儿童功能的可行性探索．心理科学，2012，35（6）.

周念丽，方俊明．自闭症谱系障碍儿童综合评估模式之建构与检验．中国特殊教育，2009（3）.

Barbara Labovitz Boik，E. Anna Goodwin．沙游治疗——不同取向心理治疗师的逐步学习手册．陈碧玲，陈信昭，译．新北：心理出版社，2001.

保罗·图赫．性格的力量：勇气、好奇心、乐观精神与孩子的未来.刘春艳，柴悦，译．北京：机械工业出版社，2013.

陈顺森．箱庭疗法——摆出心世界．保定：河北大学出版社，2013

陈维梁，钟莠筠．哀伤心理咨询——理论与实务．北京：中国轻工业出版社，2006.

丹增．小沙弥．重庆：重庆出版社，2013.

方富熹，方格．儿童发展心理学．北京：人民教育出版社，2005.

芙玛·华许．家族再生——逆境中的家庭韧力与疗愈．江丽美，李淑珺，陈厚恺，译．台北：心灵工坊，2007.

Heidi Gerard Kaduson，Charles E.Schaefer．儿童短程游戏心理治疗．刘稚颖，译．北京：中国轻工业出版社，2002.

黄进．游戏精神与幼儿教育．南京：江苏教育出版社，2006.

黄伟合．儿童自闭症及其他发展性障碍的行为干预．上海：华东师范大学出版社，2003.

加利·兰德雷斯．游戏治疗（第四版）.雷秀雅，葛高飞，译．重庆：重庆大学出版社，2013.

卡尔·荣格，等．人类及其象征．张举文，荣文库，译．沈阳：辽宁教育出版社，1988.

Kay Bradway，Barbara McCoard．沙游——非语言的心理疗法．曾仁美，朱惠英，高慧芬，译．南京：江苏教育出版社，2010.

Michael St.Clair．现代精神分析"圣经"——客体关系与自体心理学．贾晓明，苏晓波，译．北京：中国轻工业出版社，2002.

钱志亮．特殊需要儿童咨询与教育．北京：北京师范大学出版社，2006.

荣格．东洋冥想的心理学——从易经到禅．杨儒宾，译．北京：社会科学文献出版社，2001.

荣格．荣格文集——让我们重返精神的家园．冯川，苏克，译．北京：改革出版社，1997．

茹思·安曼．沙盘游戏中的治愈与转化——创造过程的呈现．张敏，蔡宝鸿，潘燕华，范红霞，译．北京：中国人民大学出版社，2012．

申荷永，高岚．沙盘游戏：理论与实践．广州：广东高等教育出版社，2004．

苏珊·阿尔德里奇．看见红色感觉蓝色——愤怒与抑郁之联系．沈志红，译．北京：生活·读书·新知三联书店，2002．

孙瑞雪．捕捉儿童敏感期（第2版）．北京：中国妇女出版社，2010．

天宝·格兰丁．我心看世界——天宝解析孤独症谱系障碍．燕原，译．北京：华夏出版社，2012．

William Damon，Richard M．Lerner．儿童心理学手册（第六版）．林崇德，李其维，董奇，译．上海：华东师范大学出版社，2009．

徐洁．丧亲青少年的哀伤与箱庭治疗．北京：社会科学文献出版社，2011．

杨广学．特殊儿童心理发展与教育．北京：北京大学出版社．2011．

杨丽珠，沈悦．儿童自我控制的发展与促进．合肥：安徽教育出版社，2013．

伊娃·帕蒂丝·肇嘉．沙盘游戏与心理疾病的治疗．刘建新，等，译．广州：广东高等教育出版社，2006．

约翰·布雷萧．回归内在——与你的内在小孩对话．傅湘雯，译．呼和浩特：内蒙古人民出版社，1999．

张日昇．箱庭疗法．北京：人民教育出版社，2006．

张日昇．咨询心理学（第二版）．北京：人民教育出版社，2009．

张雯．强迫症与箱庭治疗．北京：中国社会科学出版社，2014．

张文新，纪林芹，等．中小学生的欺负问题与干预．济南：山东人民出版社，2006．

中华医学会精神科分会．中国精神障碍分类与诊断标准（第三版）．济南：山东科学技术出版社，2001．

周念丽．自闭症谱系障碍的发展与教育．北京：北京大学出版社，2011．

[英文部分]

Allen D. M.. Tarnowski K. J.. Depressive Characteristics of Physically Abused Children. *Journal of Abnormal Child Psychology*, 1989, 17(1).

Angold A., Rutter M.. Effects of Age and Pubertal Status on Depression in a Large Clinical Sample. *Development and Psychopathology*, 1992, 4(1).

Beran T. N., Violato C. A.. Model of Childhood Perceived Peer Harassment: Analysis of the Canadian National Longitudinal Survey of Children and Youth Data. *Journal of Psychology*, 2004, 138(2).

Betman B. G.. To See the World in a Tray of Sand: Using Sandtray Therapy with Deaf Children. *Odyssey: New Directions in Deaf Education*, 2004, 5(2).

Biederman J., Monuteaux M. C., Mick E., et al. Young Adult Outcome of Attention Deficit

Hyperactivity Disorder: A Controlled 10-year Follow-up Study. *Psychological Medicine*, 2006, 36(2).

Björkqvist K., Lagerspetz K., Kaukianen A.. Do Girls Manipulate and Boys Fight? Developmental Trends in Regard to Direct and Indirect Aggression. *Aggressive Behavior*, 1992, 18(2).

Block J., Kremen A. M.. IQ and Ego-resiliency：Conceptual and Empirical Connections and Separateness. *Journal of Personality and Social Psychology*, 1996, 70(2).

Brinded P. M., Simpson A. I., Laidlaw T. M., et al. Prevalence of Psychiatric Disorders in New Zealand Prisons: A National Study. *Australian & New Zealand Journal of Psychiatry*, 2001, 35 (2).

Catalán R., Gallart J. M., Castellanos J. M., et al. Plasma Corticotropin-releasing Factor in Depressive Disorders. *Biological Psychiatry*, 1998, 44(1).

Carey L.. Sandplay Therapy with a Troubled Child. *The Arts in Psychotherapy*, 1990, 17(3).

Cadoret R. J., Langbehn D., Caspers K., et al. Associations of the Serotonin Transporter Promoter Polymorphism with Aggressivity, Attention Deficit, and Conduct Disorder in an Adoptee Population. *Comprehensive Psychiatry*, 2003, 44(2).

Chen S., Zhang R.. Expression and Construction: The Effective Mechanism of Sandplay Therapy. *Archives of Sandplay Therapy*, 2009, 22(1).

Crick N. R., Bigbee M. A.. Relational and Overt Forms of Peer Victimization: A Multiinformant Approach. *Journal of Consulting and Clinical Psychology*, 1998, 66(2).

Crick N. R., Grotpeter J. K.. Relational Aggression, Physical Aggression, and Social-psychological Adjustment. *Child Development*, 1995, 66(3).

Crick N. R., Nelson D. A.. Relational and Physical Victimization within Friendships: Nobody Told Me There'd be Friends Like These. *Journal of Abnormal Child Psychology*, 2002, 30(6).

Count D. L.. Working with 'Difficult' Children from the Inside Out: Loss and Bereavement and How the Creative Arts Can Help. *Pastoral Care in Education*, 2000, 18(2).

Davies R.. New Understandings of Parental Grief: Literature Review. *Journal of Advanced Nursing*, 2004, 46(2).

Deborab B. S.. Embarking on a Heroine's Journey: The Initial Phase of a Sandplay Process. *Journal of Sandplay*, 2006, 15(2).

Deblinger E., Steer R. A., Lippmann J.. Two-year Follow-up Study of Cognitive Behavioral Therapy for Sexually Abused Children Suffering Post-traumatic Stress Symptoms. *Child Abuse & Neglect*, 1999, 23(12).

Dick D. M., Li T. K., Edenberg H. J., et al. A Genome-wide Screen for Genes Influencing Conduct Disorder. *Molecular Psychiatry*, 2004, 9(1).

Mpofu E., Crystal R.. Conduct Disorder in Children: Challenges, and Prospective Cognitive Behavioural Treatments. *Counseling Psychology Quarterly*, 2001, 14(1).

Enns M. W., Cox B. J., Borger S. C.. Correlates of Analogue and Clinical Depression: A Further Test of the Phenomenological Continuity Hypothesis. *Journal of Affective*

Disorders, 2001, 66(2).

Eytan A., Haller D. M., Wolff H, et al. Psychiatric Symptoms, Psychological Distress and Somatic Comorbidity among Remand Prisoners in Switzerland. *International Journal of Law and Psychiatry*, 2011, 34(1).

Faraone S. V., Spencer T., Aleardi M., et al. Meta-analysis of the Efficacy of Methylphenidate for Treating Adult Attention-deficit/hyperactivity Disorder. *Journal of Clinical Psychopharmacology*, 2004, 24(1).

Feldman J., Kazdin A. E.. Parent Management Training for Oppositional and Conduct Problem Children. *Clinical Psychologist*,1995, 48 (4).

Feehan M., McGee R., Williams S. M.. Mental Health Disorders from Age 15 to Age 18 Years. *Journal of the American Academy of Child and Adolescent Psychiatry*, 1993, 32(6).

Flahive M. W., Ray D.. Effect of Group Sandtray Therapy with Preadolescents. *Journal for Specialists in Group Work*, 2007, 32(4).

Fredrickson B. L., Tugade M. M., Waugh C. E., et al. What Good are Positive Emotion in Crises? A Prospective Study of Resilience and Emotions Following the Terrorist Attacks on the United States on September 11th, 2001. *Journal of Personality and Social Psychology*, 2003, 84(2).

Fogt J. B., Miller D. N., Zirkel P. A.. Defining Autism: Professional Best Practices and Published Case Law. *Journal of School Psychology*, 2003, 41(3).

Gerra G., Leonardi C., Cortese E., et al. Adrenocorticotropic Hormone and Cortisol Plasma Levels Directly Correlate with Childhood Neglect and Depression Measures in Addicted Patients. *Addiction Biology*, 2008, 13(1).

Gotlib I. H., Joormann J., Minor K. L., et al. HPA Axis Reactivity: A Mechanism Underlying the Associations among 5-HTTLPR, Stress, and Depression. *Biological Psychiatry*, 2008, 63 (9).

Gold-Steinberg S., Logan D.. Integrating Play Therapy in the Treatment of Children with Obsessive-compulsive Disorder. *American Journal of Orthopsychiatry*, 1999, 69(4).

Grubbs G.. An Abused Child's Use of Sandplay in the Healing Process. *Clinical Social Work Journal*, 1994, 22(2).

Grubbs G. A.. Comparative Analysis of the Sandplay Process of Sexually Abused and Nonclinical Children. *Arts of Psychotherapy*, 1995, 22(5).

Gunter T. D., Stephan A., Gloria W., et al. Frequency of Mental and Addictive Disorders among 320 Men and Women Entering the Iowa Prison System: Use of the Mini-plus. *Journal of the American Academy of Psychiatry and the Law*, 2008, 36(1).

Hale R. A.. Sandplay Therapy with Children and Families. *Art in Psychotherapy* , 2000, 27 (1).

Hawker D., Boulton M. J.. Twenty Years' Research on Peer Victimization and Psychosocial Maladjustment: A Meta-analytic Review of Cross-sectional Studies. *Journal of Child Psychology and Psychiatry*, 2000, 41(4).

Henggeler S. W., Melton G. B., Smith L. A.. Family Preservation Using Multisystemic Therapy: An Effective Alternative to Incarcerating Serious Juvenile Offenders. *Journal of Consulting and*

Clinical Psychology, 1992, 60(6).

Higgins P. C.. Grief Counseling and Grief Therapy: A Handbook for the Mental Health Practitioner. *Journal of Palliative Medicine*, 2009, 12(7).

Hill, J.. Biological, Psychological and Social Processes in the Conduct Disorders. *Journal of Child Psychology and Psychiatry*, 2002, 43(1).

Hoglund W. L., Leadbeater B. J.. Managing Threat: Do Social-cognitive Processes Mediate the Link between Peer Victimization and Adjustment Problems in Early Adolescence? *Journal of Research on Adolescence*, 2007, 17(3).

Jang H., Choi S.. Increasing Ego-resilience Using Clay with Low SES(Social Economic Status) Adolescents in Group Art Therapy. *Arts in Psychotherapy*, 2012, 39(4).

Jensen P. S., Martin D., Cantwell D. P.. Comorbidity in ADHD: Implications for Research, Practice, and DSM-V. *Journal of the American Academy of Child and Adolescent Psychiatry*, 1997, 36(8).

Joyce J.. Journeys in Sand, a light in the mist. *Journal of Hope*, 2001(6).

Joseph M.. P., Kathy G. Hostile Attributional Tendencies in Maltreated Children. *Journal of Abnormal Child Psychology*, 2003, 31(3).

Kalff M.. Twenty-one Points to be Considered in the Enterpretation of a Sandplay. *Journal of Sandplay Therapy*, 2007, 9(1).

Klomek A. B., Marrocco F, Kleinman M, et al. Peer Victimization, Depression, and Suicidiality in Adolescents. *Suicide and Life-Threatening Behavior*, 2008, 38(2).

Klonhnen E. C.. Conceptual Analysis and Measurement of the Construce of Ego-resiliency. *Journal of Personality and Social Psychology*, 1996, 70(5).

Landreth G. L.. Therapeutic Limit Setting in the Play Therapy Relationship. *Professional Psychology: Research and Practice*, 2002, 33(6).

Masten A. S.. Ordinary Magic: Resilience Processes in Development. *American Psychologist*, 2001, 56(3).

Maughan A., Cicchetti D.. Impact of Child Maltreatment and Interadult Violence on Children's Emotion Regulation Abilities and Socioemotional Adjustment. *Child Development*, 2002, 73(5).

Miller C., Boe J.. Tears into Diamonds: Transformation of Child Psychic Trauma Through Sand Play and Storytelling. *Arts in Psychotherapy*, 1990, 17(3).

Mynard H., Joseph S.. Development of the Multidimensional Peer-victimization Scale. *Aggressive Behavior*, 2000, 26(2).

Nansel T. R., Overpeck M., Pilla R. S., et al. Bullying Behaviors Among US Youth: Prevalence and Association with Psychosocial Adjustment. *Journal of the American Medical Association*, 2001, 285(16).

Nemeroff C. B.. The Neurobiology of Depression. *Scientific American*, 1998, 278(6).

Newman M. L., Holden G. W., Delville Y.. Isolation and the Stress of being Bullied. *Journal of Adolescence*, 2005, 28(3).

Porat R., Meltzer B.. Images of War and Images of Peace. *Journal of Sandplay Therapy*,

1998，7(2)．

Polk L. V.. Toward a Middle-range Theory of Resilience. *Advances in Nursing Science*, 1997, 19(3).

Rappaport G. C., Ornoy A., Tenenbaum A.. Is Early Intervention Effective in Preventing ADHD? *Israel Journal of Psychiatry and Related Sciences*, 1998, 35(4).

Roberts C., Hindley P.. Practitioner Review: The Assessment and Treatment of Deaf Children with Psychiatric Disorders. *Journal of Child Psychology and Psychiatry*, 1999, 40(2).

Rothaupt J. W., Kent B.. Counseling and Therapy for Couples and Families. *Family Journal*, 2007, 15(1).

Rutter M.. Resilience: Some conceptual considerations. *Journal of Adolescent Health*, 1993, 14(8).

Storch E. A., Ledley D. R.. Peer Victimization and Psychosocial Adjustment in Children: Current Knowledge and Future Directions. *Clinical Pediatrics*, 2005, 44(1).

Shen Y. P., Armstrong S. A.. Impact of Group Sandtray Therapy on the Self-esteem of Young Adolescent Girls. *Journal for Specialists in Group Work*, 2008, 33(2).

Storch E. A., Nock M. K., Masia-Warner C., et al. Peer Victimization and Social-psychological Adjustment in Hispanic and African-American Children. *Journal of Child and Family Studies*, 2003, 12(4).

Takebayashi M., Kagaya A., Uchitomi Y., et al. Plasma Dehydroepiandrosterone Sulfate in Unipolar Major Depression. *Journal of Neural Transmission*, 1998, 105(4).

Ulman K. H.. An Interactive Model of Stress Management Groups for Women. *International Journal of Group Psychotherapy*, 2000, 50(3).

Van der Oord S., Van der Meulen E. M., Prins P. J. M., et al. A Psychometric Evaluation of the Social Skills Rating System in Children with Attention Deficit Hyperactivity Disorder. *Behaviour Research and Therapy*, 2005, 43(6).

Watson D., Friend R.. Measurement of Social-evaluative Anxiety. *Journal of Consulting and Clinical Psychology*, 1969, 33(4).

Wagnild G.. A Review of the Resilience Scale. *Journal of Nursing Measurement*, 2009, 17(2).

Webb N. B.. Play and Expressive Therapies to Help Bereaved Children: Individual, Family, and Group Treatment. *Smith College Studies in Social Work*, 2003, 73(3).

Whitney I., Smith P. K.. A Survey of the Nature and Extent of Bullying in Junior/Middle and Secondary Schools. *Educational Research*, 1993, 35(1).

Xu J., Zhang R.. A Case Study of the Sandplay Therapy for an 11-year-old Girl with Selective Mutism. *Psychological Science*, 2008(1).

Zhang W., Zhang R. S., Haslam D. R., et al. The Effects of Restricted Group Sandplay Therapy on Interpersonal Issues of College Students in China. *Arts in Psychotherapy*, 2011, 38(4).

Zhang W., Zhang R.S., Xu J.. Sandplay Therapy for An Undergraduate Girl with Obsessive-Compulsive Disorder, *Archives of Sandplay Therapy*, 2009, 22(2).

Zhang R.S. Kou Y.. Sandplay Therapy with an Autistic Boy. *Archives of Sandplay Therapy*, 2005, 18(1).

Zhang R.S. Xu J., Zhang W.. Case Study of Sandplay Therapy for an 11-Year-old Girl with Selective Mutism. *Archives of Sandplay Therapy*, 2007, 20(2).

Ammann R.. *Healing and Transformation in Sandplay: Creative Processes Become Visible*. Chicago: Open Court, 1991.

Anthony E. J.. The Syndrome of the Psychologically Invulnerable Child. In: E. Anthony, C. Koupernick (Eds.), *The Child is Family*. New York: Wiley, 1974.

Axline V. M.. *Play Therapy: The Inner Dynamics of Childhood*. Cambridge, MA: Houghton Mifflin, 1947.

Babara A. T.. *The Handbook of Sandplay Therapy*. Chicago: Temenos Press, 2004.

Baum N.. The Phenomena of Playing within the Process of Sandplay Therapy. In: N Bouras (Eds.), *Mental Health in Mental Retardation: Recent Advances and Practices*. Cambridge: Cambridge University Press. (1994).

Coyne J. C.. *Essential Papers on Depression*. New York: New York University Press, 1986.

Cunningham P. B.. *Multisystemic Treatment of Antisocial Behaviour in Children and Adolescents*. New York: Guilford, 1998.

Earle R. H., Earle M. R., Osborn K.. *Sex Addiction: Case Studies and Management*. New York: Brunner/Mazel, 1995.

Espelage D. L., Swearer S. M.. *Bullying in America Schools*. Mahwah, New Jersey: Lawrence Erlbaum Associates, 2004.

Foote R., Eyberg S., Schuhmann E.. Parent-child Interaction Approaches to the Treatment of Child Behavior Problems. In: Thomas H. Ollendick, Ronald J. Prinz (Eds.), *Advances in Clinical Child Psychology*. New York: Plenum Publishing Co., 1998.

Grubbs G. A.. *The Sandplay Categorical Checklist for Sandplay Analysis*. Woodinville, Washington: Rubedo Publishing, 2005.

Hunter L. B.. *Images of Resiliency: Troubled Children Create Healing Stories in the Language of Sandplay*. Palm Beach, Florida: Behavioral Communications Institute, 1998.

Janet Wilde Astington. *The Child's Discovery of the Mind*. Cambridge: Harvard University Press, 1993.

Kay Bradway, Barbara McCoard. *Sandplay: Silent Workshop of the Psyche*. New York: Routledge, 1997.

Kay Bradway, Lucia Chambers, Maria Ellen Chiaia. *Sandplay in Three Voices: Images, Relationships, the Numinous*. New York: Routledge, 2005.

Kestly T.. Group Sandplay in Elementary Schools. In: Athena A. Drewes, Charles E. Schaefer (Eds.), *School-based Play Therapy* (2nd ed.). New York: John Wiley & Sons, Inc., 2001.

Lois Carey. *Sandplay Therapy with Children and Families*. New Jersey: Jason Aronson, 1999.

Mancini A. D., Bonanno G. A.. Resilience to Potential Trauma: Toward a Life Approach. In: John W. Reich, Alex J. Zautra, John Stuart Hall (Eds.), *Handbook of Adult Resilience*. New York: Guilford Publications, 2010.

Mathis C. R.. *The Story of a Sexually Abused Child's Sandplay: A Single Case Study*. Virginia: Virginia Polytechnic Institute and State University, 2001.

Mejia X. E.. *An Investigation of the Impact of Sandplay Therapy on Mental Health Status and Resiliency Attitudes in Mexican Farm Worker Women*. Florida: University of Central Florida, 2004.

Pearson M., Wilson H.. *Sandplay & Symbol Work*: *Emotional Healing & Personal Development with Children, Adolescents and Adults*. Melbourne, Vic.: Australian Council for Educational Research Ltd., 2000.

Person M., Wilson H.. *Sandplay and Symbol Work*. Sydney, Australia: Australian Council for Educational Research, 2001.

Person M., Wilson H.. *Sandplay and Symbol Work: Emotional Healing with Children, Adolescents and Adults*. Melbourne: Australian Council for Educational Research, 2001.

Rie Rogers Mitchell, Harriet S. Friedman. *Sandplay: Past, Present and Future*. New York: Routledge, 1994.

Rutter M.. Psychosocial Resilience and Protective Mechanisms. In: Jon Rolf, Ann S. Masten, Dante Cicchetti, et al (Eds.), *Risk and Protective Factors in the Development of Psychopathology*. New York: Cambridge University Press, 1990.

Ryce-Menuhin J.. *Jungian Sandplay: The Wonderful Therapy*. New York: Routledge, 1992.

Stewart L. H.. Sandplay and Jungian Analysis. In: M. Stein (Eds.), *Jungian Analysis* (*2nd ed.*). Chicago: Open Court, 1995.

Wadensjö C.. Interpreting in Crisis: The Interpreter's Position in Therapeutic Encounters. In: Ian Mason (Eds.), *Triadic Exchanges: Studies in Dialogue Interpreting*. New York: Routledge, 2001.

Wolfe D. A.. *Child Abuse: Implications for Child Development and Psychopathology* (*2nd ed.*). Thousand Oaks, CA: Sage, 1999.

[日文部分]
[1] 河合隼雄. 箱庭療法入門. 東京: 誠信書房, 1969, 1998.
[2] 岡田康伸. 箱庭療法の基礎. 東京: 誠信書房, 1984.
[3] 岡田康伸. 箱庭療法の展開. 東京: 誠信書房, 1993.